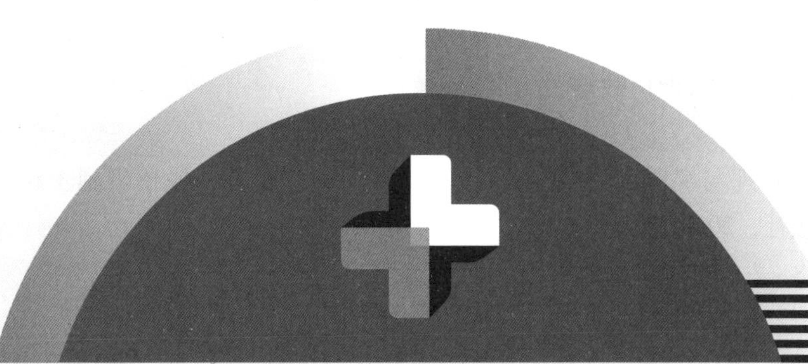

医疗创新管理与实践

YILIAO CHUANGXIN GUANLI YU SHIJIAN

主编　李林

副主编　陆勇　陈彤　应娇茜　钱招昕

中山大學出版社
SUN YAT-SEN UNIVERSITY PRESS
·广州·

图书在版编目（CIP）数据

医疗创新管理与实践/李林主编；陆勇，陈彤，应娇茜，钱招昕副主编. —广州：中山大学出版社，2020. 12

ISBN 978 - 7 - 306 - 07077 - 7

Ⅰ. ①医…　Ⅱ. ①李…　②陆…　③陈…　④应…　⑤钱…　Ⅲ. ①医药卫生管理—研究—中国　Ⅳ. ①R199. 2

中国版本图书馆 CIP 数据核字（2020）第 250981 号

出 版 人：王天琪
策划编辑：鲁佳慧
责任编辑：鲁佳慧
封面设计：曾　斌
责任校对：吴茜雅
责任技编：何雅涛
出版发行：中山大学出版社
电　　话：编辑部 020 - 84110771，84113349，84111997，84110779
　　　　　发行部 020 - 84111998，84111981，84111160
地　　址：广州市新港西路 135 号
邮　　编：510275　　传　　真：020 - 84036565
网　　址：http：//www. zsup. com. cn　E-mail：zdcbs@ mail. sysu. edu. cn
印 刷 者：广州市友盛彩印有限公司
规　　格：787mm × 1092mm　1/16　43 印张　1000 千字
版次印次：2020 年 12 月第 1 版　2020 年 12 月第 1 次印刷
定　　价：168. 00 元

主编简介

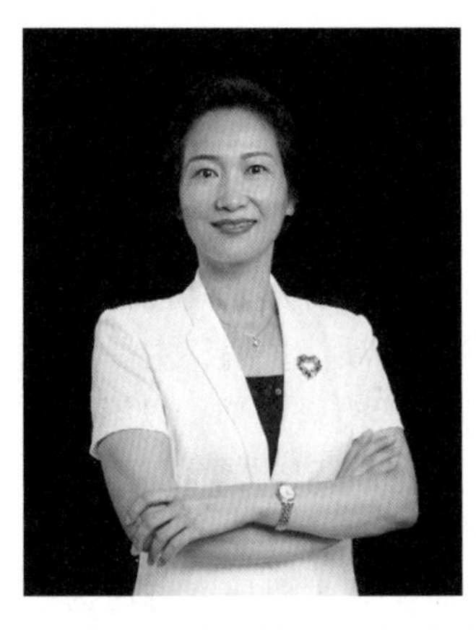

李林，主任医师，广州医科大学附属第二医院医务部主任，广东省医务管理质量控制中心副主任。长期从事医务管理和研究工作，兼任广东省医院协会医院医务管理专业委员会副主任委员、医院品管圈管理专业委员会副主任委员、广东省医疗安全协会医疗安全质量管理分会副主任委员、广东省女医师协会医疗管理专业委员会副主任委员、广东省药学会医药卫生政策研究专家委员会副主任委员、中国医院协会卫生健康质量认证认可专业委员会委员等职务，对医疗管理实践与研究有较多领悟和经验。

作为广东省医院等级评审核心专家、培训老师，致力探讨医疗质量管理和评价合理化标准，提高医院管理水平。2017 年，两次赴香港学习医院认证评审项目管理。2018 年，赴德国联邦卫生部学习 KTQ 质量认证体系，后尝试将多国质量认证体系与我国现行的医疗质量管理相结合，主导制订了《广东省质量巡查标准》，从深度（达成度）和广度（渗透度）两个维度评价医疗质量安全核心制度的执行情况。2019 年，获“广东省医院协会优秀个人”荣誉称号。

主持广东省、广州市多项临床科研和医院管理课题及广东省高校党建课题，关于白内障超声乳化与后房人工晶体植入术的临床研究，获“广州市科学技术进步奖”三等奖，政研课题也多次获“广州市统战理论政策研究创新成果优秀奖”。积极探索精细化、智能化、科学化医务管理，其中，《基于院前急救与急诊一体化平台的突发公共卫生事件应急救援系统开发和应用》《基于精细化智能化医务管理信息平台建设实践》分别获“2019 年广东省医院协会医院管理创新奖”二等奖和三等奖。参与主编《优质医疗服务与创新》，参编《医事法律 500 问》等专著，参与制订《广东省分级诊疗双向转诊制度及流程》《广东省分级诊疗常规病种目录及相关标准》等。

副主编简介

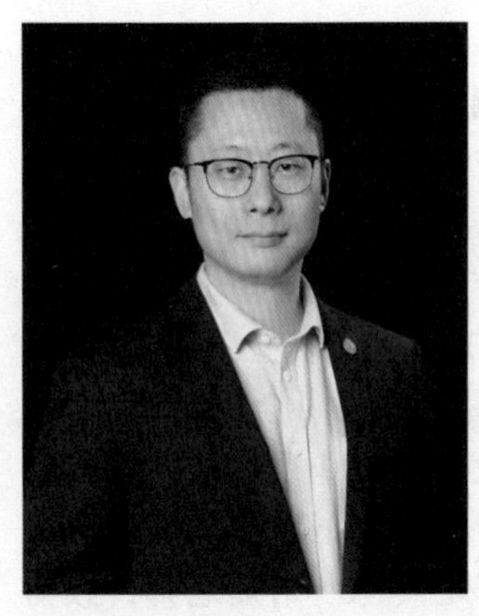

陆勇，主任医师，教授，博士研究生导师，上海交通大学医学院附属瑞金医院卢湾分院院长。2007—2008 年，赴美国南加州大学 KECK 医学院担任访问学者。2011 年，在德国联邦卫生部学习。近 3 年来主持国家自然科学基金面上项目、国家卫生健康委员会重大疾病防治科技行动计划等国家级课题 6 项，省部级课题 10 项。主编、主译《肌肉骨骼影像学》《骨与关节影像学》等专著 3 部。以第一作者和通讯作者发表论文 68 篇，其中，SCI 收录的论文 23 篇，累计 IF 103.3。以第一完成人获“中华医学科技奖”二等奖和“上海市科技进步”二等奖。主要研究方向为肌骨影像学研究及基于人工智能与大数据的精准影像评估。

作为国家卫生健康委员会医院管理研究所核心专家，参与起草《医疗质量安全核心制度》及要点释义等多部规章，起草上海地方标准《医疗机构卓越绩效评价准则》等。参与国家卫生健康委员会临床重点专科结题督查、卫生综合监管督查等多项重大督查任务。2018 年，作为负责人完成世界卫生组织西太平洋地区医疗质量管理项目。2020 年牵头的“院内 VTE 规范防治体系建设”获中国“奇璞奖”医疗服务创新大奖。

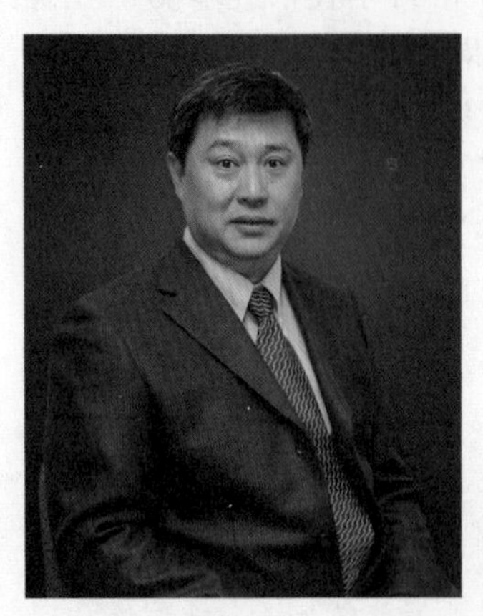

陈彤，主任医师，硕士研究生导师，北京医院医务处处长。2008 年开始从事医疗质量管理工作，在国内外接受了专业的培训，具有丰富的医政管理经验，多次受国家卫生健康委员会委派，作为医政管理专家参与大型医院巡查，改善医疗服务行动计划督导等工作。兼任中国医院协会医院标准化管理委员会委员、中国医院协会医疗质量管理专业委员会医务学组委员、中国研究型医院协会转化医学分会理事、中国装备协会远程医疗与信息技术分会委员、北京医院协会医院管理评价专业委员会委员、北京医院协会医院日间手术管理专业委员会副主任委员、北京医院协会医院静脉血栓栓塞症防治管理专业委员会副主任委员、中华医学会老年学会流行病组委员、中国医促会中老年保健分会常务委员及眼科学组秘书长。

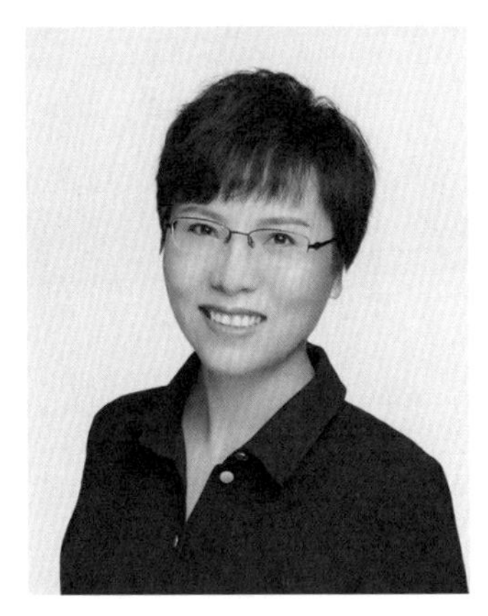

应娇茜，中日友好医院医务处处长，毕业于中南大学湘雅医学院，3 年内科、3 年外科、10 年急诊科（含 6 年科室主任助理）临床工作经验，为从事医院管理奠定了良好的基础。2010 年，率先提出急性创面无痕化处理的理念及临床诊疗方案。擅长医疗中的风险管理和配合医院整体规划推进学科建设。2015—2020 年，带领团队推行主诊医师负责制，建立床位调配中心、检查预约中心、患者服务中心、放射防护系统，推行航空救援等工作，快速提升医院的运行效率。参与打造学科建设提升行业影响力，如国家呼吸医学中心、肺移植医学中心、器官捐献医学中心、肾移植医学中心、介入医学中心等，其中，2016 年建立的深静脉血栓栓塞症防治和专业管理体系成为行业内的卓越项目。

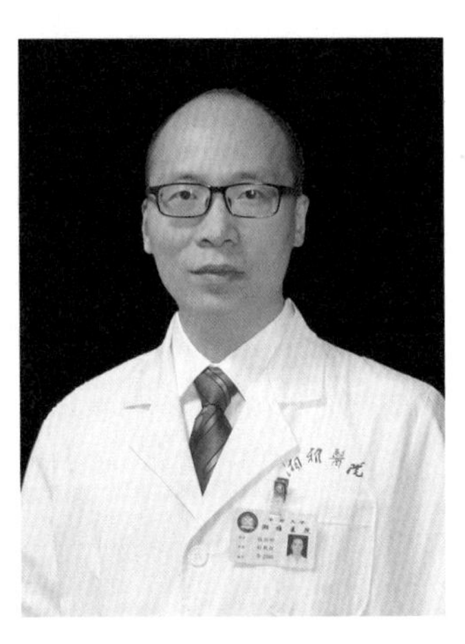

钱招昕，主任医师，副教授，硕士研究生导师，中南大学湘雅医院办公室主任。曾任湘雅医院医务部主任 4 年余。先后赴美国马里兰大学医学中心、匹兹堡医学中心学习。兼任中华医学会心血管医师分会冠心病学组委员、中华医学会健康管理分会青年委员、中国医院协会医疗质量管理专委会委员、湖南省医学会病案管理与质量评价专业委员会主任委员、湖南省医师协会心血管病分会委员、湖南省医学会理事、湖南省医院协会理事。主要研究方向为心力衰竭机制研究、成瘾性行为脑部影像数据挖掘分析、医院管理。主持国家级课题 2 项、省级课题 3 项、部级课题 3 项，发表论文 20 余篇，其中，SCI 收录的论文 12 篇，医院管理类论文 4 篇。

本书编委会

主　编　李　林

副主编　陆　勇　陈　彤　应娇茜　钱招昕

编　委　（以拼音字母排序）

蔡俐琼　华中科技大学同济医学院附属协和医院
车斯尧　高州市人民医院
陈　彤　北京医院
狄建忠　上海交通大学附属上海市第六人民医院
翟桂兰　锦州医科大学附属第一医院
段降龙　陕西省人民医院
樊翊凌　上海交通大学医学院附属仁济医院
关　彤　广州中医药大学第一附属医院
郭晓燕　广州医科大学附属第六医院（清远市人民医院）
何　飞　昆明医科大学第一附属医院
侯冷晨　同济大学附属第十人民医院
蒋红丽　上海交通大学医学院附属新华医院
景抗震　南京大学医学院附属鼓楼医院
李大江　四川大学华西医院
李红霞　西安交通大学第一附属医院
李建林　中山大学附属第八医院
李　林　广州医科大学附属第二医院
刘杰雄　广州医科大学附属第六医院（清远市人民医院）
刘志坚　南京大学医学院附属鼓楼医院
陆　勇　上海交通大学医学院附属瑞金医院
倪如暘　首都医科大学附属北京同仁医院
钱招昕　中南大学湘雅医院
沈　波　武汉大学人民医院
宋宁宏　江苏省人民医院
孙　晖　华中科技大学同济医学院附属协和医院
孙　湛　复旦大学附属中山医院

谭映军　中国人民解放军总医院第八医学中心
王　黎　河南省人民医院
王　旁　中国人民解放军空军军医大学第一附属医院（西京医院）
王守俊　郑州大学第一附属医院
王晓东　江苏省人民医院
王永祥　扬州大学苏北人民医院
魏国庆　浙江大学医学院附属第一医院
吴本权　中山大学附属第三医院
吴　粤　广东省人民医院
吴志华　南方医科大学南方医院太和分院
伍宝玲　广州医科大学附属第二医院
徐　蕊　广东医科大学附属医院
徐婉瑛　上海交通大学医学院附属瑞金医院
徐小平　香港大学深圳医院
许典双　暨南大学附属第一医院
许红雁　粤北人民医院
薛　冬　北京大学肿瘤医院
杨荣源　广东省中医院
姚　瑶　南方医科大学珠江医院
易　黎　北京大学深圳医院
应娇茜　中日友好医院
余　纳　广州市第一人民医院
张　椿　中国人民解放军陆军军医大学研究生院
张纯武　温州医科大学附属第一医院
张武军　中山大学附属第一医院
张　旭　中国医科大学附属第一医院
张雅萍　浙江省人民医院
章　弦　南方医科大学南方医院太和分院
郑亚群　上海交通大学附属第一人民医院
支国舟　南方医科大学珠江医院
周国锋　华中科技大学同济医学院附属协和医院
周民伟　广东祈福医院

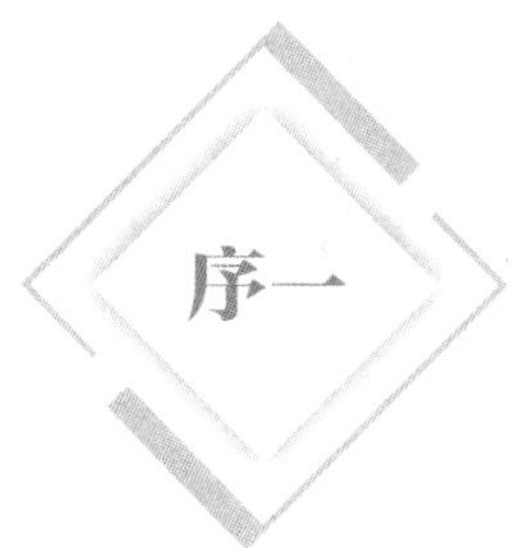

序一

随着我国医改的不断深化，现代医院结构和医疗技术不断更新、进步。社会对医院的服务提出了更高的要求。因此，医院管理工作的内容、任务和目标必然发生了根本性的变化，其表现有如下几个特征。

一是，现代医院管理已从政策体系和理论研究逐步转向整体性实践和系统建设，已成为中国特色基本医疗卫生制度的重要组成部分。2017 年 7 月，国务院办公厅印发《关于建立现代医院管理制度的指导意见》，明确了现代医院管理制度的指导思想、基本原则和主要目标。医院管理向规范化、精细化、科学化发展。

二是，现代医院管理的建立和完善是动态的进程，其随着社会经济和科学技术的不断发展而变化。随着精准医学、远程医疗、5G 网络、人工智能等新技术的广泛应用，各医疗机构迫切需要进行医疗管理创新实践。传统的医院管理模式已经难以适应现代医院管理的理念。

三是，医生集团、共享医疗、互联网医院等新型业态不断涌现，医联体、医共体、多学科诊疗等组织方式不断完善，这些新型的医疗组织形式在现代医院管理中占有重要的地位，极大地丰富了现代医疗管理的内容。

四是，随着人口老龄化，人们的健康意识不断增强，社会保障体系不断完善和提升，人民的健康需求日益多样化，并因此带来结构性的转变。我国卫生健康工作也从以治病为中心向以人民健康为中心转变。

正是在这些具有鲜明特点的医改大背景下，《医疗创新管理与实践》一书面世了。该书作者长期在大学附属医院一线工作，具备了良好的医疗专业知识和现代医院管理的经历。作者对国家各项医改政策勤于学习，对现代医院的发展动态观察敏锐。正是这些优良的素质，为这本著作的政策性把握、先进性的体现和对实际工作的指导提供了坚实的基础。

本书另一特点是准确把握了现代医院管理的核心要义，充分理解“健康中国”背景下医疗创新管理的重要作用，分享了来自全国近 60 家医院共计 116 个医疗创新管理优秀案例，可以说该书是国内广大一线医务工作者实践与智慧的结晶，对推进现代医院管理实践有较强的现实意义。此外，本书基于医疗创新的复杂性、多层次性、多样性等特征，从微观、中观、宏观多层次，融合多种视角探索影响医疗管理过程和结果的深层机制，进一步丰富了现有的医疗管理理论，有较强的学术意义和理论价值。

目前，关于医院管理的图书不少，去繁求精，我愿推荐此书供同道在医院管理工作中学习和参考。

中国医院协会副会长
广东省医院协会会长
广东现代医院管理研究所所长

2020 年 7 月 6 日

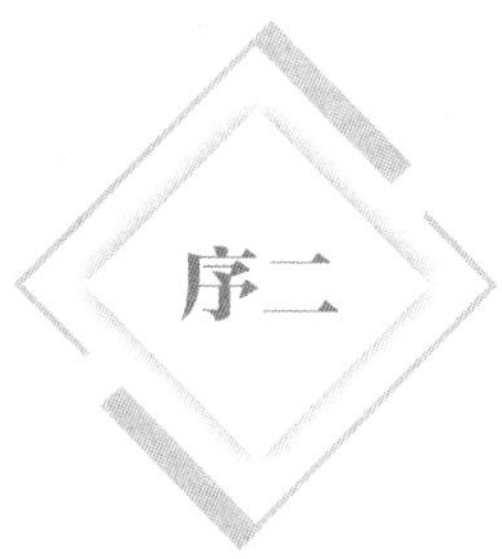

序二

习近平总书记在2016年全国卫生与健康大会上强调“没有全民健康，就没有全面小康”，提出要加快推进健康中国建设，努力全方位、全周期保障人民健康。党的十九大报告将健康中国战略提高到优先发展的地位，健康中国建设由此进入新的发展阶段。健康中国战略的提出意味着国家已从战略层面统筹考虑关乎人民健康的重大和长远问题。作为全面建成小康社会的重要维度，我国健康领域在各方面都需要以新时代健康中国战略为坐标，进行全方位的升华和创新，其中，以医院为主体的健康服务供给侧改革是至关重要的一环。新时代我国满足人民日益增长的健康需要，落实健康中国战略急需突破的机制瓶颈，对以医院为核心的医疗服务体系进行系统创新，引入和完善新的管理工具，激发医疗机构和医务人员在医疗管理方面的创造力和发展活力，交出一份健康中国供给侧改革的满意答卷。

随着社会经济的快速发展及医改的不断深入，医学模式已经发生巨大转变，医疗机构的主要职责已由较为单纯的医学诊疗工作，向预防、保健、诊疗和康复等多任务背景转移。如何依托大数据、物联网、云计算和5G技术等新的技术平台，不断完善现代医院管理制度，推进医院的精准管理和智慧医疗建设，已经成为当务之急。医疗管理作为医院管理的重要组成部分，必须适应这种变化，加紧调整管理结构和管理模式，实现医疗资源的优化与重组。

《医疗创新管理与实践》一书以现代整体论、医学整体观及医学发展整合趋势为指导，通过创新医疗理念、优化资源结构、拓展服务功能，使医院服务由传统医疗救治模式向院前、院内、院后全程化，预防、医疗、保健、康复一体化的健康服务模式转变，全面发挥医院在社会医疗中的主导作用，使其更好地适应现代医疗卫生发展趋势的要求。本书从管理方法和实践探索出发，收集来自全国近60家三甲医院的116个医疗管理创新优秀案例，分享各大医院医疗管理的创新实践和研究成果，内容涵盖医务管理、质量管理、医院运营、医疗风险与医疗安全、医疗应急管理、改善医疗服务行动、医联体建设等方面。参加编写的人员均为各个医院长期从事医疗管理、具有丰富经验的医政管理专家，本书具有很高的可读性，对做好医务管理有较强的指导意义。作为医政战线上的一名老兵，我向大家推荐《医疗创新管理与实践》一书，期待本书的出版能为我国医疗管理创新提供基础理论支持和案例借鉴，并为医疗管理部门明确与梳理医院发展思路，制订相关规划、方案及政策提供重要参考依据。

中国医院协会秘书长

田家政

2020 年 7 月 6 日

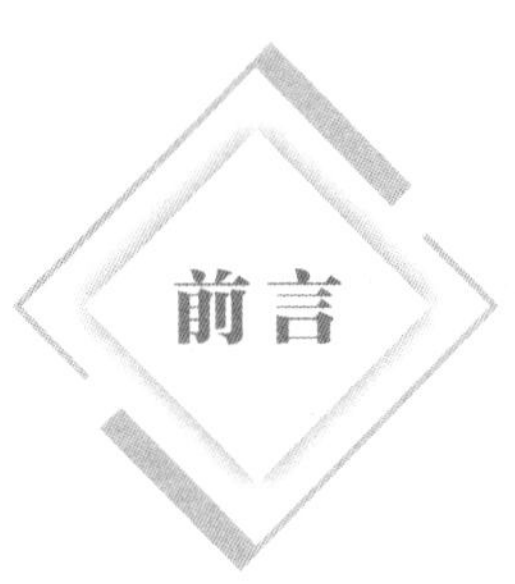

前言

彼得·德鲁克（Peter F. Drucker）在《管理——任务、责任、实践》一书中写道："管理是一种工作，它有自己的技巧、工具和方法；管理是一种器官，是赋予组织以生命的、能动的、动态的器官；管理是一门科学，一种系统化的并到处适用的知识；同时管理也是一种文化。"弗雷德里克·泰勒（Frederick Winslow Taylor）在其《科学管理原理》论著中认为："管理就是确切地知道你要别人干什么，并使他用最好的方法去干。"在这些管理学巨擘看来，最好的管理就是能用最好的方法去实现工作目标。

步入新时期，随着支撑公立医院高速发展的规模型经营模式的远去，同步而来的是医院精益化发展的现实需求和转型：在大数据、云计算、认知计算、人工智能、移动医疗等高科技催生的医疗技术新时代来临之时，医院如何完善现代医院管理制度、进行精细化管控、推动智慧医院建设，以找到新时代下医院发展的新动能与新方向，已成为卫生事业管理领域的重要议题。

近年来，医学科学技术有了飞速的发展，出现了大量的医学新理论、新技术，以往虽有各类医疗专著不断问世，但尚缺乏一本全面、系统、科学的大型工具书。有鉴于此，我们邀请了近60家国内知名医院的上百位医疗管理者和专家联袂编纂了这本《医疗创新管理与实践》医学专著。

本书集结了116个中国不同类型医院合理运用先进管理理论所开展的实践经验和经典案例。这其中不仅有国内知名医疗机构的成熟经验，也有地区医院的一些思考和成功案例。这些案例吸收了当今国内外医学科学技术的先进理论和成熟技术，涵盖了管理创新、医疗质量管理、医疗风险控制与患者安全、医疗应急管理及改善医疗服务等模块，以及积极引进智慧医院、多学科诊疗、手术管理、快速康复、静脉血栓栓塞症防治、临床用药管理、胸痛和卒中中心建设、护理管理、医联体建设及社区服务等创新管理实践，全面审视医疗发展前沿及动态，保证了本书的时效性、先进性和科学性。本书可供医院管理者、临床医师、护理同道和卫生行政部门参考，对医疗技术管理策略模式都具有学术和借鉴价值。

由于编写组水平有限，时间又较匆促，书中肯定存在不少错误与缺点，不吝斧正，谢谢！

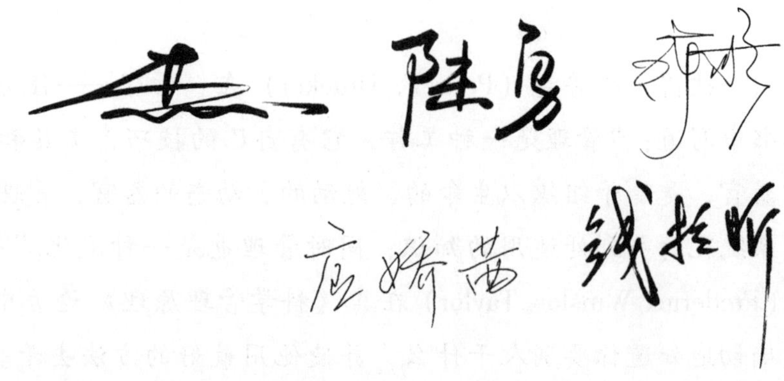

2020 年 10 月 18 日

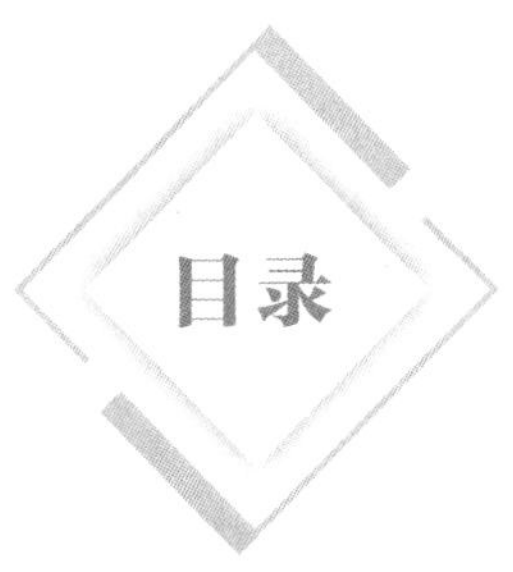

第一篇　管理创新

第二篇　医疗质量管理

第三篇　医疗风险控制与患者安全

第四篇　急救管理与医疗应急

第五篇　改善医疗服务

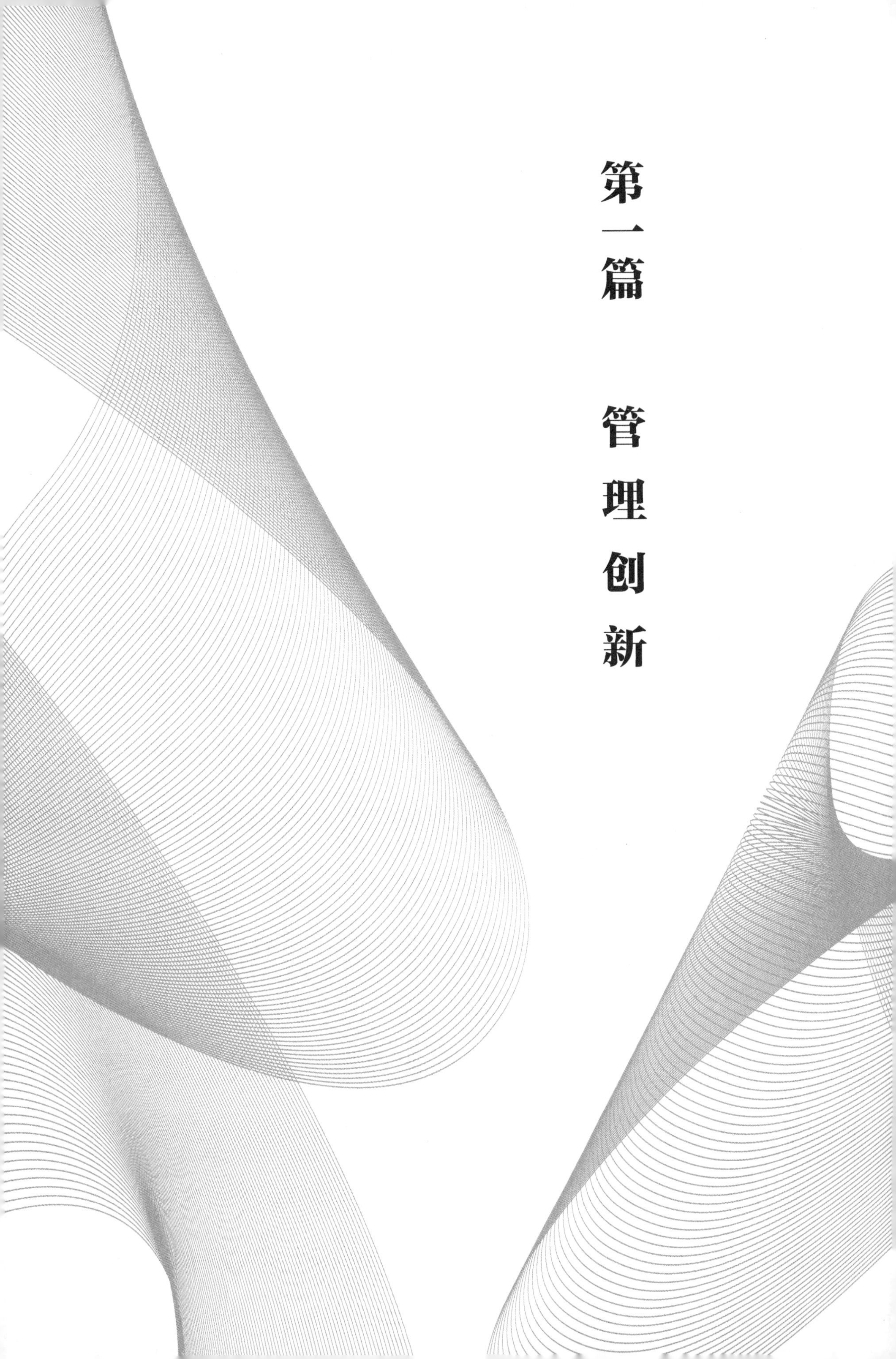

第一篇　管理创新

1 医务管理平台建设

一、背景

2015年，国务院办公厅密集发布了系列重磅文件，指导城市公立医院改革、鼓励社会资本进入健康服务业、规范商业保险介入大病保险、推进分级诊疗制度建设、严控费用不合理增长等方面，标志着公立医院正在成为医改的主战场。医院运营面临巨大挑战，科学管理、精细化管理已不是可选项，而是必选项。城市公立医院改革在2017年全面推开，如果医院还走粗放型、规模型、数量型的旧模式，将会陷入发展困境。

从资源投入的角度看，医院既是资金密集型、劳动力密集型组织，也是知识密集型组织，被认为是世界上最难管理的一类组织。以三甲医院为例，医务人员专业分工细，二级学科就有几十种，不同的学科和专业形成了不同的思维模式，给部门、科室、专业组之间的协调沟通增加了难度。医院每天使用的设备有上千种、上万台/件，院区内包括工作人员、保安、保洁、患者及家属等在内的流动人口每天有上万人次，每年的资金流水动辄十几亿。这么大的资金流水，这么多的专业设备、工作人员和管理流程，要实现精细化管理，传统管理手段已经无能为力，必须依赖信息化手段。

二、方法与流程

南京大学医学院附属鼓楼医院医务处于2017年10月开始正式构建医务综合管理平台，平台重点突出系统的数据查阅、流程实施、实时提醒等功能；于2018年11月在消化科、泌尿外科、输血科三个科室进行试点运营；根据反映问题提出解决方案，于2019年3月在全院上线使用。在设计之初，项目部署形式有：①操作台，包括PC端后台管理系统、院内版App；②管理端，包括医院微信企业号、院内版App。

（一）移动运营决策支持系统

移动运营决策支持系统的用户对象为院领导和科室主任。院领导可以通过每天推送的院长查询入口了解前一天医院运营的宏观情况，具体指标包括挂号量、医院总收入、床位使用率、手术分级统计、药占比、危重患者数等各类关键数据。对于每项指标，院领导都可以查看各个科室的排名、危重及死亡患者，能点击查看患者的信息明细，并以柱状图或折线图来呈现各项数据阶段性（日、周、月、年）统计的同比和环比等。院领导可以以各科主任视角查看任意科室的运营情况；临床科主任的查看范围仅限于自己科室的运营情况，以及自己科内所有医生的工作量统计、排班、个人药占比等信息；每个临床医生能查看的是仅与自己相关的信息。该系统主要包括以下功能：

1）综合运营数据。系统在每日或每月早间固定时间推送给院领导和科室主任，集中展现院内或科室内上一个工作日或上一个月各项综合运营管理数据，并提供数据详情以及多维度数据对比分析。

2）全面手术详情。系统默认显示当天院内所有手术情况，按照四级手术分类展示，并支持每一类手术的近况对比，可以查看每台手术的所有信息，如果手术信息被修改，系统支持相关消息推送。

3）统一用药详情。系统提供院、科两级的所有用药情况查询，包括药占比、基药比、抗菌药占比等多种院内药物使用情况等，并提供所有用药数据的同比与环比信息。

4）移动质量管理。系统集中向相关领导展示院内医疗质量数据及详细情况，并支持多数据不同维度的综合展现及对比，结合院内核心制度消息提醒，为院内医疗质量事件的接收和管理提供快捷途径。

（二）移动医护工作站

移动医护工作站的用户对象为临床医生和科室主任。每位医护人员除了基础工作以外，很多人兼有综合管理部门的职能工作。在该模块，医院核心部门的管理者和相关临床医生均可随时查看自己日常工作的实施情况以及相关院内医务管理的在线处理。该模块主要包括以下功能：

1）院外会诊申请。临床医生可在需要院外会诊时，随时在手机端填写相关院外申请单，相关科室主任及部门领导在收到审批消息后能及时查阅并处理相关审批。

2）医师注册变更。医生可在医生端收到相关医师注册的消息提醒，并可在收到提醒后在手机端或 PC 端进行相关信息及申请单的填写。

3）医疗技术管理。临床医生可填写医疗新技术临床应用准入申报书，医务处领导可在 App 内查看相关申报书并在线审批，通过后相关数据可自动纳入新技术管理系统并在后期的诊疗过程中关联相关患者信息。

4）典型案例分析。建立患者学习系统，链接至平台，筛选、整理、分析典型案例，最终实现案例展示与查询及各科室的纠纷赔偿展示。

5）移动审批。①院外会诊申请：包括会诊单汇总、医师申请、主任审核、电子会诊单流程化。②医师注册变更：包括受理、审批和发件全过程，实现信息收集、资格审核、数据归纳、公告提醒。③图章申请挂失：包括个人申请、资格审核、通知发放全过程，实现在线申请、资格审核、数据归集、库更新。④外籍医师来华临时职业申请：发放《外国医师短期行医许可证》，实现手机端数据收集汇总、审核通知、数据库维护，内容包括申请书、外国医师的学位证书、外国行医执照或行医权证明、外国医师的健康证明、邀请或聘用单位证明以及协议书或承担有关民事责任的声明书。⑤科主任外出登记：包括科主任申请、科里工作安排、被安排人通知、记录留存全过程，实现申请信息及科室安排收集、医务处审核、科室负责人状态实时更新、记录留存。⑥短期进修：包括信息收集、医务处审核、费用支付、发放工作证、领取工作服。⑦基层服务：包括信息收集、科室审核、数据库更新。⑧医疗鉴定管理：可标记查询姓名、病史、检查结果等，并可手工添加外院结果等。⑨医嘱项目名称管理：对医嘱项目名称的新增、停用、修改，包括科室提出请求、医务处审核，手机实现上述功能。

6）质控模块。①手术变更申请表（质控模块对接 HIS）：手术室已排班的手术，临床医生特殊情况下可能出现的修改手术信息的问题。医生希望作废的手术通知单，有消息提醒手术室，手术室取消排班。医生作废之前的手术申请，需要填写理由，医生再重新开新的手术申请，手术室重新排班，安排手术时间。②管理制度：查阅更新、登记扣分、定期结果分析。③手术备案：包括特殊患者手术申报书、重大治疗与检查批准书。类似知情同意书，医务处提供同意书模板，质管办审核后提交公司维护，数据记录存入数据库。④重症监护床位管理：按相关的床位查询费用、抗生素使用、微生物送检。

7）项目管理。

（1）医疗技术管理。①医疗新技术临床应用管理：在电子病历系统新增医疗新技术管理功能，医师可在线填写医疗新技术临床应用准入申报书，医务处根据审查情况填写准入意见及时间。医务处导入准入的医疗新技术名称、准入时间及项目组人员，项目组医师可在术前、治疗前或出院前将相应病例纳入新技术管理系统。流程：新技术申请（电子申请）—审核—新技术纳入—数据自动填入。②重大技术、特色技术或其他需要加强管理的医疗技术：医务处根据需要设定所需加强管理的重大技术或特色技术名称，系统提供术者统计、分时段病例统计、疗效统计、不良事件统计、术前住院日、平均住院日、均次费用等统计分析功能，并提供环比及同比分析功能，且能提供个案相应链接。系统提供提醒功能，包括提醒标准操作规程、采取质量监控措施、签署知情同意书、充分术前准备、术中注意事项、术后密切观察、应急预案、不良事件上报及分析、落实随访监测方案等提醒功能。

（2）合理用药。①抗菌药物需求：实现医师抗菌药物处方权和药师抗菌药物处方调剂资格电子化管理；实现抗菌药物使用的品种电子化手段控制；实现电子化手段控制抗菌药物使用的疗程；实现特殊使用级抗菌药物，在使用前需要下会诊及微生物送检医嘱，否则无法开具；住院患者抗菌药物使用率及特殊使用级抗菌药物占比；门诊患者抗菌药物处方比例统计；急诊患者抗菌药物处方比例统计及特殊使用级抗菌药物占比；住院患者抗菌药物使用强度统计并排名；住院患者抗菌药物联合应用比例统计；院、科两级抗菌药物使用量、使用金额排名；Ⅰ类切口手术抗菌药物预防使用率统计；Ⅰ类切口手术抗菌药物预防用药时机合理率统计；Ⅰ类切口手术抗菌药物预防使用疗程合理率统计（24 小时、48 小时、48 小时以上）；抗菌药物使用病例微生物标本送检率统计（分为总的、非限制级、限制级、特殊级四种）；碳青霉烯及替加环素的使用统计表（院、科两级）；急诊及住院患者抗菌药物静脉输液占比。②药占比（院、科两级）。③基药占比（院、科两级）。④急诊、住院患者静脉输液使用率。⑤住院患者静脉输液平均每床日使用袋（瓶）数。

（3）重点专科建设。临床亚专科的评定标准其中有一项内容为病区单个医疗组的医疗效率，希望病案统计能做到在一个病区下，按照床位设置，区别统计不同医疗组的相关医疗数据。建立亚专科信息库（科室、人员、名称）、公告、自动数据收集、警示（管理员）。

（4）单病种全程管理。包括专家库和成立小组，有成员拉取、病例图文展示、流程搭建内容填入、流程监管提醒、记录录入分析。

（5）日间手术管理。包括日间手术相关病历、数据分析、确定标准、保留申请。

病案首页增加日间手术勾选标记，增加各种日间手术相关病历模板。

（6）加速康复外科。自动抓取相关数据，如日间手术，可以特殊标记病历，抓取住院天数、住院费用、术前术后住院天数等数据。

（7）住院管理中心。门诊、病区、住院管理中心、财务等相互联通，三方可以实时观察床位变化，实行真正意义上的电子住院申请，患者的门诊 ID 号或就诊卡包含所有详细信息。

（8）MDT 多学科会诊中心。多学科治疗团队（multiple disciplinary team，MDT）门诊可统计工作量，其余 MDT 形式的活动目前无法进入信息系统，暂无需求；建立 MDT 项目信息库（包括名称、科室、时间、地点、形式等）。

（9）新医师处方管理权管理。①本院医师取得执业医师注册资格，由医务处审核后提交信息中心在系统维护处方权，获得处方权的医师同时具备电子病历使用权限。②具有处方权的医师在定科后，由科主任同意后提交信息中心，在系统中维护相应的出诊科室。③抗菌药物、麻醉、肿瘤药品处方权授予及变更需经医务处审核，通过后提交信息中心维护。④医师晋升职称后，与职称相关的系统权限功能应自动升级。⑤离退休及辞职的医师权限经科主任同意到医务处备案后，由信息中心在系统中进行维护。⑥所有系统信息维护由信息中心统一管理，医务处负责审核，信息中心提供导出及查询功能。

（10）电子交接班管理。临床晨会电子交班系统是应用信息化手段拓展科室环节管理的新方法，替代了传统的口头交班模式，图文并茂地多方位展示医务人员关注的各种重点信息，使得诊疗、管理和持续改进更加具有针对性。功能需求：信息化手段简化交班报告的书写、强化系统后台自动监控分析的功能、规范交班流程、实时展现临床科室需要关注的重点和质量、效率指标的完成情况。

（11）耗材管理。能浏览、查询、警示高值耗材（单价 1 000 元以上）的相关信息，并能做初步分类及分析（如按手术类别、耗材种类、使用医生姓名、科室、总金额、耗占比等）。实现耗材统计，目前耗材统计是以申请医师为单位，同一台手术由不同医师申请耗材，统计不合理，而管理平台能以同一台手术及主刀医师为单位，真实准确统计一台手术主刀医师的耗材使用。

三、实施成效

（1）通过多方位自动化数据采集，实时掌握详细的科室、亚专科、医生等技术档案，掌握技术应用、医疗活动中需要的各项病例数据、统计指标等，为医务精细化管理提供完善、及时、便捷的信息支撑，包括：①办事流程。医务部门负责的各项申报、审批、登记类办事流程，如医师注册变更、图章变更、院外会诊、伤病情鉴定等。②学科建设。负责全院科室、亚专科、诊疗组等各级学科体系的建设，对各学科的医疗技术情况进行登记、管理、跟踪，促进技术应用和新技术开展。③医务管理。负责对全院医务工作的日常管理跟踪，包括合理用药、不良事件、耗材、单病种、医嘱项目、处方权等。④医患沟通。负责各类医患矛盾事件的受理和跟踪处置，对相关人员进行医患沟通方面的宣传教育。

（2）将大量数据采集、比对、计算等基础工作交给计算机来做，减少医务管理人员工作量，将各类烦琐的业务审批流程通过 PC 端或手机端在网上操作完成，简化各科室和医生工作。

（3）通过平台让医院相关人员快速了解医务管理工作，通过实时的消息提醒、制度查询、学习分享和推送、“琅琊榜”排名等多种信息手段，引导和督促各科室和医生在学科建设、合理用药、医患沟通等方面扬长避短，持续优化。

（4）建立数据管理员群组。对于我院科室多、各科室人员多的情况，已为各科室配备 1 名数据管理员，方便各科室的数据编辑和审核，同时传达最新的平台联络工作。

（5）定期进行通知推送。2020 年上半年，新增入企业微信人员近 1 000 人次，目前累计加入医务管理平台的人员达 4 376 人，入企业率为 89. 62%，总计发放医院医务相关通知累计 53 条，总计浏览量 18 000 人次。

四、持续改进

我院已与信息公司对接协调，着手开展平台二期功能的开发，包括院外会诊、医师注册变更、图章挂失、手术变更申请、不良事件上报等，2020 年上线测试一部分内容。

（南京大学医学院附属鼓楼医院　景抗震）

基于医政 App 对医院医政管理的探索与实践

一、背景

落实医疗核心制度是医院确保质量与安全的关键。2016 年，国家卫生和计划生育委员会发布的《医疗质量管理办法》提出了 18 项医疗质量安全核心制度，而如何有效落实这些制度、保障患者安全，是医务管理人员和医务人员共同面对的任务和责任。目前，实施医疗质量的工作仍存在诸多问题：一是医疗质量监管落后，医疗质量控制更多是以终末医疗质量管理为手段，缺乏实时控制管理体系；二是管理的信息化不高，我国大部分医院管理手段局限于下发的规章制度、定期的走访查阅、手工的统计填写、电话或派人通知；三是部分临床医生工作不到位，如院内大会诊时会诊医生延时现象严重，每日首发手术时间准时开台率低，临床科室台账登记不合格、存在缺陷，医疗质量安全上报例数少、报告质量差、信息反馈不及时等。

为此，围绕上述 18 项医疗质量安全核心制度监管痕迹化、监管判断评价数据化、医疗行为从电脑端到移动端简便化的工作目标，上海市第十人民医院于 2017 年在手机移动端开发医政 App，为医院医政管理带来新的管理工具。

二、方法与流程

（一）医政管理模块确认

在确定医政 App 管理模块中，以 18 项医疗质量安全核心制度为文本对象，根据本院医政管理实际情况和工作需求，确认优先可用于 App 开发的 12 项管理模块，分别为医务台账管理、病历借阅管理、会诊管理、病历质控管理、特殊用血管理、静脉血栓栓塞症（venous thromboembolism，VTE）评估管理、不良事件上报管理、危急值管理、手术监控管理、手术审批管理、医疗安全计分管理（图 1－2－1）。

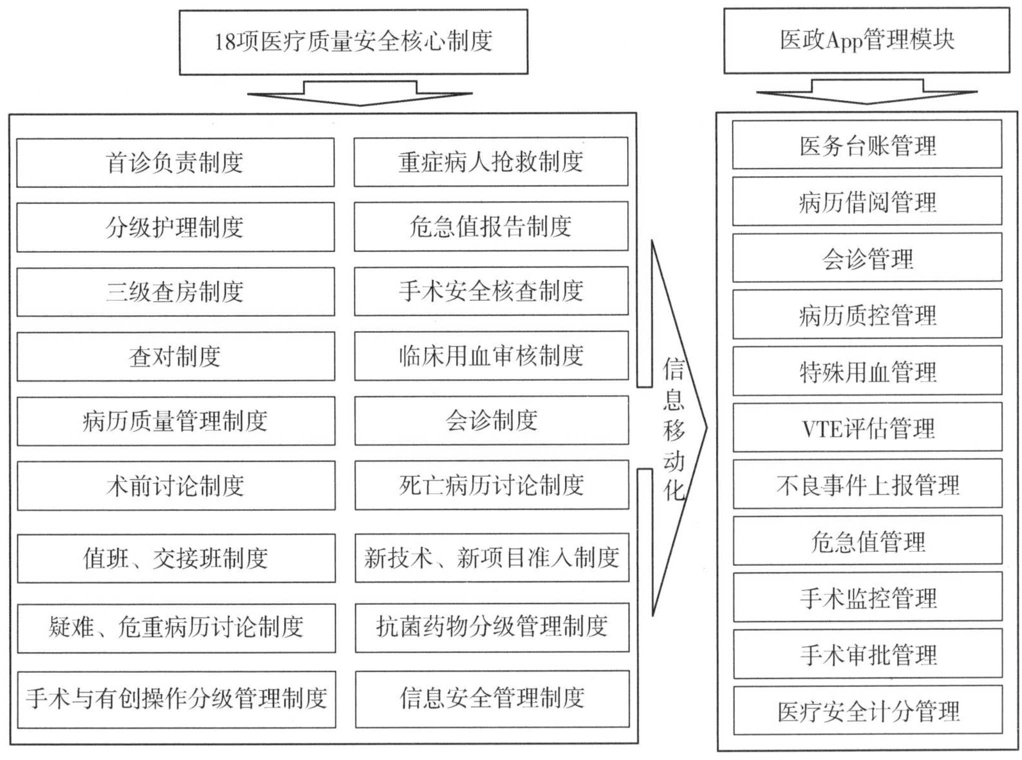

图 1－2－1　医政 App 管理模块确认

（二）管理模块功能分析

在确认医政 App 管理模块后，由分管该模块的医务工作人员提出 App 功能实现的具体需求（表 1－2－1）。

表 1－2－1　医政 App 管理模块功能分析

医政 App 管理模块	各管理模块 App 功能实现需求
医务台账管理	App 上可查看临床交班本、业务学习、“三基”培训、疑难病例讨论记录、危重病例讨论记录、死亡病例讨论记录、术前讨论记录
病历借阅管理	App 可统计显示历史借阅、归还与未归还病历信息，由系统自动每天生成催缴信息发送到每个借阅者的移动端应用中
会诊管理	临床医生首先在 PC 端申请、选择参加会诊的科室，参加会诊的医生手机 App 端可收到会诊消息和患者的病情资料；会诊医生可在 App 上签到、书写会诊意见
病历质控管理	App 端定时推送首次病程记录、入院记录、查房记录等完成情况；若超时未完成，App 端将推送给住院医师，提醒其完成，若接收并完成则结束，否则逐级推送

续表 1-2-1

医政 App 管理模块	各管理模块 App 功能实现需求
特殊用血管理	涉及特殊用血（用血量≥1 600 mL）申请时，无须纸质申请，临床医生在 PC 端提出申请，输血科、医务处可在 App 内完成审核
VTE 评估管理	住院患者 VTE 风险评估后，App 内可查看各科室、各患者风险分布情况
不良事件上报管理	在 App 内可上报不良事件，且支持拍照功能；管理人员可在 App 内审核、分配给相关人员处理，最后进行归档
危急值管理	医技科室可将患者检查的危急值结果通过 PC 端推送，送检的临床医生可在 App 内查看、处理，未及时处理的将逐级上报
抗生素审批管理	抗生素审核人员可在 App 上审批临床提交的特殊抗菌药物的使用申请
手术审批管理	医务处可在 App 内直接审核医生发起的临时外加（除急危症手术外）的手术申请
手术监控管理	App 内可实时查看手术室内手术操作信息包括手术名称、手术患者信息、主刀医生、麻醉方式、手术开始与结束时间等
医疗安全计分管理	App 内可按科室、医生分类统计显示因未按时提交病历、病历填写不规范、发生医疗事故等予原因而扣分的信息

（三）医政 App 功能实现

根据医政 App 各管理模块需求分析，由医务管理部门讨论设计各模块的业务流程，包括操作步骤、角色权限等，再交由信息技术人员开发实现。系统开发环境为 Windows 和 OSX，采用 HTML5、React Native 和 C#编程语言。为了从设计阶段就消除形成信息孤岛的根源，统筹考虑整个医院信息化各部分的关系，在技术架构设计上采用面向服务架构（SOA，Service-Oriented Architecture）、松耦合的设计分析方法。

目前，12 大医政管理模块已开发完成，并完成测试上线，实现了将以往需依赖电脑、纸质为工具的医政管理内容通过手机移动端操作，建立了“智能化、数字化、信息化的互联互通”基础上的一站式医政管理平台（图 1-2-2）。图 1-2-3 至图 1-2-6 为医政 App 中展现的部分管理模块。

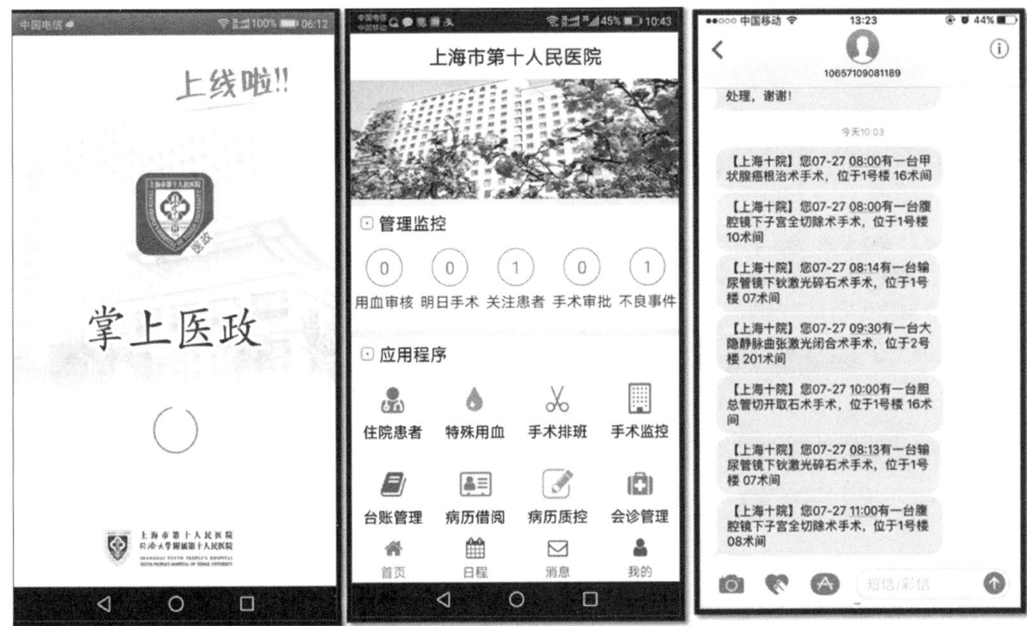

图 1－2－2　医政 App 界面

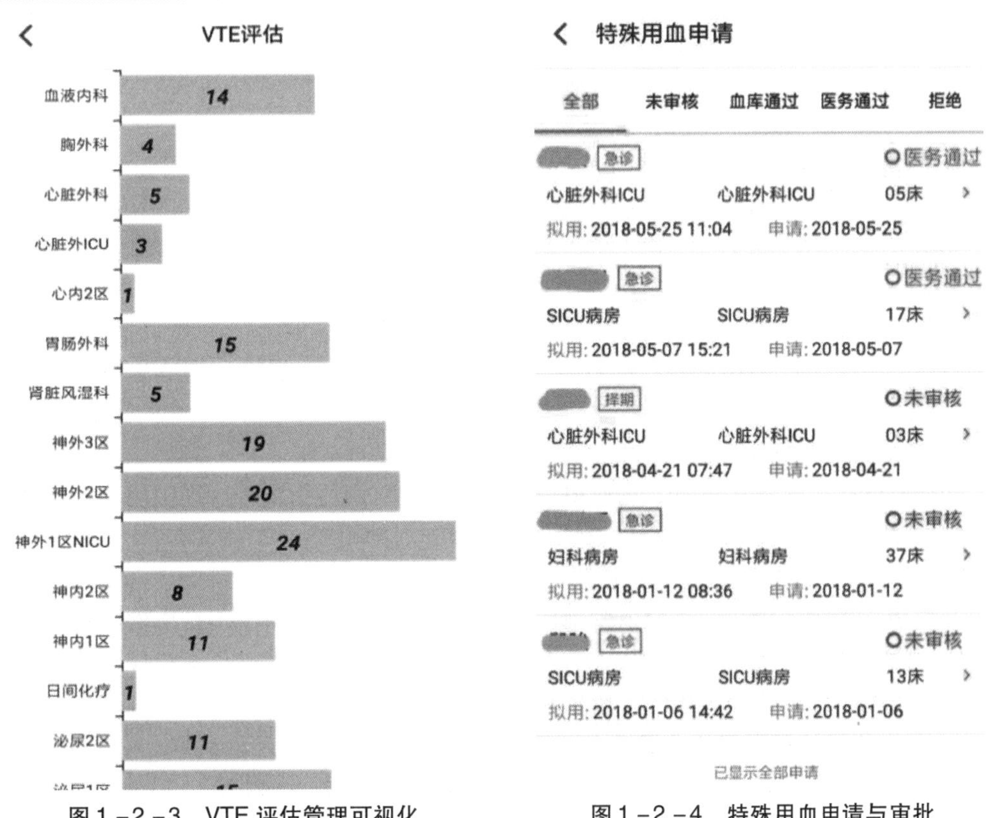

图 1－2－3　VTE 评估管理可视化　　　　图 1－2－4　特殊用血申请与审批

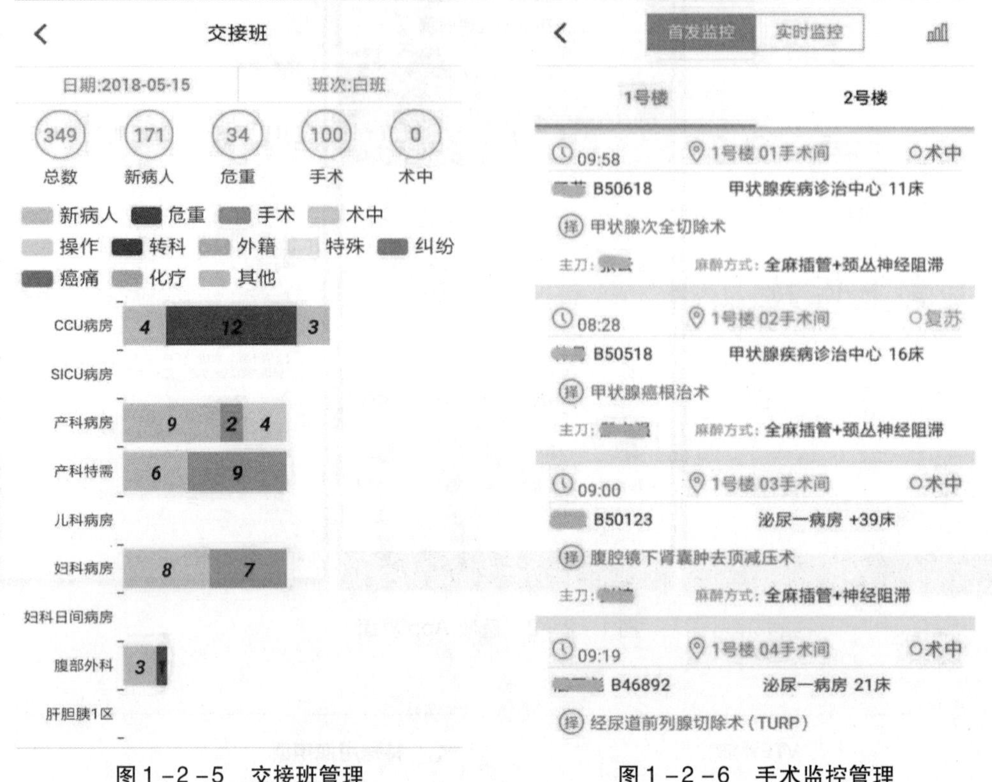

图1-2-5　交接班管理　　　　图1-2-6　手术监控管理

1. 可视化呈现住院患者信息

该医政 App 集合医院信息系统（hospital information system，HIS）、实验室（检验科）信息系统（laboratory information system，LIS）、影像归档和通信系统（picture archiving and communication system，PACS）等系统，多个应用模块均支持在 App 内查询、查看住院患者诊疗信息，包括检查图像信息、体温单等。例如，在 VET 评估管理模块、医务台站的电子交接班等模块，采用图例提示 VTE 评估高危患者、病危患者及特级护理等需重点关注的患者。

2. 快速化审批临床一线申请

如在特殊抗生素使用审批、用血申请、手术审批、病历借阅等管理模块中，临床科室人员可在 PC 端发起申请，管理人员可在 App 内快速审核。

3. 实时化监控医疗质量关键环节

在病历质控管理模块、危急值管理模块、手术监控管理模块、不良事件上报管理模块，医务管理人员可实时监管医务人员在病历书写、危急值处理、手术操作、不良事件处理等方面的行为，监控影响医疗质量和患者安全的关键环节。

4. 精细化统计各项工作业务

如在安全医疗计分管理模块，统计各科室医疗质量扣分的分布情况。另外，对于上述所有功能模块，最终都可按科室、按时间统计各功能运行数据，即保证监管的痕迹化。

三、总结

（一）移动医政 App 开启医院医政管理新模式

随着“互联网＋”不断发展，医疗领域内的 App 纷至沓来，给医疗工作带来极大便利，如患者门诊预约、患者健康管理、患者医保支付等。但这些开发的 App 主要是面向患者，而面向医务人员和医务管理人员的 App 仍属空白。传统医院医政管理主要以纸质为媒介，随着信息技术发展，部分管理工作得以通过办公自动化（OA）实现，这是医政管理工作的一大进步，但管理工作受办公地点限制。我院开发的医政 App 充分利用医院现有信息系统的数据资源，通过移动互联网技术，以医院员工为中心，利用手机移动终端的便捷性，为医务人员和医务管理者提供一整套移动医疗管理服务，完全实现电子化和无纸化。医务人员可通过 App 不受时间地点的局限提出临床需求申请、了解自己科室患者情况，而管理人员也可以通过 App 不受时间地点的局限快速完成审核、掌握医院各科室医疗行为情况，为临床工作、医疗质量控制提供了有效管理工具，开启医院医政管理新模式。

（二）移动医政 App 推动医院医政管理水平迈向新台阶

在三级医院服务量大、一线医务人员劳动强度高、医师团队倒金字塔形结构、医疗质量管理部门人员相对不足等情况下，医疗基础质量管理一直面临较大挑战。医政 App 的开发与运用，可便于医务管理人员对重点区域（手术室、临床科室）、重点环节（输血、非计划再次手术、特殊抗菌药物使用等）、重点对象（急危重症、VTE 高危患者等）进行监控，实现危急值、病历质量全程闭环管理，及时发现台账记录不全、会诊延时、首发手术时间延迟等问题，促进质量与效率提升；医务人员可便捷查询分管患者相关信息、及时上报不良安全事件、快速申请特殊抗菌药物、及时处理危急值信息、接收第二日手术计划和未完成病历提醒信息，极大节约医务人员时间，减轻工作负担。这使医院医政管理迈向新的台阶，将医政管理水平提升到新的高度，对医院的医政管理是一场革新。

参考文献

[1] 汪志明，邱智渊．PDCA 循环在医疗核心制度落实中的应用［J］．中国卫生质量管理，2014，21（3）：6－8．

[2] 刘爽．医院病案管理中存在的问题及对策［J］．医学与社会，2011，24（3）：53－55．

[3] 王敏峰，桑萍，郭锋．六西格玛方法降低全院大会诊专家延时率［J］．中国现代医生，2012，50（21）：122－123．

[4] 严靖雯，陈兆伦，谭淑芳．提高首台手术准时开台率的方法研究［J］．全科护理，2017，15（25）：3162－3163．

[5] 肖瑾瑛，陈小英，余乐，等．联合多部门开展品管圈提高危急值台账登记合格率的实证研究［J］．中国现代医生，2014（30）：104－107．

[6] 崔颖，席修明，张进生，等．医疗不良事件报告体系评述［J］．中国医院管理，2013，33（2）：42－44．

[7] 申思，李娅芳，孙玮，等．应用移动医疗 App 推进门诊预约挂号工作初探［J］．中国医院管理，

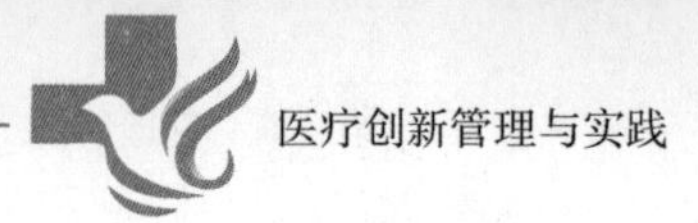

2017，37（9）：48－49.

［8］贾丽军，谭枫，石文惠，等．移动医疗App在糖尿病防治领域的应用现状［J］.中国慢性病预防与控制，2017，25（9）：717－720.

［9］陈辰，沈洁，汤振华，等．实现医保脱卡支付的医院手机App设计与应用［J］.中国医疗设备，2017，32（2）：104－106，126.

（同济大学附属第十人民医院　侯冷晨　杨佳芳）

3 临床新技术一站式服务平台建设

一、背景

临床新技术主要是指医疗机构此前从未开展过的，对治疗、诊断疾病确切有效的，具有一定创新性并且具有一定技术含量的，有临床应用价值的新技术和新方法。按照《医疗质量管理办法》，临床新技术和新项目实行申报准入制度，且医疗机构对本机构医疗技术临床应用和管理承担主体责任。因此，医疗机构开展医疗新技术临床应用前，要针对自身实际，组织相关专家，对新技术的临床应用进行论证。专家论证通过后，还需由伦理委员会进行伦理审查。

四川大学华西医院鼓励科室开展临床新技术，目前越来越多的科室和个人也意识到开展临床新技术，无论是对学科发展还是对个人职业生涯都有极为重要的作用。我院临床新技术的申报数量逐年递增，但一些问题也随之而来。在申报过程中，医务人员不断地在科室与部门、部门与部门间往返提交、更改材料，消耗宝贵的时间，大部分申报人对临床新技术申报进展抱有疑问。面对越来越多的临床新技术申报以及来自医院各科室的电话咨询，医务管理人员也在思考如何能够更有效、集约地对这些临床新技术申报进行管理，在规范管理的同时又能让科室申报人员更方便、快捷地申报提交材料，并且能随时随地查看申报进度。

二、方法和流程

（一）问题分析

目前存在的问题：①现行的申报临床新技术流程，需要申报人在各个部门之间往返，耗时耗力，消耗医院医务人员的时间；②医务人员对各个节点的申报细则、申报进度不了解，反复致电问询相关管理部门，变相消耗医院医务人员的时间；③行政部门接到越来越多的临床电话咨询，医务管理人员也需要消耗更多的精力来进行回复，导致完成其他工作的精力和时间减少。原临床新技术申报流程见图1－3－1。

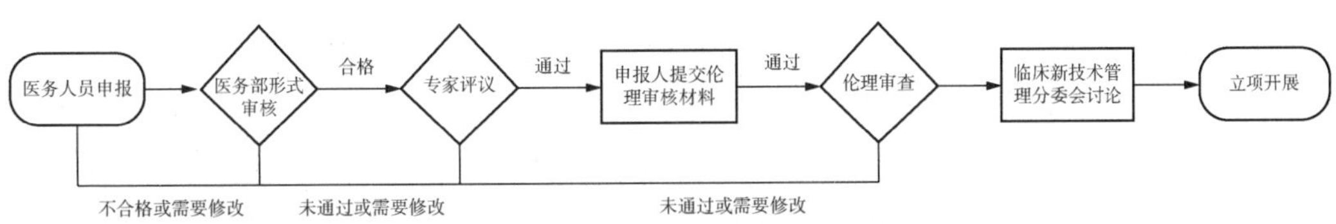

图1－3－1　临床新技术申报流程（旧）

（二）建设思路

要初步解决上述问题，需要完善机制或开发一套系统，实现以下几点功能：①医务人员无须到行政部门也能申报临床新技术；②医务人员提交材料时，能够将整个临床新技术申报阶段各不同环节所需要的，不同的材料同时提交；③医务人员能够方便、快捷地查询临床新技术的申报进度，无须再打电话向行政部门咨询；④各环节对应的行政部门能在第一时间对申报人提交的材料进行形式审查，并且能够及时向申报人反馈形式审核的情况。临床新技术“一站式”的建设思路见图1-3-2。

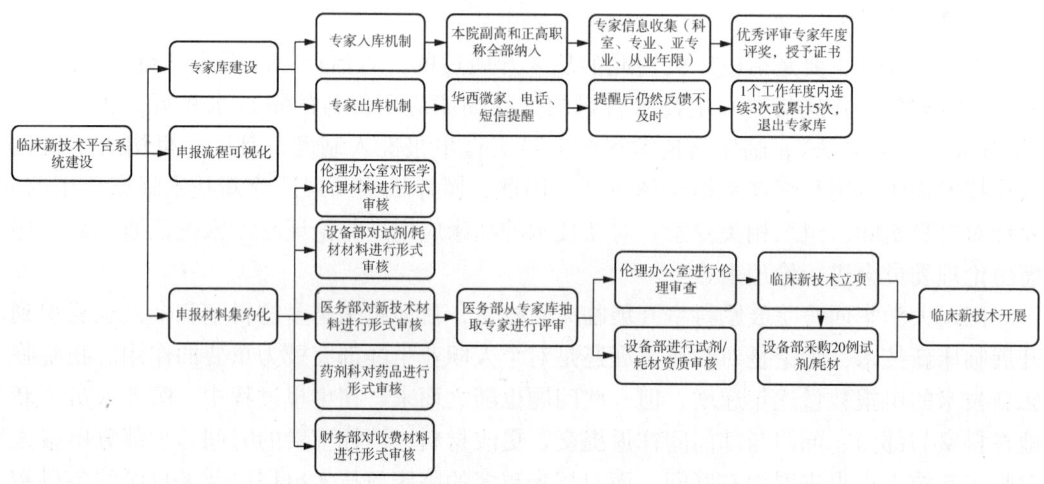

图1-3-2　临床新技术“一站式”建设思路

（三）实施步骤

向软件开发工程师提出相应的设计诉求，经过多次讨论确定新申报流程以及需要实现的功能：①申报平台网络化，在网络上构建临床新技术“一站式”申报平台，只要申报人只要能链接到互联网，就能向医院申报临床新技术。②申报材料集约化，申报人能一次性上传所有申报材料，各环节对应的行政部门能对材料进行形式审核，并及时向申报人员反馈情况。③申报流程可视化，申报人能够通过平台随时查询申报进展情况。④构建临床新技术评审专家库，评审专家通过网络能够在平台上完成对临床新技术的评议。⑤每个环节系统均能向申报人、部门管理员等发送信息进行提醒，以便其及时做出处理。

（四）系统上线

在反复与软件工程师进行沟通、改进平台各项设置后，平台构建完成，经过3个多月的试用，系统正式上线并开始运行，临床新技术已可在平台上完成申报，各环节衔接良好。临床新技术一站式服务平台上线后，申报人可以利用各种空余时间，通过互联网，直接申报临床新技术，一次性上传各环节所有申报材料。各行政部门项目管理人员在申报人提交材料后，能够收到平台发送的提示短信，从而及时登录系统，对材料进行形式审核。形式审核的结果会以短信的形式，发送到申报人手中，同时评审专家也会收到请求进行技术评定的短信通知。申报人在提交完成后，能在系统内查看申报进展情况。新的临床新技术申报流程见图 1－3－3。

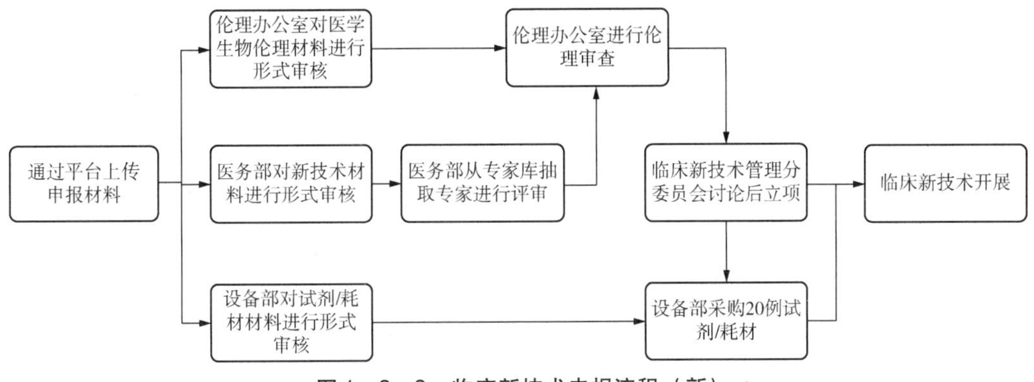

图 1－3－3　临床新技术申报流程（新）

三、持续改进

临床新技术一站式服务平台上线 3 个多月以来，已完成 100 余项临床新技术申报。但是在开展过程中仍然面临一些问题：①平台网络不稳定；②数据迁移后，遗失各类申报材料模板；③各类系统漏洞等。

鉴于这些问题，下一步的工作重点是：①申请增加专用服务器和端口；②重新上传各类申报模板；③对现有短信模板进行部分修改；④对平台界面 UI 进行优化；⑤协调药剂、财务等相关部门，将其和临床新技术申报相关的管理环节整合至平台内。

（四川大学华西医院　李大江　李念　张瀚智　杜鑫）

以信息系统为依托推进手术分级精细化管理

一、背景与现状

手术分级管理是医疗质量管理的核心部分。《医疗技术临床应用管理办法》（中华人民共和国国家卫生健康委员会令第 1 号）明确要求医疗机构应当建立医师手术授权与动态管理制度，对手术进行分级管理。为保障医疗质量和医疗安全，医院实施了多项措施与监管手段来落实手术分级管理。但在具体运行中，目前还存在下列问题。

一是，国内尚未正式发布相对权威的手术分级标准。目前，全国对外统一公布的只有 2011 年卫生部发布的《2011 年版手术分级目录征求意见稿》。在广东省，仅深圳市 2019 年出台了手术分级目录征求意见稿，暂无统一发布手术分级标准供参考。

二是，部分医院仍进行人工手术分级管理。手术分级权限确认流程烦琐，人工管理会直接影响临床工作的时效性，尤其是不利于及时审批重大手术。纸质版的手术通知单难以准确审核具体手术分级及手术申请医师对所申请手术的执行资质。人工管理不利于监督，难以进行事前、事中、事后的手术医师权限与手术分级实时监测，难以对后续分级数据进行准确的查询、统计、分析，不利于手术科室的横向和纵向对比分析。

三是，国内尚无统一的手术分级管理系统。很多医院依托信息化手段对手术分级进行管理，存在与医院信息系统对接困难、相关信息系统之间有信息孤岛、管理环节分散、全流程数据不全、无闭环管理等问题。

二、方法与流程

为进一步落实手术分级管理，广州医科大学附属第二医院引入关键节点控制、项目管理理念，研发医务管理信息系统，通过信息化建设落实手术分级管理，涵盖医师个人技术档案、资质申请和考核、授权审批、技术准入审批、医疗组管理等医疗管理的关键环节，可实现对全院手术目录和医师手术资质的精准管理、监控和锁定，并对医疗行为进行动态监管。

（一）关键节点控制

1. 建立手术分级目录基础库

结合医院实际临床工作情况，建立标准化手术名称字典库和手术级别，是落实信息化手术分级管理的基石。我院基于卫生部《手术分级目录》《介入诊疗技术临床应用管理规定》中介入诊疗技术目录、《内镜诊疗技术临床应用管理规定》中内镜诊疗技术目录、ICD-9-CM-3 手术编码字典、广东省医保局手术操作目录、物价局手术操作收费项目等基础数据库，并结合实际临床工作，组织临床科室建立专科手术操作分级目录，参照手术操作对其进行相应的定级管理。医务科、病案统计科、信息科、临床科室讨论后，经过医院医疗技术管理委员会审核，最终形成医院手术分级目录基础库。其中，多学科交叉的手术操作定级，不同专科对于同一手术名称和手术分级有分歧的、非参考目录里的手术操作定级，体现医疗技术水平和绩效考核分值的博弈，是各层级讨论及审核的重点。审核论证后，手术分级目录基础库导入医院信息系统（HIS），医务管理信息系统与 HIS 关联，从中读取手术数据。

2. 建立手术操作医师资质基础库

形成手术操作医师资质库，是信息化手术分级管理的关键环节和重要基础。通过信息系统把医师资质数据库和手术分级目录库关联，对手术医师和手术级别分别进行定义，实现上述两者的关联，为推行电子化手术申请建立基础，让系统自动判断手术医师与申请的手术级别是否相符合。

（二）手术医师能力评价与资质授权

1. 细化手术医师能力评价标准

有效落实手术分级管理的一个关键点，是要科学合理地评价手术医师的能力，授予其相应的手术资质。制订评价标准是对手术医师能力评价的难点和重点。我院不断完善手术医师资质申请的评价标准，不仅包括专业技术资格、聘任职称、年资等简单数据，还包括近两年的手术数量和质量及围手术期管理经验、在上级医师指导下完成主刀的手术量、作为第一手术助手完成手术量、授权中已完成最高资质级别手术质量等，建立以临床能力为核心的手术医师资质考核标准。手术资质与医师职称晋升无直接相关，避免具有资质而无法独立开展与其级别相对应手术的情况。

2. 精细化管理手术权限

结合亚专科、专病的发展趋势，将权限精确到特定专科的特定手术。每个手术医师资质授权到具体手术项目，逐项授权，并非按照手术级别授予全部手术项目的开展资质，避免粗犷式资质授权，把精细化授权理念落到实处。例如，肝胆外科某医生，博士学历，主任医师，亚专科方向不是腔镜，虽具备四级手术医师资质，但不具有普通外科内镜资质，实际授予的手术资质中则不包括经内镜逆行性胰胆管造影术（endoscopic retrograde cholangio-pancreatography，ERCP）等普通外科内镜手术操作资质。

3. 优化手术医师资质申请与授权审批流程

结合信息系统的互联互通特点，优化手术医师资质申请与授权审批流程。医务管理系统嵌入电子病历系统，医生可直接在系统中完成手术医师资质的申请、技术委员会专家在线审核，并可以随时调阅申请医生的手术病例资料，完成院、科两级专家审核，医院技术委员会权限授权，工作量统计分析等，借助信息化形成闭环管理。具体如图 1－4－1。

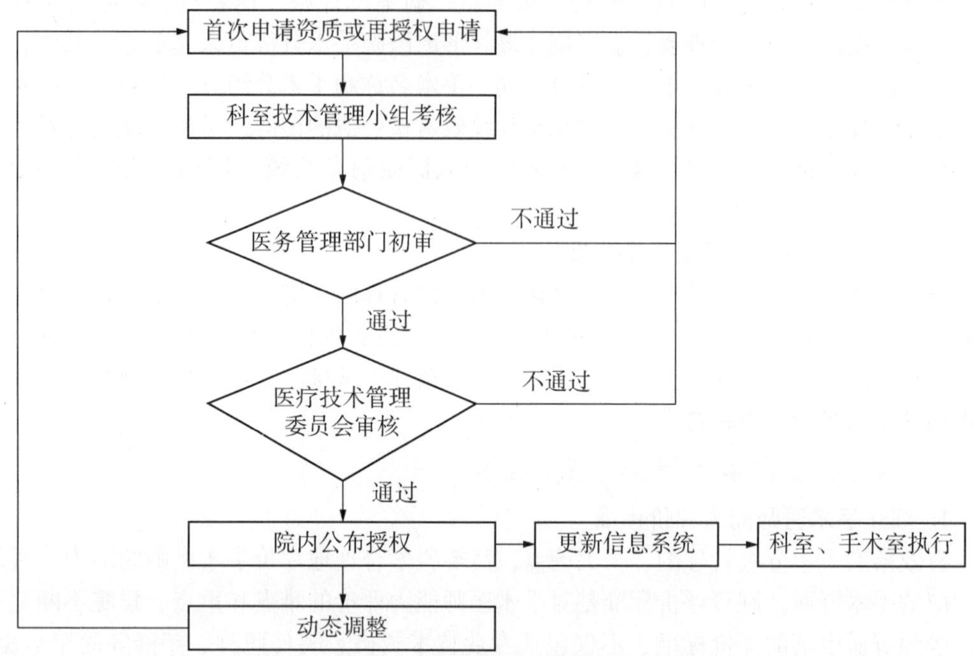

图 1－4－1　手术医师资质申请与授权审批流程

（三）动态管理

1. 动态维护手术分级目录库

由于医疗技术发展迅速，手术分级目录需要及时进行更新，否则容易影响临床工作的顺利开展。根据医疗技术的发展和实际临床情况，每年定期组织全院范围维护手术分级目录库，包括：修订在临床实际工作中发现需要重新核定级别的手术，删除已经被新术式取代的手术等，将已经成熟的技术降低级别；结合专科新技术项目开展情况，不定期及时更新目录库，并实时维护到信息系统中。新技术必须通过新技术审批流程，通过后由病案统计科编写 ICD-9-CM-3 码，财务科确定收费编码。

2. 动态维护手术医师资质

手术医师资质并非一成不变。由于技术的成熟、医师培训和操作的熟练度提升，需要根据手术医师操作完成情况，及时更新医师的技术档案。我院每年组织技术委员会定期再评价其技术能力，动态调整手术权限，增加授予或者取消相应的手术级别和具体手术项目权限。对于 1 年内出现同类手术操作非计划再次手术且情节严重者，或出现 2 起医疗一般差错的主要责任者等，手术资质降一级，严重者取消手术资格。

（四）手术申请审批流程

手术医师填写手术申请单后，系统根据申请人的资质，自动识别其所能操作的手术代码，如果超出了所属范围，系统会提示越权。按照手术级别，手术申请审批的权限包括两级，一、二级手术由医疗组组长审批，三、四级手术由科主任审批，如出现特殊情况，可以指定代审批，在系统上授权，并设定时限，急诊手术授权当日值班二值审核。（图 1－4－2）

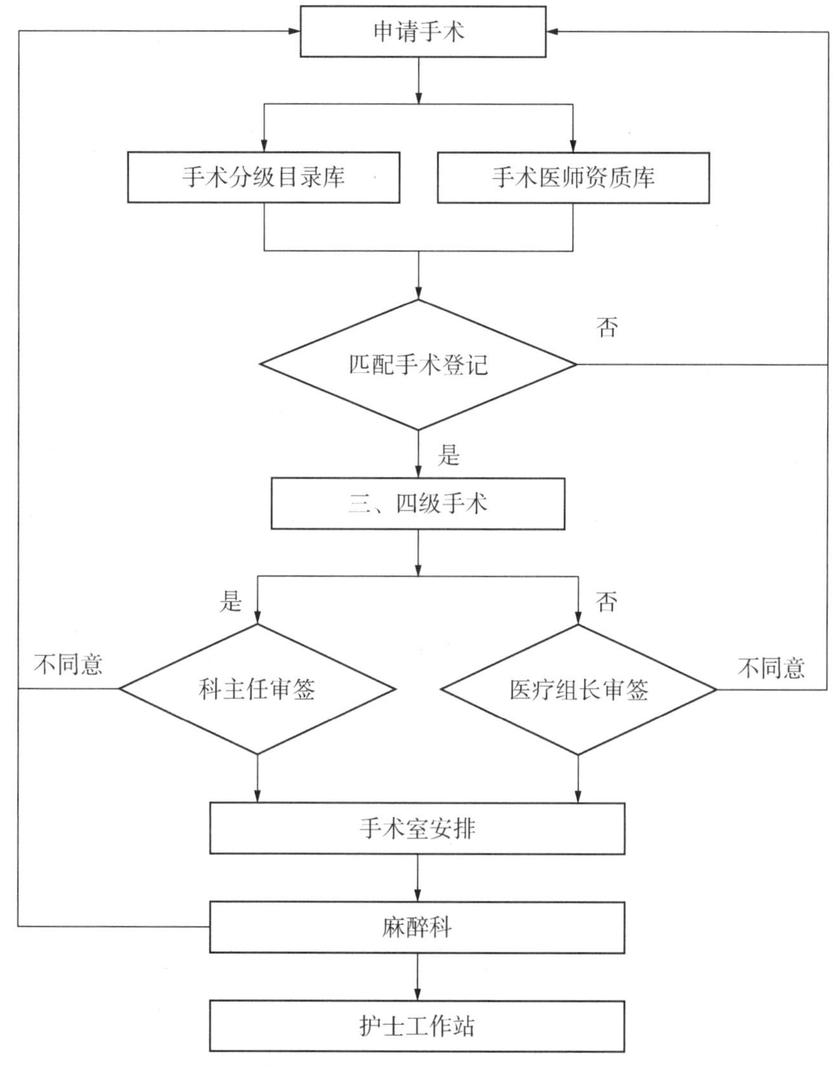

图1－4－2　手术申请审批流程

（五）信息系统互联互通

手术分级目录库和医师资质库信息导入到HIS后，与医务管理信息系统、手术麻醉系统、手术申请系统等对接，进行数据交互。医师资质申请、评价和再评价、审批、授权、分析，以及手术准入申请审批、手术申请单的开具和审批、重大手术审批、手术分级的监管和统计分析等都可以在系统中完成。这些信息互相连接，让信息完整起来，并形成闭环管理。

在手术医师资质申请审批的过程中，手术审批者可以直接查阅、调取申请医师的不良记录（包括非计划二次手术、有效投诉、医疗安全不良事件、围手术期死亡病例数等负面信息），以及相关手术操作病历信息，包括主刀、担任第一助手的情况、手术记录及手术并发症等所有病历资料。申请医师可以从信息系统中根据手术名称或医生姓名为索引查询手术信息，选择最能体现其手术能力、具备所申请资质的病例。在进行院科两级资质申请审核的时候，专科技术管理小组、医院医疗技术管理委员会专家可以在线查阅病历信息，审核申请医师的实际临床能力，在线完成审核。

另外，在系统中智能审核每一位医师的资质，医师只能执行对应科室和与其资质匹配的手术项目，从源头上控制越级手术，避免了以往人工督查、审核的烦琐流程和差错。

（六）数据采集与信息使用

定期进行手术分级的全流程数据采集，评估手术质量、医师手术操作能力、手术分级执行情况，动态监测医师手术情况。结合医院疾病管理智能分析系统和以资源为基础的相对价值比率（resource based relative value scale，RBRVS）绩效考核系统，综合分析科室和医疗组的手术难度、手术数量、手术质量，包括严重手术并发症及负性事件，数据通过临床工作会议、医院内网等形式发布，并作为对专科、医疗组、手术医师个人绩效评价的重要指标之一，鼓励临床科室对照广东省高水平医院评价指标中专科核心技术操作目录，积极开展核心技术操作和研究新技术新项目，不断提高三、四级手术占比。

三、实施成效

基于关键节点控制、项目管理的理念，通过建立健全手术分级管理信息系统，完善手术医师资质评价标准，持续优化关键业务流程，使得手术分级管理的效率、效能显著提升。

1. 优化了管理流程

借力于信息化，重构了手术资质申请—评价、审批—授权—监管的流程，提高了临床工作效率和手术室运行效率；规范手术信息管理，促进系统互联互通。打通了多个系统之间的关卡，实现了信息的互联互通，形成闭环管理。保障手术数据的准确性和一致性。同时，规范的手术分级管理，保证了病历书写及病案首页填报的质量。2019 年广东省卫生健康委员会抽查病案首页填写质量，我院病案首页合格率为 100%。

2. 降低了医疗风险

实现了信息化精准授权、医师资质动态管理以及预防性管控，协助医务部门对手术、手术医师有效监管，实时监管，降低了医疗技术特别是高风险技术临床应用的风险，保障医疗质量，落实依法执业。

3. 完善了对医师的技术能力评价

进一步完善了技术能力评价指标体系，可以从信息系统获取医师的手术病例信息、开展新技术情况、既往能力评价和授权信息等，通过 PDCA（plan-do-check-act）推进对医师技术能力的定期评价和授权，并以此推进对手术科室的绩效考核，进一步客观量化对手术医师、医疗组、专科的绩效考核，推进对医疗组、手术医师个人的绩效评估。

4. 精细化管理，提升医院整体实力

医院通过疾病管理智能分析系统和 RBRVS 绩效考核数据分析。2019 年，我院手术人数同比增长 23.49%，其中三级手术同比增长 35.53%，四级手术同比增长 18.48 %。

四、持续改进

1. 进一步完善标准化手术分级目录数据库

继续完善与ICD-9-CM-3手术名称和编码一一对应的标准化手术名称数据库，借助按疾病诊断相关分组（diagnosis related groups，DRGs）、病例组合指数（case mix index，CMI）等进一步细分各专科手术等级，推进专科手术分级精细化管理。

2. 进一步完善医师技术能力考核体系

结合患者疾病复杂程度、工作投入程度、医师执业成本投入程度、手术风险程度、RBRVS理念，以及美国医院评审联合委员会（The Joint Commission，TJC）的“焦点专业评估”（focused professional practice evaluation，FPPE）项目的“试用期”理念，进一步完善量化评价医师临床能力的标准，健全以临床能力为核心的手术医师绩效考核体系。通过绩效引导医师严格落实手术分级，防范手术风险，保障医疗质量。

（广州医科大学附属第二医院　黄雪莹　李林　黄伟章）

［附件］手术医师资质考评表

<table>
<tr><td>姓名</td><td></td><td>科室</td><td></td><td>出生
年月</td><td></td><td>相关工
作年限</td><td>年</td></tr>
<tr><td>技术职称</td><td></td><td>聘任职称</td><td></td><td>现有手
术级别</td><td></td><td>申请
类型</td><td>□首次申请
□升级申请，___级
□复评，___级</td></tr>
<tr><td colspan="8">在上级医师指导下完成的拟申请手术级别的病例清单（复评的，提供完成现有最高级别的病例清单）：另附页。近 3 年来的 50 例，包括患者住院号及姓名、手术名称、手术时间、术者、Ⅰ助等。</td></tr>
<tr><td>考评项目</td><td colspan="6">考核内容</td><td>得分</td></tr>
<tr><td>近两年手术总体情况（15 分）</td><td colspan="6">①在上级医师临场指导下开展申请级别手术的年限、例数达标 5 分（一、二级资质的要求 1 年以上并累计病例 >50 例，三级的要求 3 年以上并累计 >50 例，四级的 3 年以上并累计 >30 例），酌情扣分；
②非计划再手术发生情况，有无越级手术，符合管理要求 5 分，否则不得分；③无医疗差错/事故发生，5 分</td><td></td></tr>
<tr><td>手术适应证（15 分）</td><td colspan="6">①专业知识全面 2 分，诊疗原则正确 6 分；②诊断明确 4 分；③治疗方案充分 3 分；④查入院、首程、上级医师查房记录：诊断含混或遗漏、诊疗计划不全面、临床思路不成熟的酌情扣分，漏主要诊断、有手术禁忌证的不得分</td><td></td></tr>
<tr><td>术前讨论（10 分）</td><td colspan="6">①诊断要点清晰 5 分；②难度估计及风险预案充分 5 分；③查术前小结和讨论：有缺陷酌情扣分，无讨论意见、风险预案缺主要项或术前小结缺项、缺审签的不得分</td><td></td></tr>
<tr><td>术前准备（10 分）</td><td colspan="6">①医嘱规范 4 分；②检查结果完整 3 分；③同意书及审签字规范 3 分；④有缺陷（如结果未回等）酌情扣分，检查缺主要项、同意书缺审签字不得分</td><td></td></tr>
<tr><td>手术操作（25 分）</td><td colspan="6">①动作规范 6 分；②操作准确 6 分；③技术熟练 8 分；④流程熟悉 5 分；⑤观看手术全过程：有缺陷酌情扣分，有基本原则错误、因错误操作导致严重影响手术的不得分</td><td></td></tr>
<tr><td>预期目标（15 分）</td><td colspan="6">①手术顺利完成 8 分；②解决预期问题 7 分；③手术前后诊断不符、效果不佳酌情扣分，出现重大手术失误或有原则性缺陷的不得分</td><td></td></tr>
<tr><td>术后处理（10 分）</td><td colspan="6">①术后医嘱规范 5 分；②术后记录完整 5 分；③查病历：缺主要项不得分，记录有缺陷酌情扣分</td><td></td></tr>
<tr><td colspan="6">科室全体技术管理小组成员签名：

科主任签名：

考核日期：　　年　月　日</td><td>总分</td><td></td></tr>
</table>

注：① 满分 100 分，75 分合格，合格者方授予申请的权限。②复评不合格者，降低相应的权限。

5 构建病历质控智能化系统，推进 DRGs 管理模式

一、背景

探索推进按疾病诊断相关分组（diagnosis related groups，DRGs）管理模式，是深化国家医改的需要，是推进医院学科建设和提升精细化管理的重要保证。病历质量特别是病案首页填写质量，是推进 DRGs 管理的重要基础，运用 AI 技术构建“病历质量智能管理系统”参与病案管理、病案首页质控、国际疾病分类自动编码等工作，可将医院病案质量管理与 AI 技术结合，优化病案质量管理工作流程和方法，提升病案质量，为医院 DRGs 管理工作的推进打下坚实基础。

二、方法与流程

对省内外部分三级甲等医院的病案管理工作情况进行调研，对陕西省人民医院 2018 年 1 月至 2019 年 1 月的出院病案及首页填写中存在的缺陷进行回顾，同时结合国家三级公立医院绩效考核与 DRGs 支付制度改革对病案质量的要求，为病历质量智能管理系统提供制度和规则基础。结合 AI 技术，与软件公司合作研发系统，并在临床应用中不断改进。

通过应用 DRGs 工作系统，结合 DRGs 组数、CMI 值、费用/时间消耗指数、低风险组死亡率等指标，对全院整体医疗情况进行指标监测、异常监测、风险预警等，对医院、临床科室、医师等进行多层次、多维度的指标分析、绩效考核与评价，以及与其他医疗机构进行横向指标对比，促使医院规范医疗服务，加强经营管理，优化资源配置。

（一）构建病历质量智能管理系统

1. 系统运行流程及原理

1）病历读取。

（1）数据清洗：去除数据中的干扰信息及无用信息，保留正确及可用于分析的数据，将非标准及非规范数据转换为规范性可用数据。

（2）自然语言解析：将病历文书中非规范性医疗术语处理成计算机可识别的标准术语，即识别医疗文书的写法及含义。

（3）非结构化数据解析：系统将病历内容解析为结构化数据，并进行模块化拆分，相同模块之间进行内容对比，可分析出病历前后内容是否一致、是否矛盾（图 1－5－1）。

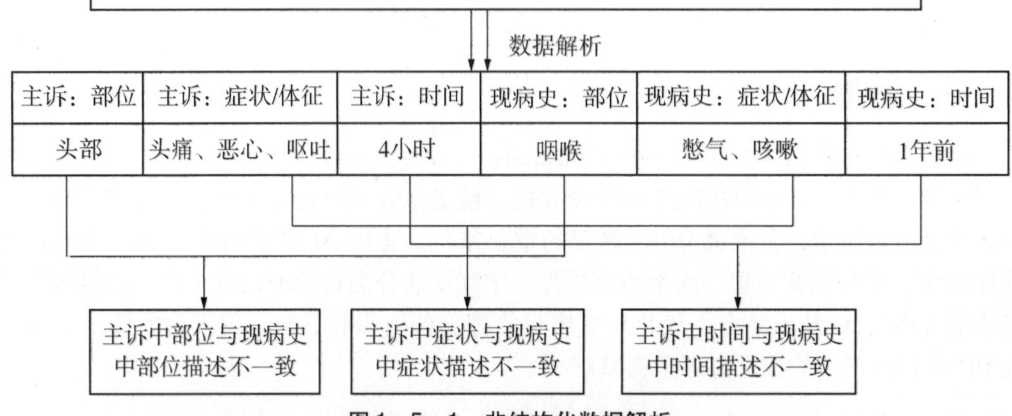

图1-5-1　非结构化数据解析

2）病历判读。

（1）质控规则加载：可加载国家及省级标准、规范，医院相关质量规定，人工干预机制，并根据科室、医师、疾病等实际特性添加规则（图1-5-2）。

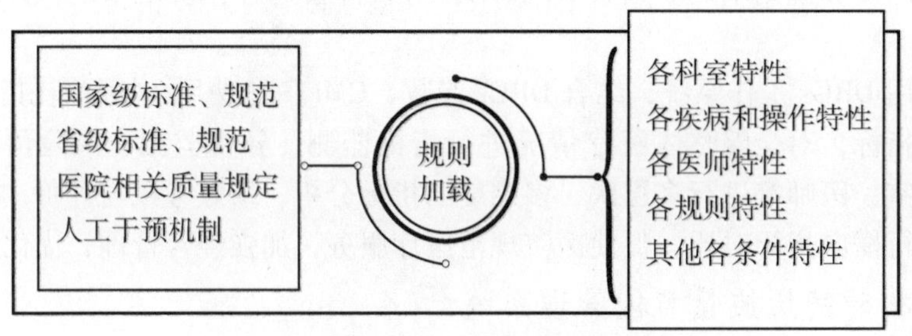

图1-5-2　质控规则加载

（2）加载分析算法：是指对数据清洗及自然语言解析的高级处理，对其提取的数据可加载不同的算法，从而得出数据之间的关联性结果。

（3）数据挖掘：通过单维度或多维度地设定条件，对提取的数据或关联性结果进行分析、计算，从而得出隐藏于大数据中的其他信息。

3）质控结果输出。

（1）质控结果信息流管理：病历质控结果可以通过医院OA系统、微信平台、质控系统等渠道，将信息及时传递给医师本人、科室主任、质控人员、相关管理人员等（图1-5-3）。

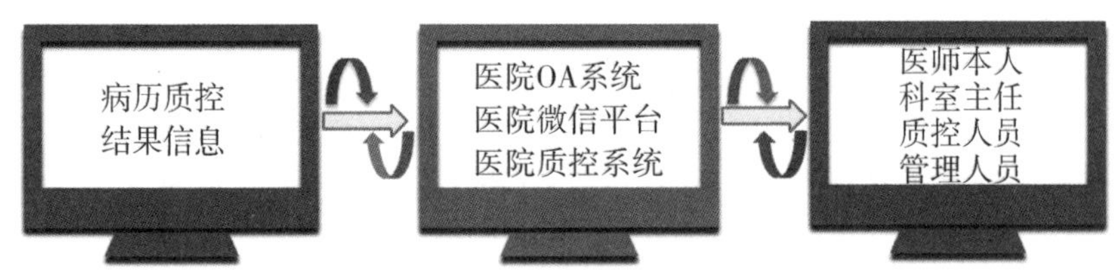

图 1－5－3　质控结果信息流管理

（2）终末病案管理：系统能限制不合格病历的提交归档，并将缺陷错误及修改标准反馈给医师本人，医师修改完善后方可提交（图 1－5－4）。

系统质控
提示质量缺陷和错误；
提示修改标准、规范
01
医师根据系统提示修改病历
02
病历合格方可提交归档
03
图 1－5－4　终末病案管理

（3）统计分析及数据可视化处理：系统可以统计分析病案书写中存在的缺陷、错误，病案合格率、缺陷率，全院、科室及医师三级数据，并提供结果的可视化展示（图 1－5－5）。

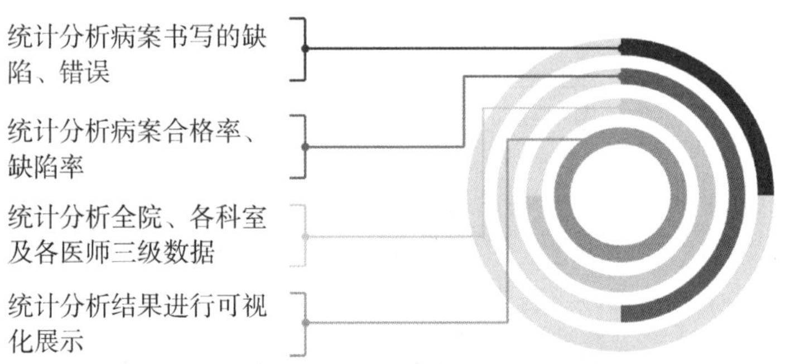

图 1－5－5　统计分析及数据可视化处理

2. 系统的运行模式

（1）自动运行模式：系统定时开始运行相关质控流程。例如：设定每天凌晨 1:00 系统开始运行或每天 12:00 运行 1 次、18:00 运行 1 次等。

（2）手动运行模式：通过设定条件即时运行。运行条件可根据需要设定，如住院号、疾病名称、手术操作类别、死亡、新生儿、年龄、性别、医师等。

3. 系统的临床应用

（1）运行病历质量监控。病历质量智能管理系统实现了对住院病历全时段、全覆盖的质控，以及病历完整性、时效性、规范性、一致性、逻辑性和内涵性质量缺陷及错误的质控，并能及时反馈相关信息（图 1－5－6、图 1－5－7）。

	A	B	C	D
1	科室	检测病历总数	缺陷病历总数	缺陷率
2	[illegible]	30	3	10. 00%
3	[illegible]	32	6	18. 75%
4	[illegible]	14	3	21. 43%
5	[illegible]	45	10	22. 22%
6	[illegible]	8	2	25. 00%

图 1－5－6　系统统计缺陷病历结果

住院病历质量缺陷表
科室：
姓名：
年龄：
住院号：0001080
主治医师：
缺陷项目
缺陷详情
更正提示
操作
入院记录-个人史
患者性别与生理特征描述不符
患者性别应与生理特征描述一致
查看
入院记录-病历完成日期
入院记录超时
入院记录应在
患者入院24小时内完成
查看
入院记录-主诉
此主诉未能导出第一诊断
主诉应能导出
第一诊断或与应第一诊断有关联
查看
病案首页-血型
病案首页血型填写错误
病案首页血型
应与个人史中血型描述一致
查看
1

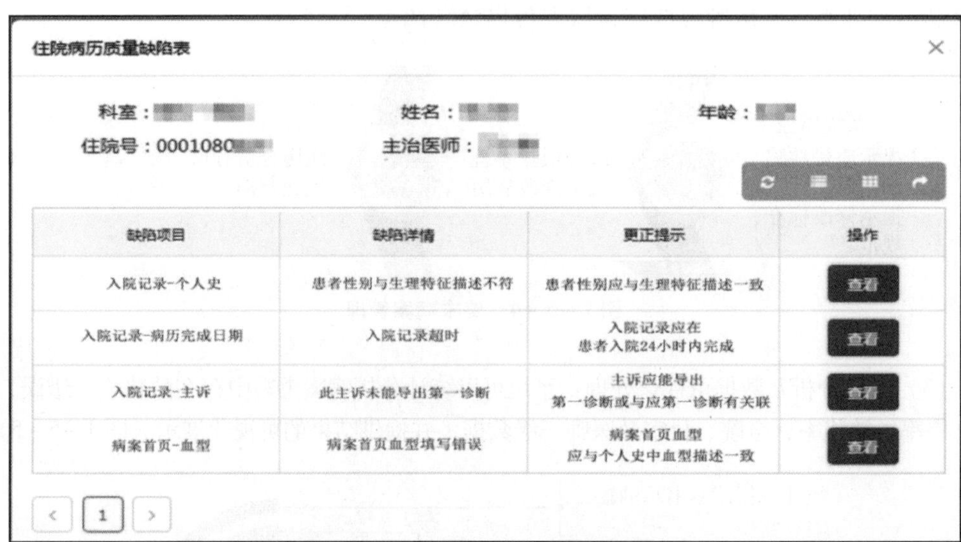

图 1－5－7　系统查找病历缺陷详情

（2）缺陷病历归档拦截。病历质量智能管理系统对全院病历进行实时监控，发现缺陷即时推送至书写病历的主管医师 HIS 账户，提示医师对缺陷进行修改。病历归档时系统自动核查缺陷是否被修改，若未被修改，则病历不能归档（图 1－5－8）。

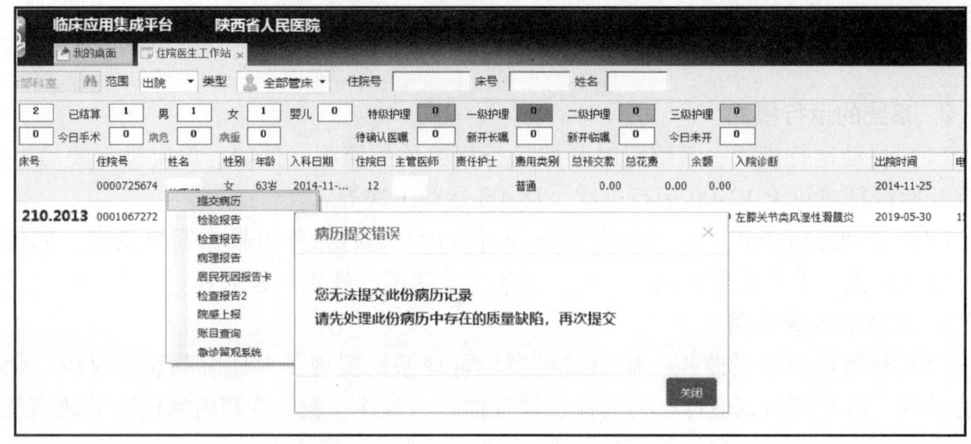

图 1－5－8　缺陷病历归档拦截

（3）系统自动编码及学习。病历质量智能管理系统具备对诊断和手术操作自动编码的功能，提高编码效率、编码质量，保证编码规则应用的一致性，消除人为误差造成的编码错误，减少质控员、编码员的工作量。同时，通过编码员不断总结计算机自动编码存在的错误，设置逻辑条件，实现系统自动采集数据源，进行逻辑校对，经过学习和迭代后消除编码误差（图1－5－9）。

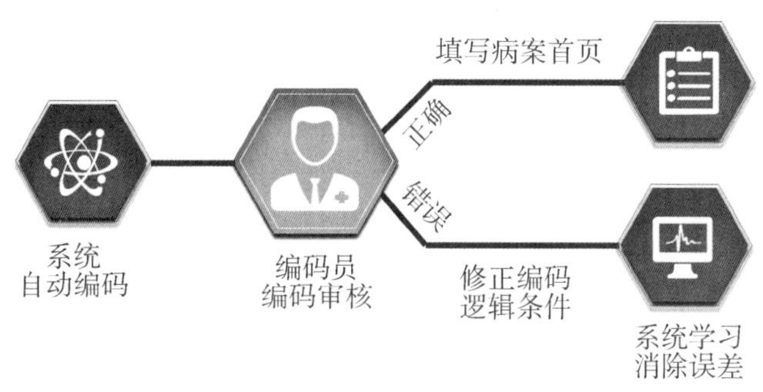

图1－5－9　系统自动编码及学习

（4）病案首页专项质控。构建病案首页质量控制平台，利用人工智能技术对病案首页数据来源的医院信息系统（HIS）、实验室（检验科）信息系统（LIS）、影像归档和通信系统（PACS）、护士工作站、财务系统、手术麻醉系统、疾病和手术分类编码系统等进行模块设计，全面监控首页填写质量，发现缺陷后提示医师及时整改，减少病案首页填写缺陷（图1－5－10、图1－5－11）。

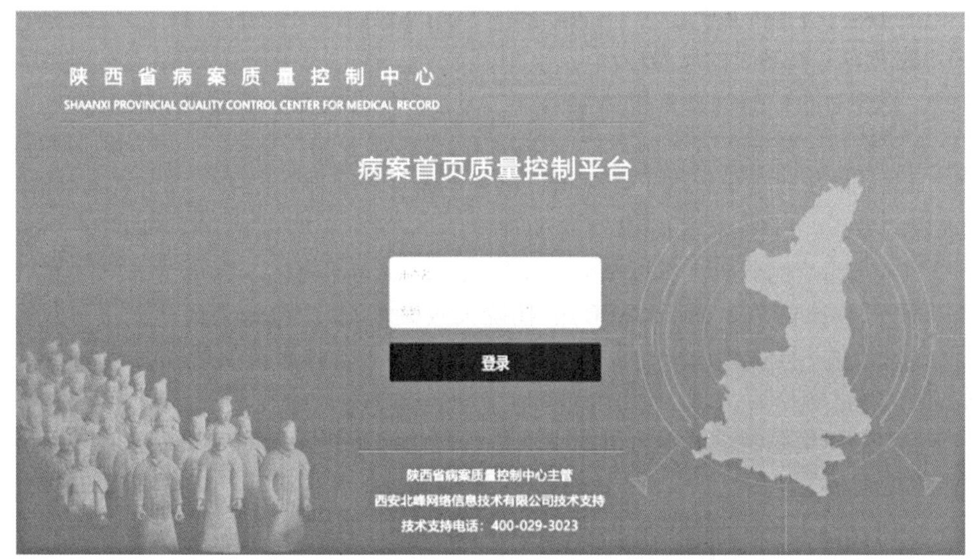

图1－5－10　病案首页质量控制平台

住院号	错误详情
112xxxx	A11(姓名)不能为空
112xxxx	C03C（出院主要诊断编码）填写错误
113xxxx	C25（过敏药物名称）条件必填
114xxxx	B21C（转科科别）填写不规范
114xxxx	费用计算错误
113xxxx	A31C（工作单位邮政编码）长度书写不规范

正确的首页　有缺陷的首页　错误详情

图 1－5－11　首页填写错误详情

（二）推进 DRGs 管理模式

DRGs 工作系统具有对疾病诊断进行智能分组的基本功能，同时也是一套智慧医院大数据监测和分析评价系统。

1. 基于 DRGs 系统的质量控制

（1）病案首页校验质控：包括年龄、性别、新生儿月龄、新生儿出生体重、转科信息、入院病情、离院方式等病案首页基本信息的校验及错误信息提示；同时校验入出监护室时间、呼吸机使用时间、危急值、患者是否死亡等附加信息，防止漏报、误报、错报情况的发生，节省编码员手工计算的时间。

（2）未入组病例分析：通过预分组功能对主要诊断和操作不一致、未入主要诊断分类（major diagnosis category，MDC）、住院天数大于 60 天等未入组病例进行重点查看，可通过调整不同主诊选择、手术操作，避免由于人为选择错误造成的未入组情况，有效提升病例入组率。

（3）医疗质量控制：对于入组的病例进行风险级别提示，对死亡病例设置独立模块进行数据管理。

（4）预分组：可对病例进行 DRGs 入组出组管理，监控入组病例费用，进行诊断提示，同时提示相关医保费用更高的组。

（5）自由查询及系统监控管理：DRGs 系统可与国内主流 ICD 编码库及分组器版本对接，并可按 ICD 编码、DRGs 组名及 DRGs 编码进行全字段查询，并对各项操作进行实时监控，展示登陆人数、登录时长等，方便统一管理。

（6）DRGs 数据挖掘分析：可进行自助报表分析、商业智能（business intelligence，

BI）数据挖掘、DRGs 的拖拽式分析和数据钻取。

2. 基于 DRGs 系统的绩效评价

（1）全院宏观绩效评价：根据上传的病案首页数据对全院数据进行多维度多指标的绩效评价、对比分析，同时所有数据均支持追踪到病案首页个案（表 1－5－1）。

表 1－5－1　全院宏观绩效评价

维度	指标	评价内容
产能	DRG 组数	治疗病例所覆盖疾病类型的范围
	总权重	医疗服务工作量情况
	病例组合指数	治疗疾病的技术难度水平
	学科均衡性	专业缺失和专业能力指数情况
效率	费用消耗指数	治疗同类疾病所花费的费用
	时间消耗指数	治疗同类疾病所花费的时间
安全	低风险死亡率	临床上死亡风险较低病例的死亡率
	高风险死亡率	急危重症病例未能成功抢救的概率

（2）院内各层级评价与分析：可根据不同管理角度，按医院实际要求自定义调整公式指标值，对全院各科室进行综合评价或单一指标评价。例如：以 DRGs 维度进行各科室手术分析，自动计算手术率、手术平均难度等；对医院各科室、病区、主诊组、医师个人、MDC 学科专业、DRGs 病种进行综合绩效评价及自定义指标监测分析，反映病种详情、手术详情、费用详情和病例详情等明细信息及差异。

（3）院外各层级评价与分析：可按照全院综合数据对标杆医院和 MDC 学科专业比对、DRGs 病组比对、科室比对等进行多维度、多指标比较，直观展现本院在医疗服务过程中与标杆医院之间存在的差距，反映本院优势及劣势，及时调整医疗资源部署。

（4）DRGs 绩效考核分配：可根据综合评分对院内科室、病区、主诊组、医师进行绩效考核二次分配，指标权重可自定义。

（5）DRGs 绩效报告：绩效报告自动生成，内容可订制。

3. DRGs 系统的应用成果

（1）形成 DRGs 综合分析报告。2019 年 3 月初，我院 2017—2018 年共 23.6 万余病案首页数据完成导入，初步形成 2018 年 DRGs 综合分析报告。从概述、医院综合服务能力、科室医疗服务能力、医生医疗服务能力、各专业医疗服务能力、DRGs 组医疗服务能力、高产出科室分析、低产出高消耗科室分析、存在问题和意见建议十个方面分“院—科—医师”三个层次详细介绍本院各项 DRGs 指标并加以分析。

（2）临床科室 DRGs 指标综合排名。2019 年 7 月初，本院 2019 年上半年共 6.04 万余病案首页数据完成导入，开展科室 DRGs 指标综合排名工作（表 1－5－2）。制订排名规则时，针对现阶段本院的发展目标规划，选取特定评价指标与权重分配方案。参考北京市卫生健康委员会对辖区医院进行综合评价的权重分配表（表 1－5－3），考虑到住院患者总量不足仍是目前制约我院发展的主要问题，因此，增加每床总权重数进行评

价，综合考虑收治患者总量、CMI 值、科室床位数与住院天数后得出有床科室综合评价权重分配表。（表 1－5－4）

表 1－5－2　2019 年我院上半年有床科室 DRGs 指标综合排名

排序	权重 科室名称	综合得分	DRG 组数（服务范围）	CMI（技术难度）	每床日总权重（服务产出）	时间效率指数	费用效率指数	低风险死亡率（安全）
		1.00	0.15	0.20	0.20	0.20	0.15	0.10
1	××××科	1.59	0.41	1.56	2.18	1.63	2.35	1.00
2	××××科	1.41	2.39	1.88	1.23	0.94	0.97	1.00
3	××××科	1.35	1.59	1.10	1.23	1.40	1.73	1.00
4	××××科	1.30	1.27	1.18	1.49	1.08	1.74	1.00
5	××××科	1.28	1.27	1.18	1.47	1.08	1.68	0.90
6	××××科	1.21	1.87	1.21	0.82	0.80	1.79	1.00
7	××××科	1.21	0.96	2.15	1.04	0.61	1.35	1.00
8	××××科	1.19	1.09	2.23	1.15	0.94	0.41	1.00
9	××××科	1.19	1.00	1.51	1.23	1.05	1.21	1.00

表 1－5－3　北京市卫生健康委员会综合评价权重分配

指标	权重
DRG 组数	0.24
CMI	0.26
时间消耗指数	0.24
费用消耗指数	0.16
低风险组病死率	0.10

表 1－5－4　有床科室综合评价权重分配

指标	权重
DRG 组数	0.15
CMI	0.20
每床总权重	0.20
时间消耗指数	0.20
费用消耗指数	0.15
低风险组病死率	0.10

（3）医务人员绩效评价。2019 年 9 月起，我院医务处、财务处和人事处探索结合

DRGs 指标、人力资源和财务指标来进行医务人员绩效评价分析，指标架构如图 1 – 5 – 12 所示。

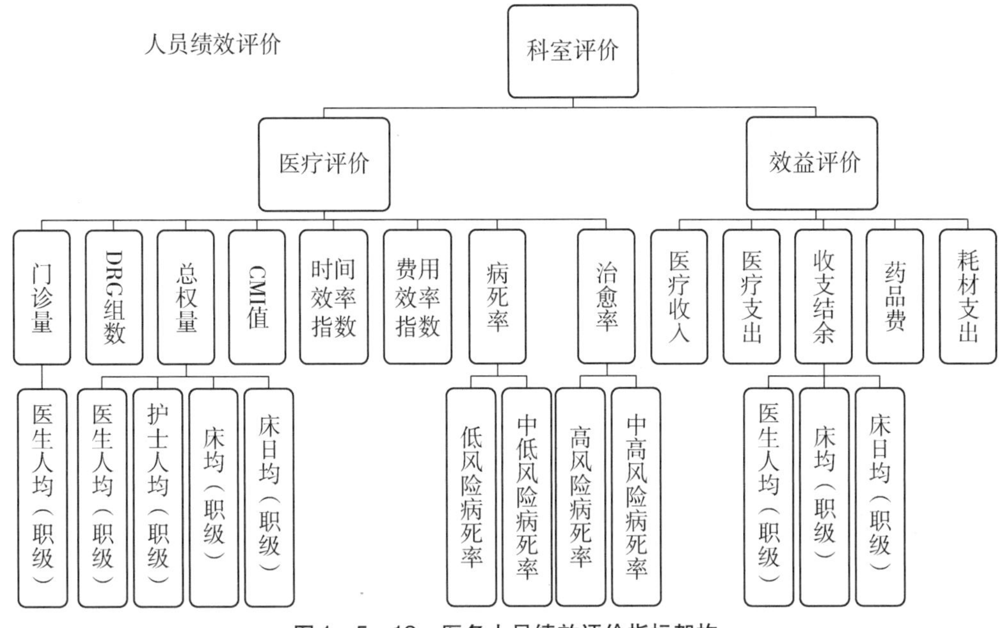

图 1 – 5 – 12　医务人员绩效评价指标架构

三、持续改进

（一）病历质量智能管理系统的改进

病历质量智能管理系统的优势在于能够完成对医院所有病历的质控，大幅降低人工劳动量，并能及时将结果反馈给医务人员进行修改，此外，还具备自动编码、缺陷病历归档拦截、绩效考核、DRGs 数据分析等功能。不足之处在于尚存在质控规则不够健全、学习能力不够完善，功能开发不够全面等，有待在临床工作中持续改进，进一步开发下列系统功能。

（1）病案首页自动生成：通过在病历中读取首页应填写的内容，系统自动完成病案首页的填写，医师提交病历时审核，确认后提交。

（2）医护一体化质量管理：系统通过比对分析医疗和护理病历数据，消除缺陷和错误，避免医疗和护理病历数据的不一致。

（3）移动终端应用：通过应用系统 App，提高病历质控信息传递效率，使医师能够及时通过手机 App 获取病历质量信息。

（4）高危药品智能管控：目前已经完成对高危药品智能管控平台的开发和软件著作权的登记，即将推广临床应用，加强高危药品管控的信息化、智能化水平。

（二）DRGs 管理模式的持续改进

（1）DRGs 助力医院精细化管理：医院在探索应用 DRGs 管理系统基础上，结合学科建设特点，逐步筛选出 DRGs 管理、科研教学、患者满意度等构建绩效考核体系的重要指标，对临床重点专科的发展、运行提供有效指导；通过 DRGs 测评方法，引导资源有效流动，推进学科发展，带动医联体建设，实现医疗资源的均衡布局。

（2）全方位协同推进 DRGs 的深入应用：要将 DRGs 更好地应用在医院绩效管理中，应持续完善医院信息管理系统，统一编码库，提高编码准确率；建立以专家质量控制为核心的病历内涵质量管理体系；加大对医师的宣教培训力度，减少病案书写错误，提高病案质量；探索更加科学公平的疾病/手术的多元评价方式，细化并公开 DRGs 分组方案。

参考文献

[1] 夏洪斌，郑康伟，侯佳音．以标准化测评提高医院信息化质量［J］．中国卫生质量管理，2018，25（6）：77－79.

[2] GOLDFIELD N. The evolution of diagnosis-related groups（DRGs）：from its beginnings incase-mix and resource use theory，to its implementation for payment and now for its current utilization for quality within and outside the hospital［J］. Quality management in health care，2010，19（1）：3－16.

[3] HICKIE J. Clinical representation in the development of case mix：measures and applications in Australia［J］. The medical journal of Australia，1994（161）：6－8.

[4] 周宇，郑树忠，孙国桢．德国的 DRG 付费制度［J］．中国卫生资源，2004，7（3）：139－141.

[5] 江芹，张振忠，赵颖旭，等．试论病例组合 DRGs 与临床质量管理［J］．中国卫生质量管理，2012，12（1）：2－6.

[6] 何毅，卢瑶，江磊．病案首页智能化填写运用探讨［J］．中国病案，2017，18（4）：57－60.

[7] 李准，宋萍，赵文龙．病历质量现状分析与对策［J］．中国病案，2016，17（1）：16.

[8] 邓小虹．北京 DRGs 系统的研究与应用［M］．北京：北京大学医学出版社，2015：3－5.

[9] 范萍，高华斌，刘海，等．DRGs 在省级临床重点专科建设项目第三方评价中的应用与思考［J］．中国医院，2018（9）：13－15.

（陕西省人民医院　段降龙　李晓晴　苏亚妮　王一波）

6 DRG 合理控费在医疗机构应用的实践

一、背景与现状

按疾病诊断相关分组（DRG）是指根据患者年龄、疾病诊断、合并症、并发症、治疗方式、病情严重程度等因素，将病例分入若干组进行管理的体系。疾病诊断相关分组预付费（diagnosis related groups-prospective payment system，DRG-PPS）是指在 DRG 分组的基础上，通过科学测算制订出每一个组别的付费标准，并以此标准对医疗机构进行预先支付的一种方法。

2018 年 11 月，北京市 36 家医院开展 DRG 收付费模拟运行，北京医院是第一批试点医院，医院运用 DRG 技术帮助医院进行精细化管理，每季度测算全院各科室的盈余及差额病组，并针对严重差额金额的病种进行了根本原因分析，根据费用构成帮助临床科室制订合理的控费措施。

二、方法与流程

本院基于 DRG 合理控费管理预案如图 1－6－1 所示。为了合理控费，第一步必须将疾病编码、手术操作编码和医学名词进行统一。本院对近 10 年的病案数据进行分析对照，完成了“智能编码”的功能（图 1－6－2），能够在病案首页中根据医生填写的诊断和手术的医学名词，自动匹配疾病编码和手术操作编码，供医生选择确认。但是，医生选择的编码并非病案的最终编码，仅供病案室编码员编码时参考，最终的编码仍以编码员的编码为准。

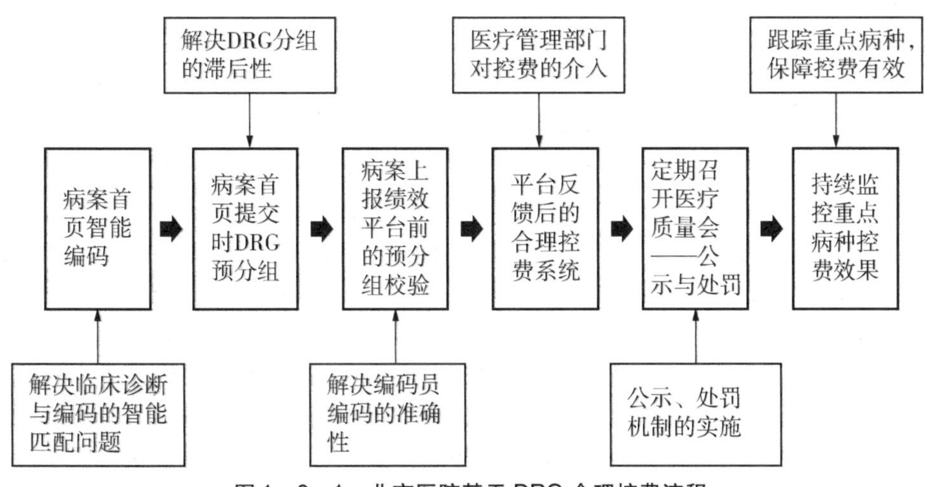

图 1－6－1 北京医院基于 DRG 合理控费流程

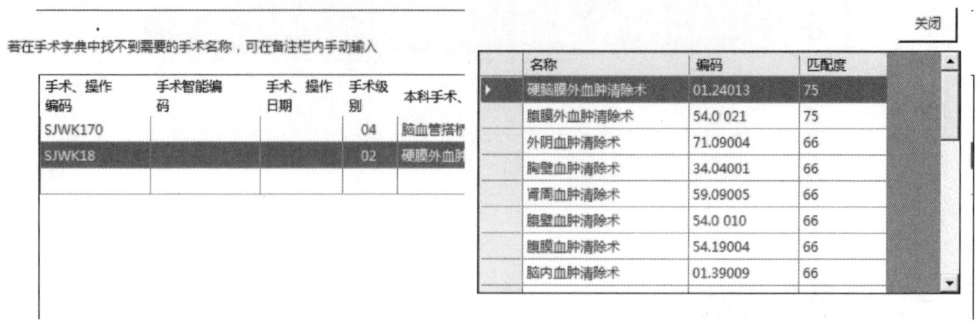

关闭

若在手术字典中找不到需要的手术名称，可在备注栏内手动输入

手术、操作编码	手术智能编码	手术、操作日期	手术级别	本科手术、
SJWK170			04	脑血管搭桥
SJWK18			02	硬膜外血肿

	名称	编码	匹配度
▶	硬脑膜外血肿清除术	01.24013	75
	腹膜外血肿清除术	54.0 021	75
	外阴血肿清除术	71.09004	66
	胸壁血肿清除术	34.04001	66
	肾周血肿清除术	59.09005	66
	腹壁血肿清除术	54.0 010	66
	腹膜血肿清除术	54.19004	66
	脑内血肿清除术	01.39009	66

图 1－6－2　电子病历首页智能编码系统（自动匹配）

（1）医院电子病历系统实现首页提交时的 DRG 预分组功能，能够弹出提示，告知医师该病例分入的 DRG 组及该组的权重、平均住院天数、平均住院费用、死亡风险等指标，方便医师能够通过患者实际医疗花费与标准住院费用进行比对，了解每例病例的费用情况，进行实时合理控费。

（2）每月病案首页信息上传至北京市住院患者绩效平台前病案室还进行一次全院病案预分组的逻辑校验，进一步核实编码员编码的准确性。

（3）医务处在北京市住院患者绩效平台数据公布后，正式介入临床控费工作，医院每季度召开一次医疗质量安全管理委员会，通报 DRG 合理控费系统针对各临床科室收治患者统计分析的结果，对费用超标严重的重点病组从费用构成、收治病种结构、时间消耗指数、标化标准费用、责任医生等方面进行详细分析。

三、实施成效

（一）重点病组 DRG 合理控费成效分析

本院以 2018 年 1 月至 2019 年 10 月医院上报的住院病案首页信息为基础，共纳入 92 221 例住院患者住院病案首页信息，纳入住院天数大于 0 天且小于等于 60 天的病例。将数据导入北京地区住院医疗服务绩效评价平台进行 DRG 分组并返回结果，将平台反馈后的费用数据录入 SPSS 22.0 统计软件，筛选出 DRG 组病例数大于 20 例，并且实际住院费用与标杆费用差额超过标准差的 DRG 组，进行费用分类分析，从医疗费、护理费、医技费、药品费、耗材费、其他费用 6 个分类中筛选出费用差额最高的分类，再予以干预，继续跟踪随访以实现合理控费。将 2018 年第二季度医院各个 DRG 病组例均费用与北京市标准费用差额录入 SPSS 统计软件，计算出费用差额标准差为 12 118.15，共有 12 个病组费用差额超过标准差，其中，“IB13－脊柱融合手术，伴合并症与伴随病”病组为医院超过标准住院费用最多的 DRG 病组，故以该病组为例进行分析。

将 2018 年第一季度、第二季度进入 IB13 组患者的医疗费用、护理费用、医技费用、药品费用、耗材费用、其他费用进行统计，并与标准费用的差值纳入统计分析（表 1－6－1、表 1－6－2）。分析 2018 年第二季度医疗费用、护理费用、医技费用、药品费用、耗材费用、其他费用与标准费用间的差异，能够看出医院耗材费用与标准费用差异明显高于医疗、护理等费用与标准费用间的差异。（图 1－6－3）

表 1-6-1　医院 IB13 组病例均费用与标准费用比较汇总

单位：元

	例均总费用	例均费用明细					
		医疗费用	护理费用	医技费用	药品费用	耗材费用	其他费用
标准费用	107 123.21	8 319.58	953.89	4 602.83	8 736.52	82 487.78	2 022.61
2018 年第一季度	164 694.54	6 769.91	1 230.89	4 427.74	9 565.00	141 003.96	1 697.25
2018 年第二季度	180 453.05	6 739.55	971.53	4 097.10	8 376.86	158 956.80	1 311.54

表 1-6-2　IB13-脊柱融合手术，伴合并症与伴随病病例

手术医师	2018 年上半年例均耗材费用/元	标准耗材费用/元	本院与标准耗材费用比值
医生 A	185 475.84	82 487.78	2.25
医生 B	160 589.04	82 487.78	1.95
医生 C	158 157.40	82 487.78	1.92
医生 D	155 031.50	82 487.78	1.88
医生 E	153 073.69	82 487.78	1.86
医生 F	85 054.33	82 487.78	1.03
医生 G	84 900.40	82 487.78	1.03

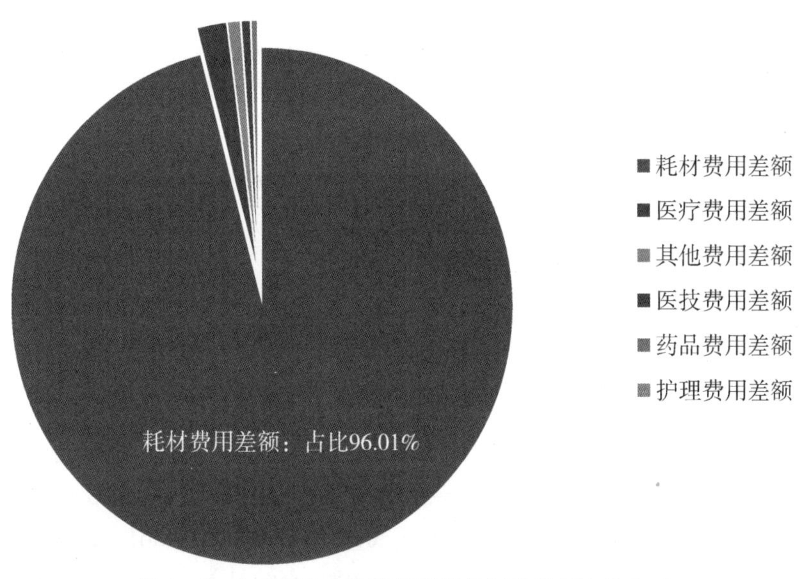

图 1-6-3　IB13 本院病例费用与标准费用比较分析

如表 1 -6 -1 所示，“IB13 - 脊柱融合手术，伴合并症与伴随病”病组本院实际费用与标准费用之间的差异中，该病组的耗材费用的差异远远高于医疗、护理等费用的差异，由此可得出该病组对耗材费用的控费是重中之重，本院以该病组为例进行费用控制。本院将该病组每份病历进行深入分析，如表 1 -6 -2 所示，医生 A 和医生 B 的第三季度例均耗材费用远远高于其他医生及北京市标准耗材费用。医务处根据统计分析结果，针对耗材费用使用较高的主刀医师进行逐一座谈，要求医生分析自己诊治的每一份病例的医嘱，判断哪些药品、耗材是必须使用的，对非必要的药品耗材进行控制。此外，医务处每季度对该病组费用情况进行跟踪监控分析。

IB13 病组 2018 年 1 月至 2019 年 3 月的平均耗材费用如图 1 -6 -4 所示，将该数据录入 SPSS，对其进行单样本 t 检验，得出 P 小于等于 0. 05，即平均耗材费用下降具有统计学意义。再将 IB13 例均标准总费用与例均实际总费用进行配对 t 检验（表 1 -6 -3）。

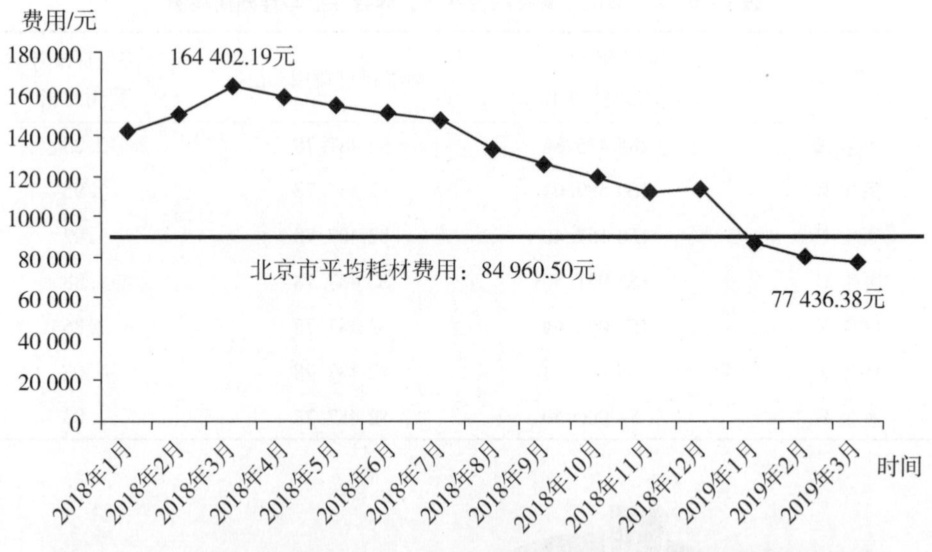

图 1 -6 -4　IB13 - 脊柱融合手术，伴合并症与伴随病平均耗材费用数据变化趋势

表 1 -6 -3　IB13 平均总费用配对 t 检验结果

	T	DF	P	95% 置信区间	
				低	高
例均标准总费用 - 例均实际总费用	-7. 712	12	5.5×10^{-6}	-66 233. 85	-37 054. 03

该病组自 2018 年第一季度开始启动 DRG 控费工作后，追踪监控至 2019 年第一季度已基本达到北京市平均住院费用的水平。根据图 1 -6 -4 所示，IB13 病组的平均耗材费用已于 2018 年 3 月的最高值 164 402 降至 2019 年 3 月的 77 436 元，从标准费用的 2 倍降至低于标准费用，单样本 t 检验显示 $P\leqslant0.05$，有统计学意义。IB13 病组例均总费用从 164 921 元降至 108 236 元，单样本 t 检验及配对样本 t 检验统计学分析显示，无论

是耗材费用还是例均总费用下降都有统计学意义，说明 DRG 合理控费是有成效的。

（二）医院住院患者总体费用控制成效分析

为了检验医院总体费用控制情况，本院统计了 2018 年 1 月至 2019 年 9 月的全院例均费用（图 1-6-5）。医院实际例均费用与标杆例均费用的差值随着时间变化越来越小。为了验证其统计学意义，医院将差额变化导入 SPSS 软件进行 t 检验（表 1-6-4）。结果显示本院实际例均费用与全北京市标杆费用之间的差额变化具有统计学意义，可以认为基于 DRG 的合理控费能够帮助医院控制费用。

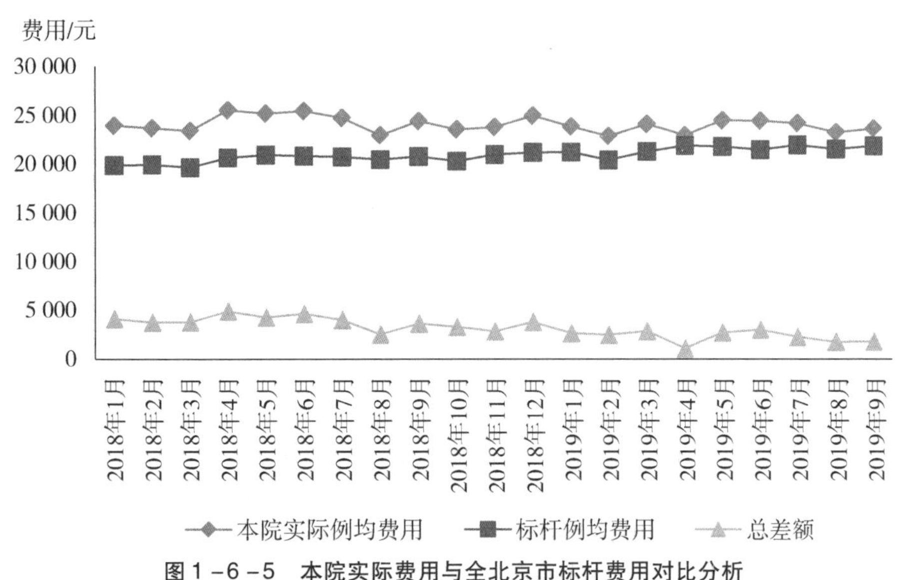

图 1-6-5　本院实际费用与全北京市标杆费用对比分析

表 1-6-4　医院例均总费用配对 t 检验结果

	T	DF	P	95% 置信区间	
				低	高
例均标准总费用 - 例均实际总费用	-14.475	20	4.6×10^{-12}	-3 604.86	-2 696.77

（三）应用 DRG 进行合理控费的优势

1. 信息化自动监控

本院根据 DRG 合理控费的经验，与第三方公司合作研发了基于 DRG 的合理控费系统（图 1-6-6）。该系统能够为医生提供某一时间段诊疗的所有病例的各项 DRG 指标，方便医师将患者实际医疗花费与标准住院费用进行比对，了解每例病例的实际费用与标准费用差额情况。

医生通过该系统的时间消耗指数、费用消耗指数可精确判断费用异常的原因，是住院时间长还是药品、耗材费用过高，深入分析甚至能精确至某一种药品或某一种耗材导

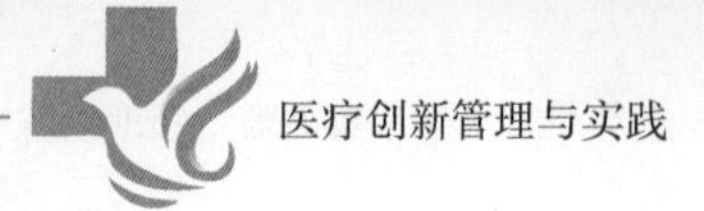

致的费用异常，从而更有针对性地控制异常费用。

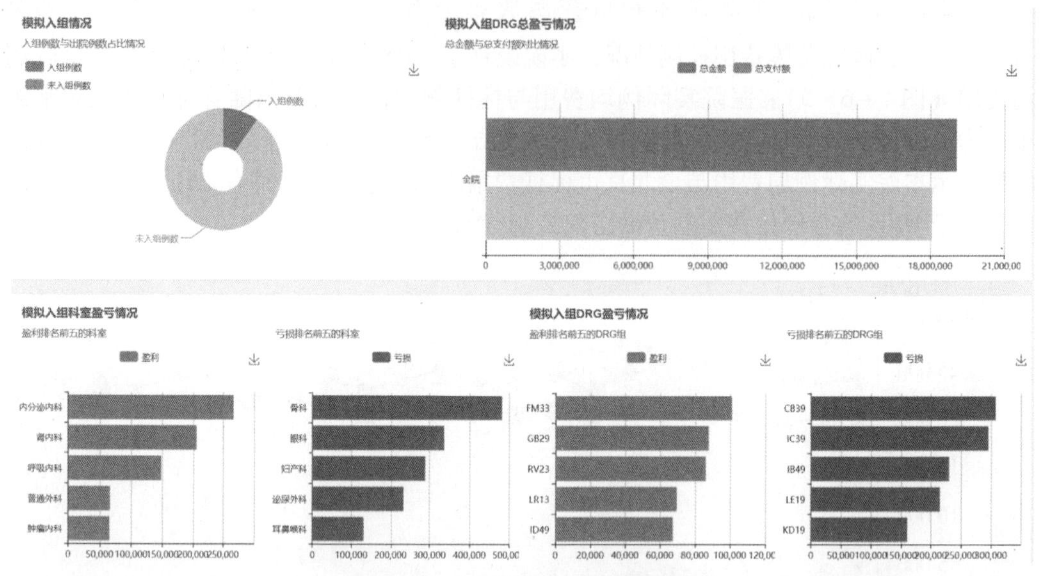

图 1-6-6　DRG 合理控费系统

2. 预先干预

基于 DRG 的合理控费系统能够在患者出院填写首页时为临床医师提供入组 DRG 的信息，帮助临床医师查看主要诊断或主要手术是否准确，其他诊断或手术、操作是否有遗漏，尽可能帮助临床医师正确填写首页，从每一个病例实时规范临床的诊疗过程。

3. 费用标杆化

DRG 指标基本消除了不同病例的特异性，同时为同类病种合理收费树立了标杆。医疗管理部门能够通过公示、座谈等手段规范临床诊疗，另一方面也能够帮助科室主任、主刀医师加以持续改进，精进手术技艺，减少术中止血等耗材的使用，进一步降低患者的医疗负担。

4. 全院协同控费

应用 DRG 进行合理控费需由一系列配套管理措施共同实现。例如，在对不同医师的费用做比较时，分入同样 DRG 组表明其收治的病例难度系数是相同的，但若 A 医生和 B 医生的患者手术耗材费用相差较大，此时，医务处、科室主任应与两位医生针对此问题进行讨论，并写书面整改意见，医生可以从手术病例中找出哪些药品、耗材费用是非必需的，须在下次手术中加以改进。由此可以看出，DRG 合理控费系统已经成为医疗管理的重要抓手，医务处、医保处与临床医师针对费用超标问题讨论时，患者病情的特异化及难度不同不再是临床医师推脱的理由，这是 DRG 控费模式的巨大优势。

5. 控费责任落实到人

在医疗行业中，由于每一位患者病情具有特异性，导致无法精确度量疾病费用的合理范围，所以传统的控费模式仅仅能够将控费责任落实到科室，而无法落实到个人。DRG 能够将患者的病情进行科学分组归类，同一病组其诊疗难度系数及费用相似，那么对费用异常的个别病历就能够进行精细化管理，控费的责任能够落实到某个具体病例的手术主刀医师或主治医师。

（四）应用 DRG 合理控费的意义与应用前景

运用 DRG 进行合理控费具有科学性。由于 DRG 能够根据疾病难度系数为所有病例进行分组，对于某一病组中住院费用异常的病例，医院管理者须要引起重视，调查是否存在过度医疗、住院时间长等问题。传统控费由政府部门定指标，医院被动去达到，DRG 控费则是转变为医院运用 DRG 主动找出异常费用病例，从而进行精细化管理的过程。在 DRG PPS 的机制下，医保基于控费的诉求，通过 DRG 实现病例"标准化"来实现同组病例统一支付标准，由医院自负盈亏。医院为了获得合理的结余及保证合理的诊疗费用，必然会主动降低诊疗过程中的各类资源消耗。医院这一行为，一方面使自身获得较好的收益，一方面也应用 DRG 指标进行了精细化的管理，同时还支持了医保控费的要求，实现了医保部门、公立医院、患者的三方共赢，其关系也就从之前的"零和博弈"转变为"共同协作"，形成了真正的"三医联动"。这是运用 DRG 控费的重要原因。

四、持续改进

应用 DRG 合理控费相较于传统的医疗控费模式有着其优越性，当然也存在着一些不足。根据本院 2019 年度出院患者 DRG 数据来看，DRG 入组率为 99.54%，仍有 222 个病例未入组，未入组病例由于没有 DRG 费用标杆值做参考很难完成控费。深入分析病例未入组的原因主要如下：①主诊断编码无效，这部分病例首页填写的主要诊断无法反应出患者病情，属于无效的主要诊断。②主诊断编码笼统，缺少肿瘤形态学编码或具体的部位描述，未填写更详细的诊断编码。③主要手术与主要诊断不匹配，导致歧义病案。④极个别罕见病、疑难病无组可入。此外，DRG 入组错误也会影响合理控费，入组错误的原因主要如下：①重要的手术或者操作错填/漏填，如外科组病案进入了内科组。②主要诊断或主要手术与操作编码错误，出现"低码高编""高码低编"问题。这类问题均与编码员的专业技术及水平有关，病案编码员不仅要有扎实的编码知识，同时必须了解 DRG 相应的分组逻辑。为此本院多次派编码员参加 DRG 相关培训，多次组织临床科室病案首页填写培训。临床医师选择主要诊断与手术及编码员技术水平的提升需要不断改进。

参考文献

[1] JIAO W P. Diagnosis-related groups' payment reform in beijing [J]. Chinese medical journal, 2018, 131 (14): 1763 – 1764.

[2] CHULIS G S. Assessing medicare's prospective payment system for hospitals [J]. Medical care review, 1991, 48 (2): 167 – 206.

[3] 祁莉芸. 按病种付费方式及其医疗成本控制研究 [J]. 现代经济信息, 2011 (13): 152 – 153.

[4] 杨跃之. 管理学原理 [M]. 人民邮电出版社, 2012: 35 – 37.

[5] 林吉涛, 肖芝艺. 完善社会医疗保险制度, 控制医药费用过快增长 [J]. 环球市场, 2017 (35): 110 – 111.

［6］刘小林．DRGs 在医疗管理中的抓手作用及存在的难题［J］．中国卫生产业，2018，15（6）：40－41．
［7］刘芬，孟群．DRG 支付体系构建的国际经验及启示［J］．中国卫生经济，2018，37（8）：93－96．
［8］跃华，李曦．用诊断相关组付费方式重塑价值医疗［J］．中国社会保障，2018（9）：79－81．

（北京医院　李超　陈彤）

7 基于 DRG 的医院精细化管理

一、背景

1979 年，美国联邦政府卫生财政管理局（Health Care Financing Administration，HCFA）为推行预付制，资助研制第二代 DRG，构成目前 DRG 的基础和核心。1983 年，美国正式启用 DRG，现已升级到第六代 DRG。目前已有 43 个国家和地区使用 DRG。1990 年，DRG 进入中国大陆。2011 年，国家卫生部提出推广北京 DRG 工作经验。2015 年 1 月 6 日，在北京召开上海、天津、重庆、四川、云南、山东、浙江、内蒙古等 15 省（自治区、直辖市）DRG 应用及推广会。2015 年 3 月，国家卫生和计划生育委员会医政医管局指定北京市作为全国 DRG 质量控制重心，牵头 15 省（自治区、直辖市）开展 DRG 协作工作。2017 年，《国务院办公厅关于印发深化医药卫生体制改革》指出：国家选择部分地区开展 DRG 付费试点，鼓励其他地方积极探索，并要求在 2017 年年底前所有城市实行按病种收费的病种不少于 100 个。2017 年 6 月，国家卫生和计划生育委员会选定福建省三明市、广东省深圳市和新疆维吾尔自治区克拉玛依市为 DRG 收付费改革试点。2018 年 12 月，国家医疗保障局在《关于申报按疾病诊断相关分组付费国家试点通知》中要求加快推进 DRG 付费国家试点。2019 年，国务院办公厅在《国务院办公厅关于加强三级公立医院绩效考核工作的意见》中，也将 DRG 指标纳入。2019 年 10 月，国家医疗保障局在《关于印发疾病诊断相关分组付费国家试点技术规范和分组方案的通知》中提出：坚持统分结合，逐步形成有中国特色的 DRG 付费体系，形成了统一的国家医疗保障 DRG（CHS-DRG）分组方案。

二、方法与流程

DRG 是根据疾病诊断、治疗过程，以及病情（并发症、合并症）等因素，分类组合若干诊断组。江苏省人民医院已安排人员学习 DRG，且在全院范围内进行了关于 DRG 的培训，使医院行政人员和临床医生都了解 DRG。另外，安排人员学习 ICD-10 疾病编码和 ICD-9 手术操作编码，提升信息化水平，为 DRG 的实施做好准备工作。

2017 年 5 月，我院 DRG 管理系统正式启动，“联合开发、部门协作、服务一线、省医特色”的 DRG 系统成为江苏省内首家将 DRG 理念应用于内部医疗服务质量与绩效评价的三级综合医院。在 2017 年 11 月 1 日，我院 DRG 绩效管理系统 1.0 版本正式上线，其后 2.0 版本也扩展到医保付费、院感管理、质量控制、门诊等多个方面。

三、取得成效

由于医务服务具有多样性、复杂性、不易比较等特点，科学地评价医院医疗服务绩效较难。而DRG采用风险调整（risk-adjustment）的方式使各个病例具有可比性，为最终的评估结果提供了可靠的保障。本院自实施了DRG绩效管理平台后，管理模式由粗放型管理逐步向精细化管理转变，也收获了丰硕的成果。

（一）缩短住院时间

在美国、澳大利亚等国家以及国内北京、上海等已经证实了DRG对于缩短住院时间具有显著的效果。我院通过该系统不断规范医疗行为、降低医疗成本、提高医疗质量和效率。

（二）促进分级诊疗

CMI值反映了疾病的难易程度，使得医院更加倾向于收治较重的患者从而提高CMI值，促使较轻的患者到二级医院、社区医院就诊，从而促进分级诊疗的开展，切实解决“看病难”的问题。

（三）控制住院费用

DRG能有效控制疾病诊治成本和医疗费用，是当前国际上公认利多弊少的一种支付方式，也是目前被大力推广并普遍使用的支付方式，它同时能够反映疾病诊断、病情、患者基本信息以及医疗服务中所投入的医疗资源和医疗技术。DRG-PPS相对于单病种付费应用更加广泛，按DRG价格标准作为医疗保险机构向医院预付费用的依据，医院在提供相应的医疗服务前就能预知医疗资源消耗的最高限额，由此可以大大控制医院资源的过度消耗和费用增长。

（四）提高病案首页质量

病案首页囊括了住院病历中的核心信息，是影响DRG分组的重要部分，病案首页填写质量直接影响DRG分组的质量和最终的结果。反过来，通过DRG绩效管理平台可以评价病案首页质量，发现其中的问题，为病案首页质量的持续提高做好保障。

（五）保证医疗安全

DRG管理平台指标体系中将死亡率分为低风险死亡率、中低风险死亡率、中高风险死亡率、高风险死亡率四个级别。死亡风险评分分别为1分、2分、3分和4分。低风险患者死亡原因很多为临床过程差错所致，是一个能较敏感反映医疗质量的指标。医院质控人员每月对死亡病例进行分类分析，将被列入低风险组的死亡病例反馈给科室，并提交医院医疗质量与安全委员会进行深度病例讨论，责任医生向委员会做病例汇报，医疗质量与安全委员会进行死亡病例评估，从中发现问题，以提高住院医疗服务的安全性，最大程度减少低风险组死亡例数。

（六）控制抗生素、耗材使用

与时间消耗指数、费用消耗指数相似的有抗生素消耗指数和耗材消耗指数，该值越高，说明消耗的抗生素和耗材较多。运用具体、客观的数值达到控制抗生素、耗材使用的目的。

四、持续改进

（一）对科室工作进行客观评价

DRG 在提高病例可比性的同时，又提供了指标体系对医院、科室、医师进行公平、合理地评价，真正达到提高医疗质量和效率的目的。

（二）加强各方面的培训与管理，保证病案首页的准确性

医生要正确选择主要诊断和主要治疗方式，使用疾病诊断和手术操作的名字术语要准确、完整，疾病及手术操作编码要统一，病案人员要经过专业化培训，认真审核病案首页的疾病和手术操作并正确编码，医院管理部门针对实际情况，开展全院医师 DRG 相关知识、病案首页规范化填写、病历书写等相关培训，并纳入新员工、进修生、实习生培训制度中，使全院医务人员熟练掌握病案首页填写要求，保证病案各部分内容的准确性、及时性、完整性及客观真实性。

（三）避免诊治不足

为避免诊治不足，可以效仿德国制订“DRG 出院后 1 个月内再入院界定表”，减少出院后 1 个月内不该入院的情况，避免医生让患者提前出院。

（四）改进住院患者被转移到门诊就诊的现象

医生为了降低住院费用、提高医疗质量和效率，把本该住院的检查改为门诊检查，增加了门诊费用，实际上并不能从根本上解决“看病贵”的问题，需要改进。

（江苏省人民医院　戴卉　宋宁宏）

8 医师医疗评价体系的建立及应用

一、背景与现状

（一）关键绩效指标概述

关键绩效指标（key performance indicator，KPI）最初源于现代企业管理方法，是指企业宏观战略目标决策经过层层分解后所产生的可操作性的战术目标，是宏观战略决策执行效果的监测指征。应用 KPI 目的是建立一种机制，将企业战略转化为内部管理过程和活动，以不断增强企业的核心竞争力和可持续发展的动力，使企业取得高效益。

医院的 KPI 体系是参考现代企业绩效管理方法，根据国家卫生行政主管部门对医院功能定位的要求，结合医院总体发展目标，从最高目标向下层层分解，建立适用于不同层级的指标考核体系，主要包括医疗、科研、教育、精神文明、后勤保障等。

（二）医疗质量与关键绩效指标

医疗质量是一个多变量系统，具有许多复杂的环节，其 KPI 的建立不仅要遵循客观性、科学性、完整性和有效性的一般原则，还要符合可操作性的原则。临床医疗质量 KPI 是通过定量方法对医疗服务管理过程或医疗服务结果的客观测量。指导医院提高医疗质量是医院医疗质量 KPI 的首要作用，故指标要尽可能涵盖医疗服务的所有方面。医疗质量 KPI 的考核体系以不同层面、不同岗位、不同级别为切入点，从多个方面进行考核，确保考核结果更具客观性、全面性、科学性、针对性、合理性。此外，医院的医疗质量 KPI 必须能够通过信息化进行采集，方便统计和分析，提高可操作性。

（三）医师关键绩效指标

20 世纪 80 年代起，我国已在全国推行全面医疗质量管理的理论，建立相对完整的医疗质量管理组织体系和医疗规章制度体系，同期也建立了一系列的综合医疗质量评价指标体系。卫生部发布的《三级综合医院评审标准（2011 年版）》和《医疗评审暂行办法》，详细制订了医院评价标准，对完善和健全医疗质量管理体系具有重要作用。目前，全国各类大型医院已根据各类评审标准基本建立了院科二级的医疗 KPI 和相应的评价考核体系，但鲜有涉及医师个人的较为全面的医疗 KPI 和相应的评价考核体系。多数医院对医师个人的医疗质量评价考核及相关管理措施均还处于探索阶段。本文主要介绍了上海市第一人民医院在医师个人医疗工作评价管理中所采取的一系列方法、措施以及取得的成效。

二、探索与实践

（一）医师分类

医师作为一个高度专业化的职业群体，在不同的学科间、专业间既存在共性特点又存在巨大差异。同时，医师作为一个医、教、研工作的集合体，个人还存在不同的职业发展方向。单一的 KPI 质量评价考核体系无法反映每位医师个体的实际工作状况。为避免上述情况的发生，我院在建立医师 KPI 质量评价考核体系前，对医师进行了分类。从科室类别、职称级别、职业类型三个方向进行立体分类。科室类别包括手术科室、非手术科室、门诊科室、医技科室；职称级别包括正高级、副高级、中级、初级；职业类型包括临床型、复合型、教育型、科研型。具体分类见图 1－8－1。

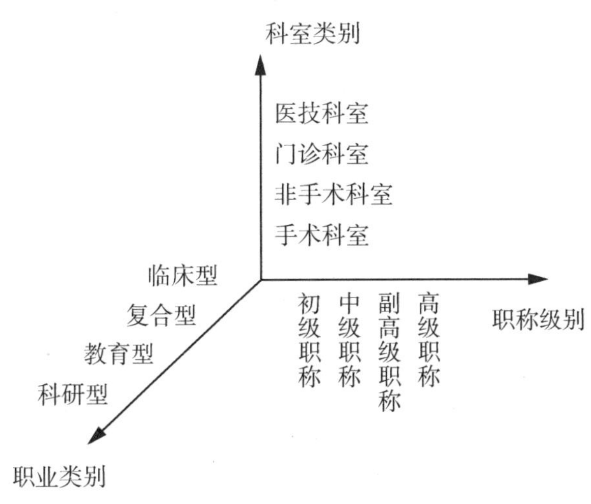

图 1－8－1　医师按职业、科室和职称分类

（二）考核维度

我院根据《三级综合性医院评审标准》的各项质控指标要求，以及国家、地方卫生行政主管部门颁布的各类文件要求，结合我院医疗工作的实际开展情况，确定了医师 KPI 评价考核系统的考核维度，其中包括医疗工作、教育工作、科研成果、精神文明四大方面。

（三）医师医疗关键绩效指标的确立

确立 KPI 指标遵循 SMART 原则，即具体的（specific）、可度量的（measurable）、可实现的（attainable）、现实的（realistic）、有时效性的（time bound）。KPI 指标是具体的，指标要聚焦特定的工作指标，不能笼统，并可根据实际情况有侧重地调整；KPI 指标是可度量的、可量化的；KPI 指标是可以实现的，指标值不易过高、也不易过低，是在合理区间内通过努力可以实现的；KPI 指标是现实的，指标结果是符合实际的，可以证明和观察的；KPI 指标是有时效性的，需在特定的时间内完成指标。

我院遵循 SMART 原则，根据《三级综合性医院评审标准（2011 年版）》的质控指标和卫生行政主管部门颁布的相关文件要求，结合医院总体发展目标、重点任务，运用头脑风暴法、Delphi 专家咨询法、根因分析法等管理学方法，制订并筛选了医师 KPI 指标。

我院医师医疗 KPI 统计指标主要包括医疗工作时间效率指标、医疗服务量指标、医疗质量指标、医疗安全指标、医疗服务能级指标、医疗费用合理性指标、依法依规执业指标、职业道德行风建设指标八大类指标，并根据医师的不同分类设置有针对性的、差异化的 KPI 统计指标。医疗服务量指标包括：门急诊人次、出院人数、手术人数、院内会诊人数等。医疗工作时间效率指标包括：门诊工作时间、病房工作时间、床位使用率、平均住院日、平均术前待床日等。医疗质量指标包括：外科三、四级手术率、疑难危重病收治率、CMI 指数、甲级病案率、手术并发症发生率、非计划二次手术发生率、14 天内非计划再入院人数、2～30 天内非计划再入院人数、低风险病例死亡率、不合格处方（医嘱）例数、住院抗菌药物使用强度、不合理抗菌药物处方（医嘱）比例、Ⅰ类切口抗菌药物预防使用率、特殊抗菌药物使用前微生物送检率、医院感染发生例数、医院感染事件漏报率、高热患者血培养送检率等。医疗服务能级指标包括：受邀参加三级医院会诊次数、接诊患者的就医半径、参加健康科普活动或义诊活动次数。医疗费用合理性指标包括：门诊均次费用、住院均次费用、药占比、耗占比。医疗安全类指标包括：医疗事故与医疗赔偿案例数、有效医疗投诉例数。依法依规执业指标包括：核心制度督查情况、越权医疗活动督查情况、执业资质督查情况。职业道德行风建设指标包括：有无收受红包回扣记录、有无违反“九不准”“十项不得”记录。

（四）医师医疗关键绩效指标考核权重的确定

医师医疗 KPI 评价考核体系中的各项指标的重要程度是不全等价的，需要对每个统计指标制订相应的权重系数。我院采用层次分析法与 Delphi 专家咨询法相结合的方法，通过多轮咨询和分析，由专家共同制订统计指标权重（表 1－8－1）。

表 1－8－1　医师医疗 KPI 评价考核指标权重

一级	权重	二级	权重
医疗工作时间效率	0.100 0	病房工作时间	0.030 5
		门诊工作时间	0.030 5
		床位使用率	0.013 0
		平均住院日	0.013 0
		平均术前待床日	0.013 0
医疗工作量	0.100 0	门急诊人次	0.030 0
		出院人数	0.030 0
		手术人数	0.030 0
		会诊次数	0.010 0
医疗工作质量	0.373 0	三、四级手术率	0.050 0
		疑难危重病收治率	0.050 0
		CMI 指数	0.030 0

续表 1-8-1

一级	权重	二级	权重
医疗工作质量	0.373 0	甲级病案率	0.010 0
		非计划二次手术	0.030 0
		手术并发症发生率	0.030 0
		14 天内非计划再入院人数	0.020 0
		2～30 天内非计划再入院人数	0.020 0
		低风险病例死亡率	0.020 0
		不合格处方（医嘱）例数	0.015 0
		住院抗菌药物使用强度	0.020 0
		Ⅰ类切口抗菌药物预防使用比例	0.020 0
		不合理抗菌药物处方（医嘱）比例	0.012 0
		特殊抗菌药物使用前微生物送检率	0.012 0
		高热患者血培养送检率	0.012 0
		院感发生例数	0.012 0
		院感事件漏报率	0.010 0
医疗服务能级	0.067 0	患者就医半径	0.022 0
		受邀三级医院会诊次数	0.022 0
		参加健康科普活动/义诊次数	0.023 0
医疗费用合理性	0.080 0	门诊均次费用	0.020 0
		住院均次费用	0.020 0
		药占比	0.020 0
		耗占比	0.020 0
医疗安全	0.100 0	医疗事故与赔偿	0.060 0
		医疗有效投诉	0.040 0
依法依规执业	0.080 0	核心制度执行情况	0.030 0
		越权医疗活动督查	0.025 0
		执业资质督查	0.025 0
职业道德行风建设	0.100 0	收受红包回扣记录	0.050 0
		违反“九不准”“十项不得”记录	0.050 0

（五）医师医疗工作评价与考核

我院对医师的医疗工作进行年度考核，采取分层分类的考核方法，同一科室同一级别同一类别的医师归为一组进行考核。每组根据相应的 KPI 评价考核标准进行考核，医疗工作量指标、医疗工作效率指标以及部分医疗质量指标的目标值参照同组考核人员的

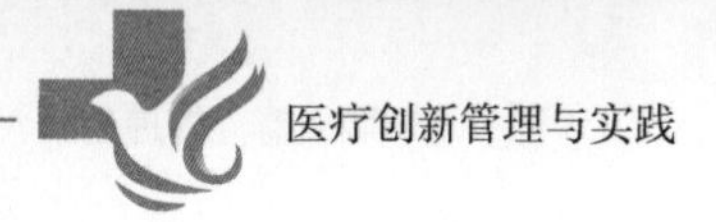

平均值、中位数、四分位数；部分医疗质量指标直接按照卫生行政主管部门颁布的目标值设定；医疗安全指标、依法依规执业指标、职业道德行风指标均为扣分指标，凡查实一例则扣相应的分值。

由于要对全院所有的医师进行医疗工作评价与考核，其中涉及巨大的数据量和复杂的评分规则，因此，我院专门开发了一整套完善的医师绩效评价考核信息系统。每名医师登陆自己账号后，即可查询自己的评价考核结果和相应的扣分点以及年度工作开展的相关数据。同时，医务处能导出所有医师的考核数据，进行分析汇总，以便更有针对性地对医师进行管理。

三、实施成效

（一）医疗工作显著提升

通过医师 KPI 评价考核体系的应用，我院逐步形成了医务人员自我要求、自我管理、自我提升的良好氛围。医师个人的提升对医院整体发展带来了非常积极的触动作用。2018 年，我院收治门急诊患者 407.2 万人次，同比增加 5.62%；出院人数 12.1 万，同比增加 4.06%；住院手术人次 9.21 万，同比增加 8.47%；药占比 29.9%，药耗总占比小于 50%。医疗服务结构转型下质量与效率保持高水准、稳增长。上海申康医院发展中心公布的 54 种重点病种全市排名中，造血干细胞移植排名全市第一，白内障加人工晶体植入术、玻璃体视网膜手术、喉部恶性肿瘤位列全市第二，排名前三病种共 11 个。其中，白内障加人工晶体植入术、玻璃体视网膜手术、心脏起搏器/除颤器植入或更换术、喉部恶性肿瘤、造血干细胞移植、急性心肌梗死支架术、急性胰腺炎、心律失常射频消融、急性颅脑损伤（手术）、急性消化道出血等病种诊治数量均处于全市领先水平。

（二）创新人事管理机制

医师 KPI 评价考核体系的应用促成了我院人事管理机制的创新。目前，我院的职称聘任、职称晋升、年度评优等重要人事管理工作均将该评价考核体系的结果作为重要依据。我院在全国开创性地将医师的职称评审和职称聘任分离，若医师 KPI 评价考核的结果不达标，医院将不聘任其取得的最高职称，而是低聘一级参与临床工作。若该医师在低聘周期内工作表现优异，KPI 评价考核结果优秀，在下一个聘任周期内仍可聘任其取得的最高职称。此项人事管理机制，盘活了本院职称聘任工作，极大地激活了医师的主观能动性，在人事管理中起到了择优淘劣的作用。2017 年 8 月 14 日，《解放日报》为此还在头版刊登一篇名为《打破“天花板”，让好医生脱颖而出》的报道，在社会上引起强烈反响。

四、存在问题与持续改进

在收获成效的同时，我院也发现该 KPI 评价考核体系还存在一定的不足，需要进一步优化和完善。目前，我院施行的 KPI 评价考核是按整年度来进行评分和考核的，考核年度内按此医师工作时间最长的岗位进行科室类别划分。但是由于部分医师特别是初中级职称的医师岗位调整较为频繁或存在科室间轮转的情况（例如，某医师一年内 5 个月全部在门诊、5个月病房门诊兼顾、2个月肠胃镜室做操作），目前按年度考核的方法不能最为真实、准确、客观地反映出其工作情况。

针对上述问题，我院将进一步优化KPI评价考核体系。现计划缩短考核周期，在KPI指标体系不变的情况下，根据医师每月的工作岗位，匹配对应的考核标准进行考核评分。当需要半年或全年考核周期的成绩时，只需将每月KPI考核的结果运用求和、求平均值等统计学方法处理即可。

五、总结

医师KPI评价考核体系作为一种管理工具，其考核目的是真实反映每位医师的临床工作情况，为医师指出工作缺陷，指明努力方向，督促医师不断努力提升专业技术能力、提高人文关怀意识、避免医疗事故发生、杜绝行业不正之风。同时，建立和完善医师KPI评价考核体系，也为医疗质量管理、人事管理等提供了有力的抓手，是引领医院发展提升的重要推动力，是医院精细化、标准化、专业化管理的重要基石。

参考文献

[1] 顾英伟，李娟. 关键绩效指标（KPI）体系研究［J］. 现代管理科学，2007（6）：79－80.

[2] 马谢民. 国际医疗质量指标体系及其特点［J］. 中国医院管理，2007（11）：22－24.

[3] 李丽，马谢民. 中国医疗质量评价指标体系（CHQIS）的建立与应用［J］. 继续医学教育，2012（8）：13－14.

[4] 刘岩，李士雪. 我国卫生服务改革与发展历程［J］. 中国卫生政策研究，2009（2）：35－39.

[5] 吴筱. 我国医疗卫生领域中的政府职能演变：回顾与展望［J］. 中国卫生政策研究，2008（3）：27－31.

[6] 钱高娃. 运用KPI提高企业绩效管理探析［J］. 前沿，2008（5）：88－89.

[7] 冯丹，曹秀堂，刘丽华. 医师绩效管理KPI设计与展现［J］. 中国医院，2009（10）：16－19.

（上海市第一人民医院　朱纯良　朱彦琪　陈瑾瑜　胡国勇
上海市第一人民医院嘉定分院　郑亚群）

基于现代医院管理的医院内部绩效分配改革的探讨

一、背景与现状

根据《深化医药卫生体制改革2016年重点工作任务》（国办发〔2016〕26号）及《公立医院薪酬制度改革试点工作指导意见》（人社部发〔2017〕10号）的要求，医院要充分体现医、护、技、药、管等不同岗位差异，兼顾不同学科之间的平衡，向关键和紧缺岗位、高风险和高强度岗位、高层次人才、业务骨干和做出突出成绩的医务人员倾斜，向人民群众急需且专业人才短缺的专业倾斜，体现知识、技术、劳务、管理等要素的价值，避免“大锅饭”。强调医务人员个人薪酬不得与药品、卫生材料、检查、化验等业务收入挂钩。医院需要制订内部考核评价办法，要综合考虑岗位工作量，服务质量、行为规范、技术能力、医德医风和患者满意度等因素，考核结果与医务人员薪酬挂钩。

目前，大部分医院仍以“收支结余”来计算绩效，这种核算方式缺点较多，尤其是以价格作为收支结余的决定性因素，而公立医院实行的是国家定价，无法反映医务人员劳务价值，挫伤医务人员积极性，而辅助科室较易获得结余。以东莞市松山湖中心医院实际情况为例，2017年儿科医务人员人均绩效4 878元，胸心外科医务人员人均绩效5 013元，均低于影像科7 736元，一线科室医务人员的价值得不到有效体现。因此，DRG权重/CMI开始进入大众视野，为医院绩效改革打开了新的视野。

二、方法与流程

（一）制订时间规划表

2017年3月至2018年1月为分析、建模、测试期，2018年2月至2019年1月为试行期，2019年2月至12月为完善期。

（二）完善院内DRG系统并建立RBRVS基础模块，构建整体薪酬管理架构

1. 建立绩效工资分配体系

根据《广东省人民政府关于印发广东省“十三五”深化医药卫生体制改革规划的通知》（粤府〔2017〕35号），结合《公立医院薪酬制度改革试点工作的指导意见》（人社部发〔2017〕10号）文件精神，通过分配系数来体现不同培养周期，不同技术与不同难度的分配差异，再结合工作量及全面质量考核组成我院新的绩效工资分配体系（图1－9－1）。

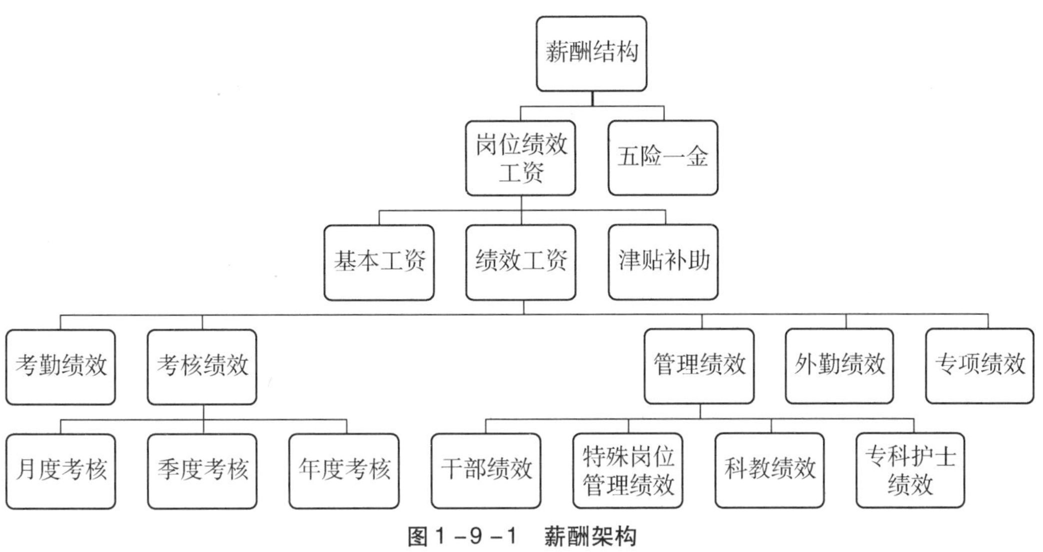

图1－9－1　薪酬架构

2. 完善 DRG 系统

应用省厅同版分组器［CN-DRG（北京 2017 版）］，同时与省厅公示的数据进行对比计算，带入系统。加强临床科室首页培训（院级培训、专科培训、专项培训），确保病案首页质量。

3. RBRVS 基础模型

利用基础数据与科室联合测算基础模型，建立各手术项目 RBRVS 分值及劳务工作量 RBRVS 总分值。

4. 建立不同岗位的绩效分配系数

岗位分配系数是同量工作下的分配差异，医院的岗位可以分成医生系列、医技及技师系列、护理系列、药剂系列、行政后勤系列，每个系列又具体划分不同的档次。其中，医生系列（7 档，系数值为 1.4～2.0）、医技及技师系列（按照是否有夜班及工作劳动强度、是否需医师执业证、是否需要出具诊断报告、并结合工作环境及人才短缺情况 5 个维度分 5 档，系数值为 1.0～1.5）、护理系列（8 档，系数值为 0.8～1.4）、药剂系列（3 档，系数值为 0.7～1.0）、行政后勤系列（管理类分 6 档，系数值从 1.2 起；非管理类分 6 档，系数值为 0.5～1.15，各类别有人数限定）。

5. 重点建立考核绩效模型

考核绩效模型细分为月度绩效、季度绩效与年终绩效。月度绩效又细分为工作量绩效与质量绩效，季度绩效主要是行政查房考核绩效，年度绩效为专项绩效。

（1）工作量绩效。根据科室业务特性及适用评价指标不同，考核单元按三大组进行，各大组按组内岗位人员及系数的分布进行考核单元绩效总额的分配。

第一组：适用 DRG 评价指标的病房考核单元，以工作量指标考核结果及 DRG 系统的质量考核结果作为分配依据对病房业绩进行评价及分配。（表1－9－1、表1－9－2）

A. 工作量考核：术科考核期可分配额 = 术科年预算分配额 × 当月出院人次 ÷ 年预算出院人次。

表 1-9-1　科室工作量权重

考核内容	出院工作量	手术量	劳务工作量	小计
非术科组	60%	—	40%	100%
术科组	60%	20%	20%	100%

表 1-9-2　病房考核单元月度绩效考核办法

科室	出院人次	手术量	其他劳务工作量	科室平均岗位系数	考核得分	当月绩效
科室	该科考核出院人次×60分÷∑各组考核出院人次［考核出院人次=出院人次DRG总权重×（1-药品材料比例）×（1-欠费率）］	该科考核手术量×40分÷∑各组考核手术量（考核手术量=手术RBRV总分值×CMI）	该科考核其他劳务工作量×40分÷∑该组考核劳务工作量（考核劳务工作量=劳务RBRV总分值×CMI）	科室总系数÷科室人数	（A+B+C）×D	该组当月可分配额×科室考核得分÷∑各组考核分

B. 出院人次的考核：出院人次的考核=该科当期实际出院人次的DRG总权重×（1-药品材料比例）×（1-欠费率）；欠费率=欠费金额÷当期收入额。

C. 手术量的考核：按之前测算的各手术项目RBRVS分值与工作量，结合CMI，手术量考核分值=∑RBRVS基础分值×技术系数×难度系数。其中，手术项目基础分值=耗用人力×耗用时间，技术系数=1+三级手术加成率40%×三级手术占比+四级手术加成率100%×四级手术占比。难度系数：以该组出院病例的平均CMI为基准，基准以下的难度系数为1，基准以上的难度系数=科室CMI÷组平均CMI。

D. 劳务工作量考核：通过技术难度、风险程度、耗用人力与时间四个维度核定各项目的相对分值，考核诊察、手术、治疗、护理费、注射费的科内执行项目RBRVS总分值。

科室平均岗位系数D=∑科室岗位系数÷∑科室人数；考核得分E=科室得分×科室平均岗位系数=（A+B+C）×D。

第二组：门诊各科室，不适用DRG评价指标，通过DRG原理制订诊次分值（clinical time score，CTS），以接诊人次和CTS等工作量指标和质量考核指标作为分配依据对门诊业务进行评价与分配。（表1-9-3）

A. CTS=0.5+协助权重×10%+执行权重×40%，门诊绩效=接诊人次×诊次分值×每分绩效，当月门诊可分配额=基础绩效×门诊业务预算完成率。

B. 医技组分配：预算绩效=基础绩效×（1+医院综合业务增长率）。

表1-9-3 医技组月度绩效考核办法

科室	系数	工作量	考核得分	当月绩效
	科室总系数	(1+人均工作量增长率)	A×B	组可分配绩效×C÷∑C

住院业务预算完成率=当月出院人次÷年预算出院人次；

门诊业务预算完成率=当月门急诊人次÷年预算门急诊人次；

医院综合业务量完成率=住院预算完成率×80%+门诊预算完成率×20%；

该组年预算分配额=考核单元年预算分配额×该组岗位总系数÷∑考核单元岗位总系数；

该组当月可分配额=当月医院综合业务完成率×该组年预算分配额。

第三组：除上述两组外的不适用DRG和门诊评价的考核单元按各自工作量及质量进行绩效评价。引进RBRVS原理、制订不同医疗项目的相对分值进行工作量评价。各医技科室工作量RBRVS由科室核定。

A. 中心实验室工作量计算：20%考核外送业务，院外业务量按收费项目条数简单累计，80%考核院内业务。科室建立自己的特色RBRVS分值。

例如：染色体检测，单个标本检测时间为315分钟，风险系数为1.2，相对分值为23。

B. 麻醉科工作量考核：

手术量增长率×52%+住院麻醉工作量增长率×43%+门诊麻醉增长率×5%；

手术工作量=∑各级手术数量×各手术分值（各手术项目RBRV分值）；

住院业务麻醉工作量=∑麻醉项目数量×各麻醉项目分值；

门诊麻醉工作量=无痛麻醉量+胃肠镜麻醉量；

人均工作量增长率=（当月工作量÷当月人数）÷（去年月平工作量÷去年月平人数）。

（2）质量绩效指标。按科室岗位总系数与质量考核得分进行分配：

第一组：适用DRG评价指标的病房考核单元（内、外科）（表1-9-4）。

表1-9-4 临床科室质量考核指标

DRGs水平	常规质量指标	监控指标	医德考评及满意度调查
（1）CMI值； （2）中低风险死亡率； （3）低风险组死亡率；	（1）院感指标（医院感染病例漏报率，医院感染例次率）； （2）药学指标（门诊抗菌药物使用率、使用抗菌药物前微生物送检率）；	（1）每床日耗用不可收费材料； （2）每床日后勤服务费； （3）每床日耗用后勤物资； （4）每百元固定资产收入率（不含药品和材料）；	医德考评及满意度调查

续表1-9-4

DRGs 水平	常规质量指标	监控指标	医德考评及满意度调查
(4) 费用消耗指数; (5) 时间消耗指数	(3) 临床路径（病种入组率，完成率）; (4) 病案归档率（3个工作日病案归档率、5个工作日病案归档率、死亡病例7天归档率）; (5) 平均住院日与医院标准增减幅	(5) 门诊（住院）患者人次均医药费用增减率（以去年平均值为基数比较）; (6) 门诊（住院）患者人次均医药费用; (7) 检查和化验收入占医疗收入比重; (8) 挂号、诊察、床位、治疗、手术和护理收入总和占医疗收入比重; (9) 参保患者个人支出比例（收费项目的自费金额）; (10) 医保目录外费用比例	

第二组：门诊各科室，不适用 DRG 评价指标（表1-9-5）。

表1-9-5　门诊各科室质量考核指标

科室	常规质量指标	监控指标	医德考评及满意度调查
临床心理科、中医科、生殖医学中心、儿童保健部、健康管理科、专家专科及普通门诊	药学指标（门诊抗菌药物使用率、使用抗菌药物前微生物送检率）	(1) 门诊患者次均医药费用; (2) 门诊患者次均医药费用增减率（以去年平均值为基数比较）; (3) 检查和化验收入占医疗收入比例; (4) 卫生材料收入占比; (5) 每百元医疗收入消耗的卫生材料费用	医德考评及满意度调查
麻醉科、中心手术室、门诊理疗科	药学指标（门诊抗菌药物使用率、使用抗菌药物前微生物送检率）	(1) 每百元医疗收入消耗的卫生材料费用; (2) 每百元固定资产收入率（不含药品和材料）; (3) 收入支出率—每百元资产耗用维修费; (4) 每台次耗用电费; (5) 人均麻醉费用增减率（以去年平均值为基数）或门诊患者次均医药费用增减率（以去年平均值为基数比较）	医德考评及满意度调查

续表 1－9－5

科室	常规质量指标	监控指标	医德考评及满意度调查
门诊部	—	(1) 每百元医疗收入消耗的卫生材料费用； (2) 收入支出率	医德考评及满意度调查
急诊科、生殖医学中心、口腔科、皮肤科	药学指标（门诊抗菌药物使用率、使用抗菌药物前微生物送检率）	(1) 门诊患者次均医药费用； (2) 门诊患者次均医药费用增减率（以去年平均值为基数比较）； (3) 检查和化验收入占医疗收入比例； (4) 卫生材料收入占比； (5) 每百元医疗收入消耗的卫生材料费用； (6) 每百元固定资产收入率（不含药品和材料）； (7) 收入支出率	医德考评及满意度调查

第三组：不适用 DRG 和门诊评价的考核单元。

医技科室：每百元医疗收入消耗的卫生材料费用（不含药品），收入支出率，每百元固定资产收入率（不含药品和材料），医德考评及满意度调查。季度绩效指标：行政查房考核绩效。按科室实际得分乘以比例。按照等级医院评审《细则》要求设立医院的行政查房标准。各部门及科室均有自己的建设及管理标准，每季度职能部门进行评定。包括临床 33 个指标，门诊 25 个指标，医技 20 个指标。按科室类别，与科主任绩效挂钩，重点体现 KPI。

三、实施成效

（一）医务人员的积极性得到提高

各科室的收入增长明显，见表 1－9－6。

表 1－9－6　各科室收入增长

科室名称	净收入增长	劳务性收入增长	总收入增长
肿瘤·血液科	44.33%	46.42%	31.67%
内分泌科	33.48%	38.10%	25.74%
心血管内科	24.69%	18.75%	26.03%
儿内科	16.22%	8.29%	8.85%
全院	11.77%	11.09%	12.41%

（1）医务人员劳务价值得以体现。

以儿科为例：2018 年净收入增长 16%，不仅高于其他住院业务增长，且高于非术科片区增长，更是高于上一年度净收入增长 3%。出院人次增长 12.8%，次均费用下降 3.5%（表 1－9－7）。

表 1－9－7　医务人员人均绩效增长

科室	2017 年医务人员人均绩效/元	2018 年增长幅度
神经外科	5 020	95% ↑
胸心外科	5 013	45% ↑
儿科	4 878	75% ↑

（2）问卷调研结果分析：78.5% 的被调查者同岗位不同科室的系数差异在 1 倍以内。

实施结果：同一系列系数差异高低点不超过 1 倍（表 1－9－8）。

表 1－9－8　科室系数变化

科室	系数平均值	排名
重症医学科	1.785	1
急诊	1.547	2
心血管内科	1.546	3
产科	1.536	4
手术室	1.468	5
神经外科	1.431	6
儿内科	1.398	7

（3）改革成效：指引医务人员合理分流。

2018 年绩效考核前，医务人员最不愿去的科室排行：ICU、儿内科、急诊科。

2019 年绩效考核试运行 1 年后，医务人员最想去的科室排行：心血管内科、胸心神经外科、ICU、儿内科、新生儿科。

（二）医院整体业务得到发展

（1）保证预算完成：2018 年度我院医疗收入为 8.27 亿，同期增长 10.6%；预算执行率为 100.46%；业务支出 8.42 亿元，总支出 8.44 亿，支出预算执行率为 100.47%。

（2）公益性得到体现：次均费用得到控制，门诊增长 4.67%，住院次均费用增长 2.28%，均低于国家 GDP 6.6% 的增幅。

（3）住院收入占比：60.43%，较前明显升高。

（4）三、四级手术比例呈上升趋势：按国考指标（手术库参考国标 2.0），2019 年 1—10 月四级手术占比增幅为 38.46%。

四、持续改进

2019 年初，我院针对上一年度医、护、技、药等系列实际分配占比及按系数分配占比的差异进行了评价，更新了绩效考核方案。根据就高原则及预算分配原则进行了系统及片区区间的金额分配调整。其主要内容包括临床科室从原来分术科组和非术科组两大考核组改为按每个临床科室进行独立考核，临床科室从原来医护合在一起考核改为医护分开考核。同时结合《国务院办公厅关于加强三级公立医院绩效考核工作的意见》（国办发〔2019〕4 号）修订了原有的质量考核指标，从 DRG 质量、常规质量指标、监控指标、满意度调查四个维度重新梳理了指标要求。常规质量指标修订见表 1－9－9（列举部分）。

表 1－9－9 常规质量指标修订

常规质量指标	权重	常规质量指标	权重
医院感染病例漏报率	8	平均住院日与医院标准增减幅	16
医院感染例次率	8	参保患者个人支出比例	4
门诊抗菌药物使用率	12	医保目录外费用比例（药品、卫生材料占比）	4
住院抗菌药物使用强度	12	出院患者四级手术比例	6
临床路径病种入组率	12	手术患者并发症发生率	6
临床路径病种完成率	12	Ⅰ类切口手术部位感染率	6
3 个工作日病案归档率	12	门诊预约诊疗人次占比	6
5 个工作日病案归档率	8	大型医用设备检查阳性率	6

同时也对季度指标、年度指标进行了修订。根据按病种分值付费的管理要求，增加了分解住院、高套分值等一系列考评指标。改进了 DRG 核算计算方法，在采用原来的 DRGs 和 RBRVS 分值作为工作量考核的基础上对考核权重进行调整（表 1－9－10）。

表 1－9－10 科室工作量权重

考核内容	介入科室		其他住院科室	
	医生	护士	医生	护士
出院病历 DRGs 总权重	60%	60%	40%	60%
医疗服务类项目 RBRVS 总分值	40%	40%	60%	40%

医技科室以上一年度 RBRVS 分值作为基准值进行分值变动。门急诊科室的协助权重根据一年实际进行调整。行政部分完善了考核及工作能力评定，设立了基础系数，纳入职称、工龄作为考核体系。

现代医院绩效考核改革是一个长期的工程，如何合理体现不同岗位人员劳动价值、调动员工劳动积极性、提升医院医疗服务质量和水平、激活医院内涵建设和能力建设、促进医院可持续发展，我们还有很长的路要走。

（东莞市松山湖中心医院　周昊
东莞市东南部中心医院　董勇）

10 基于智能优化平台的一站式自助诊疗

一、背景与现状

（一）医院门诊诊疗现状

一直以来，就医难、流程乱、等待长、资源缺是阻碍医疗机构诊疗服务提升的主要因素。大型综合性医院的医疗资源长期短缺，门诊号源紧张，患者常因挂不上号无法按时就医，乃至错失治疗机会，异地患者更要面临实名制预约、挂号等的困难；由于就诊流程指示不清晰、欠规范、缺乏有效指引，多次跑腿让本已体弱的患者苦不堪言；缴费、取药、做检查、取结果等均需排队，不仅浪费了宝贵的诊治时间，更致使患者就诊体验差、满意度低。同时，医护人员面临接诊负荷大、工作内容繁杂等问题，却仍需在指引患者就诊、检查、缴费等过程中消耗时间精力，导致工作效率难以提升。对于医院而言，总诊疗人次呈逐年上涨趋势，患者门诊就诊需求日益增加，使院内人均空间减少、人流密集拥堵等问题凸显，致使安全隐患日益突出，医院运营管理能力亟待提升。

（二）线上辅助诊疗体系的日趋成熟

随着互联网 + 移动医疗技术的发展，线上辅助诊疗体系已日益成熟：预约挂号、智能导诊分诊、排队叫号、智能导航、处方申请、检查计价、缴费、推送清单、手术预约、报告推送、移动随访、复诊预约等流程已逐步迁移至线上。中山大学附属第一医院2018 年门诊患者达到 332 万人次，其中，异地患者超过 50%，而未成年和老年患者也超过 50%，同时还有近 30% 的公费医疗患者。如何让线上辅助体系在诊疗中切实发挥作用，使日益增多的门诊患者通过“一键诊疗”体系获得更好更快的就医体验，提升医生工作效率，优化医院管理，是本案例需解决的重点问题，也是扩大“一键诊疗”体系覆盖面的关键。

（三）医院改善服务的三大目标

随着改善医疗服务行动计划的重点工作的推开，医院以改善体验、提高效率、提升满意度为三大攻坚方向，围绕提升患者服务、改善医护工作、优化医疗资源进行了一系列工作展开。提升患者服务，着力于打造便捷、高效、安全、清晰的就医流程；改善医护工作，聚焦于安全保障、质量控制与效率提升三大方面；优化医疗资源，整合专家医生、医技检查、住院床位等医疗资源。“三驾马车”并驾齐驱，最终打造患者、医师、医院都满意的门诊诊疗生态。

二、方法与流程

（一）分析影响门诊诊疗的内外部因素

当前，门诊工作量是我院绩效考核的重要指标，门诊诊疗质量直接影响了门诊业务量、医院业务收入及医院在社会中的口碑与影响力。针对上述背景与现状，进行影响门诊诊疗质量的因素分析，是提升医院门诊诊疗服务的重要一步。综合相关文献报道与现状剖析，当前影响门诊诊疗质量的因素主要包含环境因素、人员因素、管理方法因素、外部物资因素及硬件因素。具体原因分析见图1－10－1。

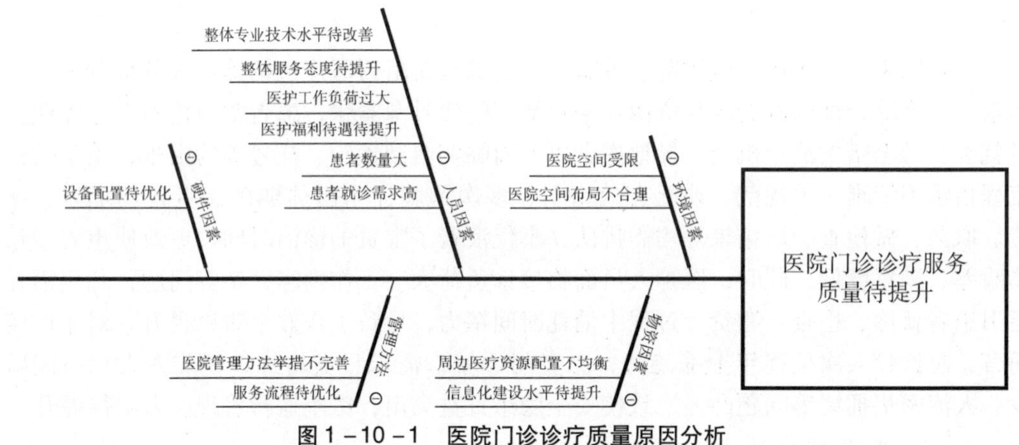

图1－10－1　医院门诊诊疗质量原因分析

（二）建立“一键诊疗”整体建设思路

针对上述原因，以互联网＋移动医疗技术及信息化建设为依托，我院在做好底层基础的前提下，通过移动App和自助机等多种方式实现“一键诊疗”模式。以技术为依托，以上述分析原因为突破口，联动优化医院管理方法、空间布局与服务流程，提升设置配合与信息化建设水平，进而助力医院门诊整体工作效率的提升。在线下人工窗口患者实名认证的基础上，提供移动App上的患者人脸识别实名认证和自助终端上的刷卡认证，患者可以通过任何一种形式进行身份识别。在实名认证的基础上，我们把患者的多种身份介质进行了统一整合，患者可凭手机就诊码、身份证、医保卡、纸质病历上的门诊条码和区域电子健康码中的任意一种在院内完成就诊流程。做好认证工作，完成了线上辅助诊疗的基础全流程支持后，开始进行细节打造。

（三）具体实施方案

1. 夯基强顶，在管理层面完善“一键诊疗”管理组织架构

院长亲自挂帅，各部门专人负责，配合多部门协作，多环节管控、明确分工，领导层全程监督。从制度流程梳理制订、技术选型与运维支撑、科室需求细化梳理、宣传与保障等方面保障了实施方案顺利进行。

2. 服务流程再造是门诊诊疗提升的重要环节

梳理患者门诊就医流程，捕捉线下操作流程与一键诊疗的结合点，通过技术手段实

现了服务流程的优化，原有的线下人工报到、排队等环节已被弱化甚至取代；除分时段预约挂号外，还提供线上当日挂号的功能，方便不易提前安排就诊的患者，并增设了诊间扫码加号的功能。通过对患者实际需求与技术实现的整合，我院逐步形成了一体化融合的一键诊疗就诊体验模式。（图 1－10－2）

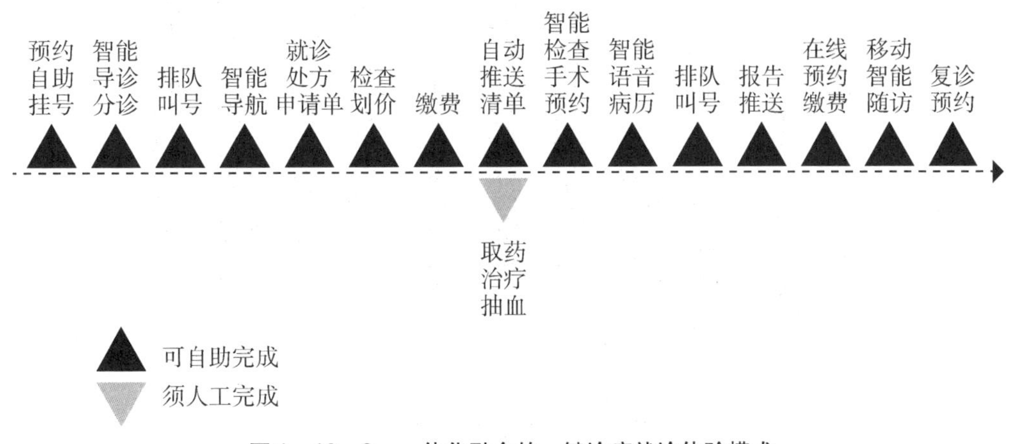

图 1－10－2　一体化融合的一键诊疗就诊体验模式

3. 量身打造的患者端 App 及医护专用 App

患者 App 提供了患者就诊的提醒功能，在 App 首页固定窗口对患者进行提示。在就诊过程中，所有步骤全部通过 App 动态推送给患者，明确指引患者下一步操作。在诊后阶段，也提供了云诊室问诊、健康宣教等后续随访功能。

4. 细节打造有温度的就医体验

（1）提升 App 注册人的就诊体验，针对部分注册的患者为未成年或老年患者，提供了家属就诊协助功能，即使注册人不在患者家属身边，也能够帮家属完成所有线上操作，实现另一种“陪伴”。

（2）针对医护人员的实际工作需求，开发包含复诊预约/加号、电子处方/预约检查/检验、远程会诊、医护患沟通、管理决策系统 BI 等功能的医护专业 App，使医生的工作过程更加便捷、清晰。

（3）针对不习惯手机操作的患者，提供门诊各区域不同功能的自助一体机，帮助患者完成线上操作，将自助终端作为 App 的辅助加入“一键诊疗”体系内，且自助终端的操作界面与 App 保持一致，让患者更容易使用。

三、实施成效

（一）诊疗工作量和效率双提升

通过“一键诊疗”体系的搭建，本院打通了从患者初次就诊到后续入院和出院后随访整个过程，患者可通过 App 与自助机，完成门诊诊疗除抽血、取药、治疗外的全流程，极大缓解了因挂号、报到、缴费等流程产生的拥堵与等待，真正实现线上线下一体化的融合。医护 App 与患者 App 的交互，为医护沟通与院后随访提供了可靠的平台。

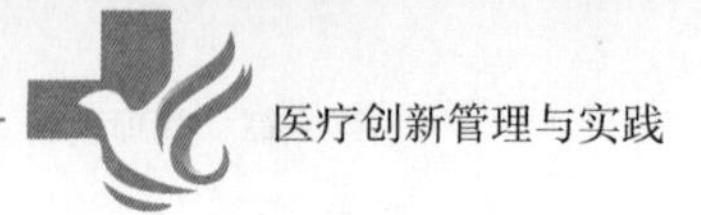

同时，在这个体系内实施了多院区同质化服务，即使各院区使用的信息系统不尽相同，但对患者来说界面和体验完全一致（图 1－10－3、图 1－10－4）。

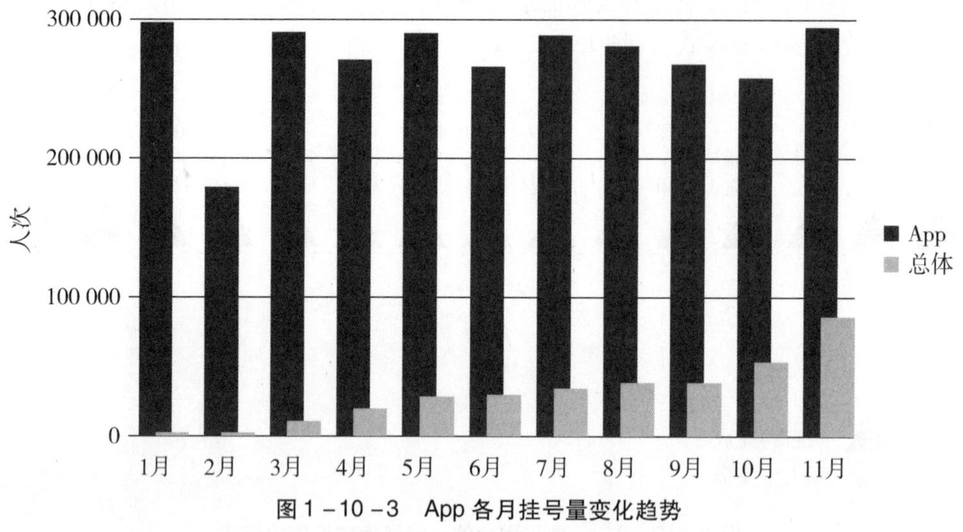

图 1－10－3　App 各月挂号量变化趋势

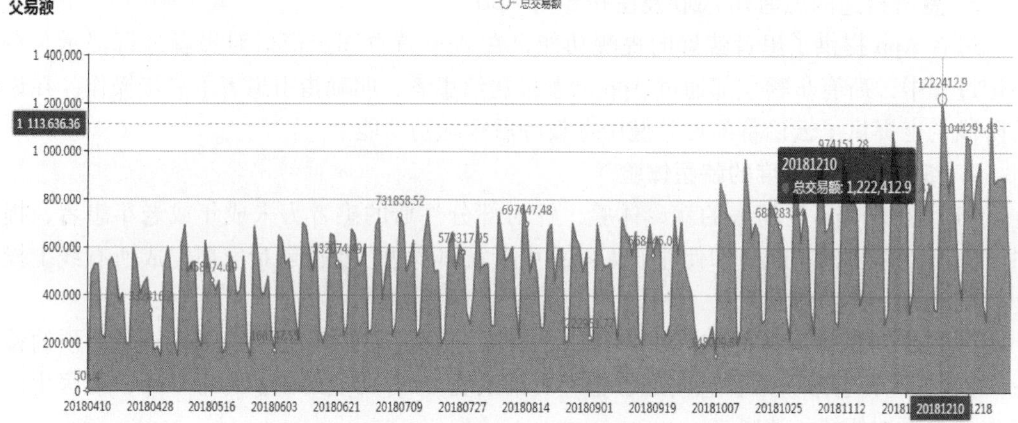

图 1－10－4　上线前后 App 交易额变化趋势

（二）用户数、患者满意度进一步提高

项目实施以来，使用“一键诊疗”体系的患者总注册量已达到 135 万人，预约挂号量已超过总就诊量的 50%，使用“一键诊疗”体系的患者从报到到看诊的等候时间比患者总体平均等候时间低了约 1/3；整体在院时间和缴费时间明显低于平均水平。使用患者在就诊过程中切实感受到了“一键诊疗”体系带来的改变，使用患者人数显著递增，受益人群越来越广，无论是在门诊现场、手机应用商店、微信朋友圈，都感受到患者对该体系的正向反馈。

四、持续改进

（一）经验总结

“一键诊疗”体系以信息技术为支撑，注重患者体验，钻研细节的打造，每一个项目参与者也都是使用者和体验官。实施过程中，我院充分考虑了实际院区分布与患者体量，打造出具有医院特色、符合实际应用场景的“一站诊疗”体系。与此同时，在组织架构完善、多部门协同合作、信息技术做支撑的强有力保障下，“一键诊疗”体系真正做到了好用、易用。

（二）改进方向

“一键诊疗”体系在显著提高门诊诊疗效率的同时，也需要面临实际应用的各种考验。一旦出现网络或软件系统故障，就会引起业务中断，给本就繁忙的业务科室带来一系列混乱。因此，针对该体系产生的故障问题，及时优化健全应急方案，以最快速度响应，才能确保门诊业务正常有序进行。同时，患者及医护人员在应用体系的过程中，实际问题与新增需求都可能随时产生，这说明体系的建设、项目实施都是一个长期工程，优化与改进永远在路上。只有坚持以人为本，不断更新需求与技术，提升优化，才可做出真正好用的“一键诊疗”体系。

参考文献

[1] MUHAMMAD CHUDHERY. 住院部和门诊部过度拥挤缓解优化研究［D］. 中国科学技术大学，2018.

[2] 李雪慧，师战强. 影响医院门诊医疗服务质量的因素分析及对策［J］. 转化医学电子杂志，2015，2（8）：162－163.

[3] 胡富宇，陈丹丹，许君琴，等. 互联网＋全面顾客满意度管理提升医院服务质量调查研究［J］. 中国医院，2019，23（6）：48－50.

（中山大学附属第一医院　张武军　龙思哲）

11 护理临床决策支持系统提升临床护理质量

一、背景与现状

近年来，临床决策支持系统（clinical decision support system，CDSS）被认为是医学与人工智能结合的重要发展方向。2015 年人工智能上升为我国的国家战略以来，政府相继出台多项政策，提出借助临床决策支持系统提升医疗服务质量、提高医疗服务效率、保障患者安全。2018 年 4 月，国务院发布的《关于促进“互联网 + 医疗健康”发展的意见》明确指出，要研发基于人工智能的临床决策支持系统。同年，国家卫生健康委员会下发《全国医院信息化建设标准与规范（试行）》指出：临床决策支持护理工作要实现智能录入、智能生成、智能提醒、护理病历智能质控等功能。

临床决策支持系统是一种能利用人工智能原理与方法，针对半结构化或非结构化临床问题，基于知识推理和逻辑运算自动完成电子病历中相关患者数据的采集、处理、分析，并在恰当的时机通过恰当的人机交互方式向决策者提供价值信息辅助决策的系统。目前，国内外研究显示临床决策系统用于护理领域，主要以单个应用为主，主要功能有事件报警、事件提醒、适时适地的可视化看板、规则信息的自动生成、记忆支持等，具体临床场景主要包括辅助护理评估、护理诊断、护理措施推荐、医嘱审核、药物管理、感知患者异常状态、提升指南的依从性、协助分类等多个方面。

目前，南京大学医学院附属鼓楼医院护理信息系统存在的主要问题是：①硬件方面，缺少移动设备终端，如 PDA 缺少约 700 台、移动查房车缺少约 200 台；无线网络信号待优化，部分区域是网络信号不佳。②软件方面，原文书系统的结构化率不高，各系统间数据互联互通程度低，数据可利用度不高。③人员方面，医院计算机工程师、合作工程师均没有决策支持系统开发经验，但是有数据互联互通的应用经验；护理团队中有信息管理专家、质量管理专家，但缺少专职信息人员。④制度方面，临床无护理信息系统需求搜集、跟踪及应用评价相关制度和流程。

二、方法与流程

（一）成立研究小组

2017 年 3 月，我院成立研究小组，由护理部主任、医务处处长、信息科主任等管理专家，以及临床医护专家组成，医院分管院长任辅导员。成员共 22 人，包括医疗专家 2 人、临床护理和护理管理专家 4 人、护士 6 人、软硬件工程师 7 人、数学专家 3 人，博士 3 人、硕士 7 人、本科 12 人，高级职称 11 人、中级职称 4 人、初级职称 7 人。多学科多专业的交叉合作实现研究优势上的互补，医护共同合作负责基于循证的护理领域知识库内容的筛选和确定，如各类生命监测数据的判读、护理诊断、干预知识库等；护理管理者负责最优化的系统性质量与安全流程的设计，如病历质控规则知识库、人机交互规则知识库等；软硬件工程师负责系统功能实现和现场问题解决；数学专家协助进行模型构建和数据分析。

（二）构建 CDSS 网络架构与知识库

首先，研究小组经过循证、情景分析、专家论证会，确定了采用知识库型临床决策支持系统网络架构。其次，运用文献查证和调查法获取目前适用于临床的决策支持场景和数量。再次，多维度成立专项知识库构建小组，每个决策支持的应用由专项小组完成知识库构建。例如，压疮的决策支持应用由压疮组完成循证知识库，内容主要包括风险评估工具确定为 Barden 评分、评分的判读规则、压疮风险护理问题名称、匹配的不同干预措施表、复评估的频次、已发压疮上报信息项、高压疮风险上报的信息项、启动压疮会诊的规则、会诊内容的信息项等，其决策支持模式见图 1－11－1。最后，重新构建护理文书系统，梳理所有临床护理工作需要记录的表单内容，依据《病历书写规范》的要求以及归档病历的格式要求设计表单，新系统的主要特点有高结构化率；使用标准护理术语；同一类数据尽量数据源单一化，如必须在不同表单均呈现，则系统设计为一处录入多处自动同步功能。

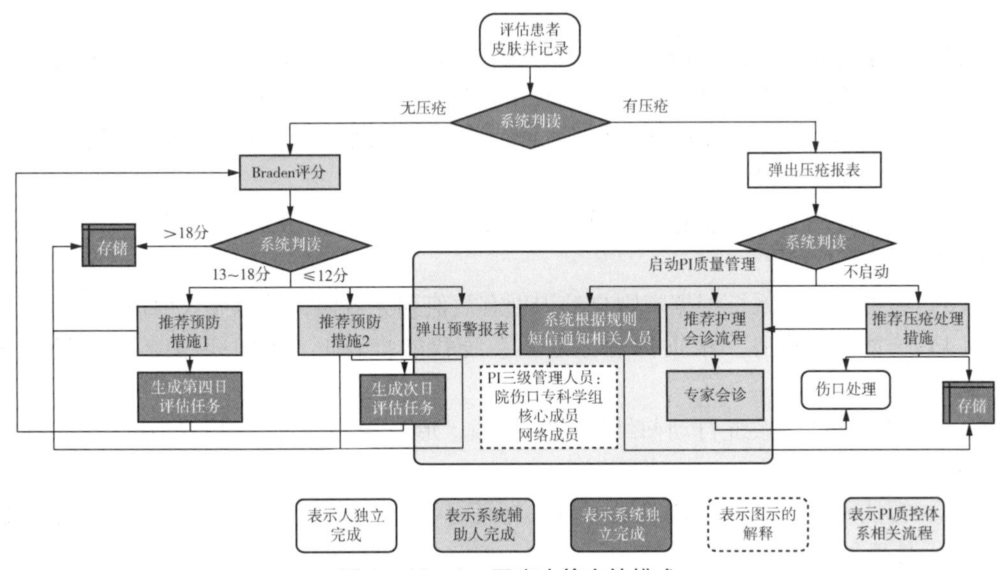

图 1－11－1　压疮决策支持模式

（三）构建人机交互方案

基于智能看板理念设计系统的人机交互界面。首先，确定人机交互方式，分为实时的静态电子看板交互和系统根据规则动态触发的提醒与报警交互。静态电子看板交互由两个维度组成：一个是病区维度，以多个患者信息简卡模式做呈现，登陆病区界面可清晰展示护理视角关注的全病区关键信息，方便临床护士高效获取实时价值信息，再以“钻取”方式点击出现更明细的信息，或者以鼠标悬浮方式呈现单患者的详细信息；另一个是单患者维度，界面可视化呈现该患者的关键信息，方便护士照顾单患者时第一时间掌握其价值信息。提醒与报警交互主要由系统根据知识库产生判断，并将判断结果按照设定的规则以不同的报警或提醒方式，主动推送给相关的医护人员 PC 或 PDA 端实现交互。以皮试为例，根据皮试执行时间，系统自动计算观察时间，在执行后 18 分钟，以振动或声音的方式在移动端动态提醒临床护士在正确的时间观察皮试结果。动态的提醒与报警要适度，过多的设计也会让护理人员产生使用疲劳，无法达到有效提醒的目的。

（四）系统研发、测试与上线

系统开发完成后先由软件工程师完成内测，再提交给研究小组成员开展复测。通过复测后，上线小规模试用，试用期间运用访谈法、调查法、第三方评价法等，检测系统的有效性，以及评价系统对护士工作支持的效果。系统运行期间发现问题及时解决优化，直至系统稳定。然后开展全院所有单元的应用培训，持续运用访谈法、调查法、第三方评价法等，定期评价系统运行的过程以及运行效果，针对出现的问题进行调整，不断优化。

三、实施成效

（一）系统实现了十大智能辅助功能

（1）智能评估。以改良的早期预警评分（modified early warning score，MEWS）为例，系统自动抓取 2 小时内患者护理记录中 MEWS 的 5 个判定项（呼吸、体温、收缩压、心率、AVPU 反应），MEWS >4 分或单项达 3 分，动态通知医护人员，同时生成一条评分信息写入护理记录。

（2）智能诊断。护士根据患者病情勾选护理评估量表，系统自动计算总分，生成护理诊断。

（3）智能判读。系统根据规则自动识别有效值和无效值，并对无效值进行提醒。

（4）智能措施推荐。根据护理诊断，系统智能推荐匹配的护理措施，辅助护理计划。

（5）智能任务。系统自动归结医嘱 + 护嘱，形成护理任务，以不同维度，不同交互界面呈现给护理人员。

（6）智能采集。系统自动获取测量血糖任务，扫描患者腕带后进行床边测量，数值自动上传至护理记录单中。

（7）智能上报。护士记录临床工作内容，如与护理安全事件有关，直接连接不良事件上报系统，一键启动“护理安全事件管理体系”。

（8）智能健教。护士在系统中给患者推送个性化“健康教育课程”，患者和家属可于手机端查看，同时系统自动生成护理记录。

（9）智能复评。系统根据不同评估工具、不同的结果、不同的复评规则，自动推送复评任务。

（10）智能满意度评价。系统自动获取患者出院信息，自动推送“满意度调查表”，自动分析满意度数据和结果，各级管理者均可查看，从而指导临床工作持续改进。

（二）护理质量的提升

比较系统应用前（2017 年 1—12 月）与系统应用后（2018 年 1—12 月）的全院护理质量。

1. 全年护理不良事件发生率降低

2017 年的不良事件为纸质上报，使用 EXCEL 进行数据统计，全年不良事件发生率为 0.49‰；2018 年的不良事件为系统直接上报，系统可直接统计全年数据，全年不良事件发生率为 0.19‰。2018 年与去年同比下降 61.2%。

2. 护理病历质控问题发生率降低

病历质量管理小组采用整群抽样法，分别抽取 5 个病区的出院患者护理病历进行质控分析，两年的护理病历质控问题发生率由 3.3% 降至 1.2%，下降率为 64.7%。

3. 护理文书结构化率提升

对新系统的护理文书结构化项目数进行统计，与老系统的结构化率进行对比，由 48% 提升至 96%，提升率为 100%（图 1-11-2）。

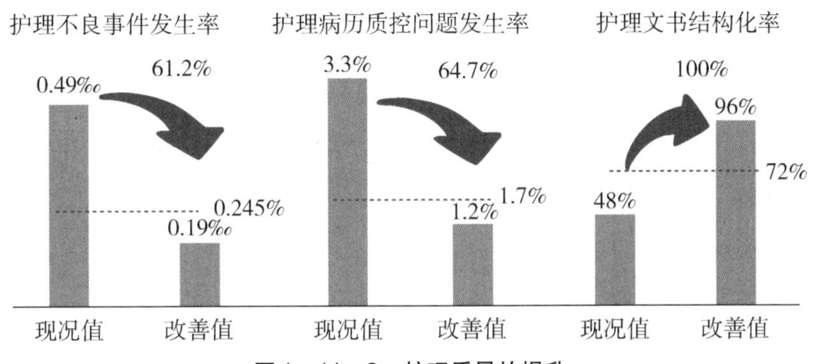

图 1-11-2　护理质量的提升

（三）护理效率的提升

1. 全院护理文书书写时间减少

指导病区护士采用工作日写实法从工作日上班开始，直到下班结束，将整个工作日的每一事项及起止时间毫无遗漏地记录下来，以保证写实资料的完整性，记录时间为 1 个月。与使用老系统的护理文书书写时间进行对比，每天书写时间由 302 小时减少至 139 小时，下降率为 54%。

2. 护理病历质控时间减少

在病历质量管理小组采用整群抽样法对出院患者护理病历进行质控分析时，记录小组成员每份病历质控需要的时间，汇总分析后发现护理病历质控时间由每份出院病历花费 15 分钟减少至每份花费 6 分钟。

3. 血糖监测记录时间减少

采用计时观察法，安排专职观察员记录我院内分泌科护士进行血糖测量及记录的单次使用时间，系统应用前后测量时间由 670 秒下降至 282 秒，下降率为 57.9%（图 1-11-3）。

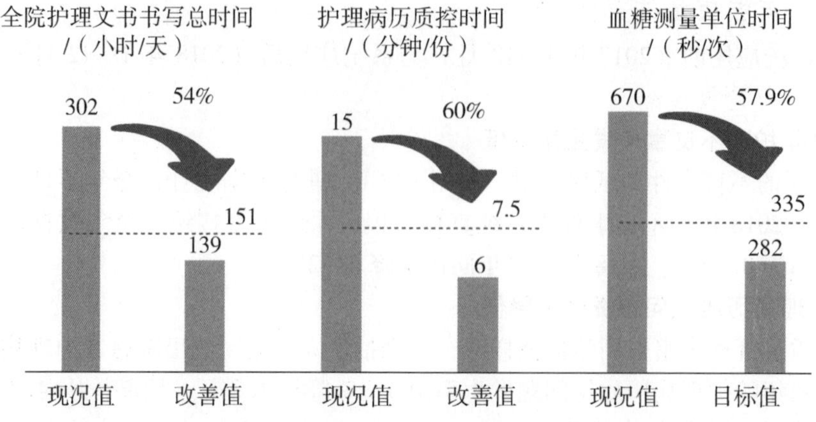

图 1－11－3　护理效率指标的提升

（四）护士对本系统应用满意度高

以 Delone & McLean's 信息系统成功模型为理论基础，自行设计用户使用感受满意度问卷，该问卷共 6 个维度、20 个条目，采用 LiKert 5 级评分法，从强烈不同意到强烈同意分别计分 1 ～ 5 分，得分越高表示用户对本条目的认可度越强，Cronbach 系数为 0.95。结果显示，护士对信息系统满意度提升至 92%。

（五）科技成果

（1）发表论文。已在国内 CSCD 期刊发表相关论文 6 篇，国际护士大会会议交流 1 篇，国内护士大会会议交流 5 篇。

（2）获软件著作权。已获得国家版权局 3 项计算机软件著作权。

（3）获批课题。已获批市局级课题 4 项。

（六）同行辐射

已接待国内医院同行参观 32 次，其中，三级医院 24 家（占 75%），不断提高系统的宣传和推广，其宝贵经验值得同类医院参考借鉴。

四、持续改进

目前，本院研发的护理临床决策支持系统中有 20 余种辅助护士决策的应用，其中大部分仍以单问题多点型应用决策为主，只有少量的多问题多点型的决策应用，实际工作中护士在复杂的临床场景中更需要决策辅助，来提升护士过滤信息、记忆知识、正确计算、推理等能力，因此，需要更多更智慧的决策支持力。另外，知识库型的决策支持系统需要定期更新知识库以满足临床护理工作的发展需要，随着互联网技术的进一步发展，护士应用熟练度的增加，数据量的快速增长，算法的持续优化，智能看板交互界面的可视化，我们将向临床决策的高级阶段也就是人工智能阶段发展，更好地发挥系统价值来提升护理质量。

参考文献

[1] BEECKMAN D, CLAYS E, HECKE A V, et al. A multi-faceted tailored strategy to implement an electronic clinical decision support system for pressure ulcer prevention in nursing homes: a two - armed randomized controlled trial [J]. International journal of nursing studies, 2013, 50 (4): 475 - 486.

[2] 陈黎明, 卞丽芳, 冯志仙. 基于护理电子病历的临床决策支持系统的设计与应用 [J]. 中华护理杂志, 2014, 49 (9): 1075 - 1079.

[3] LYTLE K S, SHORT N M, RICHESSON R L, et al. Clinical decision support for nurses: a fall risk and prevention example [J]. CIN: computers, informatics, nursing, 2015, 33 (12): 530 - 537.

[4] DEVIDA L, MUGE C, SUSAN M, et al. Evaluation of user-interface alert displays for clinical decision support systems for sepsis [J]. Critical care nurse, 2018, 38 (4): 46 - 54.

[5] ORTIZ, DÓRIS RIBEIRO, MAIA, et al. Computerized clinical decision support system utilization in nursing, a scoping review protocol [J]. JBI Database of systematic reviews & implementation reports, 2017, 15 (11): 2638 - 2644.

[6] DUNN LOPEZ K, GEPHART S M, RASZEWSKI R, et al. Integrative review of clinical decision support for registered nurses in acute care settings [J]. Journal of the american medical informatics association, 2017, 24 (2): 441 - 450.

[7] 史婷奇, 程建平, 陆瑶, 等. 临床决策支持系统在护理信息系统中的设计与应用 [J]. 中华医院管理杂志, 2019, 35 (3): 220 - 223.

[8] 陆瑶, 史婷奇, 程建平, 等. 普通病区护理信息化看板的设计与应用 [J]. 中华护理杂志, 2019, 54 (11): 1688 - 1692.

[9] WUNG S F, SCHATZ M R. Critical care nurses' cognitive ergonomics related to medical device alarms [J]. Critical care nursing clinics of north america, 2018, 30 (2): 191 - 202.

[10] 程建平, 史婷奇, 陆瑶, 等. 基于临床决策支持系统电子护理文书质量控制录入系统的设计与应用 [J]. 中国护理管理, 2018, 18 (7): 958 - 961.

(南京大学医学院附属鼓楼医院　史婷奇　陆瑶　张秋香)

12 临床输血闭环管理信息系统的改进与应用

一、背景与现状

为配合广州市血液中心对全广州血液供应单位预约、入库、反馈等常规对接工作的统一部署，广州医科大学附属第二医院自2012年5月启用医院血库管理系统（基础版）。基础版医院血库管理系统可实现跟医院平台如HIS、LIS、血站系统的对接，从血液入库、输血医嘱开具、输血科审核发血，到护士取血，完成输血前、中、后患者输血情况登记，医生进行输血不良反应登记、血袋回收等整个与输血发生关联的全过程跟踪，并设计有用血预约查询、血站发血退血查询、血液库存统计、血液出入库明细统计、临床用血情况统计等功能，能准确统计各临床科室及医师的用血记录，满足基本的临床用血记录与统计工作，但缺乏实用的临床用血评价功能。

2015年，在我院医务、信息部门的共同支持下，我们大胆创新，跳出使用者的角色，而代之以设计者和体验者的角度，不断在其原有基础功能上进行改良，联合医院信息科及软件开发公司共同设计，选择合适的模式拓展血库管理系统功能，实现医院临床用血评价包括用血合理性评价和输血后疗效评价的信息化管理，首创了多个功能的模块设计，以求让系统变得更加智慧。

二、方法与流程

2015年7月开始，我们与软件开发公司合作拓展其功能，使其满足医院临床用血评价体系应用的需要。

（一）整合多个数据平台与输血系统对接，实现数据的互联互通

医生开具输血申请的速度提升：从手写“患者基本信息＋实验室检查结果＋申请血液品种信息”等十几个必填项，到只需输入“住院号”后一键导入式生成申请单，不到半分钟完成申请手续，为患者的抢救节约了宝贵的时间（图1－12－1）。

（二）输血合理性评价模块的建立

输血合理性评价模块的建立，使输血病历合理性评估达到100%成为可能：医生按照患者实际病情或专科特征增加新的病情描述，在临床用血管理委员会上提案通过后可不断加入扩充“规范的描述性指征”知识库，为进一步指导临床合理用血提供理论支持。（图1－12－2至图1－12－6）

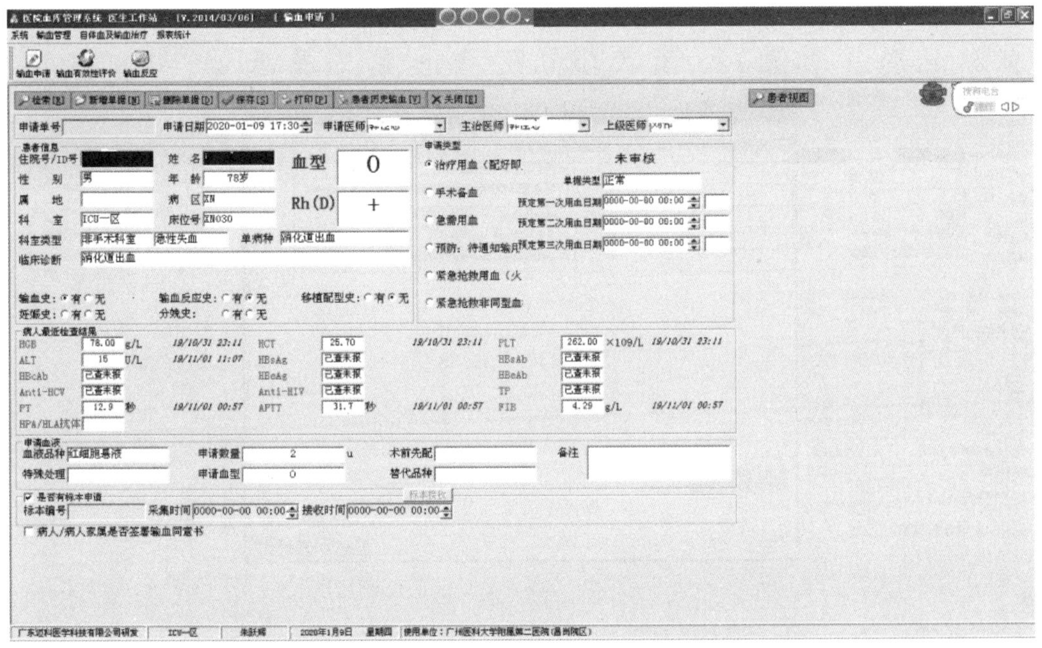

图1－12－1　最新输血申请模块（医生开具申请界面）

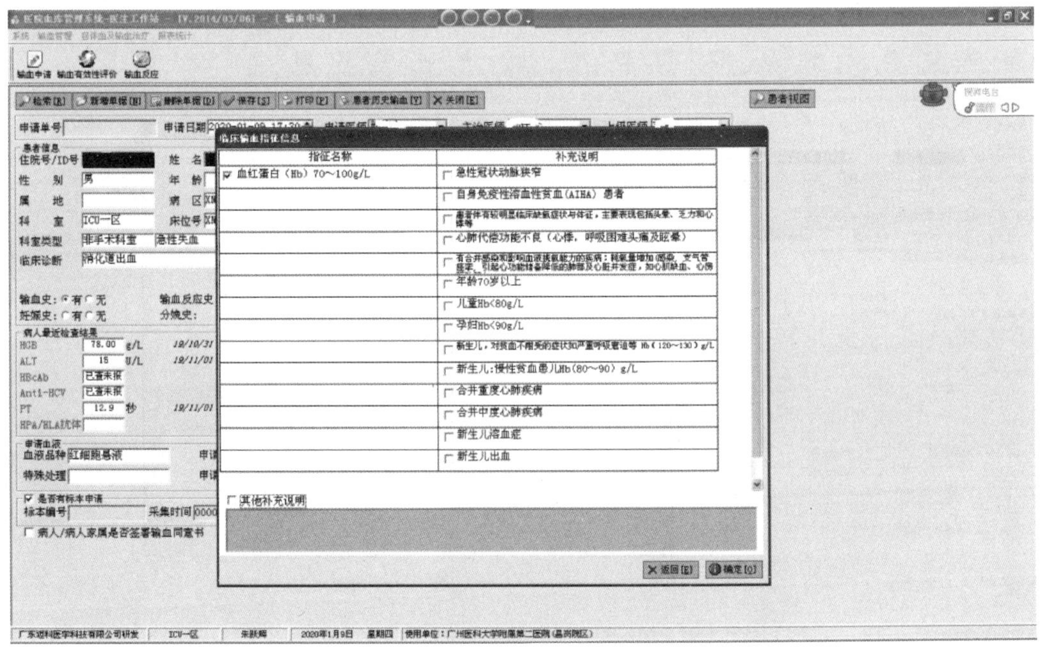

图1－12－2　输血申请（需补充说明）

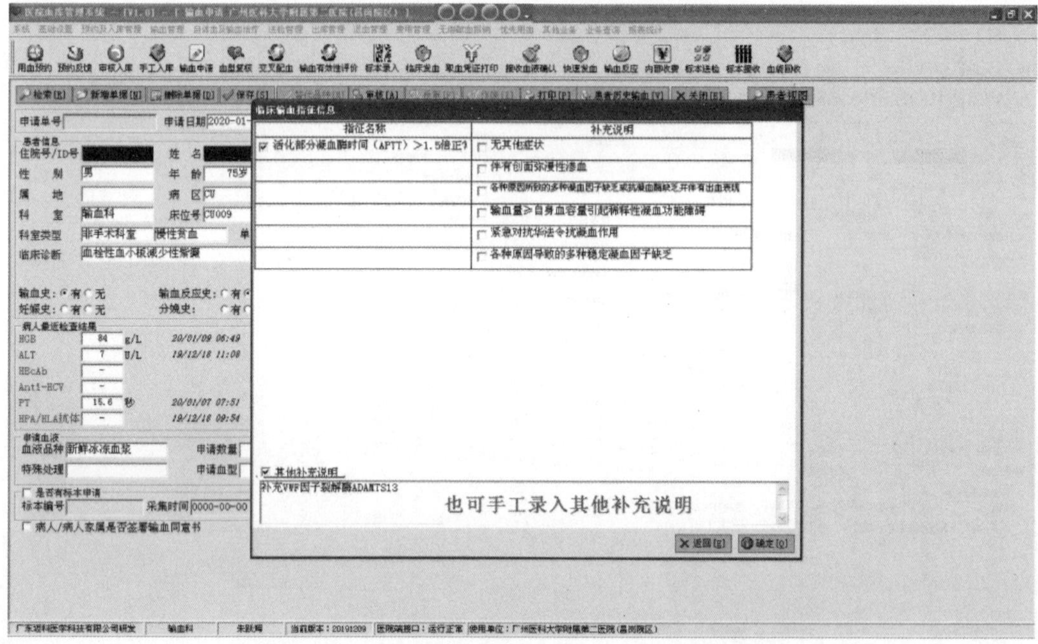

图1－12－3　输血申请（也可手工录入补充说明）

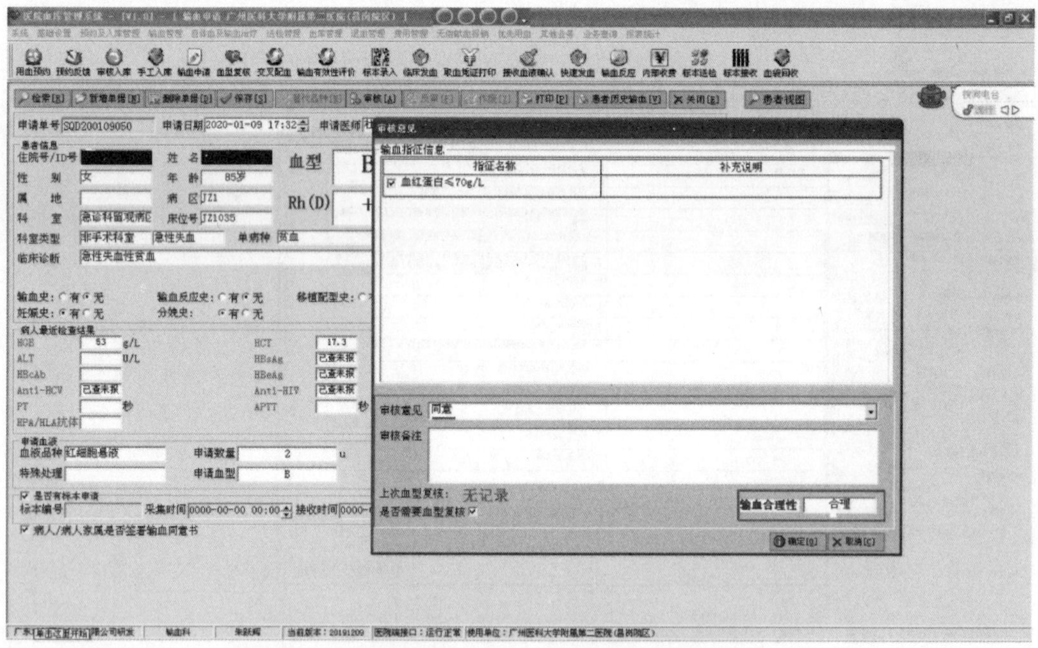

图1－12－4　输血申请审核（系统自动判断合理性）

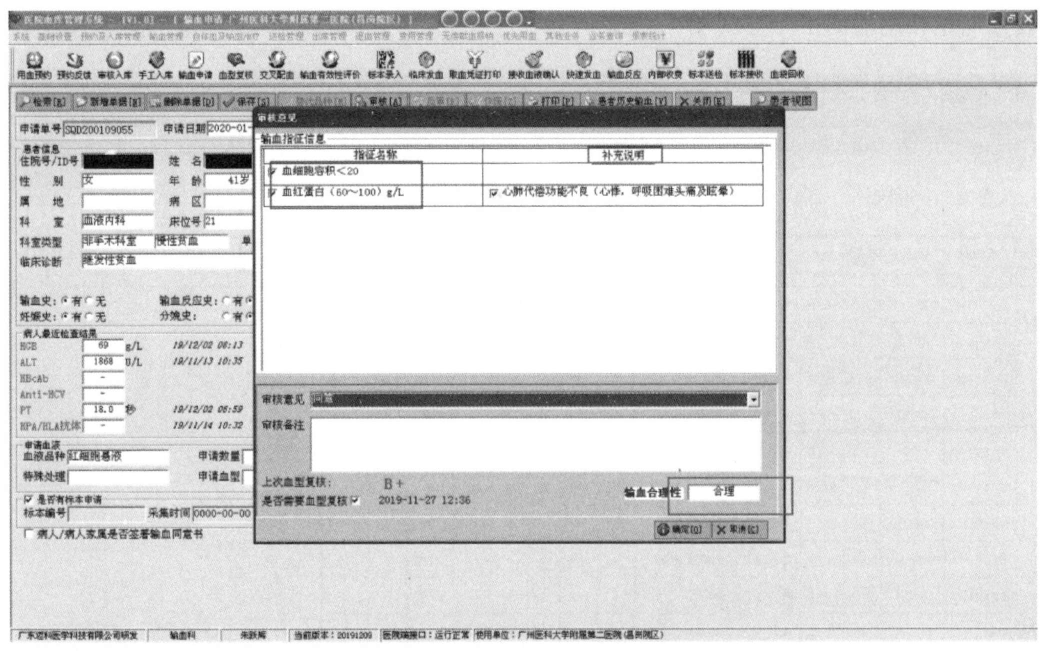

图1－12－5　输血申请审核（系统自动综合判断合理性）

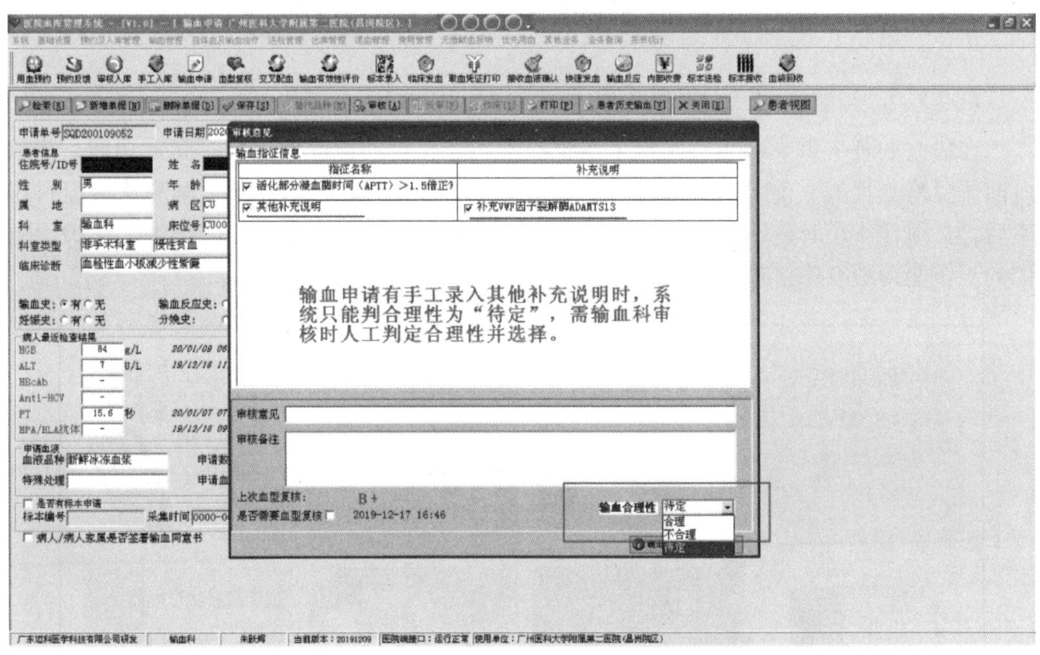

图1－12－6　输血申请审核（人工判断合理性）

（三）智能筛选“任意”24小时内大量用血病例功能

该功能直线提升了临床大量用血审批手续的办理效率；为大量用血的定期回顾性分析提供了数据支撑；积累临床经验，为再次出现类似情况做好预案，如输血医师何时需要参与抢救用血的指导等（图 1－12－7）。

大量用血审批统计表（2019. 11月大量用血13例，血浆置换5例，共置换18次）

申请时间	申请科室	病人住院号	姓名	性别	年龄	血型	临床诊断	申请（备血）量				实际发血量			
								红细胞u	血浆ml	血小板u	冷沉淀u	红细胞u	血浆ml	血小板u	冷沉淀u
总用血量															
2019-11-05	血管外一区	[illegible]	[illegible]	男	51岁	A	失血性休克	52	4400	0	0	38	5800	1	0
2019-11-13	ICU一区	[illegible]	[illegible]	男	66岁	B	心功能IV级	8	0	0	0	8	0	0	0
2019-11-14	ICU二区	[illegible]	[illegible]	男	51岁	O	失血性休克	22	1800	0	0	19.5	1600	1	0
2019-11-19	ICU二区	[illegible]	[illegible]	女	41岁	B	感染性休克	6	1200	0	0	10	1150	0	0
2019-11-20	心外科	[illegible]	[illegible]	女	62岁	B	风湿性主动脉瓣关闭不全	8	0	0	0	9.5	0	0	0
2019-11-26	急诊科留观病区	[illegible]	[illegible]	女	43岁	B	继发性贫血	12	0	0	0	12	0	0	0
2019-11-28	消化内科	[illegible]	[illegible]	女	54岁	O	消化道出血	10	800	0	0	9	400	0	0
2019-11-26	ICU一区	[illegible]	[illegible]	男	61岁	A	弥漫性肺损伤	4	1400	0	0	17	2000	0	0
2019-11-19	ICU二区	[illegible]	[illegible]	男	32岁	B	胰腺炎	0	4400	0	0	0	4400	0	0
2019-11-12	ICU二区	[illegible]	[illegible]	男	72岁	O	高血压病	0	4000	0	0	0	2000	0	0
2019-11-14	ICU二区	[illegible]	[illegible]	男	72岁	O	多发性硬化	0	2000	0	0	0	2000	0	0

图 1－12－7　任意时间段内大量用血统计表（每月输血病历质控统计）

（四）引入配合移动护理系统专用掌上电脑 PDA 机

在输血的各个重要环节，实现了系统提醒功能、自动截取和记录时间点功能，如输血前体温检测提醒、前 15 分钟输注巡视提醒、3 小时智能提醒功能（血液从输血科出库后，必须在 4 小时内输注完毕），使得制度落实到每一步的提醒和监护中，让护士繁忙的工作变得更有序（图 1－12－8）。

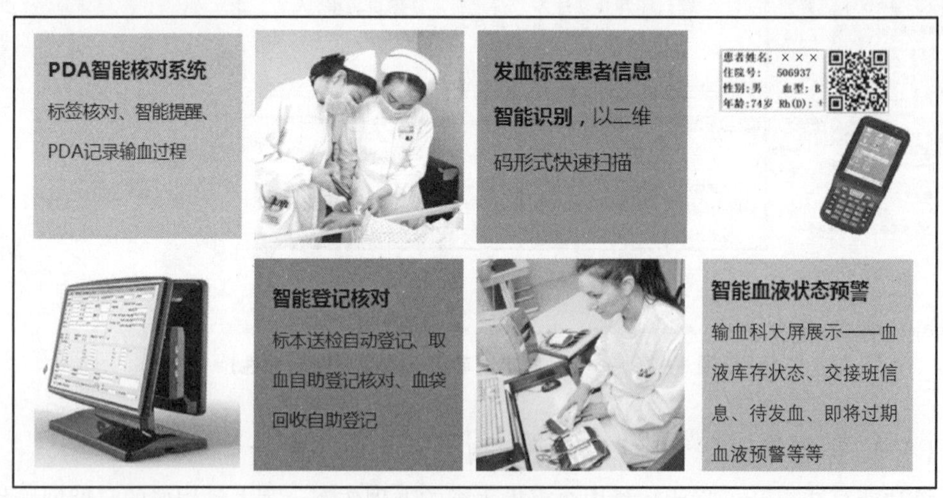

图 1－12－8　掌上电脑 PDA 机

（五）修改血袋录入规则

护士取血唱对内容清晰明了，提高了核对准确度，节省了交接核对时间。尤其对于血浆置换的病例，极大优化了护士取血流程，由改进前的 15 分钟核对时间缩短至 3 分钟，使血液从出库到输至患者体内的时间大大缩短，也起到了保护血液有效成分的作用（图 1－12－9）。

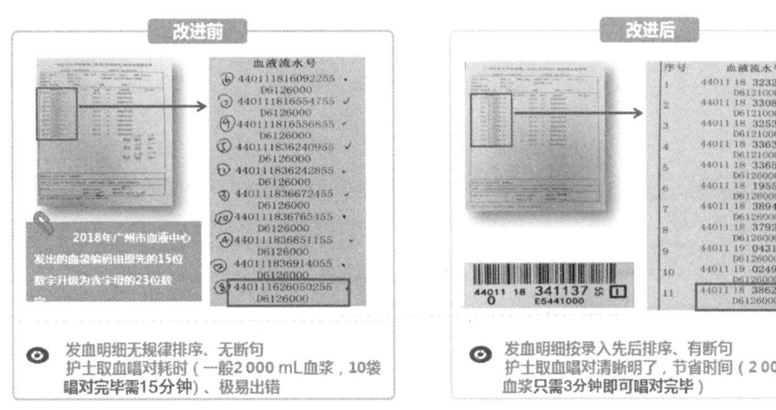

图 1－12－9　血袋录入规则修改前后对比

（六）扩充输血申请中的“系统审核意见”内容

将《献血法》中有关优先用血和血费报销的内容通过信息化、个性化的方式传递，精确指导医生提醒患者家属准备相应材料来输血科办理优先用血手续，极大优化了优先用血及血费报销流程，让患者家属少跑路，切实提高患者满意度（图 1－12－10、图 1－12－11）。

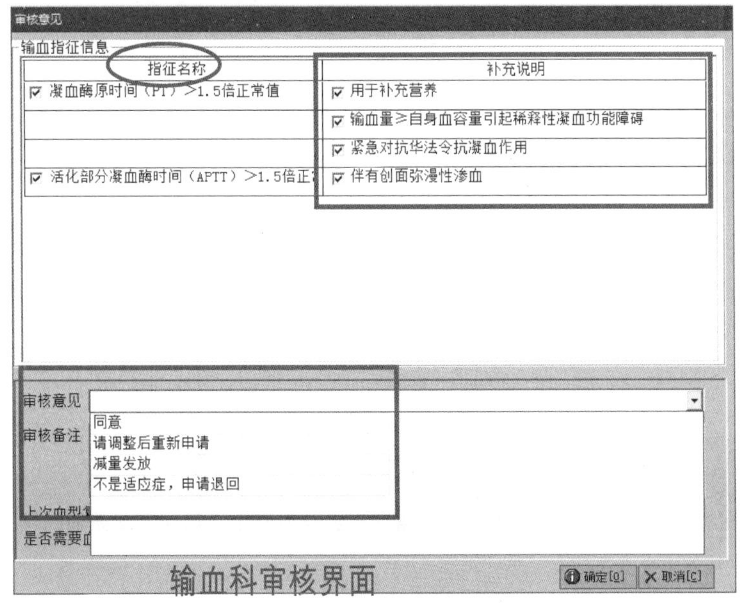

图 1－12－10　可根据临床实际情况加入最新审核意见

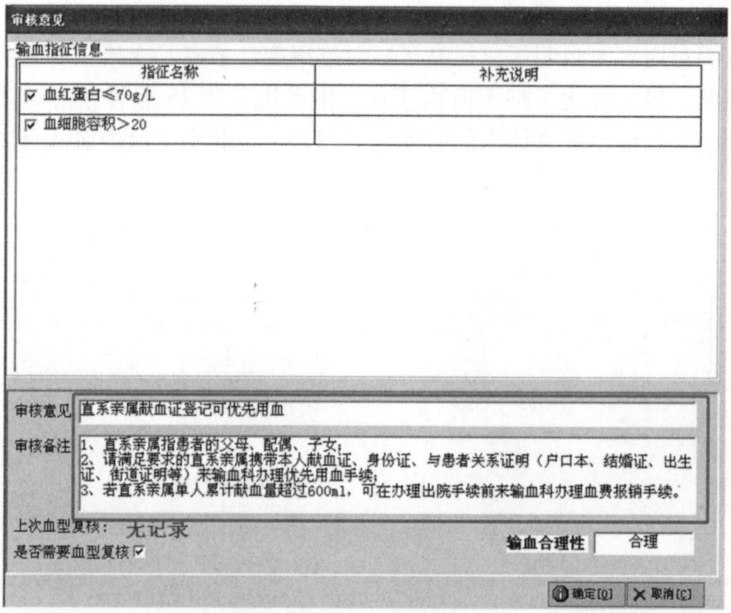

审核意见

输血指征信息

指征名称	补充说明
☑ 血红蛋白≤70g/L	
☑ 血细胞容积>20	

审核意见 直系亲属献血证登记可优先用血

审核备注 1、直系亲属指患者的父母、配偶、子女；
2、请满足要求的直系亲属携带本人献血证、身份证、与患者关系证明（户口本、结婚证、出生证、街道证明等）来输血科办理优先用血手续；
3、若直系亲属单人累计献血量超过600ml，可在办理出院手续前来输血科办理血费报销手续。

上次血型复核： 无记录

是否需要血型复核 ☑

输血合理性 合理

确定[O] 取消[C]

图1－12－11　可在审核备注环节精确指导患者办理相关手续

（七）自主开发与血液中心更新后的约血系统对接模块

血站的约血系统会定期更新或更换，使得院内与院外的互联互通被打破，我们建立的对接模块相当于血站不断更新的系统与医院血库管理系统之间的“转化器”，用“以不变应万变”的方式保障院内、外闭环的畅通无阻（图1－12－12）。

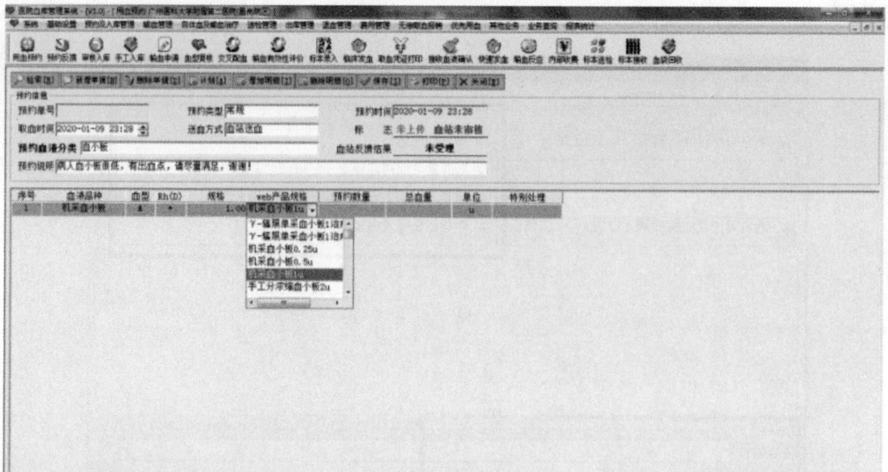

图1－12－12　用血预约：血库管理系统与血液中心用血管理无缝对接

（八）设计多个输血统计模块和表格

该模块用于输血管理和指导临床精准输血，在完成月报表或工作量统计时更加快速、准确，也有利于临床用血大数据的积累和调取（图 1－12－13 至图 1－12－16）。

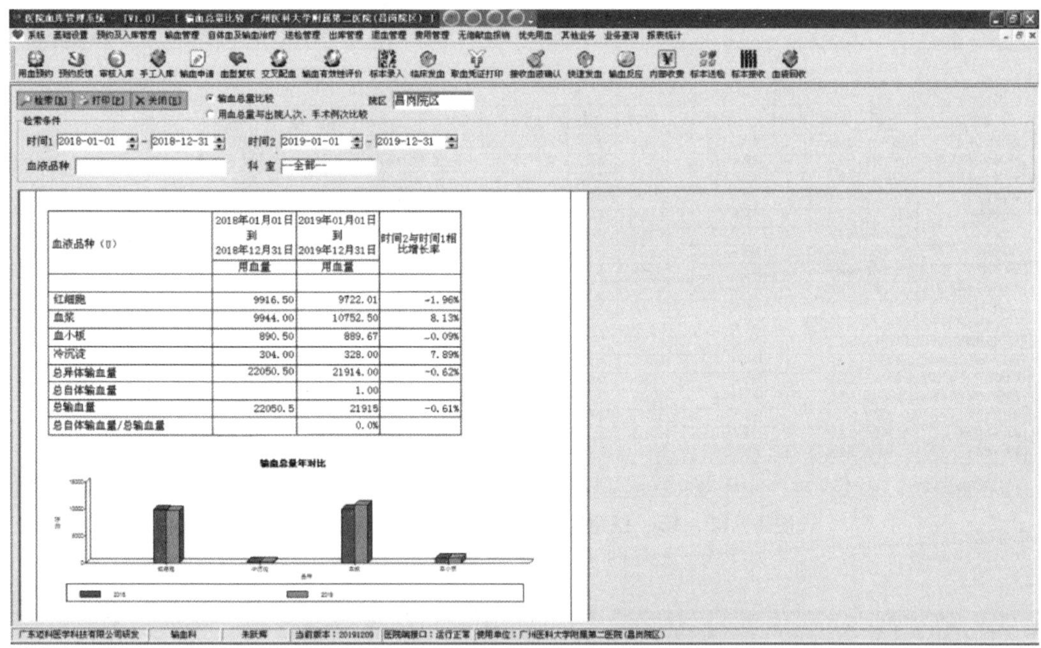

血液品种（U）	2018年01月01日 到 2018年12月31日 用血量	2019年01月01日 到 2019年12月31日 用血量	时间2与时间1相比增长率
红细胞	9916.50	9722.01	-1.96%
血浆	9944.00	10752.50	8.13%
血小板	890.50	889.67	-0.09%
冷沉淀	304.00	328.00	7.89%
总异体输血量	22050.50	21914.00	-0.62%
总自体输血量		1.00	
总输血量	22050.5	21915	-0.61%
总自体输血量/总输血量		0.0%	

图 1－12－13　任意两个时间段内用血量比较

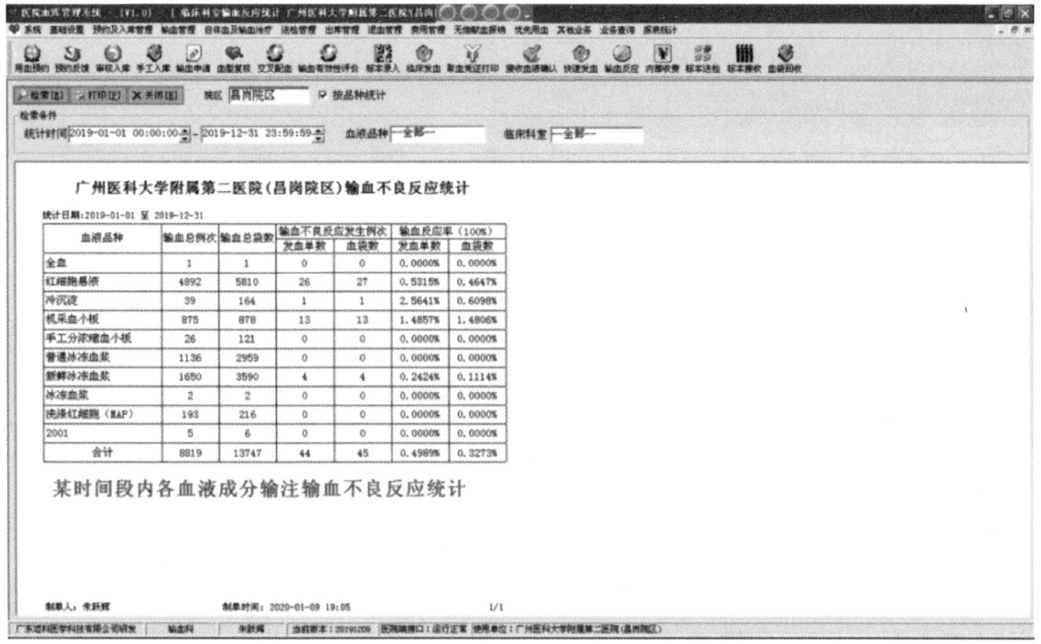

广州医科大学附属第二医院（昌岗院区）输血不良反应统计

统计日期：2019-01-01 至 2019-12-31

血液品种	输血总例次	输血总袋数	输血不良反应发生例次		输血反应率（100%）	
			发血单数	血袋数	发血单数	血袋数
全血	1	1	0	0	0.0000%	0.0000%
红细胞悬液	4892	5810	26	27	0.5315%	0.4647%
冷沉淀	39	164	1	1	2.5641%	0.6098%
机采血小板	875	878	13	13	1.4857%	1.4806%
手工分浓缩血小板	26	121	0	0	0.0000%	0.0000%
普通冰冻血浆	1136	2959	0	0	0.0000%	0.0000%
新鲜冰冻血浆	1650	3590	4	4	0.2424%	0.1114%
冰冻血浆	2	2	0	0	0.0000%	0.0000%
洗涤红细胞（MAP）	193	216	0	0	0.0000%	0.0000%
2001	5	6	0	0	0.0000%	0.0000%
合计	8819	13747	44	45	0.4989%	0.3273%

图 1－12－14　任意时间段内输血不良反应统计

手术用血综合比较明细表

手术名称	ICD诊断编码	医疗组	手术级别	科室	住院号	姓名	性别	年龄	申请单号	血液品种	术前备血量	术中出血量(ml)	术中实际用血量
胆总管空肠吻合术	胰腺恶性肿	梁建忠	4	胃肠外一区	[illegible]	[illegible]	女	61岁	SQD191104007	红细胞悬液	4.0	300.0	4.0
胆总管切开取石伴T管引流	肝胆管结石	杨学伟	4	肝胆外一区	[illegible]	[illegible]	男	78岁	SQD191125036	红细胞悬液	4.0	200.0	2.0
胆总管切开取石术	肝胆管结石	卢海武	4	肝胆外一区	[illegible]	[illegible]	女	68岁	SQD191126009	红细胞悬液	4.0	300.0	2.0
动脉穿刺术	急性感染性	张冬成	4	心外科	[illegible]	[illegible]	男	64岁	SQD191115008	红细胞悬液	4.0	400.0	4.0
动脉穿刺术	风湿性二尖	张冬成	4	心外科	[illegible]	[illegible]	男	67岁	SQD191119024	红细胞悬液	4.0	500.0	2.0
动脉穿刺术	风湿性主动	张冬成	1	心外科	[illegible]	[illegible]	女	62岁	SQD191120007	红细胞悬液	4.0	800.0	9.5
动脉穿刺术	肋骨骨折	方丹青	1	胸外科	[illegible]	[illegible]	男	60岁	SQD191127011	红细胞悬液	4.0	100.0	4.0
动脉穿刺术	弥漫性脑损	梁建民	2	NSICU	[illegible]	[illegible]	男	61岁	SQD191126017	红细胞悬液	2.0	1,200.0	14.0
二根周围血管操作(扩张)	主动脉瘤破	张智辉	4	血管外一区	[illegible]	[illegible]	男	51岁	SQD191105002	红细胞悬液	6.0	6,000.0	8.0
二尖瓣生物瓣膜置换术，	急性感染性	张冬成	4	心外科	[illegible]	[illegible]	男	64岁	SQD191115008	红细胞悬液	4.0	400.0	4.0
二尖瓣生物瓣膜置换术，	风湿性二尖	张冬成	4	心外科	[illegible]	[illegible]	男	67岁	SQD191119024	红细胞悬液	4.0	500.0	2.0
二尖瓣生物瓣膜置换术，	风湿性主动	张冬成	4	心外科	[illegible]	[illegible]	女	62岁	SQD191120007	红细胞悬液	4.0	800.0	9.5
肺部分切除术（含肺楔形	肋骨骨折	方丹青	4	胸外科	[illegible]	[illegible]	男	60岁	SQD191127011	红细胞悬液	4.0	100.0	4.0
肺裂伤修补术，经胸腔镜	肋骨骨折	方丹青	4	胸外科	[illegible]	[illegible]	男	60岁	SQD191127011	红细胞悬液	4.0	100.0	4.0
腹壁病损切除，经腹腔镜	直肠恶性肿	赵楚雄	2	胃肠外一区	[illegible]	[illegible]	女	66岁	SQD191111015	红细胞悬液	4.0	50.0	3.0
腹腔出血填塞止血术	主动脉瘤破	张智辉	4	血管外一区	[illegible]	[illegible]	男	51岁	SQD191105002	红细胞悬液	6.0	6,000.0	4.0
腹腔穿刺引流术	主动脉瘤破	张智辉	2	血管外一区	[illegible]	[illegible]	男	51岁	SQD191105002	红细胞悬液	6.0	6,000.0	4.0
腹腔镜检查术	乙状结肠直	梁国健	4	胃肠外二区	[illegible]	[illegible]	男	79岁	SQD191114042	红细胞悬液	4.0	100.0	2.0

图 1－12－15　任意时间段内手术用血综合比较明细

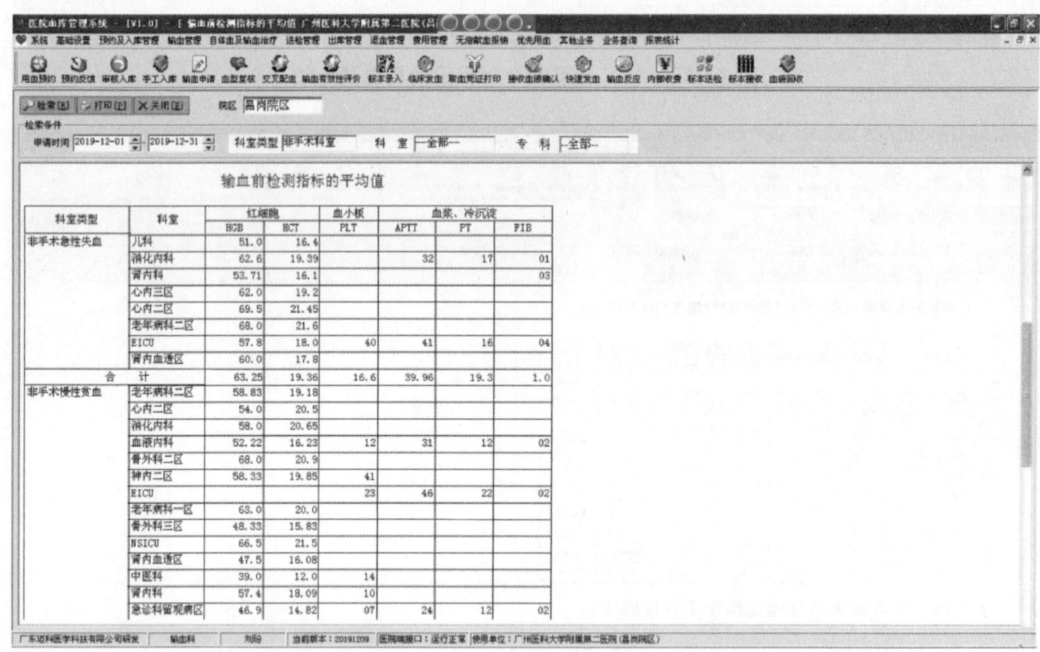
输血前检测指标的平均值

科室类型	科室	红细胞		血小板	血浆、冷沉淀		
		HGB	HCT	PLT	APTT	PT	FIB
非手术急性失血	儿科	51.0	16.4				
	消化内科	62.6	19.39		32	17	01
	肾内科	53.71	16.1				03
	心内三区	62.0	19.2				
	心内二区	69.5	21.45				
	老年病科二区	68.0	21.6				
	EICU	57.8	18.0	40	41	16	04
	肾内血透区	60.0	17.8				
合　计		63.25	19.36	16.6	39.96	19.3	1.0
非手术慢性贫血	老年病科二区	58.83	19.18				
	心内二区	54.0	20.5				
	消化内科	58.0	20.65				
	血液内科	52.22	16.23	12	31	12	02
	骨外科二区	68.0	20.9				
	神内二区	58.33	19.85	41			
	EICU			23	46	22	02
	老年病科一区	63.0	20.0				
	骨外科三区	48.33	15.83				
	NSICU	66.5	21.5				
	肾内血透区	47.5	16.08				
	中医科	39.0	12.0	14			
	肾内科	57.4	18.09	10			
	急诊科留观病区	46.9	14.82	07	24	12	02

图 1－12－16　不同科室类型任意时间段内输血前检测指标的平均值

（九）输血监控屏的引入

为了让输血的各个环节更加有序，便于对输血全流程的监控和干预，我们在系统中延伸出监控屏的实时数据显示功能，并不断增加新的模块，如实时库存、血液过期提醒、待发血液、血液特殊处理情况、输注情况跟踪、交接班留言等，便于在临床咨询中第一时间迅速回复（图 1－12－17）。

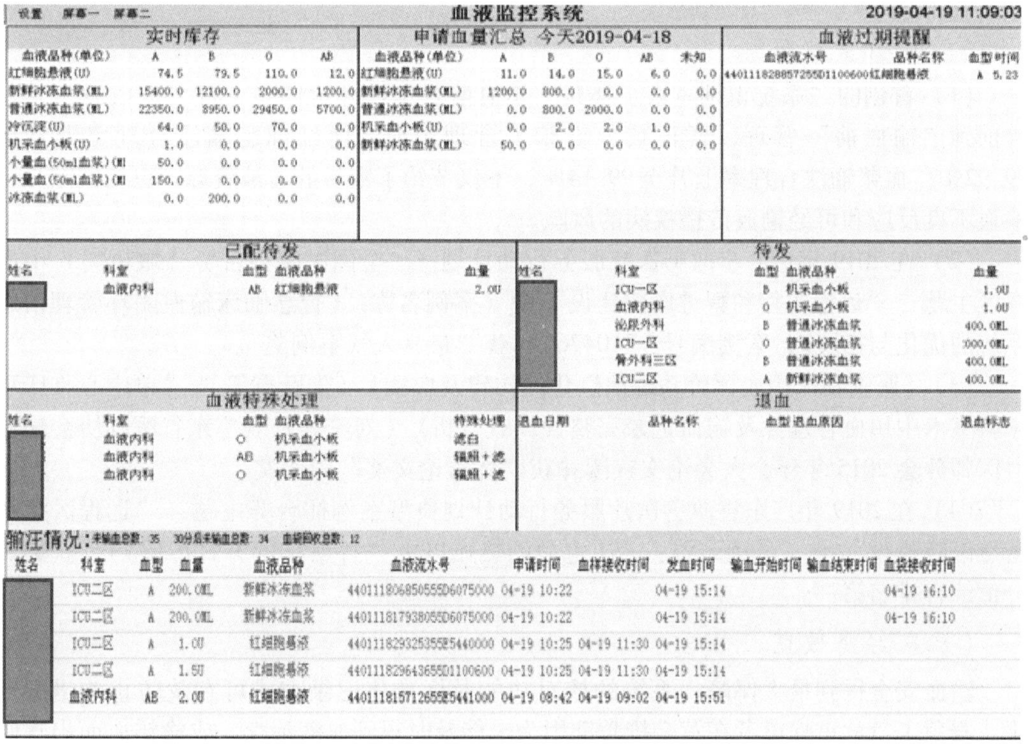

设置　屏幕一　屏幕二　血液监控系统　2019-04-19 11:09:03

实时库存

血液品种(单位)	A	B	O	AB
红细胞悬液(U)	74.5	79.5	110.0	12.0
新鲜冰冻血浆(ML)	15400.0	12100.0	2000.0	1200.0
普通冰冻血浆(ML)	22350.0	8950.0	29450.0	5700.0
冷沉淀(U)	64.0	50.0	70.0	0.0
机采血小板(U)	1.0	0.0	0.0	0.0
小量血(50ml血浆)(M	50.0	0.0	0.0	0.0
小量血(50ml血浆)(M	150.0	0.0	0.0	0.0
冰冻血浆(ML)	0.0	200.0	0.0	0.0

申请血量汇总　今天2019-04-18

血液品种(单位)	A	B	O	AB	未知
红细胞悬液(U)	11.0	14.0	15.0	6.0	0.0
新鲜冰冻血浆(ML)	1200.0	800.0	0.0	0.0	0.0
普通冰冻血浆(ML)	0.0	800.0	2000.0	0.0	0.0
机采血小板(U)	0.0	2.0	2.0	1.0	0.0
新鲜冰冻血浆(ML)	50.0	0.0	0.0	0.0	0.0

血液过期提醒

血液流水号	品种名称	血型	时间
440111828857255D1100600	红细胞悬液	A	5.23

已配待发

姓名	科室	血型	血液品种	血量
	血液内科	AB	红细胞悬液	2.0U

待发

姓名	科室	血型	血液品种	血量
	ICU一区	B	机采血小板	1.0U
	血液内科	O	机采血小板	1.0U
	泌尿外科	B	普通冰冻血浆	400.0ML
	ICU一区	O	普通冰冻血浆	:000.0ML
	骨外科三区	B	普通冰冻血浆	400.0ML
	ICU二区	A	新鲜冰冻血浆	400.0ML

血液特殊处理

姓名	科室	血型	血液品种	特殊处理
	血液内科	O	机采血小板	滤白
	血液内科	AB	机采血小板	辐照＋滤
	血液内科	O	机采血小板	辐照＋滤

退血

退血日期	品种名称	血型	退血原因	退血标志

输注情况：未输血总数：35　30分后未输血总数：34　血袋回收总数：12

姓名	科室	血型	血量	血液品种	血液流水号	申请时间	血样接收时间	发血时间	输血开始时间	输血结束时间	血袋接收时间
	ICU二区	A	200.0ML	新鲜冰冻血浆	440111806850555D6075000	04-19 10:22		04-19 15:14			04-19 16:10
	ICU二区	A	200.0ML	新鲜冰冻血浆	440111817938055D6075000	04-19 10:22		04-19 15:14			04-19 16:10
	ICU二区	A	1.0U	红细胞悬液	440111829325355E5440000	04-19 10:25	04-19 11:30	04-19 15:14			
	ICU二区	A	1.5U	红细胞悬液	440111829643655D1100600	04-19 10:25	04-19 11:30	04-19 15:14			
	血液内科	AB	2.0U	红细胞悬液	440111815712655E5441000	04-19 08:42	04-19 09:02	04-19 15:51			

图 1－12－17　输血监控系统

三、实施成效

该系统按医疗管理部门、医生、护士、运送部、输血科设置不同角色，实现院内协同完成用血全程质量管理。成效主要体现在四个服务对象上，包括临床医生、临床护理人员、输血管理人员和患者。

（一）提高工作效率

合理性评价体系和智能筛选“任意”24 小时内大量用血功能，极大地提高了各项用血相关数据和报表的统计效率。

（1）病历质控的效率由以前每月抽查约 130 份病例（按照申请总量的 10% 抽取）提升至同等时间内可完成对所有审核申请（每月平均约 1 300 份）进行 100% 合理性评估。

（2）临床医生输血申请效率极大提高：过去手写 10 分钟到普通申请 2 分钟、快速申请 30 秒。

（3）大量用血统计及审批效率优化：从过去手工统计 2 小时到系统生成 1 分钟，从一线医生层层奔走签名到直接内网 OA 报批的跨越。

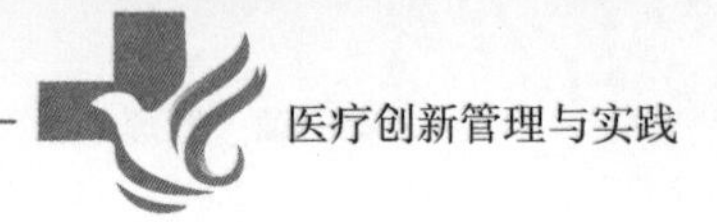

(4) 双人核对效率大幅提高：血浆置换（血液制品袋数超过10袋）的唱对时间由15分钟缩减至3分钟，同时也保护了血液的有效成分。

工作效率的提高使得人工成本下降，在改进的过程中激发了员工的创新能力、增强员工对工作的认同感和使命感。

（二）社会效益

(1) 首创的“系统识别+人工补充”用血前合理性评价体系，将“输血后”管理提前到“输血前”管理，真正减少临床不合理用血，使红细胞输注合理率上升至99.92%，血浆输注合理率上升至99.14%，不仅节约了宝贵的血液资源，也切实减少了输血不良反应和可经输血传播疾病的风险。

(2) 在2019年进一步改善医疗服务行动计划——全国医院擂台赛（城市类）中南赛区主题二“远程医疗和智慧医院建设”中（案例名称：《智慧临床输血闭环管理信息系统的优化与拓展》；案例编号：310476），获“最具人气案例奖”。

(3)《医院临床用血评价系统信息化的构建及应用》（朱跃辉等）、《单中心临床手术科室术中用血合理性及输血记录完整性调查分析》（刘玢等）获广东省医师协会输血科医师分会2015年年会大会论文宣读并获“优秀论文奖”二等奖。

(4) 在2019年广东省改善医疗服务行动计划典型案例擂台赛主题二“远程医疗和智慧医院建设”中（案例名称：《让生命的热血以更“智慧”的方式传递》），获案例分值综合排名第一。

（三）经济效益

输血安全得到最大保障：系统的核对功能及标准化记录方式可有效防止差错的产生，避免了急危重症患者在黄金抢救期因为未能及时得到血液治疗，或输错血而出现医疗事故，以致给家庭和社会带来经济负担和社会矛盾。

四、讨论与体会

通过多年工作的积累，我们一直在尝试通过优化流程和系统来改进临床工作中出现的那些烦琐、重复以及易出错的问题，不断将制度具体化、行动化。我们不仅只是信息系统的使用者，更是系统优化进程中的设计者和体验者。

由于系统改进方面的出色表现，我院接待了包括第二届粤港澳大湾区卫生信息高峰论坛、黔南州卫生健康系统信息化工作培训班、国家医疗健康信息互联互通标准化成熟度等级的参观、检查。

2015—2019年，该系统由简单的血液预约、配发血功能扩展到36个查询模块，40多个统计报表，输血科服务人次达到100 129人。点滴的努力，得到了业内专家的认可，在2019年国家医疗健康信息互联互通标准化成熟度等级评审中受到专家的好评，并作为亮点点评，而我院也成为广东省首家顺利通过此项评定的综合医院。

保障医疗质量和患者安全是医疗管理的永恒主题。通过系统功能的延伸，提高了公众对输血相关政策的了解，避免了急危重症患者在黄金抢救期因为未能及时得到血液治疗，或输错血医疗事故，以致给家庭和社会带来的经济负担和社会矛盾。

我们希望通过积极探索智能化管理工具，让生命的热血以更智慧的方式传递；让医疗质量不断改进，让患者满意度不断提高；让我们自己、我们所珍视的家人与朋友在就医过程中，拥有更好的就医体验。

参考文献

[1] 中华人民共和国卫生部第85号令．医疗机构临床用血管理办法，2012-08-01.

[2] 中华人民共和国卫生部．临床输血技术规范，2000-06-01.

[3] 张之南，郝玉书，赵永强，等．血液病学［M］．2版．北京：人民卫生出版社，2011：210-320.

[4] 李志强．现代血液病输血疗法［M］．上海：上海医科大学出版社，1999：51-153.

[5] 李志强．临床输血理论与实践［M］．西安：世界图书出版公司，2010：32-78.

（广州医科大学附属第二医院　刘玢　李林）

13 安全用血数字化管理模块建设及应用

一、背景与现状

输血医学是由多学科交叉发展起来的一门新兴学科，它是围绕供者血液输给患者进行救治这一中心，进行开发、研究和应用，从而确保临床用血的安全性和有效性的科学；是输血科（血库）技术人员和临床医师、护士三方共同完成的一项治疗任务。输血治疗的目标是安全、有效，其根本目的是救治患者。然而，输血安全是目前输血医学面临的重大的挑战。临床输血“过程”复杂，涉及环节和部门多，需要临床医生、护士和输血科技术人员共同参与，才能保证临床用血安全和有效。临床用血质量管理是医疗机构质量管理的重要组成部分，是保证用血安全的重要前提。

近年来，国际输血安全工作重点已经由血站向医院临床输血方向转移，是医务管理的一项重要工作。按照《临床输血技术规范》《医疗机构临床用血管理办法》和《国家临床护理输血操作标准》（国卫办医函〔2019〕620 号）等文件要求，临床用血要以患者为中心，以科学、合理、安全、有效为目标。《临床输血技术规范》要求，血液从血库取出后应在 30 分钟内开始输注，并且在 4 小时内输注完毕；输血前需要对患者情况进行评估，输血后 24 ～48 小时，医生应在病程记录上记录病输血情况及输血疗效评估情况。目前，各医院均采取抽查、人工查阅输血病历方式来收集医院用血规范与否的数据，开展本项目有利于保障患者的用血安全，有利于促进临床个体化、精准化输血，可提高临床用血的科学性、安全性和有效性。

世界卫生组织对于输血安全提出了四大战略，广东省第二人民医院安全用血数字化管理模块就涉及其中的两项：①所有涉及输血的地区与单位都应该建立具有质量管理体系的输血服务机构；②降低不必要的输血，真正做到血液成分输注。由于输血相关信息量大，资料记录要求准确、严格，信息系统性强，这就要求输血信息有可溯源性。目前，国内外医疗机构都建立输血信息管理系统来管理临床用血，在临床输血过程中，特别是对输血科（血库）技术人员执行输血过程的信息化管理过程，重视输血的科学性、疗效性、安全性和输血信息的可溯源性，而对临床护理执行输血、医生是否按规范要求完成输血病程记录和疗效评估过程的管理仍缺乏有效的信息化、数字化管理手段。

二、方法与流程

用血安全全程质量控制数字化管理模块，可实时监控临床每例输血病历用血安全信息和数据，并采用患者输血全息视图和输血时间轴的概念进行展示，包括输血前患者生命体征、输血前双人核对执行情况、开始和结束输血执行时间、输血过程患者生命体征、有无不良反应、医生完成输血病程记录及疗效评估执行结果和时间。开展基于用血全程质量控制数字化管理系统基础模型构建研究，有利于促进临床个体化、精准化输血，可提高临床用血的科学性、安全性和有效性，避免不必要的输血，达到合理用血和降低患者住院费用的目的，为医疗机构职能部门，加强临床用血安全管理提供了一款实时监控临床用血安全的工具。基于医院的信息网络体系，通过输血信息系统、住院患者信息系统、移动护理信息系统、电子病历信息管理系统与信息集成平台无缝衔接，实现系统间信息和数据的互联互通。

（一）用血安全全程质量控制数字化管理模块构建的模式分类

根据目前各医疗机构信息系统建设的不同和特点，我们将用血安全全程质量控制数字化管理系统基础模型构建方式进行了分类，包括是否具备输血信息管理系统、是否与血站联网、是否与医院信息系统联网三类。

（二）安全用血数字化管理模块

广东省第二人民医院有输血信息管理系统并且已与护理、电子病历、检验信息管理系统、医院集中信息管理平台建立了无缝衔接。全院的各信息系统间都建立了无缝衔接接口，各系统重要的数据都保存在集中平台的数据库中。

1. 基础模型构建内容

系统利用5G网络通信、物联网、操作型数据存储等技术，在输血信息管理系统上建立临床用血安全全程质量控制数字化管理模块，实现输血安全管理信息之间的互联互通，并以时间轴的概念实现输血流程的闭环管理，确保每例输血患者的历史诊疗行为可监测、可追溯，对每例临床用血实行全程质量控制数字化管理，可确保用血安全。

（1）在原输血信息管理系统上增加用血安全全程质量控制数字化管理基础模块。

（2）患者主索引（enterprise master patient index，EMPI）。根据患者基本信息在系统中绑定，生成能与医院信息集成平台匹配的主索引号，此主索引号贯穿整个信息平台上的业务系统，通过患者主索引号可关联业务系统的历史数据。

（3）输血标准化数据采集。通过医院信息集成平台，对接移动护理信息系统、电子病历信息系统中关于输血安全管理相关数据源，实现输血管理信息的实时数据采集，并可初步核算数据的合法性、准确性，避免非法、异常核算数据进入系统，支持在界面中添加、修改、删除、执行SQL语句，实现界面化的数据交互。

（4）输血安全管理的标准数据采集。基于系统是针对输血安全的数字化管理，需充分考虑数据的可获得性与有效性，这也是系统成功的关键。包括从医院HIS系统获取的患者基本信息，移动护理信息管理系统采集患者输血前生命体征、临床护理双人核对血液成分信息、执行人及执行时间（具体内容包括但不限于体温、脉搏、血压、心率、血氧饱和度、输注血制品的成分及数量、血袋条码号、患者血型、患者自述血型结果、尿液颜色、输血状态、特殊情况记录、初核者签名、复核者签名），采集输血开始后15分钟患者生命体征，采集患者输血结束生命体征、执行人和执行时间，从电子病历信息管理系统采集患者输血结束后24～48小时医生完成输血病程记录、疗效评估执行结果和时间。

（5）患者输血信息综合视图。通过患者列表，选择综合视图，可按照时间轴和输血次数，实时展示该患者在医院的全部输血信息，医生通过查询条件进行患者筛选，页面显示患者基本信息，可以支持按照各种统计学条件进行统计、筛选和排序，方便科室对输血的安全管理。

2. 技术路线和工艺流程（图1－13－1）

用血安全全程质量控制数字化管理模块技术路线见图1－13－1。

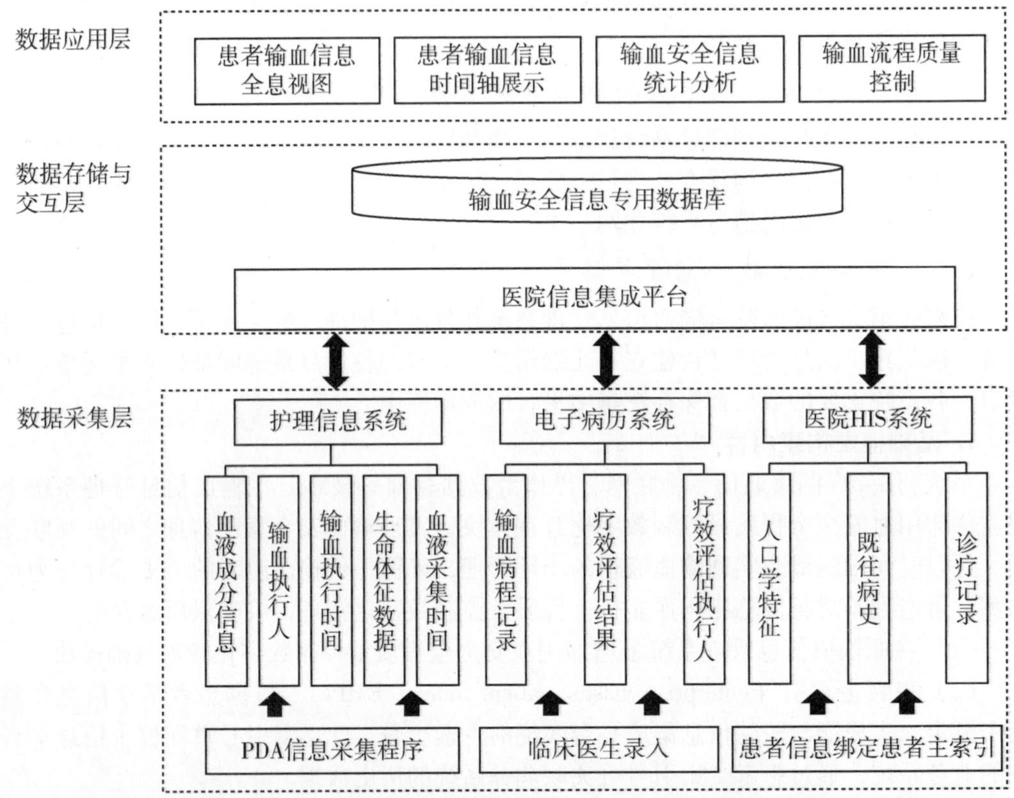

图1－13－1 用血安全全程质量控制数字化管理模块技术路线

3. 用血安全全程质量控制数字化管理模块采集的数据及展示

用血安全全程质量控制数字化管理系统基础模型构建完成后，在医疗机构的各职能管理部门、临床及护理终端可通过快捷方式查看用血全程质量控制数字化管理模块采集到的临床护理实时监控、医生在执行用血全过程所做的各项工作及其结果（图1－13－2）。

库房	血液品种	血袋编号	规格	ABO	RH(D)	失效期	申请单号	发血单号	住院号	科室	床号	患者姓名	申请时间	ABO	RH(D)	血液品种	血液规格	配血人	配血时间

复核人	通知配血完成时间	通知医生	发血人	取血人	血液出库时间	血液接收护士	接收时间	输血前生命体征	开始输血时间	执行护士	复核人	输血后15分钟生命体征记录	输血全程生命体征记录	输血结束时间	执行护士	不良反应回执单

输血疗效评估表	填报医生	输血评估时间	申请医生	废血袋送回人	送回时间	标本条码	送标本人	送标本时间	申请单条码	送申请单人	送申请单时间

图1－13－2 用血安全全程质量控制数字化管理模块采集数据展示

三、实施成效

自2018年12月，用血安全全程质量控制数字化管理模块构建完成后，广东省第二人民医院和对口援建的四川甘孜州人民医院分别采集到36 064、3 938例次执行输血记录。职能部门通过管理模块实时观察输血数据，可及时发现输血过程的不足。通过与临床沟通，开展用血安全继续教育等方式，临床用血安全执行逐步规范和标准，患者用血后疗效提高，输血不良反应率明显降低。

四、持续改进

用血安全全程质量控制管理模块建立完成后，通过对系统进行试运行和数据测试，发现了一些在护理执行输血过程中出现的问题，患者输血结束24～48小时后医生填写了输血病程记录和疗效评估意见，但质量控制管理模块的数据链上显示不出实际结果。

临床护理执行输血过程数据的采集存在的问题包括：①护士不熟悉血液成分条形码，采用PDA扫描时没能正确扫描血液成分条形码；②科室病房无线传输信号弱，PDA扫描到条形码信息后上传不到护理信息管理系统上；③科室使用的PDA功能状态不稳定，读取不到血液成分上的条形码；④输血信息管理系统发出血液成分信息后推送到集成平台过程不稳定，没有完成血液成分供者信息的推送。

临床医生完成患者输血后输血病程记录和疗效评估存在问题包括：①医生不知道需要书写输血病程记录和疗效评估；②医生没有使用正确的输血病程记录和疗效评估模板；③医生记录延迟等。

针对上述存在问题，医院进行了两次干预培训，取得明显效果，临床护理使用PDA扫描执行输血过程的记录完整性明显提升，医生完成输血病程记录和疗效评估执行率明显提高。

参考文献

[1] 曹东林，王前. 应急检验学［M］. 北京：人民卫生出版社，2012：7.
[2] 王钦，盖蔚丽，刘敏，等. 现代医学检验学诊断应用［M］. 昆明：云南科技出版社，2018：8.
[3] 王建安. 活学活用PDCA：医院持续质量改进70例［M］. 北京：光明日报出版社，2014：9.
[4] 胡丽华. 临床输血检验［M］. 2版. 北京：中国医药科技出版社，2010：3.
[5] 田兆嵩，何子毅，刘仁强. 临床输血质量管理指南［M］. 北京：科学出版社，2011.
[6] 倪道明. 血液制品［M］. 3版. 北京：人民卫生出版社，2013：3.
[7] 王憬惺. 输血技术［M］. 3版. 北京：人民卫生出版社，2013：7.
[8] 付涌水. 临床输血［M］. 3版. 北京：人民卫生出版社，2013：3.
[9] 刘江. 输血管理［M］. 3版. 北京：人民卫生出版社，2013：3.

（广东省第二人民医院 钟丽娜 莫建坤
四川省甘孜州人民医院 李素英 张忆）

14 打造数字 ICU，筑牢生命防线

一、背景与现状

我国每年有 2 000 万以上疑难危重患者随时面临死亡威胁。《“健康中国 2030”规划纲要》指出，让人人享有均质化的危急重症、疑难病症诊疗服务。国家卫生主管部门也对医院疑难危重症收治率提出新的、更高的要求，其中，三甲医院评审要求不低于 40%，国家医学中心申报要求不低于 60%。重症医学科在疑难重症救治中发挥着不可替代的作用，是医院综合实力的体现。随着健康医疗大数据时代的到来，重症医务工作者希望通过信息化，让诊疗活动更加安全、高效、便捷；重症患者医疗数据得到更全面的整合与利用。

然而，学科的特殊性使重症信息化面临很多难题。ICU 监护设备产生的高频、海量数据，由于医院信息孤岛而无法有效集成共享；重症患者治疗性操作频繁，缺乏高效的质控和监管机制，导致医疗差错风险居高不下；信息交互平台集成性能薄弱，院区、区域同质化步伐缓慢。这些问题都将影响重症患者医疗质量与安全的进一步提升。

二、方法与流程

（一）夯实重症基础

1. 集中资源，统一规程，高效管理

2015 年，中山大学附属第一医院对分散在各大科的 ICU 进行架构调整，成立重症医学科，下设普外重症一区、普外重症二区、神经外科 ICU、心胸外科 ICU。通过资源集中配置、科室统一部署夯实了重症学科的管理基础。

2. 完善硬件配套，为数据驱动提供支撑

学科建设离不开硬件配套，我院先后引进体外膜肺氧合设备（ECMO）、连续肾脏替代治疗设备（CRRT）、床旁监护等先进设备，通过病区中央控制台进行统揽，信息交互平台与医院核心业务系统高度互联，为数据驱动提供有力的硬件支撑。

3. 构建重症指标体系，夯实重症信息化基础

学科发展的前提是标准化，本案例对照国标和重症 SSC 指南，运用 SMART 工具作为指标选取原则，制订了具有 ICU 特色的 3 大类 25 大项核心质控指标，为重症信息化管理奠定了指标基础。

（二）强化数据驱动

1. 建立重症临床信息系统（clinical information system，CIS）

（1）集成。通过将呼吸机、ECMO 等设备与核心业务系统数据集成和互联，实现数

据全程自动采集和对接；开发个体患者全生命体征展示、科室整体概览两大模块，实现患者生命体征、医嘱、护嘱执行的全方位监控。

（2）精准。与传统信息系统相比，CIS 可以自动接收、实时记录呼吸循环、感染控制、肝肾功能等病情和异常参数的变化趋势，可精准至分钟，干预措施也一目了然。实现全程精细采集和展示。

（3）创新。过去科室设置操作规范文件区，但临床诊疗的执行力和依从性的真实情况难以被监督和评估。依据重症 SSC 指南和 ICU 指标体系，添加医护嘱的执行进度模块，把诊疗规范流程嵌入 CIS 系统中，定时提示医护嘱下达计划，自动登记和监测执行情况，提高了医护人员诊疗操作的规范性和时效性。

（4）3D 图像。ICU 抢救分秒必争，需频繁进行呼吸机导管、尿管、动静脉管等侵入性操作。在 CIS 系统加设人体模型三维展示，快速准确定位呼吸机导管、尿管、动静脉导管的管道位置，精确记录和提醒插管、换管、拔管状态，并在手机 App 上实时跟踪，有效降低“三管”感染发生率。（图 1 – 14 – 1）

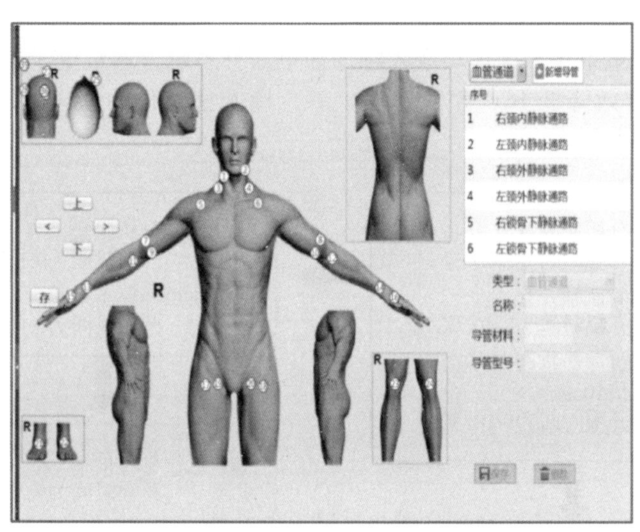

图 1 – 14 – 1　CIS 系统人体 3D 模型管道定位

（5）智能化。系统及时识别和评估操作流程的异常情况，智能提醒医护人员诊疗步骤。如开抗菌药物医嘱时判断是否已完成病原学送检、呼吸机检测到呼吸频率过低后及时报警，并同步到 App 管理端。实现风险识别、追踪、评估的全程自动化。

2. 首创脓毒症单病种质控系统

脓毒症是重症医学中最常见最复杂的并发症之一，具有高发病、高死亡率、高治疗费用的“三高”特性，直接反映 ICU 医疗技术水平和诊疗质量。本案例开创性建立了脓毒症单病种质控信息系统，通过对脓毒症病例数据进行自动采集、清洗、预处理、汇总，并在流程建模阶段引入事前提醒、事中反馈，事后评估的三级质控机制，将临床管理与信息管理有机融合（图 1 – 14 – 2）。

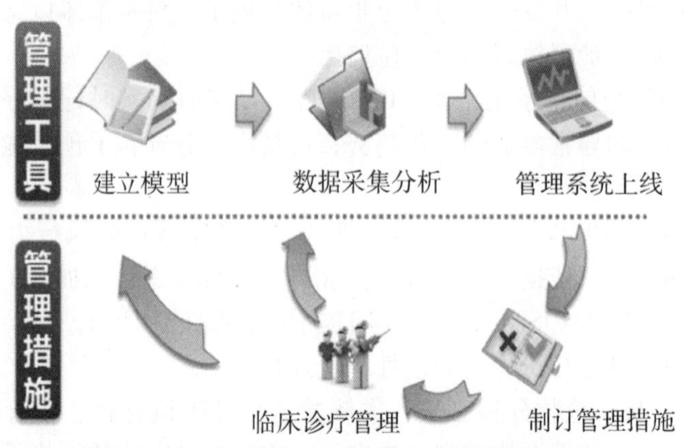

图 1-14-2　脓毒症单病种质控系统管理流程

对脓毒症患者的关键治疗环节采用集束化干预是重症医学领域的国际共识。然而，我国目前脓毒症集束化的依从性低，严重影响该病疗效和预后。本案例分别把感染性休克3小时、6小时集束化干预模块嵌入脓毒症单病种系统，通过电子核查表自动追踪集束化执行情况，有效降低ICU并发症发生率，提升集束化的临床依从性和治疗质量。(图1-14-3)。

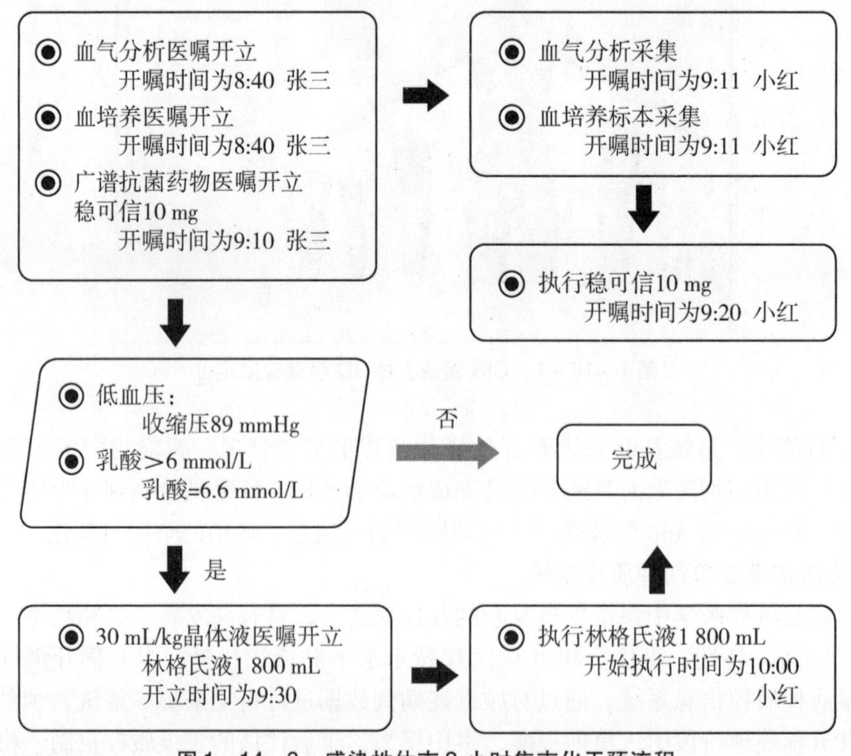

图 1-14-3　感染性休克3小时集束化干预流程

系统还能及时反馈可能存在的风险点，分析风险点在ICU各病区的分布，并进行初步原因分析。如监测新发严重感染或感染性休克患者 1 小时内使用抗菌药物比例低，提示可能存在抗菌药物干预不及时，分析该问题在 ICU 病区的分布和原因，反馈医师可能存在医嘱下达不及时、抗菌药使用不规范等问题，使科室能及时做出整改。

国际权威报道表明，脓毒症治疗每延迟 1 小时，患者死亡率将上升 7.6%，诊疗时效性非常关键。通过该系统，可以实时监控每一位患者的诊疗问题、每一份病例可疑点和治疗难点、每一位医师诊疗操作规范性、每一个时段的科室动态，共同构筑患者—医师—科室安全生态圈，实现重症特异性病种的精准监测、规范管理。

（三）加大推广应用

1. 成立专科联盟

2018 年 6 月，我院牵头成立覆盖全国 250 多家启动医院的重症医学专科联盟，着力推动粤港澳大湾区、华南地区乃至全国各级医院重症医学专科建设。

2. 搭建远程医疗平台

作为全国首批远程医疗试点医院，本案例建立开放式远程医疗平台，通过互联网云端部署消除技术壁垒，减少接入医院的重复投入；平台在医护端 App 同步上线，实现院本部与院区、医联体的无缝连接、资源共享。

3. BI 助力区域智慧管理

建立医院辅助管理决策系统，汇集各院区的重症监测指标，并在医护端 App 同步上线，使重症管理者随时随处掌握病区医疗实时动态，实现重症管理者的多院区指尖管理，推动 ICU 管理从问题触发到数据支持决策的重大转变。

三、实施成效

（一）一个创新

建立了基于数据驱动的重症学科管理新模式。通过完善软硬件基础、构建重症指标体系、改造临床信息系统 CIS、打造脓毒症单病种质控系统，实现 ICU 数据全生命周期管理。以数据驱动 ICU 诊疗规范、质量控制、智慧运营，实现重症诊疗能力、学科管理水平双提升，为重症现代化管理提供强大支撑。

（二）五个提升

1. 疑难危重症诊治能力进一步提升

近 3 年，ICU 入科 24 小时内完成急性生理与慢性健康评分（APACHE Ⅱ）评分占比提高 26.4%，新发严重感染 1 小时内抗菌药物干预占比提高 21.5%，ICU 平均住院日下降 2.6 天，脓毒症感染死亡率下降 12.9%。系列数据表明，重症诊疗操作的及时性、规范性、依从性、住院效率、结果预后等指标均显著改善，提示 ICU 疑难危重症诊疗水平得到切实提高。

2. 医护人员满意度进一步提高

医护人员对重症质量指标实时监控系统的满意度提升至平均 90% 以上，普遍认为信息系统的改造能有效减少医护人员工作负荷、节省记录时间、操作便捷、能实现多维度、全流程的监测和控制。

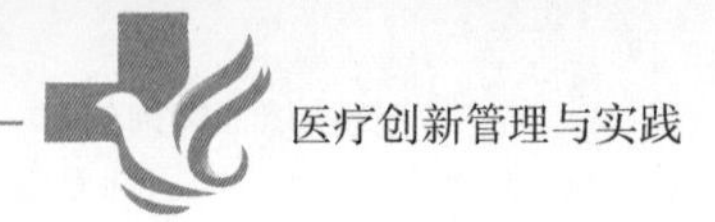

3. 学术影响力进一步提升

在SEPSIS单病种质控系统辅助下，医院在全球率先开展脓毒症免疫治疗，感染病死率从35%降至26%，达到国际先进水平。相关研究成果发表于*Critical Care Medicine*等多个国际顶级杂志，国家级发明专利也获社会媒体广泛报道。

4. 辐射引领力进一步增强

依托开放式远程医疗中心，远程服务覆盖医院已达到321家，远程会诊900例以上，远程教学100例以上，有效推动区域、基层、医联体重症服务的同质化提升；每年接受包括国家“医疗技术能力和医疗水平双提升”采访活动等国内外专家同行参观访问达60余批次。

5. 案例可推广性进一步提升

2019年7月，本案例入选国家卫健委举办的现代医院管理—信息化管理典型案例，被纳入培训案例库在业内推广；2019年10月，本案例获“进一步改善医疗服务行动中南赛区擂台赛”最具价值案例、最具人气案例奖。

四、持续改进

（一）数据内涵质量的提升

CIS实现了重症信息的高度集成和汇聚，解决了信息孤岛问题。但由于监护设备种类、型号繁多，数据采样频率高，海量输出数据缺乏高效的清洗处理工具，信息交互平台（health information exchange，HIE）性能尚待进一步优化升级，需引入血缘链路追踪的数据中台管理思维，逐步实现可溯源质控，从数据产生的源头，全程监测数据全生命周期的变化情况，交汇形成真实、客观、准确、有价值的数据，助力重症学科的现代化建设。

（二）区域同质化的标准体系打造

标准化是学科建设和发展的基础，也是区域同质化的前提。医联体内各级医院质量管理、监管评价、信息化建设标准不统一，为区域医疗质量同质化、服务协同化带来了阻力和考验。下一阶段，将依托重症医学专科联盟，以“内控+外评”为质量管理形式，以医疗质控、双向转诊、远程示教、远程会诊为主要抓手，以管理、能力、服务、数据、科研作为五大联通工具，打造以专科为导向，基于区域医疗信息、开放式远程会诊、HIE互操作的一体化区域协同平台。

参考文献

[1] 方秉华. 打造国家医学中心和区域医疗中心，完善分级诊疗制度体系[J]. 中国卫生人才，2019(4)：24-27.

[2] 熊彦红，郑彬，许学年. SMART原则在卫生专利管理中的应用探索[J]. 中国卫生标准管理，2019，10(9)：60-63.

[3] KARAMI M，RAHIMI A. Semantic web technologies for sharing clinical information in health care systems[J]. Acta informatica medica，2019，27(1)，4-7.

[4] SAEID B，ALEXANDER K. Bayesian approach to incorporating different types of biomedical knowledge

bases into information retrieval systems for clinical decision support in precision medicine [J]. Journal of biomedical informatics, 2019: 98.

[5] 马振芝，宋均英，王敏，等．重症监护信息系统在 ICU 护理工作中的应用 [J]. 齐鲁护理杂志，2019，25（15）：46－48.

[6] JIU M, DELAWDER H. An interdisciplinary code SEPSIS team to improve SEPSIS-bundle compliance: a quality improvement project [J]. J Emerg Nurs, 2019: 1－8.

[7] JULIUS R, CASPAR M, BENEDIKT B, et al. Lack of an association between the functional polymorphism TREM-1 rs2234237 and the clinical course of sepsis among critically ill caucasian patients: a monocentric prospective genetic association study [J]. Journal of clinical medicine, 2019, 8 (3).

[8] 刘春霞，张坤，田溢卿，等．查检表提高感染性休克集束化治疗依从性的效果研究 [J]. 现代医药卫生，2019，35（24）：3833－3835.

[9] 张民伟，蔡序镰，姚冠华．急危重症远程救治和指挥平台的探索和实践 [J]. 中国数字医学，2019，14（5）：109－111.

[10] ROMAIN P, COHEN J, IVANA M, et al. Big data and targeted machine learning in action to assist medical decision in the ICU [J]. Anaesthesia, critical care and pain medicine, 2019, 38 (4): 377－384.

（中山大学附属第一医院　张武军　龙思哲）

15 基于AI智能技术的医院随访平台建设

一、背景

随访是临床及科研工作开展的重要组成部分，可以有效地反馈患者治疗效果及出院后信息。有效的随访服务能促进患者积极参与力所能及的活动，增强患者体力活动能力、稳定情绪，提高患者自我效能和自我管理能力，从而改善患者的健康状况和生活质量，尤其对于慢性疾病、康复期较长的患者更有意义。随访服务使医疗护理服务延伸到患者出院后，实现院内外健康教育活动一体化，避免患者从医院过渡到家庭出现脱节。同时，随访为患者提供了必要的心理支持，帮助患者建立有效的社会支持系统，促进患者全面康复。随访服务有助于控制诱发疾病的危险因素，达到二级预防水平的作用，并拓宽医疗护理服务的范畴，满足患者对医疗护理服务的需求，提高患者满意度。随访服务还可提升医护人员在患者心中的地位和形象，增进了医患、护患关系，能为医院带来良好的经济效益和社会效益。

目前，随访平台的建设需求主要来自国家政策和医院管理规范的相关要求、医患满意度建设、专科专病与全病程管理以及科研与学术四个方面。随着信息系统建设和发展，大部分医院已具备诊疗的过程数据采集能力，但是还存在以下几点问题：

（1）医院领导对随访工作重视不足，随访管理欠缺，随访工作开展杂乱无章。随访工作的开展常因各部门的需要而各自开展，如临床科室因临床诊疗需要、职能部门因管理需要、国家卫生行政部门因政策需要、医护工作者因科研项目需要等。随访数据分散，数据结构杂乱，得不到充分利用，数据资源浪费巨大。

（2）随访方式传统。传统的医院随访的途径主要包括电话、互联网问卷、短信、信件、邮件和面访等，随访工作只能通过手写或借助简单工具记录的方式进行。

我国是人口大国，医护人员资源短缺的问题在我国一直存在，繁重的工作影响着医护人员的身心健康。在这样的环境背景下，医院随访工作无疑是给医疗工作者造成了更多的负担，大量消耗着他们在医疗工作方面的时间和精力。因此，医护人员无暇顾及医院随访，随访工作开展敷衍、执行效果差，随访的真实性无法得到保障。

这样的医院随访环境无法使患者受益，患者在一次生病入院后会收到来自同一家医院的内容毫无关联的许多随访电话和短信。患者对医院随访渐渐失去信心，甚至开始厌烦。如此恶性循环下去，患者满意度不仅不能得到提升，反而会下降。患者出院后依从性也越来越低，给医院随访工作带来了巨大的困扰。因此，在保证随访效果的前提下降低医务工作者随访工作量、简化随访流程，进行医院随访的统一化管理，对医院、医护人员和患者来说都是十分迫切的需求。

二、随访平台建设

（一）成立随访中心

江苏省人民医院在此背景下，决定建设一个能解决以上问题并且让患者、医护人员和医院共同受益的随访平台。在医院领导的支持下，本院自2017年展开了随访中心相关调研工作，2018年构建随访平台（图1-15-1），并于当年4月挂牌成立江苏省人民医院随访中心。

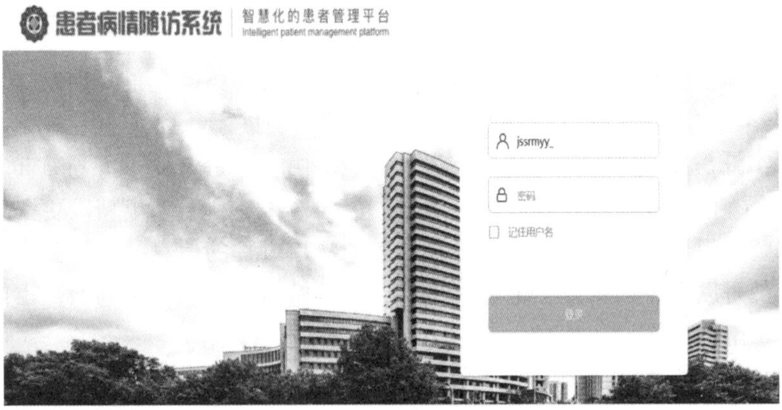

图1-15-1　江苏省人民医院随访平台

（二）技术引进

本院打破传统思维，整合专科和科研随访，将随访平台的随访功能模块划分为院级随访模块和专科科研模块，引进先进的AI智能技术，实现微信、短信、电话、AI语音等多途径的自动随访、宣教、提醒，以及异常监测与反馈等智能辅助判断功能。该技术拥有海量的医疗词汇库，可以处理各种语言和复杂语境，把语音转换成文字，且识别率超过98%。此外，该语音技术拥有真人语音语调，语速有快有慢，吐字清晰，语气语调富含感情，有起伏感，断句自然，可实现与患者完整的个性化互动。AI智能技术还可以通过持续学习不断提升。

（三）AI智能院级随访

院级随访主要分为宣教、提醒和出院随访三大类。传统的宣教由医护口头或展业宣教，宣教效果不佳。AI智能随访系统能够做到从患者入院、出院到再入院的闭环宣教，宣教可由图文、音频和视频等方式呈现，更易被患者接受，且可在手机端反复查看。随访系统在自动宣教后，会自动反馈患者阅读宣教的情况，医护人员可针对未读宣教患者做进一步的宣教。

系统还实现了复诊提醒自动化排程。即将复诊时，系统结合AI智能语音，多渠道（短信、微信、AI智能语音）自动提醒患者来院复诊。

当患者出院后，根据各科室标准版的随访问卷，后台自动进行AI多途径的出院随访，解放医院劳动力。自动出院随访时，对于患者回答中的异常情况系统将自动提醒，同时随访异常提醒信息会在医院端出现，提醒医护人员进一步干预。

（四）AI智能专科科研随访

与院级随访不同，专科科研常常需要随访更多更复杂的问题，随访时间更长，涉及知识面更广，使用AI机器人代替人进行电话随访的难度较大。因此，我院专科科研随访主要以短信、微信和人工电话随访为主。在短信和微信发出的随访表单未得到回复时，随访工作人员对未回复的患者进行电话随访。我院将专科科研随访进行病种化管理，对全院不同病种的患者进行统一化的表单配置。此外，随访中心为电话随访人员配备了智能语音盒，随访工作人员只需要在电脑上使用鼠标点击即可拨通电话，省去了麻烦的拨号环节，降低了医护人员的工作负担。

专科科研随访模块对院内、院外数据都有着迫切需求，因此，我们对接医院临床数据中心20余个服务实现门诊、在院、出院患者的列表展示，以及患者检查、检验、手术、医嘱等医疗数据的查看，通过嵌入临床数据中心（clinical data repository，CDR），实现患者综合视图的查询以及院内和随访数据灵活对接，让随访更精准更贴切。如果随访过程中需要人工干预，可以随时查看患者整个诊疗过程的信息，包括门诊、住院、体检，随访人员可以更全面更连贯地了解患者，对其做出合理的干预判断，也能使患者更好地感受到医院的关怀。

为了满足专科科研随访中一些复杂表单的设置，随访平台还配备了灵活的表单编辑器，可以通过拖、拉、拽快速自定义灵活配置个性化表单。支持单选、多选、问答等各种题型，可设置异常提醒、关联宣教、支持逻辑跳题、分值自动计算、内容自动填充等功能。目前专科科研随访患者的基本信息、检验信息、影像信息、手术信息、出院信息等10余项信息，大部分通过自动填充完成。

（五）辅助技术

为了保证随访工作的数据安全性，我院随访系统服务进行了标准化和信息安全部署，所有数据均保存在院内应用服务器，保证了数据安全。为了最大化利用好随访数据，随访系统还拥有着强大的统计功能，管理部门可以根据需求进行汇总，对医院管理的问题进行反馈，促进更优质的医院管理。医护人员有科研需求时，在医院审核并过滤隐藏患者隐私信息后，方可对院内医疗数据以及患者随访数据进行分析，保证患者信息安全的同时，促进医疗和科研水平整体提升。

三、实施成效

（一）医护人员

2018年4月，随访中心成立。7月，专科科研随访和院级随访功能陆续上线试点（图1－15－2、图1－15－3）。2020年6月，完成医院全部100个病区单元院级随访全程自动化的上线工作，医院院级随访实现全部自动化完成。2020年9月已在10个临床科室上线自动化专科科研随访，管理65个分组约15 000人（数据持续增加中）。而在没有随访平台前，这些工作都是要由医院随访工作人员完成的。随访平台的建成实现了院级随访完全自动化，也大大减少了专科科研随访的大部分工作，完全替代了原来医护人员的出院随访工作，减轻了专科科研随访的工作任务。医护人员有更多的时间投入到临床工作中，随访质量得到提升，数据资源得到极大的整合。

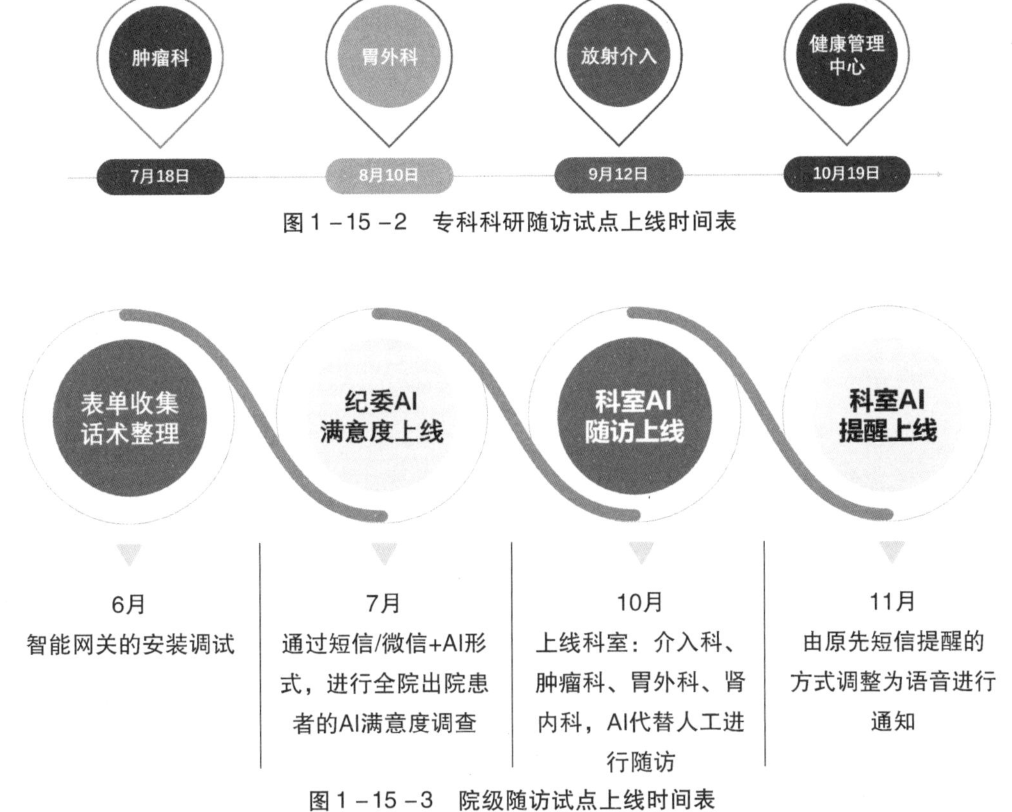

图 1－15－2　专科科研随访试点上线时间表

图 1－15－3　院级随访试点上线时间表

（二）患者

在单病种管理模式下，医院实现了随访工作的统一管理和同一病种随访表单的整合。避免同一患者一次入院后同时面对多次随访。此外，患者将准确得到多途径多样化的宣教，及时精准的复诊、检查等提醒。

（三）成果与发展

2019 年度，获全国“医疗健康人工智能应用落地 30 最佳案例”“2019 年度全国医疗人工智能创新管理应用奖”“2019 年度改善医疗服务竞演全国总决赛三等奖”“2020 年中国医院管理奖铜奖”。中心还发表相关核心论文 1 篇，获得省级课题 1 项。

2019 年 11 月，江苏省人民医院健康管理随访中心成为我院随访中心首个挂牌的分中心，这也成为随访中心规范化、信息化、科学化、创新化、团结协作化建设道路中里程碑的事件。

四、持续改进，加强一体化精细化管理

我院创新开发基于 AI 技术的随访模式、提出创建随访路径的新理念，助力各专科

随访开展全程自动化管理和精准化管理。随访路径就好比临床路径、护理路径，即一个随访的执行规划。例如，对于是否进行过手术，有无并发症，不同的疾病、病种，不同的治疗方案，随访的内容和跟踪的内容都是不一样的。基于 AI，我院创新实现了个性化精细化随访路径的搭建。各病种由各专科配置微观的精细的随访节点和规则，AI 会根据这些情况自动做计算，得出最合理的随访路径，真正做到了随访工作的精细化管理。

（江苏省人民医院　马旺　宋宁宏）

16 基于"安全用药管家"的静配中心防差错文化力构建

差错管理是药事管理的重点和难点。从管理学角度对差错管理进行系统性分析，并运用信息化手段提出持续有效、可行业推广的整体解决方案是当前我们亟须探索的问题。

静脉用药调配中心（以下简称"静配中心"）是医院的平台支撑科室，往往流程密集且工作量大，极易导致各种类型的差错，影响医疗安全。狭隘的处理个体差错解决不了根本的问题。因此，亟须有好的差错管理模式以及信息化的辅助管理工具。2017 年，浙江省人民医院率先实行了基于"安全用药管家"的防差错文化力构建项目，防差错于未然。

一、研究内容和方法

（一）"差错生命链"概念的提出及"安全用药管家"信息工具的开发

我院提出了"差错生命链"概念，除了现场环节（发生差错、解决差错），差错管理还应包括后续环节（记录差错、分享差错、知晓差错、避免差错）。同时，我院还提出了从"降低差错率"到提升"防差错文化力"的管理过渡。但基础测评发现，静配中心文化力（关注力/差错记录、分享力/差错分享、知晓力/差错知晓、投诉率/差错投诉、创新力）只有 42 分，老套的领导通报式分享模式有效性差、大量的手工操作持续性差、难以约束的登记执行力差是制约文化力的老大难问题。基于此，我院以文化力架构为逻辑，以手机微信企业号为平台，以员工体验为导向，自主研发了"安全用药管家"信息工具。该系统集三大子模块功能于一体。

（1）差错登记模块。下拉菜单式录入，可实时拍照上传，1 分钟内速录差错，每月数据对比目标值后自动给出部门关注力分值。该模块具有差错登记便捷性、差错资料可存储性、差错信息可统计性、差错上报可考核性等特性。

（2）差错分享力评分模块。基于复盘式差错分享的改革（差错"领导一人讲"到"员工人人讲"）。该模块可从差错分析、演讲、幻灯等多维度对分享者进行全员评分，得出个人、部门的分享力分值。该模块具有实时性、个体性、统计性等特性。

（3）差错知晓力评分模块。基于"重复测试管理模式"改革（差错分享 1 个月后全员考试）。该模块包含一个成长型的题库（每例差错分享均要求出 3 道密切结合实际的题目）和全员参与的考核系统，系统自动生成个人、部门的知晓力分值。该模块具有趣味实用性、便捷性、个体性、统计性等特性。

（二）基于"安全用药管家"的静配中心防差错文化力构建

1）系统分析"差错生命链"：①现场环节（发生差错、解决差错）；②后续环节

（记录差错、分享差错、知晓差错、避免差错）（图 1－16－1）。

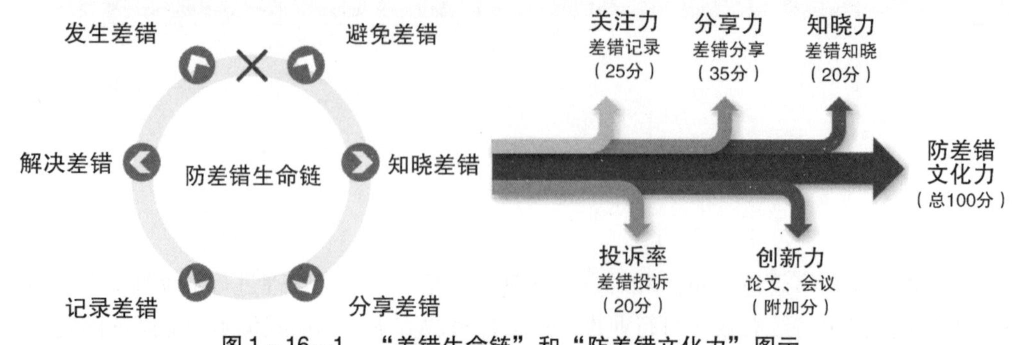

图 1－16－1　“差错生命链”和“防差错文化力”图示

2）系统构建“防差错文化力”：权重“四力一率”，即关注力/差错记录、分享力/差错分享、知晓力/差错知晓、投诉率/差错投诉、创新力（图 1－16－2）。

提升 PIVAS“防差错”文化力

		占比	分解	措施
关注力	差错记录	25	量（正向指标）	责任状制度，质管小组考核： 每天记录至少三个差错：总分 20′，每少一个扣 1′；
			量（负向指标）	关键人物负责制： 需记录的差错但进组长查对发现未记录的，每次扣 1′；
			质（记录合格）	研发“安全用药管家”：对所记录的差错进行质量评分，总分 5′；
分享力	差错分享	35	量（正向指标）	每月进行不少于 6 次案例分享：总计 25′，每少一例扣 4′；
			量（负向指标）	由组长指定需进行分享但未进行的，每次扣 5′;
			质（个案分享）	复盘式管理机制：开发“差错分享实时评分微信系统”（包括分享内容是否符合栏目要求、有无用到管理方法学、PPT 制作情况、演讲情况等）；总计 10′，由评分系统统计得分；
			质（整体分享）	研发“安全用药管家（微信企业号版）”，自动汇总统计分析报表，发送差错质量简报。
知晓力	差错知晓	20	质	研发“差错情况考核系统“（微信版）（内容来自每次个案分享时编制的若干真实境况题目）；总计 20′，由考核系统统计得分；
投诉率	差错投诉	20	负向指标	关键人物负责制：每收到一例病区投诉：患者已使用，造成严重后果的-20 分；患者已使用，未造成严重后果的-10 分；患者未使用，有潜在或严重后果的-5 分；患者未使用，无严重后果的-3 分；
创新力	成果交流	附加分	正向指标	论文撰写、会议交流等附加分数：发表在特种刊物论文上，加 10′； ABCDE 期刊以此为 8′、5′、3′、1′、1′； 国内会议交流 5′、省内 3′、市内 2′、微信文及其他媒体 1′；
总计数据		自动计算成部门每季度分数		

仁爱｜卓越｜奉献｜创新
Love Excellence Dedication Innovation

Address: No.158 Shangtang Rd., Hangzhou, Zhejiang, China
Tel: +86 571 87666666

图 1－16－2　“防差错文化力”构成

3）以文化力架构为逻辑，以手机微信企业号为平台，以员工体验为导向，自主研发了“安全用药管家”信息工具，集差错登记、分享力评分、知晓力评分等三大子模块功能于一体（图1－16－3）。

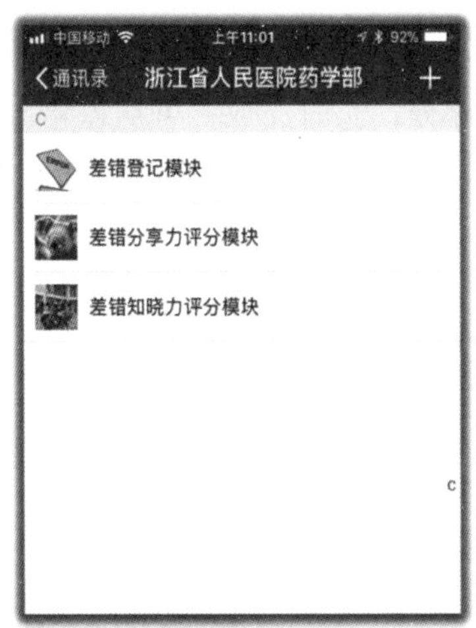

图1－16－3　“安全用药管家”的三大子模块

（1）差错登记模块（图1－16－4）。

a. 模块依据：差错登记过程；差错统计分析过程；部门年度差错责任状（2017年静配中心内差登记每月不少于100条）等。

b. 主要栏目：内差、外差登记模块，细分栏目包括标签信息、药品信息、人员信息、差错信息（描述、性质、后果）等。

c. 功能实现：下拉菜单式录入，可实时拍照上传，1分钟内速录差错，每月数据对比目标值后自动给出部门关注力分值。

d. 模块特性：差错登记便捷性、差错资料可存储性、差错信息可统计性、差错上报可考核性。

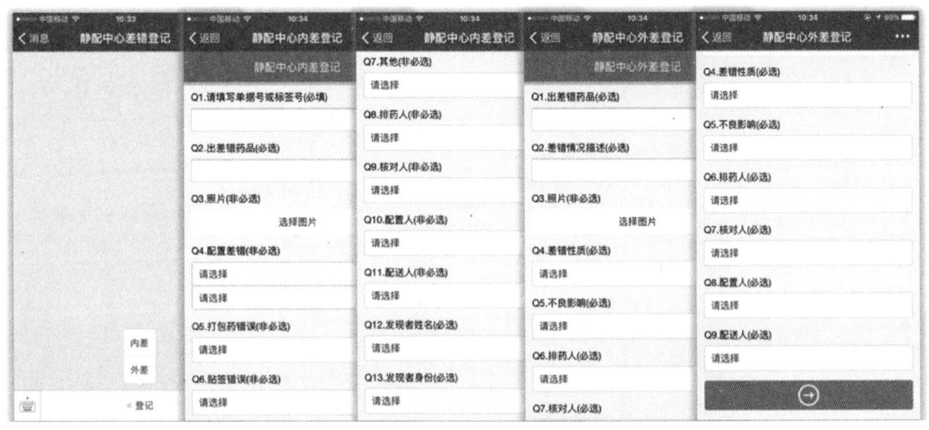

图1－16－4　差错登记模块

（2）差错分享力评分模块（图1－16－5、图1－16－6）。

a. 模块依据：2017 年复盘式差错分享改革（差错“领导一人讲”到“员工人人讲”，每月 2 场分享会，责任状规定每次不少于 3 个案例分享）。

b. 主要栏目：差错陈述、原因分析、改进措施、管理工具运用、PPT 制作、演讲情况。

c. 功能实现：全员扫码评分，实时完成；可从差错分析、演讲、幻灯等多维度对分享者进行评分，先可快速得出个人差错分享力分值；系统自动汇总计算本月部门的差错分享力分值。

d. 模块特性：分享评分实时性、评分结果个体性、部门评分统计性等。

每月2场差错PPT分享会
当事人、现场
从一个人，到很多人
从总结通报式到现场还原式
评分、跟踪！

图1－16－5　2017 年复盘式差错分享改革

叶佳丽差错分享实时评分
Q1.内容是否符合要求:
事件解决方法是否合理
10
8
6
4
2
事件发生原因还原是否清晰
10
8
6
4
2
如何避免再次发生：内容是否具有可控的操作性
10
8
6
4
2
Q2.有无用到管理方法学
PDCA循环、5W1H、7S管理等
5
4
3
2
1
Q3.PPT制作情况
风格流畅、模版协调，具有美感
5
4
3
2
1
Q4.演讲情况
声音自信、音量适中、吐字清晰、演讲流畅
5
4
3
2
1

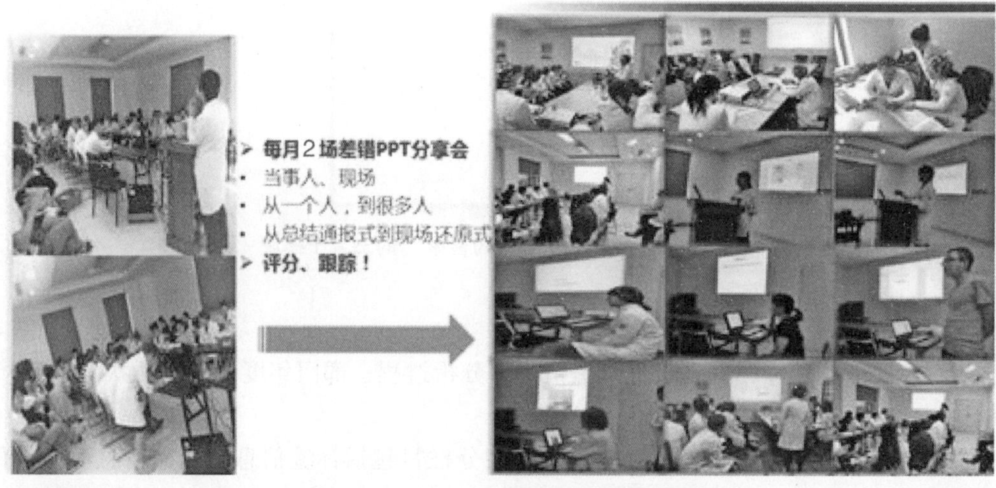

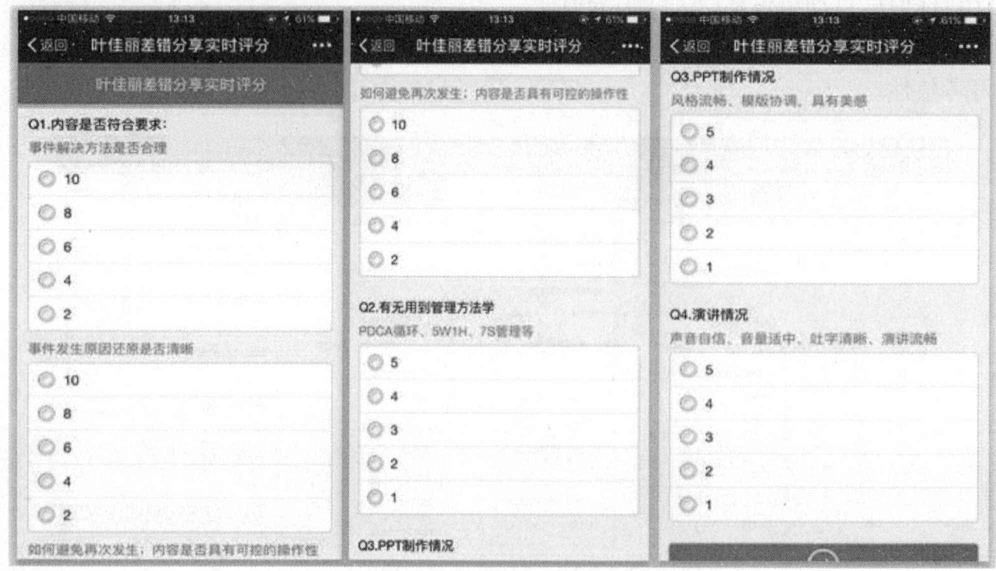

图1－16－6　差错分享力评分模块

（3）差错知晓力评分模块（图1－16－7）。

a. 模块依据：每例差错分享都需出3道密切结合实际差错的题目，分享会当场答题后1个月全员再进行一次测试，“重复测试模式”可让全体员工对以往差错充分熟知。

b. 主要栏目：成长型的题库（每月可累积近20道题目：6次案例分享×3个题目）。

c. 功能实现：个性化和实用性的题库储备，客观评估个人对近期差错的知晓力分值，系统自动汇总计算本月部门的差错知晓力分值，系统自动判别知晓力考核的出勤情况。

d. 模块特性：知晓力评分试题化，试题趣味实用和成长性，知晓力评分便捷性，评分结果个体性，部门评分统计性等。

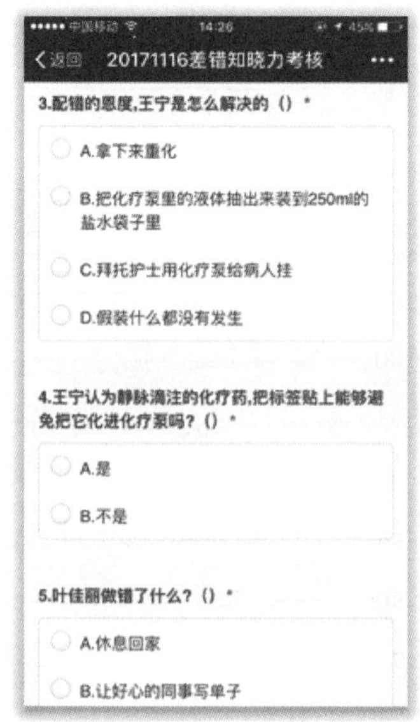

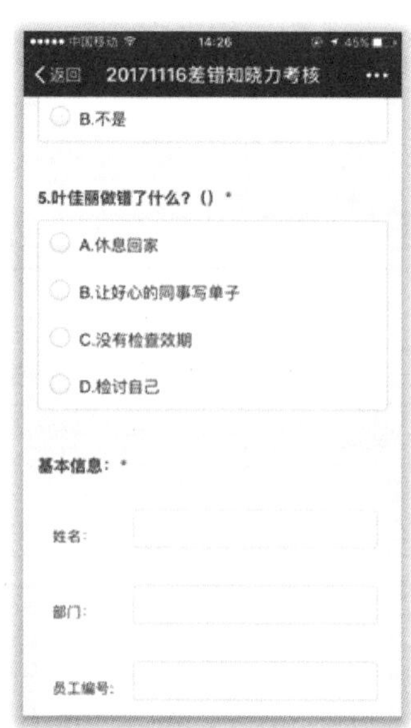

图1－16－7　差错知晓力评分模块

4）后续开发思路：将“安全用药管家”定位于医院层面，打造真正高效服务于全院的安全用药的“大管家”系统，提高相关工作的效率和质量，最终配合实现医院所倡导的行业、医院、科室三位一体的患者安全文化大战略。

（1）横向到边。管家系统开发成多部门、多科室的差错管理系统，最终达到整个科室甚至整个医院差错的宏观管理。

（2）纵向到底。管家系统开发成多领域安全管理的工具，可纵深到药物不良反应、不合理用药等。

二、“安全用药管家”的静配中心防差错文化的应用

（一）静配中心应用获得良好成效

考虑到静配中心的工作需求，基于“安全用药管家”的防差错文化力构建项目首先在静配中心实行。目前效果显著。

（1）防差错文化力显著提升：2017 年 5—6 月的基础测评发现，静配中心文化力（关注力/差错记录、分享力/差错分享、知晓力/差错知晓、投诉率/差错投诉、创新力）只有 42 分，通过改善，7—10 月静配中心文化力均在目标值 85 分以上，其中 10 月已达 95 分（图 1 –16 –8）。

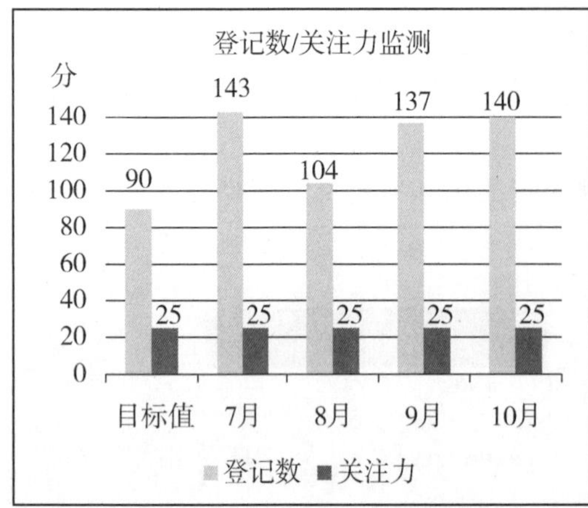

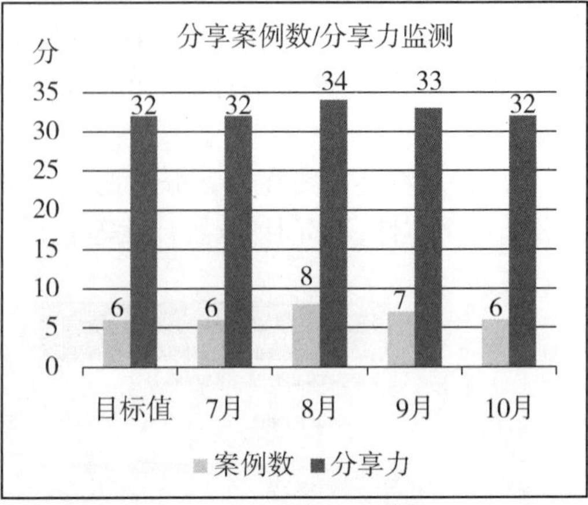

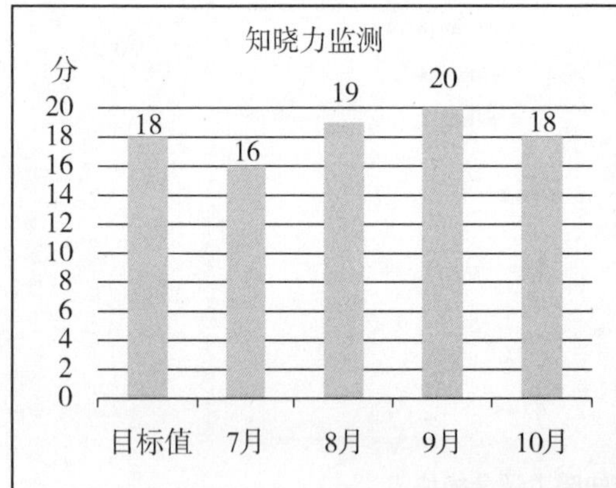

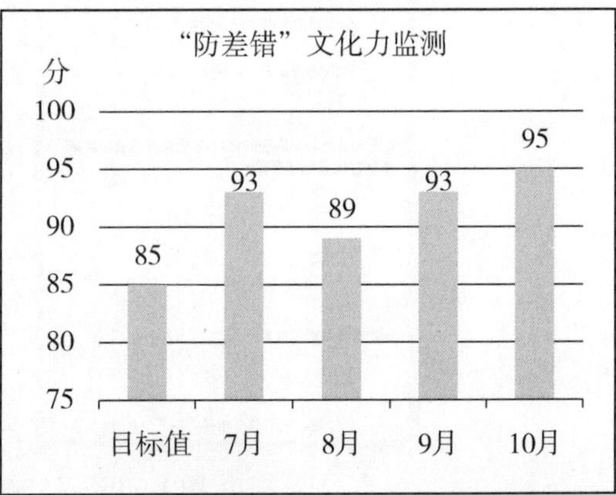

图 1 –16 –8 静配中心防差错文化力改善情况

（2）静配中心外差显著下降：从 2017 年年初外差高发时的 15 起/月降低到 1 ～2 起/月。

（3）良好的综合管理效应使各方满意度提升：科学先进的差错管理使差错的减少并带来潜在和延伸的经济和社会价值，使患者、临床和医院满意。“安全用药管家”务实高效地辅助了差错管理，构建了防差错文化，而且通过项目的实施，整体工作效率提高，PPT、Excel 技能提升，讲演水平提高等，团队的正能量、认同度上升，员工满意度升高。

（二）差错管理整体解决方案在业内获得认可

“安全用药管家”可辅助系统性、便捷性、可量化的差错管理，是一个较为成熟的推广应用项目。其基于手机微信平台，员工接受度高，设计依据管理逻辑，尊重员工体验感，且成本低廉可控，与复盘管理等结合作为差错整体解决方案已呈现较好的推广价值。该项目已在2017年全国品质管理示范医院现场观摩会以及医院兄弟部门、省内外学术会议交流汇报时，得到了充分认可。医院兄弟部门也在医院领导的推荐下来药学部学习参考差错管理。

三、结论与讨论

目前，行业经验多处于差错的现场解决或提出改进措施等碎片化管理的层面，未形成以文化促管理的格局。因此，我们从管理学角度对差错管理进行系统分析，提出防差错文化力构建，实行复盘分享模式以及运用“安全用药管家”信息化手段等所整合出的持续有效、可行业推广整体解决方案在业内尚属于全新的探索性实践，尚未见相关的研究报道。

我国台湾地区医疗机构所重视的安全用药网页具有通知公告和业务宣教等功能，偏业务属性。我们的“安全用药管家”偏管理属性，更多的是提供辅助差错管理的信息化工具。通过改善，本院静配中心文化力均达到目标值85分以上，且外差显著性下降，各方满意度提升。实践证明，“安全用药管家”可辅助系统性、便捷性、可量化的差错管理，构建防差错文化，有良好的综合管理效应以及延伸的经济和社会价值，且开发成本低廉，便于推广应用。该差错整体解决方案在2017年全国品质管理示范医院现场观摩会以及省内外学术会议交流汇报时，得到了同行的充分认可。

未来，我们还将以“横向到边”（“管家”应用到多部门差错管理）、“纵向到底”（“管家”纵深到不良反应、不合理医嘱等多领域管理）的思路，打造服务于全院的安全用药“大管家”，最终配合实现医院所倡导的“行业、医院、科室”三位一体的患者安全文化大战略。

（浙江省人民医院　赵红英　张国兵）

17 互联网+中药饮片代煎配送服务的监管体系构建

一、背景与现状

在国家大力发展中医药政策的推动下，使用中药汤剂的患者日益增多。而现代人群生活工作节奏加快，传统的家庭中药煎煮模式已不适合居民的实际需求。因此，医疗机构代煎药服务量呈现出快速增长的态势。第三方机构中药饮片代煎配送服务可发挥集约化、规模化、自动化生产等优势，克服医疗机构煎药场地和人员有限等实际困难。2015年，《浙江省中药饮片代煎服务工作质量管理规范》（以下简称《规范》）出台，指出医疗机构在自身煎药服务能力不足的情况下，可委托本省有相应资质的中药饮片生产和经营企业等第三方机构（以下简称“企业”），依据操作、质控等要求提供煎药服务；同时规定卫生管理部门和医疗机构对代煎服务的各环节质量保证情况进行监督。然而截至目前，医疗机构尚未形成符合实际需求的可持续开展的监管机制，监管后的考核也缺少管理闭环，企业对《规范》的依从性尚存不足，患者代煎配送的服务需求未能得到充分满足。基于此，浙江省人民医院于2018年3月组建了中药房、中药体验师、代煎企业、物流公司共同参与的中药饮片代煎配送服务项目改进小组，围绕医疗机构代煎配送服务的监管、考核及患者用药监管三方面内容，分别提出改进措施，取得了良好成效，为加强代煎配送服务质量安全管理、提升中医药服务能力和水平提供了新思路。

二、方法与流程

我院以《浙江省中药饮片代煎服务工作质量管理规范》和企业煎药质量电子监控技术为基础，运用“互联网+”技术和互联网思维，构建了中药饮片代煎配送服务“三位一体”监管体系。同时，构建从监管到有效考核，再从考核到有效转化的监管考核闭环，实施全程管理。医院还进一步将中药饮片代煎服务的监管延伸，实现对患者用药的监管。体系架构见图1-17-1。

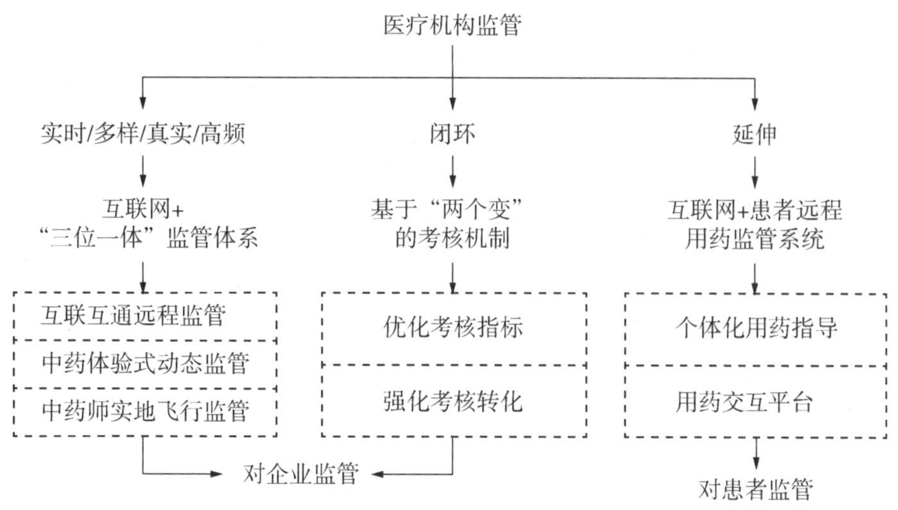

图 1－17－1　医院中药饮片代煎配送服务监管体系构架

（一）互联网＋中药饮片代煎配送“三位一体”监管体系

1. 互联互通的远程监管

基于企业智慧煎药系统和物流公司智慧配发系统，本院联合开发了医院端的“药房管家”系统和患者端的微信查询系统，可支持数据的互联互通，实时共享企业煎药、配送各环节信息，实现全过程的远程溯源监管。同时，利用互联网云视频技术，医院端可随时按需调取企业的监控视频，协同佐证质控数据的真实性，对代煎服务实现全过程远程透明监管（图 1－17－2）。

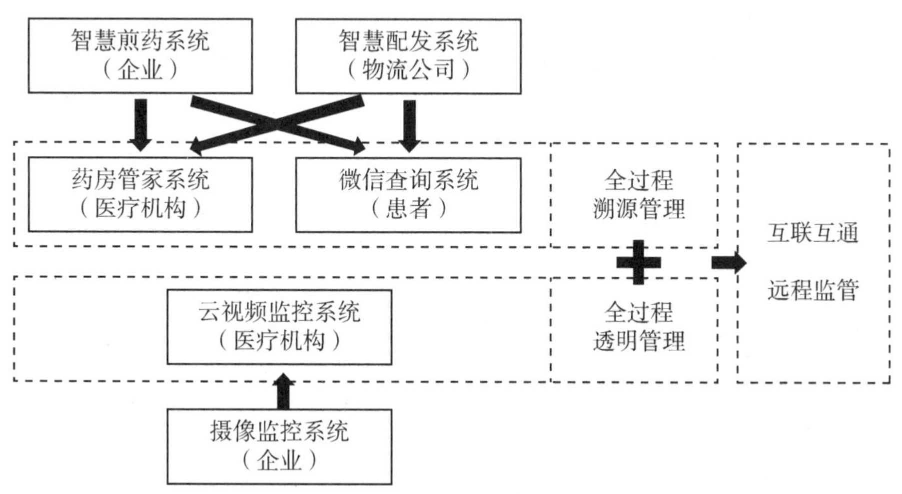

图 1－17－2　医院远程监管代煎配送服务全过程

医院中药师每天随机抽查中药饮片代煎处方 20 张，针对环境和卫生（如穿戴洁净工作服、帽，每剂煎药结束都应进行设备清洗等）、配方准确（调配的饮片和处方一致）、特殊煎煮方式（如先煎、后下、包煎、另煎等）、浸泡时间（不少于30分钟）、煎煮浓缩时间（根据不同类药物属性有具体标准）、配送时间（根据服务承诺）6个质控要点进行远程监管，并进行考核打分。单张饮片处方的整个远程监管平均不超过10分钟，具有可操作性。其中，特殊煎煮处方是远程监控的重点。通过医院信息管理系统（HIS）快捷筛选出特殊煎药处方，进入医院端的“药房管家”系统，在“药品明细”界面可查看企业实时上传的配方实物照片，根据处方远程核查配方准确性；在“操作记录”界面可查看各步骤的操作时间和人员信息，连接视频进一步核实操作是否符合规范；在“物流单号”界面可查看配送时间节点，评估代煎配送耗时是否符合服务承诺。另外，患者可进入微信查询系统，亦可快速查询煎煮和配送进度，信息开放，沟通前置，让患者更加省心、放心。

2. 中药体验师动态监管

用户思维是互联网时代最核心的思维，体验至上，主动对接需求端口，探索实践新模式。自2017年，我院从日常投诉较多的患者中动态选聘20位中药体验师，每月主动向体验师收集关于口味（无变味）、颜色（每包煎药之间无色差，同一张处方2次煎药之间无色差）、装量（一般每剂按2份等量、足量分装，无鼓包）、包装（密闭，药液不可外漏，标签信息必须与处方上一致）、快递（根据服务承诺）、疗效6个质控要点的意见和建议。此监管机制推动了医院从被动接受患者投诉到主动征求意见的职能转化，实现了患者从投诉者到合作者的角色转变，患者、医院、企业共同参与代煎配送服务改善，形成了良好的医患关系。医院还将从退休中药师、中医师中选聘部分专业的中药体验师，进一步充实中药体验师实践，达到代煎配送服务监管的多样化。

3. 中药师实地飞行监管

针对原先以年度为周期的定期检查评估监管效力不足的问题，2018年起，医院调整管理，实行高频度监管，即每月至少实施1次企业实地飞行检查。依据《规范》中的考核表，逐步完善标准，其中，各项资质（如设施设备、人员、饮片、物料的资质相符性）、相关制度（各项制度和标准操作规程的完整性）、培训情况、饮片质量（饮片是否符合有关质量要求，有无虫蛀、霉变等质量问题）、饮片称量（误差不超过总量的±2%，抽查10张处方）、煎药收得率（不得低于90%，抽查10张处方）6个质控要点是重点考核的内容。定期实地飞行监管提高了监管的真实性、有效性，弥补了中药师远程监管和中药体验师监管的不足。

（二）中药饮片代煎配送考核机制

1. 优化考核指标

优化考核指标可推动代煎配送服务从监管到有效考核的转变。2018年3月，本院对企业的考核从单一的“患者满意度”指标调整为多维度的考核指标。其中，最主要的是企业代煎配送考核分，即以“三位一体”监管体系中的18个质控要点为核心，质控考核按远程监管40%、体验师监管30%、飞行监管30%的权重计算所得。目前，“三位一体”监管已纳入医院常态化的药事管理质控体系，中药房定期汇报企业代煎配送考核分等指标。

2. 强化考核转化

从考核到有效转化，是实现中药饮片代煎配送服务监管考核闭环的重要举措。既往的患者满意度和年度检查评估结果，对代煎企业缺乏制约。2018 年 3 月后，医院不定期与 2 家合作代煎企业进行座谈，反馈考核结果，督查整改。同时，借助多维度的考核指标加大考核结果的转化力度，将考核结果与业务份额、回款周期等紧密挂钩，并作为下一周期医院饮片招标评分的依据。

（三）互联网 + 中药饮片患者远程用药监管系统

开展中药饮片用药指导工作，可以提高患者用药的依从性。目前，医疗机构针对患者中药汤剂的专业化、个体化用药监管和服务实践非常缺乏。基于此，我院进一步向患者延伸中药饮片代煎配送服务的监管范畴，利用互联网 + 技术，分阶段构建中药饮片患者远程用药监管系统。此系统可精准地向患者推送图文结合的中药饮片处方、饮片详细介绍以及服用时间、方法、各类禁忌、不良反应、贮藏要求等内容；构建用药交互平台，对患者精准地进行用药时间提醒，患者可方便地回填用药登记、反馈用药体验等。

三、实施成效

监管体系的创新构建和逐步实施，提升了我院对代煎配送外包的监控能力，提高了中药代煎服务质量。2018 年，第三季度针对中药饮片代煎配送的患者投诉总量较第一季度下降 74. 7%，患者关于代煎配送的满意度从 85. 5% 提高到 96. 4%，代煎企业考核分从 2018 年 3 月的 76 分，提高到 9 月的 86 分。另外，2019 年根据实际考核情况，依照规范的程序，医院已调整与 2 家企业的合作关系。通过加强监管，倒逼合作企业加速厂房更新、设备升级、技术革新。合作企业中一家已经开发成功智慧化煎药机，并对药房管家和视频系统进行了升级，煎药质量和速度都有了很大提高，也更有利于我们“互联网 +”的监管；另一家已开发成功智能化煎药系统，从配方到煎药都做到了自动化，大大节省了人力资源，也方便了我们互联网 + 的监管。同时，该项目还引发了行业对中药饮片代煎配送服务的关注，推动了浙江省医疗机构中药代煎配送服务监管体系的完善和质控标准的细化。

四、持续改进

成立中药饮片代煎配送服务质量改进小组，成员包括医院中药房负责人、第三方代煎企业负责人和煎药房负责人、快递公司区域负责人及各部门的质量管理人员，建立微信沟通群，对患者的投诉及“互联网 +”监管中发现的问题立即进行处理解决，并分析原因整改提高。中药房每季度对中药代煎中存在的问题进行分析，并制订整改措施，

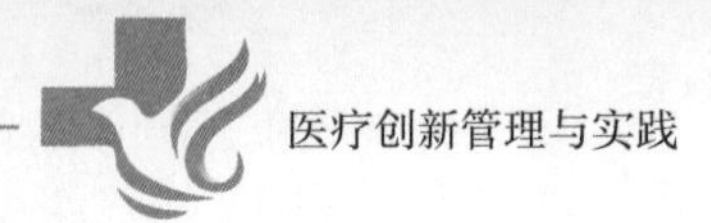

定期进行各管理制度和标准操作规程的修改，不断提高中药代煎的质量和配送服务能力。

加大对企业的考核力度，进一步细化考核标准，如通过探讨建立“一票否决”条款以及与卫生监管部门协同建立企业溯源追责机制等，切实降低中药饮片代煎、配送、使用等环节的风险，保障用药安全。

该案例获得进一步改善医疗服务行动计划2018全国医院擂台赛第二名（银奖）。

（浙江省人民医院　张国兵　宗永辉）

18 基于“互联网+人工智能”的互联网医院建设

一、背景与现状

随着我国经济的飞速发展和人民生活品质的巨大改进，人民日益增长的医疗服务需求更加突出，但我国医疗领域长期面临的资源匮乏、分布不均匀、配置不合理等问题导致供求问题日益尖锐。如何进行医疗体制改革，切实解决“看病难”和“看病贵”成了当今社会亟须解决的问题。“十三五”规划纲要明确提出了“健康中国”的目标及发展路线。以农村和基层为重点，加强医疗卫生服务体系建设，推动健康领域基本公共服务均等化，大力改善公共卫生服务的可及性，逐步缩小城乡差距，促进城乡融合发展。我国农村人口数量多，分布广，增大了公共卫生服务覆盖的难度。应用“互联网+医疗健康”，能较好解决此矛盾，表现为打破原有地理限制，缓解患者在传统诊疗模式中事前缺预防、事中体验差、事后缺跟进的问题。根据《国家卫生和计划生育委员会关于推进医疗机构远程医疗服务的意见》文件精神，2015 年 6 月 29 日，广东省第二人民医院与广东阳山县人民政府签署协议，共建“医疗卫生服务共同体”，成立广东省第二人民医院阳山医院集团。根据“省强基创优行动计划”的总体要求，充分利用广东省第二人民医院的网络医院优势资源，着力打造以网络医院为触手的省、县、镇、村医疗服务一体化精准帮扶的“阳山模式”，2017 年底，13 个乡镇卫生院及 159 个村卫生站已全覆盖。

为充分发挥网络医院的作用，推进分级诊疗的落实，2018 年 1 月，我院升级网络医院服务内涵，使其更适应于不同层次单位的需要，通过网络医院组建了阳山县域内省、县、镇、村四级专科联盟，成立了阳山县远程医学中心，实现了省—县—镇—村四级实时的病例会诊和学习讨论，使得技术帮扶一体化，远程培训同质化和碎片化，基层医生诊疗能力大力提升，广大患者能够在家门口享受到上级医院优质医疗资源，取得了良好的社会效益。目前，网络医院已拓展到骨科、心内科、眼耳鼻喉科、放射科、妇科、产科、神经内科、远程心电、远程影像、远程超声等专科，标志着进入阳山县远程医学“2.0 时代”。

2018 年 4 月 28 日，国务院办公厅印发《关于促进“互联网+医疗健康”发展的意见》，其中在健全服务体系方面，包括推进“互联网+人工智能”应用服务。为进一步打通阳山县远程医疗“最后一公里”，2018 年 7 月，在广东省卫生健康委员会的部署下，“互联网+健康扶贫”AI 医生村村通项目在阳山县 55 个省定贫困村中全面铺开，经过 1 年多的运行，已取得可喜成效。随着人工智能与大数据技术的不断推进以及人们对医疗服务需求的持续增长，“人工智能+医疗”将成为解决医疗资源不足、提升医疗领域生产的重要推动力。人工智能辅助医疗诊断系统凭借现代化的技术和手段模拟医学

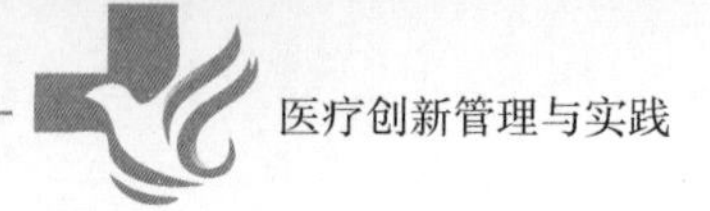

专家的临床诊病思维和推理判断过程，自动化分析计算数据，提供临床决策支持，成为临床诊断、治疗、预防和管理的有效辅助工具，同时有助于缓解医疗资源分配不均和专业医疗人员配备不足等问题，逐渐成为影响医疗行业发展、提升医疗服务水平的重要因素。

二、方法与流程

鉴于“互联网＋医疗健康”在提升基层医疗卫生水平，助力健康扶贫上有着巨大的优势，桌面对桌面模式的远程医疗仍然存在一定的局限性，一些交通不便的偏远山区，距离村卫生站路途遥远，村里行动不便的老人也很难来到村卫生站进行远程会诊。我院在阳山县55个省定贫困村中全面铺开“互联网＋健康扶贫”AI医生村村通项目，创新了“互联网＋人工智能”的健康扶贫新机制，为实现高水平高质量脱贫奠定坚实基础。

（一）方法

“AI医生”实际上是一个手机App软件“叮呗”，并配备一套便携式设备，用于采集患者心电图、血压、血糖、血氧、脉率、体温等基本的健康信息。目前，“叮呗”已经覆盖了300多种常见病，囊括了普通社区医院日常诊断的90%的病种，达到中级以上医师（相当于临床主治医师）专业水平，汇集整理了11.8万多条医学词条、3 674种疾病、5 375种临床表现、4 495个化验指标、1 773个检查标志物、180万条医疗知识点的相互关联经验、456份单病种临床指南、3亿份三甲医院医疗病历等，构建了庞大的中文医疗词库和医疗知识图谱。“AI医生”App安装在村医的手机上，不仅解决了村医想看而不能看的病，更解决了村民想解决而村医不能解决的病。如果遇到村医难以判断的情况，只要根据村民的症状描述在手机上一步一步问诊，“AI医生”就能帮助辅助诊断，准确率高达95%。除了西医，也开通了中医智能问诊功能，还开通了智能皮肤辅助诊疗系统，通过皮肤扫描等能为98种皮肤病看诊。同时，“叮呗”还配备了远程心电，村医上传心电图于阳山县远程心电诊断中心的后台，15分钟就可以收到诊断报告。经过“AI医生”辅助诊断后，如果村医还是拿不准，还可在App中输入文字病情描述、拍照、录制视频、采集音频等信息，通过App把这些信息全部推送给云端的广东省第二人民医院网络医生来进一步帮助诊断，相当于网络医院从电脑到了手机上。

村医还可以在手机上的“医生移动工作站”直接开出处方。目前，我们根据阳山村医面临的多发病、常见病制订了药品库，医生可以根据实际需要自建药品库，方便处方管理与村民健康流程全记录。“AI医生”大大拓宽了基层诊疗范围，可以快速诊疗，村民也不用动不动就往镇上或者县里跑去看病。“AI医生”操作便捷，仅需在个人手机上下载App，借助医疗可穿戴设备，成为村医诊疗服务的智能工具，参与家庭医生签约、慢性病管理、疾病诊治、电子病历、电子处方、设备检查、药品服务、工作考核等，联通乡村健康监测设备包，成为村医信息化应用的小HIS，接入我院互联网医院，实现优质资源下沉、远程诊断落地、智慧医疗助力、提高贫困地区卫生服务能力。

乡村留守老人多，慢性病特别是心血管病急性发作越来越多，早预防、早确诊、早治疗非常必要。但目前基层心电诊断医生较缺乏，远程心电延伸到乡镇卫生院和村医站还不够，继向医生开放“叮呗”AI医生之后，本院还拟面向大众推出“叮呗健康”，搭建全民健康平台。

（二）就诊流程

就诊流程见图1-18-1。

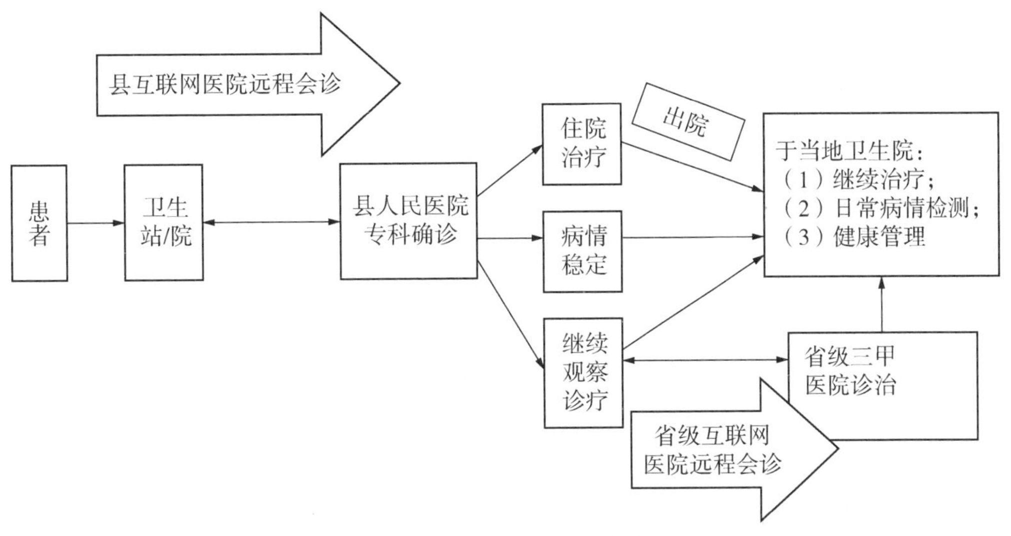

图1-18-1　AI医生就诊流程

（三）双向转诊流程

双向转诊流程见图1-18-2。

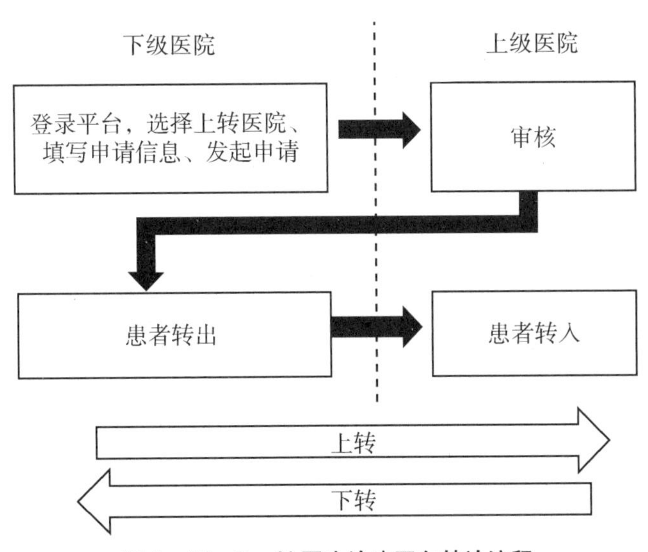

图1-18-2　AI医生诊疗双向转诊流程

三、实施成效

广东阳山县55个省定贫困村作为全省首批试点单位，项目取得可喜成效。据统计，2018年7月至2019年12月底，“AI医生”诊疗8 316例，其中86例疑难较重患者转诊到我院进行治疗，并开展3轮集中培训和1轮精准一对一培训，共计培训220人次。

“AI医生”已成为村医好老师、好帮手，使得村医诊疗能力不断提升，基层全科医师“守门人”的作用增强，双向转诊更加有序进行。

《人民日报》《清远日报》《健康报》相继现场采访并给予报道，广东省卫生健康委员会、中国红十字基金会、中国研究型医院移动专委会、美国约克大学、澳大利亚悉尼科技大学等相关领导和专家前来参观调研。2019年9月，项目再次升级，广东省卫生健康委员会为全省2 277个贫困村卫生站全部配置智能健康设备包（其中阳山县60个村医站纳入该项目），实施健康扶贫“AI医生进乡村”项目，并作为广东省十大民生项目之一，着力解决贫困村卫生站医疗设备不足、村医诊疗水平不高、村民看病不便的问题，为我省乃至全国“人工智能+医疗”在基层的广泛推进提供基础。

四、持续改进

“AI医生进乡村项目”成为解决医疗资源不足、提升医疗服务水平的重要推动力，有必要进一步根据基层需求，进一步迭代升级，更加适应基层医生需求；建立基层医疗质控平台，规范基层医生医疗质量。同时，建立医疗服务质量关键指标，对医疗服务质量评价方法进行创新，实时监护医院服务质量的运行，为人工智能辅助诊疗系统和基层医改政策的深化提供重要的决策依据，为我省乃至全国“人工智能+医疗”在基层的广泛推进提供基础，助力分级诊疗政策的落实和健康中国战略的实施，更好地满足群众日益增长的医疗卫生健康需求。

参考文献

[1] 付泉. 中国互联网医疗发展研究［D］. 武汉大学，2017.

[2] 杜薇，常悦. 乡村振兴战略背景下农村“互联网+医疗健康”模式构建探讨［J］. 中国农村卫生，2019，11（1）：16-18.

[3] 国家卫生和计划生育委员会. 国家卫生和计划生育委员会关于推进医疗机构远程医疗服务的意见［J］. 中国医疗管理科学，2014，（3）：5-6.

[4] 国务院办公厅发布《关于促进“互联网+医疗健康”发展的意见》［J］. 医学信息学杂志，2018，39（5）：94.

[5] 崔有文，居益君，陈露，等. Watson人工智能在大型综合医院的应用实践［J］. 中国数字医学，2018，13（3）：47-49.

[6] 李军莲，陈颖，邓盼盼，等. 国外基于人工智能的临床决策支持系统发展及启示［J］. 医学信息学杂志，2018，39（6）：1-6.

（广东省第二人民医院　张刚庆　任妮娜）

19 以日间医疗为核心，构建新型医疗服务模式

一、背景与现状

上海交通大学医学院附属仁济医院是国内最早开展日间手术的医院之一。2005 年，日间手术在我院泌尿外科开始试点；2007 年，我院西院区最早开设独立的日间病房；2008 年起，除神经外科和心外科，所有手术科室全部开展日间手术；2012 年，年日间手术量超过 1 万例；2013 年，在各院区建立了隶属于医务处的日间手术中心，管理从“分散式”转变为“集中式”；2014 年，病房化疗亦向“日间”模式转型；2015 年，医院在国内首次提出“日间介入”概念，将 24 小时内出入院的住院介入治疗纳入日间医疗体系；2016 年，医院日间手术 30 844 人次，占择期手术的 40.1%，日间化疗患者 11 970 人次，手术科室手术率达 92.95%，共完成日间介入 4 666 人次，日间医疗各病种平均住院费用比普通病房下降 5.1%～16.2%，特别是均次药费，比普通病房下降 10.4%～25.6%。经过多年的实践，仁济医院日间医疗的理论研究和实践工作已成为国内医疗管理领域该项目的引领者，先后接待了来自全国上百家单位同行参观学习，成果应用遍及北京、河南、新疆、广东、四川、湖南、云南、福建、安徽、江苏等地。

二、方法与流程

（一）日间医疗服务规范流程的构建与再造

医院日间医疗采用“集中化管理”模式后，医院在充分调研的基础上，对日间医疗服务规范流程进行构造与再建，从患者、医师、病种、术式的准入标准，患者的入院前评估、麻醉评估、治疗前评估、出院前评估，到患者的入院前告知、治疗前告知、治疗后告知、出院前告知，以及入院前、入院后电话通知随访等，各环节做到无缝连接。创新设立日间医疗管理中心成为为日间医疗患者提供服务的枢纽站，是整个日间医疗流程管理的核心部门。日间医疗管理中心设置出入院结账处、接待窗口、公共活动区域等，以承担入院评估、办理入住手续、健康宣教、治疗前准备、治疗前化验检查核对、治疗申请安排、办理出院以及治疗后随访等职能；承担所有日间医疗过程中关键信息管理，起到总协调的作用，确保门诊医师、手术医师、病房专科医师、麻醉医师、病房护士、随访护士的密切配合，同时保证门诊、检查、评估、麻醉访视、手术、治疗、围手术期的照护等各诊疗环节的连续性和信息传递的真实性。

（二）日间医疗管理的信息化建设

1. 日间医疗管理信息系统

2013 年，日间手术管理运作模式从“分散式”转变为“集中式”，充分挖掘医疗潜

能，再造日间手术管理流程，加强日间手术综合管理，自主创新设计了日间医疗管理信息系统，并获得软件著作权证书。在门诊“一站式”服务的基础上，将日间医疗患者门诊和住院信息系统互相关联、贯通，将日间医疗、日间病房进行相对独立管理；建立日间医疗管理中心信息模块，并将其与日间病房护理工作站进行“虚拟化”关联管理；在门诊医生工作站模块增加日间医疗准入制度标准，如病种限制、手术限制等。同时，建立日间医疗医生资质管理，也可以预约治疗时间和入院申请；在日间医疗管理模块通过建立入院评估、治疗预约确认、入院通知、健康宣教、治疗前准备、治疗前医技查询、治疗后评估、办理出院、治疗后随访等信息化支撑内容，将门诊、病房、手术室相关部门整合；在日间医疗手术模块中建立手术申请排班、日间手术记录、手术麻醉记录、计费管理、手术包管理等内容。建立以患者为主索引的医院日间临床数据中心，整合门诊、病房、护理、检验、影像各异构系统之间的数据，在系统上实现日间医疗管理信息流转。从根本上对原有的日间医疗和日间病房的管理模式进行重新构造，通过构建新的合理信息化过程，以达到改善医疗质量、提高医疗效率和降低医疗成本，使得患者、医护人员和医院管理人员三方满意。

2. 日间病房床位自动分配系统

我院在国内首创建立日间病房床位自动分配系统，真正意义上将日间医疗病房床位变成“公共平台”，成为日间医疗管理模式中一大亮点。日间病房每天的床位资源就像电影院的座位，当医生在门诊工作站向系统提出床位申请时，就能在屏幕上看到如同电影院购票机上显示的座位空余情况图一样，医生可以根据患者和自己的实际需求，选择任意一天的任意空床来收治患者。由于明确界定日间手术的范围、严格执行患者准入制度，进入日间病房的患者都将在 24 小时内出院，如果患者不能按时出院则将转至相应科室的普通病房，所以从理论上说，在日间病房不会产生压床现象，这将极大提高病床的周转率。此系统的特点是“床位不固定，完全开放，先到先得”，大大提高了青年医生的积极性和主动性，将床位资源的分配的管理权从以往带组主任的“把控”改变为按需分配、先到先得、公平利用。一批患者口碑好、业务能力强的青年医生通过日间手术平台脱颖而出，从而服务更多的患者。

3. 日间手术排刀预约系统

通过管理手段与信息技术支撑，让每天上午 8:30 第一台手术准时划刀不再成为一纸空文，让手术室的麻醉师、手术护士在第一台手术开始前不再长时间等待，措施得到了临床一线的一致赞同。同时，通过排刀预约系统功能的衍生，日间病房能基本确定每位患者的大致手术时间，也就可以妥善地确定大部分患者的预约入院时间，降低患者入院后等待手术和治疗的时间，日间手术管理中心可以实现每日分时段预约患者入院，进一步提高患者满意率，提高日间手术运行效率。

4. 日间医疗医院—社区跟踪随访管理数据库

日间医疗患者的随访数据库，所包含的项目信息：①患者的基本信息，如姓名、性别、出生日期、职业、民族、联系电话、家庭住址、所属社区等；②日间医疗相关信息，如治疗日期、治疗方案、手术名称、手术日期、主要检查、出院诊断、病理诊断；③出院医嘱相关信息，如伤口引流物管理、出院用药、复诊预约时间、电话随访登记等；④出院后随访、健康状况和生活质量评定信息，如随访日期、患者的症状、体征及PS评分、所采取的治疗或处理等；⑤后续治疗情况信息、再入院情况登记等。基础数据来自患者出院病案首页自动关联生成，信息登录记载医院部分由医院日间手术管理中心负责，社区部分由负责随访的社区服务中心专职接诊护士管理，负责收集整理患者的相关随访资料录入。

（三）日间医疗质量和安全保障体系规范化

我院构建了日间医疗质量和安全保障体系：

（1）质量安全保障制度，包括“三个准入标准”（医生、手术/治疗、患者的准入标准和制度）、“三个评估标准”［患者入院前评估、治疗前（麻醉）评估、离院前评估制度］、“三个应急预案”（住院期间应急抢救预案、住院期间会诊转科预案、出院后应急预案）。

（2）质量与安全监控指标体系。客观指标：入院前爽约率、手术/治疗当日中止率、非计划手术/治疗后延迟出院、非计划二次手术率、7天内非计划再住院率、30天再住院率、术后30天内死亡率、转科率等指标。主观指标：患者就诊满意度、生活能力恢复等。通过监测数据反馈迅速识别和处理日间手术病房质量与安全管理中的缺陷，最低限度减少患者受到的影响，保障就诊过程的安全。

（3）加大日间手术的质量与安全管理的宣传教育。创建日间手术安全文化，从制度到文化保障医疗质量与安全。注重教育和培训：一方面，要对医护麻各类人员定期进行专业技术和技能的培训。另一方面，强化各种安全制度和法律法规教育；基于对日间病种的规范化，路径化管理，能及时报告，并对系统做出医疗质量持续改进而非惩罚个人；定期召开日间手术医护麻管联席会议，保持良好的团队合作以及有效的沟通交流；推广品管圈实践活动，进一步改进和提高医疗服务质量。截至目前，我院日间医疗患者未出现严重死亡病例。

（四）日间医疗病种术式结构的调整转变

我国日间手术刚处于发展初期，在许多开展日间手术的三甲医院，日间病种和手术术式仍局限在一些中小手术，即一、二级手术。这与三甲医院应当致力于解决危重复杂疾病的方针相矛盾。而国外发达国家日间手术占比很高，并不局限于中小手术。我院自2013年起转变理念，走在全国同行的前列，逐步调整手术病种术式结构，鼓励开展微创手术，实行“重点手术”“重点病种”收治的绩效倾斜政策，以实现三级医院功能性的结构调整转变。我院改变以往单纯考核日间手术数量的模式，尽量缩小简单的Ⅰ级小手术占比，鼓励在日间手术开展相对复杂的二、三级手术，并实行引导型绩效鼓励政策，成效显著。我院通过信息化手段建立病种术式准入、手术医师准入机制：严格界定日间手术范围，杜绝不合理、不必要的门诊手术进入日间病房。2015年，本院开展的日间手术术式达253种，2016年增加至309种。日间手术三、四级手术术式由原先的126种（45.2%）提升至164种（64.8%），手术占比从2012年的20.1%上升至2016年的51.7%（图1－19－1）。目前，腹腔镜胆囊手术（无其他合并症）、甲状腺良恶性肿瘤手术、疝气手术等均规定在日间手术开展，部分胆道手术、关节镜手术、视网膜眼底手术、腹腔镜下肾脏肿瘤手术、泌尿系统结石手术、腹腔镜下妇科肿瘤手术等均在日间手术开展。根据上海申康医院发展中心绩效简报统计数据分析，在上海三级综合性医院手术结构横向分析比较中（图 1－19－2），我院的三、四级手术完全没有因为开展日间手术而减少，仅次于上海中山医院，位列第二。

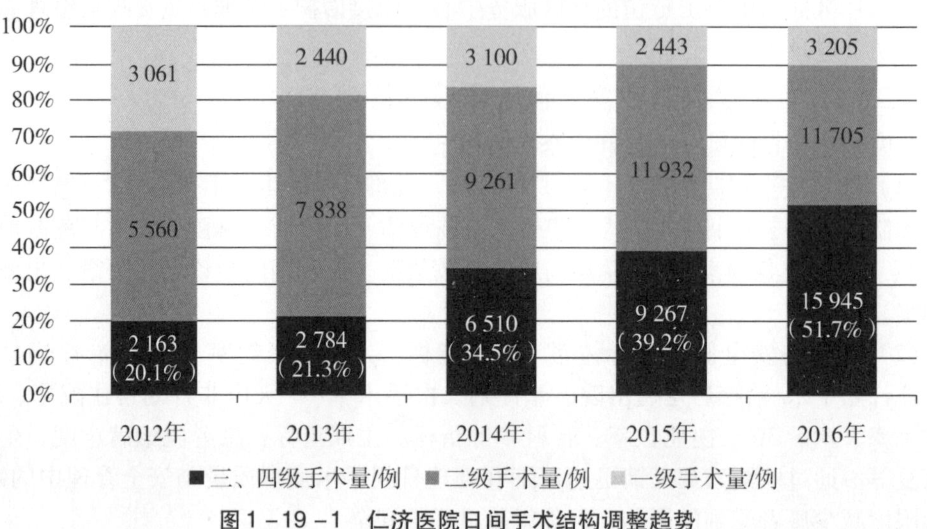

图 1－19－1　仁济医院日间手术结构调整趋势

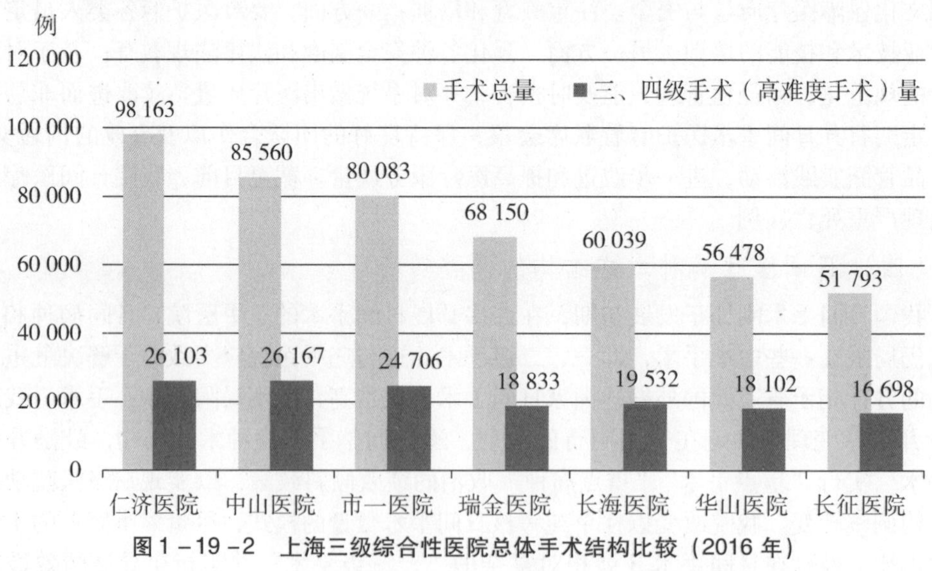

图 1－19－2　上海三级综合性医院总体手术结构比较（2016 年）

（五）加速康复外科理念和技术应用于日间手术实践

医院组建包含了医、护、麻人员的加速康复（enhanced recovery after surgery，ERAS）团队，建立了日间手术的加速康复和疼痛管理的规范和实施指南，加强围手术期疼痛管理。ERAS 方案的有效实施需要依靠外科、麻醉和护理等多学科的有效协作，在术前、术中及术后应用各种加速康复方案，减少手术应激及并发症。围绕加速康复，团队积极开展疼痛管理，医护麻协作，探索构建贯穿诊疗过程的无痛化病房管理模式，即入院医护宣教—术中多模式镇痛—术后疼痛评分（药物干预）模式。

（六）日间手术中心与社区卫生联合的模式的实施

遵照国家“大力发展社区卫生服务”和“建立城市医院与社区卫生服务机构分工协作机制”的要求，通过优化管理模式，提高医疗资源的利用率。通过与医院附近的社区卫生服务中心签订合作协议，构建日间手术患者—医院—社区一体化医疗护理服务网络和“三个协作”机制，包括双向转诊机制、患者日间手术后随访观察机制、社区医护人员培训机制。

三、实施成效

经过医院相关数据统计比较，日间手术病种的平均住院费用比原先在普通病房治疗下降了5.1%～16.2%，特别是均次药费，由于患者住院时间缩短、补液量显著减少、术后康复以口服用药等为主，住院均次药费比原先在普通病房治疗下降了10.4%～25.6%，大大降低了患者的医疗费用，为改善患者“看病贵”的问题提供了行之有效的途径。根据上海申康医院发展中心绩效简报数据，我院纳入日间医疗的病种中，2016年，上海34家三级甲等医院在甲状腺恶性肿瘤手术方面均次费用为16 852元，我院为15 182元；全市三甲医院腹腔镜胆囊切除术均次费用为18 665元，我院为15 353元；全市三甲医院玻璃体视网膜手术均次费用为16 348元，我院为13 402元；全市三甲医院心内科冠状动脉支架植入术均次费用为54 864元，我院为52 784元。

当前，我院日间医疗规模位于国内前列。根据中国日间手术合作联盟（China Ambulatory Surgery Alliance，CASA）统计数据，截至2016年年底，全国日间手术占择期手术的比例约11%。据上海申康医院发展中心统计，上海完成日间手术病例14.37万例，占择期手术的18.24%，而我院2016年完成了30 855例，占医院择期手术比例达到40.10%，翘首国内三级综合性医院。但是与欧美国家相比仍有一定的差距，本院目前已经开始调整未来发展策略，注重结构调整，逐步提升日间手术中三、四级手术的占比。同时，医院整合同步发展日间化疗，引入“日间介入”概念。目前，国内医院日间医疗的发展仍处于初步认识、探索阶段，而我院日间医疗的发展已经进入基本成熟、高速发展、向欧美国家靠拢的阶段。

四、经验总结

（一）制度流程建设完善到位

采用“集中化管理”模式后，我院日间医疗对服务规范流程进行构建再造，各环节做到无缝连接，并创新设立日间医疗管理中心，构建了规范化的日间医疗质量和安全保障体系。截至目前，我院日间医疗患者未出现严重死亡病例。目前，国内各级医院日间医疗制度流程水平参差不齐，我院日间医疗相关制度流程建设完善到位，并已成熟实践运用。

（二）软件硬件设施配备齐全

我院日间医疗的软硬件设施、配备齐全，各院区独立的日间手术合计120张床位，

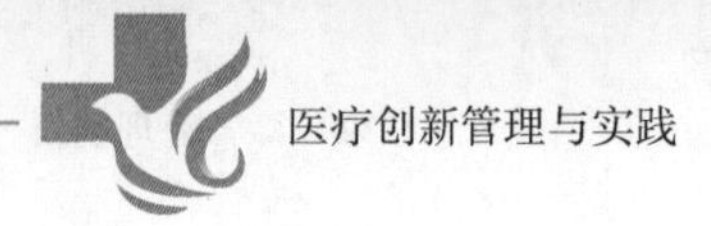

开放日间手术室 12 间、日间化疗床位 58 张、日间介入床位 14 张，设立专门的日间医疗管理中心，各日间病房均设立独立的护理单元，作为公共平台向全院开放。

（三）信息技术支撑创新全面

2013 年，我院自主创新设计了日间医疗管理信息系统，并获得软件著作权证书。在门诊“一站式”服务的基础上延伸，将日间医疗患者门诊和住院信息系统互相关联、贯通，将日间医疗、日间病房进行相对独立管理。建立日间病房床位自动分配系统；日间手术排刀预约系统，实现患者每日分时段预约入院，提高运行效率；建立日间医疗医院—社区跟踪随访管理数据库，使患者处院后管理更加规范、有效。2019 年引进 AI 术后随访系统，使得烦琐的随访工作更为高效有序，把患者安全延伸到了院外。

综上所述，我院经过多年的实践，通过加强日间医疗综合管理，为探索医疗资源优化利用、医疗费用合理控制、充分发挥优质医疗资源服务更多患者方面积累了有益的经验。实践证明，日间医疗是能让国家、医院、患者三方得益的管理模式。政府：体现和达到公立医院公益性目标，在不扩大医院规模的前提下，切实解决患者“住院难”“看病贵”问题，提高资源利用效率，节约社会支出成本，取得良好的社会效益和经济效益。医院：建立以日间医疗为核心的新型医疗服务模式，最大化合理、安全、高效利用三级医院医疗资源合理调整医疗资源整体布局，合理节约和控制医疗费用，同时，由于缩短了院内停留时间，也降低了医院感染发生的危险。患者：医生、患者双向可选择入院日，方便工作与生活。将术前检查关口前移到门诊，减少患者术前等待时间，减少患者住院天数，患者费用大幅缩小。应当积极引导其他各级医疗机构积极行动，努力落实医改任务，建立推广以日间医疗为核心的新型医疗服务模式，进一步回归医院公益性。

（上海交通大学医学院附属仁济医院　张继东　樊翊凌　贾昊）

20 日间手术的管理实践

一、背景与现状

日间手术是指在1个工作日内完成择期手术患者入院、手术及出院的模式。日间手术的开展对患者、医院、国家都有着重要意义，可以缩短患者术前等候时间和住院时间，降低医疗费用支出；加快医院床位周转，提高工作效率，使得优质的医疗资源得到充分利用。2015年，国家卫生与计划生育委员会下发的《关于印发进一步改善医疗服务行动计划实施方案的通知（2015—2017年）》提出了“推行日间手术”，此后下发的一系列医改文件中均提出大力推动日间手术。2019年初，国务院办公厅发布《关于加强三级公立医院绩效考核工作的意见》，明确将“日间手术占择期手术比例”纳为55个核心指标之一，进一步推动了日间手术模式的发展。2019年，第七届全国日间手术学术年会上，国家卫生健康委员会卫生发展研究中心医药成本价格研究部副主任于丽华介绍了中国日间手术的发展现状：2018年，中国一半以上的三级医院开展了日间手术，其中的639家医院设置了日间手术中心。日间手术工作模式契合了我国医疗卫生体制改革的需求。

日间手术已在欧美发达国家开展了30余年，目前在欧美国家，日间手术占择期手术比例已达70%～85%。我国的日间手术起步较晚，初期开展日间手术的医院大多是为了在现有规模下有效提升医疗效率、降低平均住院日，在学习国际经验的基础上自发开展日间手术；在发展中也遇到很多难点，如对日间手术认识不足、概念不清，缺乏国家层面的制度、规范及标准，院外延续性服务和社区康复体系不完善等问题。因此，科学化、规范化地开展日间手术显得尤为重要。中南大学湘雅医院于2014年6月成立日间手术中心，由手术医生、麻醉医生、护士、管理人员一同组建专业的日间手术团队，围绕以患者为中心，以保障医疗质量和安全为出发点，提高工作效率和患者就医体验，降低患者的医疗负担。

二、方法与流程

（一）运营管理规范化

我院日间手术中心采取集中收治集中管理模式，为规范日间手术开展，医院在开展日间手术之初制订了《中南大学湘雅医院日间病房管理办法》。参照国际、国内日间手术的指南与规范，制订了“四三二一”的日间规范：“四个准入”，即医生准入、麻醉师准入、手术准入及患者准入；“三个评估”，即麻醉评估、入院评估、出院评估；“二个预案”，即为超过24～48小时不能如期出院的，以及出院后出现重大不良反应或者并发症患者提供便利与安全保障；一个诊疗流程（图 1－20－1）。为提升医护人员的积极性，推动日间手术的开展，我院对日间手术实施双重绩效考核机制，医疗指标既归日间手术中心，也归专科病房，开展日间手术的手术组可以获得 2 倍于普通择期手术的绩效，麻醉、护理及专科医生其所在的专科病房亦可同时获得一定比例的绩效。

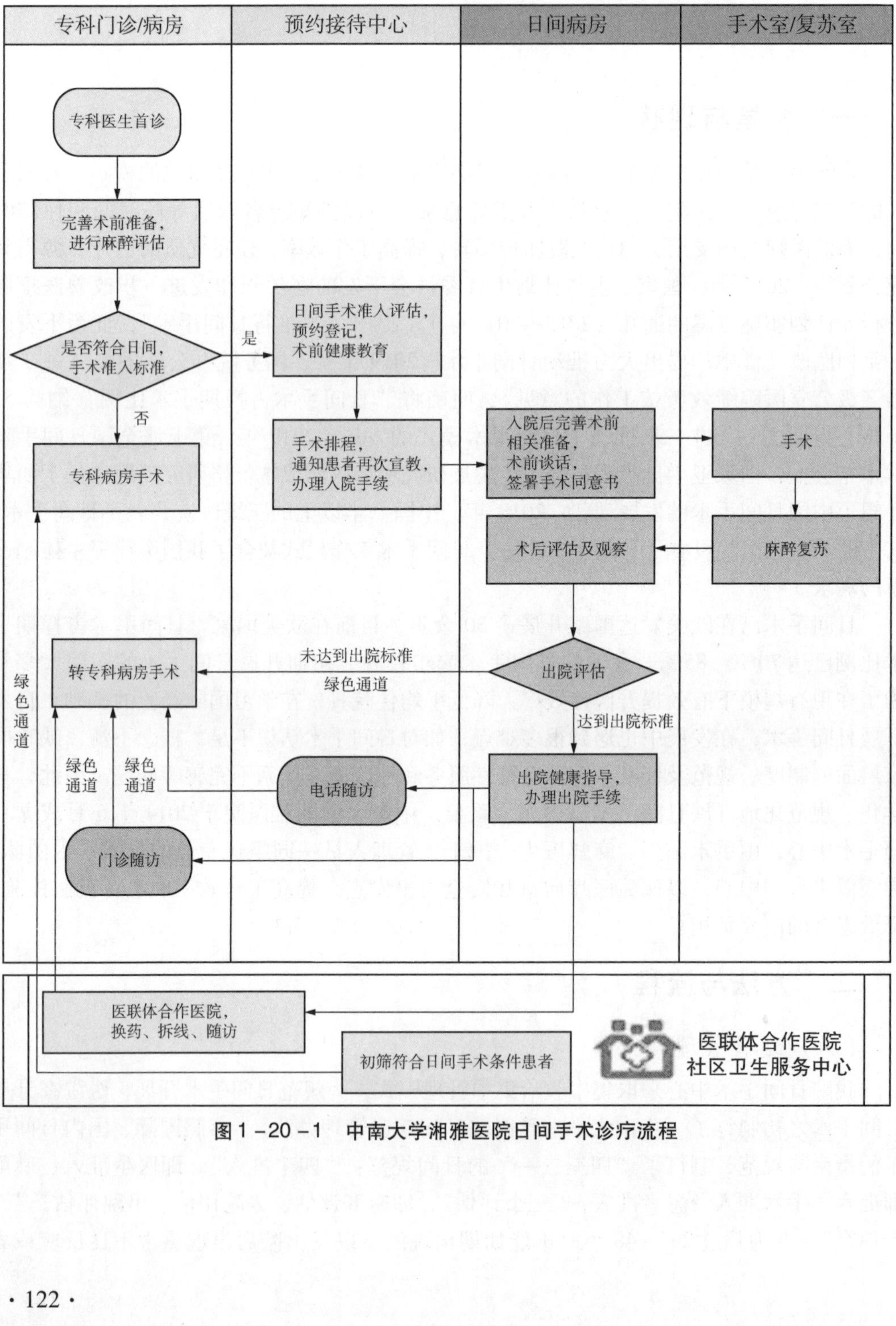

专科门诊/病房
预约接待中心
日间病房
手术室/复苏室
专科医生首诊
完善术前准备，进行麻醉评估
是否符合日间，手术准入标准
是
日间手术准入评估，预约登记，术前健康教育
否
专科病房手术
手术排程，通知患者再次宣教，办理入院手续
入院后完善术前相关准备，术前谈话，签署手术同意书
手术
术后评估及观察
麻醉复苏
转专科病房手术
未达到出院标准
绿色通道
出院评估
达到出院标准
绿色通道
绿色通道
绿色通道
电话随访
出院健康指导，办理出院手续
门诊随访
医联体合作医院，换药、拆线、随访
初筛符合日间手术条件患者
医联体合作医院
社区卫生服务中心

图 1－20－1　中南大学湘雅医院日间手术诊疗流程

（二）医护培训一体化

打造一支由医生、护士、医生助理组建的强凝聚力专业团队。本院日间手术涉及专科多，包括普通外科、泌尿外科、骨科、耳鼻喉科、口腔科、妇产科、胸外科、神经外科、整形美容等18个专科、33个亚专科，目前已开展的日间手术术式超过300余个，对医护人员提出了较大的挑战。为提升医护人员专业知识、专业技能、交流沟通能力及人文素养，医院定期组织医护人员一体化培训，设置专科培训、人文知识培训及心理减压等课程。制作《日间手术工作手册》口袋书，并不定期更新，以保障医疗护理质量的安全；支持并鼓励护士参加各级各类活动，为年轻护士的成长提供展示平台；指导并培训年轻医护人员站上国内、国际的学术讲台，增强职业荣誉感。

（三）日间诊疗路径化

为促使医疗资源的有效利用，增强日间手术诊疗活动的计划性，制订标准化日间手术临床路径和护理路径单，明确了日间手术患者在就诊各阶段的工作内容及相关护理职责，按病种设计最佳的医疗和护理方案。

（四）健康教育多元化

日间手术患者在院时间一般不超过24小时，与医护人员的直接接触时间有限，其健康教育成为日间手术工作的重点和难点。日间手术中心医护人员需要充分利用各种时机，在预约、入院、术前、术后、出院、随访各阶段加强对患者及其家属的健康教育。预约时，护士做好规范的手术健康指导，采用标准化健康教育路径为患者详细介绍日间手术前注意事项、住院期间配合要点、快速康复相关知识、手术心理应激的干预、感染预防等，发放健康教育资料；手术前一日，致电患者，进行手术确认并再次进行入院及手术前相关知识宣教，指导患者在家中完善术前准备，并了解患者的心理状态，缓解患者紧张焦虑的情绪，以保障手术当日顺利开展手术；住院期间，通过视频、口头、文字、图片、微信公众号等多种教育方式对患者予以健康教育干预，助力患者术后加速康复；出院后，随访期间采取个性化、针对性指导，促进患者术后早期康复。建立覆盖日间手术康复全程的健康教育体系，为确保日间手术工作安全有效地开展打下坚实基础。

（五）术后康复舒适化

日间手术需要践行加速康复理念，精准实施患者术后的护理与管理，根据手术排程时间尽量缩短患者术前禁食、禁饮时间，术后尽早恢复经口进食。全身麻醉手术术前6小时停止进食固体食物，术前2小时进食少量清饮料，术后2小时开始试饮少量清水，逐渐过渡到流质、半流质饮食，以减少机体应激反应；根据手术及麻醉方式，鼓励患者术后早期下床活动，指导患者及家属学会正确认识疼痛，主动报告疼痛，进行多时段疼痛动态评估，评估恶心、呕吐风险因素，执行多模式和预防性止吐措施。为保证护理措施落实，采取个性化、多元化健康教育，助力患者加速康复。

（六）患者随访动态化

为保障患者出院后的安全、解决手术医师及患者和家属的后顾之忧，日间手术中心开展延续性服务，实行多种模式的医护一体化出院随访，如电话随访、门诊随访、互联网随访等并设立专职随访护士。为保证随访质量，制订了完整的出院电话随访标准流程，建立《日间手术出院患者随访登记本》《日间手术出院患者回访异常情况登记本》。于患者出院后第 1、3、10、30 天进行动态化回访，详细了解并追踪患者康复情况，进行个性化指导。随访时，如获知患者出现病情变化，采取标准化沟通模式及时、准确地向手术医生汇报患者病情，并根据手术医生提供的专业建议采取相应处理措施，以提高沟通效率。同时增加随访次数直到患者完全康复，提升患者安全感及就医体验。

（七）质量管理科学化

由于日间手术节奏快，为保障医疗质量和安全，对日间手术运营过程中的关键点进行有效质量控制，通过建立科学有效的评价指标，建立起“以数据说话”的质量管理体系。设立涵盖日间手术院前、院中、院后的质量指标共计 20 个，对每个指标制订相应的说明书。针对日间手术运营过程中的突出问题，运用科学的管理工具进行持续质量改进，针对日间手术运营过程中的突出问题，如爽约率高、手术取消率高、患者出院准备度低等开展品管圈（quality control circle，QCC）活动，不断完善制度建设和流程改造。

三、实施成效

（1）服务半径不断延伸。由于建立了良好、稳定的随访和不良事件处理体系，日间手术服务区域的中位距离为 250 km 左右，已不仅仅局限于医院半径 100 km 范围内，近 20% 的患者延伸到了 300 ～500 km。

（2）手术台次逐年增长。年手术量从 2014 年的 953 台上升至 2019 年的 6 774 台，涉及 16 个专科、33 个亚专科，开展术式近 200 个，合作主刀医师 150 名。

（3）运营效率不断提升。日间手术占择期手术比例逐渐增大，从 2014 年的 12. 7% 上升至 2019 年的 17. 7%。日间病房对医院的平均住院日的贡献逐年增加，从 2014 年的 0. 11 天到 2019 年的 0. 64 天。日间手术爽约率、手术取消率降低至 5% 以下，延期出院率为 3. 1%，转专科率为 0. 3%。出院后首次随访率达 99. 2%，出院后异常情况发生率为 1. 6%，72 小时急诊就诊率为 0. 2%，7 天非计划性再入院率为 0. 2%，出院患者总体满意度平均为 97%。

（4）医疗费用大幅降低。日间手术中心监测了支撑喉镜下声带息肉切除术、开放甲状腺癌手术和腔镜甲状腺癌手术、腹腔镜胆囊切除术、输尿管结石经输尿管碎石取石术、膝关节镜半月板手术的次均费用，日间手术医疗费用较普通住院降低 20%～45%。

（5）品牌特色逐渐凸显。作为中国日间手术联盟的副主席单位，牵头制订了《直肠肛门日间手术临床实践指南》（中国第一个日间手术临床实践指南）、《日间手术病历书写专家共识》《口腔颌面外科日间手术专家共识》《日间手术麻醉专家共识》；参与中国日间手术联盟《日间手术手册》《日间手术发展与实践》的编译工作；参与中国日间手术定义及 56 个适宜病种的制订；参与中国医院协会《日间手术》团体标准的制订；参与《胆道外科日间手术规范化流程》的制订。2017 年，以“日间手术为切入点，推进急慢分治模式”为主题在全国医疗管理工作会议上进行大会交流。坚持以开放理念与全国日间手术同行共享日间手术管理经验，已举办了 4 届全国日间手术运行管理会议，近 5 年接待来自全国各地卫生、医管和医保行政部门及医院的领导和同行参观 60 余批次，超过400人，覆盖了全国26个省、市、自治区。

参考文献

[1] FOX J P, VASHI A A, ROSS J S, et al. Hospital-based, acute care after ambulatory surgery center discharge [J]. Surgery, 2014, 155 (5): 743-753.

[2] ROSERO E B, JOSHI G P. Hospital readmission after ambulatory laparoscopic cholecystectomy: incidence and predictors [J]. The journal of surgical research, 2017, 219: 108-115.

[3] 刘蔚东. 日间手术合理调配诊疗资源 [J]. 中国卫生人才, 2016 (3): 27-30.

[4] 林莉, 莫洋, 石峰华, 等. 日间手术出院后并发症分析 [J]. 中国现代医学杂志, 2016, 26 (17): 90-93.

[5] 中华医学会麻醉学分会. 日间手术麻醉专家共识 [J]. 临床麻醉学杂志, 2016, 32 (10): 1017-1022.

[6] 莫洋, 陈亚玲, 石峰华, 等. 开展品管圈活动降低日间手术爽约率的效果分析 [J]. 华西医学, 2017, 32 (4): 488-492.

[7] 毛林锋, 袁正泰, 刘序, 等. 甲状腺日间手术的临床初探 [J]. 中南大学学报 (医学版), 2016, 41 (3): 305-312.

[8] 中国日间手术联盟. 日间手术发展与实践 [M]. 人民卫生出版社, 2016.

[9] 胡晓, 刘倩, 黄晓萱, 等. 日间手术病房的精益管理策略 [J]. 华西医学, 2019, 34 (2): 159-163.

[10] 莫洋, 瞿宏颖, 吴思容, 等. 全程管理模式在日间手术病房管理中的应用 [J]. 中华现代护理杂质, 2018, 24 (15): 1748-1752.

（中南大学湘雅医院　莫洋　刘蔚东）

21 开展日间病房工作的实践

一、背景与现状

日间病房（day care ward）是一种为短期住院观察治疗和进行特别检查的患者设置的诊治单元区域，最初仅局限于日间手术（day surgery），后来逐渐扩展至日间治疗、日间手术、日间住院观察等多项内容。它是一种新的诊疗模式，在国外较为流行，具有短、平、快的特点，在一定程度上能够缩短患者住院天数，提高床位使用率，减轻患者负担，优化医疗资源，因此受到患者好评。

在国外，日间病房兴起于19世纪，于20世纪80年代发展成熟，涉及病种范围广，包括儿科、老年科、内分泌科、肿瘤相关学科等。我国从1989年解放军306医院建立首家儿科留观日间病房开始，中国医科大学附属第一医院、南方医科大学南方医院、四川大学华西医院等陆续开设日间病房。2015年年初，国家卫生和计划生育委员会、中医药管理局联合决定在全国医疗系统开展“进一步改善医疗服务行动”，将推行日间手术（病房）、提高床位周转率、缩短住院患者等候时间，作为提高患者就医体验的重要举措。

北京大学肿瘤医院为三级甲等肿瘤专科医院，为全国五大肿瘤专科医院之一，医院编制床位790张。医院近年发展势头迅猛，现有的住院床位已远远不能满足广大患者诊治需求，患者“看病难”问题日趋严重，住院等待时间长，造成许多患者不能及时有效地得到规范化的治疗。因此，医院考虑开设日间病房，以期更加合理地利用有限医疗资源、缓解“看病难”这一棘手问题，为更好地为肿瘤患者服务起到推动作用。

经过统计调研发现，到我院就医的患者一般可以简单地分为三类：第一类是诊断为一般治疗而无须观察的患者，可以在门诊处理；第二类是病情较危重、行动不便或诊断明确需要采取手术或介入，或其他风险较大的患者，必须住院处理；第三类是病情稳定、行动方便或诊断明确须常规行化学或放射学治疗，或进行有创诊治或局麻手术等的患者。因采取的处理措施需要进行短期观察，第三类患者在门诊处理存在一定风险，但收入住院病房会对有限的医疗资源造成浪费，因此该类患者适合在日间病房进行处理。

我院于2012年年底对全院医疗资源进行整合设立日间化疗病房；2012年11月，日间病房住院化疗工作试运行，收治第一位24小时入出院化疗患者；2013年6月起，正式面向全院收治日间住院患者及门诊输液、化疗患者；2017年11月，日间化疗病房新病区投入使用，床位数量从49张增加至68张，病房环境得到了极大的改善。

二、方法与流程

（一）日间化疗病房床位设置及人员配备

日间病房为服务全院患者行日间短期治疗的公共平台，面向全院收治日间住院患者、门诊输液及门诊化疗患者，住院患者均实行 24 小时入出院，即当日住院，服务内容为抗肿瘤的规范化治疗。我院日间化疗病房开放床位数 68 张，医生 11 名，护士 31 名，医护比为 1∶2.8。工作时间为 8:00—20:00。

（二）日间化疗病房管理模式

日间病房配置专职的医生、护士，实行主任、护士长承担的整体责任制管理方式。医疗实行主任医师、主治医师、医师三级查房和住院总医师负责制。护理实行护士长带领下的全程护理制度。住院病历正规化管理，书写病案首页、24 小时入出院病历和出院诊断证明等医疗文书，并由病案室实行验收、保存，纳入正常管理。

日间病房住院治疗患者分为两部分：一部分是日间病房作为主诊科室，收治在日间病房进行治疗的患者，此类患者由日间病房医生进行管理；另一部分是全院其他科室收治在日间病房进行治疗的患者，此类患者由其主诊科室医生进行管理，包括对患者进行医疗文书书写、患者诊疗方案制订、实施、处置、随访等全程管理，实行“医生跟着患者走”的管理模式。

同时，为保障日间患者医疗质量和安全，设立了各科室的日间病房联络员，职责为统筹协调科室在日间收治的患者，如遇到紧急事件无法联系到主管医师时，日间联络员应代为处理。患者突发病情变化时，由日间病房医生立即对患者进行处理，同时联系其主诊医师或该科室日间病房联络员，前往日间病房进行处理。

上述管理模式，既保证了主诊科室对患者治疗管理的连续性和规范性，同时也保证了患者在日间病房突发病情变化时处理的及时性。日间病房住院治疗工作流程见图 1 - 21 - 1。

（三）有效措施和创新经验

我院日间病房工作经过多年的实践，形成了以下有效措施和创新经验：①入院绿色通道。在门诊完成床位预约后，患者按照预约日期至日间病房办理入院手续。为了实现更便捷的入院服务，住出院处早 6:40—9:00 优先办理日间患者，缩短手续时间。②加强信息助力。信息部为日间病房设计并安装床位预约信息系统进行床位管理，提高了日间病房预约效率。③规范化治疗。医生开具医嘱，使用标准化的化疗方案，专人药师审核，护士核对、预约化疗时间，再由药师确认，保障患者安全，所有毒性药物统一在静脉用药集中调配中心（pharmacy intravenous admixture services，PIVAS）配置。④日间病房注重患者症状管理。创建并推广无痛、无呕、无栓“3F”病房，同时建立微信群，对居家患者进行全程管理。⑤秉承以患者为中心，引入姑息治疗理念，每月定期举行“姑息邂逅日间”患者教育系列活动等；病房定期播放患教片进行科普。⑥日间病房专设药师进行患者出院带药发放，对患者出院后居家用药进行详细指导，保障患者用药安全，同时合理指导患者居家过程中正确使用药物处理化疗相关症状，减少患者焦虑，改

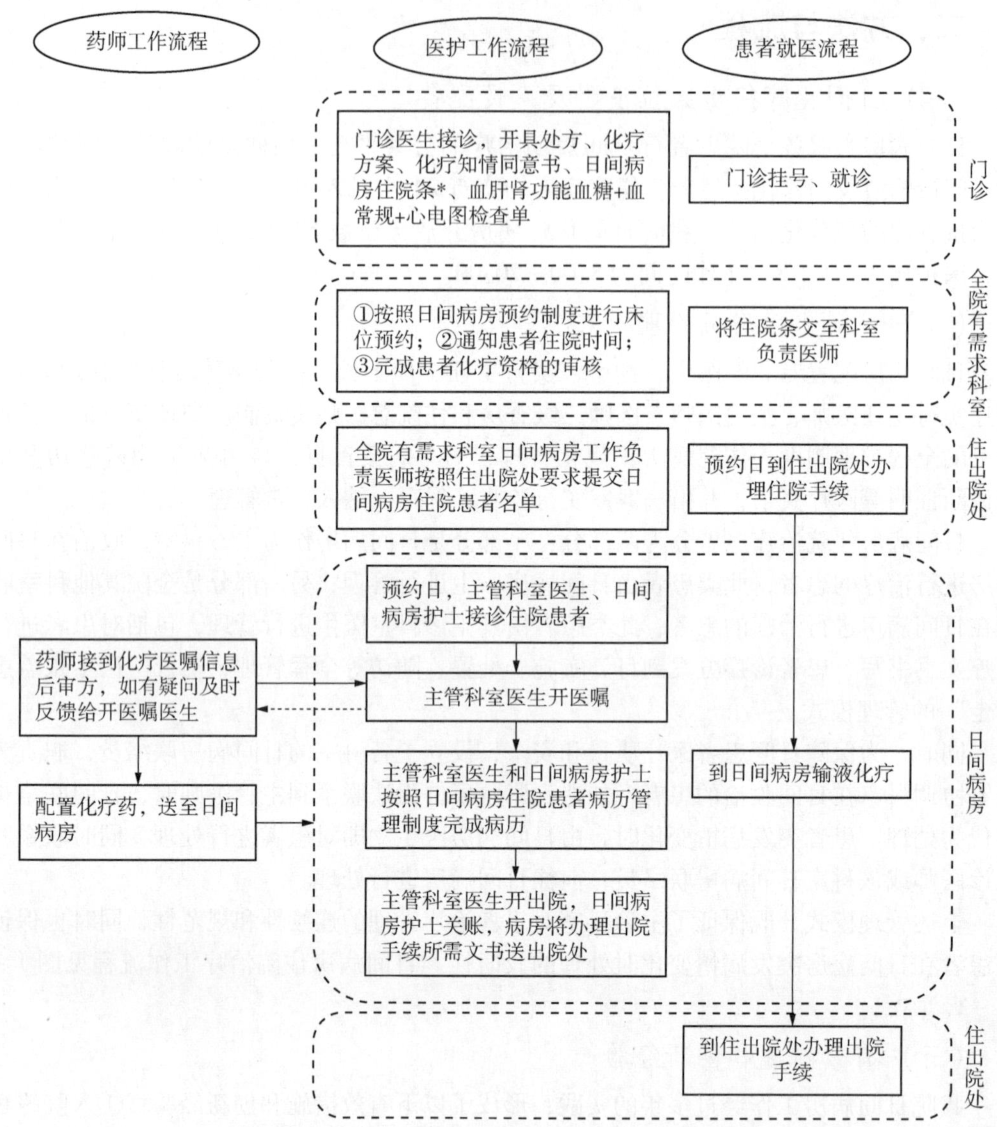

*因日间病房需每日办理住出院手续，若患者需连续住院，由医生开具与住院天数相应张数的住院条（即连续住院3天，需开具3张住院条）。

图 1－21－1　日间病房住出院治疗工作流程

善患者结局，提高生活质量和满意度。⑦日间化疗病房为患者提供便捷、优质、高效的医疗服务，优化诊疗流程，降低患者住院费用，深受患者喜爱。

三、实施成效

2019 年，我院 24 小时出院 22 054 人次，门诊输液量 23 235 人次，门诊化疗量 30 017人次，降低全院平均住院日 0. 82 天（图 1－21－2、图 1－21－3）。目前，日间化疗病房已开放运行 8 年，运行情况良好，不仅满足了肿瘤患者及时接受化疗的需求，而且分流住院患者，使病房床位资源得到合理充分地使用。此外，医院在规范和推进日间化疗基础上，探讨推进日间手术工作开展。2020 年 1 月，内镜日间病房正式设立，主要收治内镜日间手术患者。目前，我院第一例内镜日间手术患者顺利出院，相关工作流程正在不断完善。未来，医院将不断丰富完善日间服务模式，减低患者负担，提升患者就诊体验。

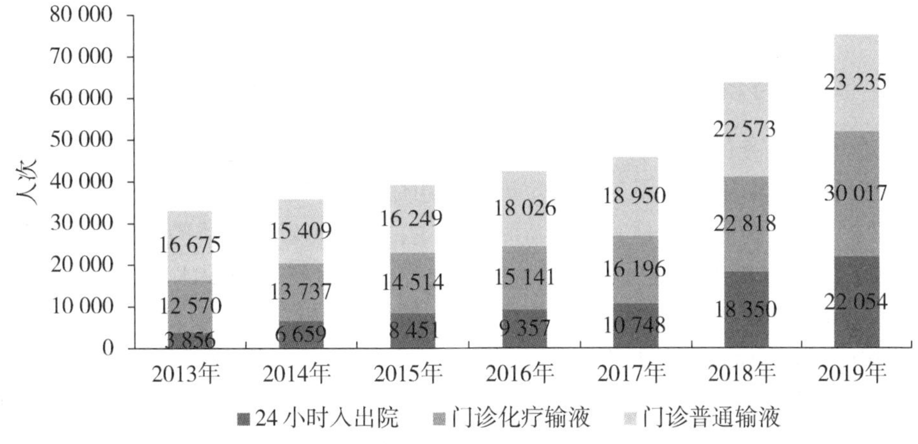

图 1 -21 -2　日间病房 2013—2019 年工作量统计

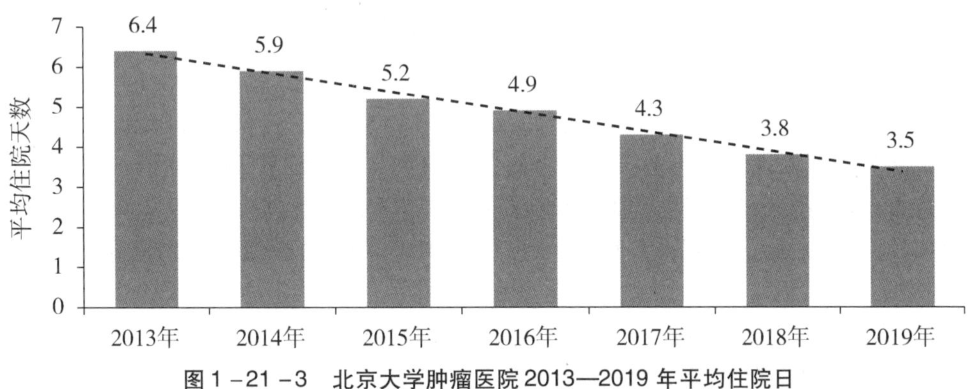

图 1 -21 -3　北京大学肿瘤医院 2013—2019 年平均住院日

（北京大学肿瘤医院　薛冬　杨煦　陈京）

22 高效推进日间手术经验分享

一、背景与现状

为提高诊疗服务的效率，通过优化服务流程，开展日间手术、日间化疗、日间病房、快速康复、早期康复等服务，缩短患者平均住院日。以此为抓手实现医院精细化管理、提高诊疗服务的效率，是医院创新服务模式、改善患者就医体验、推进诊疗服务整体化的内在要求。2019 年初，国家卫生健康委员会首次将日间手术占择期手术比例纳入三级公立医院绩效考核指标，作为医疗质量中“功能定位”的重要指标之一。

深圳市作为中国特色社会主义先行示范区，医院践行民生幸福标杆之一——“病有良医”。北京大学深圳医院以广东省高水平医院建设单位、广东省智慧医院标杆单位、现代医院管理制度国家示范医院为契机加强日间手术管理，构建基于“互联网 +”分级诊疗体系、完善医疗质量职能闭环管理体系的内涵。随着患者量的增加，如何有效利用病房床位、有效缩短患者平均住院日、有效增加床位周转次数，如何进一步在确保医疗安全的基础上提高医疗效率成为医院管理者思考的重点。

我院于 2017 年开始以“分散收治、分散管理”的模式试运行开展日间手术；2018 年 9 月前完成了医院试点工作草案、日间手术管理制度及相关流程等规范性文件；2018 年 9 月 29 日，向深圳市卫生健康委员会递交“日间手术试点申请”的请示报告；2018 年 12 月 27 日，获深圳市卫生健康委员会批准同意纳入试点医院；2019 年 3 月起，在乳甲外科、眼科、妇科正式规范开展日间手术；2019 年 12 月，启动生殖医学日间病房。目前开展的日间手术有乳腺肿物微创旋切术、翼状胬肉切除组织移植术、外路经巩膜激光睫状体光凝术、玻璃体腔注药术、白内障超声乳化吸除 + 人工晶体植入术、宫腔镜检查术、经腹取卵术、经阴道取卵术，至 2019 年 12 月 31 日已开展日间手术 1 661 例。

二、问题与办法

医院运用内部优势劣势外部机遇挑战（strength weakness opportunity threat，SWOT）分析法，客观分析了医院开展日间手术自身存在的优势和劣势、外部面临的机遇和挑战，化危机为转机，顺势而为。

（一）分散收治、分散管理，解决医院空间及床位不足问题

深圳市土地资源有限，医院空间、床位均已达到饱和，要求我们管理模式必须由规模化向集约化、精细化转变，在重症疑难疾病救治区域医疗中心定位的前提下，在提高医疗技术、管理效率、顺畅就诊流程、降低患者就诊费用、缩短平均住院日的管理目标下，我院开展的日间手术采取“分散收治、分散管理”模式。

（二）行政联合例会机制，解决日间手术开展流程顺畅度问题

高效安全运转日间手术，需要在开展技术成熟、患者并发症少的病种和患者中首先施行，更需要经过门诊筛查、手术准入、入院检查、手术排台、出院办理、随访管理等多个环节高效衔接，绿色通道要真正的畅通。因此，我院开展日间手术试点科室、试点病种、试点时段，行政多学科团队（MDT）团队高效关注，以每月例会、专门工作微信群的形式，持续质量改进（continuous quality improvement，CQI）持续给予指导、发现问题、优化流程、不断改进。试点运行平稳后，验收合格一个病种，再开展下一个病种。

（三）加强医患沟通，解决医保政策病种受限问题

国家、省、市医保关于日间手术打包收费目录中病种相对局限，经过我院相关部门与深圳市医保局的充分沟通，医院根据实际情况提前将拟开展的日间手术进行审批、备案。在深发改〔2017〕1525 号文所列 43 个日间手术打包项目内的执行打包收费；目录项目外的，日间手术按照服务项目收费。对除日间手术之外的其他治疗模式、病情变化或相关紧急情况需要进一步诊疗者，转入普通病房继续治疗，执行普通病房医保结算等医保政策。与患者充分沟通，签署书面知情同意书，保障患者的合法权益。

（四）绩效引导阶段调控，解决医护技积极性不高的问题

大量日间手术患者的增加，收治临床科室、手术室、麻醉科及其他辅助科室的工作人员工作量剧增，与原有绩效分配政策之间的矛盾亟待解决。医院日间手术正式运行 3 个月后，在行政 MDT 例会上各临床医技等科室充分发表意见、反馈问题、提出解决方案，绩效管理部门借鉴外院绩效政策并结合我院日间手术实际开展情况进行分析测算，通过并实施了日间手术计件单项奖试行方案。在 2019 年 9 月的联合例会上进行日间手术数据及质控指标持续跟进分析，根据临床反馈及运行效果，对绩效分配方案进行二次动态调整并完善了评价体系，进一步调动日间手术各环节中医护人员积极性。

三、MDT 模式推进日间手术精细化管理

结合我院实际情况，因地制宜，充分发挥医院信息化管理和精细化管理方面的优势，直面医院存在的管理效率分散、床位不足、平均住院日长等劣势，在探索日间手术管理的过程中形成以下三大特色：

（1）行政 MDT 机制提高管理效率。由医务部牵头，护理、病案、院感、质控、医保、物价、绩效、信息等多部门组成行政 MDT 管理团队，每月定期召开专项质控例会，以问题为导向，发现问题、直面问题、跟进问题，一站式解决了临床和管理中的病历书写问题、医保问题、绩效问题、信息化流程等问题，极大地提高了管理效率。

（2）日间手术开展前中后期闭环管理确保医疗安全。行政 MDT 管理机制下，完成了日间手术科室开展前期人、机、环、物、法全面准入管理、开展中期医疗安全质量与效率指标数据的实时与定期监控、开展后首发和重点病例的定期督导、行政和临床部门互动反馈、联席整改、亮点科室互相交流改善，形成日间手术前中后期闭环管理，有效确保医疗安全。

（3）自主研发专项管理软件。我院自主研发日间手术管理系统，并于 2019 年 9 月获国家版权局颁发的《计算机软件著作权登记证书》。在安全与效率的基础上实现了"开放平台、闭环管理"。该系统全面融合并集成了日间手术医生分级及准入权限管理、日间手术患者智能入出路径管理、日间手术全绿色通道管理、日间手术不同岗位个人、不同科室的工作量管理、病历质控管理、绩效管理等功能。在日间手术患者从门诊预约到住院手术、术后随访的小闭环基础上，与 HIS、PACS、LIS 等无缝连接，信息互联互通实现大闭环。

四、实施成效

正式推行日间手术 10 个月后，实现了医院、科室、个人、患者多方共赢。随着日间手术开展病种范围的扩展，日间手术例数及占择期手术比例等逐月提高，较去年同期相比医疗效率相关指标明显改善（表 1－22－1）。以妇科二病区为例：该病房出院患者量、床位周转次数较去年同期增加 1 倍，床位使用率较去年提高 37%，平均住院日较去年减少 1.7 天，降幅 53.8%，该病区 2019 年各项医疗效率指标改善程度均居手术科室首位。日间手术开展优秀的医生，在 2019 年我院医师节上还获得了医疗专项优秀个人奖。与日间手术患者访谈及系统满意度调查发现，患者对他们最关注的日间手术路径下医疗安全及医疗流程感受，就医获得感、满意度逐月提高。

表 1－22－1　北京大学深圳医院 2019 年日间手术相关指标

2019 年	全院	妇科 2	妇科 1	乳甲外科	生殖医学科	眼科
		宫腔镜检查		乳腺肿物微创旋切术	经阴道穿刺采卵术	白内手术、玻璃体腔注药术、翼状胬肉切除
日间手术量/例	1 661	570	92	667	199	143
日间手术三、四级手术量/例	1 669	246	29	667	0	137
日间手术占本科室择期手术比例	17.84%	24.31%	5.11%	23.96%	10.00%	6.43%
日间手术取消率	9.74%	4.52%	8.00%	15.44%	4.33%	0
出院人数	83 033	2 884	3 155	5 099	199	2 373
床位使用率	94.05%	140.11%	113.51%	105.34%	34.55%	88.85%
床位周转次数	50.00	144.85	74.42	93.30	12.44	95.88
平均住院日	6.89	3.55	5.66	4.16	1.00	3.45
术前平均住院日	2.61	1.44	2.05	1.64	0	1.54

五、持续改进

医院在每一次院内 MDT 管理例会中持续改进日间手术管理流程，在院级之间加强经验交流和推广。2019 年，我院医务部在广州举办的精益医务管理论坛、深圳市医务管理专业委员会医务管理论坛、广州市医务管理质量控制培训会、广东省改善医疗服务行动计划典型案例擂台赛及 2020 年国家卫生健康委员会中国现代医院管理典型案例评选中，将《MDT 管理模式下规范推进日间手术》与医务管理专家们予以推广和分享。

今后我们将进一步完善细化质控指标体系、保证医疗安全（尤其是负性指标）；进一步优化完善信息化平台建设、提高患者满意度；进一步控制耗占比、控制药占比、降低患者平均住院费用。在安全、高效、公益的基础上，思索在医院牵头的区域医疗中心内、在医院优势学科牵头的专科联盟范围内进一步发挥联动作用、助力分级诊疗，发挥带动作用、实现共同发展。

（北京大学深圳医院　易黎）

23 多院区日间手术同质化管理

一、背景与现状

日间手术是指需要住院实施手术的患者于当天入院、当天手术，术后经观察，短时间出院的治疗模式。其住院时间一般情况是在24小时之内，个别病种可以延长到48小时，但要剔除门诊手术和急诊手术。日间手术开展的实践证明，日间手术不仅可以提高病床周转率、减少择期手术患者等待时间、降低院内感染，同时有利于降低治疗成本、控制患者医药费用、节约卫生资源。其优势已经逐步得到业内共识，日间手术模式正在各大医院推广。

近年来，国家及北京市对日间手术发展重视程度持续加强。2015年1月28日，国家卫生和计划生育委员会、国家中医药管理局联合发布《关于印发进一步改善医疗服务行动计划的通知》，号召医院选择风险可控的中小型择期手术，逐步推行日间手术。同年5月和9月，国务院办公厅先后下发文件，在医保政策和分级诊疗制度建设方面给予政策支持，其中特别提出三级医院应逐步推行日间手术。2016年4月，国务院办公厅印发的《深化医药卫生体制改革2016年重点工作任务》提到大力改善医疗服务，综合医改试点省份率先在城市三级医院试点推进日间手术，不断扩大日间手术病种范围。2018年，国家卫生健康委员会将日间手术开展情况纳入三级医院绩效考核的指标当中，进一步推进了日间手术在各医疗机构中的开展。

首都医科大学附属北京同仁医院作为北京市属三级甲等综合医院，编制床位1 759张，设置临床医技科室57个，医院眼科、耳鼻咽喉头颈外科、变态反应科是国家临床重点专科。由于医院发展的原因，目前为“一院三区”的格局，施行3个院区行政统一管理。2009年，我院试点开展日间手术工作。首先在眼科选取眼内注药、白内障、小儿全身麻醉查眼底等若干适宜病种纳入日间手术项目，管理方面采取集中与分散模式相结合，根据3个院区不同的空间情况，规划眼科日间手术中心，规划设置独立的预约、准备、观察空间，并在门诊手术室和住院手术室分散开展部分日间手术项目，同时考虑到医院3个院区科室设置、专家情况不同，3个院区日间手术的开展采取了差异化方式。通过3年的初期摸索，我院日间手术实现了医疗指标改善、手术安全性提高、临床科研能力提升。从已开展的情况分析，日间手术的开展对我院提高效率、降低医疗费用发挥了重大作用。2013年，我院加入了中国日间手术联盟，成为副主席单位，日间手术进入了快速发展的阶段，相继在外科、妇产科扩大日间手术病种。但由于科室开展日间手术的意愿不同、进行日间手术的医师能力不同，为了不断提高日间手术量，我院在医院管理方面并未对各个院区、各科室的医师准入、手术病种、手术质量评价标准作统一要求。

随着工作的不断扩展，我院日间手术的管理也面临质量控制管理标准不同、资源利用程度不一致、手术病种类型单一、信息支撑力度较弱等问题。为更好地满足患者需求和管理要求，根据医院学科特点与优势，以患者需求为导向，我院于2015年升级改造日间手术中心，调整内部结构，确定日间手术的运行模式和服务模式，提出“集中收治、集中管理”与“分散收治、分散管理”相结合的日间手术运行模式，最大化利用现有医疗资源，同时积极申报加入北京市三级医院日间手术试点工作，进一步提高日间手术的医疗品质。

二、方法与流程

针对我院多院区、集中与分散混合管理模式下开展日间手术的情况，为了保证医疗质量与安全、提升日间手术品质，我院从质量控制、效率内涵、服务保障三个维度进行统一管理要求，经过临床实践，取得了良好的效果。

（一）质量控制

1. 成立院级质量管理委员会

医疗质量安全是日间手术开展的基础。针对3个院区不同科室开展日间手术的差异性，我院在2015年成立了院级日间手术质量管理委员会（图1－23－1），由主管医疗的副院长担任委员会的主任委员，医务处处长担任副主任委员，护理部、感控处、麻醉科及其他临床科室的主任担任委员。院级日间手术质量管理委员会的职责包括：建立日间手术准入管理制度，涉及病种准入、医生准入、患者准入；明确医院日间手术工作流程要求，建立日间手术患者出院标准，确立日间手术患者出院随访机制；制订日间手术医疗质量控制指标、患者住院期间和出院后应急预案，研究日间手术绩效奖励方案；开展日间手术规范化人员培训，以实现医疗质量安全的同质化管理要求。

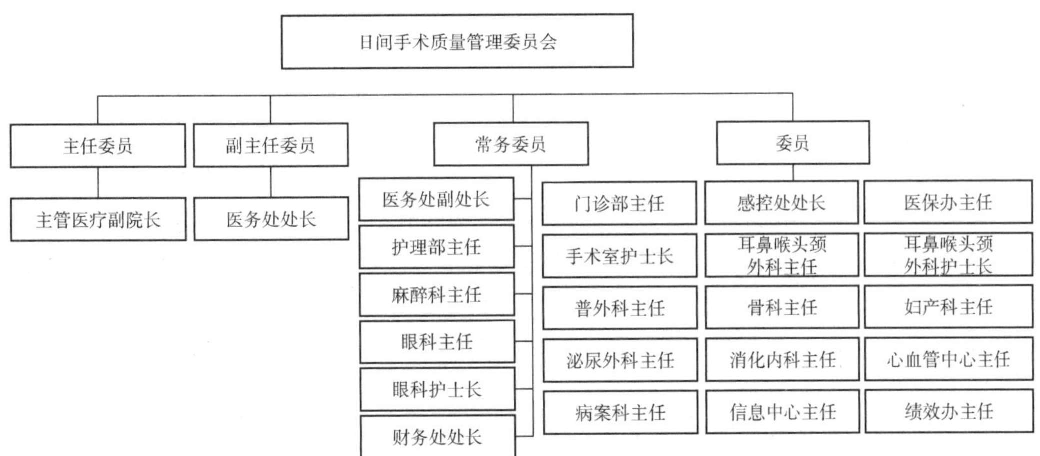

图1－23－1　首都医科大学附属北京同仁医院日间手术质量管理委员会

2. 统一质量控制标准

3个院区所有的科室在日间手术质量控制上采取统一标准，由医务处进行监督与评价。统一各科室开展日间手术的病种准入原则为医疗技术成熟、手术风险性相对较低的病种。对于开展日间手术的医生准入原则为由经验丰富的高年资医师完成，具有良好医德，医患沟通能力强，具备手术或操作的资质及权限，质量管理委员会定期授权与再授权、审批同意。各院区各个科室将拟开展日间手术的病种和手术医生提交医务处备案。同时在日间知情告知和日间病案方面进行统一，并将日间病案甲级率与延迟出院率、非计划再入院率、非计划重返就诊率、非计划再手术率、手术医生临时取消手术率、患者日间爽约率同时作为质量评价指标，定期与临床科室进行反馈。

（二）效率内涵

1. 整合资源实现一站式服务

结合不同科室实际情况，灵活选择日间服务开展模式。为进一步提高日间手术工作运行效率，我院整合有限资源，在 3 个院区分别建立独立的日间手术中心，建立“预约—入院—宣教—术前准备—手术—术后观察—出院—随访”的日间手术一站式服务模式，并根据学科个性化需求设置床位，在眼科日间手术中心，根据科室病种、患者数量及空间设置等特点，配置观察床位。各学科率先开展手术风险性较低、医疗技术成熟的病种，在流程逐步成熟后逐步开展难度较大的手术。目前，我院日间手术从最初的 121 个病种逐渐增加到 251 个病种，涉及眼科、耳鼻喉头颈外科、妇产科、普外科、骨科、泌尿外科等 9 个手术科室。

2. 统筹安排手术间，规范医疗行为

3 个院区的日间手术中心均由护士长负责日常活动，各手术科室可分别按医院统一的日间手术流程收治患者，护士长统筹安排日间手术，医务处设专人管理，运用信息系统建立日间手术室日志系统，监测日间手术室使用效率，动态调整手术间安排，设立日间手术“首台晚开台”“日间手术临时取消”记录档案，定期由医务处进行分析反馈。

（三）服务保障

1. 统一服务内容

3 个院区的日间手术中心都要提供以患者为中心的高品质日间手术医疗服务，医院制订统一的《日间手术指导手册》，按照“预约—入院—宣教—术前准备—手术—术后观察—出院—随访”八位一体的工作流程，为患者提供一站式服务，快速入院，快速出院，降低就医成本和减少就医环节；按病种设计模块化宣教，宣教内容范围必须包括就诊流程、术前检查、术前用药知识、疾病相关介绍、住院事项、预约流程、手术宣教、护理宣教、术前准备、手术配合、术后治疗、术后复查等；针对宣教的内容，由护理部安排专人进行培训，保证所有参与日间手术宣教的医务人员能够熟练、规范地对患者及家属进行多种方式宣教。

2. 运用信息化手段加强满意度调查及术后随访

建立线上线下相结合的患者院前—院中—院后管理模式，推行嘉禾电子病历日间病房“门—日—住”一体化方案，包括门诊病历、患者信息同步、日间住院和手术预约、手术排程、健康教育、术后随访等。全院 3 个院区的所有日间手术都必须开展术后随访和满意度调查，调查的内容包括住院等待时间、日间病房流程、手术等候时间等，以此了解手术后患者情况及需求，并根据满意度调查的结果进行分析与改进。

三、实施成效

统一质量控制标准，保证了3个院区开展日间手术科室工作的规范性，保障了日间手术患者的医疗安全，降低了医疗风险。全院患者日间爽约率由2016年的2.21%降低至2018年的2.01%，手术医生临时取消手术率由2016年的3.04%下降为2018年的1.68%，非计划重返就诊率由2016年的1.01%降低为2018年的0.61%，非计划再入院率由2016年的0.173‰降低为2018年的0.078‰（表1－23－1），同时3个院区的各科室的医疗行为逐渐规范，保障了病房高效运转的效果（表1－23－2）。通过全院同质化的管理，全院3个院区日间手术中心的患者满意度由2016年的94%提高至2018年的99%以上。

表1－23－1　2016—2018年日间手术主要质量评价指标情况

时间	患者爽约率	临时取消手术率	非计划重返就诊率	非计划再入院率	非计划再手术率
2016年	2.210%	3.040%	1.010%	0.173‰	0.173‰
2017年	2.150%	1.740%	0.830%	0.082‰	0.082‰
2018年	2.010%	1.680%	0.610%	0.078‰	0.078‰

表1－23－2　2016—2018年我院主要医疗效率指标

时间	出院患者例数	住院手术例数	日间手术例数	床位使用率	平均住院日
2016年	88 742	61 109	28 752	98.64%	6.37
2017年	99 264	70 034	36 446	100.62%	5.84
2018年	103 340	73 143	38 258	100.78%	5.68

四、持续改进

从我院的实践中可以看到，统一标准的工作流程改造、统一原则的手术间统筹安排，规范了医务人员的医疗行为，实现了空间与时间上的同质化管理，即使是不同院区的日间手术工作，仍能够保证高效率地完成。同质化管理对于不同院区、混合式管理的日间手术在医疗质量、运行效率、服务提升上起到了作用，但在施行同质化管理的同时更要关注日间手术的创新与内涵。随着医疗水平和技术的不断发展，手术将进入日间时代，未来手术设备将进入微创时代，因此需要我们在日间手术的管理理念上不断更新，服务流程上不断优化，实现“数量—质量—精管”的管理机制创新。同时，医院要结合自身学科特色，提高特色医疗水平，发挥重点学科在技术引领方面的优势，打造品牌医疗。此外，尽管日间手术可以有效缩短住院时间，但日间手术患者术后康复问题仍亟待解决，探讨日间患者术后康复合作模式应作为未来日间手术发展的重要一点，如在医联体内建立日间手术患者的转诊机制，实现术前治疗与术后康复，以更好地发挥日间手术的作用。

参考文献

[1] 孙博，刘雷，王东光. 国内日间手术发展进程、存在问题与对策建议［J］. 中国卫生质量管理，2018，25（5）：17－20.

[2] 张继东，闻大翔，骆华杰，等. 日间医疗的实践探索与思考［J］. 中华医院管理杂志，2017，33（5）：345－348.

[3] 于丽华. 中国日间手术发展的历程与展望［J］. 中国医院管理，2016，36（6）：16－18.

[4] 刘文雅，魏文斌，宋旭东，等. 老年性白内障日间手术临床路径模式效果分析［J］. 中国医院管理，2017，37（9）：42－44.

[5] 俞德梁，刘小南，宁鹏涛. 首批日间手术适宜术式的探讨［J］. 广西医学，2016，38（10）：1478－1481.

[6] 马洪升. 日间手术的管理［J］. 华西医学，2017，32（4）：481－482.

[7] CARLO C，LUIGI B，UGO B，et al. Day surgery：making it happen［C］. Brussels，Belgium：WHO European centre for health policy，2006：25－27.

[8] 罗永，罗利，白会芳，等. 日间手术两种管理模式的评价［J］. 中国卫生事业管理，2016，33（9）：667－670，690.

[9] 黄培，钱红英. 精细化视角下医院一体化日间手术的实践与思考［J］. 中国医院管理，2017，37（2）：35－36.

[10] 黄培，易利华，钱红英. 医院日间手术的创新实践与思辨［J］. 医学与哲学，2017，38（5）：83－85.

（首都医科大学附属北京同仁医院　倪如暘　张祎欢　陈莹）

24 人工髋膝关节置换日间手术

一、背景与现状

人工关节置换术的历史可以追溯至20世纪60年代，随后的60年里，随着外科技术、材料科学的不断发展，人工关节置换手术的效果不断提升，适应证不断扩展，如今全膝关节置换术（total knee replacement，TKR）和全髋关节置换术（total hip replacement，THR）是成功率非常高的骨科手术，同时也是级别最高和最具有代表性的骨科手术之一。通过近年来手术技术的发展，该手术成为髋膝关节骨性关节炎、股骨头坏死等众多髋膝关节疾病治疗的首选解决方案。如今，在美国，每年仅全膝关节置换术就能够开展大约70万台，预计到2030年将达到348万台。2018年，我国髋膝关节置换手术量达69万台，且以每年20%的速度快速增长，但是从人口比例来说与发达国家还有很大差距。随着国内人口老龄化的加速，人民生活水平的提高，我国潜在需行人工髋膝关节置换的患者数量异常巨大。面对如此大的手术需求，如何利用顶级医院的有限床位，花费患者尽量少的费用和时间，让尽可能多的患者重获无痛的、自由的生活，已成为从国家卫生行政主管部门到每个关节外科医生需要努力解决的问题。日间手术无疑是一个重要的解决方案。

日间手术是指患者按照诊疗计划在1日（24小时）内入、出院完成的手术或操作（不包括门诊手术），因病情需要延期住院的特殊病例，住院时间不超过48小时的手术。髋膝关节置换作为四级手术，一般被大家认为是一种复杂的大手术，而日间手术一般入选的都是时间短、风险小的手术。髋膝关节置换手术作为日间手术开展，难度较大。髋膝关节置换日间手术于2009年被美国医生R. A. Berger首先报道，随后荷兰医生Y. M. Hartog于2015年报道了欧洲第一例全髋关节置换日间手术的队列研究。如今，欧美相当比例的髋膝关节置换手术在日间手术中心完成。但在中国一直没有相关报道和临床实践。相比欧美国家，中国缺乏覆盖广泛的家庭医生，缺乏专业康复机构，患者规律体检的比例比较低，这使得在中国降低住院时间比较困难。日间手术并不是一种发明，而是一种管理的创新，离不开标准化的要求。国外日间手术开展较早，已经形成了一系列管理流程，但在中国无法照搬国外经验，主要原因有：①国外的患者从社区医院来，有社区医疗档案和社区医生的转诊，病史清楚，诊断明确。国内的患者从门诊来，绝大部分没有病案，对自己基础疾病缺乏基本的了解。②国外的患者做完手术后可以回归社区医生的管理或者回到社区康复中心，术后并发症的观察、功能锻炼的指导都有保障，而国内的患者一旦出院就难以随访，更难以指导。经过一段时期的临床实践，华中科技大学同济医学院附属协和医院田洪涛教授及其团队逐步制订了适合中国国情的髋膝关节日间手术的全流程管理规范，并且着力于医工结合，开发出了一系列具有完全自主知识产权的设备及软件，护航髋膝关节置换日间手术的顺利安全进行。

二、方法与流程

（一）全流程规范化管理：髋膝关节日间手术的中国标准

团队经过长期的临床实践，制订了14项涵盖从患者入院到出院的全流程管理细则，以保证所有髋膝关节日间手术患者的质量控制以及手术安全，包括：日间手术的入选标准、日间手术的排除标准、治疗计划中包含的药物及禁忌证、围手术期准备方案、麻醉方案、手术局部麻醉方案、术后疼痛管理方案、围手术期血液管理方案、切口管理方案、术中感染预防规范、术后感染预防方案、血栓预防方案、术后出院标准、出院后管理方案。根据这14项管理细则，形成了数万字的系统的文字资料，影音资料。其贡献主要在于开创性地结合了我国实际情况，制订了本土化的具有可操作性的标准，使具备一定条件的医院按照标准化流程，都可以安全开展髋膝关节日间手术，标准化是可推广的基础。

（二）医工结合发明创新

在临床实践和探索中，团队碰到的最大的挑战就是如何保证患者出院以后的安全以及功能锻炼的效果。以一个团队的力量，不可能去建设整个地区的三级医疗体系，也不可能要求每个日间手术的出院患者联系就近的基层医院进行随访，进行功能锻炼。在这种困境下，借助互联网，将随诊与康复锻炼放到线上成了最好的选择。经过一段时间的设计与准备，团队开发出了“关节医生”手机软件及配套的可穿戴设备（图1－24－1）。“关节医生”手机软件功能非常强大全面。首先，具备即时通信功能，患者可以在入院时通过下载软件并加入自己医生的治疗组，组内包括患者的主刀医生、主管护师、麻醉师以及康复师，住院期间软件会根据手术安排为患者推送信息，如术前检查的安排、麻醉注意事项、禁食水时间的通知等；出院后，患者可以通过软件随时联络自己的医疗团队，出现任何不适，如伤口红肿、肢体肿胀等都可以及时通过文字、图片、视频等告知医生并获取处理方案。其次，手机软件有配套的可穿戴设备，此款可穿戴设备内置陀螺仪，温度感应装置，技术装置等，配合手机软件推送的锻炼计划，医疗组的康复师可以即时得知患者下肢活动的角度、活动的次数、皮温等数据，可以随时指导并监督患者的功能锻炼。手机软件还内置了疼痛评分，关节功能评分功能等内容：一方面起到患者教育、医学知识宣传的作用；另一方面治疗组可以随时获取患者的随访资料，对于临床科研的数据收集统计起到了事半功倍的效果。

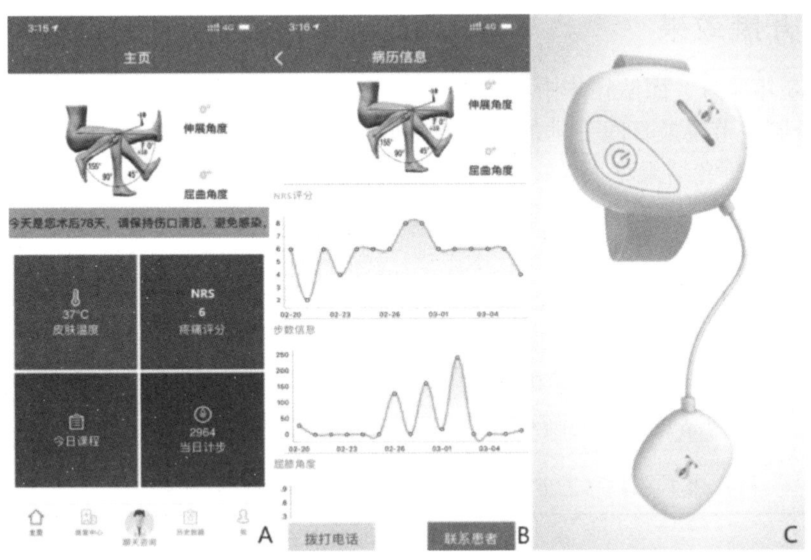

图 1 -24 -1　关节医生手机软件及配套的可穿戴设备

此外，为了解决影响早期出院的止血带相关并发症问题，团队还开发了自动测压充气止血带（图 1 -24 -2）。不需要术前测量下肢收缩压，不需要 B 超设备辅助，自动测压止血带可以自行测定下肢收缩压并且根据公式换算得到合适的个体化的止血带压力值。外科医生只需按键，所以此装备的使用不增加麻醉时间，和传统止血带相比没有额外步骤。经过随机临床对照实验我们发现，自动充气测压止血带测量的平均下肢动脉阻断压（29. 1 mmHg）显著低于经验压力（50 mmHg），使用自动充气测压止血带的患者手术时间，手术视野清晰度均不劣于 50 mmHg 压力组。而术后肢体肿胀，止血带捆绑处肢体疼痛，水泡和皮肤压红等止血带相关并发症发生率显著低于 50 mmHg 压力组。临床推广使用后由于止血带相关并发症延迟出院的患者基本消失。

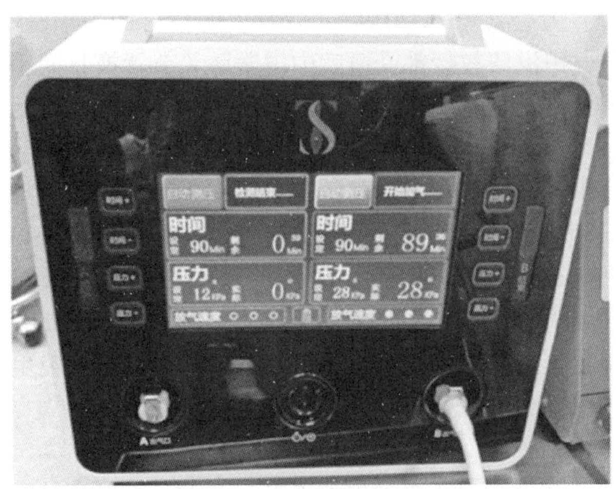

图 1 -24 -2　自动测压充气止血带

三、开展效果

自2018年4月，团队在华中科技大学同济医学院附属协和医院骨科关节中心设计并实施了全髋关节置换日间手术的前瞻性队列研究，截至2019年8月，共收集符合要求病例38例，研究结果见表1－24－1。可以看到，患者术后关节功能评分大幅提高，疼痛评分大幅下降，患者满意度非常高，同时未出现一例术后关节假体脱位，未出现一例需要处理的下肢深静脉血栓形成，未出现一例需要处理的血肿形成，无一例非计划的再次入院。得益于国内智能手机的低廉价格和超高的普及率，患者对于关节医生手机软件的接受程度非常高，自己或在家人的帮助下均可按医生要求进行使用。此外，在卫生经济学指标方面，相比传统住院的髋膝关节置换手术，日间手术可以降低21%的总费用，降低43%的药品费用，提高492%的床位效益。

表1－24－1　全髋关节置换日间手术前瞻性队列研究结果

<table>
<tr><th></th><th>术前</th><th>数后6周</th><th>术后3个月</th></tr>
<tr><td>Oxford 髋关节评分均值</td><td>21.0（16～26）</td><td>36.3（31～40）</td><td>39.0（30～45）</td></tr>
<tr><td>静息 NRS 疼痛评分均值</td><td>3.3（0～8）</td><td>0.5（0～3）</td><td>0.5（0～2）</td></tr>
<tr><td>活动 NRS 疼痛评分均值</td><td>6.4（4～9）</td><td>1.0（0～3）</td><td>1.2（0～5）</td></tr>
<tr><td>日常活动优良率86.8%</td><td colspan="2">满足手术预期率78.9%</td><td>意愿再次手术率92.1%</td></tr>
<tr><td colspan="4">平均手术时间为64.8分钟，平均术中出血量为302 mL，平均术后血红蛋白浓度下降2.2 g/dL。术后开始下地行走平均时间为6.4小时</td></tr>
<tr><td colspan="4">术后随访3个月未出现感染，未出现需要再次手术处理的血肿形成，未出现下肢深静脉血栓，未出现术后关节假体脱位</td></tr>
</table>

在推广方面，团队已经在深圳南山医院、广水市人民医院等单位开展髋膝关节日间手术，在各地都获得了媒体的广泛报道，社会反响热烈。除此以外，在2019年韩国首尔举行的亚洲关节外科大会（ASIA 2019），以及上海举行的中华医学会第21届骨科学术大会（COA 2019），田洪涛教授都受邀就中国髋膝关节置换日间手术进行大会发言交流，获得了业内的广泛好评。在2019年改善医疗服务全国擂台赛上，此项日间手术案例获得全国金奖。

展望未来，以2018年全国69万台髋膝关节置换手术为基数计算，如果我们能把其中1/3的患者纳入日间手术，根据我们的计算，一年将可以节省13亿医疗卫生支出；可以节省184万/（床×日）的病床占用，相当于一个4 000张床位的巨无霸三甲医院15个月能提供的所有床位数；节省的陪护人员时间成本相当于5 040个劳动者不眠不休工作一年。髋膝关节置换日间手术的推广，可以节省巨量的医疗卫生支出，可以腾出宝贵的医疗资源，创造出巨大的社会效益。

（华中科技大学同济医学院附属协和医院　田洪涛　贾杰　高兴莲　杨磊
罗凯燕　王宏飞　蔡俐琼）

25 首台择期手术准时开台的项目制管理实效

一、背景与现状

外科运营效率是现代医院发展的重要支点，提高外科效率的关键在于手术效率的提升和改善。随着医疗机构规模的发展，通过管理优化手术流程提升手术资源利用效率是摆在面前的急迫问题。首台择期手术准时开台率作为衡量手术室利用效率的关键指标，对于提高手术室病人周转、缩短病人平均住院日、提高医疗质量至关重要。

四川大学华西医院目前有住院手术间 91 间，包括 77 间常规手术室、4 间急诊手术室与 10 间介入手术室。每位外科主刀医生每周仅有 1 ～ 2 个手术日，手术室资源长期处于紧张状态。2011—2018 年间出院人次年均增长率为 6.82%，手术台次年均增长率为 8.12%。有限的手术室资源与逐年增长的手术量之间的矛盾日益凸显。2018 年，我院首台择期手术 9:10 准时开台率仅为 44.7%，首台手术平均开台时间为上午 9:20。相比于手术患者、麻醉医师、护士平均在上午 8 点进入手术间内开始准备手术，9:20 的手术开台时间存在一定程度的手术室资源浪费。

为了减少手术室资源浪费，我院开展“手术室效率提升项目”，通过充分调研和综合分析，找到影响手术室首台手术效率的关键因素，并结合项目制管理工具，切实制定科学合理的手术准时开台管理办法，进一步完善手术室管理机制，提高手术室运行效率。

二、方法与流程

（一）项目自评

项目开始前，对项目进行全面自评是必不可少的工作流程，也是项目策划阶段寻找工作抓手的管理工具，更是建立标准化和可复制模式的工作范式。首台手术准时开台项目需要从项目的范围、成本、质控、人力、沟通、风险、资源和集成管理 8 个方面对项目的计划、实施、持续改进环节进行全面自评（表 1 -25 -1）。

表 1 -25 -1　手术室效率提升项目自评

内容	抓手	计划
项目范围管理	做成何样	外科、麻醉、护理不浪费时间，衔接紧密
	将做何事	调研分析导致延迟开台的主要原因，围绕主要原因制订考核管理办法；每日利用手术室监控，对全院手术室进行督查考核，并对延迟开台的手术发放整改通知，并按月通报

续表 1-25-1

内容	抓手	计划
项目成本管理	经济成本	全院手术室布局监控设备
	时间成本	开展实地调研的耗时、每日开展监督考核的耗时
	机会成本	不考核，仅靠制度规范；考核，但以手麻系统数据为考核依据，或每日进手术间抽查
项目质量管理	质量目标	全院择期首台手术均准时开台
	质量规划	每日督查全院手术准时开台情况，并对延迟开台的医生发放整改通知，按月通报
	质量控制	每日记录，按月统计
项目人力管理	执行者	医务部专人
	组织者	医务部、麻醉手术中心
	总负责	医务部
项目沟通管理	讨论机制	完成调研后开手术室联席会，确定考核方式和规则；实施考核后按季度总结
项目风险管理	不确定因素的 SWOT 分析	劣势：手术室监控设备是把“双刃剑”；威胁：部分外科存在“刀划皮”之前的特殊术式
项目资源管理	资源支持	需在项目初期和开展考核之后，调研手术室整体利用效率和运营效率
	获取渠道	运营管理部
项目集成管理	协作保障	项目考核、结果反馈由医务科专人负责
	集成保障	分管院领导审核每月通报名单

（二）工作思路

项目自评完毕后，根据项目计划制作甘特图（表 1-25-2），使工作思路更清晰。

表 1-25-2 项目计划甘特图

项目		2018 年 10 月	2018 年 11 月	2018 年 12 月	2019 年 3 月	2019 年 4 月	2019 年 5 月	2019 年 6 月	地点	管理工具
P	数据收集								信息中心	
	统计分析								办公室	数据分析方法
	实地调研								手术室	流程图、查检表、柏拉图
	根因分析								办公室	鱼骨图
	目标设定								办公室	鱼骨图、柏拉图
	方案拟定								会议室	层别图

续表 1－25－2

项目		2018 年 10 月	2018 年 11 月	2018 年 12 月	2019 年 3 月	2019 年 4 月	2019 年 5 月	2019 年 6 月	地点	管理工具
D	实施考核								监控室	PDCA
C	确定特殊开台术式								手术科室	雷达图、柏拉图
A	标准化								办公室	SOP、管理制度
	检讨改进								办公室	头脑风暴

（三）调研分析

1. 调研方法（图 1－25－1）

项目组调取了 2018 年 3～10 月的手术麻醉临床信息系统（以下简称“手麻系统”）数据进行了统计学分析，纳入择期首台手术 8 129 台次，以上午“9：10：59”作为准时开台标准，整理得出全院首台择期手术准时开台情况。

为验证数据的真实性，并进一步探求真实客观的延迟原因，项目组组成 10 人调研团队，选取神经外科、心脏大血管外科、耳鼻咽喉头颈科、骨科等 8 个重点科室开展实地调研，记录手术“刀碰皮”之前手术流程时间点，并单独记录主刀医生/助手进手术间时间和其他影响开台时间的操作步骤、原因。

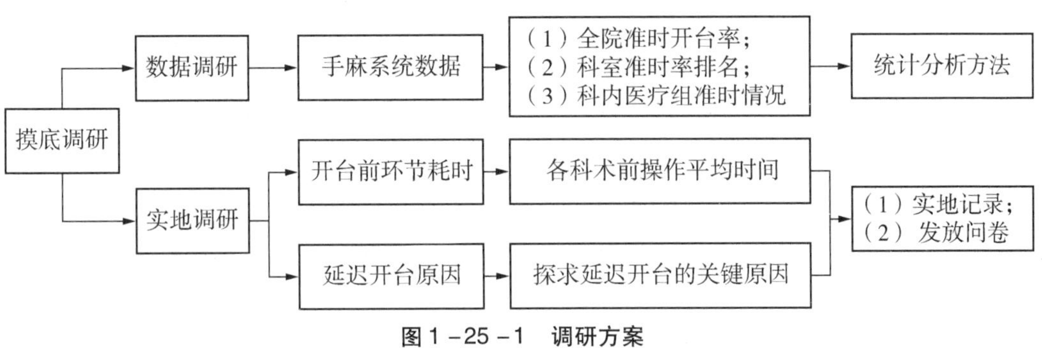

图 1－25－1　调研方案

2. 调研结果

（1）基本情况。全院 2018 年 3—10 月，首台择期手术 9:10 准时开台率仅为 44.7%，首台择期手术平均开台时间为上午 9:20，存在较大提升空间（表 1－25－3）。

表 1－25－3　择期首台手术 9 点准时开台率

	台数	开台时间	百分比
准时开台	3 633	8:56	44.7%
未准时开台	4 496	9:32	55.3%
总计	8 129	9:20	100%

（2）科室准时开台率排名。甲状腺外科的准时开台率为全院最高达 82.7%；神经

外科、心脏外科以及多学科交叉融合的日间服务中心准时开台率排名最低，如表1-25-4所示。

表1-25-4　手术科室准时开台情况（部分）

排序	医生科室	准时开台	总数	开台时间	准时率
1	甲状腺外科	220	266	9:07	82.7%
2	眼科	571	727	9:05	78.5%
3	耳鼻咽喉头颈外科	389	547	9:12	71.2%
	……	……			
15	心脏外科	102	492	9:23	20.8%
16	日间服务中心	23	202	9:23	11.4%
17	神经外科	40	678	9:39	5.9%
总计		3 633	8 129	9:20	44.7%

（3）延迟开台原因。统计归纳实地调研中所记录的延迟开台原因，出现频次最多的延迟原因可分为"医生晚到""患者情况特殊""术前患者准备不充分""等待麻醉二线""手术物资/设备准备不全"等，其中，"医生晚到"出现46次，占总数的36.2%（图1-25-2）。

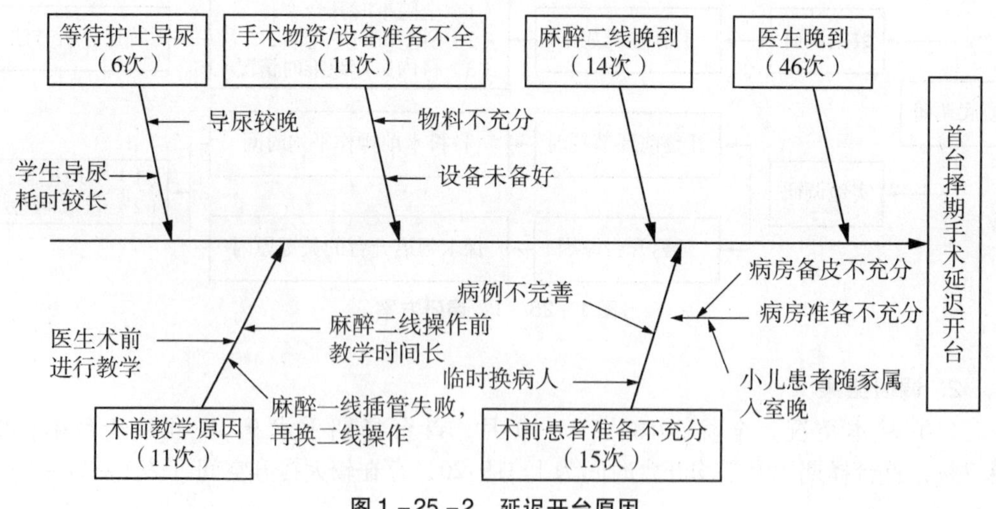

图1-25-2　延迟开台原因

（四）根因分析

进一步按照手术相关责任方，对延迟开台原因统计进行分类（表1-25-5），可以看出，因"外科医生"原因而导致的延迟开台出现54次，占所有延迟原因的42.5%。综合上述分析，提高手术室首台择期手术准时开台率的关键因素为外科医生。因此，监督管理的重点目标可设定在外科医生范围，制订以外科医生为主要考核对象的手术准时开台管理方案，并同步优化手术室相关流程。

表1-25-5 延迟开台归因统计

责任方	归因	频次
外科医生	医生晚到/临时更换患者	54
麻醉医生	麻醉二线晚到/教学	22
患者本身	术前准备困难/儿童患者特殊	22
病房	病历资料不完全/病房准备患者不充分	12
手术室	设备、物资未及时备好	11
护士	导尿晚/入室晚	6
总计		127

（五）方案拟定

通过手术室联席会的多方讨论，最终以“9:10”作为我院准时开台核算时间点，以外科医生“刀划皮”作为开台标准（图1-25-3）。同时为兼顾公平，逐步收集了各学科可视作手术开台的特殊开台术式，并制订了特殊开台术式（表1-25-6）。

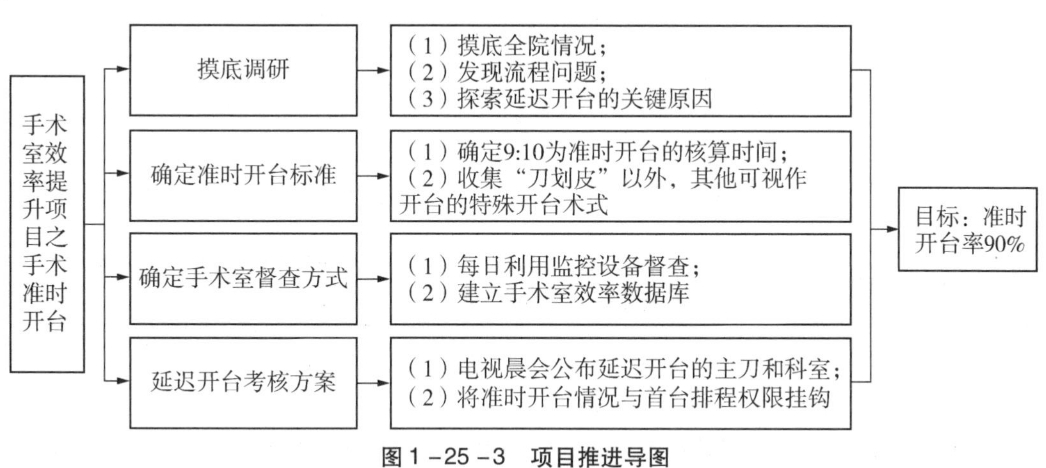

图1-25-3 项目推进导图

表1-25-6 特殊开台操作

科室	特殊开台标准
神经外科	(1) 外科医生行穿刺、引流； (2) 头架颅骨钉钻入； (3) 电生理监测电极针插入； (4) 外伤感染患者清洗伤口； (5) 立体定向活检术不纳入考核（因其7:30左右已在MRI室安装头架并做头部核磁）

续表 1-25-6

科室	特殊开台标准
心脏内科	（1）手术医生行穿刺操作（包括经股静脉、心尖、颈静脉等）； （2）经颈静脉安置起搏器导线
骨科	（1）牵引复位； （2）C 臂 X 光机定位

三、改进措施

（一）考核方案

对择期首台手术准时开台进行考核，考核方案见表 1-25-7。

表 1-25-7　择期首台手术准时开台考核方案

准时开台标准	上午 9:10
考核对象	手术科室和主刀医生
考核方式	每日利用监控视频监督首台择期手术准时开台情况
结果反馈	（1）对延迟开台的主刀医生发放《手术准时开台情况反馈单》； （2）每月第一周在电视晨会与企业微信里公布延迟开台的科室和主刀医生； （3）1 个月延迟 3 台及以上的主刀医生，取消其次月首台排程权利
收集特殊开台操作	与大外科合作，收集各科室可视作手术开台的特殊开台操作，如神经外科上头架、C 臂定位、骨科牵引复位等

（二）首台操作的标准化

根据前期调研数据，将各科室准时开台的手术操作平均时间节点统计制作成《科室择期首台手术准时开台平均耗时流程图》（图 1-25-4），供手术医疗组参考，同时也为手术延迟开台的认定提供了数据支撑。项目组还按手术前准备程序分类，将手术分为“气管插管”“气管插管+动脉插管”“气管+动脉插管+中心静脉置管”等类别，统计并制作该类手术的手术准时开台标准耗时。

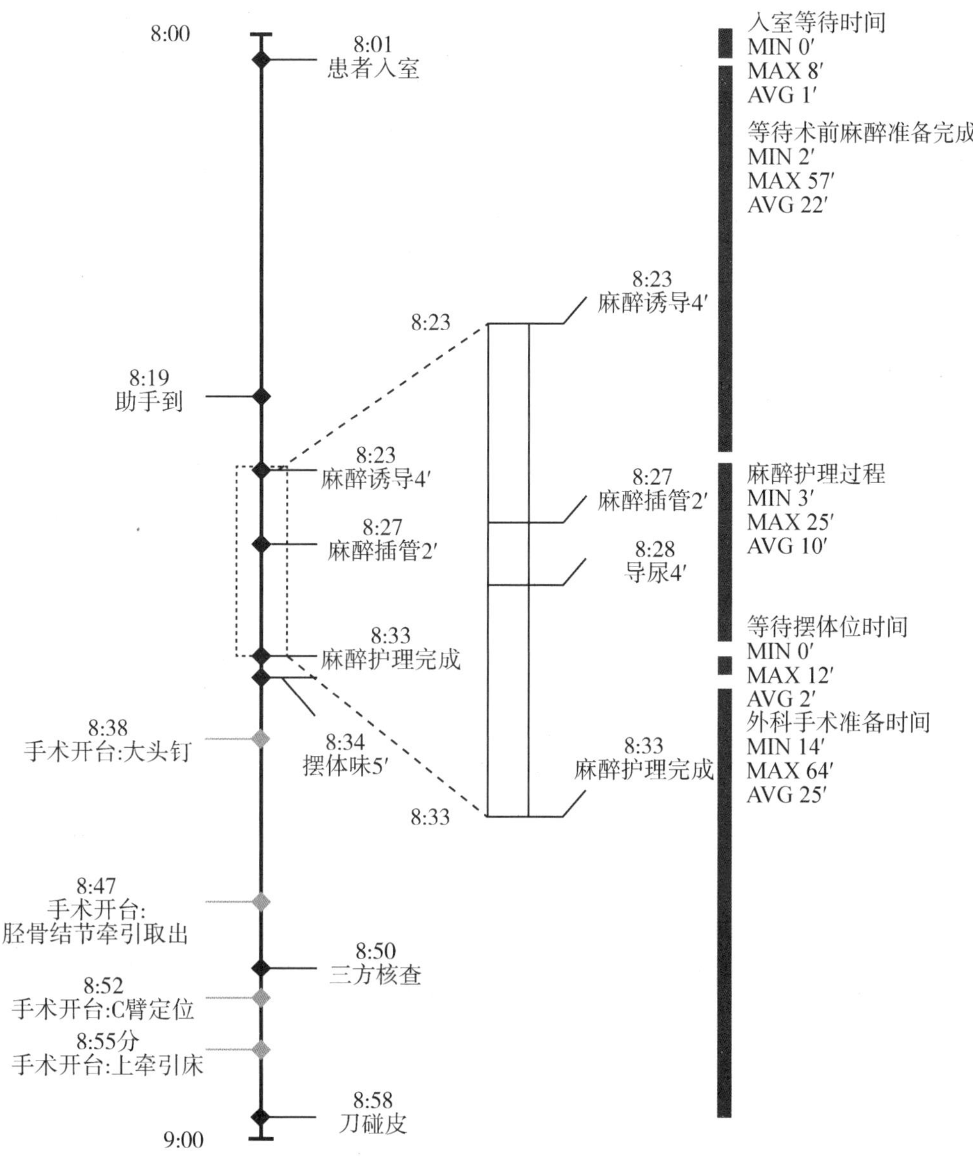

图 1 -25 -4　科室择期首台手术准时开台平均耗时流程

四、实施成效

项目从 2019 年 4 月实施以来，我院首台择期手术平均准时开台率达到 96. 8%，相比于 2018 年的 44. 7% 有很大提升。全院首台手术开台时间从 2018 年的上午 9:20 提前至了 8:59（图 1 -25 -5、图 1 -25 -6）。

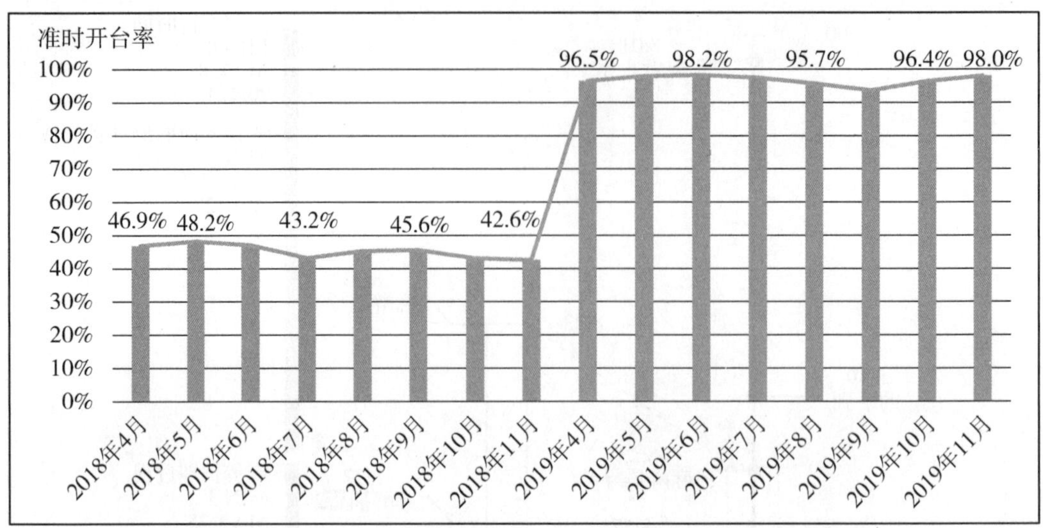

图1-25-5　2018年4月至2019年11月首台择期手术准时开台率

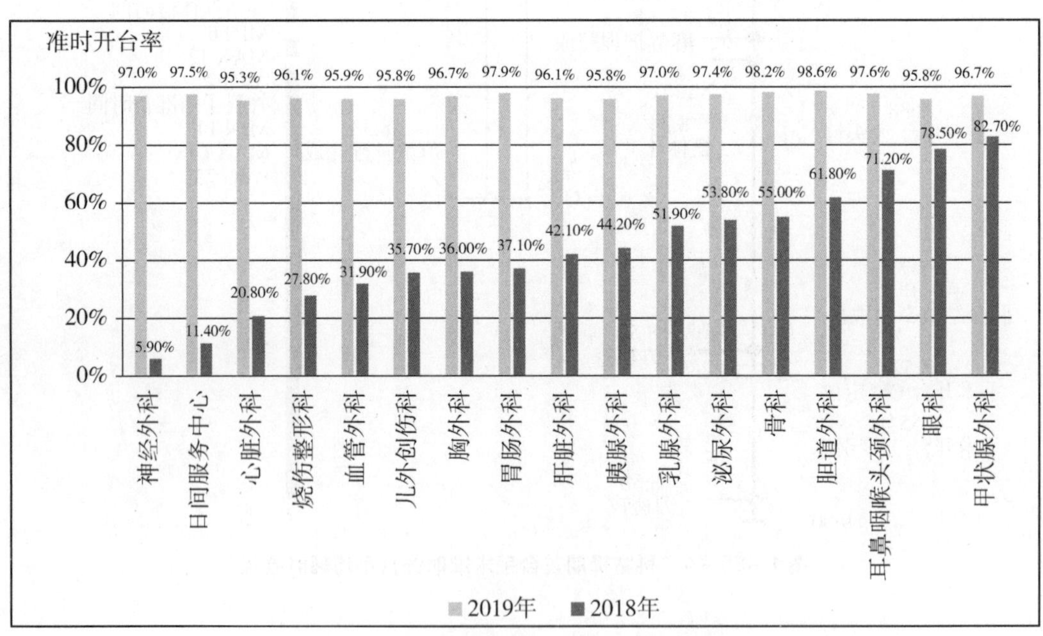

图1-25-6　督查前后各科室准时开台率变化

（四川大学华西医院　李大江　李念　高誉峰　王颖）

26 责任制管理在提高首台手术准时开台率的应用

一、背景与现状

手术室是医院重要的医疗资源，被认为是降低医院成本最有潜力的部门。提高手术室的使用效率，能够使平均住院日稳步缩短，提高外科患者周转率，提高医院整体经济效益和社会效益。随着对手术室使用效率研究的不断深入，首台手术开台时间延后已成为医院管理者们公认的降低手术室使用效率的因素之一。然而，各医院情况参差，导致首台手术无法准时开台，影响开台率的因素也较为复杂。

中国医科大学附属第一医院是一所大型综合性三级甲等医院，但手术室外科、妇科及五官外科首台手术准时开台率较低，存在较大提升空间。

二、方法与流程

（一）计算首台手术准时开台率，分析主要影响因素

利用我院信息系统进行数据收集，统计2015年3月1日至2016年2月29日的全部择期手术中每日外科、妇科及五官外科首台手术的手术开始时间（“切皮”时间）数据，设定9点为首台手术准时开台时间，计算平均首台手术准时开台率为54.46%。

影响首台手术准时开台率的主要因素包括手术科室因素、麻醉科因素、手术室因素等。其中，手术科室因素主要有手术医生由于查房、下医嘱等科室工作量大导致其进入手术室时间延后；麻醉科因素主要有危重患者或大型手术麻醉时间长、麻醉医生经验不足等导致手术时间延后；手术室因素主要有手术室护士到位不及时、手术器械准备不充分导致术前准备时间延长。

（二）实施责任制管理

我院自2016年3月1日起对手术室首台手术开台时间实施责任制管理，即医务部每周通过医院信息系统调取择期手术中首台手术未准时开台的数据并逐一进行分析。如果“麻醉监护时间”（反映麻醉医生进入手术室时间）在“医生入室时间”（反映手术医生进入手术间时间）之前，导致首台手术开始时间在9点之后，即为手术医生的原因，则对手术医生进行问责；如果“医生入室时间”在“麻醉监护时间”之前，导致首台手术开始时间在9点之后，即为麻醉医生的原因，则对麻醉医生进行问责；如果是手术室护士进入手术室时间未达标，或未录入手术医生入室时间，即为手术室护士的原因，则对手术室护士进行问责；如有异议，医务部通过调取监控录像并进行核对。

三、实施成效

收集我院2015年3月1日至2016年2月29日每日外科、妇科及五官外科全部择期手术中首台手术的手术开始时间（“切皮”时间）数据共9 152例，设置为对照组；收集2016年3月1日至2017年2月28日之间全部择期手术中每日外科、妇科及五官外科首台手术的手术开始时间（“切皮”时间）信息共10 401例，设置为实验组。利用SPSS 20.0对上述数据进行统计分析，对照组与实验组的首台手术准时开台率差异具有统计学意义（$P<0.001$），详见表1－26－1。

表1－26－1　各组患者首台手术准时开台率的比较

组别	例数	首台手术准时开台例数	首台手术未准时开台例数	首台手术准时开台率
对照组	9 152	4 984	4 168	54.46%
实验组	10 401	8 774	1 627	84.36%
χ^2			2 086.968	
P			0.000	

四、持续改进

我院医务部通过不断循环与调整责任制管理，目前已形成医院手术室文化，各相关人员已经形成良好的工作习惯。2017年3月1日至2018年2月28日之间以及2018年3月1日至2019年2月28日之间全部择期手术中每日外科、妇科及五官外科首台手术的手术开始时间（“切皮”时间）信息显示，首台手术准时开台率分别为89.81%及95.27%，总体呈现稳步提升趋势。医务部将通过应用PDCA循环，将医院管理不断改进、不断深化，细化具体问题，并针对问题一一进行突破，做到持续改进。

参考文献

[1] GORDON T, PAUL S, LYLES A, et al. Surgical unit time utilization review: resource utilization and management implications [J]. J Med Syst, 1988, 12 (3): 169－179.

[2] 赵亮，金昌晓，等．提高手术室效率的方法研究［J］．中国医院，2008，12（10）：45－49.

[3] 李洲．提高手术室使用效率的思考［J］．中国城乡企业卫生，2010，4（2）：10－12.

[4] 王瑜．手术开台时间滞后的原因分析及对策［J］．大家健康，2014，8（2）：2－3.

[5] 张茹，江燕华，等．行政多学科协作管理模式在提高首台手术准时开台率中的应用［J］．全科护理，2018，16（4）：484－485.

[6] 吴毅，容蓉，等．“行政MDT”模式在首台手术开台时间管理中的实践［J］．现代医院管理，2016，14（5）：66－68.

（中国医科大学附属第一医院　杨超　张旭）

27 加速康复外科在三级综合医院的探索与实践

一、背景与现状

随着新医改进程的推进，公立三级医院的功能和定位进一步明晰，患者来源从原来的以本地患者为主，逐步出现国际、国内患者与本地患者齐头并进的新局面，住院患者病种结构进一步转向重大手术、疑难危重病救治等，平均住院日居高难下，住院难、等待入院时间长等矛盾始终难以解决。同济大学附属第十人民医院外科系统床位占全院总床位数的60%，探索在确保医疗质量和患者安全的前提下，加速手术患者的康复，缩短住院时间，对降低患者经济负担、缓解入院难矛盾、提高患者满意度，都具有重要的意义，也体现着医院综合管理水平。

针对住院时间长、待床时间长、次均费用高三大痛点，我院于2016年下半年在全院启动了“基于医技护管一体化流程再造的加速康复外科（enhanced recovery after surgery，ERAS）体系建设”，通过优化流程、多部门协作加强手术患者的术前、术中、术后管理，主动减少应激性的治疗措施，将ERAS理念和要求落实到医、技、护、管相关人员的日常行动中去。经过深入实施与持续改进，ERAS项目建设取得了显著成效，获得了患者的认可与业界的广泛关注。

二、方法与流程

（一）搭建组织架构

以医技护管一体化为出发点和落脚点，开展手术患者流程再造。过去诊疗流程的改进往往是针对局部（流程中一个或几个环节）或少数人（如医师或护士或麻醉师）的改变。而我院大力实施的ERAS体系，则是一项涉及全院的系统性的工程，在医院主要领导的直接领导和大力推进下，医务处主管，全院各临床、医技与职能部门联手参与该项目的讨论和实施，形成明确的ERAS组织架构（图1－27－1）。在医院层面，统一部署，整体推进，统一理念，整体优化，打破学科樊篱与条块分割，以“医技护管一体化”为依托，致力于显著提升外科手术患者的就医体验、显著缩短住院时间。

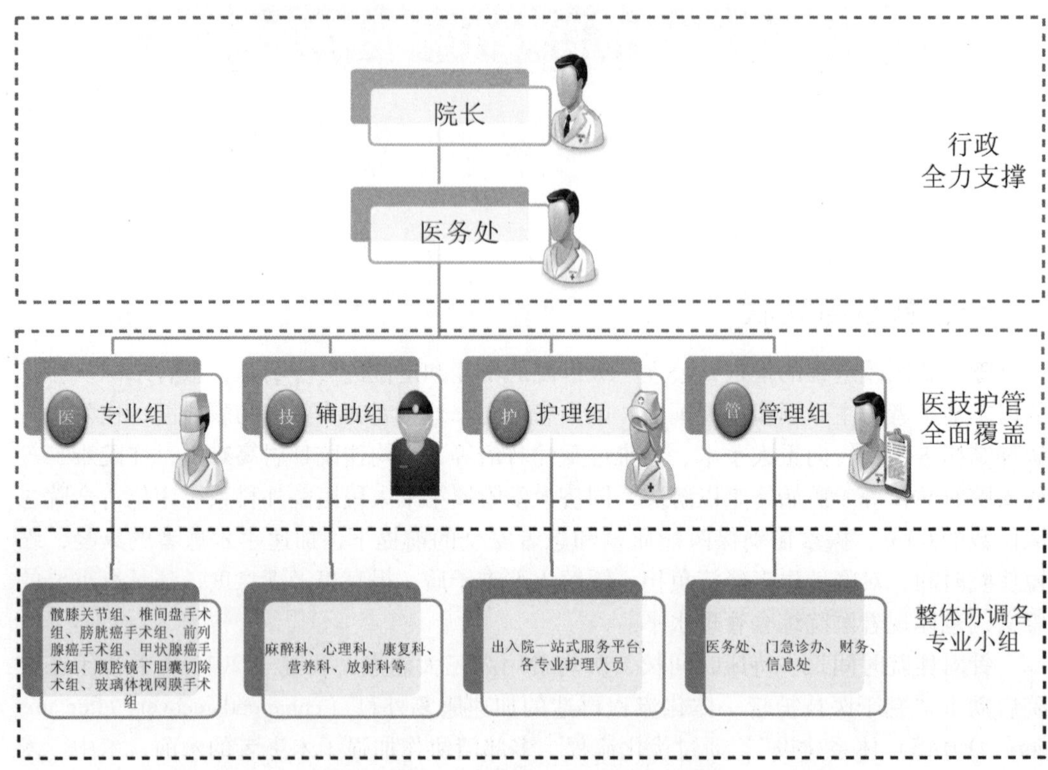

图1-27-1　实施 ERAS 的组织架构

（二）确定试点科室病种

由于 ERAS 流程中的各项优化措施与传统观念不一致，所以在推行过程中必须循序渐进，先做到组织试点先行，再适时推广。我院在征询各科室主任及院领导讨论意见后，主要基于以下因素确定 ERAS 试点科室病种：一是该类病种的住院时间长，二是收治该类病种的患者比较多，三是该类病种是我院重点关注的病种。最终确定 4 个科室的 8 个试点手术病种。分别是骨科的髋关节置换术、膝关节置换术、椎间盘手术，泌尿外科的膀胱癌手术、前列腺手术，普外科的甲状腺手术、腹腔镜下胆囊切除术，眼科的玻璃体视网膜手术。

（三）建设 ERAS 示范病区

为将 ERAS 理念深入临床，强化 ERAS 的规范化诊疗流程，我院在试点病种科室建设示范病区，并批若干固定床位为 ERAS 患者床位，主要做到统一宣教、统一诊疗流程、统一讨论等，为后续进一步推广做好基础铺垫。同时，围绕每个病区，集中理顺执行 ERAS 过程中临床问题。另外，建立 ERAS 示范病区工作管理制度，要求临床组、医技组、护理组及管理组以每个病区为工作单位，协调配合，做到“医技护管”一体化。

（四）制订工作小组内容

1. 临床组

各相关临床科室研究制订本科室试点病种的“ERAS 诊疗模式”、服务流程和患者入选标准，根据病种特点优化术中管理方法，如积极采用微创技术，不常规应用鼻胃管、尿管和引流等。另外，各科室指定 1 名 ERAS 专员，负责与其他辅助科室沟通协调。

2. 医技组

（1）麻醉组：围手术期疼痛管理是 ERAS 的核心内容之一。对 ERAS 患者，麻醉师需做到术前麻醉访视；术中做到镇痛、恶心呕吐预防；术后评估镇痛效果、恶心呕吐情况，并反馈给外科医生。

（2）心理组：ERAS 的患者依从性差，而术前重视患者教育、沟通与合作是成功的基础，为此术前心理医师需对其进行心理焦虑评估，给予必要心理支持、认知干预、指导其放松训练并酌情给予药物治疗。

（3）营养组：患者术前营养状况对术后能否快速康复有很大影响。故对入组 ERAS 患者的术前营养要求格外高，同时对术后营养支持更不容忽视。因此，营养师在术前要做到对患者营养状况的评估和干预，术后要对其进行营养宣教与指导。

3. 护理组

（1）科室专业护理组。科室专业护理组负责对 ERAS 患者开展术前健康宣教，术后鼓励、辅助下床康复锻炼。另外，在护理过程中，实施动态、持续、预见性的个体化评估，由被动执行医嘱转为主动采取有效措施。

（2）手术室护理组。手术开始前，手术室护理组护士按指南要求，需做到三点：①调节手术室温度；②为患者铺好加热毯，维持体温大于 36 ℃；③对输入患者体内液体进行保温处理。

（3）出入院服务中心护理组。以往住院患者入院前，需到相应科室登记、拿入院证、等待医生开检查单及办理相关手术等多个环节，患者和家属的聚集，加上其对各环节的不熟悉，易造成各种矛盾及潜在安全隐患。为配合 ERAS 工作，特成立出入院服务中心，主要目的是分流出 ERAS 的患者，为其开通绿色通道，统一调配床位资源、入院排程、术前各项检查等工作，在 ERAS 患者出院后，由出入院服务中心护理组的护士负责随访工作。

4. 管理组

（1）医务处：医务处在院级领导下，直接负责推动 ERAS 工作，包括组织临床、麻醉、心理、营养、护理等科室召开 ERAS 工作推进会，协调各科室之间工作，听取各方意见，了解流程实施困难，全力协助解决；围绕 ERAS 病种，组织开展多学科诊疗模式，定期考核 ERAS 示范病区，定期总结并反馈。

（2）信息处：对入组的 ERAS 患者，我院信息处人员开发用以标识其身份的唯一性编码系统，使所有被标识 ERAS 的患者信息可被专门收集，以便精准、快速统计分析，为后续管理提供信息支持。同时，开设 ERAS 患者随访信息系统，方便护理人员做好登记随访工作。

（3）绩效科：为提高临床开展 ERAS 的积极性，依据入组 ERAS 病种的平均住院日、平均药品费、平均耗材费下降，以及出院随访疾病疗效满意度提高等四大质量指标改善的情况，结合 ERAS 业务量，给予专项绩效奖励。

（五）加强培训学习

通过“走出去、引进来”的方式，提高院内临床工作者的工作水平。首先，医院管理部门积极开展有关 ERAS 知识的培训学习，各临床专业组也积极在科内交流学习，分享国内外 ERAS 实施相关经验。2017 年 5 月，由我院医务处带队，与普外科、泌尿外科、骨科、妇产科等一行共 13 名医务人员到中国人民解放军东部战区总医院进行 ERAS 培训与学习，获得大量实施 ERAS 的宝贵经验。

（六）鼓励科研创新

2016 年，我院管理研究基金对 ERAS 进行专项资助，经组织申报、专家评审，共资助包括临床、麻醉、营养、护理等在内的 18 项 ERAS 临床科研项目，以支持临床工作者在 ERAS 领域内的科研创新，提高临床水平。

（七）开发 ERAS 专病数据库

为加强对 ERAS 的病种数据管理，医院开发 ERAS 专病数据库，包括临床、护理、营养、护理和医政 5 个子库，系统会给每个入组 ERAS 患者匹配统一 ID 号，5 个部门可同时在各子库中填报患者的围手术期数据。骨科膝关节置换术 ERAS 组作为我院首个平台课题，由骨科医生、麻醉医生、护理人员、营养医生及医务管理人员共同参与，涉及 40 余张 CRF 表的病例信息，单个病例涵盖 447 项信息。

三、结果与成效

采用纵向比较法，选择分析 2016—2019 年院内 4 种 ERAS 病种手术的药物与耗材占比、平均住院日和平均术前待床日等指标数据变化情况；采用横向比较法，分析 2016—2019 年院内 4 种 ERAS 病种手术的药物与耗材占比、平均住院日和平均术前待床日等指标数据与上海市三级医院平均水平的比较情况。

从表 1－27－1 可看出，与市级平均水平相比，本院腹腔镜下胆囊切除术的药物与耗材占比之和相对较高，但差距在逐年缩小，由 2016 年相差 1.7% 下降到 2019 年相差 0.4%；而甲状腺恶性肿瘤手术的这个数据由 2016 年相差－3.0% 上升到 2019 年相差 0.6%；但椎间盘手术的药物与耗材占比之和一直较低，且椎间盘手术优势有进一步扩大趋势，由 2016 年相差 1.4% 上升到 2019 年相差 6.8%；从院内纵向比较看，2016—2019 年除甲状腺恶性肿瘤手术的药物与耗材占比之和在增长外（增幅 0.2%），其余均在下降，其中椎间盘手术下降最大，为 10.1%。

表 1-27-1　2016—2019 年本院 4 个 ERAS 病种手术的药物与耗材占比之和结果（%）

病种手术	2016 年		2017 年		2018 年		2019 年		2016—2019 年院内变化幅度
	本院	市级平均	本院	市级平均	本院	市级平均	本院	市级平均	
腹腔镜下胆囊切除术	57.7	56.0	51.6	52.2	50.6	49.8	50.2	49.8	-7.5
膀胱恶性肿瘤手术	50.1	51.8	42.4	45.7	41.1	41.5	44.1	41.9	-6.0
甲状腺恶性肿瘤手术	30.6	33.6	30.8	31.0	30.7	29.6	31.7	31.1	1.1
椎间盘手术	80.6	82.0	77.1	80.1	74.3	78.4	70.5	77.3	-10.1

从表 1-27-2 可看出，与市级平均水平相比，总体上 4 个病种手术的平均住院日要高于市级，但差距逐年缩小；2017 年甲状腺恶性肿瘤手术平均住院日首次低于市级水平，且优势逐年凸显，由 2017 年相差 -0.1% 至 2019 年相差 -0.5%；从院内纵向比较看，2016—2019 年 4 个病种手术的平均住院日均逐年下降，其中，椎间盘手术下降幅度最大，为 3.4 天。

表 1-27-2　2016—2019 年本院 4 个 ERAS 病种手术的平均住院日比较结果（天）

病种手术	2016 年		2017 年		2018 年		2019 年		2016—2019 年院内变化幅度
	本院	市级平均	本院	市级平均	本院	市级平均	本院	市级平均	
腹腔镜下胆囊切除术	6.8	5.9	5.9	5.7	5.6	5.6	5.8	5.5	-1.0
膀胱恶性肿瘤手术	12.4	7.9	12.4	7.6	10.5	6.7	10.0	6.3	-2.4
甲状腺恶性肿瘤手术	5.5	5.5	5.0	5.1	4.5	5.0	4.4	4.9	-1.1
椎间盘手术	12.7	9.6	10.5	8.8	9.7	7.4	9.3	7.2	-3.4

从表 1-27-3 可看出，与市级平均水平相比，2016—2019 年平均术前待床日差距均缩小，其中腹腔镜下胆囊切除术在 2018 年实现反超，少 0.2 天，另外甲状腺恶性肿瘤手术平均术前待床日相对较低，与市级平均水平相比优势有扩大趋势；从院内纵向比较看，4 个病种手术除甲状腺恶性肿瘤手术在 2017 年有微量增长外（增长 0.1 天），其余平均术前待床日均有减少，其中膀胱恶性肿瘤手术下降幅度最大，为 1.3 天。

表 1-27-3　2016—2019 年我院 4 个 ERAS 病种手术的平均术前待床日比较结果（天）

病种手术	2016 年		2017 年		2018 年		2019 年		2016—2019 年院内变化幅度
	本院	市级平均	本院	市级平均	本院	市级平均	本院	市级平均	
腹腔镜下胆囊切除术	2.9	2.4	2.4	2.4	2.1	2.3	2.1	2.2	-0.8
膀胱恶性肿瘤手术	4.3	2.4	4.2	2.4	3.0	2.2	2.9	2.1	-1.3
甲状腺恶性肿瘤手术	2.1	2.2	1.8	1.9	1.5	1.9	1.5	1.7	-0.6
椎间盘手术	4.4	3.3	4.0	3.2	3.5	2.9	3.5	2.8	-0.9

四、总结与展望

（一）建立以院领导为核心的ERAS管理组织是推动ERAS应用的关键

目前，ERAS难以推广的重要原因是大多数医院管理层还未充分认识到它的发展趋势。尽管ERAS优势明显，但从文献分析发现，国内许多医院大多由临床医生在本科室应用此理念，鲜有从全院层面实施ERAS的经验介绍。这表明ERAS在推广过程中面临一定困难，因此，需要医院管理部门大力支持。我院在推广过程中，首先建立ERAS工作的管理组织框架，由院长牵头，多次组织全院临床、护理、麻醉、营养、医务等部门，对ERAS推进做出指示与安排，确保在全院顺利实施。

（二）医、技、护、管一体化是推动ERAS顺利实施的保障

良好而完善的组织实施是保障ERAS成功实施的重要前提。我院在实施ERAS过程中，紧紧围绕ERAS理念，分析各流程、各要素条件，在业务流程再造理论指导下，成立临床、医技、护理、管理4个工作小组，制订各自工作小组内容，相互协调配合，并以示范病区为工作单位，保证每个试点病种都做到医、技、护、管全覆盖。目前，ERAS理念已在我院试点科室成功推行，试点病种的术前等待日、平均住院日、平均住院费用等指标也明显下降，后续我院将在医、技、护、管一体化的工作框架下，扩增新的ERAS病种。

（三）ERAS临床效果的验证仍需大数据的支撑

尽管ERAS实施效果明显，但目前我国ERAS的效果验证仍缺乏大样本数据支持，研究的深度有待拓展，总的来说，存在的问题是共识多数据少，重复多特色少，缺少来自临床治疗实践的、全维度的数据积累和沉淀。而国外如美国凯萨医疗机构（Kaiser Permanente）从2014年开始推行多中心临床研究，为ERAS临床效果验证提供丰富的数据基础。因此，在缺乏我国ERAS循证证据背景下，若要全面推广ERAS理念，也需建立多中心数据库以进一步验证其临床效果。

（四）政府部门应对我国公立医院推广应用ERAS理念提供政策支持

ERAS理念实施所产生的经济效益与社会效益，符合新医改方向。尽管相对国外ERAS研究，我国还处于起步阶段，但其模式推广应用已是大势所趋，且目前在结直肠外科、肝脏外科、胰腺外科、骨科、麻醉科等领域出台了ERAS指南或专家共识，同时在护理和营养也取得了一些研究成果和共识，并发布了2018年版的中国专家共识及路径管理指南。但目前该理念在我国的应用主要依靠ERAS专业学术团体倡导、部分医院的科室独立推行，在政府卫生管理部门尚缺乏统一的认识，也未制定相关政策给予支持。而越来越多的发达国家开始从国家政策层面关注ERAS，结合我国医疗背景，ERAS理念与我国医疗供给侧改革的本质完美契合，可驱动医疗、医药、医保并驾联动。因此，政府卫生部门需加大ERAS理念在我国公立医院的宣传，制定ERAS病种目录，出台相关政策予以支持。

参考文献

[1] DORCARATTO D, GRANDE L, PERA M. Enhanced recovery in gastrointestinal surgery: upper gastrointestinal surgery [J]. Digestive surgery, 2013, 30 (1): 70-78.

[2] WANDEN-BERGHE C, SANZ-VALERO J, ARROYO-SEBASTIÁNA, et al. Effects of a nutritional intervention in a fast-track program for a colorectal cancer surgery: systematic review [J]. Nutrición hospitala-ria, 2016, 33 (4): 983-1000.

[3] 韩旭东. 在妇幼保健机构引入快速康复外科技术的实践与思考 [J]. 甘肃科技, 2016, 32 (21): 128-129.

[4] 王金篁, 杨蓉, 杨婕, 等. 我国加速康复外科临床对照研究的文献计量学分析 [J]. 护理研究, 2017 (31): 137-139.

[5] LIU V, ROSAS E, HWANG J C, et al. The kaiser permanente northern california enhanced recovery after surgery program: design, development, and implementation [J]. The permanente journal, 2017, 12: 17.

[6] 朱颖, 安利杰, 侯婧悦. 快速康复外科研究进展 [J]. 世界华人消化杂志, 2017, 25 (34): 3038-3045.

[7] 中华医学会外科学分会外科手术学学组, 中国医疗保健国际交流促进会加速康复外科学分会肝脏外科学组. 肝切除术后加速康复中国专家共识 (2017 版) [J]. 临床肝胆病杂志, 2017, 33 (10): 1876-1882.

[8] 中国研究型医院学会肝胆胰外科专业委员会. 肝胆胰外科术后加速康复专家共识 (2015 版) [J]. 消化肿瘤杂志 (电子版), 2016, 8 (4): 220-225.

[9] 孙天胜, 沈建雄, 刘忠军, 等. 中国脊柱手术加速康复——围术期管理策略专家共识 [J]. 中华骨与关节外科杂志, 2017, 10 (4): 271-279.

[10] 陈凛, 陈亚进, 董海龙, 等. 加速康复外科中国专家共识及路径管理指南 (2018 版) [J]. 中国实用外科杂志, 2018, 38 (1): 1-20.

(同济大学附属第十人民医院　胡龙军　侯冷晨)

28 加速康复外科实施经验分享

一、背景与现状

随着外科学蓬勃发展，精准切除、微创手术、损伤控制等新技术层出不穷，外科医生在采用手术治疗疾病的同时，也更关注手术本身导致机体应激可能影响患者康复等问题，从而使围手术期新的管理策略和理念即加速康复外科（ERAS）应运而生并逐步得以应用，亦可以说是临床医学领域的技术革命。它打破了长期以来形成的外科治疗学理念和原则，甚至颠覆了传统的临床认识和技术规范，具有明显的社会、科技和经济等外部正效应。同时 ERAS 丰富了医院管理内涵，也对医院管理提出了新的要求和挑战。

早在 2012 年，新疆医科大学第一附属医院抢先抓住发展先机，在消化血管外科中心率先将 ERAS 理念应用于患者并获得良好的成效，在同行医院中起到了极大的引领作用且技术逐步趋于成熟。依托医院人才、设备、技术、信息及管理等全方位资源优势，新疆医科大学第一附属医院倡导并广泛发动新疆各大型医疗机构，于 2016 年 8 月联合申请成立新疆医学会加速康复外科专业委员会，以综合医院为主体，涉及外科、麻醉科、疼痛科、康复科、护理等多个学科，覆盖南疆、北疆及东疆。2016 年 12 月，新疆医学会加速康复外科专业委员会正式成立，我院消化血管外科中心邵英梅主任担任主任委员。

新疆医学会加速康复外科专业委员会成立后，我院作为主任委员单位，多次组织开展医学继续教育、理论培训、多学科协作、多中心合作和国际学术交流等活动，为新疆各地各级别的临床外科医师提供接受新技术、新理念的契机和平台，逐步推广 ERAS 理念在外科领域的普及和标准化，拓宽学科发展的路径，贴近临床实际情况，满足患者的体验和需求，从而进一步提高了临床医疗技术的先进性、科学性和精准性，降低了患者并发症风险，缩短住院时间，节省医疗费用，帮助患者安全快速康复。

二、方法与流程

我院根据实际需求和发展，组织成立 ERAS 专家组，并制订加速康复外科实施方案和推广策略。医院管理部门的组织与协调是启动和实施 ERAS 的重要前提，各科室主任及固定联络人员负责加速康复外科推广应用工作的决策部署和过程督导，在科室推广应用具体组织实施，及时沟通，密切配合，解决协作中遇到的问题。

（一）试点先行

我院首先选择了 4 个试点科室，在每个科室遴选 2 个试点病种，在一定范围内验证 ERAS 的适用性和可行性。肝胆包虫外科：囊型棘球蚴病（包虫病）、泡型包虫病；关节外科：髋关节置换、膝关节置换；妇科三病区：子宫肌瘤、卵巢囊肿；胃肠肿瘤外科：结肠癌、高位直肠癌。加速康复外科是将围手术期有循证医学证据的措施整合在一起，将麻醉、护理和外科等学科的最新研究证据完美结合的概念，需有严格的临床路径来保证实施才能发挥其真正的优势。各试点科室联合信息中心于 2017 年 2 月逐步制订试点病种的临床路径表单，在临床路径表单中全部标注加速康复标识，同时医师进行评估，对基础条件适合的患者标注加速康复标识。在日间病房运行过程中引入加速康复外科理念，通过多学科合作，加强围手术期管理，减少应激及术后并发症的发生，促进患者康复，达到在 1 ～2 个工作日内安排患者的住院、手术、手术后短暂观察、恢复和办理出院的日间手术模式。此外，医院定期组织院内 4 个试点科室和相关专家进行阶段性总结会议，从管理层面及专业角度分析各项数据、指标，讨论存在问题，制订未来发展规划。诊疗流程见图 1 －28 －1。

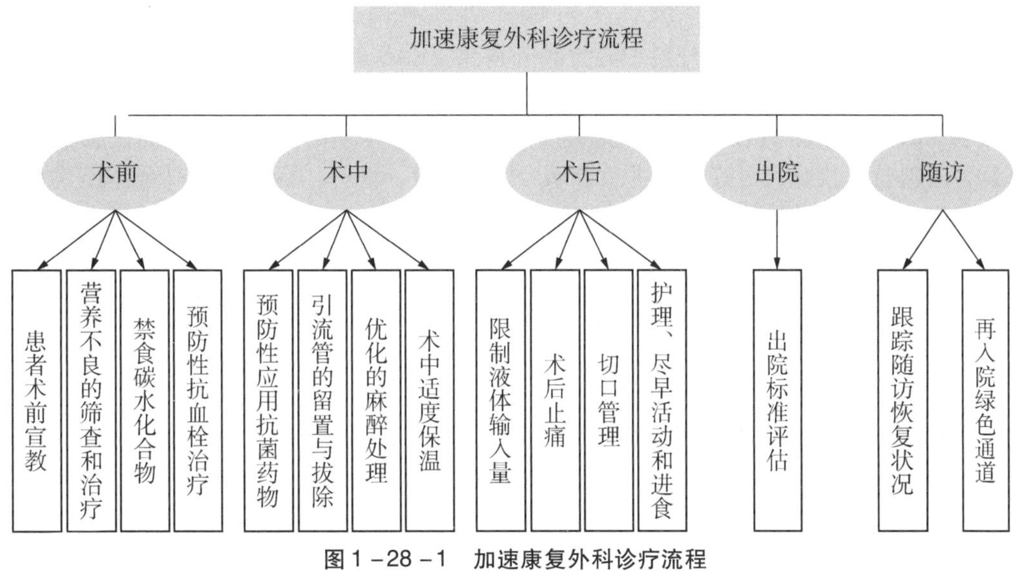

图 1 －28 －1　加速康复外科诊疗流程

（二）组织开展各类培训

邀请我院专家，组织 4 个试点科室医护人员进行加速康复外科培训宣讲，从加速康复的实施方案、麻醉流程、营养流程、护理常规等方面进行全面宣讲。由新疆医学会加速康复专业委员会牵头，邀请国内著名专家李宁教授、江志伟教授，面向全院医护人员进行公开讲课，并于试点科室共同讨论典型案例。全面整理专家培训课件，将加速康复外科内容加入我院每年 4 月的质量月培训，面向全院进行在线培训考核，推广加速康复外科新理念。

我院作为主任委员单位，近年来每年的 6 月组织开展新疆医学会加速康复外科专业委员会全委会议，邀请国内著名专家李宁教授、江志伟教授、赵青山教授、汤朝晖教授等来新疆讲学，每年有来自新疆的约 200 名相关医疗工作人员接受培训。我院消化血管外科中心邵英梅教授连续 3 年成功举办了由新疆维吾尔自治区医管中心组织的丝绸之路·健康论坛—加速康复外科高峰论坛，并每年邀请国内外著名专家来新疆讲学，给医务人员带来全新理念，使加速康复外科在新疆获得全速发展。

（三）科普宣教

组织试点科室制作宣传展板、在试点科室悬挂张贴，并制作宣传手册，向全院医护及患者普及加速康复理念。组织院内专家赴各地州，特别是南疆四地州进行 ERAS 巡讲，将 ERAS 理念在新疆全面推广。

三、实施成效

我院自实施加速康复外科以来，优化了 MDT 团队架构，提升了 MDT 团队贡献力，并改变了我院的护理模式，由原来的被动护理，转变为以患者为中心的全程主动护理模式，优化了临床路径，明显地缩短了患者住院时间，降低了患者的住院费用，提高了患者满意度。

（一）降低患者术后疼痛，不断提升患者满意度

2012 年，我院消化血管外科中心胃肠外科将 ERAS 理念应用于结直肠癌根治术中。回顾性分析我院 2013 年 1 月至 2015 年 12 月收治的 102 例结直肠癌患者的临床资料。结论显示，ERAS 理念与腹腔镜技术的结合，可减少围手术期的应激反应，加快肠道功能恢复，改善营养状况，更好地促进患者术后快速康复。此外，探究多学科合作模式在终末期肝泡型包虫病根治性肝切除术患者加速康复护理中的应用价值，结果显示，多学科联合 ERAS 理念应用于终末期肝包虫病根治性切除术围手术期护理具有良好的临床效果，能够缩短术后排气及住院时间，提升临床康复效果，有效地提高患者对护理的满意度，值得在临床上推广应用。

（二）降低住院费用及住院日

回顾性分析 2017 年 8 月至 2018 年 8 月在我院日间病房采用 ERAS 理念行日间腹腔镜胆囊切除术（ambulatory laparoscopic cholecystectomy，ALC）的 168 例患者（ALC 组）及同期在我院普通病房行常规腹腔镜胆囊切除术（conventional laparoscopic cholecystectomy，CLC）的 165 例患者（CLC 组）的临床资料，比较两组的手术时间、术中出血量、中转开腹率、术后并发症发生率、再入院率、术后 6 小时疼痛评分、患者满意度、术后首次通气时间、平均住院天数及住院费用等，结果显示，ALC 组采用 ERAS 理念，术前加强宣教，缩短禁食水时间，术中维持患者适宜体温，明确个体化、目标导向性输液，采用多模式、个体化的镇痛模式，优化的麻醉措施以及联合多形式的止吐手段，术后强调早期下床活动及尽早饮水进食等围手术期处理措施，在术后首次通气时间及患者满意度方面明显改善，术后 6 小时疼痛评分显著降低，起到了减轻患者心理应激反应及术后疼痛、预防恶心呕吐发生的作用，有效促进 ALC 术后患者的快速康复，达到了缩短住院时间的目的。将 ERAS 理念应用于 ALC 的围手术期中是安全可行的，具有降低住院费用、减轻患者术后疼痛、加速术后康复等多种优势，值得应用和推广。在日间手术模式中，基于 ERAS 理念行日间腹腔镜阑尾切除术（ambulatory laparoscopic appendectomy，ALA）的应用效果分析，具有住院花费少、住院时间短、患者满意度高等优点。

（三）加强多学科协作，提升医务人员认知水平

采用自行设计的“知信行”问卷，对已开展 ERAS 技术的 80 名骨科护士对人工关

节置换术患者护理的知识、信念、行为 3 个维度进行现状调查，经单因素方差分析影响骨科护士 ERAS“知信行”的相关因素，结果显示，80 名骨科护士将 ERAS 技术运用于人工关节置换术的“知信行”状况有差异，这与开展 ERAS 技术的重视与支持程度、多学科协作力度与医务人员的理念等因素有关。此外，我院骨科中心的曹力主任联合国内著名专家撰写《中国髋、膝关节置换术加速康复——围术期管理策略专家共识》，并发表在《中华骨与关节外科杂志》上。

四、持续改进

加速康复外科的应用有利于实现医患双赢。对医生而言，可以实现手术过程平稳，减少患者身体创伤、手术应激反应和并发症发生；对患者而言，可以促进器官功能早期康复，缩短住院时间。加速康复外科的重点是多学科协作，是真正意义上的跨学科 MDT，这种融合发展是提升医院综合实力的抓手。我们会总结医院在实施加速康复外科过程中的运行经验，取长补短，制订一体化诊疗流程，加大推广力度，提高 ERAS 知晓率和利用率，逐步实现医院 ERAS 化。

参考文献

[1] 郭强，吐尔干艾力·阿吉，邵英梅，等. 加速康复外科措施在日间腹腔镜胆囊切除术中的应用 [J]. 中华普通外科杂志，2019，34（11）：1－4.

[2] 郭强，吐尔干艾力·阿吉，邵英梅，等. 加速康复外科理念在日间腹腔镜阑尾切除术中的应用效果研究 [J]. 中华全科医师杂志，2019，18（8）：760－764.

[3] 努尔古丽·买提哈提，史凌云，王新玲，等. 骨科护士对加速康复外科人工关节置换术患者护理的知信行分析研究 [J]. 新疆医科大学学报，2019，42（5）：697－701.

[4] 赵萍，张阳，王理瑛，等. 多学科合作在肝泡型包虫病根治性肝切除患者加速康复护理中的应用价值 [J]. 新疆医学，2019，49（9）：864－867.

[5] 许新才，田玉龙，张文斌，等. 加速康复外科理念指导下行结直肠癌根治术的疗效评价 [J]. 新疆医科大学学报，2017，40（3）：302－304.

[6] 周宗科，翁习生，曹力，等. 中国髋、膝关节置换术加速康复——围术期管理策略专家共识 [J]. 中华骨与关节外科杂志，2016，9（1）：1－9.

（新疆医科大学第一附属医院　郭敏）

29 医院行政管理视角下多学科协作诊疗模式的构建

一、背景与现状

多学科诊疗团队（MDT）诊疗模式是现代国际医疗领域广为推崇的领先诊疗模式，是指针对某一种或某一系统疾病，由多个学科专家形成相对固定的专家组，通过定期、定址的会议，提出个体化、连续性、最佳诊疗综合性意见的诊疗模式。患者可享受多个专家同时诊治、高效率的“一站式”就诊体验。

2017 年广东医科大学附属医院从行政管理层面上以质量保证部牵头在外科系统导入快速康复（ERAS）理念，协助各专科构建了 9 个病种的术后康复多学科诊疗团队（multiple disciplinary team of enhanced recovery after surgery，ERAS-MDT），并召开成果展示会，9 个团队分别自选主题汇报了阶段性成果。

2018 年，我院成为广东省高水平医院建设首批 9 家单位之一，我院将 2018 年定义为学科建设年，对开展新医疗技术项目、提升医疗核心技术、构建医疗技术团队、构建多学科协作团队、优化医疗服务流程等进行一系列优化与创新。

随着患者医疗服务需求的不断提高，部分临床科室根据诊疗需求自主建立各类医疗团队，如心胸外科 ERAS 团队、泌尿外科前列腺癌 MDT 团队、脑卒中 MDT 团队、肿瘤肺癌 MDT 团队等。但自主建立的 MDT 团队运作过程中存在团队成员组成随意性大、无固定团队、团队成员间无层级关系、构架不合理、不同团队之间技术水平差异大、非以患者为中心、无相关管理制度与流程等问题，使医院诊疗流程出现“约定俗成流程”、管理制度出现覆盖不全“形同虚设”。同时，各专科的管理能力、全院调动能力、部分职能部门科室调动能力等尚有一定的缺欠，导致在医院前期自行组建的 MDT 团队在诊疗活动中出现资源浪费、团队专业性差等问题。而由医院行政部门牵头协调，可有效避免科室在医院行政管理部门协调方面的不足，能够规范地构建相应团队，并能有效完善诊疗流程并与制订可行的管理制度。因此，在亟待规范 MDT 诊疗模式的构建路径与管理的背景下，医院继续从行政管理层面进行顶层设计，根据患者需求与医院诊疗服务实际能力构建三种 MDT 诊疗模式，即单病种 MDT 诊疗模式、MDT 综合诊治模式、外科系统 ERAS-MDT 模式。

二、方法与流程

（一）建立 MDT 推行管理组织及推进办公室

医院建立以医疗副院长为组长的管理小组、质量保证部为推进办公室来保障工作有序推进，医院 MDT 团队建设管理组织架构见图 1－29－1。

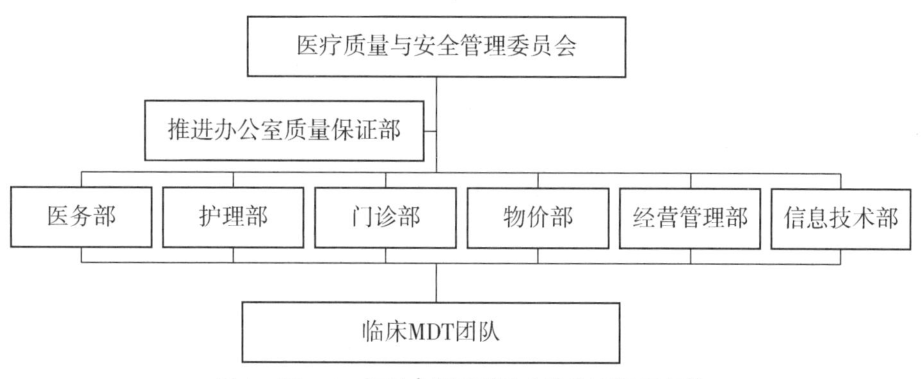

图1-29-1 医院MDT团队建设管理组织架构

1. 工作小组主要职责

（1）MDT团队建设项目的组织策划、统筹。

（2）审核创建活动相关制度、指标，并纳入医院医疗质量管理体系，作为相关科室医疗质量管理的重要组成部分。

（3）解决实施过程中的问题，审核阶段性成果汇报的评价标准。

（4）设专项经费150万，主要用于聘请专家包括病种专业专家、管理专家、评审专家，并用于团队培训、交流研讨会、点对点专科外出学习及各团队间断性成果展示的奖励。

2. 推进办公室主要职责

（1）负责创建工作的整体策划和实施。包括制订实施方案、工作计划、工作进程；组织召开推进会、协调会、成果展示会；组织对外参观学习、请专家来医院指导授课等。

（2）制订专项方案，如MDT团队评估与考核实施方案、单病种MDT团队首席专家的评选办法、MDT成果阶段性展示方案等。

（3）组织注册各专科的单病种MDT团队、外科ERAS-MDT团队的申报，组织MDT综合诊治专家库的建立。

（4）制订成果展示的评估标准，组织工作小组对创建科室全面评估，不断发现问题并及时整改。

（5）组织首席专家评选会、阶段性成果发布会。

（二）明确三种MDT诊疗模式与团队构建

1. 单病种MDT

1）诊疗模式。以单一病种作为诊疗活动，活动特点体现“三定”：参与诊疗的人员固定，查房会诊时间固定，查房会诊地点固定。通过建立单病种病历讨论与联合查房制度等来开展诊疗服务，团队成员共同诊治活动贯穿患者整个诊疗过程，提供最佳方案。同时对出院患者预后进行追踪，建立临床研究标本库、进行相应的临床研究。

2）团队构建。以肿瘤病种及其他单一病种作为构建团队依据，由诊治该病种的相关专科人员共同组建关系紧密型团队，主要由肿瘤、内科、外科及病理、影像、检验、核医学、介入、药学等专科组成。团队成员与层级关系如图 1－29－2 所示。

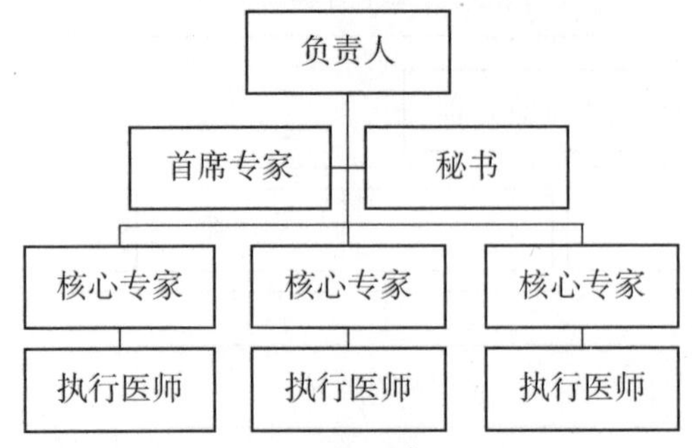

图 1－29－2　团队成员与层级关系

（1）对团队负责人的要求：主任医师、教授、科主任等，需具有凝聚力，出现观点争议、学科间的差异等问题，负责人需进行高度的整合、总结和决策。

（2）对首席专家的要求：主任医师、教授担任首席专家，需在院内、院外都具有较高影响力，有深入研究和丰富临床经验，具有把最新知识和成熟经验结合起来、形成单病种阶段性的诊断和治疗方案、并以此来规范该病种的处理行为的能力。

（3）对核心专家的要求：副高职称以上，在本专科或本疾病的诊治上具有一定院内、院外影响力的医师，须能胜任单病种相关的计划制订和决策工作，能代表相关学科的意见。核心专家是单病种 MDT 团队首席专家的候选人。

（4）对秘书的要求：需负责协调联络工作，负责安排会议、收集患者资料、记录患者诊断治疗的决议，协调、沟通 MDT 成员之间的关系。

（5）对执行医师的要求：能参与 MDT 疾病患者的诊治工作。

（6）护理注册的团队参考上述层级关系分别建立：负责人、秘书、核心护理专家、执行护士。

2. MDT 综合诊治

（1）诊疗模式。以患者患有多系统、多器官疾病或疑难杂症等需要多个专科诊治作为组建团队依据，共同为患者提供“一站式”诊疗服务。

（2）团队构建。组建医院“MDT 综合诊治专家库”，专家库成员由各临床专科及相关医技科室的科主任、学科带头人、副高职称以上医师组成，医务部对专家库成员进行资质审核。

3. 外科 ERAS-MDT

微创手术术前、术中、术后各专科根据 ERAS 的理念由外科系统临床医师、麻醉医师、手术室护士、病区护士、营养科营养师、康复科康复师组成。

（三）厘清三种 MDT 团队的诊疗范围与患者准入

1. 单病种 MDT

以注册的单一病种为主要诊疗，为门诊及住院患者提供最佳诊疗方案。

2. MDT 综合诊治

（1）门诊患者。提供“一站式”诊疗服务，针对以下情况进行诊治：①疾病诊断明确，但病情涉及多学科、多系统、多器官，需要多个专科协同的门诊患者。②疾病诊断有困难，需要2个或者2个以上专科（最多不能超过6个专科）协助诊断的疑难杂症的门诊患者。③就诊3个专科或在1个专科就诊3次以上尚未明确诊断的门诊患者。由以往因患有多系统多器官疾病、慢性病、疑难复杂疾病需到多个专科门诊就诊转变为多个专科的专家共同汇聚在诊室中为患者共同诊治。

（2）住院患者。由过去临时请多个专科大会诊转变为根据病情需要及专家库成员的专业方向与特长，相对固定请专家到患者住院病区共同探讨诊治方案。

3. 外科系统 ERAS-MDT

围绕围手术期手术患者，运用微创技术，改进围手术期管理流程，以减少手术和相关措施对机体的应激、并发症及缩短手术后康复的时间为理念，合理管理疼痛，缩短术后住院时间，减少医疗费用，提高医疗服务质量，提高患者满意度。

（四）整合优化三种 MDT 团队的诊疗流程

1. 门诊诊疗流程

门诊设专用 MDT 诊室，作为单病种 MDT 团队及 MDT 综合诊治团队对门诊患者诊治场所。患者以预约方式接受门诊诊疗。

（1）单病种 MDT：由团队秘书每月将下个月的排班提交门诊部，注明每周出门诊的频次，不能随意停改诊，特殊情况需以纸质说明，由单病种 MDT 负责人签名提交门诊部报备。患者以预约方式安排就诊。步骤：单病种秘书提交排班—门诊部—门诊公布排班—患者预约—团队按排班出诊——患者挂号——患者指定诊室就诊。

（2）MDT 综合诊治：由门诊首诊的副高以上医师完善相关检查治疗，在征得患者及家属同意后填写《多学科综合门诊申请表》提交门诊部，门诊部秘书根据申请的专科通知相关专家在预约时间内出诊。首诊专科医师汇报病史，提出初步诊断和会诊意见，出诊专家询问病史，进行必要的检查，经过讨论，提出诊断及治疗方案，并将会诊结果告知患者。步骤：首诊医师向患者知情同意—首诊医师填写申请表—门诊部—门诊部 MDT 秘书联络科室联络员与专家—预约出诊—首诊医师汇报病情—提出初步诊断与会诊意见—出诊专家提出诊断治疗方案—告知患者。

（3）外科 ERAS-MDT：由出诊医师在接诊患者中筛选患者后，外科门诊护士进行登记建档，完善入院前的相关检查，护士负责相关宣教及检查绿色通道的预约，完善检查并办理入院。步骤：首诊医师首诊—申请必备检查—患者检查预约或绿色通道检查—护士建立档案—填写入院申请单—办理入院手续。

2. 住院诊治流程

（1）单病种 MDT：以“固定成员”“固定时间”“固定地址”为原则，以住院患者所在的病区为病例讨论及联合诊治地点，针对患者病情共同制订最佳诊疗方案并实施。团队专人随访。步骤：MDT 团队告知—患者签订知情同意书—MDT 诊治。

（2）MDT 综合诊治团队：各专科有“多种疾病、疑难、复杂、特殊病例”需多学科会诊和诊治由发起科室组织和邀请“MDT 综合诊治专家库”中的成员前来参与诊治，各专科提出会诊诊治意见。涉及行政管理介入的由医务部统一安排。步骤：各专科在电子病历中发起申请—邀请 MDT 专家库中成员—如约会诊提出诊治意见。

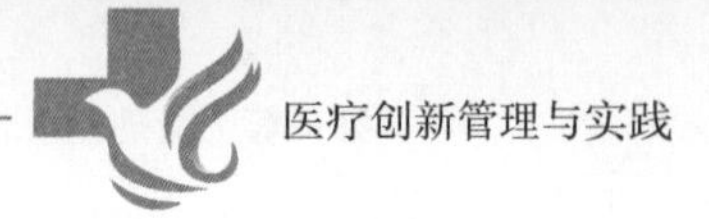

（3）外科 ERAS-MDT 团队：外科系统各专科根据 ERAS 的理念由手术医师、麻醉医师、专科护士、手术室护士、营养师、康复理疗师等共同针对围手术期患者实施诊疗、护理、营养、康复等。

（五）质量管理

构建院科两级 MDT 团队诊疗质量管理组织与体系、基于 RBRVS + DRGs 的 MDT 绩考核体系、MDT 诊治满意度评价体系。

1. 院级

（1）构建医院 MDT 质量管理组织、管理体系。

（2）完善管理制度：目前正不断完善 MDT 专家准入制度、专家授权、排班制度、签到制度、换人制度、发言制度、转诊制度、联合例会制度、质量分析会制度、病例讨论与反馈制度、MDT 诊疗流程、患者分时预约就诊流程、病例影像资料提取流程。

（3）单病种 MDT 团队实施注册制管理。各临床科室自由组建团队并填写注册申请表提交质量保证部，申请表内容涵盖拟开展的病种、团队成立时间、牵头专科及协作专科、团队负责人、秘书、核心专家、执行医师等。由医务部负责对团队中专家层人员的资质进行审核。

（4）MDT 综合诊治团队实施 MDT 综合诊治专家库管理。经医务部审核遴选，入选 27 个专科 214 名专家。在有诊治及会诊需求时由门诊部或医务部负责从“MDT 综合诊治专家库”中按需遴选专家安排综合会诊。

（5）ERAS-MDT 团队实施注册制管理。外科各专科自由组建团队并填写注册申请表提交质量保证部，申请表内容涵盖拟开展手术的病种、团队成立时间、牵头专科及协作专科、团队负责科室主任、负责医师、团队成员、成员所在专科与岗位、选定主题等。

（6）质量评价：医院质量保证部、医务部、护理部、院感办及药学部等根据 MDT 诊治质量 KPI 指标每月评价，纳入科室医疗质量。

（7）构建 MDT 诊疗团队满意度评价体系，每月对 MDT 诊治患者进行满意度调查。

（8）月度绩效考核：基于 RBRVS + DRGs 的 MDT 绩效管理方案，将门诊、住院患者的 MDT 诊治工作量、风险系数等纳入团队所在科室的月度评价。

2. 科级

成立 MDT 医疗质量管理小组，定期自查病历质量、监控 DRG 指标、运行指标及患者安全指标。单病种运行指标如平均住院日、次均费用、次均耗材、次均药品费用等及病历质量，ERAS-MDT 运行指标如术前等候时间、术后住院时间、平均住院日、并发症、非计划再次手术、院内感染等医疗质量与安全数据。

三、实施成效

（一）单病种 MDT 注册团队及诊疗病种不断增多

单病种 MDT 团队注册 29 个病种：前列腺癌、肺癌、恶性黑色素瘤、肺结节、恶性淋巴瘤、乳腺癌、肥胖症、结直肠癌、烟雾病、喉癌、鼻咽癌、无精子症、慢性心力衰竭、糖尿病足、阻塞性睡眠呼吸暂停低通气综合征、重症心脏瓣膜病、主动脉瘤、卵巢癌、肺癌早期筛查、食管癌、肾上腺癌、膝关节炎、肝病修复、脑胶质瘤、急性呼吸窘迫综合征、出生缺陷、慢性伤口、经导管主动脉瓣置换术、慢性阻塞性肺疾病。其中，5 个病种加入泛中南肿瘤专科联盟运营平台，7 个病种团队开展诊治活动。2018 年诊治 157 例患者。

MDT 综合诊治：2018 年 11 月成立至今已诊治 58 例患者。

ERAS-MDT 团队：在 2017 年 9 个团队基础上 2018 年增加组建 6 个病种，共组建 9 个专科 15 个病种的 ERAS-MDT 团队。2017 年至今诊治 3 686 例患者。在阶段性成果展示中，其术后并发症、死亡率、住院时间、平均住院日、患者住院费用均有明显下降、患者满意度明显提升。

（二）患者满意度提升

MDT 项目开展前后满意度及相关指标对比结果见表 1－29－1。

表 1－29－1　MDT 患者满意度及住院情况汇总

项目	项目开展前	项目开展后
门诊 MDT 患者满意度	85.60%	96.33%
住院 MDT 患者满意度	86.35%	95.47%
ERAS-MDT 患者满意度	92.05%	98.35%
单病种 MDT 患者平均住院天数	11.01	10.80
单病种 MDT 住院患者 15 天内再住院率	1.86%	1.63%

（三）医疗服务能力有所提升

2016—2019 年医疗服务能力相关指标对比结果见表 1－29－2。

表 1－29－2　2016—2019 年医疗服务能力汇总

项目	2016 年	2017 年	2018 年	2019 年	
出院患者数/万	7.75	8.47	8.87	9.32	↑
住院手术例数	25707.00	29 393.00	34 933.00	47 044.00	↑
住院次均费用/元	14 924.83	15 264.43	16 257.73	18 793.00	↑
门急诊量/万	130.39	140.57	143.64	150.00	↑
门诊次均费用/元	414.84	400.29	425.43	424.98	↓
平均住院日/天	9.82	9.66	9.04	8.76	↓
医疗业务收入/亿元	17.28	19.44	21.53	24.51	↑
药占比	36.36%	33.15%	31.17%	30.77%	↓
耗占比	15.10%	16.61%	17.24%	14.64%	↓

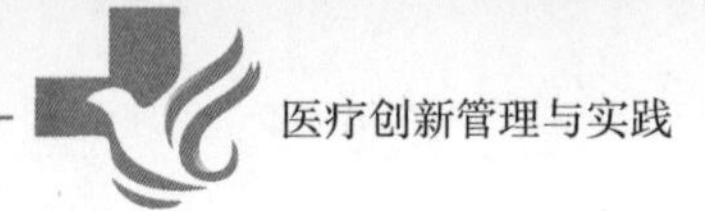

四、持续改进

MDT 诊疗模式能很大程度上发挥大型综合性医院各专科优势，同时具有减少误诊、缩短患者诊断与治疗时间、改善患者就医体验、整合医疗资源的四大优势。我国 MDT 尚处起步阶段，患者知晓率和应用率不足，在医院学科实力、专家团队、诊疗指南制订、管理等方面尚存许多困难与问题，从行政管理层面需要思考的是完善 MDT 诊疗质量与安全管理体系，目前国家层面上暂时尚无明确的管理制度及监督机制。

（一）关于诊疗规范

在质量保障方面尚需完善各病种的诊疗规范，除肿瘤病种外，其他病种尚无统一的 MDT 诊疗规范，甚至无专家共识。因此，需要各团队掌握病种最前沿的诊疗经验、诊疗流程。医院由质量保证部、医务部牵头与国内 MDT 诊疗推行较好的知名医院，如中山大学肿瘤医院、上海第十人民医院，建立 MDT 管理合作关系，共同探讨肿瘤病种及 ERAS 病种的诊疗规范或专家共识。

（二）关于质量管理

质量保证部独立研发一套 ERAS-MDT 管理信息系统，针对 ERAS 手术患者的整个围手术期，从术前宣教到术前、术中、术后开发监控指标，由质量保证部质量专员进行月度监控。同时根据国家的单病种质量评价标准，运用医院集成平台、电子病例管理系统、DRGs 管理系统、手术麻醉管理系统等信息化手段监控各单病种治愈率、死亡率、并发症发生率、低风险组死亡率、病历质量、非计划再次手术、平均住院日、术后平均住院日、平均住院费用等质量安全和运行数据。

（三）关于医疗安全

由医务部定期进行病历回顾讨论、开展病历品鉴，对于诊疗缺陷、纠纷等病历进行根本原因分析（root cause analysis，RCA），从错误中学习改进。

（四）关于促进学科建设与临床科研

MDT 团队对各专业技术的高要求及对各专科最新前沿技术的掌握必定促进学科的不断进步。医院在单病种 MDT 团队的首席专家评选、核心专家的评选标准中，临床科研的产出是一个重要指标，势必促进团队注重临床科研。近两年的三种 MDT 诊疗模式构建实践证明，各团队积极探索新技术、适宜技术运用的积极性空前高涨。目前医院建立负责人、首席专家、核心专家的 MDT 团队决策层成员，核心专家是医院未来遴选单病种 MDT 团队首席专家的候选人，医院需要完善首席专家的遴选机制，既竞争又各司其职，待运作 2～3 年时机成熟即展开首席专家评选。

参考文献

[1] VRIJENS F，KOHNL，DUBOIS C，et al. Ten years of multidisciplinary teams meetings in oncology, current situation and perspectives［C］. Health Services Research（HSR）Brussels; Belgian health care knowledge centre（KCE），2015.

[2] LAMB B W，JALIL R T，SEVDALIS N，et al. Strategies to improve the efficiency and utility of multidis-

ciplinary team meetings in urology cancer: a survey study [J]. Bmc Health Services Research, 2014, 14 (1): 1-7.

[3] 郑逸飞，严娟，顾民，等. 基于专家咨询法的多学科联合诊疗模式评价指标的构建 [J]. 医学与社会，2019，32 (1): 75-78.

[4] 姜立，文政伟，高国栋，等. 公立医院实施多学科诊疗模式的 SWOT 分析 [J]. 中国医院管理，2017，37 (8): 30-31.

[5] 余江，戴小霞，胡琳，等. 基于病种的一站式 MDT 服务模式做法与体会 [J]. 中国医院管理，2019，39 (1): 33-34.

[6] 高扬，邵雨辰，苏明珠，等. 基癌症患者的多学科团队协作诊疗模式研究进展 [J]. 中国医院管理，2019，39 (3): 34-37.

[7] 陈旻浩，张继东，闻大翔，等. 基于医生视角的肿瘤多学科诊疗模式现状和对策研究 [J]. 中国医院，2016，20 (8): 39-42.

[8] 马原，李洋，王亮，等. 某三甲医院多学科协作会诊模式运行分析 [J]. 中国医院管理，2018，38 (9): 46-48.

[9] 余江，戴小霞，胡琳，等. 基于病种的一站式 MDT 服务模式做法与体会 [J]. 中国医院管理，2019，39 (1): 33-34.

[10] 孙湛，杨丽，邵雨婷，等. 多学科诊疗模式现状分析与思考 [J]. 中国卫生质量管理，2018，25 (6): 37-39.

（广东医科大学附属医院　徐蕊　周萍　张杨　杨柳琴）

30 建立高质高效的多学科诊疗管理系统

2015 年，锦州医科大学肿瘤中心成立，同时，建立了由医院院长负责，主管副院长及相关科室和管理部门参与的肿瘤 MDT 工作委员会。肿瘤中心与医务部负责医院肿瘤 MDT 日常管理和运行，党政办公室、信息工程部、人力资源部、绩效考核办公室等多部门共同参与，确保 MDT 工作顺利开展，平稳运行。

一、方法与流程

（一）主要问题分析

在 MDT 工作过程中，发现临床医师经常处于手忙脚乱的状态，患者资料准备不全，检查及化验单忘记携带等问题严重影响 MDT 会议进展和质量。以往开展 MDT 的路径为：医师发现符合条件的病例，电话通知肿瘤中心，按照模板要求制作课件，标记好拟邀请专家及待解决问题，发送至肿瘤中心，随后肿瘤中心按照专业划分进行会议安排，同时将不同专家明细告知医务部工作人员，医务部工作人员再与相关专家进行沟通，确定会议时间和地点，以 OA 形式告知全院。会议当天，参会病例主管医师携带所有的检查、检验资料参会，相关专家现场查看，并进行分析，做出相应诊疗意见，讨论完毕后，主管医师需在病程记录里清晰记录，医务部进行督察，肿瘤中心负责跟踪具体效果。医务部通过临床调研、“头脑风暴”等形式，筛选出了最需解决的困难——参会准备材料太过复杂，并针对该问题进行改进。

（二）构建 MDT 管理系统

我院通过打通医院内部“信息孤岛”，将 LIS、HIS、PACS、电子病历（electronic medical record，EMR）等系统连接起来，集成到 MDT 管理平台。只要患者曾在我院门诊或病房就诊，主管医师登录 MDT 管理平台即可提交病例（图 1-30-1）。病例提交后，后台会自动将病历系统的内容进行引入，主管医师可对引入的内容进行增补。根据我院相关管理制度，主管医师提交的病例需经科主任查看后进行审批，管理人员收到站内消息提醒，可根据不同时间、不同场次新建会场，对科室提交的病例进行亚专科分类、拟邀专家整理、组织会议等进行线上处理，从而保证病例质量和高效讨论。会诊中，主管医师全程使用 MDT 管理平台进行汇报，汇报开始系统即进行 15 分钟倒计时，以确保汇报及专家讨论的效率，同时在该汇报页面上可随时查阅患者的影像信息、检验信息以及病史回顾等情况，做到多系统完美衔接。

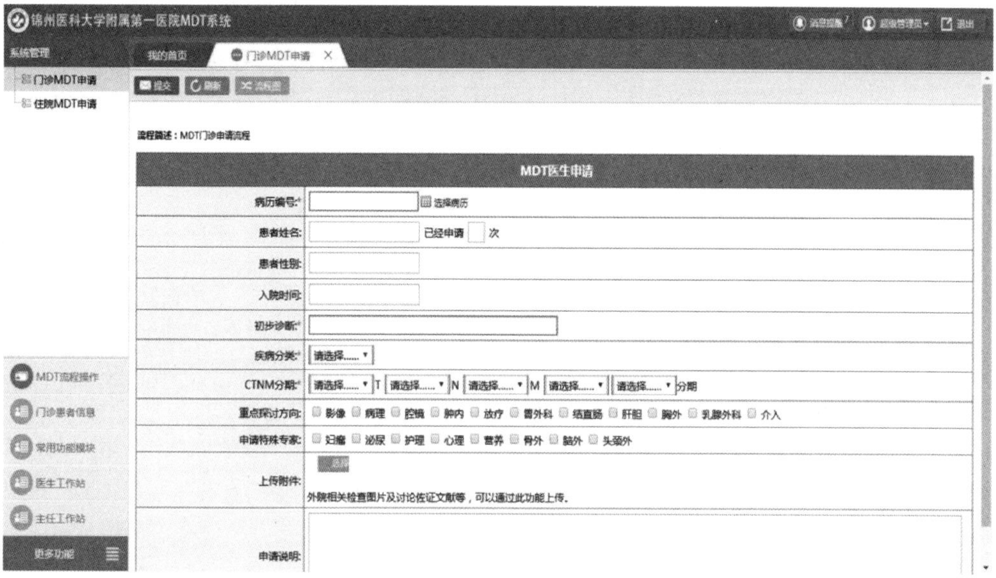

图 1－30－1　填写必要信息

此外，管理平台中设有临床医生工作站、病区主任工作站、肿瘤中心工作站、医务部工作站、文献（指南）共享区等二级单元，以不同需求插入相应功能，以患者姓名、住院号、身份证号等多变量为索引，进行全方位、多层次的搜索、查询，并将所需要信息汇总至特定界面，进行总结及汇报。管理平台对患者的信息进行数据化处理，方便管理部门组织会议，以及会后的数据分析、查阅等工作，同时，将参会患者所有的医疗轨迹及诊疗信息同步推送至受邀参会的专家账号中，只需参会专家登录自己账号，就可调取、查看患者的病情及检查检验信息，提前做好参会准备。

基于 MDT 管理系统，进一步推进我院肿瘤 MDT 的闭环化管理，主管医师将会诊意见、治疗轨迹追踪等内容完善至平台，使用信息化手段督促主管医师完成闭环。今后将开通手机短信提醒及专属 App 等功能，同时根据临床医师日益增长的工作需求，对系统进行不断完善。（图 1－30－2）

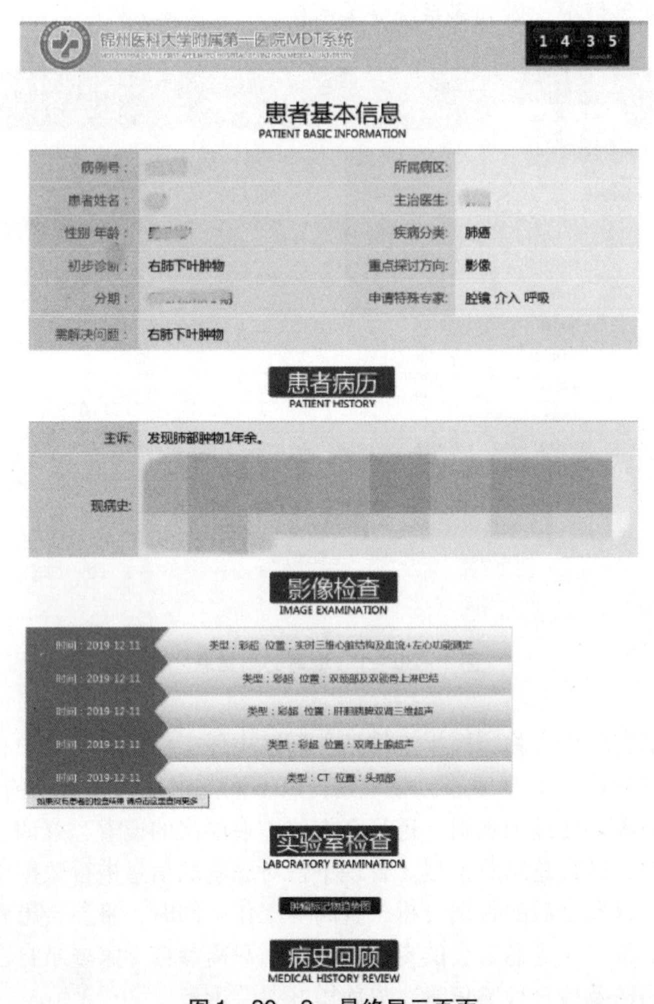

图1－30－2　最终显示页面

二、实施成效

参会准备时间由以前的2～3小时缩短至2～3分钟，由原来的准备烦琐的PPT到现在只需登录系统、选择患者、填写必要项、提交就可完成所有工作。系统会以设定好的程序进行自动筛选信息，自动组合检查、检验结果，自动归纳至指定界面，管理人员只需搭建会议室，规定会议开始时间及参加人员，系统自动将会议信息（地点、时间、病例等）发送至参会者账号中，只需参会者登录平台，即可查看。MDT管理系统上线后，我院MDT病例数快速增长（图1－30－3、图1－30－4）。

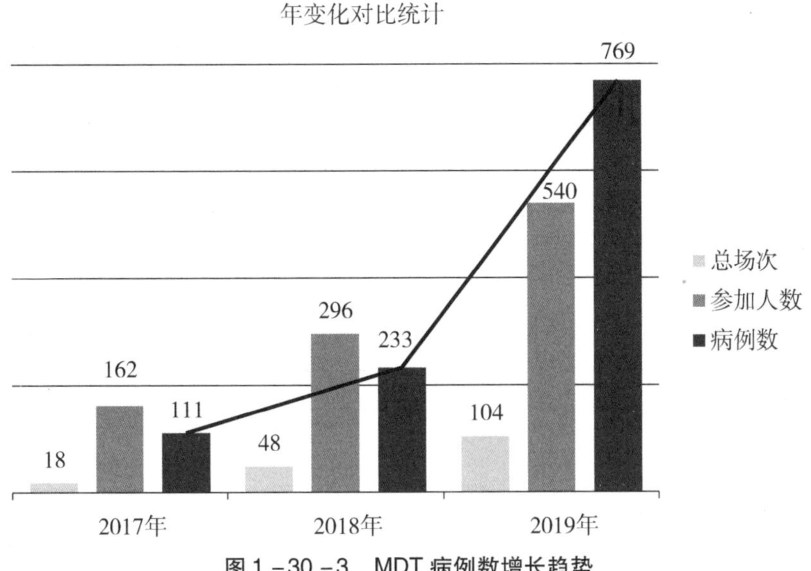

图1-30-3　MDT病例数增长趋势

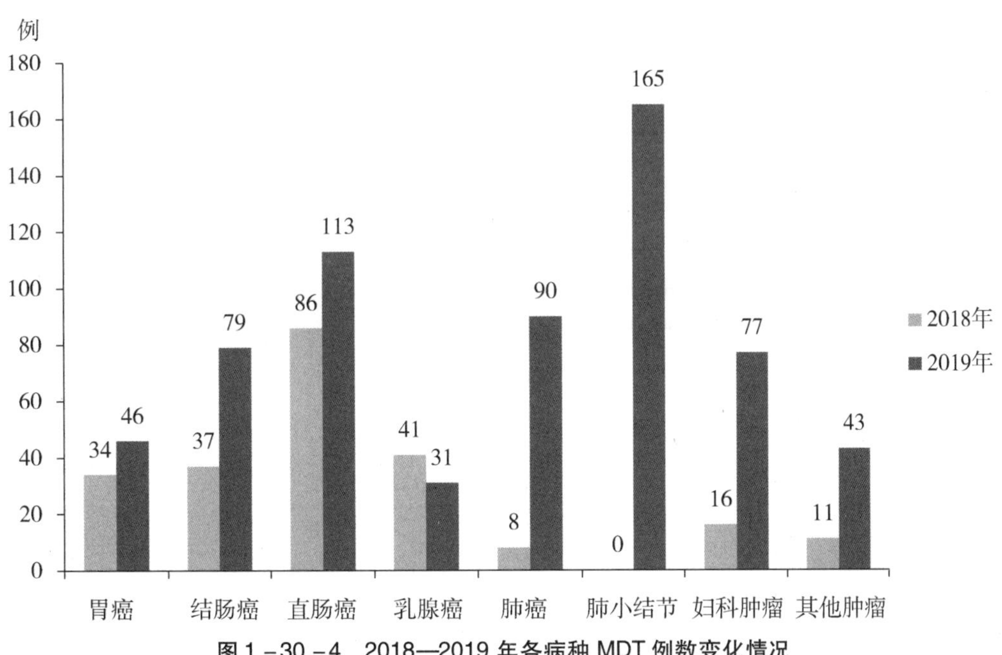

图1-30-4　2018—2019年各病种MDT例数变化情况

在2018年国家卫生健康委员会举办的改善医疗服务全国医院擂台赛，我院以MDT管理平台为基础，提交的“优质高效肿瘤多学科诊疗服务”项目，以票选第一获评东北西北赛区“十大人气案例奖”。

医务部联合肿瘤中心共同制订了《多学科诊疗MDT闭环化管理及绩效化考核管理办法》，其中包括MDT提交病例要求、闭环管理办法及绩效化管理办法，并精心挑选了一批有资历有经验的医生担任质控员，与医务部、肿瘤中心共同组成质控小组，负责追踪统计所有上会讨论病例的闭环完成情况，不断优化 MDT 管理系统，减轻临床医生的工作量。目前医生可以直接在系统中完成病例闭环，只需要登录账号即可选择该患者后续治疗方案，每 7 天追踪 1 次，28 天为一个完整闭环周期。MDT 闭环流程（图 1 - 30 - 5）。

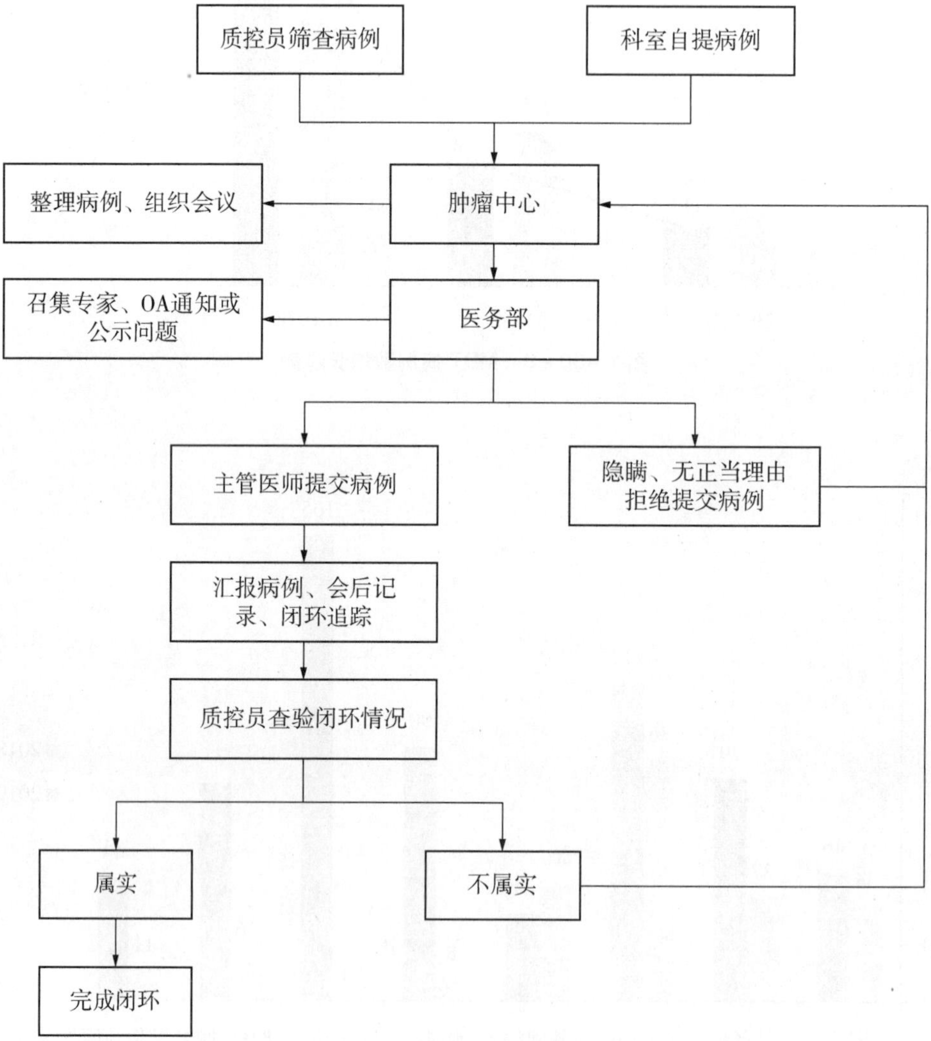

图 1 - 30 - 5　MDT 闭环流程

三、持续改进

针对肺结节等非住院检查病种，我院特增设肺结节门诊，其与 MDT 门诊同处一室，并设在门诊旁，开辟出专属 MDT 的会议室，按照院内、远程诊疗模式进行软、硬件配置，更加高效地为患者提供服务，同时 MDT 管理平台也快速接入门诊系统，抓取相应数据，与住院患者形成并联式管理。考虑到肺结节的评估标准与肿瘤疾病有较大区别，目前已将 MDT 系统中肺结节病例提交页面进行优化，原“肿瘤 TNM 分期”选项调整为“结节评估”，使得肺结节的病情描述更加精准，提高讨论效率。(图 1－30－6)

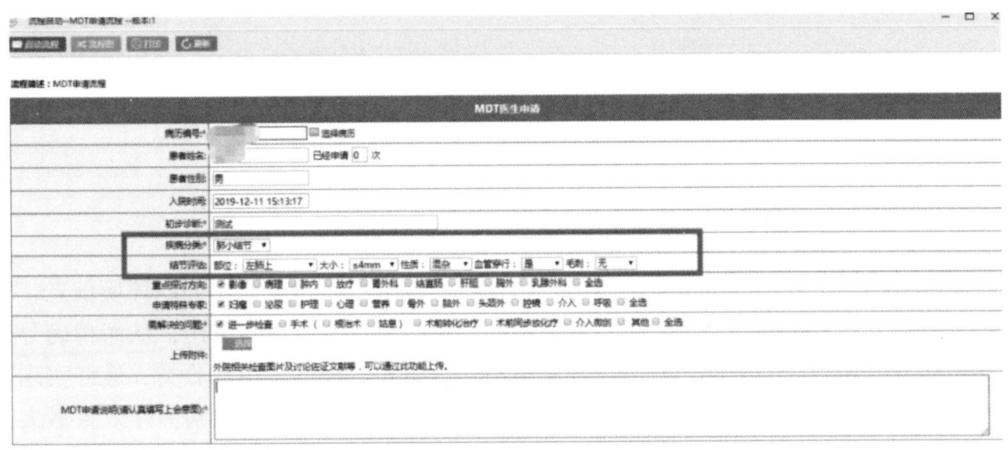

图 1－30－6　肺结节 MDT 界面

参考文献

[1] 吴连霞，吴开亚．中国人口老龄化时空演化特征的比较分析——基于固定年龄与动态年龄指标的测算［J］. 人口研究，2018，42（3）：51－64.

[2] SONG P，WU Q，HUANG Y. Multidisciplinary team and team oncology medicine research and development in China［J］. Bioscience trends，2010，4（4）：151－160.

[3] ABDULRAHMAN G O. The effect of multidisciplinary team care on cancer management［J］. Pan African medical journal，2011，9（9）：20.

[4] 王家铃．MDT 领航肿瘤治疗新模式［J］. 中国医院院长，2013（14）：82－83.

[5] 张百红，岳红云．肿瘤多学科综合治疗模式［J］. 西北国防医学杂志，2012（2）：62－64.

[6] TAYLOR C，SHEWBRIDGE A，HARRIS J，et al. Benefits of multidisciplinary teamwork in the management of breast cancer［J］. Breast cancer targets and therapy，2013，30（5）：79－85.

（锦州医科大学附属第一医院　翟桂兰）

31 精准医学区域示范中心建设

一、背景与现状

精准医学以个人基因组信息为基础，结合蛋白质组、代谢组等相关内环境信息，对大样本人群与特定疾病类型进行生物标记物的分析与鉴定、验证与应用，从而精确寻找到疾病的原因和治疗的靶点，并对每种疾病不同状态和过程进行精确分类，最终实现对疾病和特定患者进行个性化精准治疗，提高疾病预防与诊治效率，达到治疗效果最大化和副作用最小化。

近年来，我国在分子诊断临床应用上取得的巨大进步，为基因诊断和精准医学的发展带来广阔的空间。但由于分子诊断属于新兴医学诊断技术，广大医务工作者对相关理论基础和实验技术及应用缺乏了解，特别是基层医院由于经济、人才和技术等限制，开展分子诊断技术的机构和开展项目非常有限，难以满足临床诊治的需要，成为分子诊断技术发展的巨大障碍。基因检测服务类公司如雨后春笋，各医疗机构和医院的临床科室亦纷纷上马基因检测平台，一窝蜂上的局面不仅造成重复建设、资源浪费，也给管理和质量保证带来了极大的安全隐患，极不利于分子诊断的健康、高效发展。

广州医科大学附属第六医院（清远市人民医院）分子诊断中心前身为检验科的PCR实验室，初建于2002年，2009年获得卫生部颁发的“核酸扩增检测实验室技术验收合格证书”，2010年进行地贫基因分型检测，2013年参与并通过产前诊断中心分子遗传实验室的评审，2015年开展药物基因检测指导临床用药。在精准医疗的大背景下，2016年整合全院资源全新筹建了更先进的分子诊断中心，2017年6月18日，清远市人民医院分子诊断中心在医技楼二楼正式挂牌成立，2017年10月建立了高通量测序平台，2018年开展分子病理检测，2019年被评为“国家病理质控中心PQCC示范实验室”。2019年12月7日，清远市人民医院牵头成立了“清远市分子诊断专科联盟”，以联盟为纽带、以技术为基础，建设广东省内重点临床分子诊断和精准医学示范中心，在临床、科研、区域服务方面全面提升本地区精准医学的水平。

二、方法与流程

（一）建设分子诊断系统实验平台

总投资2 000余万元，实验用房530 m^2，拥有30万级净化标准临床基因检测实验室，按照医院的中长期规划，2020年将扩展到1 400 m^2。在前期PCR检测平台、基因芯片平台、Sanger测序平台、高通量基因测序平台（NIPT专项）、FISH 5大功能平台的基础上，增加CTC、数字PCR、肿瘤及病原高通量测序等技术平台，综合建设成为适合本地、个性化、立体网络化、多层次、系统的技术平台，最终建成分子诊断和精准医学的完备体系和整体解决方案。

（二）建立严密的质量保证体系

我院检验医学部正在推进 ISO 15189 实验室认可，并参与现场审核，这是我院检验医学规范化运作的重要内容，分子诊断是其中重要的部分。按照 ISO 15189 的要求设计和建设实验室，开展项目采用国际认可、国家卫生健康委员会批准推广的检测手段，并且制订系列实验室室内质量控制、标准化操作程序和相关技术规范，编写《分子诊断中心程序管理文件》，严格按照体系文件要求操作，保证检测质量。同时，分子诊断中心于 2019 年第三次通过省临检中心审核，也顺利通过产前诊断分子遗传实验室评审；与病理科、产科实验室合作申报国家病理质控中心的示范实验室，初次申报即获得成功，成为全国 46 家也是全国 2 家市级医院获得 PQCC 示范实验室的单位之一。

（三）推动区域共享，实现结果互认

由我院分子诊断中心牵头，联合区域内其他医疗机构开展区域专科联盟，在医院特色临床专科与科研实力打造的同时，结合第三方的服务优势与运营网络，逐步实现专科联盟内检验资源共享，以实现“检验报告一单通”的目的。运营上采取“集中管理，多样服务”的形式，以平等互利、合作共赢的机制，实现本区域共同提高。

（四）降低检测门槛、实现基因惠民

分子诊断是精准医学的基础，在人的生老病死各个环节越来越发挥重要作用。我院分子诊断中心是粤北地区第一家大型、综合性分子诊断实验技术平台，集数种优势于一体。在引领学术创新、推动技术进步、助力医学发展的同时，时刻不忘记初衷：让基因检测贴近普通人的生活。从高大上变为亲民技术，为清远市各医疗机构的患者和区域内群众提供更便捷、实用、精准和高性价比的诊断、治疗与健康管理服务，增强人民的健康和幸福指数，并为其他地区提供示范，为百姓谋福，为政府分忧。

（五）建设以分子诊断技术为纽带的临床诊疗研究中心

科研不会凭空产生，一定是来源于临床并回归到临床解决问题。我们以临床需要为导向，以专科联盟为纽带，以科技创新为后盾。我们计划最先以大肠癌早期筛查为突破口，建设“大肠癌早期筛查和诊断研究中心”，接着创造条件着手“遗传病的诊断研究中心”的建设，涉及新生儿遗传代谢病筛查治疗、先天性听力缺陷基因筛查和治疗，开展部分单基因遗传病的基因诊断和治疗。协作单位可以在分子诊断技术平台中提供技术、管理、质量等方面支持，在专科联盟的筹建、运行中协助学术、网络、物流、信息等相关工作的开展。

三、实施成效

（一）临床服务

为临床提供快速、准确、经济的疾病筛查、诊断、个性化治疗及精准健康管理服务。构建覆盖全体城乡居民，涵盖生、老、病、死各阶段的疾病防治体系，为群众提供公平可及、优质高效的疾病综合防治服务，预防和减少各种疾病发生，提高全民的健康水平。通过建立一流的分子医学诊断中心，为感染性疾病、肿瘤、遗传病、心脑血管疾病患者提供筛查、诊断和个体化用药以及诊治过程中的分子诊断医学服务，开展的检测项目数从 3 年前的 12 项增加到目前的近 60 项，实现了跨越式的发展，极大增强了临床服务能力。

（二）区域服务

建成区域共享分子诊断和精准医学中心，把临床服务和科研支持向整个清远、粤北地区甚至更广泛的地区推广和示范辐射。目前，已经与清远市的清新区人民医院、佛冈县人民医院、连州市人民医院、连山县人民医院等 8 家单位展开合作，利用分子诊断的区域平台开展临床检测项目，为清远市本地的医院提供同质化的服务。未来，将在清远市医学会和清远市卫生健康委员会的指导下，在清远市人民医院的支持和各单位的协作下，逐步实现分子诊断专科联盟内的所有机构共享共赢。让清远市甚至整个粤北地区的居民在自己家门口即可以获得国内最优质的基因检测和精准医疗服务。

（三）科研支持

临床和科研结合，提高医院相应科室的临床研究水平，推动医院临床发展，同时以此为依托，建立起与国际著名大学、肿瘤中心、遗传研究机构和诊断公司、制药公司的临床科研合作，紧跟分子诊断与精准医学领域的前沿，及时引进和消化高端技术，搭建先进的科研平台，为临床提供科研及相关服务。深化项目，凝练科研，紧密结合院内及本地区优势临床学科开展科研工作，根据临床的需要提炼既来源和服务于临床又从临床升华的科研项目，把为临床解决实际问题作为研究的最终目标。

（四）创新性和示范性

我院分子诊断中心具备超过 17 年的基因检测经验，在基因检测领域有一定的积累，在市级医院中更是佼佼者。近期，我院分子诊断中心再次通过省临检中心审核，也顺利通过产前诊断分子遗传实验室评审，首次参评即被评为“国家病理质控中心 PQCC 示范实验室”，再加上 ISO 15189 实验室认可的推进，将进一步提高和稳定分子诊断的质量、规范化管理，通过人才培养、技术能力提升，科研水平也将再上一个台阶。期待在清远市领导和相关部门指导和支持下，我们不断努力，争取在 1 ～ 3 年内建成广东省内重点临床分子诊断和精准医学示范中心。清远市精准医学专科联盟的诞生，通过市级三甲医院在衔接上起到承上启下的作用，往上对接大医院专家和先进技术平台，引进消化技术和项目；向下辐射区、县级医院及较大的卫生院，提供系统分子诊断技术解决方案和疾病精准诊疗服务。市级精准医学专科联盟也是新形势下催生的崭新技术联盟方式，是被国家卫生健康委员会关注的四种主要医联体的模式之一，既具有先进性，又充满创新；对我们既是挑战，也是机遇。精准医学时代正大步向我们走来，基因检测的需求日益凸显，基层分子诊断急需得到大力推广并将被越来越多医务人员和民众认可、接受，被广泛地应用并造福民众。

四、持续改进

（一）人才梯队建设

未来各行各业竞争的核心是平台和人才，特别在基因检测这个高端的临床检测行业，对高学历、高技能人才的需求和依赖更突出。我们将努力建立良好的人才引进、培养和发展机制，未来5年，我们将通过人才招聘、内部培养、外出进修、特聘专家辅导等形式，规划建设职称和学历结构合理的专业队伍［检验（医师）2人、病理学2人、肿瘤学2人、遗传学2人、病原学2人、药物基因组学1人、免疫组库测序1人、生物信息学1人、检验技师9人、文员及助理3人，共26人］。

（二）亚专科建设

分子诊断飞速发展，已形成由遗传学、肿瘤学、微生物学、药物基因组学（靶向治疗）四足鼎立的新局面。我们要突出重点、以点带面地开展专科建设。目前，大肠癌无创粪便基因筛查、NIPT项目都已开展超过2年，结果稳定、质量可靠，得到了临床的广泛认同，这样的项目必须作为重点做好、做精。同时，遗传学其他一些项目如耳聋基因检测、药物基因组学和微生物学的新项目都在陆续开展；肿瘤学方面，继血液肿瘤基因检测之后，实体肿瘤基因检测也正式服务临床。带动感染、肿瘤、遗传及药物基因4大分子检测亚专业方向逐步形成。

（三）平台建设

5年内进一步拓展平台，逐步建设个性化、立体网络化、多层次的技术平台，在前期PCR检测平台、基因芯片检测平台、Sanger测序平台、高通量基因测序平台（无创术前DNA检测专项）的基础上，增加建设循环肿瘤细胞检测平台、字PCR平台、高通量测序平台（包括相关肿瘤筛查、靶向治疗、感染检测等项目）、染色体微阵列分析芯片平台、免疫组库测序平台等。此外，还要开展联盟内人员进修、技术培训、实验室技术合作、科研课题帮扶、推进专家资源下沉、协同开展信息化建设等工作，逐步推行落实，做到机制化、常态化。

［广州医科大学附属第六医院（清远市人民医院）刘杰雄　尹卫国　刘艳枚　林金端］

32 创新医师节文化品牌建设，提升医院绩效管理水平

医院文化是着眼于优化人行为习惯的软管理，只有医院文化与绩效管理相互渗透、取长补短，才能发挥其“灵魂”作用，并促使绩效管理真正发挥其效用。武汉大学人民医院坚持“一切为了人民健康”的办院宗旨，秉承“敬业求是、埋头实干、不畏艰难、勇于超越”的医院精神，在全国率先创立以“医师节”活动助推医院文化品牌建设，并有效融入绩效考核机制，充分激发医务人员职业自豪感与认同感，真正实现“患者满意的医院职工幸福的家园”的美好愿景，向建设世界一流医院的目标稳步迈进。

一、以“医师节”活动创新医院文化建设，塑立核心文化品牌

医院文化是指医院在长期的医疗服务活动中集体创造、逐渐形成的，并为医院职工所认同的群体意识及社会公众对医院的整体认知，是现代医院管理的重要组成部分、现代医院发展的传承工程。而“医师节”的设立，更加着眼“以人为本、尊医重卫”的环境营造，全面促进社会对医疗服务行业的认同与尊重；同时，巩固医院以重视医务人员的价值观、人文观发展，形成包含“不忘初心、热情服务、和谐共建、大爱无疆”的文化导向，积极引导全院职工将个人发展与医院目标统一化、紧密化、职责化，由鞭策性延伸为自发性，巩固和升华医院文化品牌建设。

（一）重导向，促凝聚，产生团队向心力

医院文化建设不能仅仅依靠历史的文化积淀，还要赢得社会认同。医院在提升医务人员整体素质的同时，应积极倡导奋斗与创新的理念，树立文化品牌，展示医院文化风采。“医师节”自创始之初，就成为文化建设的一张名片，这种社会广泛认同的文化导向正好迎合了当前医院发展的迫切需要，内伸外延，能真正调动职工积极能动性，有效促进整体团队凝聚力，使医院产生强大的向心力与生命力。

（二）强融合，系纽带，增强医师职业热情

文化建设的主旨在于营造和倡导新时代新形势下健康积极的价值观念，形成职工感同身受并自觉遵行的理念与准则，以人为本，与文化融合，推进医院快速发展。“医师节”活动不仅为医院文化建设提供了新的运行载体，同时为品牌文化的宣传找到更灵活、更丰富的传播媒介，对医师的职业认同感、使命感、荣誉感产生事半功倍的效果。医院过于繁重的医疗工作往往让医师鲜有机会与医院党政领导进行交流和互动，疏远职工与组织的联系。“医师节”活动通过表彰、参演等方式，形成一条纽带，拉近了医师与管理者的距离，增进了医师间的友谊，融洽了医患关系，彻底激发了职业热情。

（三）创新活动形式，多部门联动宣传，实现文化品牌效应“最大化”

1. 组织形式

自2018年设立“医师节”，武汉大学人民医院已先后成功举办三届“中国医师节庆祝暨表彰大会”，同时成功承办了2020年湖北省卫生健康委员会主办的医师节纪念活动，获得社会各界及医院职工的一致赞誉。组织宣传方式归纳如下：

（1）宣传片。我院以第三人称身份切入，2018年与2019年分别拍摄《百年巨变》《医路荣耀》2部宣传片，全方位、广角度，从医院历史演变及发展、医师个人执业之路所付出的艰辛与最终喜获荣耀的视角剖析，深入临床一线，以不同时期、不同专业、不同年龄、不同性别为线索出发，并以本院职工亲自参演的形式，记录医生背后的感人故事与先进事迹，同时加入部分患者的真情演绎，完美呈现医院厚重的文化底蕴与医师们奋发向上的文化风貌。

（2）歌曲MV。结合时下最流行最受关注的音乐作品，我院先后改编完成《凉凉——医护版》《医爱无疆》2部MV作品，其中《凉凉——医护版》网络转载量短期已逾10万，被选送参加了湖南卫视《天天向上》栏目，并被选为湖北省卫生健康委员会组织的“中国首个医师节庆祝活动”开幕曲。从改编填词到演唱演绎均由我院职工完成，在致敬医师节的同时，既展现了我院职工丰富的文艺才能，又赋予了我院文化品牌建设新内涵。

（3）自媒体。我院充分利用自媒体端口，打造全院参与、科室互动、职工选拔的自媒体宣传活动。全体职工只需通过手机收集工作中的点滴，包括诙谐的科室文化、感人的医患瞬间、催人奋进的工作场景等，就能参加“最美笑脸”与“抖音医护版”海选活动。活动现场还借助公众号平台，鼓励社会及院内人员投票互动，根据票数实施现场评选，结合投票成绩进行相应奖励。活动不仅能通过我院官媒宣传，同时借助微信、微博等自媒体平台向社会展现医务工作者“不为人知”的精神风貌。

（4）树榜样。我院依据DRGs综合评价体系结合医疗质量安全评价指标，分别对45岁以下副高职称及以上医师及45岁以上高级职称医师分别进行评价，评选出医院医疗精英与医疗名家，并实施绩效奖金发放。既能从树立榜样与典型中营造学习氛围，增强年轻医师向榜样学习的动力，鼓励高年资医师对年轻医师的栽培和人文关怀，更能塑造医院名医品牌，打造医院品牌建设先驱高地。

（5）仪式。盛大的典礼仪式能够强化表达医院价值观文化，通过仪式增强获奖者的荣誉感与认同感，提升向榜样学习的内在动力。我院特选定湖北剧院举办典礼，设立巨幅签名墙，并搭建嘉宾红毯通道，让获奖医师尊享典礼荣耀。通过对榜样模范的表彰与宣传，建立竞相仿效效应，加强医院文化建设凝聚力。

（6）家的温暖。活动策划中，我院高度重视家庭文化元素的提炼，在提升医师职业荣誉感的同时，不忘共建和谐家庭的初衷与意义。对每一位获奖医师家属进行自媒体形式访问，并以短片方式供活动现场参阅，不仅有效带动活动气氛，更能加强家庭对医师职业荣誉的认同感与赞誉感。

2. 宣传策划协同发力

“医师节”活动由我院医疗部担纲策划与主办，形成以院领导亲自审核、院党政办公室主要协调、宣传部搭建宣传载体平台、找准目标受众等形式配合，其他各职能部门提前介入筹备的协同方式，准确发力，扩大信息覆盖面，做出让医院文化提档次，让医师获得认同感，让群众能信服的“医师节”活动，实现文化品牌效应“最大化”。

二、构建“医师节”活动文化价值体系，助推医院绩效管理优质化

在医院现代管理中，绩效管理属于重要构成部分，合理的绩效管理能帮助医院相关部门与员工改良自身的言行，调动主观能动性，增强工作成效，使员工不断受到激励，最终根据医院的要求完成自身的使命。

医院文化建设与绩效管理之间有着紧密而互助的联系，正是这种相互促进的关系，共同实现了现代医院的综合管理。以“建”为“羽毛”的文化与以“用”为“骨架”的管理有机结合，蜕变成羽，实现医院腾飞式发展。

（一）构建以“医师节”活动为核心的文化之魂，提升医院绩效管理水平

文化建设是一种“软管理”，贯穿于医院管理的始终，“医师节”文化建设正是管理文化的灵魂，融入了公立医院的深化改革，优化了绩效管理的精细化路径。文化灵魂的核心是“以人为本”，绩效管理的基础也是对职工的管理与激励。“医师节”活动注重民主化模式，鼓励全院职工参与，带动其工作热情与主观能动性，并以实际的绩效产出结合 DRGs 数据指标综合进行二次奖励与表彰，让精神激励再次转化为执行力，保障绩效管理水平的持续优化。

“医师节”活动同时通过价值观提高职工价值标准，有效贯彻医院文化，达到规范推广、激发职工工作创造性，从而提升绩效管理效果，持续改善医院服务水平，保障各项工作有序开展。

（二）创新“医师节”先进典型表彰标准，建立我院特色文化，完善绩效管理模式

医院管理的核心是绩效管理。为此，我院根据国家卫健委相关文件要求并结合实际，特以“医师节”文化建设为抓手，制订出先进典型表彰标准。首创以手术科室、非手术科室及平台科室分类统计，参照 DRGs 综合数据指标，并创新融入发展指数（效益指数 ÷ 费用指数）、效益指数［（总费用 − 药品费用 − 耗材费用）÷ 平均住院天］及门诊指数，评选出医疗名家与医疗精英，从提能力、讲贡献、铸品牌、增效益四个方面践行特色文化建设，体现骨干核心价值，优化人才梯队建设，坚持正向绩效考评，规范合理分配理念，完善绩效管理模式。

（三）以“医师节”文化引领正确的绩效导向，保障医院绩效正向发展

相关调查研究表明，由于工作压力不断增大，部分医疗工作者出现了明显的倦怠心理及非常明显的焦虑、烦躁等负面心理情绪，导致其在工作过程中经常出现各种不同程度的错误。长此以往，医务人员容易陷入消极怠工的恶性循环，只考虑个人利益而忽视整体利益。文化的利好在于其良性的交流功能，容易让职工接受和认同。我院“医师

节”活动首创医、患、家共融共建模式，推陈出新，进一步突出交流效应的导向作用，增强绩效管理的效果，把互学、互建、互助融入沟通交流的始末，使医院职工在重视自身利益的同时，更重视医院整体利益，明晰个人与整体利益的紧密关系，增强职工忠诚度，强化医院内聚力，推进绩效优质化管理，持续引领医院绩效正向发展。

三、结语

随着当前全媒体时代对医疗行业的影响，医院文化建设更应该探索出一条适合传播、关注度高、影响力持久、受众体验好的道路，与时俱进，创新文化活动方式，建立和完善特色文化与医院管理和谐共融的发展路径，持续推动医院管理迈向新征程。

参考文献

[1] 李琳，尹芳. 对现代医院管理中的文化建设与绩效管理的思考 [J]. 卫生软科学，2018，32（10）：36－38.

[2] 付晓琳，张杰，应双双. 医院文化建设对于绩效管理的影响 [J]. 工作指导，2019，5（315）：72.

[3] 袁方. 探究医院文化建设对绩效管理的助推作用 [J]. 才智，2016，16（21）：271.

（武汉大学人民医院　沈波　胡航源）

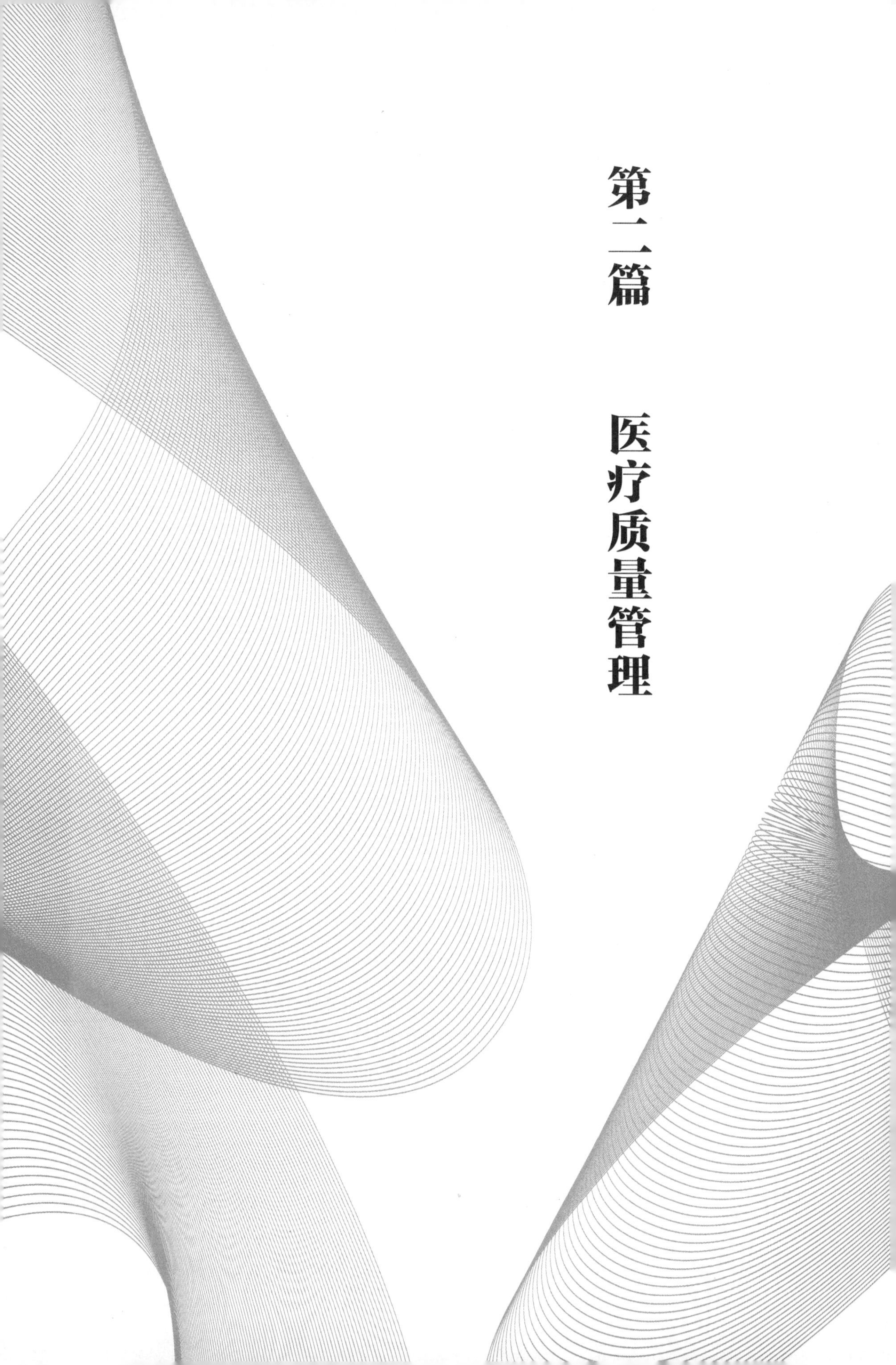

第二篇　医疗质量管理

1 “首诊负责制”医院管理者心中的痛

2016年，国家卫生和计划生育委员会以部门规章形式颁布施行《医疗质量管理办法》（以下简称为《办法》），进一步建立完善医疗质量管理长效工作机制，明确医疗质量管理各项要求，促进医疗质量管理工作步入制度化、法治化管理轨道。《办法》提出的18项医疗质量安全核心制度的定义、内容和基本要求，可有效规避医疗纠纷的发生，为医疗服务质量安全提供保障。首诊负责制度被列为18项医疗质量安全核心制度的第一项，是维系医疗机构生存的根本，也是医院管理者工作中面临的重大风险点。首诊负责制的具体落实与否，直接体现了医院管理水平。

一、典型案例

患儿，毛某某，2岁半。2019年8月3日19点30分左右，患儿因头部、面部和腿部擦伤于某市人民医院就诊。首诊急诊科医生判断患儿属轻微擦伤，不需包扎处置，为其做了头部CT和左腿正侧位片，以确诊是否存在内伤。家属提出住院要求后，首诊医生让其自行前往神经外科办理住院。此后，患者在急诊科和神经外科间往返3次，接诊科室判断患者未达收住院指征，且伤口不需处置，两科室均未接受家属要求，也未对患儿伤口进行包扎处理。急诊科和神经外科被指相互推诿患儿，引起家属不满，患者家属录制视频发布于网络上，影响恶劣。事件发生后，该市卫生健康委员会对涉事医生做出处罚决定：对急诊科2名值班医生给予辞退，急诊科主任在全系统通报批评并罚款2 000元，神经外科值班医生给予行政处理、全院通报批评；严肃追究主管副院长和院长的责任；对该医院主管急诊科和住院处的副院长给予行政警告处分；对院长进行诫勉谈话。

二、案情讨论

（一）首诊负责制的起源及内容

首诊负责制即患者的首位接诊医师（首诊医师）在一次就诊过程结束前或由其他医师接诊前，负责该患者全程诊疗管理的制度。首诊负责制为18项医疗质量安全核心制度中第一条的原因是：在医患双方首次接触过程中，因病情复杂或者需要多科处理，最容易出现推诿、扯皮现象，尤其是在大型医院设置多病区和专科过细的情况下，导致患者在医院内不同病区来回奔波，就医感差，容易为后续诊疗过程埋下纠纷隐患。因此，落实好首诊负责制可以从源头上防止部分医疗纠纷的发生。它是一项医疗卫生工作制度，更是一项法律义务，《执业医师法》第二十四条、《医疗机构管理条例》第三十一条均有明确要求。

首诊负责制共5项内容，贯穿患者入院到诊疗结束的全过程。首诊负责制的基本要求包括：①明确患者在诊疗过程中不同阶段的责任主体；②保障患者诊疗过程中诊疗服务的连续性；③首诊医师应当做好医疗记录，保障医疗行为可追溯；④非本医疗机构诊疗科目范围内疾病，应告知患者或其法定代理人，并建议患者前往相应医疗机构就诊。此制度对首诊医师在接诊、交接、转科、转院及急危重症患者的处理等方面做了全面要求。

（二）基于首诊负责制的案情分析

1. 依据诊疗科目范围，医院没有诊疗资格

《医疗机构管理条例》第二十七条规定："医疗机构必须按照核准登记的诊疗科目开展诊疗活动。"通过查对《医疗机构诊疗科目名录》，该院《医疗机构许可证》所登记诊疗科目中并没有患儿所需的诊疗科目——小儿外科，该患者所患疾病超出诊疗科目范围，医疗机构并没有资格实施此项诊疗活动。

2. 非本医疗机构诊疗范围内的疾病，首诊医生未合理予以转院

案例中患儿所受外伤并不属于该医院诊疗科目范围内疾病，根据首诊负责制非本医疗机构诊疗范围内的疾病的规定，医疗机构应在患者病情稳定的情况下，联系具有诊疗资格的医疗机构，并予以安排护送。本案中首诊急诊医生接诊后并未处理，该转院未予转院，属未履行首诊负责制情形。

3. 首诊医生未邀请会诊科室，诊疗服务连续性中断

本案中患儿并非有急危重症，但在家属提出住院要求后，首诊医生仍应依据首诊负责制要求，实行有医疗记录体现的连续性医疗行为，积极负责患者的会诊工作，直到诊断明确后及时转至有关科室治疗。而本案例中首诊急诊医生令患者自行前往其他科室就诊，未保障诊疗服务连贯，且不予以任何处理，也没有任何作为，引起家属不满。

三、条例分析

首诊负责制是医务人员日常工作中必须严守的高压线，面对不同的环境和患者，医疗机构应根据实际情况及各科室特点，为每一步工作制订出细致、明确、具体的规定，列出突发情况时正确的处理方式。

（一）加强诊疗科目范围管理，明确医务人员诊疗职责

《医疗机构管理条例》第二十七条规定："医疗机构必须按照核准登记的诊疗科目开展诊疗活动。"第四十七条："违反本条例第二十七条规定，诊疗活动超出登记范围的，由县级以上人民政府卫生行政部门予以警告、责令其改正，并可以根据情节处以3 000元以下的罚款；情节严重的，吊销其《医疗机构执业许可证》。"基于此医疗机构应认真梳理院内诊疗科目，加强诊疗科目管理，培训医务人员熟悉所在医疗机构的诊疗范围，明确自身职责，避免从业过程中违反条例，产生不良后果。特别是急诊科或者是只有门诊没有住院部的科室，在接诊门急诊患者时，要有医院明确出具的公文或制度，告知患者医院没有相关疾病的诊治能力，不具备收治条件。在该案中，急诊科医生已经经过初步的诊断，排除了患者有颅脑损伤等严重的外伤，且神经外科医生也已明确该患者没有收住院指征，因此应当由急诊科医生明确告知患者：该患者病情不属于本院的诊

疗科目范围（必要时可出示公文），为确保患者安全，经初步排查和综合判断，患者病情稳定，不需要马上收住院，建议可前往具有上述诊疗能力的医院进行就诊（在实际工作中对于暴露的伤口可以简单处理后告知，患方易接受）。

（二）落实院间医疗服务转接机制，保障诊疗服务连贯运行

根据首诊负责制相关规定，对非本医疗机构诊疗科目范围内疾病，无法提供诊治时应：①医疗机构应评估患者病情状况，判断其是否存在急危重症情况。②如果患者病情平稳，应给患者提供适当的就医建议，履行告知义务并书写转诊医疗记录。如果接诊医院条件所限，需转院者，首诊医师应与所转医院联系安排后再予转院。转运途中配备可及的生命支持设备，医疗机构间的转运可联系有资质的专业转运机构来完成；转送患者要有完善的病情与资料交接，保障患者得到连贯抢救；有与相关合作医疗机构建立转接服务的机制。③对急危重症需抢救的患者应当按照急危重患者抢救制度进行诊疗，即为非本机构诊疗范围内的急危重患者的转诊提供必要的帮助。根据《执业医师法》《医疗机构管理条例》规定，对危重患者医师及医疗机构应当立即抢救，及时诊治，不得拒绝急救处置。危重症患者如需检查、住院或转院者，首诊医师应陪同或安排医务人员陪同护送。

（三）严格把控院内医疗服务连续性，增强患者就医满意度

保障医疗服务连贯清晰，指引患者去其他科就诊的方式有以下三种：①直接告诉患者应该去哪个科室找值班医生，也就是本案中首诊医生的处理方式，这种方式使患者在陌生环境中不知所措，产生不满；②带领患者直接去对应的就诊科室；③与患者应就诊科室值班医师联系，在值班医师了解情况并同意接收后，再指引患者到相应科室、找相应医生就诊。在该案例及临床工作实际中，鉴于其可行性以及患者满意度的比较，第三种处理方式最为恰当，在感情态度上满足患者需求的同时，也更实际可操作。

如果患者在罹患本科疾病的基础上并伴随有执业范围外的疾病需要同时诊疗，应在积极治疗本专业范围疾病的基础上，请求会诊协助诊疗或严格按照该疾病的诊疗规范实施诊疗。对急危重症患者涉及多发性损伤或多脏器病变的患者，应由现场主持抢救的最高资质的医师主持多学科会诊，同时根据会诊制度基本要求，会诊请求人员应当陪同完成会诊，会诊情况应当在会诊单中记录。

（四）加强良好的医德医风建设，树立正确的思想观念

该院虽没有诊疗资格，但并不是说对于头面部及身体其他部位的擦伤或出血不能予以简单的处理，在实际临床工作中，各家医院经常会遇到类似的情况。笔者建议：对于遇到不在诊疗范围和资格的患者，可以予以简单的处理后进行转诊，在不影响患者主要病情的诊疗情况下，可以安抚患者及家属焦虑的情绪，增强医护病患之间的信任，也可以体现医者救死扶伤的职责。健康所系，性命相托。首诊负责制能够运行的根本是医务工作者认真负责的态度，以及不畏辛苦的献身精神。医院管理者应当加强引导医务人员树立正确的道德观念，落实首诊负责制，消除推诿、扯皮的现象。

四、结论

未履行首诊负责制的主要情形有以下四种情形：①该接诊却不予接诊；②接诊后诊

治不当；③该转院不予转院；④不该转院予以转院。该案例就属于第三种情形。事实上，首诊负责制在实际临床过程中比案例中所要牵涉的面更宽更复杂，也由于千变万化的病情导致医务人员在执行过程中难以用一种固定的方式去处理。因此，我们还需要掌握首诊负责制的以下方面：①何谓首诊责任主体；②何谓诊疗活动的连续性；③如何界定首位接诊医师；④何谓门、急诊一次就诊过程结束；⑤何谓诊疗过程中的不同阶段；⑥如果借用他人信息挂号，是否承担首诊负责制的主体责任。医院管理者和医护人员只有掌握以上核心要义，才能在纷繁复杂的社会环境和病情中正确应对和处理。笔者也将在其他制度实施过程中予以解释和补充其实际应用的情况。

参考文献

[1] 国家卫生健康委员会.《医疗质量管理办法》解读 [EB/OL]. 2016 - 10 - 15. http：//www.nhc.gov.cn/yzygj/s3586/201610/8e7ef364c1a84f33a7e40291eaf70a3f.shtml.

[2] 榆树市卫健局. 关于榆树市人民医院医务人员接待急诊患者推诿延误处置事件调查处理的通报 [Z]. 2019 - 08 - 08.

[3] 国家卫生健康委员会. 医疗质量安全核心制度要点 [Z]. 2018 - 04 - 21.

[4] 第九届全国人大常委. 中华人民共和国执业医师法 [Z]. 1998 - 06 - 26.

[5] 国务院. 医疗机构管理条例 [Z]. 1994 - 02 - 26.

[6] 国家卫生健康委员会. 关于下发《医疗机构诊疗科目名录》的通知 [Z]. 1994 - 09 - 05.

[7] 苗诗琳. 首诊负责制需要细节支撑 [N]. 健康报，2019 - 07 - 08 (006).

（中日友好医院　应娇茜　李静　王晨曦　张佳丽　张燕）

2 “三级查房制度”和“主诊医师负责制度”在医院管理中的实践

三级查房制度是医疗质量和患者安全的重要保障。在很长一段时间内，面对我国人才队伍不健全、医疗水平参差不齐的情形，三级查房制度以技术经验传承的方式，培养了大批年轻人才。但同时，这一制度也存在因上级医师水平参差不齐而导致培养的医师不具有像欧美国家医师培养同质化效果的问题，并且随着时代进步，逐渐不能完全满足实际工作和患者的需求。笔者将在本文中以案例形式分析三级查房制度中的优势与改进措施，尝试为医院寻找更适合科室运行与患者安全的查房制度。

一、典型案例报告

患者夏某，因腹部疼痛于 2016 年 3 月 15 日 20:21 到 A 医院急诊科就诊，诊断结果：腹痛待查，怀疑急性胃炎。予以奥美拉唑 40 mg 静滴，急诊科留观。经治疗后，患者腹痛无明显缓解。请普外科会诊，经检查血淀粉酶、血常规、电解质及腹部 CT，考虑“肠痉挛”可能，予以 654-2 肌内注射，腹痛无缓解。22:30，又请内三科会诊，意见：复查心电图，行心肌酶谱、“心梗三项”检查。检查后考虑诊断为“冠心病、变异心绞痛”，给予硝苯地平 10 mg、硝酸异山梨酯片 5 mg 口服，仍无效。23:37 收入内二科住院。入院初步诊断为：①冠状动脉粥样硬化性心脏病；②心绞痛；③疑似非 ST 段抬高性心肌梗死。鉴别诊断：①主动脉夹层；②胃痛。次日 18:30，考虑“非 ST 段抬高型心肌梗死”可能性大，建议转上级医院进一步治疗。21:11，患者转 B 医院，转院途中患者突发意识丧失，直到 B 院，经过上级医院积极抢救治疗，患者病情好转。入住心内一科治疗，诊断为：①急性冠脉综合征；②缺氧性脑损害；③癫痫。病情稳定后于 2016 年 4 月 15 日行冠脉造影 + 支架植入术，术后继续冠心病二级预防治疗。4 月 19 日出院，出院诊断：①急性 ST 段抬高型广泛前壁心肌梗死；②冠状动脉粥样硬化性心脏病；③心源性休克；④肺部感染；⑤缺氧缺血性脑病；⑥癫痫；⑦多器官功能障碍综合征（multiple organ dysfunction syndrome，MODS）。

事后患者起诉 A 医院，经省医学会鉴定：A 医院医务人员在诊疗活动中，对患者重视程度不足；对急危重患者未请上级医师查房；检验科对危急值（“心梗三项”）未及时报告。违反《三级查房制度》《疑难病例讨论制度》《危急值报告制度》等医疗核心制度，存在医疗过失。根据《医疗事故处理条例》第二条、第四条，《医疗事故分级标准（试行）》《医疗事故技术鉴定暂行办法》第三十六条，本案构成三级丙等医疗事故，医方承担次要责任。

依据《中华人民共和国侵权责任法》第五十四条“患者在诊疗活动中受到损害，

医疗机构及其医务人员有过错的，由医疗机构承担赔偿责任”的规定，法院酌定 A 医院应承担 40% 的责任，判决赔偿 239 452. 6 元。

二、案情分析

（一）未执行三级查房制度，未正确评估患者病情

三级查房制度指患者住院期间，由不同级别的医师以查房的形式实施患者评估、制订与调整诊疗方案、观察诊疗效果等医疗活动的制度。它重在要求对于每一位住院患者都必须有三种不同级别的医师开展查房活动，即具有高级、中级和初级三个不同层次或资质的医师，包括但不限于科主任/主任医师（副主任医师）、主治医师、住院医师。本案中患者入院前心电图即提示广泛 ST 段压低改变，医生本应高度警惕，及时给予诊疗措施和重点监护。而在入院后，医师仍未动态观察心电图、心肌酶谱等变化，未规范使用抗凝、抗血小板等治疗措施，未及时考虑进一步冠脉血运重建；对于次晨检测的“心梗三项”未及时追踪，下午收到延时的“心梗三项”异常结果后，亦未及时复查心电图等。本案医师对急性心肌梗死的发展、转归诊治能力不足，且未执行三级查房制度，导致患者入院 2 天时间无一位上级或高级医师的查房意见，使得疾病未得到正确的评估，存在医疗行为过失，应承担相应医疗事故责任。

（二）医师对疾病发展认识不足，未执行疑难病例讨论制度延误诊疗时机

三级查房制度中，遇到急危重的疑难患者时，下级医师应当马上向上级医师汇报病情，以期取得指导，如仍无法解决问题，则应尽快开展疑难病例讨论会。该案例中的患者无法马上对其明确诊断，给予疑似疾病诊疗措施后也未能达到预期疗效，但该科室面对疑难病例并未开展任何讨论；也未及时上报医疗管理部门组织全院多学科讨论，贻误诊疗时机。

（三）未执行危急值报告制度，延误疾病明确诊断

在诊疗过程中，当检查、检验结果可能存在危及患者生命的状态，医务人员应及时梳理可能存在的危急值，确认仪器设备、检测试剂均无误后，在《危急值报告登记本》上详细记录，并立即电话通知申请人员。如本案中的“心梗三项”危急值，检验科并未及时报告申请人员，存在危急值处理不当行为，间接导致了医师未采取紧急干预疾病诊疗措施的后果。

（四）医疗机构未执行首诊负责制中的转运机制

首诊负责制要求：急危重患者因病情需要予以转运时，医方应在转运前完成患者评估，履行告知义务，根据评估结果决定转运方式，并与相关合作医疗机构建立转接服务的机制。此案中 A 医院没有评估患者转院风险，患者在离医院仅 5 分钟车程时即发生休克，且运送途中也未配备生命支持设备，直到 B 医院才得到抢救治疗，此过程严重危及患者生命安全。

三、条例分析

医疗服务管理制度确立以来，三级查房制度在我国临床医学人才培训体系建设和医

疗质量安全保障方面作用显著，但随着医院管理体制的精细化发展和时代的进步，国内医院也开始探索三级查房制度更大的发展空间。

我院 2016 年以来，开始引入主诊医师查房制度这一国际通行做法。主诊医师查房制度在三级查房制度的基础上，更加明确医学责任主体和行为，打破建立在职称体系之上的医生执业方式，与三级查房制度在人员结构构成、查房模式、责任分配等上都有一定差异（表 2－2－1）。

表 2－2－1　三级查房制度与主诊医师查房制度比较

项目	三级查房制度	主诊医师查房制度
人员组成	下级医师服从上级医师，三级医师逐级服从，即具有高级、中级和初级三个不同层次或资质的医师，包括但不限于科主任/主任医师（副主任医师）、主治医师、住院医师	科主任统一领导下，1 名主诊医师带领若干名主治医师和住院医师组成一个医疗组
查房模式	每一位住院患者都必须有三种不同级别的医师开展查房活动，实施患者评估、制订与调整诊疗方案、观察诊疗效果等医疗活动的制度	以医疗组为单位，全面负责并实施患者的门诊、住院、手术、治疗以及出院和出院后随访等一系列诊疗活动的医疗管理模式
查房频率	住院医师工作日每天至少查房 2 次，非工作日每天至少查房 1 次，三级医师中最高级别的医师每周至少查房 2 次，中间级别的医师每周至少查房 3 次；术者必须亲自在术前和术后 24 小时内查房	主诊医师每天都要查看本组所有患者；有病情变化时，主诊医师须及时查房；疑难、危重患者入院当天须有主诊医师查房
查房内容	（1）住院医师：重点巡视危重、疑难、新入院、诊断不清者及手术患者，同时有计划地巡视一般患者。跟随上级医师查房时，详细叙述住院患者的病程记录、初步诊断和诊疗计划等情况，以及患者感受意见和体征观察情况。 （2）主治医师：重点检查新入院、危重、诊断未明、分型不清、治疗效果不好的患者，对出、转院标准进行判断并及时上报上级医师或科主任，帮助和指导下级医师处理病历书写和病程记录中出现的问题。 （3）主任医师查房：讲解国内外最新医疗水平的进展，帮助下级医师解决在诊疗中未能解决的疑难问题，检查医护人员“三基”水平，检查医护人员对影像资料、心电图等的阅读能力，了解患者感受和意见等 5 项工作	（1）主诊医师（attending）：医疗决策的最后签字者和责任人，掌控医疗活动全过程，负责全流程诊疗服务；同时，主诊医师承担教导培训专业医生、专科医生、进修医生和实习医生的任务；低年资主诊医师配资深主诊医师辅助工作，解决主诊医师水平参差不齐的问题。 （2）住院医师（resident）和专培医师（fellow）：接受主诊医师培训，同时也是主诊医师的助手，经过住培专业训练和专培专科训练的医生将发挥核心作用；主诊负责制中以医疗组为单位实现患者的查房活动

通过实践比较发现，我院推行主诊医师查房制度后，更有效地规避了三级查房制度的不足。首先，主诊医师查房制度的施行增加了查房频率，从三级查房制度要求的每周至少查房 2 次，转变为每天都要查房，增加了医患沟通时间，这不但使医疗服务对象及医院总收入有所增加，而且有效减少了纠纷发生率（图 2 – 2 – 1）。其次，主诊医师查房制度更明确了医学责任主体，在出现投诉和纠纷的处理过程中，避免医护人员之间产生推诿现象，并且弱化了三级查房制度论资排辈现象，在一定程度上增加了年轻医师独立诊治的时间和锻炼自身能力的机会，提供其更广阔的成长发展空间。此外，在病历记录过程中主诊医师查房制度更符合病历书写客观、真实、准确、及时、完整、规范的要求，对患者病情和诊疗过程的跟进更加具有科学性、连续性。

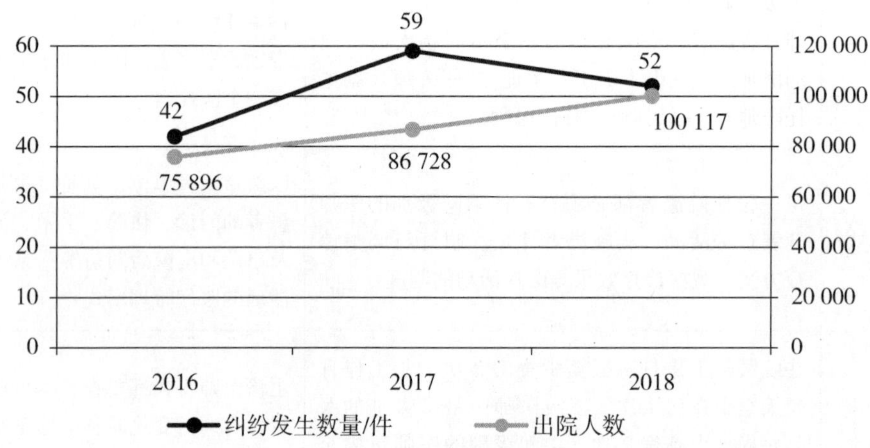

图 2 – 2 – 1　2010—2018 年主诊医师负责制下纠纷发生情况及医院产出

四、结论

在未来的医学发展进程中，主诊医师查房制度将会长期与三级查房制度并存，并且随着国家层面健全相关法律、法规，完善人事薪酬分配制度，全盘统筹布局后，主诊医师查房制度将逐渐完善，最终取代三级查房制度。

参考文献

[1] 刘文生．主诊医师制：旧制度与大变革 [J]. 中国医院院长，2018（10）：44 – 50.

[2] 国务院．医疗事故处理条例 [Z]. 2002 – 09 – 01.

[3] 国家卫生健康委员会．医疗事故分级标准（试行）[Z]. 2002 – 09 – 01.

[4] 国家卫生健康委员会．医疗事故技术鉴定暂行办法 [Z]. 2002 – 09 – 01.

[5] 第十一届全国人大常委会．中华人民共和国侵权责任法 [Z]. 2010 – 07 – 01.

[6] 国家卫生健康委员会．医疗质量安全核心制度要点 [Z]. 2018 – 04 – 21.

[7] 王刚，张桂荣，翟云起，等．规范三级查房确保医疗安全 [J]. 中国医药导报，2010，7（11）：130.

[8] 刘文生．三级查房制 VS 主诊医师负责制 [J]. 中国医院院长，2017（17）：32 – 34.

（中日友好医院　应娇茜　李静　王晨曦　夏磊　甘亢　刘文婷　潘佳欣）

3 大型综合医院主诊医师管理体系建设

一、背景与现状

主诊医师负责制是指由 1 名主诊医师带领若干名主治医师和住院医师组成一个医疗组，全面负责并实施患者的门诊、住院、手术、出院和出院后随访等一系列诊疗活动的医疗管理模式。该项制度在欧美国家已成为惯例。在美国，所有的医院均实行主诊医师负责制，但因医院的规模与性质不同而呈现不同的形式。社区医院不承担培训任务，主诊医师（attending）无须带教专培医师（fellow）与住院医师（resident），他对自身医疗行为负法律责任；在教学医院等机构，主诊医师带教专科受训医师和住院医师，并对其医、教、研工作全面负责。不管主诊医师负责制的形式如何，主诊医师都拥有最终的诊疗方案断定及实施的决定权。明确医疗责任主体，是主诊医师负责制的核心所在。

在我国大型综合医院中，传统医疗模式的弊端已日益凸显。科主任负责制管理模式下，科主任事务繁忙，科室管理难于精细化，无法做到对每位患者负责。三级医师查房制度要求人人对患者负责，责权不清晰，造成“谁都负不了责、谁都不负责”的困境。而在人力资源管理方面，医院普遍存在人员结构的不合理，人员结构呈现“倒三角”，副高、正高年资医生较多，按照三级医师查房制度的要求又不负责具体管理患者，工作积极性难以调动。相对数量较少的临床一线工作人员，面临着医、教、研层层考核的晋升评级制度，临床工作积极性不高，基层医疗质量水平难以提高。而随着医院管理水平与服务能力的不断提高，医疗市场的激烈竞争，使医院从粗放式管理向精细化管理的转变成为必然。

基于上述现状，如何优化人才配置，改变医院人员结构不合理，充分调动各级医师积极性，实现有序良好的岗位能级管理，以此提高医疗效率和医疗质量是当前医院需要改革的重点。主诊医师负责制是一种全新的医院管理模式，实现了院—科—组三级管理，能够较好地解决岗位能级管理、精细化管理等问题。中日友好医院为大型综合性医院，本着进一步提升医疗效率、保障医疗安全、明确责任主体、助力人才成长的指导思想，于 2016 年全面实施主诊医师负责制，并在实践中对制度进行完善，形成了适合医院实际发展的主诊医师管理体系。

二、方法与流程

根据制度实施的时间进度与内容不同，我院主诊医师负责制的实施大致分为三个阶段，逐步建立管理体系。第一阶段：前期准备与启动，完善主诊准入管理；第二阶段：完善日常监管机制，深化制度落实；第三阶段：对主诊医师进行考核评定，优胜劣汰。

（一）前期准备与启动

1. 组织调研与培训

为确保主诊医师负责制的顺利实施，医院前期组织职能部门负责人及科室主任前往兄弟医院进行多次调研，深入学习其他医院主诊医师负责制的实施情况。结合医院实际，撰写调研报告与医院实施可行性方案，征求多方意见并拟定相关制度。在实施前，通过组织各类培训工作，向全院职工说明实施主诊医师负责制的必要性及对我院医疗改革的重要性。使全院职工在思想上达到高度统一，在行动上做到心中有数，步调一致。

2. 筹备配套改革措施

前期的调研与学习充分证明，医院实施主诊医师负责制须由相关配套改革措施支持，包括床位统一管理、护理垂直化管理及绩效精细化管理。对此，医院对职能部门分工进行统一调整。首先，合并医院信息中心、成本管理及绩效管理功能，成立运营与信息部，整合人事、医疗、财务数据，统一数据口径，实现考核指标考评到组。其次，实施主诊医师负责制，须打破床位固化局面，使有能力者多收治患者而不受限于床位，对此医院组建床位调配中心，强化医院床位管理，为实现床位统一高效利用做好准备。最后，患者跨科收治，需要病区护理单元的独立运行做支持，对此，医院积极推进护理垂直管理，将护理人事、绩效分配权划归护理部，实现了以主管院长—护理部—大科护士长—病区护士长为主线的垂直管理体系。

3. 借力信息化建设，理顺管理流程

实行主诊医师负责制，各类医疗指标需考评到组。床位调配也需要有详细、准确的科室分组数据作为支撑。只有同时理顺医生、患者相关信息的管理流程，才能确保医疗工作规范有序、精细化的绩效考评有据可依。在主诊医师负责制实施之前，医院搭建了医疗组人员信息数据平台，规定各医疗组人员变化情况由科室主任审批通过后，报医务处，由医务处统一负责全院医疗组人员信息的常态维护。患者管理方面，重新梳理了患者住院流程，患者入院统一由床位调配中心调配。此外，在门诊住院预约、护士站接诊、出院首页填写这 3 个环节也进行了相应调整。因制度实施后患者住院由床位调配中心统一调配，故在住院预约单中，医生需明确患者的收治类型，以供床位调配中心参考，进行合理安排，收治类型分为优先收治、择期收治、专科收治、可跨科收治、需要入院前准备 5 个类型；住院患者到达病区护士站后，护士根据预约单信息，将住院患者选择入组，以此明确了患者住院期间的主诊医师信息；病案首页是各项医疗指标提取评价的重要途径，在此环节中，医院统一规定科主任签字栏由主诊医师签字；主任（副主任）医师栏由主诊医师或医疗组内具备主任、副主任医师职称的医师签字，在首页中明确患者责任医师，为以医疗组为单位的各类数据评价打好基础。

4. 启动选聘工作，完善准入管理

通过广泛征求意见，医院明确了主诊医师的遴选标准，标准主要注重对主诊医师临床工作经历与技术能力的评定，同时兼顾科研、教学等基本条件。2017 年年底，医院在总结前期主诊制实施工作的基础上，对主诊医师遴选标准进行完善修订，新标准进一步强化对临床工作能力的考量，临床工作能力不仅包括医生的专业救治水平，医生责任心、人文素养同等重要。对于近 3 年出现丙级病历，近 2 年内存在医疗事故或严重违反

医院规章制度、诊疗规范行为的医生，不能选聘为主诊医师。

在选聘程序上，充分发挥科主任的作用，由科室根据内部人员实际情况设定主诊医师岗位数，等额推选主诊医师候选人报医务处进行资格审查后，报院办公会最后决议。选聘工作存在的一些特殊情况有：科室人员配备没有符合聘任条件的医生时，规定由科室向医院提出申请，推荐综合能力较强、已聘主治职称以上的医生担任主诊医师，医院对该医生进行授权备案；退休返聘医生不能担任主诊医师，但必须入组，由主诊医师全面负责其诊疗工作；为充分发挥科主任的专业技术才能，下沉优质诊疗资源，科室主任必须入组，原则都应担任主诊医师，参与临床具体工作。

（二）完善监管机制，深化制度落实

1. 明确主诊医师工作职责

如何进一步明确主诊医师诊疗及管理职责，形成常态化监管机制，从而实现医疗质量管控精细化，是医院面临的另一个问题。主诊医师的首要职责是全面负责，为患者实施科学规范的医疗照护，重点围绕 18 项医疗质量安全核心制度内容，医院明确了主诊医师的具体诊疗行为，如及时查房、明确诊断及治疗方案、主持手术等诊疗操作、与患者沟通（包括术前谈话等）、签署知情同意书等。例如，在查房制度中，进一步要求主诊医师原则上每天要对患者进行查房。此外，对患者病情变化、疑难危重患者查房、手术患者查房、节假日查房等也做出了明确规定。

除临床诊疗主体责任外，主诊医师还应承担组内教学、科研工作职责及组内的医疗管理职责，包括：完成主诊组医疗质量与效率指标，接受医院及科室质量与安全管理委员会的监督与考核；负责处理组内发生的医疗投诉与纠纷，主诊医师对不能解决的问题，应上报科室及医院，但必须全程参与，并承担相应责任。

2. 强化对主诊医师医疗行为的监管

在医院科级医疗质控测评的基础上，将质控测评的部分项目如病案书写质控、处方点评、住院超 30 天患者管理等细化到组进行月度测评，同时围绕 18 项医疗质量安全核心制度，对主诊医师主要医疗工作如查房、参加疑难病例讨论或死亡病例讨论、手术三方核查执行情况等进行现场测评。

（三）主诊医师的考核

对主诊医师实施年度考核，考核周期为 1 年。医院组建主诊医师考核小组，从医疗质量与安全、医疗工作效率、工作纪律、科研教学、医德医风 5 个方面进行考核，含 14 项二级指标，各项指标赋予权重分值，全院主诊医师依照手术科室、非手术科室、中医科室进行分组测评。考核指标设有单项否决项（红线指标），凡涉及 1 项单项否决项，视为考评不合格（表 2－3－1）。

表2-3-1　主诊医师年度考核指标及考核方法

一级指标	二级指标	说明	扣分标准	数据提供部门
医疗质量与安全	医疗纠纷情况	医疗纠纷评级分1～4级，1级最重，4级最轻。根据责任风险，患者预后严重程度综合评估，确定评定级别	1级为单项否决项 2级扣10分 3级扣5分 4级扣3分	医务处——医患关系办公室
	医疗投诉	主诊医师个人有效医疗投诉	1例扣2分	医务处——医患关系办公室
	低风险死亡病例	统计医院年度低风险死亡病例情况	1例扣10分（如与医疗纠纷重复，不叠加扣分，扣最高分值）	医务处
	乙级病案	统计医疗组考核年度内乙级病案数（排除涉及护理缺陷的病案）	1例扣0.1分	病案统计室
医疗工作效率	时间消耗指数	治疗同类疾病所消耗的时间指数	同一科室内年度排名最后，扣2分	病案统计室
	费用消耗指数	治疗同类疾病所花费的费用指数	同一科室内年度排名最后，扣2分	病案统计室
	CMI值	以病案首页数据进行统计	同一科室内年度排名最后，扣2分	病案统计室
工作纪律	配合医院工作安排情况	主诊医师不能服从医院统一安排完成相关工作	依据情节轻重扣1～10分	医务处
	违规出诊事件	主诊医师未依照门诊出诊管理规定出诊	1例扣2分	医务处——门诊办公室
科教工作	发表SCI论文情况	考核年度无第一作者或通讯作者发表SCI论文	扣1分	科研处
	教学师资资格	未获得住培师资培训院级认证	扣2分	教育处
医德医风	医德医风	2019年度医德医风考核结果：不合格/合格/优秀	不合格一票否决；合格不扣分；优秀加2分	医务处

通过以上工作，医院逐渐建立了主诊医师准入审核机制、日常管理机制及年度考核机制，形成了较为完善的主诊医师管理体系。

三、实施成效

我院于2016年8月全面实施主诊医师负责制，制度实施后，充分调动了工作人员的积极性，工作量与工作效率全面、快速提升。2016年8—12月与2016年1—7月相比，门急诊量较2015年同比增幅上升了5.34%、住院患者数的同比增幅上升了7.57%、手术量同比增幅上升了6.37%；2016年8—12月平均住院日降幅较1—7月降低2.35%；床位使用率增幅较1—7月增加6.96%。2017年1—7月与2016年1—7月相比，出院人次数同比增长14.86%、手术量同比增长9.58%、床位使用率同比增长1.53%；门急诊量因受到2017年4月医改政策影响，同比下降6.75%。

四、持续改进

国内多家医院的实践都证明了主诊医师负责制是能够在我国落地生根的，这与这个制度本身具备的优点是分不开的：从患者方面讲，可以满足患者的要求，体现以患者为中心；对于医师个人发展而言，它破除了职务终身制，体现了“多劳多得”，最大限度提高了每个人的工作积极性；在科室管理上讲，打破了分配制度大锅饭，提升了科室收益和各项指标，有利于专业组发展；从医院来说，提高了医院运行效率、服务质量及各项医疗指标。

但是在国内，因人事管理体制、薪酬制度的不同，主诊医师负责制的实施不能完全照搬国外主诊医师（attending）制，必须结合医院实际情况进行改良，形成本土化的医院管理模式。我院在启动实施主诊医师负责制后，不断总结经验，逐步建立了常态化的日常监管机制及年度考核机制，形成了真正适合医院发展的主诊医师管理体系，供医院管理者借鉴。

参考文献

[1] 邓志峰，胡九东．大型综合性医院实施主诊医师负责制的探讨［J］.解放军医院管理杂志，2016，3（23）：231－233.

[2] 姚伟，石青龙，刘广东，等．大型综合性医院主诊医师负责制的组织实施方法［J］.中国医院，2010，4（14）：4－6.

[3] 许心周，杨晓龙，易利华．主诊医师负责制的精细化管理探讨［J］.中华医院管理杂志，2015，5（31）：353－356.

[4] 李静，陈羽中，连斌，等．大型综合医院实施主诊医师负责制的探讨［J］.中华医院管理杂志，2004，7（20）：385－388.

[5] 孟开，王宁．我国主诊医师负责制的文献研究［J］.中国医院，2012，1（16）：40－42.

（中日友好医院　张燕　应娇茜）

4 手术部位标识管理实践

一、背景

美国医疗机构评审联合会（Joint Commission on Accreditation of Healthcare Organization，JCAHO）于1998年受理通报的哨兵事件中，15件与错误的手术部位相关；2001年，因手术的部位、患者及程序等错误的手术事件共150件。进一步分析错误的手术点时，发现76%的错误与手术部位有关，13%的错误与患者有关，11%的错误与手术程序有关。经由医院确认，手术部位、患者及程序等错误危险增加的根本原因主要与以下几项有关：手术团队成员、患者及家属间沟通不良；医院政策未要求手术部位标记；未规范确认手术部位的程序，如没有使用核对表辨识手术部位、未要求需在手术室进行确认等；患者的评估不完全尤其是术前评估不完整；个人的问题、分心、在手术室可参考的资料有限和患者安全组织文化等。

手术部位错误被列为2002年美国国家质量论坛27种“决不事件”之一，居JCAHO发布的2006年统计报告中严重医疗事件的第2位；2008年，居美国明尼苏达州卫生局“决不事件”第3位；居2009年美国医院评审联合委员会常见警讯事件榜首。2011年，JCAHO通过“稳健的过程改进”，结合“精益六西格玛”，识别出29项可预防的风险点，其中之一便是手术部位标识。2013年，我国《三级综合医院评审标准实施细则》3.3.2.1中提到，对涉及双侧、多重结构、多个平面手术者，手术部位标记正确执行率100%。

综上所述，手术部位错误是需要重点预防的医疗不良事件之一，手术部位标识是预防手术部位错误的重要手段。特别是有关左/右、多组织（手指/脚趾）或多水平（即脊柱手术、颈、胸、腰）等手术部位时，手术部位标识尤其重要，能有效避免做错患者、做错侧别的不良事件发生。

二、政策依据

（1）2016年发布的《医疗质量管理办法》（卫计委令第10号）第十七条：“医疗机构及其医务人员应当遵循临床诊疗指南、临床技术操作规范、行业标准和临床路径等有关要求开展诊疗工作，严格遵守医疗质量安全核心制度，做到合理检查、合理用药、合理治疗。”

（2）《医疗质量安全核心制度要点》（国卫医发〔2018〕8号）第十一条：“手术安全核查基本要求医疗机构应当建立手术安全核查制度和标准化流程。”

（3）国家卫健委医政医管局编写的《医疗质量安全核心制度要点释义》中，手术安全核查制度要点的第四点“如何建立手术部位识别标示制度与工作流程”提到，医疗机构具备手术部位识别标示相关制度与流程，是手术安全核查的标志性内容。对涉及有双侧、多重结构（手指、脚趾、病灶部位）、多平面部位（脊柱）的手术时，对手术侧或部位有规范统一的标记。建议对所有住院手术都实施手术标记，医疗机构应对手术的标记方法、标记颜色、标记实施者及患者参与有统一明确的规定。

（4）中国医院协会患者安全目标始终将手术患者安全管理列为前三位。

三、方法与流程

近年来，我国已逐渐开始重视手术安全核查及手术部位标识工作，诸多文献已探讨了这一有效措施，各家医疗机构也制定了手术部位标识的相关制度，但落实情况不容乐观。中日友好医院 2019 年 5 月的手术部位标识现况调查中，手术部位标识率只占 60%，且同时存在标识方法不规范、不统一的现象。对部分手术医师进行定性访谈后，发现主要原因如下：①觉得不属于双侧器官，不需要标识；②工作太忙忘记了；③医院没有检查，以为不重要；④准备去手术室再标识。

针对上述原因，我院医务处、护理部和手术室成立了工作小组，展开了专题讨论，总结根本原因为：①现行手术部位标识制度过于简单，许多细节问题没有进行要求，比如：何时标记，用什么笔标记，谁来标记，如何标记，何时检查，谁来检查，没有标记的情况如何管理，等等。②标记的方法也没有根据不同情形给出统一的规范。所以，首要解决办法是要对制度进行修订，做到细节明确，指导性强，有较好的可操作性。

在大量阅读文献、了解兄弟医院做法的基础上，我院医务处出台了一份制度修订初稿，对上述问题进行了明确的要求。同时，向各外科主任、手术麻醉科主任、手术室护士长多方征求修改意见，收集汇总，最后形成定稿，并于 2019 年 9 月正式发布。这份新修订的制度为手术部位标识管理提供了重要支撑。

四、实施成效

我院 2019 年 10 月的现况调查中，手术部位标识率高达 92%，符合规范率 80%。下一步我院将进一步关注手术标识的规范率，通过持续改进来达到精益求精的管理效果。

参考文献

[1] 张莉，白雪玲，潘洁琼. 广东省 37 家医院手术病人核对现状调查［J］. 护理学报，2009，16（1A）：18－20.

［附件］中日友好医院手术部位标识制度

手术部位术前标识是《患者安全目标》的主要内容，也是《医疗质量安全核心制度》中手术安全核查的标志性内容，是避免手术部位错误的有效屏障，是保障患者手术安全的重要举措。根据《医疗质量安全核心制度》中的有关规定，结合兄弟医院经验，特制定我院手术部位标识制度。

一、手术部位标识的应用范围

原则上所有涉及手术切口操作及经皮穿刺，仪器经人体自然孔隙进入的所有侵入性操作均应实行手术部位标识，特别是有关左/右、多组织（手指/脚趾）或多水平（即脊柱手术、颈、胸、腰）等手术部位。

二、手术部位标识的基本要求

手术部位标识应在患者清醒、配合、同意的状态下进行（危重患者除外），并与患者进行有效的沟通和核对，以问诊、视诊结合影像资料的方式，确认患者与病历资料、手术信息准确无误。对于意识不清及儿童患者，应由起到核对作用的人员到场，进行手术部位的核对。无名的急诊外伤手术患者由医生根据影像学资料标记手术部位。

当患者拒绝手术部位标记时，医生应做出暂停手术的决定。

三、手术部位标识执行人员的资质和时间

（一）手术部位标识执行人员的资质

手术部位标识的执行者为直接参与该患者手术的主刀医生或第一助手。外院进修医生、实习或见习医生禁止执行手术部位标识。

（二）手术部位标识执行时间

择期手术在手术前 1 日在病房内完成，即患者在进入手术室之前必须完成手术部位的标识。急诊手术在开皮前完成，但危急的急诊手术不能因为执行手术部位标识而延误。

四、手术部位标识工具

应使用不易褪色的黑色医用记号笔，在手术切口或附近部位做标识。手术部位标识应在手术消毒区域范围以内，铺无菌巾后依然能看到，以保证切开皮肤前做最后的手术部位确认。应向患者或其家属说明标识的意义，嘱其清洗时不要将其清除，也要尽量标记在患者自己能看到的位置，以免患者因见不到标记而误将其清除。

五、不同手术部位标识

（一）一般情况

开放手术以线段“————”模拟手术切口，腔镜手术以圆圈“○”模拟手术切口，需要穿刺的操作应在穿刺点处以圆点“●”标记。

（二）骨科手术

（1）四肢手术：四肢多个部位的手术，根据术前计划的手术顺序在相应部位做标识；对于有明显开放伤口的四肢创伤手术，如开放性骨折等则不需做手术部位标识；如手术部位有石膏、绷带等包裹不适宜拆除，则在石膏相应部位做标记，并且保证直至手术开始才能将物质拆除划出手术切口。

(2) 分节段部位手术：所有分节段部位手术（包括椎体、手指、脚趾）都应严格规范，在患者参与下完成分级手术部位标识。椎体手术在病房内应先完成一级手术部位标识，即标识手术部位是颈椎、胸椎还是腰椎，手术方式是前路还是后路；手术患者入手术室后准备开皮前完成二级手术部位标识，即在C臂机的引导下标识准确病变部位或手术切口。手指和脚趾关节手术在病房内完成一级手术部位标识，在手术室内完成二级手术部位标识。

（三）眼科手术

在患者手术眼侧眉弓上做“Δ”标记。

（四）口腔手术

在患者手术侧口角做圆圈“○”标记。

（五）肛肠科手术

在患者术侧臀部做圆圈“○”标记。

（六）其他

对于无法在体表标记的部位，如扁桃体、牙齿等；人体的自然开口如阴道、尿道，内镜手术等；或皮肤黏膜不便进行标记的部位如会阴等，应在手术知情同意书中用示意图的方式标识手术部位，并告知患者。

（七）其他涉及专科的特殊标识方法可向医务处备案后执行。

六、核查流程

(1) 第一次核查：手术前1天下午，手术医生在和患者沟通核对后做出手术部位标识，病房护士负责核对标识情况。

(2) 第二次核查：手术室护士在接患者时再次确认手术部位，检查有无标识，如无标识则不能接到手术间内。

(3) 第三次核查：麻醉前、手术体位摆放前 、切开皮肤前，手术医生、麻醉医生、手术室护士三方认真核对患者信息及手术部位标识等，如有差异，核对人员及时给予确认，直至所有信息一致。

七、监督管理

(1) 对于手术部位未按规定进行标识的患者，手术室可拒绝接患者，直至手术组医师完成手术部位标记方可重新向手术室提出手术申请。

(2) 手术部位标记的执行情况将纳入医务处对手术安全核查制度的考核内容，结果定期公示，并与每月个人绩效及每季度的科室绩效挂钩。

（中日友好医院 甘亢 应娇茜）

5 强化核心制度管理，提升医疗质量与安全

一、背景

为加强医疗质量管理，规范医疗服务行为，保障医疗安全，2016 年 9 月 25 日，国家卫生和计划生育委员会以部门规章形式颁布了《医疗质量管理办法》，自 2016 年 11 月 1 日施行，通过顶层制度设计，进一步建立完善医疗质量管理长效工作机制，明确了医疗质量管理各项要求，促进医疗质量管理工作步入制度化、法治化轨道。其中，将保障医疗质量和患者安全的一系列重要且基础性的制度凝练为 18 项医疗质量安全核心制度（以下简称“核心制度”）。2018 年 4 月 18 日，为进一步贯彻落实《医疗质量管理办法》，指导医疗机构加强医疗质量安全核心制度建设，保障医疗质量与医疗安全，国家卫生健康委员会发布了《医疗质量安全核心制度要点》（以下简称《要点》），要求各级各类医疗机构应当根据《要点》完善本机构核心制度、配套文件和工作流程，加强对医务人员的培训、教育和考核，确保医疗质量安全核心制度得到有效落实。在《要点》中详细阐述了什么是医疗质量安全核心制度、为什么要制定《医疗质量安全核心制度要点》、18 项医疗质量安全核心制度和《要点》的主要内容有哪些、如何落实和执行《要点》等。

核心制度的落实和执行情况直接关系到医疗质量和患者安全，具有重要意义。为有效推进核心制度落实和执行，提升医疗质量与安全，广州市花都区人民医院将强化核心制度管理作为重要管理项目。

二、工作方法

（一）摸清现状达成共识

梳理 2017 年和 2018 年院内医疗安全不良事件、纠纷案例涉及核心制度落实情况，发现核心制度落实不到位或未落实占比超过 40%，其中以三级查房制度、术前讨论制度、会诊制度、疑难病例讨论制度落实不到位为主。经梳理现有核心制度管理流程，发现如下问题：

（1）管理上无牵头部门。所涉及的质控科、医务科、护理部、病案管理统计科、药学部、输血科、计算机网络技术中心 7 个部门和科室，对各自管辖的核心制度分头管理、各自为政，包括制度的修订、培训、督查、总结反馈等。

（2）管理水平、能力、效果参差不齐，管理流程不完善（图 2－5－1）。2018 年 9 月，质控科组织核心制度管理涉及的 7 个部门开展联合摸底检查，对 1 200 余病例或事项利用查检表进行查检后发现，医院的核心制度执行率的现况值仅为 74.76%。分析结果显示，新技术和新项目准入管理、疑难病例讨论、术前讨论、临床用血审核、三级查

房、病历管理、值班交接班制度执行缺陷占总缺陷例数的85.1%（图2－5－2）。

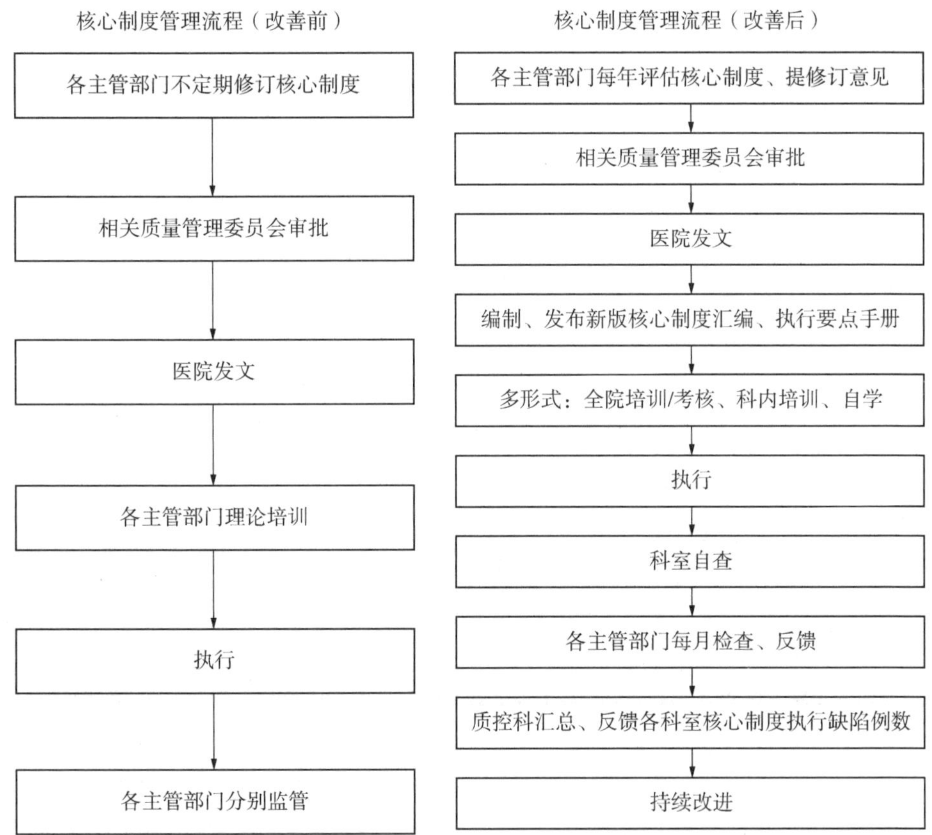

图2－5－1　改善前后医疗量安全核心制度管理流程比较

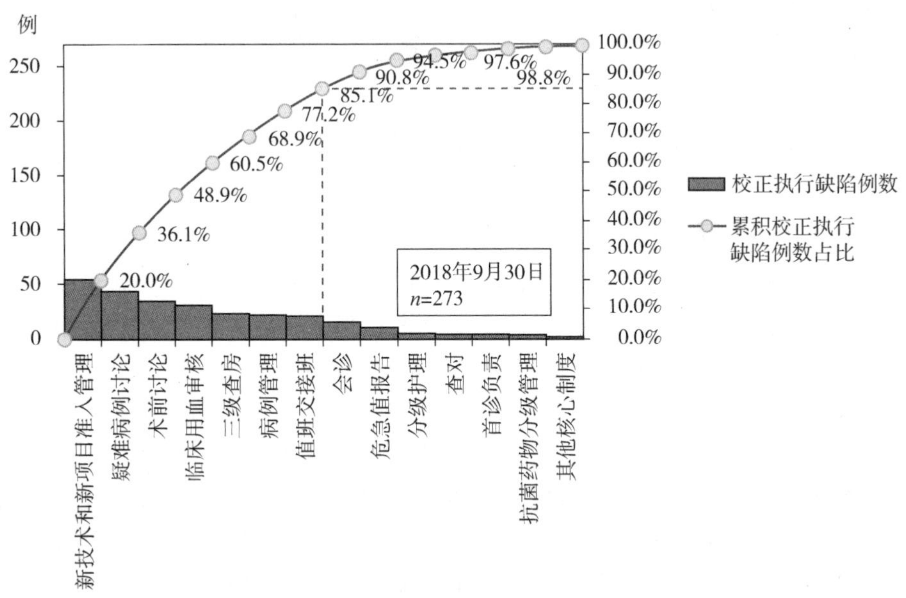

图2－5－2　改善前核心制度执行缺陷情况分析

据此，向主管院领导汇报，组织多部门沟通会议并达成共识，将有效推进核心制度落实和执行作为提升医院质量安全工作的重点项目；以“提高核心制度执行率”为主题，备案为院内 PDCA 持续改进项目，并明确核心制度管理牵头部门为质控科，组建以质控科科长为组长，医务科、护理部、病案管理统计科、药学部、输血科、计算机网络技术中心等相关部门或科室负责人为组员的质量改进小组，利用 PDCA 管理工具，分步骤、科学组织实施。在院周会上由院领导向全院领导及中层干部宣传并倡导“提高核心制度执行率”改进项目的目的和意义；同时，通过 OA 向全院发布启动“提高核心制度执行率”改进项目的正式通知，促进全院员工进一步了解落实核心制度的重要性，在意识方面达成管理目标共识，为后续工作开展做铺垫。持续改进组及时组织对“为什么核心制度执行率低”的原因分析（图 2－5－3），找出要因及相关对策，组织对策实施。

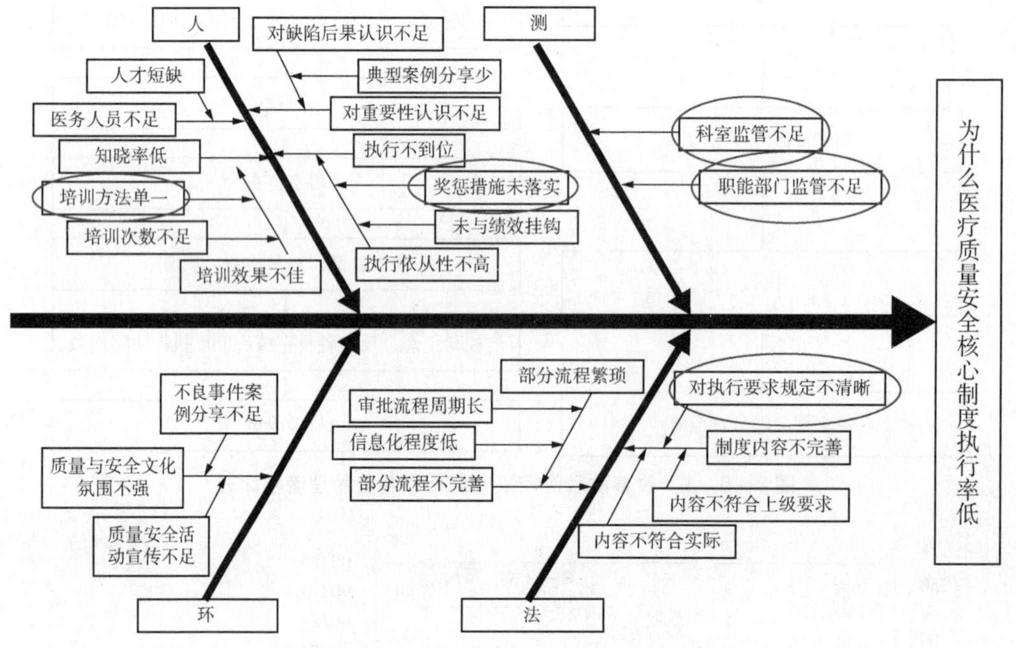

图 2－5－3　核心制度执行率低原因分析

（二）组织制度和实施细则的修订

由质控科组织相关部门和业务科室骨干，重新审视现行 18 项医疗质量安全核心制度拟定配套文件及工作流程与《医疗质量安全核心制度要点》有无冲突，根据国家卫生健康委员会医政医管局组织编写的《医疗质量安全核心制度要点释义》，仔细核对是否理解正确，是否符合院内实际，是否具有可操作性等。审查发现，医院现行核心制度大致符合《医疗质量安全核心制度要点》要求，但部分细节尚欠清晰。改进措施为：对三级医师查房制度、术前讨论制度、病历管理制度等容易在实际操作中发生分歧的制度拟定实施细则试行稿，试行中发现问题及时修订，稳定半年后，形成《医疗质量安全核心制度汇编》，印刷成册向全院发放。同时，新增《医疗质量安全核心制度执行要点手册》作为核心制度实施细则的补充，以便于更清晰展示制度的要求。在工作中，各管理部门进一步达成共识形成管理标准——核心制度的修订或制度汇编的形成、印刷，由质控科牵头组织实施。

（三）加强培训和考核

1. 创新培训内容

在培训效果方面，质量改进小组调研发现，核心制度曾开展多次全院性理论培训，但内容多，形式单一，效果不佳。为此，一方面，组织多部门联合制定并发布《医疗质量安全核心制度执行要点手册》《医疗质量安全核心制度速查表》（图2－5－4）和使用指引，明确适用人员与执行要点，医院员工可以打印成口袋版随时翻阅；另一方面，针对如病历管理制度等实施细则内容多难以牢记的制度，拟定《应知应会》。培训内容的多样化改变，明显促进培训学习的便利性和依从性。

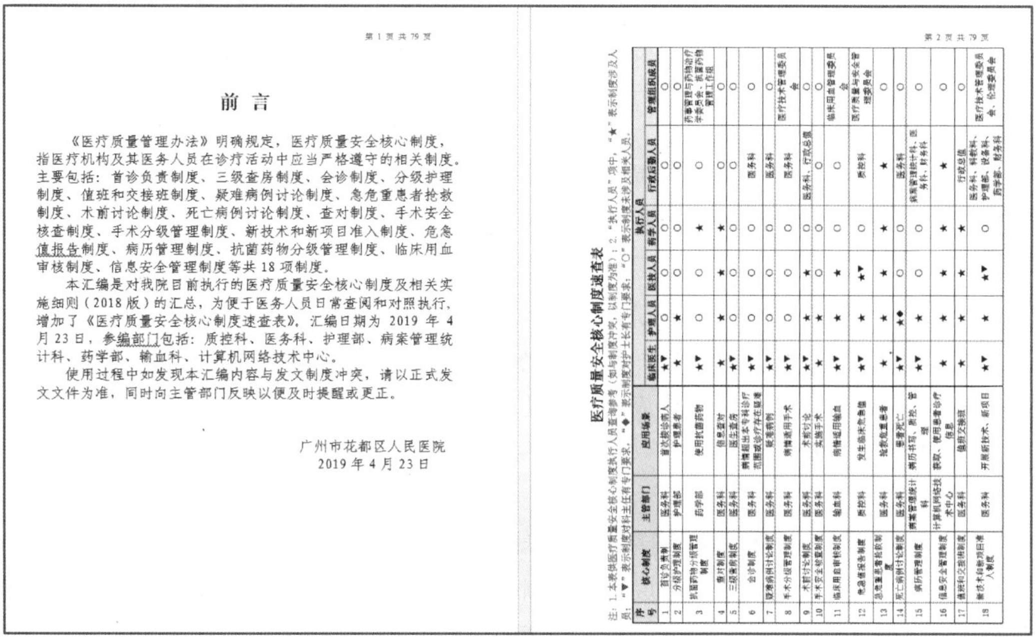

第 1 页 共 79 页

前　言

《医疗质量管理办法》明确规定，医疗质量安全核心制度，指医疗机构及其医务人员在诊疗活动中应当严格遵守的相关制度。主要包括：首诊负责制度、三级查房制度、会诊制度、分级护理制度、值班和交接班制度、疑难病例讨论制度、急危重患者抢救制度、术前讨论制度、死亡病例讨论制度、查对制度、手术安全核查制度、手术分级管理制度、新技术和新项目准入制度、危急值报告制度、病历管理制度、抗菌药物分级管理制度、临床用血审核制度、信息安全管理制度等共 18 项制度。

本汇编是对我院目前执行的医疗质量安全核心制度及相关实施细则（2018 版）的汇总，为便于医务人员日常查阅和对照执行，增加了《医疗质量安全核心制度速查表》，汇编日期为 2019 年 4 月 23 日，参编部门包括：质控科、医务科、护理部、病案管理统计科、药学部、输血科、计算机网络技术中心。

使用过程中如发现本汇编内容与发文制度冲突，请以正式发文文件为准，同时向主管部门反映以便及时提醒或更正。

广州市花都区人民医院
2019 年 4 月 23 日

第 2 页 共 79 页

医疗质量安全核心制度速查表

序号	核心制度	主管部门	应用场景	执行人员：临床医生	护理人员	医技人员	药学人员	行政后勤人员	管理组织成员
1	首诊负责制	医务科	首次接诊病人	★▼	○	○	○	○	○
2	分级护理制度	护理部	护理患者	★	★	○	○	○	○
3	抗菌药物分级管理制度	药学部	使用抗菌药物	★▼	○	○	★	○	药事管理与药物治疗学委员会，抗菌药物管理工作组
4	查对制度	医务科	信息查对	★	★	★	★	○	○
5	三级查房制度	医务科	医生查房	★▼	○	○	○	○	○
6	会诊制度	医务科	病情超出本专科诊疗范围或诊疗存在疑难	★▼	○	○	○	医务科	○
7	疑难病例讨论制度	医务科	疑难病例	★▼	○	○	○	医务科	○
8	手术分级管理制度	医务科	病情适用手术	★▼	○	○	○	医务科	医疗技术管理委员会
9	术前讨论制度	医务科	术前讨论	★▼	★	★	○	医务科，行政总值	○
10	手术安全核查制度	医务科	实施手术	★	★	○	○	○	○
11	临床用血审核制度	输血科	病情适用输血	★▼	★	★	○	○	临床用血管理委员会
12	危急值报告制度	质控科	发生临床危急值	★▼	★	★▼	○	质控科	医疗质量与安全管理委员会
13	急危重患者抢救制度	医务科	抢救危重患者	★	★	★	★	★	○
14	死亡病例讨论制度	医务科	患者死亡	★▼	★◆	○	○	医务科	○
15	病历管理制度	病案管理统计科	病历书写、质控、管理	★▼	★	○	○	病案管理统计科，医务科，财务科	○
16	信息安全管理制度	计算机网络技术中心	获取、使用患者诊疗信息	★	★	★	★	★	○
17	值班和交接班制度	医务科	值班交接班	★	★	★	★	行政总值	○
18	新技术和新项目准入制度	医务科	开展新技术、新项目	★▼	★	★▼	○	医务科，科教科，护理部，设备科，药学部，财务科	医疗技术管理委员会，伦理委员会

注：1. 本表供医疗质量安全核心制度执行人员查询参考（如与制度冲突，以制度为准）；2. "执行人员"项中，"★"表示制度涉及人员；"▼"表示制度对科主任有专门要求，"◆"表示制度对护士长有专门要求，"○"表示制度未涉及相关人员。

图2－5－4　医疗质量安全核心制度速查表

2. 多形式开展培训

在全院性理论培训后再组织科内学习或个人自学，号召各科室利用早交班学习、抽考、自学等多种形式加强培训。为进一步加深员工对核心制度的理解，医院还邀请参与《医疗质量安全核心制度要点》制订的国家级专家做“医疗质量安全核心制度焦点、难点、困惑点深度解读”的讲话。为加深印象，质控科联合相关部门定期组织核心制度案例点评，利用案例回顾制度要求的讲座。

3. 巩固培训效果

培训后组织考核，包括笔试和不定期口试抽查，对不合格的科室或个人反复抽考，以巩固培训效果，医务人员对核心制度知晓率明显提升。

(四) 加强督查和反馈工作

1. 拟定自查表，明确自查要求，组织科室自查

2018 年 9 月，我院正式启动“全院提高核心制度执行率持续改进”项目，并发布核心制度自查表，明确要求业务科室总质控员组织科室利用自查表每月开展核心制度自查工作，并将自查结果在质控会议通报，发现问题持续改进。

2. 职能部门常态化开展核心制度督查，确定结果评价指标，定期开展评价和反馈

将医疗质量安全核心制度执行缺陷例数和执行率作为核心制度落实情况的衡量指标。核心制度执行情况，按与制度要求相符程度分为：执行（指执行情况符合制度要求）、部分执行（指执行情况部分符合制度要求）、未执行（指执行情况不符合制度要求）。拟定评价指标计算公式（医疗质量安全核心制度执行率 = 医疗质量安全核心制度执行例数/医疗质量安全核心制度抽查例数）。考虑 18 项医疗质量安全核心制度客观检查样本量差异较大，计算过程中按检查平均数和各项制度执行率进行数据校正。

每月统计各科室核心制度执行缺陷例数，及时将详细内容和指标数据反馈到科室，在院领导带队的行政查房过程中，由质控科汇总全部执行缺陷例数情况，用核心制度执行情况检查统计表统计并分析，再向科室反馈，以强化认识。每季度统计各项核心制度的执行率和 18 项医疗质量安全核心制度总执行率，并做详细分析，在医院质量安全季度总结会上反馈。

(五) 严格按照奖惩细则落实核心制度奖惩

由质控科牵头，组织对未执行核心制度的科室及个人严格按医院奖惩细则执行处罚。统一开展院内公示后按工作流程提交处罚呈批并实施。对反复发生的个人或科室处罚，及时做警示和相关处理（含与晋升挂钩、停手术权限与门诊处方权限），避免再次发生。

(六) 将核心制度执行缺陷例数和执行率纳入科主任评价指标

为进一步将核心制度管理形成长效机制，将核心制度执行缺陷例数纳入业务科室质控指标，目标值设为 0 例，执行缺陷例数排名和质控指标达标率均是科室评优、评选和科室主任评价的重要指标。

三、实施成效

(一) 医疗质量安全管理意识提升，管理逐步规范

医院核心制度管理有了明确的牵头部门，定期组织核心制度的修订、培训和评价，管理流程更完善；业务科室质控小组规范开展自查和月度评价。核心制度的院科两级管理执行日常化、规范化、明确化，管理流程更完善、合理。

(二) 核心制度执行率提升，医疗质量明显改善

经过 1 年的持续改进，核心制度执行率由最初的 74.8% 逐步提升，并稳定在 90% 以上，最高达 96.6%。医院 1 级不良事件、医疗纠纷均较去年同期明显减少，医疗质量明显改善。

四、持续改进

为确保核心制度管理工作持续改进有效，下一步拟将核心制度执行缺陷、执行率纳入科室、个人的绩效考核；对主要缺陷制度开展重点监管；完善信息化建设，做核心制度过程监管，不断以信息化手段提醒、干预，促进核心制度的落实。

（广州市花都区人民医院 钟小兰）

6 三级综合医院值班状态下医疗安全管理探讨

一、背景

医疗安全管理是医院生存及健康发展的重要基础，也是体现医院综合管理水平的重要标志。影响医疗安全管理的因素主要包括技术水平、医患沟通、制度执行、检查督导、设备安全、就诊期望等。目前，医疗安全保障体系主要由3部分组成：一是医院管理层，包括各机关职能科室，为保障体系的执行部门；二是医院医疗安全保障的相关制度规定等，为保障体系的执行依据；三是临床及医技科室，为医疗行为的实施者。按照工作状态，医院工作可区分为正常和值班两种状态。大型医院需24小时不间断为患者提供诊疗服务，按照周末双休、工作日8小时工作制，一年中，医院值班状态约为6 672小时（约278天）。与正常状态相比，医院处于值班状态时间长，且医院管理、医务和后勤人员少，是医疗安全事件、医疗纠纷发生的高风险时段。

中国人民解放军西部战区总医院属于军队综合性三级甲等医院，受地方和军队双重指导和管理，也面临着双重机遇和挑战。为谋求长远发展，更加需要立足职能，全面提升医疗质量，做好医疗安全管理。为此，我院针对影响医疗安全的相关因素，在完善传统医疗安全管理规章制度、加强宣教宣讲、规范管理流程、提升技术水平等常规管理基础上，2016年年初起，重点关注了医院值班状态下医疗安全问题。通过深层次的数据分析，找出医疗安全事件高发时间段、易发关键点，并推行相应的管理措施，取得了较明显的成效。

二、方法与流程

（一）问题及原因

我院对2011—2015年间医疗投诉（纠纷）数据统计分析发现，直接发生在值班状态或间接与值班状态有关的投诉或纠纷数量占了50%。在这些投诉（纠纷）中，与二线值班医生履职直接或间接相关的医疗投诉（纠纷）占了值班状态下医疗投诉（纠纷）总数的40%。通过数据比对分析可知，值班状态下医疗安全尤其是值班状态下外科系和二线班履职情况相关的医疗安全，是医院医疗安全管理工作的关键点。分析原因为：①值班状态时间跨度相对较长，应急情况相对多发；②医疗力量相对薄弱；③制度落实相对放松等。为此，我院基于国家和军队相关医疗法律法规，结合医院实际，拟定并下发了《关于加值班状态下医疗安全的通知》，对值班状态下医疗安全相关管理要求进行了明确、规范和督导。

（二）多措并举，针对关键环节，无缝管理

1. 严把入口关，确保值班人员能力水平

军队医院人员分类较为复杂，包括军官、文职干部、非现役文职人员、聘用人员等，我院严把入口关，规范了值班人员资质，确保值班人员有能力完成值班任务。完善了临床科室四级值班体系，包括：①一线值班医师，要求由取得执业资格的住院医师及以上职称的医师担任，进修医师必须在本院医师指导下开展医疗工作；②住院总医师，由取得执业资格且工作时间3年以上的住院医师担任，且不能同时兼任二线值班医师；③二线值班医师，由取得执业资格的主治医师及以上职称的医师担任；④三线值班医师，由取得执业资格的副主任医师及以上职称的医师担任。

2. 严把制度关，确保值班人员履职尽责

按照医疗操作技术常规和核心制度，医院细化和明确了各级值班人员职责，尤其针对调查研究发现的与医疗安全密切相关的二线值班人员，医院制定了二线值班医师4条管理措施，包括：①建立准入、退出机制，能者上、庸者下；②建立个人安全档案，记录担任值班期间考勤、病患处置、会诊急诊等方面内容，做到有据可查；③建立晋升挂钩制度，将二线值班任职经历作为职称职务晋升一票否决条件，履职情况作为职称职务晋升量化考评指标；④建立安全奖惩机制，发生责任安全事件，一次警告，二次亮黄牌（限制用药、降低手术级别等），三次取消二线资格。

在二线值班医师4条管理措施基础上，医院还细化和明确了其值班状态下的工作内容，包括：①二线值班医师每晨必须对全科病员进行查房，发现问题及时处置，尤其是重点关注三级手术及以上的术后患者。②二线值班医师必须第一时间检诊值班期间新入院患者，并指导一线医师进行相应处置。③院内科间急会诊必须由二线值班医师承担。④外科急诊手术必须由二线值班医师主刀。⑤二线值班医师所有医疗行为必须记录在案，以备随时核查，如科室交接班记录必须二线值班医师签字审核；病历中入院记录、查房记录、处置记录、手术记录、抢救记录、会诊记录等必须记录二线值班医师处置情况，并签字审核。

3. 严把管理关，规避值班管理盲区漏洞

在强化人员资质和人员职责管理的同时，医院还加强了对各类值班人员的在岗管理力度，主要作出以下要求：①一线值班医师实行24小时在科制，值班期间必须在值班室留宿，不得擅离岗位，遇病区患者出现情况时，应立即前往诊视并处理；②住院总医师实行24小时在班制，不得离开医院；③科室设立二线医师值班室，二线值班医师留宿科室，随叫随到；④三线值班医师保持通讯畅通，接到通知后应立即前往病区处置，时间不超过15分钟；⑤科室不得对各级值班医师安排与其职责无关的工作，且各级值班医师不得私自换班，因特殊情况必须换班需经科室主任同意批准；⑥二线值班人员主刀急诊手术或参加突发事件处置而临时不在岗期间，各科室三线值班医师主动替岗到科室承担二线值班医师职责。

（三）全程监督，聚焦隐患节点，循序提升

1. 领导带队，现场办公，梳理科室问题

相关制度下发后，医院医务管理部门领导带机关相关人员分批次，逐一到临床科室

召开现场办公会，共同分析医疗安全形势，重点分析值班状态医疗安全问题。经过现场办公，一方面对科室所属人员进行了全面的安全意识再教育和安全管理再培训，另一方面也现场为科室解决了部分管理难点问题和缺陷。

2. 机关跟进，划片分工，明确责任到人

在组织现场办公的同时，机关职能科室也针对安全管理工作进行了划片分工，一名工作人员对应几个科室，定时或不定时对科室医疗安全工作进行指导和帮助，对发现的问题或科室反映的情况进行梳理，并报告相关领导，起到了很好的督促和协调作用，便于及时有效解决问题，调动医护人员主动参与医疗安全管理的积极性。

3. 全程监控，细节考核，督促整改进步

在完善各项管理举措的同时，医院全程落实了医疗质量监控，关注考核细节。一是完善值班院领导查房制度，值班院领导带领机关值班部门人员在下班后和周末对科室进行抽查、巡查；二是医疗总值班通过电话抽查等方式，对科室各级值班人员进行不定时随机抽查；三是医疗质量管理部门通过质量查房等方式，对科室质量建设和医疗安全进行全面考评，严格按照《医疗质量考核标准》量化打分。所有检查结果定期通报科室，并组织回头看、再检查，督促科室不断整改存在问题，提高医疗质量，确保医疗安全。

三、实施成效

持续提升医疗质量，保障医疗安全，始终是医院管理工作的重中之重，也是医院生存和发展的生命线。我院从 2016 年年初开始狠抓值班状态下医疗安全管控以来，医护人员安全意识不断增强，医疗质量技术水平不断提升，取得了一定的效果：医疗纠纷（投诉）例数逐年下降，从 2015 年的 20 例下降到 2016 年的 15 例、2017 年的 13 例；赔付金额也不断降低，从 2015 年的 260 万余元下降到 2016 年的 150 万余元、2017 年的 110 万余元；发生在值班状态的投诉（纠纷）占比显著下降，从 2015 年的 50% 下降到 2016 年的 38%、2017 年的 27%；患者满意度调查满意率也逐年稳步提升，医院医疗安全管理工作逐步进入良性循环。

“不做调查没有发言权”“不做正确的调查同样没有发言权”。通过深入调查分析既往医疗纠纷，我们发现值班状态下医疗安全问题是医院安全管理的主要矛盾，外科系和二线值班履职情况是值班状态下医疗安全问题的关键点（矛盾的主要方面）。正是由于抓住了这个主要矛盾，针对关键点制定了相应措施，坚持全程督导、持续改进，本院在医疗质量和安全管理方面取得了较好的效果，也希望医院值班状态下医疗安全问题能够引起军地医院管理人员的关注，进一步提高医疗质量和患者安全管理水平。

参考文献

[1] 秦文君．新时期医院医疗安全管理的几点思考［J］．中国药物与临床，2017，17（11）：1692－1694.

[2] 姚远，孙业勤，张文一，等．军队医院医疗质量与安全管理指标体系框架研究［J］．中国卫生质量管理，2016，23（6）：1－4，12.

[3] 李佳，景抗震，钱雷，等．我院加强医疗安全精细化管理的实践及成效探讨［J］．江苏卫生事业管理，2017，28（3）：54－56.

[4] 邵辰杰，闫翔，俞青，等．科室值班主任制度在处理医疗纠纷中的应用［J］．中国卫生质量管理，2018，25（1）：48－50.

[5] 王广云，于东睿，常海英，等．新形势下军队医院医疗安全管理实践探讨［J］．中国医药导报，2014，11（24）：160－163.

[6] 王小溪，寇姗．如何调动医务人员防范医疗纠纷的积极性［J］．中国卫生质量管理，2015，22（5）：58－60.

[7] 许建勋，栗亮，薛芳．医院医疗安全管理的探索与实践［J］．山西医药杂志，2016，45（14）：1703－1704.

[8] 张赟，施娣，龚斐，等．医疗安全不良事件管理持续改进的实践［J］．中国卫生质量管理，2016，23（6）：24－25，28.

（中国人民解放军西部战区总医院　戎正　武霄铮　黄天泓　李运明　谭映军）

7 全院会诊流程优化及精细化改进

随着医院业务量的不断增加和各亚专业学科的迅速发展，全院会诊需求量日益增多，会诊工作直接影响到医院医疗质量和效率。全院会诊是综合性医院在涉及多学科疑难、危重患者诊治过程中采用的常见措施，是学科之间的桥梁，是提高医疗质量与发挥医院整体处理疑难、危重患者综合实力的重要途径，同样亦是临床教学水平的体现，会诊质量的高低直接影响到医院的医疗质量。全国医院工作制度对于院内会诊制度已有了明确规定，全院会诊（院内大会诊）制度是重要的医疗核心制度之一，救治疑难危重患者经常启用会诊模式。新疆医科大学第一附属医院以“提高医疗质量、保障医疗安全”为宗旨，全面上线全院会诊系统并借鉴精细化管理模式，优化了全院会诊流程，有效提高了全院会诊的质量和效果。

一、精细化会诊流程

（一）申请会诊科室层面

（1）会诊讨论病例纳入标准：①入院超过 7 天仍不能明确诊断。②诊断明确但长期疗效不显著。③疑难危重不能及时做出诊断，进而影响抢救。④急诊患者多脏器、多系统病变或复合伤，需多学科协作抢救。⑤多种疾病并存，围手术期管理及风险评估。⑥新开展的医疗技术项目（手术、有创操作等）。⑦有医疗争议和医疗纠纷倾向。

（2）全院会诊系统申请流程：①申请科室主管医师在医嘱系统中建立全院会诊医嘱，在医嘱系统中选择全院会诊拟讨论的具体时间、地点、拟邀请的相关科室等信息。②由申请科室在医院电子病历系统中填写“全院会诊讨论申请”，写明并完善患者的基本信息、病史摘要及会诊目的后提交。③提交成功后申请科室的主任即可在电子病历系统会诊应答页面中查阅会诊信息，审核无误后点击确认审核后方可完成全院会诊申请。④医务部和拟邀请科室具备会诊资质的医师方可接受相关的提示信息。⑤会诊申请需至少提前半天提出，以便会诊医师安排业务工作。

（3）申请科室会诊前准备：①打印全院会诊记录，包括患者病情介绍、拟请会诊科室及申请理由、诊治上需解决的问题、会诊讨论时间及地点等内容，并于讨论开始前发给每位参加全院会诊的医师以供查阅及手写会诊意见（手写意见仅供科室参考及备案）。②按照《病历书写基本规范》完成患者整套病历资料填写并及时打印签字。③完善各项化验单、检查结果并附于病历资料中。④影像学资料收集齐全并按时间顺序排好，准备好阅片灯以便影像中心医师现场阅片解读。⑤病史简要可采用多媒体展示。⑥让患者及家属在病房等候，以便在讨论过程中会诊医师查房询问相关病史以及体格检查。

（4）全院会诊开始时：①申请科室需要提前5分钟将准备好的相关材料放到讨论地点，并将准备好的“全院会诊申请”在讨论开始时发给每位参加会诊的医师。②由主管医师详细汇报病史、会诊目的，提出拟解决的问题，上级医师可适当地补充相关信息。③主管医师在讨论过程中详细记录会诊医师提出的意见及建议。④申请会诊科室主任或医疗组组长总结发言。⑤紧急全院会诊需要由申请会诊科室主任或副主任亲自主持。

（5）全院会诊结束阶段：①主管医师将各科室会诊意见及讨论内容详细记录于电子病例系统全院会诊记录模块中，经上级医师审核签字后打印并夹入患者纸质病历中。②严格执行会诊意见，进一步完善相关辅助检查和/或调整治疗方案。③治疗组主治医师及高级职称医师向患者及其家属告知会诊结论、需进一步完善的检查项目和治疗措施，并签署知情同意书。

（二）医务部层面

目前，我院的全院会诊由医务部统一管理，其主要工作包含会诊活动的组织、主持，记录会诊意见，同时协调解决院会诊过程中出现的相关医疗问题。

（1）医务部审核：①会诊前审核会诊申请中拟邀请科室是否满足会诊需要，酌情增减相关专业科室，避免邀请科室学科不全而导致会诊意见不全面。②会诊开始时医务部专门负责全院会诊工作的工作人员到会诊地点审核申请科室准备的病历资料是否齐全。③督查各具有会诊资质的医师到岗情况并现场确认签字（签名必须由本人填写），及时联系未到场的医师。④现场主持会诊顺利进行，待主管医师病史汇报完毕后组织各会诊医师一同去探视患者，进行必要的病史采集和体格检查等。⑤协调并妥善处理会诊过程中需解决的问题。

（2）会诊通知：为了保障全院会诊新旧模式的平稳过渡，医务部针对系统试用运行阶段所出现的技术问题及医师反馈的情况进行了相应的改良和优化。对100余名临床医技科室秘书或负责全院会诊工作的医务人员进行系统培训，建立了全院会诊微信工作群，为新系统的切换和上线运行使用奠定了良好的基础。目前，我院全院会诊通知方式有电子病历系统通知和微信工作群通知两种。病历系统通知工作流程：会诊申请科室提出申请，获批准后，会诊医师即可在系统上接收到会诊提示，同时医务部在全院会诊审核页面可以看到各科室接受情况。微信工作群可提醒受邀科室及时查阅全院会诊通知，医务部至少提前半天在会诊工作群中通知各科室会诊时间、地点及受邀请科室，提醒受邀科室及时查阅并按时参加讨论。全院会诊系统中未接受或微信工作群中未回复的科室或医师，医务部会通过短信、电话等途径通知相应医师，确保会诊及时率和出勤率，进而提高会诊质量。

（三）受邀会诊医师层面

受邀请医师无特殊情况不得拒绝或推诿，确有特殊情况而不能参加者，必须自行联系落实本科室其他有资质的医师代为会诊，并向医务部报告确认。为保证会诊质量，受邀专家在接到会诊通知后应尽早通过医院电子病历系统提前了解患者病情。

（四）现场组织要求

（1）讨论地点：一般选在申请科室所在医生办公室或健康宣教室、会议室等，便于会诊专家就地探视患者、询问病史和进行必要的体格检查等诊疗活动。

（2）与会人员：参加全院会诊讨论的人员包括会诊专家（副高及以上职称）、会诊申请科室主管医师、上级医师和医疗组组长/负责人、医务部专职全院会诊负责人员等。申请科室其他医护人员、进修医师、在读研究生及实习/见习医师等均可参加学习。在讨论过程中因患者的特殊病情、患者及其家属之间的特殊关系等情况需要患者家属在场的情况，可在会诊讨论结束后告知其讨论结论和需要特殊交代事宜等。

（3）主持人：一般情况下，由医务部专干主持会诊。若是紧急全院会诊，由申请科室主任主持。特殊情况下，由主管医疗副院长或医务部主任主持。

（4）主持程序：①主持人请主管医师介绍患者病情以及会诊目的等。②必要时上级医师可补充重点内容、检查结果等。③会诊专家集体到床边探视患者。④会诊医师依次发表意见和建议。⑤会诊专家交流和讨论。⑥总结会诊意见：明确诊断、诊断意向、患者转归、下一步检查、用药方案、告知重点以及注意事项等。⑦在“全院会诊意见记录”中手写会诊意见并签字。

（五）全院会诊系统

全院会诊系统可以真实记录全院会诊申请时间、会诊开始及结束时间、讨论地点、科室楼层信息及患者相关病历资料，以便会诊医师提前查阅，可对参加会诊医师会诊完成情况以及资质情况进行审核，可向医务部提供报表，以便定期汇总并统计。

二、全院会诊质量管理及考核

（一）质量管理

（1）会诊医师资质：按照医院会诊制度相关规定，要求参加会诊的医师必须是副主任医师及以上职称的专家。

（2）会诊记录：①会诊医师手写的会诊意见由主管医师保存至科室台账本里，以便后期查阅及随访等。②主管医师归纳整理现场记录的会诊意见以及会诊专家所提出的会诊意见，并记入到患者电子病历中。③医务部设有全院会诊专用记录本。

（二）考核

（1）申请科室考核：严格掌握全院会诊指征，尽量避免不必要的会诊或未做充分准备的会诊。

（2）会诊科室考核：严格执行《会诊管理办法》，定期对会诊不符合要求的科室进行处罚。按月统计全院会诊和科间会诊缺席、会诊不及时情况，通过 OA 平台公示、周会通报等，形成处罚通知交由经管办执行等方式督促会诊质量的持续改进。

三、实施成效

传统的会诊模式是凡涉及需院内 3 个以上科室共同研究解决的疑难危重病例，完善相关检查后，经科内病例讨论决定，方可由科主任提出并填写全院会诊申请表，提前

1天以纸质版材料报医务部予以安排。医务部负责组织并电话通知相关科室人员参加。为了进一步规范全院会诊流程、提高工作效率，我院借鉴精细化管理模式，并结合我院全院会诊工作实际，多次与医院信息统计中心有效沟通并达成共识，开通了全院会诊申请系统。所谓精细化管理，即运用程序化、标准化和数据化的手段，使组织管理各单元精准、高效、协同和持续运行。我院经过优化会诊流程，提高了会诊效率，以服务患者为宗旨，保障了会诊工作的良好实施。

（一）会诊医师积极性不断提高

通过启动全院会诊系统结合精细化管理模式，不仅营造了科室间协作、交流及学习的氛围，更是给申请科室各级医师提供了一个学习的平台。会诊专家随时随地通过多渠道能够及时接收到会诊时间、地点、患者住院号等相关信息，可根据自身情况提前安排工作，也可以提前查阅患者病历资料及影像资料提前做好会诊准备。微信工作群里，会诊当天医务部负责人会定时发送会诊地点信息，包括楼层、方向、房间号等，为会诊专家提供方便、节省时间。通过精细化管理模式在提升会诊及时率和出勤率的同时，提高了会诊质量，从而会诊医师的积极性也得到了提高。

（二）全院会诊量不断增加

通过全面上线全院会诊新系统，会诊质量及效率得到不断的提高和改善。传统的会诊模式中因申请科室需要提供纸质申请单才能预约，多数情况下因为行政部门和临床科室距离较远、临床工作繁忙等原因导致纸质申请不能按时送到，或临床科室直接放弃申请会诊等造成会诊数量偏低、质量不佳。系统上线后临床医师无须完成较复杂的流程，只需在系统上直接预约，同时根据患者病情和医疗工作的安排选择适当的时间段，结合精细化管理模式后会诊讨论得到进一步优化，且组织得更有序合理。即便是紧急全院会诊，也能迅速预约及安排，实现了高效、及时、协同的运行。全院会诊新模式运行并有效结合精细化管理模式后，遇到疑难危重患者，科室申请全院会诊的积极性、主动性显著提高，进一步促进了医院诊治治疗的提升和改善。

参考文献

[1] 童德军．提高全院临床大会诊质量的实践与思考［J］．中国医院管理，2006，26（4）：25.

[2] 翟高峰．我院实施院内大会诊制度存在的问题与对策［J］．中国医疗管理科学，2014，4（2）：39－40.

[3] 张三定，胡书孝，张芳钧．医院开展精细化管理的实践与体会［J］．中国卫生质量管理，2008，15（5）：81－85.

（新疆医科大学第一附属医院　祖丽菲耶·艾则孜　王莹　杨圆圆）

8 运用 FOCUS-PDCA 循环提高抢救病历书写质量

一、背景与现状

抢救记录是对病情危重患者采取紧急救治措施时做的记录，准确、完整的抢救记录是医院抢救水平的主要标志，同时也是教学及科研的重要资料。随着《执业医师法》《侵权责任法》《医疗纠纷预防和处理条例》等法律法规的颁布实施，抢救记录还可以为医疗纠纷提供相应的医学证据支持。FOCUS-PDCA（find organize understand select plan do check act）循环管理在 PDCA 基础上通过发现问题、组织明确流程、原因分析、选择改进方案五个步骤先行决策，更为规范、科学。该循环大环套小环，逐层解决问题并相互推进，是发现问题、推动工作和解决问题的有效工具，其强调持续、全程的质量管理，拟通过 FOCUS-PDCA 循环管理模式对抢救病历进行标准化、规范化管理。

二、方法与流程

广州市第一人民医院的 FOCUS-PDCA 的实施分为 6 个阶段。“F”阶段：发现问题。2019 年 6—12 月，我院 650 份抢救记录存在各种问题，主要体现在完整性、准确性、一致性、规范性等方面。“O”阶段：成立质量改进小组，组员来自医务部、质量控制科、病案管理科质控组、各科室主任、各科室临床质控员等。“C”阶段：明确流程和规范，制订专门的抢救病历书写规范，梳理三级质控流程、医护核对流程、培训流程、奖惩流程、信息化流程。“U”阶段：根本原因分析，从管理、制度、人员和信息系统等 4 方面进行分析。“S”阶段：选择改进方案，分流程改进、制度改进、人员培训、信息化改进等几方面进行。“D”阶段：实施阶段，制订的每一项计划，质量改进小组专人负责落实。以下对缺陷原因及改进措施进行详细介绍。

（一）缺陷原因

运用 FOCUS-PDCA 循环方法，成立专门的抢救病历书写质量小组，进行“头脑风暴”，从管理、制度、人员、信息系统等方面着手分析。①管理因素：忽视科室质控管理、科室质控流于形式；无相应的专项考核制度和要求；监管不到位；查对制度未落实。制度因素：无相应的管理制度；流程不标准、不合理；制度无可行性或落实不到位，无专人负责。②人员因素：法律意识淡薄、缺乏责任心，重临床、轻书写；专业知识储备不足、不熟悉病历书写规范；带教意识欠缺、培训不到位；医护沟通不充分等等。③信息化因素：缺乏信息化意识、信息科管理水平低、信息化水平有待提高。

（二）改进措施

医院运用 FOCUS-PDCA 循环，根据根本原因分析，从改善软件、硬件两方面入手，流程、制度、人员、信息化等几个关键点进行精细化质控，着手解决质控发现的完整性、准确性、一致性、规范性等方面的问题。

1. 流程改进

（1）建立抢救病案三级质控流程。科室住院医师、主治医师、副主任医师/主任医师分层次质控，每个科室成立科级质控小组，病案室质控组环节、终末质控结合，质控科定期抽查，形成医生—科室—院级三级质控。科室病历质控是监控工作的重点，内部实时准确地对病历进行改进。

（2）建立培训流程。通过法律培训让医护在思想上重视抢救病历的书写，解决一致性、规范性问题。通过专业知识培训，促进病历内涵质量提高，解决完整性、准确性问题。

（3）建立切实可行的奖惩流程，并下达文件。

2. 制度改进

（1）建立完善的质控、反馈制度。把环节质控提到首要位置，环节质量管理贯穿于医疗服务的全过程，是提高病案质量的关键，也是病案质量管理的重中之重。要求上级医生对有抢救的运行病历100%质控。每周例行检查，每季度组织各科室质控员互查，对缺陷病历提出反馈及改进意见，并针对发现的问题制订相应的规范。

（2）制订抢救病历质量专项考核标准，展开定期的抢救病案质量考核，对存在严重书写问题的病历，予以全院公示、扣罚，与评优、晋升挂钩，对优秀病历予以奖励，调动医务人员提高病历质控的积极性，督促医务人员规范抢救病历书写。

3. 人员培训

（1）进行法律宣教。临床医师法律观念及自我保护意识淡薄，大部分临床医师不能充分认识到病案在医疗纠纷和医疗事故中所起的重要作用，对于病案记录作为评判医疗纠纷的法律凭证认识不充分，造成病历书写缺陷。组织全院医务人员学习《侵权责任法》《执业医师法》《医疗纠纷预防和处理条例》，提高医务人员的法律意识，将抢救记录书写的完整性、准确性、一致性、规范性提高到法律层面。

（2）进行抢救病案书写的专题培训，夯实本专业知识，针对抢救记录中存在的问题，对各级医务人员，尤其是新进人员、规培生、研究生、进修生等进行规范化培训，组织专业人员下到各个科室巡讲，进行抢救病历的专题培训，内容包括抢救的各个环节注意事项、常见的问题、改进措施等。亦可通过疑难病例讨论等多种形式定期进行培训。

（3）针对性解决问题，如医护不一致问题，完善核对制度、流程，专人、专组、专本核对。

4. 信息化改进

加强信息化建设可事半功倍地解决问题。例如，超时书写的自动预警、首页信息的自动提取、医护不一致点的自动提醒功能、时时质控、时时反馈等。

三、实施成效

我院运用FOCUS-PDCA循环对抢救病历进行持续改进，通过医院病案统计管理系统、HIS 系统查找医院 2019 年 6 月至 2020 年 6 月的抢救病历，将 2019 年 6—12 月抢救病历作为对照组，2020 年 1—6 月的抢救病历为观察组。将对照组、观察组的各 650 份抢救病历按照《广东省病历书写规范》进行病历质量检查，记录存在的问题，统计其错误率，质量检查人员为院级质控员、副高职称以上临床医生。采用 SPSS 17.0 统计软件对数据进行分析，所有数据均为计数资料，采用 χ^2 检验，$P<0.01$ 为差异有统计学意义。

分析结果显示，总缺陷例数由 2019 年 6—12 月的 199 例降低至 2020 年 1—6 月的 97 例，总缺陷率由 30.65% 降低至 14.92%。经 χ^2 检验，$P<0.01$，2 年总缺陷例数、缺陷率差异有统计学意义。对各项具体缺陷数、缺陷率进行 χ^2 检验，每项均 $P<0.01$，两年各项缺陷数、缺陷率差异亦有统计学意义。（表 2-8-1）

表 2-8-1　对照组、观察组抢救记录缺陷数、缺陷率比较

主要缺陷	2019 年 6—12 月（$n=650$）		2020 年 1—6 月（$n=650$）		χ^2	P 值
	缺陷数（n）	缺陷率（%）	缺陷数（n）	缺陷率（%）		
生命体征漏写或无具体数字	198	30.5	124	19.08	22.60	<0.001
病情变化、抢救经过记录笼统	165	25.32	102	15.71	18.70	<0.001
医护记录不一致	153	23.60	98	15.01	14.93	<0.001
漏记、错记参与抢救人员	59	9.10	26	4.00	13.70	<0.001
记录抢救措施不准确	108	16.65	64	9.85	12.97	<0.001
同意或拒绝抢救知情书填写不规范	111	17.09	65	10.07	13.90	<0.001
首页抢救次数漏填	86	13.21	47	7.23	12.73	<0.001
医嘱与记录不一致	51	7.90	22	3.38	12.20	<0.001
抢救开始时间有误	76	11.65	40	6.15	12.26	<0.001
抢救医嘱错开、漏开	66	10.22	32	4.92	12.75	<0.001
抢救医嘱时间有误	54	8.32	24	3.69	12.27	<0.001
用药时间有误	50	7.65	21	3.23	12.52	<0.001
抢救用药用商品名	25	3.81	5	0.77	13.64	<0.001
抢救药品剂量浓度用法缺项	44	6.78	17	2.62	12.53	<0.001
抢救记录超时书写	35	5.42	11	2.03	12.98	<0.001
抢救结束后 24 小时内无病情评估	24	3.69	5	0.77	12.73	<0.001
有抢救医嘱无抢救记录	19	2.98	2	0.31	13.98	<0.001
出院记录未记录患者抢救情况	20	3.13	3	0.46	12.79	<0.001
合计缺陷份数、缺陷率	199	30.65	97	14.92	39.78	<0.001

从表 2-8-1 的情况来分析，抢救病历的缺陷主要集中在完整性、准确性、一致

性、规范性等方面。抢救记录病历的质量涉及多位人员、多个部门、多个环节：一、二、三级医生，护士，信息管理科，质控科，医务部等。要求每个环节、每位工作人员站好每一班岗，有交集的地方通力沟通、协作。

四、持续改进

总结分析检查的结果，评价持续改进成果，针对 PDCA 第一轮循环发现的新问题进行新一轮计划制订，提出整改方案，FOCUS-PDCA 循环重视持续改进，上一循环还未解决的问题下一循环继续处理，下一循环未解决的问题再下一循环去完善，从而使管理细化、具体化，制订的制度、流程可实施化。对抢救病历书写实行 FOCUS-PDCA 闭环管理，2020 年 1—6 月抢救病历总体在完整性、准确性、一致性、规范性等方面存在的问题明显减少，缺陷率、缺陷数明显下降，$P<0.01$，有统计学差异。

FOCUS-PDCA 循环方法让管理团队高效运作，正确、有效的管理就像火车头，带领诸节车厢走向正轨，进入良性发展，促进各管理小团队相互沟通、协作，消除障碍、无缝对接，强调持续改进。通过 FOCUS-PDCA 循环，该院在改进过程中不断优化流程，逐渐使流程标准化，建立了抢救病历质量核查流程，加强了抢救病历质量管理培训，大大提高了抢救病历书写质量，提供了切实可行的方法学依据。将 FOCUS-PDCA 循环用于科室管理、医院管理，将科学地持续地促进各级工作人员、各个部门的工作效率和工作质量的提升，是一种具体可行的新颖思路和管理方法。

参考文献

[1] 王新，何小凤，罗志勇. 抢救记录书写与抢救统计质量的影响因素及对策 [J]. 西南国防医药，2013，23 (3)：329－331.

[2] 黄秀兰，林玉全. 急诊抢救记录中存在的问题与防范对策 [J]. 现代医药卫生，2016，32 (9)：1433－1434.

[3] 崔益鸿，黄路路，吕忠美. FOCUS-PDCA 循环管理对糖尿病肾病患者的影响探析 [J]. 河北医学，2018，24 (8)：1322－1325.

[4] 张艳丽，王圣友，王吉善，等，PDCA 应用于医院管理的价值分析 [J]. 中国卫生质量管理，2015，22 (3)：4－5.

[5] 贾宣东，李文成. 根原因分析 问题原因头脑风暴的工具 [J]. 中国卫生质量管理，2016，23 (3)：129－130.

[6] MARAIKI F，FAROOQ F，AHMED M. Eliminating the use of intravenous glass bottles using a FOCUS-PDCA model and providing a practical stability reference guide [J]. International journal of pharmacy practice，2016，24 (4)：271－282.

[7] 刘爱民，主编. 病案信息学 [M]. 北京：人民卫生出版社，2017：10.

[8] 胡水芳，李莹，匡永利，等. 214 份死亡病案末次抢救记录质量分析策 [J]. 中国病案，2017，18 (4)：14－18.

[9] 撒兰梅，王玮. 560 份精神科终末病案缺陷分析及对策 [J]. 中国病案，2015，16 (4)：26－28.

[10] 陈彩霞，朱勇，林佩珊，等. 运用 PDCA 循环提高 I 类切口填写准确率 [J]. 中国病案，2017，18 (12)：12－15.

（广州市第一人民医院　唐瑶）

9 信息化助力病历质量管理

一、背景及现状

医疗质量管理是医院管理的核心，病案质量管理是医疗质量管理的重要内容。如今，医疗质量与服务水准已成为医院是否能够长期生存和发展的关键要素，因此，有效的医疗质量管理显得尤为重要。随着医院信息系统（HIS）、电子病历（EMR）等的广泛应用，电子病历作为医院现代化管理的重要标志，是医院提高效率、改善医疗质量、降低医疗成本的重要途径，病案质量管理工作已成为医疗管理工作的重点。提高病历质量是维护患者合法权益，保护医疗机构及医务人员合法利益的重要途径。然而，现在我国大部分医院的病历质控依然落后，主要问题包括无法实现病历的全覆盖质控、无法实现病历的全过程环节质控、无法进行内涵质量的监测与管理等。

为了实现对全院范围内病历即时、全面、高效的质量控制，达到提高整体质量管理水平的目标，阜外华中心血管病医院研发了“病案首页质控系统”“运行病历质控系统”，结合《病历书写基本规范》等要求，针对环节病历形式质量的自动化核查、预警与管理功能进行了进一步的开发，提出了102项质控点，包括运行病历57项质控指标、病案首页45项质控指标。在病历内容形成的初期，利用信息系统进行管理，主要是对病历录入过程的完成及时性和内容完整性进行监控，尽量减少缺陷发生率，最终初步形成了一套有效的环节病历质量管控系统。

二、方法与流程

利用计算机编程技术，通过数据接口及时获取电子病历中的环节病历数据，结合HIS中患者的医疗数据，通过定时读取、自定义读取和即时读取等多种模式，从医务人员直接操作的电子病历系统读取相关病历信息进行相应的质控管理。对病历进行预警提示、拦截提醒、自动审查、逻辑校验，并面向医生、科室、质控部门分别进行预警提示，进行持续质量改进，对出院病历进行终末控制。病历质量管理流程见图2－9－1。质控系统的功能主要包括以下几个方面。

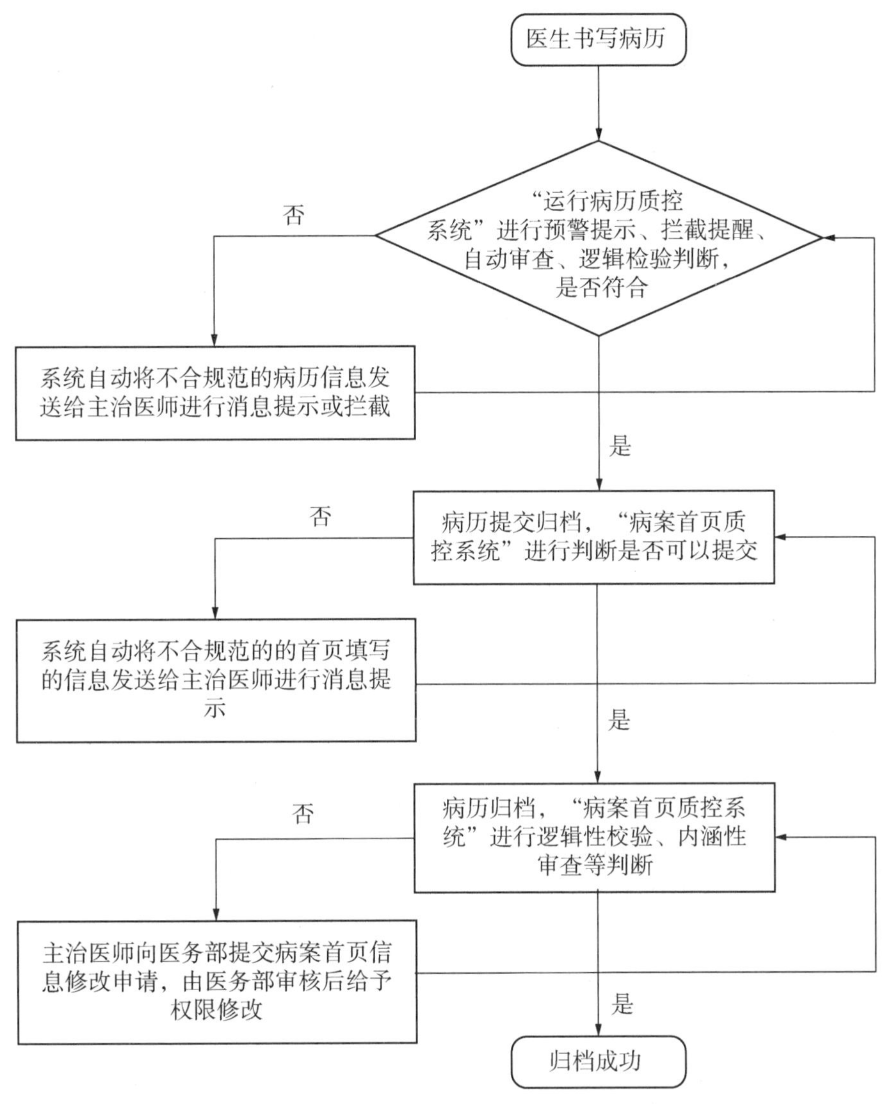

图 2－9－1　实施病历质量管理流程

（一）完整性审查

审查病历内容是否填写完整。例如：病历中入院记录、24 小时入院死亡记录、首次病程记录、手术记录等是否填写完整，病案首页中入院诊断、确诊日期、确诊天数、住院天数、出院科室、入院科室时间等是否填写。

（二）关联性审查

核查病历一致性和关联性的内容是否正确。例如：对于手术信息，自动核查是否有术前讨论、术前常规检查、手术记录等相关内容；对于血库发血记录，自动核查是否有相关检验项目结果；结合时限性自动核查功能，落实三级检诊制度；核查首页中录入的血型、传染病检验结果是否与实际检验结果一致；等等。

（三）逻辑性效验

针对病历中的时间信息逻辑规则、患者基本信息逻辑规则、诊断信息逻辑规则、手术操作信息逻辑规则等方面进行逻辑关系校验。例如：出院时间应大于等于入院时间；出院时间、入院时间均应小于服务器时间；患者为男性，出院诊断不应为女性疾病；存在手术治疗费用但是没有手术或操作信息；等等。

（四）内涵性审查

依据关键字自动核查病历内容中的问题。例如：审核是否有超过一定比例的文字相同，避免有大面积拷贝病历的情况发生；入院记录的现病史中根据关键字“食、便、眠”判断是否描述了患者发病后的饮食、二便和睡眠情况；根据关键字“术、输、血”判断既往史中是否缺少手术史、输血史；等等。

（五）拦截提醒

自动监测病历各项内容的书写时限，以及未及时书写将无法继续书写后续其他内容。例如：在入院8小时时设置拦截，弹出拦截对话框“首次病程记录未完成，请完成后继续书写其他内容”；没有术前小结不能书写手术记录；在手术结束24小时时设置拦截，弹出对话框“手术记录未完成，请完成后继续书写病程”；等等。

（六）预警提醒

系统根据采集的数据与标准时限对照，得出病历书写过程参数，给予医师在线提醒，根据某项记录的起止时间、剩余时间，指导医师应及时完成哪些记录，哪些记录应先完成，哪些记录可后完成。同时，系统还设定警报线，到达设定时限，系统自动闪烁报警，以强化提醒。例如：在手术结束18小时设置预警提醒，弹出对话框“手术记录未完成，请在6小时内完成手术记录单”；从开立“抢救费”医嘱时间开始，在6小时时设置预警提醒，弹出对话框为“抢救记录未完成，请尽快完成”；在入院6小时时设置预警提醒，弹出对话框为“请于2小时内完成首次病程记录”；等等。

（七）数据统计

在该功能中，可指定项目，如“入院记录”“死亡记录”等，根据项目特点导出相关数据，定期收集数据，建立数据库，用各项数据加以分析，用于改进质量控制的信息系统，提高病案质量。例如：系统可导出每月、每科、每三级医师组、每患者关于“入院记录”的数据；系统可导出每月、每科、每主治医生、每患者关于“48小时内主治医师查房记录”的数据；等等。

三、实施成效

我院于2018年研发“病案首页质控系统”“运行病历质控系统”，于2019年使用信息系统进行质量控制，启用信息系统质量控制后的效果，可以从甲级病历率稳定增长及病案首页缺陷率的持续下降中得以体现。这种管控方式更加注重的是根据电子病历系统的流程设定，将医疗质控体现在每一个重要的诊疗环节中，也就是我们说的医疗质量管控中的“防”。同时，把国家对于医疗质量的相关规定都在电子病历系统中有所体现，实现诊疗过程中的自反馈式的质量控制方式，对诊疗每个环节进行实时监控，并在医生诊疗过程中进行反馈，让医生第一时间发现医疗流程中的不足之处，这种管控方式在提高医生工作效率的同时，也使医疗流程得到了简化，医院的医疗质量得到了提升。

2018 年 10 月至 2019 年 3 月，未启用信息系统进行质量控制时，我院甲级病历率平均值为 91.11%，甲级病历率增长缓慢，偶尔存在下降现象。2019 年 4—9 月，通过信息系统进行质量控制后，甲级病历率平均值为 97.47%，呈阶梯式上涨趋势。其中，因 2019 年 4 月份上线信息系统，甲级病历率呈跨越式上涨趋势，后持续稳定上涨趋势；甲级病历率结果表明运用信息系统提高病案质量持续有效。(图 2 -9 -2)

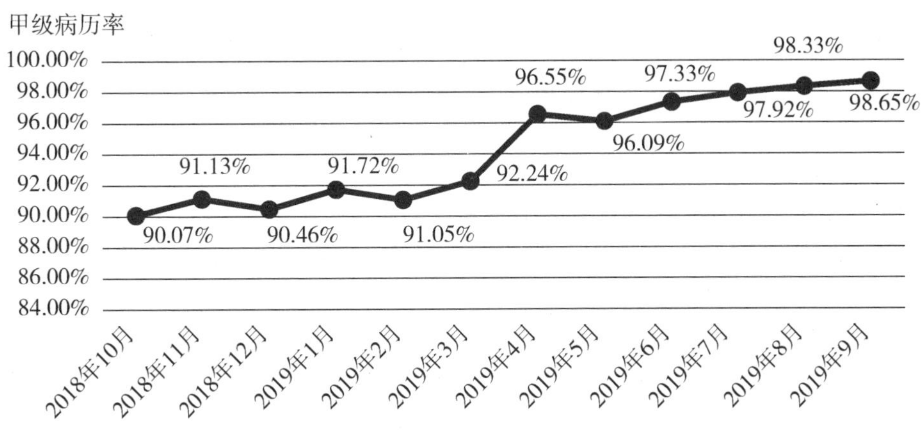

图 2 -9 -2　2018 年 10 月至 2019 年 9 月甲级病历率情况

2018 年 10 月至 2019 年 3 月，未启用信息系统进行质量控制时，我院病案首页缺陷率平均值高达 29.75%，病案首页缺陷率下降缓慢，偶尔存在增长现象。2019 年 4—9 月，通过信息系统进行质量控制后，病案首页缺陷率平均值低至 10.26%，呈阶梯式下降趋势。其中，因 2019 年 4 月上线信息系统，病案首页缺陷率呈跨越式下降趋势，后续持稳定下降趋势。病案首页缺陷率结果表明运行信息系统提高病案质量持续有效。(图2 -9 -3)

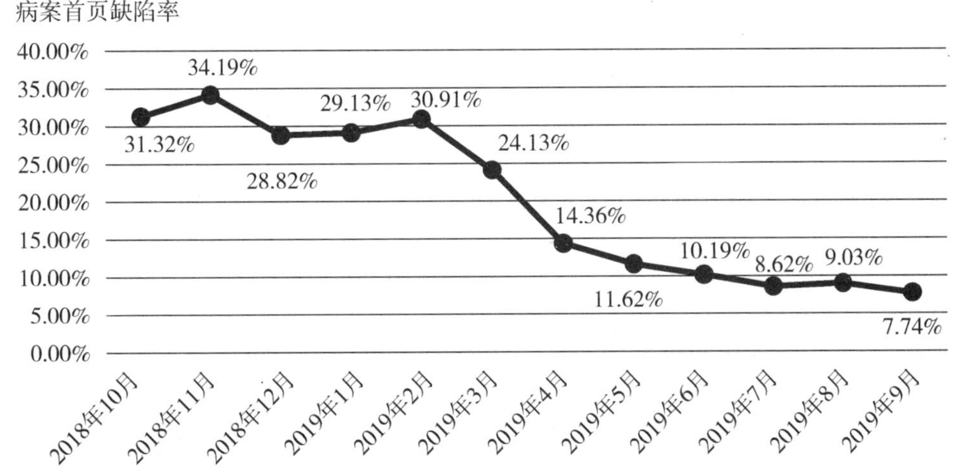

图 2 -9 -3　2018 年 10 月至 2019 年 9 月病案首页缺陷率情况

四、持续改进

随着信息化的发展和与医院管理紧密的结合，信息化在医院的应用会更加的广泛而深入。我院的两个信息化质控系统经过一段时间的运行，在医院已全面铺展开来。相比较于之前的单患者单点质控，目前医院质量控制人员对于病史质量的整体把控能力已大大地提高。他们可以很方便、快捷地随时统计全院各科室的病史达标率，及时通知各科室进行整改。此外，医院质量控制人员花费在病历质控上的时间也大大地缩短，不用再对每个患者分别进行质控审核，工作效率提升巨大。

然而，在工作中我们也意识到系统中还有许多不尽完善的地方，例如：因尚未完全实现无纸化电子病历，部分病历无法运用信息化来质控；病历复制粘贴的情况还无法完全杜绝，不能真实记录患者病情的变化和转归；病历的内涵质量尚无法进行深入的监测；对病历中存在的问题和缺陷进行统计分析功能尚待开发；对病历尚未实现自动打分，无法自动划分甲级、乙级、丙级病历；医务部和临床科室的质控交流功能还需开发等。

为不断提高病历质量，我院就以下内容进行持续改进：①加快推进我院病历无纸化工作。实现病区不再打印病历，统一由病案室打印的目标，全部病历均可使用信息化进行质控，达到信息化病历质控的全面性、完整性。②深入完善信息化质控。体现病历内涵，做到加强环节质量监控和病历质量的实时监控，与终末质量监控有机结合，同时开发建立一级医师—二级医师—三级医师三级病历质控模式，实现科室内部能级管理，保证病历内涵质量。将甲级、乙级、丙级病历标准纳入系统，加强开发系统的自动评分、统计分析等功能，对病历中存在的问题可以形成统计分析报告。经由信息系统建立病历质控的大数据库，能够做到实时抓取数据，实现月度统计、季度统计、年度统计分析和问题分析等功能，保证数据统计的真实性、完整性、及时性。完善医务部与临床科室之间的质控交流平台，届时可在信息系统的助力下，完成质量控制等日常工作。③强化团队力量。在病历质量管理中要增加管理人员的综合力量，团队中要有经验丰富的临床医师、医疗管理人员、专门从事医疗统计的人员，同时需要医院信息中心的强力支持。

参考文献

[1] 庞成，王怡，赵晓娟，等．病历质控与法律研究热点的共词聚类分析［J］．中国医院，2016，20（7）：53－55.

[2] 房洪军，张渺，孙璐，等．构建全方位病历质控体系［J］．中国卫生质量管理，2016，23（2）：36－38.

[3] 李廷珊，陈纯真，丁惠．电子病历在病案管理中的应用与存在问题［J］．现代医院，2013，（2）：139－141.

[4] 陈绮钿，刘琛玺，李富强，等．病历质控系统在电子病历中的应用［J］．中国数字医学，2016，11（6）：108－110.

[5] 戈振华，张兵．改善病历质控模式 提高病历质量［J］．医学信息，2013，26（12上）：19.

（河南省人民医院　王黎　李琪）

10 PDCA 应用于运行病历质控的实践

一、背景与现状

病历客观记录了患者病情发生、发展、预后的情况和诊疗过程的各个环节，反映了医院的医疗质量及管理水平。病历质量是医院医疗质量管理的重点。以往终末病案质控是对已归档病案存在的问题做总结性的缺陷阐述，不能从源头上提升病历书写质量及避免可能存在的质量安全隐患。为进一步规范诊疗行为，引导医生及时书写并完善病历资料，应当将病历质控的重点前移至运行病历，以从根本上和过程中促进医疗质量的持续改进。

经统计，广东省人民医院 2017 年运行病历全年超时未书写病历共 5 544 份，平均每月超时未书写病历 400 多份；首程病历超过 100 小时未书写、住院病历超过 100 小时未书写、手术记录超过 5 天未书写等问题比较普遍，对医疗质量和安全造成隐患。实证研究指出，对于病历质控工作，采用 PDCA 循环管理模式效果显著，能够提高病历质量，提升病历内涵，值得推广应用。为了探究运行病历书写超时的根本原因，全面排查运行病历存在的其他质量问题，我院于 2018 年开始使用 PDCA 进行运行病历质量管理，开展持续质量改进活动。

二、方法与流程

按照 PDCA 循环的步骤，持续改进运行病历质控的流程大致分为 4 步进行，即计划（plan）、执行（do）、检查（check）、反馈（act）。

（一）计划：原因分析

1. 分析产生问题的原因

根据运行病历质量常见和高发的问题，利用鱼骨图找出运行病历书写质量不高的原因（图 2－10－1）。

2. 确定问题发生的根本原因

运用关联图分析问题发生的根本原因（图 2－10－2）。

如图 2－10－2 所示，运行病历质量不高的根本原因是缺乏需求与结果反馈的有效机制。没有明确的运行病历质量要求导致缺乏相应的运行电子病历管理制度和配套质控系统。管理制度不健全无法引起质控人员和医生的重视，疏忽管理与责任意识导致书写病历不及时、出现复制病历模板等问题。质控系统功能不完善，未能及时提醒临床任务艰巨的医生及时书写与修正是导致病历书写质量不高的又一原因。

为此，我院医疗质控科计划从建章立制、加强培训和借助信息化工具等方面进行优化，从而建立运行病历质量需求与结果反馈的有效机制。

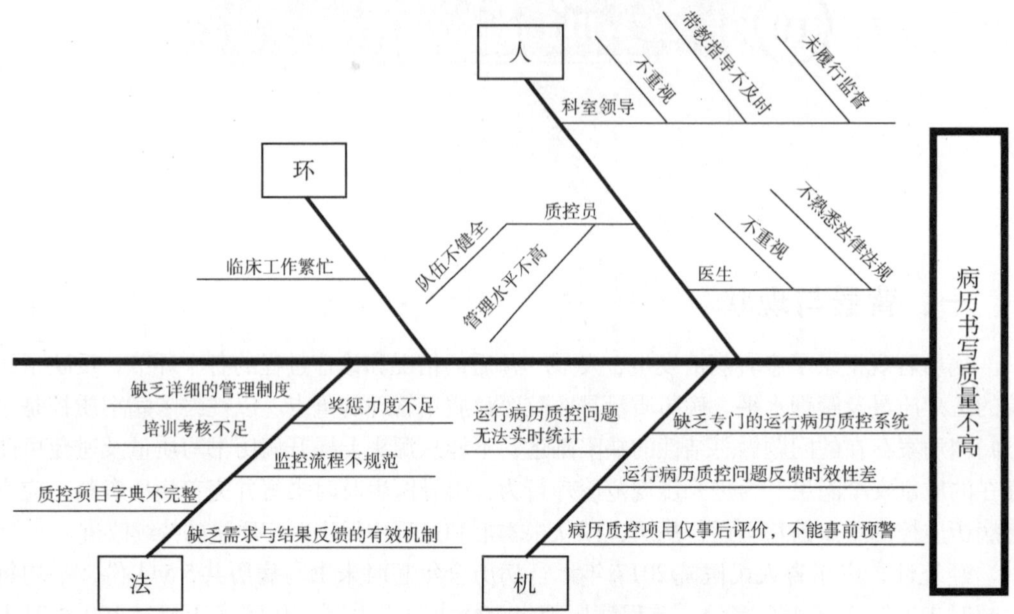

图 2－10－1　病历书写质量不高的原因分析

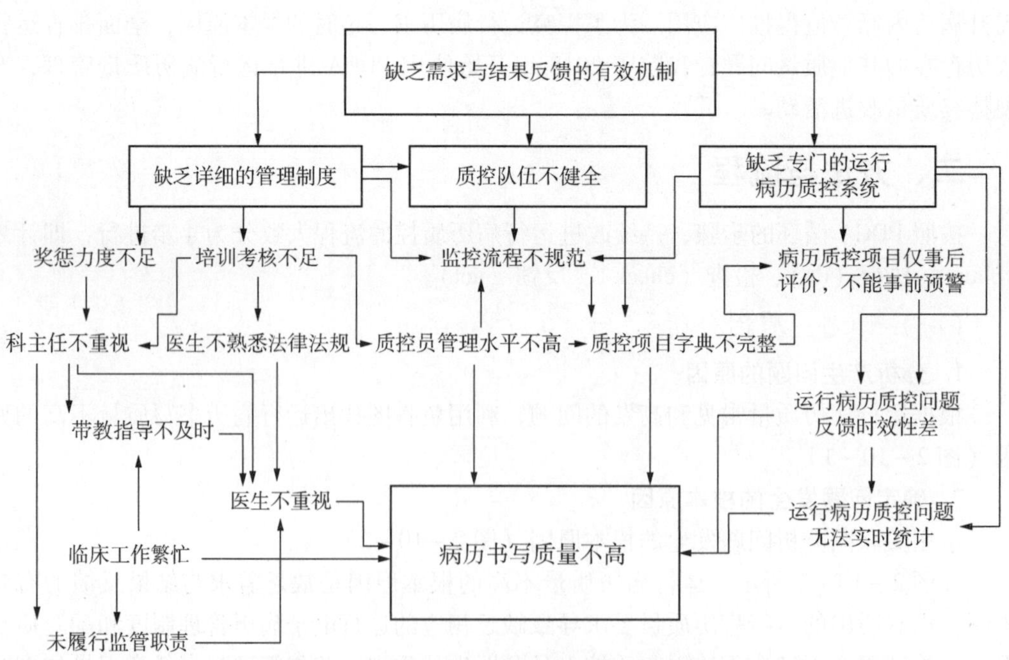

图 2－10－2　病历书写质量不高根因分析

（二）执行：多措并举提升运行病历质控

根据调查分析结果，我院以影响运行病历质量的根因作为切入点，多管齐下，促进运行病历质量规范化、过程化、信息化管理。具体改进措施如下。

1. 建章立制，规范过程管理

（1）修订完善医疗质量交叉检查标准。2018 年 6 月，医疗质控科对病区季度医疗质量考核标准进行修订，将运行病历质量的考核分数提高到 50 分，要求质控员随机抽查被查病区的 5 份运行病历，并按照标准逐条进行评分。

（2）明确运行病历质量的反馈机制。医疗质控科每月对运行病历超时书写情况进行统计和公示；每季度交叉检查中将运行病历质量作为必查内容。以上结果均纳入医疗质量简报，并及时反馈给科室，督促持续改进。同时，乙、丙级病历影响到医师个人的职称评聘，交叉检查结果与科室绩效相挂钩。

（3）严格管理终末病案修改。调整终末病案修改流程，使其更加严格，要求由责任医师提出申请，科主任签名确认，交由医务处审核后才能修改，从而引导临床医生重视运行病历书写质量。

2. 加强培训，增强规范书写意识

（1）多次强调规范病历书写，巩固医生质控意识。医务处每间隔一段时间，便会在全院发布关于提高病历质量的通知，使规范书写病历的警钟长鸣，临床医师认真对待病历质量。

（2）重视新入职人员和年轻医生的病历书写培训和考核。医务处与人事处、教育处相互协同，将病历书写规范作为新员工岗前培训的必需内容，由病案科主讲；要求对所有住院医师和规培学员进行病历书写的专题培训和考核。

（3）开展医疗管理查房，与临床医生面对面沟通。医务处不定期组织对全院科室进行医疗管理查房（约每周 1 个科室），向科室全体医务人员反映医疗运行、医疗质量管理、院感管理等方面的现状及存在问题，病历质控是必须强调的内容之一。

3. 借力信息，提升质控效率

信息化对于实现医疗流程的闭环管理，提高医疗服务、医疗质量及管理信息化水平有重要意义。为此，医疗质控科结合医院信息化建设的进程，积极探索利用信息系统实现运行病历质量管理。

（1）组建质控系统 PDCA 工作小组。由医疗质控科、信息处、临床医师、信息开发人员组成质控系统 PDCA 工作小组，不定期组织会议头脑风暴展开讨论，确定运行病历质控系统的功能设置和具体需求。各项工作具体分配到小组成员，同时明确落实时间，及时反馈工作推进情况和问题。

（2）制订质控项目并维护上线。由医疗质控科根据病历书写相关管理和考核规定制订需要实现信息化质控的项目，在系统中维护好质控规则后上线启用。自动质控项目可对超时未完善的病历内容自动提示，人工质控由质控科执行，即时反馈给相应的病区医生（图 2－10－3）。

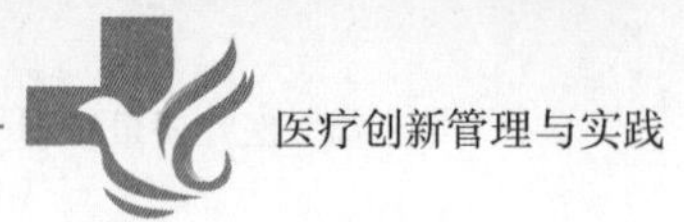

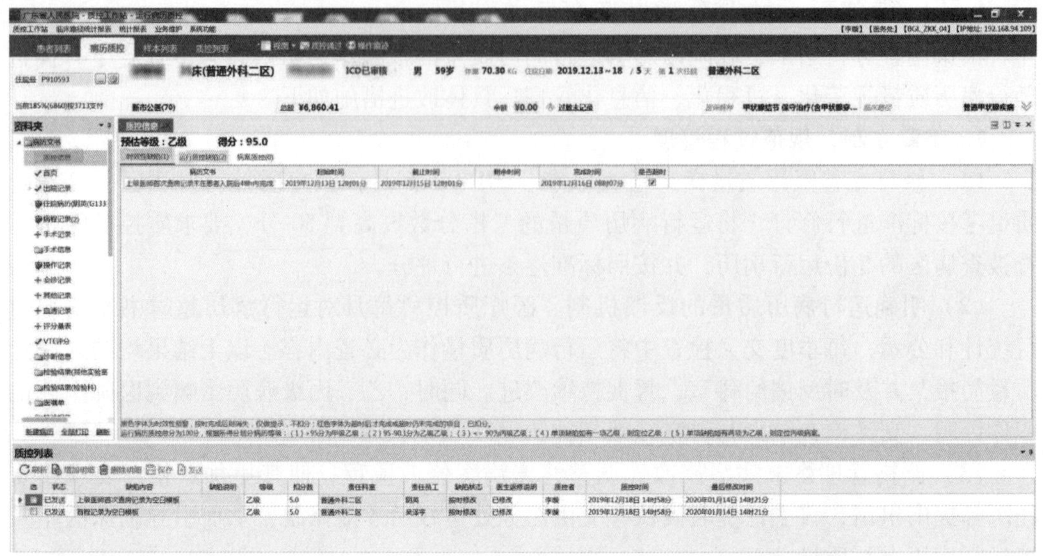

图 2-10-3 人工质控和质控项目消息即时通过系统反馈给医生

（3）定期统计分析质控结果，关注重点问题病区。在质控系统开发自动质控和人工质控的统计报表功能，每 2 个月进行一次总结分析，并将质控问题比较集中的病区作为重点关注对象，要求科主任和质控员加强科室运行病历质量管理（图 2-10-4）。

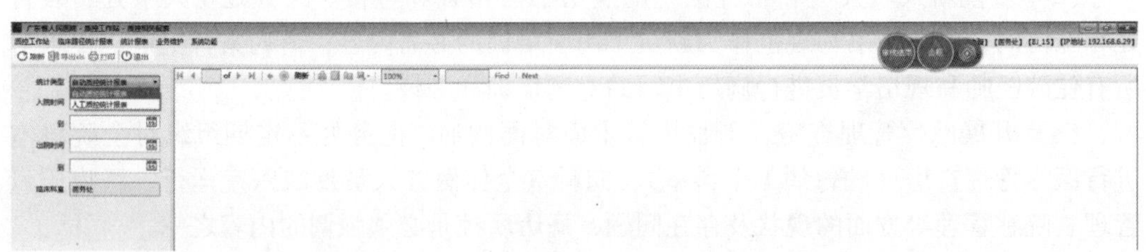

图 2-10-4 运行病历质控报表用于统计分析

（三）检查：实施成效

1. 病历书写超时情况大幅改善

我院自 2017 年年底开始每半年发布关于规范书写病历的通知和提醒，并在 2018 年 6 月修订病区医疗质量考核标准，将运行病历质量的考核分数提高到 50 分，考评结果纳入《医疗工作简报》内容且与科室绩效和个人职称晋升挂钩。从 2017—2019 年第一季度的病历超时书写份数统计结果来看，这些措施起到了一定作用，超时份数呈逐渐减少趋势。但是，在 2019 年第二季度出现了小幅的反弹，表明单纯依靠制度和医生的主观意识态度是存在缺陷的。(图 2-10-5)

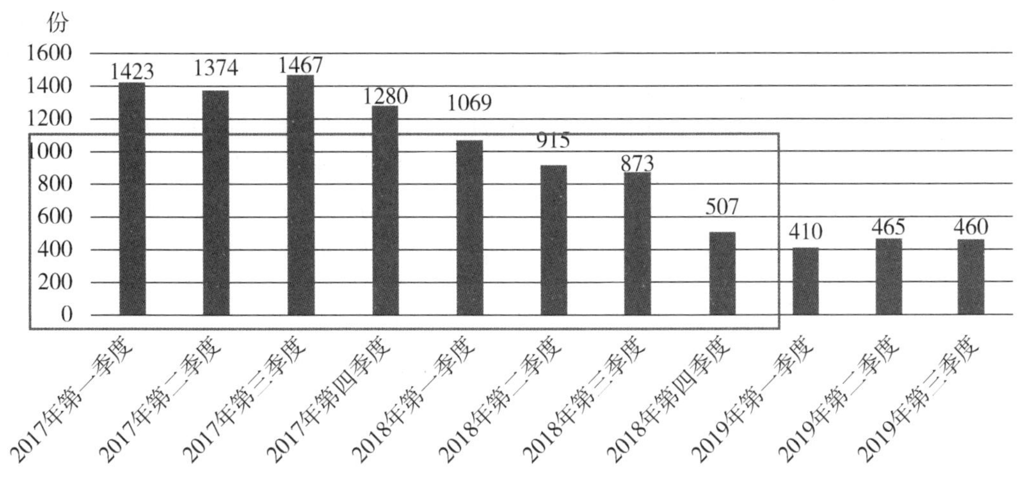

图 2－10－5　2017—2019 年第三季度运行病历超时份数

培训制度的制订涉及多部门协调，信息系统的开发和完善需要长期调研、制订规则和维护上线，医务处经过了一段时间的协调和努力，在 2019 年 7 月成功开展新员工和住院医师的病历书写专题培训，质控系统于 2019 年 10 月上线后功能持续完善。从 2019 年 4—10 月全院运行病历超时份数来看，在 7 月实施培训后逐渐回落，尤其在质控系统启用后的 10 月份，运行病历超时份数首次跌破 100，仅为 95 份。与 2017 年第一季度的 363 份超时病历相比，减少了 268 份，降幅为 282%，运行病历书写及时率得到巨大改善。（图 2－10－6）

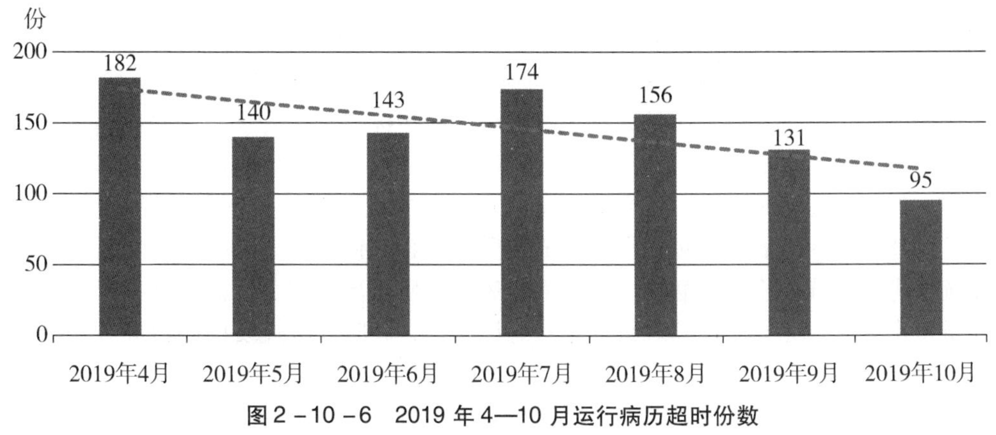

图 2－10－6　2019 年 4—10 月运行病历超时份数

2. 运行病历质量管理实现从粗放式到精细化的转变

以往运行病历质控考核项目比较单一、笼统，主要统计住院病历、首次病程记录、手术记录书写超时等指标，且反馈时效性差（每月进行统计公示），其他病历质量基本是病案归档后由病案科负责审核，做不到事前预警和管控。

通过修订病区运行病历质量考核标准、明确质控项目、完善质控系统功能等一系列举措，运行病历质量管理融入了病历书写的各个环节，对于书写超时的病历可以实现提

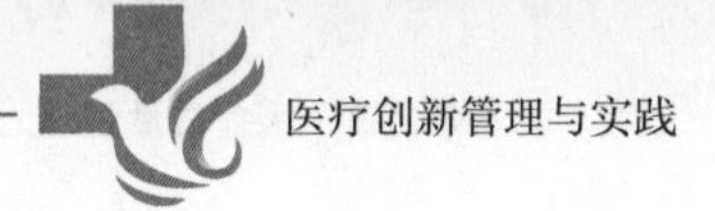

前预警，对于不符合规范的病历内容可以做到实时反馈，极大地提高了运行病历质控效率。

3. 医务人员运行病历质控意识增强

我院分别于2019年8月1日和2019年9月11日开展了两次住院医师病历书写培训并进行考核，由病案科进行培训，教育处负责组织和统计考核成绩。从考核成绩来看，两次培训后的考核平均分依次为74.83分、86.10分，80分以上的住院医师比例由29%提升到82%（图2－10－7）。这表明通过培训，医务人员的病历书写技能得到提升，病历质控意识不断增强。

第一次考核成绩分布

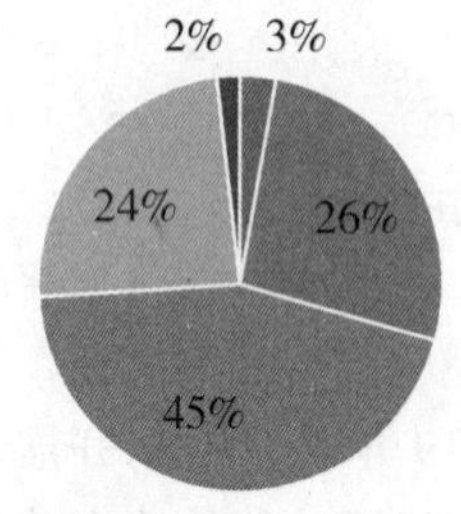

■≥90 ■≥80 ■≥70 ■≥60 ■<60

第二次考核成绩分布

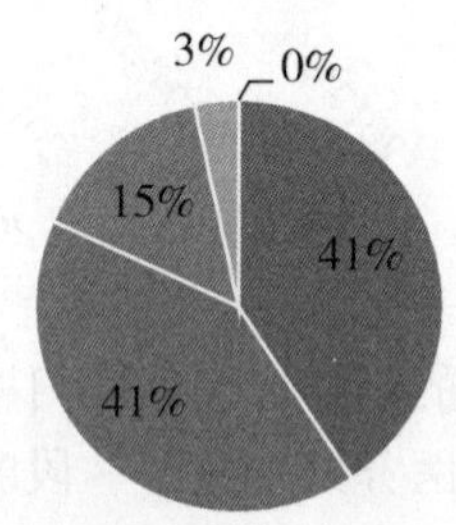

■≥90 ■≥80 ■≥70 ■≥60 ■<60

图2－10－7 医师病历书写考核成绩分布

（四）反馈：持续改进

现代医院管理正朝着信息化、精细化、过程化发展，运行病历质量管理的持续改进是我院逐步改进医院管理模式的一个缩影。将PDCA循环应用在运行病历质控上，一方面有利于提高病历书写质量，另一方面可规范医务人员诊疗行为、提升医疗质量与安全，有研究建议可将其作为医护人员绩效考核的新指标。

经过一系列的举措，我院运行病历超时情况有所改善，医生的病历规范书写意识得到增强，但仍存在超时书写的现象。此外，在工作中发现有些科室为了规避超时预警，仅仅是创建了空白的病历模板而没有完成实质的内容。针对以上问题，我院制订了进一步持续改进的措施：将运行病历质控纳入临床科室质控员的职责，根据科室床位数要求质控员每个月必须完成一定基础量的运行病历质控；同时，医疗质控科随机对全院科室进行运行病历抽查。

医疗质控科将病历书写规范、运行病历质控项目及质控系统对全体质控员进行了同质化培训，并建立了工作量考核办法。经过一个月的试用，临床科室质控员的运行病历质控工作自2020年1月起正式实施。下一步将以提升运行病历质量内涵、保障医疗质量安全为目标，持续跟进评估质控员应用运行病历质控系统的效果。

参考文献

[1] 万丽萍，李扬．以质量管理工具持续改进运行病历质量的实践［J］．江苏卫生事业管理，2015，26（1）：58－59.

[2] 赵禾，李莉娜．应用 PDCA 循环改进运行病历质控的效果［J］．中国卫生产业，2015（14）：100－101．
[3] 季芳．应用 PDCA 循环改进病历质控［J］．中国卫生质量管理，2015，22（2）：37－39．
[4] 香燕，王育合．医院等级评审中病历评估要点及持续改进［J］．中国医院统计，2015（2）：152－154．

（广东省人民医院　陈志红）

11 抗菌药物合理使用管理

一、背景与现状

如何加强抗菌药物合理使用管理和耐药防控，让抗感染治疗更加有效，让患者更加安全，就是抗菌药物管理（antimicrobial stewardship，AMS）的任务和目标。AMS 策略的定义是：选择最佳的抗菌治疗药物、剂量和用药时间，以期达到临床治疗或感染预防的最佳结果，并最大限度减少药物毒性和降低耐药的产生。其实质就是通过行政管控、感控参与，以及建立由感染科医师、临床微生物检验人员、临床药师组成的技术支撑体系，对感染患者进行临床治疗和有效预防的管理模式。

上海交通大学医学院附属新华医院自 2015 年实施 AMS 管理策略，由医务部牵头，成立 AMS 工作小组，对抗菌药物合理应用开展专项管理。2017 年起在原有多学科多部门联合诊治的基础上，进一步探索上海市细菌真菌耐药监测网、上海市抗菌药物临床应用监测网、上海市医院感染防控与监测网“三网联动”模式。

二、方法与流程

（一）完善管理体系有效落实管理举措

1. 成立工作组建立管理框架，建章立制，明确职责分工落实

制订 AMS 策略，以分管院长为领导，由医务部牵头，医院感染管理办公室、药学部、检验科、护理部等多部门联合，组建了由医疗管理、感染诊疗、临床药学、临床微生物和感控专家组成的 AMS 工作团队，开展感染诊疗的 MDT 模式，有效提高我院抗菌药物使用合理率和对感染患者的临床诊治水平。（图 2－11－1）

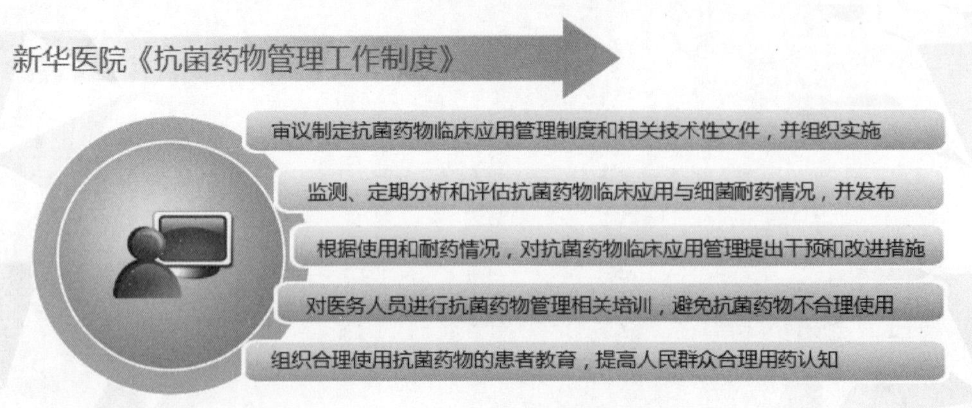

图 2－11－1　AMS 管理违章立制明确职责分工

2. 多措并举狠抓落实

（1）加强行政管控，团队协作抓落实。AMS 团队成立以来，建立并逐步完善医院抗菌药物合理应用管理长效机制。由医务部牵头组织，通过培训、病例讨论、MDT 诊疗、医联体论坛、社区科普讲座、远程教育、市内市外合作交流等多种形式加强团队的专业技术水平，通过培训考核、处方权限管理、处方点评、医师约谈、质量考核、定期公示、抗菌药物目录制订并动态调整、签署抗菌药物合理应用目标责任状等多种形式进行合理用药的日常动态管控。

（2）加强院感监测，及时反馈临床。定期进行耐药菌监测、分析，评估抗菌药物临床应用与细菌耐药情况并及时发布；根据使用和耐药情况，对抗菌药物临床应用管理提出干预和改进措施；制订感控操作规范（SOP），制作口袋书方便临床查阅，现场示范与视频培训感控具体操作流程等。

（3）加强技术支撑，提高医务人员认识和技能。感染、药学、微生物联合定期对医务人员进行抗菌药物管理相关培训，通过开展抗菌药物合理应用专项督查、重点科室处方点评、感染性疾病大讨论、MDT 诊疗、加强对碳青霉烯类和替加环素等特殊类抗菌药物使用的专档管理等多种举措，提高临床医师对合理用药的科学认识和合理应用。

（二）专业技术支撑深入临床一线

1. 药学充分起到管理支撑和专业支撑作用

临床药师事前、事中、事后全程参与 AMS 工作，主要负责开展处方前置审核、全医嘱审核，全面参加临床查房，开设药学咨询门诊，开展临床药师会诊，每年完成会诊 1 400 多次，有效指导临床医生和患者合理用药，保障患者用药安全。

临床药师的管理支撑作用包括协助制定医院抗菌药物管理相关制度，协助设计临床科室抗菌药物相关指标。动态监测临床科室抗菌药物监控指标，开展抗菌处方与抗菌病史用药合理性点评，监测指标与点评结果提供医务部用于设置临床科室抗菌药物责任状的个体化指标，有利于精细化管控。参与制订医院抗菌药物的遴选。协助信息部进行抗菌药物相关管理软件的设计。确保抗菌药物临床应用监控指标能实时查询，动态监测。做好抗菌药物处方权限的设置与维护。定期开展抗菌处方、医嘱点评。利用门急诊事前审核系统（前置审方）开展不合理处方拦截与警示。利用软件对抗菌处方进行点评分析。每月对出院病历进行抗菌药物使用调查，对开具不合理抗菌处方以及不合理抗菌医嘱的医师和科室上报医务部进行院内公示，并落实绩效惩罚，点评分析结果与医师职称晋升、处方权等挂钩。加强对碳青霉烯类等特殊使用级抗菌药物的点评。通过药物专项点评的模式，制订碳青霉烯类抗菌药物点评表单，从合理性、有效性、经济学等多维度进行综合评价，加强对这类药物的管控。

临床药师对临床的专业支撑作用包括：开展临床药师日常查房，协助医师制订药物治疗方案。临床药师每天在病房里和医生一起查房，讨论患者的病情和用药，在抗菌药物使用的最前端，也就是医生在决策如何用药的时间点，药师就可以提出自己的专业意见，包括根据抗菌药物的药理、药代动力学特点，选择合适的药物，根据患者个体病理生理状况使用合适的剂量，协助临床优化用药方案。另外，临床药师经常受临床邀请，提供危重患者的会诊意见。临床药师每年解答临床医护人员的药学咨询 1 000 多次，提

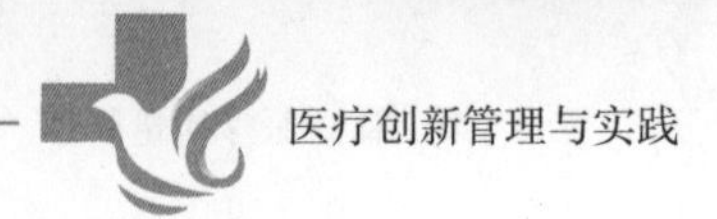

出优化和修正治疗药物方案的用药建议 1 700 多次，应临床会诊要求开展疑难重症患者的会诊 1 200 多次。临床药师还以多种形式参加多学科综合治疗（MDT）患者诊治工作。充分参与各种多学科合作团队，如医院 AMS 小组组织的临床病例讨论、疑难病例全院大会诊、成人与儿科感染 MDT 门诊，多角度深入参与感染性疾病患者的临床诊治工作，充分发挥药学专业优势，疑难病例诊治能力得到临床认可。临床药师还承担抗菌药物合理应用管理培训工作。

2. 微生物学的全方位技术支撑作用

病原学检验（鉴定 + 药敏）第一时间、动态反馈临床，主动走进临床为临床服务。在开展常见菌培养鉴定的基础上，同时常规开设厌氧菌和丝状真菌的培养鉴定项目，支持对厌氧菌感染和深部侵袭性真菌感染的诊断需要。引入上海地区第一台德国 Bruker MALDI-TOF microflex 微生物质谱分析平台。优化血培养流程，通过质谱快速鉴定报阳血瓶内病原体，比常规流程早 48 小时；利用短时培养的菌膜抢先做药敏试验，比常规流程早 24 小时。药物敏感性试验采取上述两网统一标准方案，进行试验的抗菌药物品种多而全，为临床、患者提供专业、全面、快速、实效的服务。全国首创“少见菌报告结果解释”，针对如曲霉、镰刀菌、猪红斑丹毒丝菌、缺陷乏养菌、诺卡菌、脆弱拟杆菌等少见菌引起的不同个体感染，以指南、文献为依据，根据该菌的临床意义解释、药敏流行病学资料及诊治方案供临床参考，深受临床好评。

3. 感染诊治特色凸显——“大综合大儿科”

我院儿科医疗业务占全院的近 1/4。因此，不同于其他三甲综合性医院，我院儿科特色明显，同时也是上海四大儿科医院之一，具备提供 0 ～ 100 岁生命全周期的感染诊治能力。在成人与儿科抗感染药品目录、用药指南、联合诊疗等方面具有突出优势，为全国提供参考和依据。

（三）广泛社会宣传营造全民合理用药氛围

AMS 抗菌药物合理应用管理策略不仅是规范单个患者、单个病种、单个医疗机构的诊疗，更是对全社会抗菌药物不合理应用的“对症治疗”。通过建立微信公众号开展网络宣教，不定期下社区对广大居民开展科普讲座、开设药学门诊等多种途径，提高人民群众合理用药认知，营造全社会合理用药的氛围。以社区义诊、幼儿园小学的儿童合理用药讲座等形式，宣传抗菌药物合理使用的科普知识。新华医院药学部加入国家药品安全合作联盟（Partnership for Safe Medicines，PSM），成立 PSM 上海儿童新华医院工作站，更多地担负起合理用药的宣传教育责任。

（四）率先探索三网联动，提升感染联合诊治能力

我院自 2017 年起，在原有 AMS 策略基础上，在上海率先探索上海市细菌真菌耐药监测网、上海市抗菌药物临床应用监测网、上海市医院感染防控与监测网三网联动模式。医院感染管理转变传统工作模式，从结果监控转变为过程管理；从事后报告及处理转变为预防和预警，最终建立以监测—质控—评价—反馈为循环的医院感染管理运行体系；制订几十项感控操作规范（SOP），制作各种内容的口袋书方便临床查阅，现场示范与视频培训感控具体操作流程；开展耐药菌的主动筛查；与临床药师紧密联系对少见菌及耐药菌的合理用药提出建议；与临床一线诊疗实现互动。三网联动模式下，临床药

师、临床微生物室、医院感染管理办公室加强与临床的信息互通互动，全程参与重症感染患者的抗感染诊疗，整体提升医院抗感染诊疗能力和诊疗效果。

三、实施成效

我院 AMS 策略下的 MDT 诊疗团队以强大的多学科专业技术支撑和日渐完善的多部门行政管理体制，活跃在全院 50 多个临床科室，为临床医师提供支持，为感染患者提供帮助。我院 AMS 团队联合多学科多部门成功开展的一个典型 MDT 诊疗病例：风湿免疫科一名长期服用免疫抑制剂的肾病患者，连续咳嗽数月，影像学检查未见明显异常，常规抗菌药物治疗无效。住院第 5 天，主管医师接到微生物室电话，在患者的血、痰培养中检测发现新型隐球菌感染。正当肾脏科医师茫然之际，医院 AMS 小组出动了。在医务部组织带领下，微生物室、药学部、医院感染管理办公室、放射科及感染专家来到了患者床前，仔细询问感染史和体检。经一个多小时的激烈讨论，明确了真菌感染诊断，制订了半年期的抗真菌治疗方案，成立了该患者的 MDT 门诊团队，由肾内科、呼吸科、药学部和微生物室联合对该患者进行随访治疗，监测感染指标和肾功能情况等，个性化动态调整原发病免疫抑制剂和抗真菌药的应用，包括药物品种、剂量、用药途径、疗程、联合用药等，同时医院感染管理办公室对隐球菌感染的隔离防护做具体指导。患者病情很快得以控制和改善，愉快出院，并预约了复诊日期。事后，医务部将此次 MDT 大讨论在全院进行宣讲，指导医务人员对隐球菌感染做到早发现、早诊断、早治疗，避免漏诊、误诊或恶化为脑炎甚或危及生命。

有效抗感染、防控耐药的关键是提高抗菌药物合理应用水平。我院通过实施 AMS 策略管理模式，同时优化感染治疗、减少抗生素副作用，提高处方正确率，提高感染治愈率，减少治疗失败和不必要的医疗支出，帮助医师提高患者治疗的效果以及保证患者的安全。医务人员诊疗水平提高了，患者对抗菌药物使用的认识科学了，医患关系也和谐了，2017 年以来我院感染患者诊疗和抗菌药物使用方面更是做到了零纠纷。

AMS 团队工作取得良好成效，2016—2018 年连续 3 年获得上海市卫生计生委药政处颁发的“年度优秀执行奖”，获选人民网和国家卫生健康委员会联合举办的“2018 年度全国改善医疗服务最具示范案例”，在“第四届上海合理用药高峰论坛”上荣获“2018—2019 年度合理用药宣传教育活动先进集体”荣誉称号。

（上海交通大学医学院附属新华医院　蒋红丽）

12 构建提升医院抗菌药物临床合理应用水平的AMS模式

一、背景和现状

合理应用抗菌药物是提高临床抗感染疗效、降低不良反应发生率及遏制细菌耐药发生的关键。现阶段临床在抗菌药物使用过程中，仍然存在无指征预防或治疗用药、无指征超说明书用药、联合用药不规范、用药疗程不规范等情况，滥用抗菌药物导致医疗机构细菌耐药现象日趋严重，患者住院时间及经济负担增加等严重后果。究其原因，主要是医疗机构的医务人员普遍缺乏系统的知识培训，抗菌药物合理应用的专业水平有限，医生遇到疑难病例时得不到有效的指导等。因此，在管理要求已经明确的情况下，加强内涵建设，持续提升抗菌药物科学管理和合理应用的专业化水平为当务之急。

抗菌药物管理（AMS）的定义为“通过行政管控，以临床感染、药学、微生物技术为支撑，采用抗感染最佳的药物选择、剂量和用药时间，以期达到临床治疗或感染预防的最佳结果、最大可能降低耐药的产生和节约费用的目标”。粤北人民医院根据管理要求和文件精神，积极探索和实践，组建本院和本地区的AMS专家团队，构建贯穿抗菌药物使用全程的立体管理模式，持续提升抗菌药物管理和临床合理应用水平。通过实践，全院抗菌药物使用率、使用强度、细菌耐药率等在逐步下降，各项指标均达到国家的管理要求，优于同级医院平均水平，成效显著。同时，将管理模式向全地区推广，全面提升区域基层医疗机构的抗菌药物合理应用水平，共同遏制细菌耐药。

二、方法与流程

（一）建立AMS团队，完善职责和任务，实施专业化管理

我院在原有的抗菌药物领导小组基础上，组建AMS团队，统筹包括院领导、院办、医务、质控、院感、信息及临床抗感染、临床药学、微生物专家等多部门一起来承担实现抗菌药物科学管理的目标，修订完善《抗菌药物临床应用管理实施细则》。

（1）院领导：负责组织和完善本院抗菌药物科学管理体系。

（2）药学部：主要负责建立抗菌药物遴选和定期评估制度，加强抗菌药物购用管理；定期开展抗菌药物临床应用监测与评估；开展应用情况调查；落实抗菌药物处方点评制度，与医务等部门一起督查抗菌药物不合理使用情况；充分利用信息化手段加强抗菌药物合理应用管理。抗感染临床药师与抗感染专家一起做好感染疑难病例的会诊工作。协同院感科、微生物室制订本院细菌耐药的警示、用药目录调整和干预措施。

（3）医务科及质控科：主要负责相关培训及日常的监督管理工作，明确临床各科抗菌药物合理运用控制指标，加大控制力度；负责抗菌药物不合理使用诫勉谈话制度的

执行；严格医师抗菌药物处方权限和药师抗菌药物调剂资格管理；落实抗菌药物管理奖惩制度。

（4）医院感染管理科：主要负责完善抗菌药物临床应用和细菌耐药监测；每季度发布细菌耐药监测报告；协同药学部、微生物室制订本院细菌耐药的警示、用药目录调整和干预措施。加强全院控制感染的环节管理，如手卫生管理、加强无菌操作、消毒隔离和耐药菌防控等综合措施，降低医院感染的发生率，减少抗菌药物过度的预防应用。

（5）信息科：建立、完善、维护全程监控信息化平台，加强信息化建设，建设完善医院 HIS 系统及合理用药管理软件。

（6）临床科室：科主任为部门负责人，引领科室医生合理使用抗菌药物，明确抗菌药物临床应用管理责任制，落实本科室的管理控制指标，严格落实抗菌药物分级管理制度；临床医生为具体责任人，严格执行医院制定的《抗菌药物临床合理应用实施细则》，严格落实手术预防用抗菌药物临床运用；不断提高微生物标本尤其无菌部位标本的送检率和标本合格率；临床抗感染专家还要做好感染疑难病例的会诊工作。

（7）微生物室：加强临床微生物标本检测和细菌耐药监测；重视实验室规范化建设，提高病原学诊断的能力、效率和准确性。制订并完善临床微生物检验标本采集、细菌鉴定和药敏试验等环节的质量控制流程规范；定期对临床科室开展培训，内容包括标本的合理采集、送检时间等。正确开展病原微生物的形态学检查、分离、培养、鉴定和抗菌药物敏感性试验；采用先进技术，做好病原微生物快速检测和鉴定工作，及时报告结果并加以正确解释；对本院常见病原微生物（重点为细菌）的耐药性进行动态监测，定期公布监测数据并检测数据，并报送地区和全国细菌耐药监测网；每月统计感染患者微生物标本送检率；配合药学部、院感科制订本院细菌耐药的警示、用药目录调整和干预措施。

（二）构建贯穿使用全程的系统管理

1. 开展系统的抗菌药物合理应用知识培训和考核

（1）在 AMS 团队的组织下，每年定期对全院医务人员包括新入职的医生和药师进行抗菌药物合理使用的相关文件和知识培训、考核和授权。

（2）培训结束，当场要求参加培训的医务人员通过微信公众号进行注册和考试，限 1 小时内完成和交卷，分数超过 80 分才算达标；考试不合格的要重考，否则不授予抗菌药物处方权或调配权。由于使用了新颖可控的考试方式，培训达到了良好效果，合格率达 100%，知识掌握程度明显提高。

（3）除了承办国家和省级的培训项目、邀请国家级的抗感染专家来院授课外，医院有计划地组织职能部门管理专家参加国家卫生健康委员会感控医师研修项目（society of healthcare-associated infection control physician education program，SHIP）项目培训、国家级相关政策发布会和抗感染专业学术年会等，紧跟国家管理要求和发展趋势。

（4）分批派出临床抗感染专家（含重症医学科、呼吸内科、新生儿科、血液内科、神经外科等）、抗感染临床药师、微生物检验专家等骨干参加国家卫健委医院管理研究所举办的培英、培元、培微细菌真菌诊治理论培训班，系统掌握新知识，提升感染性疑难病例多学科讨论的学术水平，指导全院的抗菌药物合理使用。

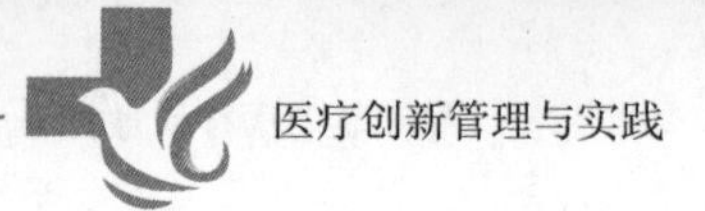

（5）针对普遍性问题和典型的感染性疑难病历，如重症医学科的疑难病历、泌尿外科、全科医学科、呼吸内科的复杂感染病历，开展多学科讨论，达成共识后进行培训宣讲，有效改进和提升精准使用抗菌药物的水平。

2. 构建抗菌药物合理应用信息化智能管理系统

为了更好地管控抗菌药物的合理应用，我院在信息系统上开发和细化了更多管理功能，包括：

（1）医生开抗菌药物医嘱时必须先判断是治疗用药还是预防用药，若选预防用药，只能在医嘱系统中选择《抗菌药物临床应用指导原则》推荐的抗菌药物品种，疗程不能超过 48 小时；若选治疗用药，提示送检进行细菌培养和药敏试验。

（2）预先在医嘱系统中设置好每种抗菌药物的用法、用量、频次等，可即刻点击出药品说明书浏览，医生明确无误后再确认医嘱，避免开错。

（3）锁定具体科室和具体医生的抗菌药物处方权限，精细化管理每种抗菌药物应该在哪些临床科室适用，如门诊只能开 30 元/支或盒的抗菌药，只有儿科和急诊才有权限开注射类抗菌药。

（4）开具特殊类抗菌药物时必须在系统中进行会诊请求，会诊专家完成会诊意见后医嘱才能生效；紧急情况医生可临时性越级使用一次，限定在 24 小时内有效。

（5）医嘱开具后，均需经过合理用药软件和审方药师的前置审核，通过后才正式生效。

（6）实时监测全院、各临床科室和医生的抗菌药物使用数量、金额排名等情况，有针对性地进行处方点评和反馈，对使用不规范的临床科室和医生进行重点干预。借助智能管理手段，引导临床合理用药，成效显著。

（三）功能简介

信息系统设置的抗菌药物合理应用管理功能包含了各项监管明细，具体如图 2－12－1 所示。

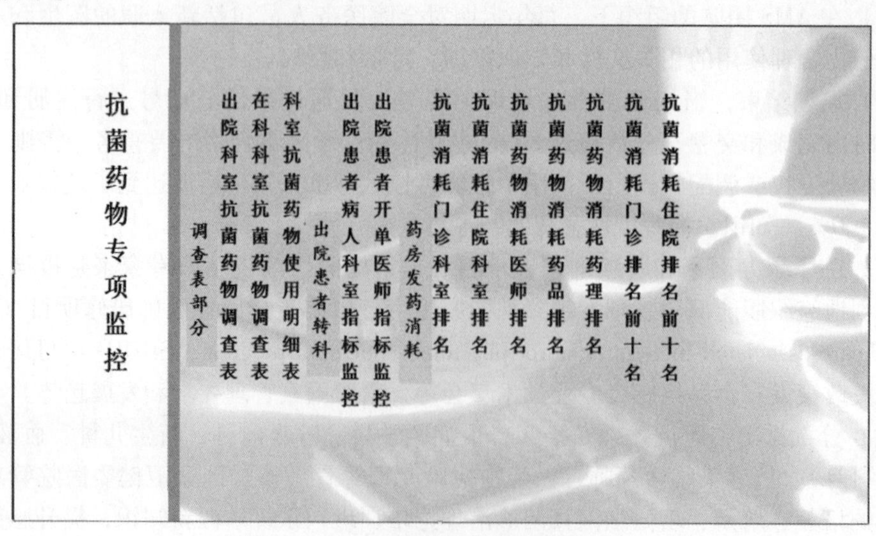

图 2－12－1　抗菌药物专项监控目录

1. **应用流程**

具有抗菌药物处方权的医师在 HIS 系统上开具抗菌药物医嘱时的操作见图 2－12－2 至图 2－12－4。

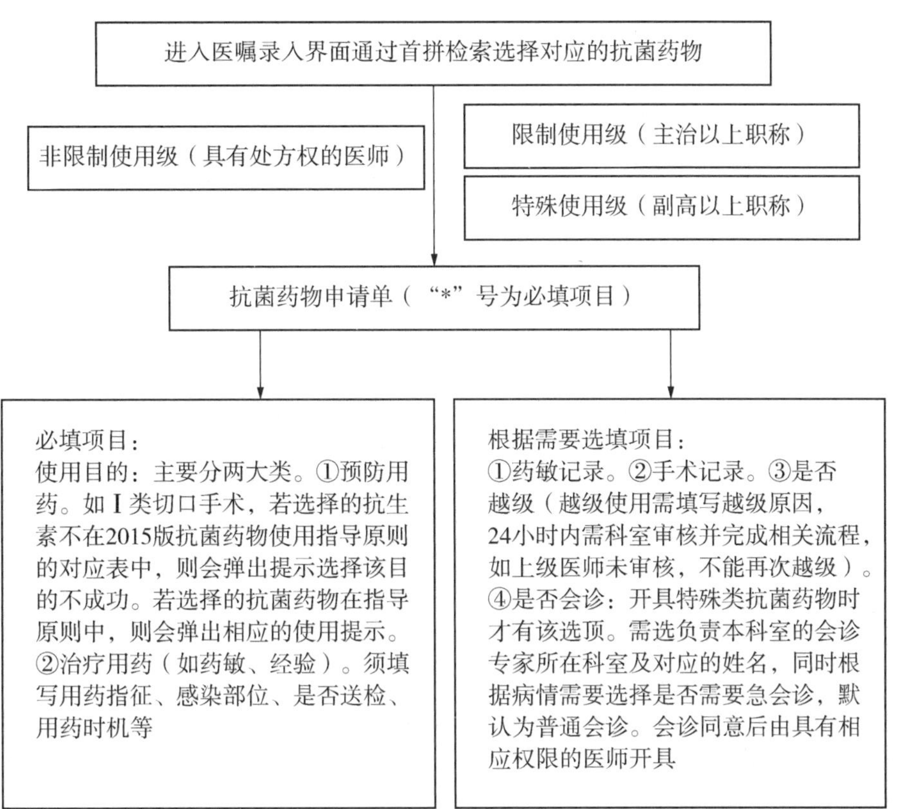

图 2－12－2　处方医生开具抗菌药物的简易流程及注意事项

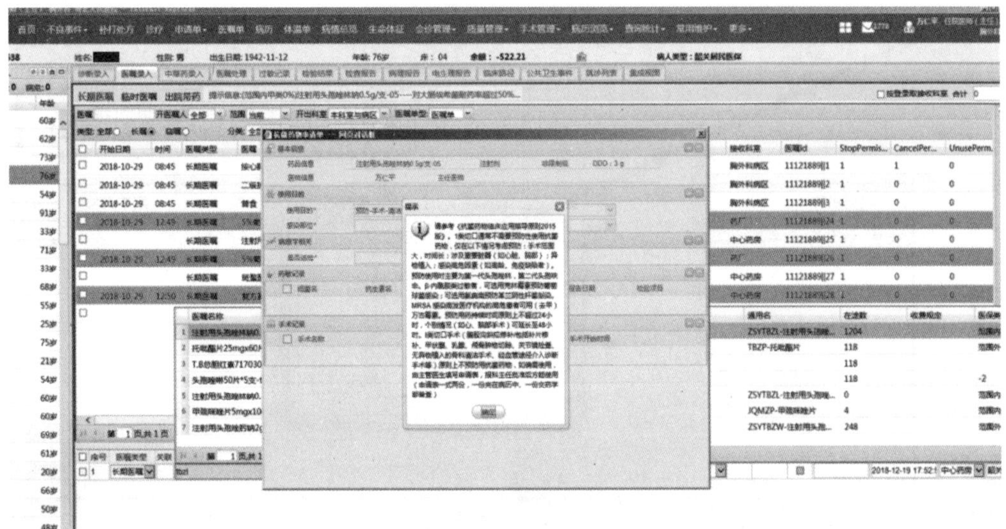

图 2－12－3　手术预防性使用抗菌药物时信息系统给出的指引和品种选择提示

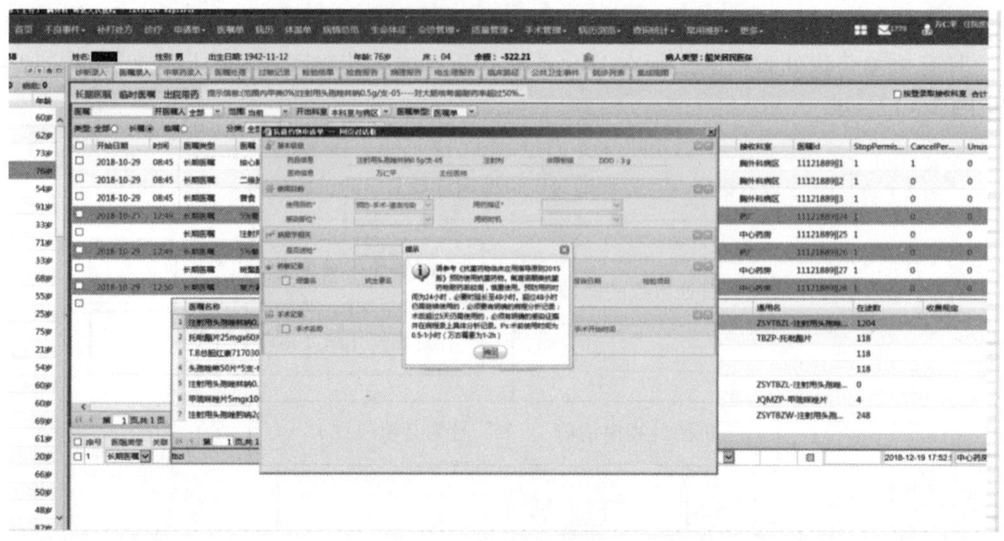

图 2 -12 -4　医生手术预防性使用抗菌药物时信息系统给出的用法提示

（1）治疗用抗菌药物在用药 72 小时后需从检验、检查、体征、药敏等方面进行评价，评价内容会相应填到病历中。如未评价则提示框会一直弹出。若再过 72 小时未评价则系统会自动停止该医嘱。

（2）Ⅰ类切口预防用药 24 小时后会自动停止该医嘱（当用药指征为：涉及重要脏器及高危人群时，可延长到 48 小时）。

（3）开具碳青霉烯类抗菌药物及替加环素类药物后，需填写碳青霉烯及替加环素类使用情况登记表。

（4）门诊无权限开具特殊类抗菌药物。

处方医生在使用特殊类抗菌药物需进行的操作如图 2 -12 -5、图 2 -12 -6 所示。

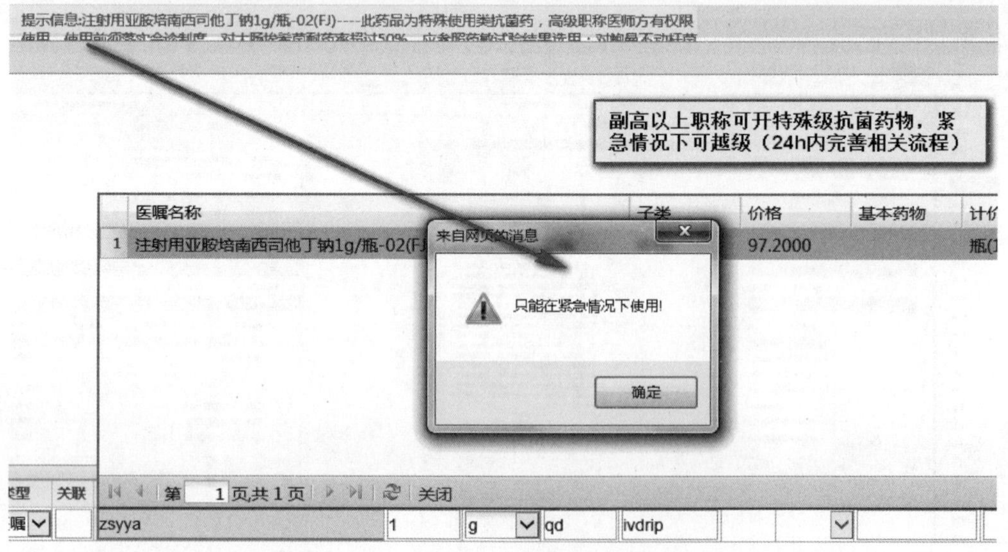

图 2 -12 -5　医生紧急情况下越级开具特殊类抗菌药物时的权限和流程提示

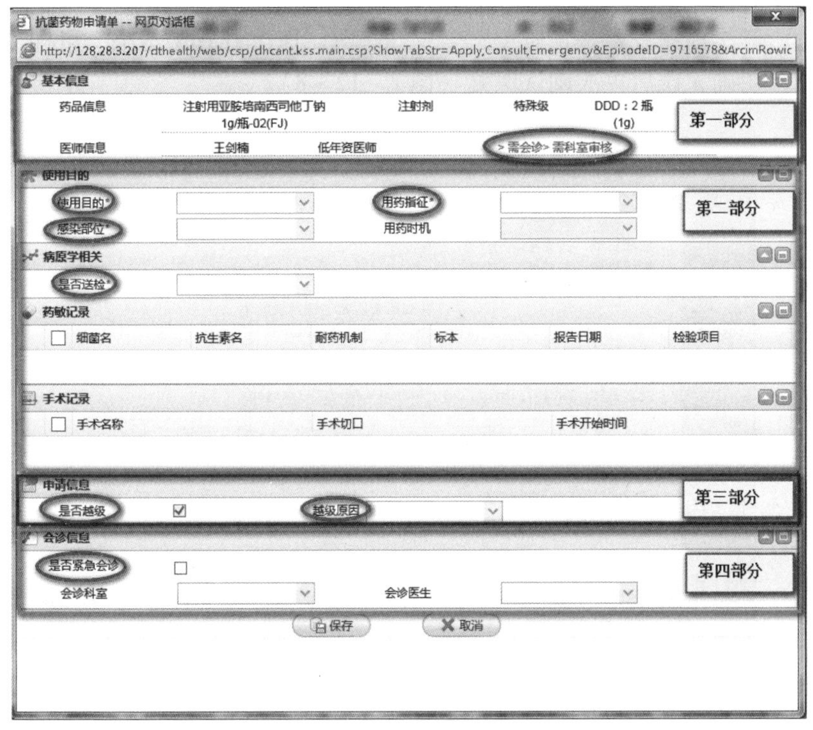

图 2－12－6　医生开具特殊类抗菌药物时的会诊流程提示

通过先进的信息化智能管理平台，我院 100% 落实了抗菌药物分级管理制度和会诊制度，100% 保证了手术预防用药准确选择抗菌药物品种和疗程规范，抗菌药物使用率和使用强度持续降低，送检率和精准使用率持续提高。

2. 使用过程的干预情况

（1）医生权限设置。各级别医师只能使用与专业技术职称相对应的药品（图 2－12－7）。

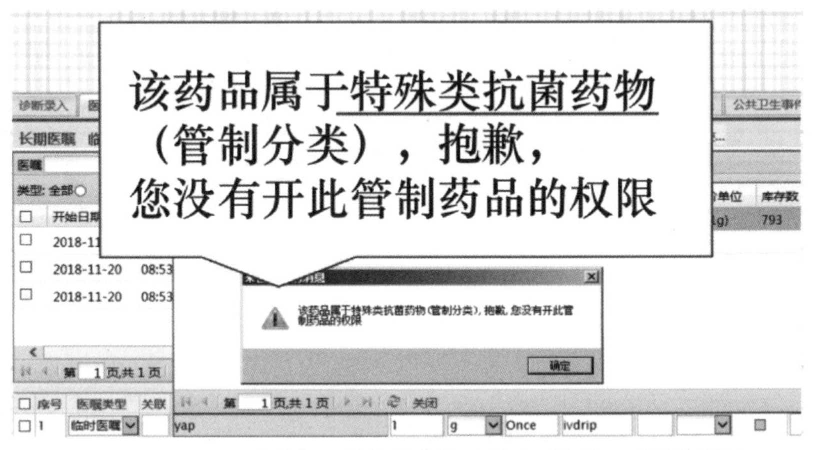

图 2－12－7　医生越级开具抗菌药物医嘱时 HIS 管理系统的提示

（2）开具医嘱时的预先设置和提示。在医生开医嘱前，信息系统已经将抗菌药物用法、用量、频次预先设置好，避免医生错开医嘱。医生开具了医嘱，可即刻点击药品说明书浏览，明确无误后再次确认医嘱（图2－12－8）。

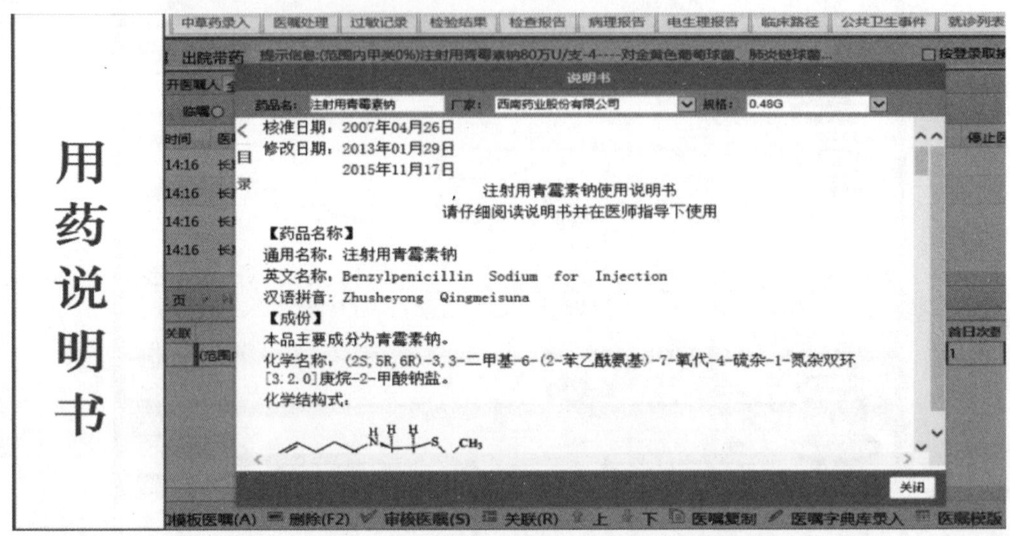

图2－12－8　开医嘱时系统预设的说明书提示弹出

（3）医嘱前置审核。开医嘱后，门诊处方、住院医嘱均需经过合理用药软件的审核和审方药师的审核（图2－12－9）。

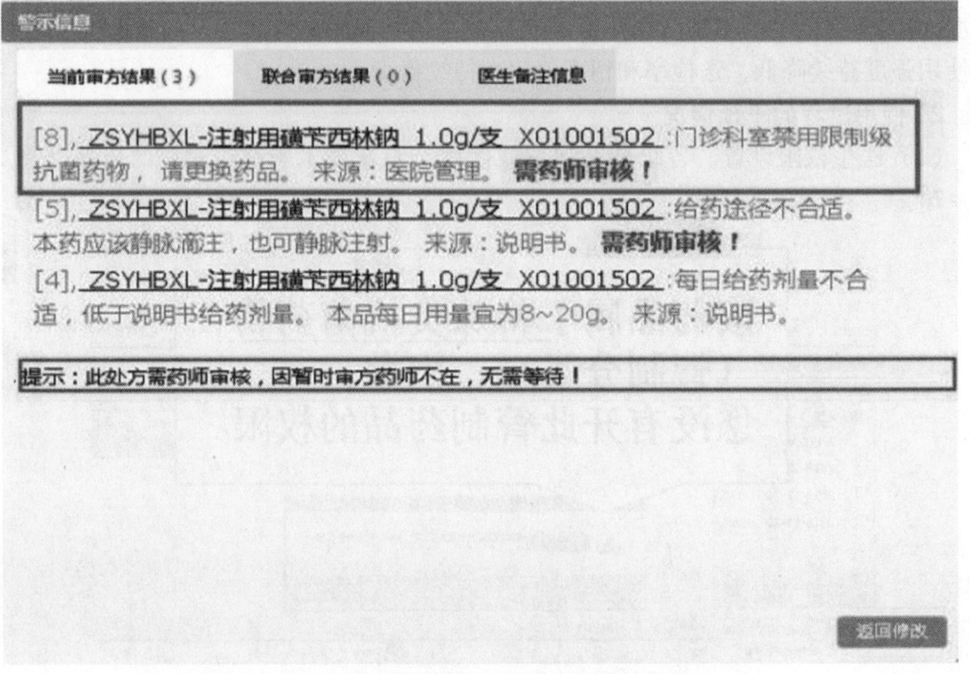

图2－12－9　开医嘱后需合理用药软件审核和药师审方

（四）督导检查和干预

（1）医院将抗菌药物合理使用情况纳入临床科室医疗质量、医德医风考核项目，与科室和医生的绩效挂钩。若抗菌药物使用率、使用强度超出医院颁布的限定的比例或抗菌药物不合理使用的病历/处方数较多的，则扣科室绩效总分的1～5分。抗菌药物的合理使用也与医生个人绩效紧密关联，专项点评为不合理使用者，按涉及金额的50%扣罚责任医生绩效，其中点评中多次出现不合理使用者，将实行通报并进行诫勉谈话。

（2）开展感染疑难病历讨论。针对普遍性问题和典型的感染性疑难病历，如ICU的疑难病历、泌尿外科、全科医学科的复杂感染病历，开展多学科讨论，达成共识后进行推广，有效改进和提升精准使用抗菌药物的水平。通过持续严格的督导和刚性管理，合理应用抗菌药物的意识深入人心，应用水平不断提高。

三、实施成效

经过一年的实践，各项抗菌药物使用指标均持续向好，带动了其他合理用药质控指标向好（图2－12－10）。

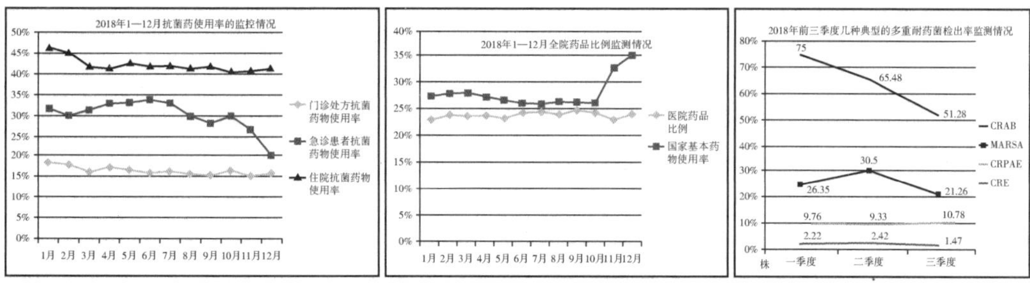

图2－12－10　实施成效

1. 抗菌药物使用率现在下降

2018年，全院门诊、急症处方和住院患者抗菌药物使用率分别为16.4%、30.6%、41.8%，Ⅰ类切口手术抗菌药物预防使用率为28.0%，抗菌药物使用强度为39.1%，均比2017年明显下降，优于国家文件要求的标准和同级医院的平均水平。

2. 药品比例和人均药费持续降低

2018年，全院药品比例为24.0%（其中，国家基本药物使用率占总用药金额的27.7%），人均住院药费为2 450元，两项指标均为广东省三级综合医院（公立）最低，大幅减轻了人民群众的医药费用负担，契合当前医药卫生体制改革的要求。

3. 多重耐药菌感染检出率趋势

2018年我院住院患者治疗性使用抗菌药物的微生物样本送检率为37.5%，优于文件管理要求。通过院感科和微生物室的追踪分析，我院几种典型的多重耐药菌，包括碳青霉烯类耐药鲍曼不动杆菌（CRAB）、甲氧西林耐药金黄色葡萄球菌（MRSA）、碳青霉烯类耐药铜绿假单胞菌（CRPAE）、抗碳青霉烯类肠杆菌（CRE）等的感染发生率均有不同程度的降低，优于国内平均水平，遏制细菌耐药、提高医疗质量的成效显著。

4. 向全地区医疗机构推广，帮扶基层，共同遏制细菌

我院发挥作为地区龙头医院和省高水平医院登峰计划建设单位的责任，牵头组建市级 AMS 专家团队，在国家抗菌药物合理应用和细菌耐药监测专家委员会、广东省卫生健康委员会和韶关市卫生健康委员会的支持下，运用多元干预策略，主动和积极去帮扶基层医院，率先建立起全地区医疗机构携手合作，共同提升抗菌药物合理应用水平、遏制细菌耐药的区域合作模式，造福整个地区的患者。

5. 促进抗菌药物合理使用

从质控管理情况和各项数据的分析可以看出，我院运行 AMS 有效减少了抗菌药物的不合理使用，各项使用指标明显下降，优于国家的文件要求和同级医院的平均水平，耐药情况得到改善，切实减轻患者的医药费用负担，既节约了医疗资源，又提升了医疗质量，经济和社会效益显著，值得总结和推广。

四、持续改进

持续改进精细化综合管理机制的具体措施包括：

（1）完善抗菌药物使用的第 1、3、5、7 天后评估制度，使用 14 天后的会诊制度。进一步提升临床抗菌药物治疗应用水平。

（2）逐步健全基于循证医学、本院病原学微生物和耐药数据基础上的抗感染治疗规范和路径。

（3）完善 MDT 长效管理机制，提高多学科协作能力，制订适合本院的感染性疾病诊疗共识。

抗菌药物科学管理是一项长期、艰巨、复杂的工程，必须要组建出高水平的、能发挥引领作用的抗感染管理和使用专业技术团队，相互配合、各尽其责；必须要建立起强有力的管理和督导体系，推行有效的奖惩机制和促进措施；必须要搭建起强大的信息支撑系统，支持全面、精准的智能管理。同时，各级部门、各级医院应该通力合作，上下联动，持续完善，达到更全面的协调效果，造福患者，造福社会。

（粤北人民医院　许红雁　郑锦坤　韦湘　李莉　王箭　廖茂成　李庆德　罗君）

13 规范新药引进流程，强化医院药事管理

我院设立专门机构对新药引进实行完全程序化管理，从源头上预防腐败的同时保障了药品的安全有效经济，进而有效控制了医疗费用的不合理增长。

一、设立新药引进专门机构，新药引进程序化管理

我院药物管理在医院药事管理与药物治疗学委员会的全面监管下，实行医务部门进药、药剂部门采购、临床科室使用的三权分离管理模式，从组织架构上做到权责明晰，相互制约。2009 年，中山大学附属第三医院在医务部下设立了新药准入办公室，负责做好医院新药引进、临床合理用药监管等药事管理相关的行政事务管理工作；药剂科负责药品平台采购及调剂，并在药品引进及使用过程中提供药学专业技术支持；临床科室在相关指导原则下做到药物的临床合理使用。

（一）报名审核

首先由厂商报名登记，在规定的报名期间内由新药准入办公室接待厂商代表，其他时间概不接待，并规定所有药品厂商代表一律不得擅自进入临床科室。为了保障新药引进流程公平、公开、公正，报名的新药只要符合引进原则及资质审核要求都可进入评价流程。厂商递交资质材料和相关的新药循证医学证据，以供临床、药学专家在新药评价时参考。新药准入办公室严格审核材料的真实性、有效期、认证范围等，以保证新药引进的合法性。

（二）汇总整理

根据新药的药理类别将药物划分为全科用药（包括抗微生物用药、营养药、水和电解质平衡药及维生素类）和部分专科共用药物。然后根据不同种类药物的药理作用和适应范围确定参与评价的临床科室，按照每个药物由 5 ～7 名专家评价的原则，在监察科的监督下，从确定的科室中临时随机抽取所需数量副高职称以上的专家。

（三）临床评价

临床评价采取集中会议评价形式，临时在监察科监督下随机抽选副高职称以上的专家，被抽中的专家独立评价，会前上交所有通信设备，认真审阅各项相关材料，特别是循证医学证据论文，并与医院现有品种进行比较，按照入围率不超过 35% 原则对建议入围新药实名投票，做出具体书面评价意见。最终按照过半数票以上的原则入围新药建议名单并进入新药评审程序。

（四）新药评审

邀请临床专家对新药进行评审是新药引进流程中的第三个环节，也是公开、公平、

客观、科学引进药物的保障。新药评审同样采取集中票选的方式，入会前关闭并提交所有通信设备。评审专家组由外科系统、内科系统、药事委员会成员按6∶8∶7比例组成。专家根据专科医生的临床评价意见与我院现有药物的比较，按照入选率不超过60%的比例对入围新药进行实名投票。在监察及审计的监督下进行唱票，其中过半数票以上的新药将入选。

（五）医院药事管理委员会审议入选的新药

为使全院药品结构趋于合理化，药事管理委员会对入围新药进行再次审议，可行使一票否决权。

二、分析

我院以往新药引进入模式采取的是“科室申请—药剂科审核—药事委员会讨论—医院党政联席会”讨论流程，每个专科主任掌握一定的新药申请配额，权力相对集中，为不正当竞争提供了滋生的土壤。专家在药事委员会讨论中存在一定的盲目性，并不能完全实现把代表先进治疗方法和对我院药品库确有补充的药物进入我院的目录。为了解决存在的问题，我院在目前新药引进程序中取消报名配额，实行集中报名的方式（凡是符合资质要求的均可参加报名），有效遏制医药代表进行违规推销现象，使各类新药能在公平的竞争环境中优胜劣汰，避免新药申请的主观性和随意性；增加临床评价程序，通过多种形式的新药介绍，特别是有不少新药的有相当好的循证医学证据论文，能让专科医生更科学合理、更有针对性地评价该专科药物；另外，新药评价过程中切实做到由相关专科医生评价专科药物，对建议入选的新药详细填写入选理由，集体决策为新药评审会提供科学、客观的评价，确保进入我院的药品是临床必需、安全、有效的药品。

三、新药引进程序化管理取得的成效

（一）遏制盲目推销现象，防范不正之风

新药引进作为药品进入医院的第一道关口，是商业贿赂的易发环节。制定科学严谨的新药引进管理制度，可最大限度地防范药品购销活动中的不正之风。我院现行新药引进程序向临床及药品经销商公开，采取集中报名、定时接待的形式，有效遏制医药代表盲目推销现象。同时通过取消报名配额，使得各种各类新药能充分竞争，在公平的竞争环境中优胜劣汰。此外，监察科对新药引进的过程进行全面监督，以保证新药引进的廉洁与公正。通过临时随机抽取专家采取集体投票，使我院引进新药变成了公开、公正、公平的集体行为，消除新药引进个别人说了算的情况，杜绝医务人员与推销商的直接接触，铲除滋生腐败的土壤。

（二）增加临床评价程序，强化了评审的科学合理性

作为大型综合性医院，临床专科多达40余个，新药评审会的专家不可能熟悉各个专科的药物，因此在以往新药的评审中就存在一定的盲目性。目前，新药引进程序在新药评价环节，通过多种形式的新药介绍，特别是有不少新药的循证医学证据论文，能让专科医生参考后能更科学合理、更有针对性地评价该专科药物，同时为新药评审会提供

科学、客观的评价。自2009年我院实施新药引进程序化管理模式以来，医院引进的新药总数为227个，整体通过率为8%，药品目录结构趋于合理化，国家基本药品品种占比逐年上升，其中，2019年基本药品品种占比较2018年上升了4%；辅助药品金额占比持续下降，2018年为2.36%，比2017年下降了2.7%。

四、结语

2017年公立医院药品零加成政策实施以来，药品从原来的利润中心变为成本中心。医院需考虑如何在采购、运营成本和量之间获得平衡，因取消药品加成而减少的收入，将通过加强合理用药控制药品费用不合理增长来避免成本上升，而新药引进作为合理用药的源头显得尤为重要。目前我院新药引进紧跟国家药品政策，对国家政策性优选的药物（国家基本药品、国家集中采购药品等）给予了足够的权重，但部分专科用药及罕见病用药在此机制下较难入选。新药引进如何在公平、公正与保障临床用药中取得平衡，需要不断探索。

医院新药准入部门在组织新药遴选的同时，也承担医院合理用药相关的监控工作，合理的药品目录是合理用药的前提，通过合理用药监管工作全面了解临床用药情况，继而促进新药引进管理的科学性，最终达到控制医院药品费用的不合理增长的目的。

（中山大学附属第三医院 何虹）

14 癌痛规范化诊疗质量管理提升项目

一、项目背景

北京大学肿瘤医院是一家由北京市卫生健康委员会、北京市医院管理中心和北京大学共管，集医疗、教学、科研、预防为一体的三级甲等肿瘤专科医院。我院多年来一直致力于推进癌痛患者的规范化治疗，倡导多学科协作，整合全院各科室医疗资源，力争为患者提供规范的癌痛综合治疗，更好地减轻癌症患者的痛苦，改善癌痛患者的生存质量。医院于2014年9月启动了“无痛医院”建设项目。在项目建设过程中，突出以质量管理作为抓手，促进医护人员癌痛诊疗理念的转变和更新，推动医院癌痛诊疗学科建设和发展，向大众传播正确的疼痛治疗理念，提高公众认知。

二、方法与流程

（一）建立多学科协作的癌痛治疗体系

我院于2011年3月8日成立“疼痛与症状控制多学科协作组”（2018年5月更名为“癌痛与症状控制多学科协作组”），协作组成员为科主任、高级职称专家及中级职称以上相关业务骨干（图2-14-1），将现有医疗资源有利整合，给疼痛患者一个更好的服务平台。

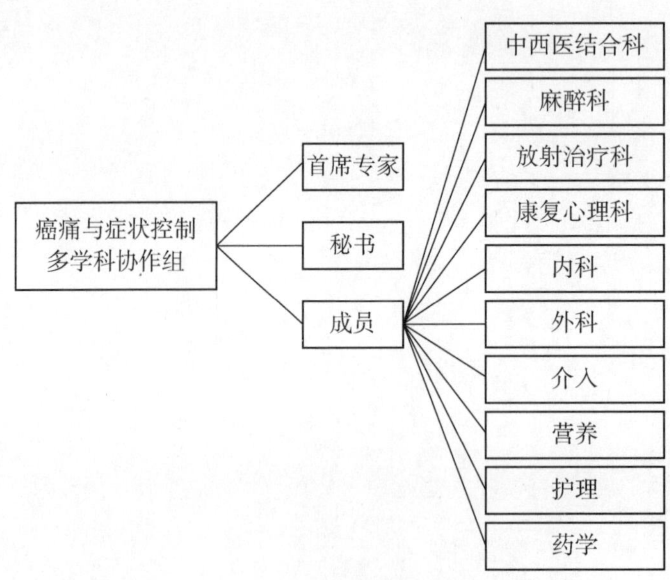

图2-14-1　疼痛与症状控制多学科协作组组成情况

多学科协作组的宗旨是从解决患者临床问题入手，全方位为患者解决以疼痛为主的肿瘤相关症状，以减轻患者痛苦，提高生存质量服务。协作组始终坚持从解决临床问题出发，以病例讨论为切入点，每月定期开展学术活动，定期开展疑难病例、难治性疼痛的多学科讨论，并制定了《北京大学肿瘤医院疼痛与症状控制多学科协作组癌痛处理共识》，规范全院癌痛诊疗行为。

（二）依托 GPM 病房建设规范疼痛诊疗流程

2012 年，我院响应卫生部号召，开展癌痛规范化治疗示范病房（good pain management，GPM）创建工作。医院成立癌痛规范化治疗示范病房创建活动项目小组，由医疗副院长担任小组组长（图 2－14－2）。同时，医院制订了《北京大学肿瘤医院癌痛规范化治疗示范病房创建活动方案》和《北京大学肿瘤医院创建癌痛规范化治疗示范病房工作管理制度》，推进示范病房创建活动，并推选中西医结合科暨老年肿瘤科首先开展示范病房创建活动。

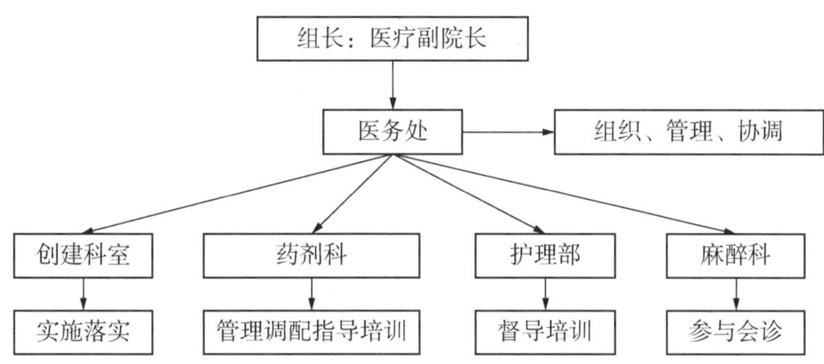

图 2－14－2　癌痛规范化治疗示范病房创建活动项目小组架构

创建科室制订了全面规范的疼痛筛查与评估流程及癌痛诊疗流程，对每一位住院的疼痛患者进行全面评估，并详细记录评估结果，为每一位患者进行规范的治疗及记录。科室完善了疼痛患者病房管理制度，明确疼痛医师、护士职责，对疼痛患者实行三级医师负责制，建立疑难疼痛病例全科讨论制度及会诊制度，建立了难治性疼痛处理流程。2012 年 11 月，我院中西医结合科暨老年肿瘤科被授予全国首批“癌痛规范化治疗示范病房”。示范病房的疼痛筛查与评估流程及癌痛诊疗流程不断完善并逐步向全院各科室推广，规范了全院的疼痛筛查评估诊疗流程。

（三）建立癌痛患者全周期管理

1. 门诊患者疼痛筛查和评估项目

为完善疼痛患者的全程管理，建立规范化的门诊评估和治疗，推动疼痛规范化治疗的普及和宣传，提高医院的社会形象，我院于 2015 年 10 月在放射治疗科正式启动门诊患者疼痛筛查和评估项目，对全部放疗科门诊患者进行疼痛筛查，早期介入癌痛患者的疼痛治疗。门诊患者疼痛筛查和评估项目逐步在全院推广，借助信息化手段，上线云病历，设计门诊筛查项目，对全院门诊患者开展疼痛筛查，是我院“无痛医院建设”项目开展以来具有重要意义的一步举措。

2. 癌痛患者的规范化治疗

依托癌痛与症状控制多学科协作组和 GPM 病房创建项目，制订统一规范的全院癌痛诊疗理念。制订了《疼痛筛查与评估流程》《疼痛评估与记录规范》《疼痛管理制度》《疼痛处理共识》《疼痛会诊流程》和《围手术期急性疼痛治疗指南》。通过制度建设和流程梳理，规范了全院医务人员癌痛诊疗活动。

3. 癌痛治疗药品规范化管理

医院癌痛治疗药物品种、规格、剂型配备齐全，满足临床需求。“麻/精”药品实行三级管理和“五专”管理，原始记录完整；实行批号管理，开具的药品可溯源到患者；配备安全设施，药库设置有“麻/精”药品专用库，配有红外监控及自动报警设施；调剂室、病区、手术室配备智能药柜或专用保险柜，有防盗设施。癌痛患者使用麻醉药品缓释制剂，门诊及出院带药处方 15 日量，最大限度满足疼痛治疗需求。临床药师常规参与院内癌痛治疗 MDT 讨论及所在病区临床疼痛控制工作；参与查房和审核医嘱，对患者开展癌痛治疗用药指导。

4. 癌痛患者宣教随访工作

医院重视癌痛规范化治疗患者宣教及宣传工作，定期组织医护人员对疼痛患者进行宣教授课，对住院患者进行床旁宣教，并在病房设置了疼痛知识宣传栏，向患者发放疼痛教育手册，向患者宣传科学的癌痛治疗知识。借助信息化手段，搭建患者随访信息系统，配备专职医务人员，统一对全院癌痛患者进行随访，规范癌痛患者随访工作，指导提升患者癌痛控制水平。医院在每年的世界疼痛日，均组织咨询服务活动，由医院的知名专家，向患者宣传讲解疼痛治疗知识，推广癌痛规范化治疗理念。

（四）癌痛规范化治疗培训及质控

医院定期组织麻醉药品、一类精神药品使用及管理培训，培训并考核合格后授予麻醉、一类精神药品处方权。启动“肿瘤姑息疼痛学科建设”中美合作项目，定期邀请美国相关领域知名专家来院授课，同时依托疼痛与症状控制多学科协作组进行癌痛规范化治疗培训，及时更新全院医务人员癌痛规范化治疗理念及知识。2015 年 7 月，成立了癌症疼痛质控小组，医疗副院长担任组长，相关科室专家为小组成员。质控小组定期召开会议，制订年度质控工作计划和方案，对医院相关科室“癌痛规范化诊疗”工作进行质控督导检查，帮助科室改进工作。定期接受北京市疼痛治疗质量控制和改进中心督导检查。

（五）推动癌痛管理信息系统建设

为了进一步推进癌痛规范化治疗工作，医院不断推进、完善疼痛患者相关信息系统建设。主要包括：建立门诊及住院疼痛电子病历系统，对疼痛患者进行规范的信息采集及病历记录；开发住院患者电子麻醉药品处方系统，规范麻醉处方，方便医师开具麻醉药品；开发门诊病人疼痛筛查系统，方便开展门诊疼痛筛查工作；开发癌痛患者随访信息系统，规范癌痛患者随访工作；将建立疼痛患者电子管理档案，不断完善信息系统建设，对疼痛患者进行全程规范化治疗及管理。

三、实施成效

经过持续改进，我院于2015年获得“北京市2015年度癌痛规范化诊疗质控示范单位”称号，于2018年获得“北京市2018年度癌痛规范化诊疗优秀奖”。无痛医院创建工作，为患者提供了方便、经济、可及的疼痛治疗，规范、有效地治疗了患者疼痛，提高患者生活质量；转变了医护人员疼痛治疗理念，提升其专业素养，培养了疼痛治疗专业人才；同时推动了医院学科建设，创建了医院的品牌，向社会传播了正确的疼痛治疗理念，提高了公众认识，真正体现了“以患者为中心”的医疗服务理念。

（北京大学肿瘤医院 薛冬 杨煦 张振伟）

15 打造高质高效的病案管理多学科合作系统

一、背景与现状

病案首页编码作为病案管理中的一项实操工作，除需运用到病案管理、疾病分类、手术分类等自身专业知识外，还涉及基础医学、临床医学、流行病学、心理学、组织管理学、统计学、计算机技术、其他相关专业和国家政策及法律法规等知识。由于编码员专业知识有限，编码、DRGs 系统理论、临床诉求不同等原因导致疾病分类编码时常出现异议，可见涉及多个学科的病案首页编码工作仅依靠病案信息技术人员难以确保疾病诊断及手术操作编码的准确。多学科诊疗（MDT）模式是由来自不同学科专家的工作组，针对某一疾病，通过固定时间、固定地点的会议形式，提出适合患者的最佳治疗方案，继而由相关学科单独或多学科联合执行该治疗方案。

广州医科大学附属第二医院是参与广东省医学编码库维护的四家单位之一。我院在 2018 年 12 月正式成立病案管理 MDT 工作委员会及工作组。该项工作的目的在于推广病案管理的 MDT 理念、制订病案管理的 MDT 规范和共识；探索可执行的病案管理 MDT 组织形式和流程，通过组织病案管理 MDT 活动，提高编码准确性；加强院内科室之间 MDT 协作和交流，打破不同专业间壁垒，让编码规范化、合理化。

二、方法与流程

（一）构建病案管理 MDT 运行模式

病案管理 MDT 运行模式如图 2－15－1 所示。

（二）组建 MDT 核心团队和 MDT 专家团队

组建核心团队，负责会议的组织和运行：病案统计科科长担任团队负责人；病案统计科编码团队为核心团队成员；聘任各临床科室主任及副主任医师为专家团队成员。

（三）MDT 应用的基本准则

设立相应的 MDT 讨论纳入标准：病历编码过程中存在的异议，如主要诊断及编码的选择与临床存在分歧，或与 DRG 分组原则以及医保政策存在冲突；参与 MDT 会议的成员及专家应提前了解其领域与 MDT 会议讨论有关的专业知识；MDT 会议组织前应明确病例讨论的原因和目的；MDT 会议结束需形成一个明确的结论。

（四）制定 MDT 组织实施的基本制度及规范

MDT 会议一般由编码员发现编码问题，向 MDT 核心团队提交待讨论问题。经 MDT 核心团队讨论确定需组织 MDT 会议后，方可组织相应 MDT 会议。MDT 会议组织前需要

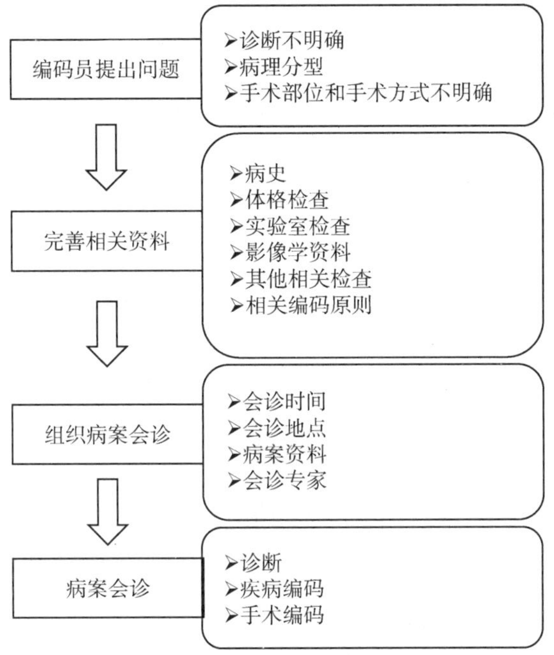

图 2－15－1　病案管理 MDT 运行模式

提供本团队公认的必不可少的临床数据、收集直接影响决策的关键信息，如疾病分期、体力状态和并发症等。MDT 会议期间收集的数据（如临床病理资料等）、讨论结果经过 MDT 核心团队分析后，应反馈给所有 MDT 成员，以便进行学习和改进。具体工作流程如图2－15－2 所示。

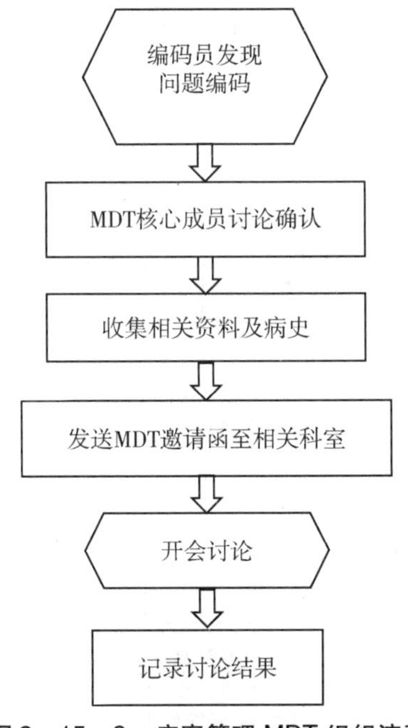

图 2－15－2　病案管理 MDT 组织流程

（五）落实 MDT 相关制度，组织 MDT 讨论会议

定期开展病案首页编码讨论学习。每天固定时间开展编码业务学习；每周至少组织 1 次科内病历书写、编码等业务学习。定期组织 MDT 会议，每季度至少组织 1 次涉及多个学科的编码 MDT 会议；每年组织 1 次 MDT 工作总结。

三、实施成效

运用 MDT 管理模式控制病案首页编码质量，通过 MDT 会议，对存在争议的编码进行讨论，并就所讨论的疾病编码形成明确共识，指导编码工作实际。如妊娠滋养细胞疾病 MDT 编码讨论（图 2－15－3）。

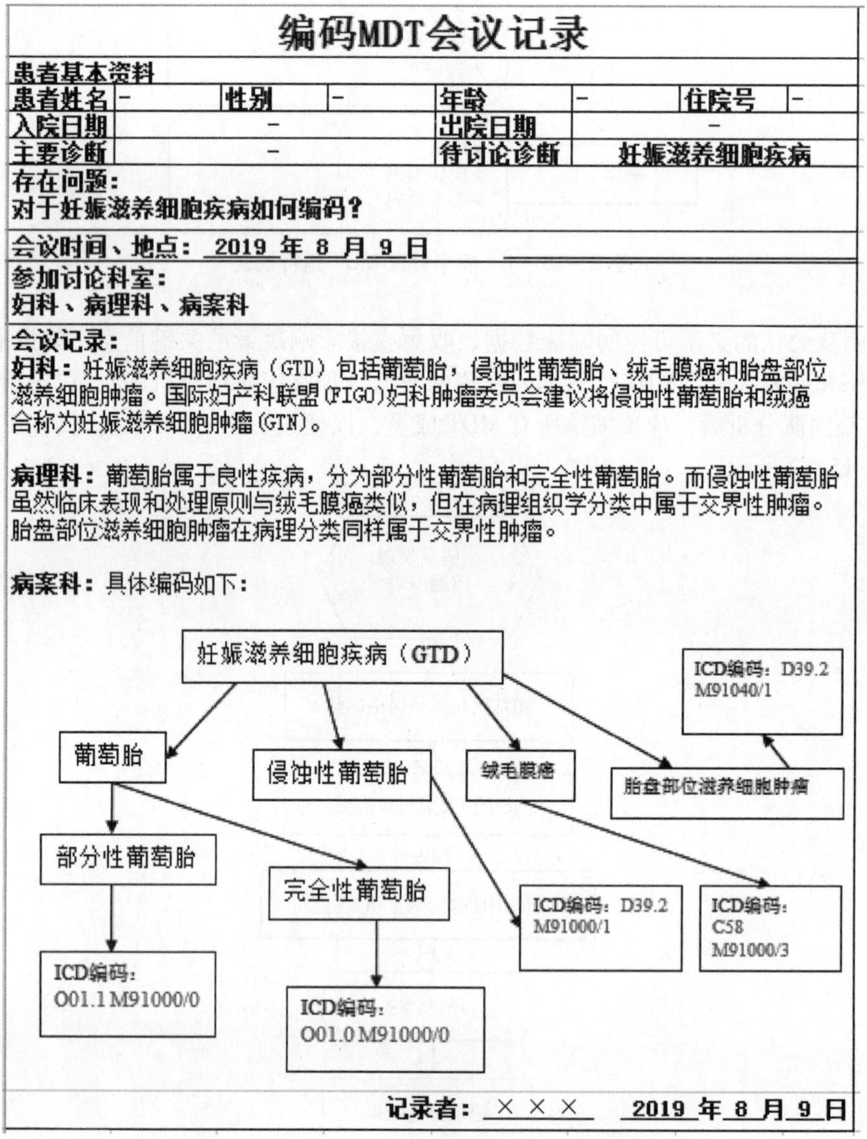

编码MDT会议记录

患者基本资料

患者姓名	-	**性别**	-	**年龄**	-	**住院号**	-
入院日期	-			**出院日期**	-		
主要诊断	-			**待讨论诊断**	**妊娠滋养细胞疾病**		

存在问题：
对于妊娠滋养细胞疾病如何编码？

会议时间、地点：2019 年 8 月 9 日

参加讨论科室：
妇科、病理科、病案科

会议记录：
妇科：妊娠滋养细胞疾病（GTD）包括葡萄胎，侵蚀性葡萄胎、绒毛膜癌和胎盘部位滋养细胞肿瘤。国际妇产科联盟（FIGO）妇科肿瘤委员会建议将侵蚀性葡萄胎和绒癌合称为妊娠滋养细胞肿瘤（GTN）。

病理科：葡萄胎属于良性疾病，分为部分性葡萄胎和完全性葡萄胎。而侵蚀性葡萄胎虽然临床表现和处理原则与绒毛膜癌类似，但在病理组织学分类中属于交界性肿瘤。胎盘部位滋养细胞肿瘤在病理分类同样属于交界性肿瘤。

病案科：具体编码如下：

妊娠滋养细胞疾病（GTD）
葡萄胎
部分性葡萄胎
ICD编码：O01.1 M91000/0
完全性葡萄胎
ICD编码：O01.0 M91000/0
侵蚀性葡萄胎
ICD编码：D39.2 M91000/1
绒毛膜癌
ICD编码：C58 M91000/3
胎盘部位滋养细胞肿瘤
ICD编码：D39.2 M91040/1

记录者：× × ×　2019 年 8 月 9 日

图 2－15－3　妊娠滋养细胞疾病 MDT 编码讨论

四、案例展示

（一）案例1

案例1是一例骨折后骨性融合的病历，在对该病历进行编码时，编码员发现患者之前做过骨折手术，但无法确定骨性融合和既往手术的关系，与骨科医师进行联系，同时和影像科医师进行电话沟通，并到病案统计科进行MDT讨论。具体内容如图2－15－4所示。

经MDT会议讨论，综合骨科和影像科的意见，该患者的情况更倾向于上尺桡关节的局部紊乱导致的粘连。编码库没有上尺桡关节部位的编码，而上尺桡关节属于肘关节，所以编码M24.804（肘关节粘连）。

MDT邀请函

患者病情摘要：
患者诊断为骨性融合，但患者之前做过骨折手术，为明确骨性融合和既往手术的关系，予进行MDT讨论。

申请理由：
探讨骨性融合和既往手术的关系，明确ICD编码。

会议时间/地点： 2019-11-24　病案统计科

协作科室： 骨科　影像科　病案统计科

协作科室回执：
骨科：同意，派陈××主任医师参加本次MDT讨论。
影像科：同意，派唐××主任医师参加此次MDT讨论。

MDT会议记录

患者病情摘要：
患者诊断为骨性融合，但患者之前做过骨折手术，为明确骨性融合和既往手术的关系，予进行MDT讨论。

会议时间/地点： 2019-11-24　病案统计科

协作科室： 骨科　影像科　病案统计科

会议记录：
骨科陈××主任医师：引起骨性融合的原因多种多样，由于患者在交代病情时也阐述不清，所以，虽然患者有骨折手术史，但骨性融合的情况不一定是手术引起的，可当作上尺桡关节结构紊乱出现的粘连。
影像科唐××主任医师：从影像结果看来，骨折愈合好，关节内存在融合粘连的情况外，未见其他异常情况，手术导致的骨性融合可能性小。
病案统计科科长：综合骨科和影像科的意见可知，该患者的情况更倾向于上尺桡关节的局部紊乱导致的粘连。编码库没有上尺桡关节部位的编码，而上尺桡关节属于肘关节，所以编码M24.804 肘关节粘连。

图2－15－4　MDT邀请函及会议记录（案例1）

（二）案例2

案例2是一例脾切除术后病理难以确定的病历，“炎性假瘤样滤泡树突细胞肉瘤”不多见，编码员与病理科和肝胆外科医师进行电话沟通，并到病案统计科进行MDT讨论，具体内容如图2－15－5所示。

MDT邀请函

患者病情摘要：
患者体检发现脾占位2个多月，无伴腹痛，无身目黄染，否认有其他既往史，CT检查考虑脾血管瘤可能，收入肝胆外科。2019.9.24手术治疗，脾切除术，经腹腔镜+肠粘连松解术。术后病理：（脾）炎性假瘤样滤泡树突细胞肉瘤。并做了免疫组化。

申请理由：
探讨肿瘤性质，明确肿瘤形态学编码。

会议时间/地点： 2019-10-10　病案统计科

协作科室： 肝胆外科 病理科 病案统计科

协作科室回执：
肝胆外科：同意，派蒋××主任医师参加本次MDT讨论。
病理科：同意，派梅××主任医师参加此次MDT讨论。

MDT会议记录

患者病情摘要：
患者体检发现脾占位2个多月，无伴腹痛，无身目黄染，否认有其他既往史，CT检查考虑脾血管瘤可能，收入肝胆外科。2019.9.24手术治疗，脾切除术，经腹腔镜+肠粘连松解术。术后病理：（脾）炎性假瘤样滤泡树突细胞肉瘤。并做了免疫组化。

会议时间/地点： 2019-10-10　病案统计科

协作科室： 肝胆外科　病理科　病案统计科

会议记录：
病理科梅××主任：根据临床手术与取材切片病理明确是（脾）炎性假瘤样滤泡树突细胞肉瘤。此病好发于女性的少见的低度恶性肿瘤，主要累及脾脏与肝脏。
肝胆外科蒋××主任：该患者在腹腔镜下脾切除术，根据病理以及临床表现，该病理动态应为低度恶性性肿瘤。主要与EB病毒感染有关，手术完整切除肿瘤为是佳治疗方式。总体术后生存率较高
病案科科长：经查询编码库没有一个能对应上炎性假瘤样滤泡树突细胞肉瘤，只有M97570/3 滤泡树突细胞肉瘤。但此码是对应C96.7淋巴、造血和有关组织其他特指的恶性肿瘤，而不是C26.1脾恶性肿瘤。但是脾是人体最大的淋巴器官，而放在C26.1属于消化器官的恶性肿瘤范围，我们编码是否合适？经过多方面商议暂时按上面编码。

图2－15－5　MDT邀请函及会议记录（案例2）

经查询编码库，没有一个能对应上炎性假瘤样滤泡树突细胞肉瘤，只有 M97570/3（滤泡树突细胞肉瘤），但此编码是对应 C96.7（淋巴造血和有关组织其他特指恶性肿瘤）而不是 C26.1（脾恶性肿瘤）。脾是人体最大的淋巴器官，而放在 C26.1 属于消化器官的恶性肿瘤范围。经过 MDT 会议讨论，最终决定暂时编码为：C26.1（脾恶性肿瘤），M97570/3（滤泡树突细胞肉瘤）。

（三）案例 3

案例 3 是一例经自然腔道取标本术（natural orifice specimen extraction，NOSE）手术的病历，编码员对 NOSE 的手术方式把握不准，与胃肠外科医师进行电话沟通，并到病案统计科进行 MDT 讨论。具体内容如图 2-15-6 所示。

经 MDT 会议讨论，目前我院使用的编码库中经肠道标本取出仅有“17.3503 左半结肠根治术，经腹腔镜（经直肠取出标本，NOSE 手术）”。本次手术非切除左半结肠，另“48.4203 直肠拖出切除术，经腹腔镜（NOSE 手术）”与本次手术完全不相符，需申请增加手术编码，待科内进一步讨论后向编码库维护人员提出编码库需求。

MDT邀请函

患者病情摘要：

患者因“确诊直肠癌1周”入院，于2019年9月23日在手术室行“腹腔镜探查+腹腔镜下直肠癌根治（Dixon）+经自然腔道取出标本（NOSE手术）+开腹恶性肿瘤特殊治疗术”

申请理由：

探讨NOSE手术方式，明确手术编码。

会议时间/地点：2019-9-26 病案统计科

协作科室：胃肠外科、病案统计科

协作科室回执：

胃肠外科：同意，派赵××主任医师参加此次MDT讨论。

MDT会议讨论

患者病情摘要：

患者因“确诊直肠癌1周”入院，于2019年9月23日在手术室行“腹腔镜探查+腹腔镜下直肠癌根治（Dixon）+经自然腔道取出标本（NOSE手术）+开腹恶性肿瘤特殊治疗术”。

会议时间/地点：2019-9-26 病案统计科

协作科室：胃肠外科、病案统计科

会议记录：

胃肠外科赵××主任医师：腹腔镜腹部无辅助切口手术，，即“NOSES”术，是指使用腹腔镜等器械完成腹腔内手术操作，经自然腔道（食管、阴道、直肠等）取出标本，腹部无大切口或辅助切口，术后腹壁仅留戳卡瘢痕的手术，与既往腹腔镜手术需辅助切口将切除的标本取出对比，具有创伤更小、术后无痛、恢复更快的有点，编码体现“经自然腔道取出标本”这个步骤。

病案统计科科长：目前我院使用的编码库中经肠道标本取出仅有“17.3503左半结肠根治术，经腹腔镜（经直肠取出标本，NOSE手术）”，本次手术非切除左半结肠，另“48.4203直肠拖出切除术，经腹腔镜(NOSE手术)”与本次手术完全不相符。需申请增加手术编码， 待科内进一步讨论后向编码库维护人员提出完善编码库需求。

图 2-15-6 MDT 邀请函及会议记录（案例 3）

五、经验总结

MDT 模式已经成为医疗体系的重要组成部分。在临床实践中，MDT 模式已发展成熟且让医患双方受益良多，是临床工作实践中较为成功的管理模式。将 MDT 模式应用于病案管理工作，特别是病案首页的编码工作，有效地解决了新医保政策下如何保证主要诊断的选择及编码准确、符合临床实际及编码原则，同时兼顾按病种分值付费相关要求。虽然 MDT 模式应用于病案管理工作目前还处于初步探索阶段，但随着医院精细化管理理念的深入，医疗管理工作向多学科协作模式转变将成为必然趋势。

参考文献

[1] 王吉耀. MDT——实施循证医学的最佳模式［J］. 中国普外基础与临床杂志，2018，25（1）：88.

[2] SONG P，WU Q，HUANG Y. Multidisciplinary team and team oncology medicine research and development in China［J］. Bioscience trends，2010，4（4）：151－160.

[3] ABDULRAHMAN G O. The effect of multidisciplinary team care on cancer management［J］. Pan African medical journal，2011，9（9）：20.

[4] 王家铃. MDT 领航肿瘤治疗新模式［J］. 中国医院院长，2013（14）：82－83.

[5] 张百红，岳红云. 肿瘤多学科综合治疗模式［J］. 西北国防医学杂志，2012（2）：62－64.

[6] TAYLOR C，SHEWBRIDGE A，HARRIS J，et al. Benefits of multidisciplinary teamwork in the management of breast cancer［J］. Breast cancer targets and therapy，2013：30（5）：79－85.

[7] 严仁辉，张彤，周永华，等. MDT 模式在医院药物不良事件管理中的应用［J］. 江苏卫生事业管理，29（11）：74－76，140.

[8] 叶颖江，王杉. 多学科专家组诊疗模式的组织和规范实施［J］. 中国实用外科杂志，2011，31（1）：22－24.

[附件1]　编码 MDT 会议记录

<table>
<tr><td colspan="8">编码 MDT 会议记录</td></tr>
<tr><td colspan="8">患者基本资料</td></tr>
<tr><td>患者姓名</td><td></td><td>性　别</td><td></td><td>年　　龄</td><td></td><td>住院号</td><td></td></tr>
<tr><td>入院日期</td><td colspan="3"></td><td>出院日期</td><td colspan="3"></td></tr>
<tr><td>主要诊断</td><td colspan="3"></td><td>待讨论诊断</td><td colspan="3"></td></tr>
<tr><td colspan="8">患者病情摘要：</td></tr>
<tr><td colspan="8">会议时间、地点：______ 年____月____日　　　________________________</td></tr>
<tr><td colspan="8">协作科室：</td></tr>
<tr><td colspan="8">会议记录：</td></tr>
</table>

[附件2]　编码 MDT 邀请函

<table>
<tr><td colspan="8">编码 MDT 邀请函</td></tr>
<tr><td colspan="8">患者基本资料</td></tr>
<tr><td>患者姓名</td><td></td><td>性　别</td><td></td><td>年　　龄</td><td></td><td>住院号</td><td></td></tr>
<tr><td>入院日期</td><td colspan="3"></td><td>出院日期</td><td colspan="3"></td></tr>
<tr><td>主要诊断</td><td colspan="3"></td><td>待讨论诊断</td><td colspan="3"></td></tr>
<tr><td colspan="8">患者病情摘要：</td></tr>
<tr><td colspan="8">申请原因：

申请人：________　　________年____月____日</td></tr>
<tr><td colspan="8">邀请协作科室：</td></tr>
<tr><td colspan="8">会议时间、地点：________年____月____日　__________________________</td></tr>
<tr><td colspan="8">协作科室回执：</td></tr>
</table>

（广州医科大学附属第二医院　陈丽纯　李林）

16 激励监管并重，提升临床路径出院患者比例

一、背景与现状

临床路径是指由医疗、护理及其他专业人员针对某些病种或手术，以循证医学证据为基础，制订的有严格工作顺序和准确时间要求的程序化、标准化的诊疗计划，以达到规范医疗服务行为、减少资源浪费，使患者获得适宜的医疗护理服务的目的。2017 年 8 月，国家卫生和计划生育委员会、国家中医药管理局联合发布《医疗机构临床路径管理指导原则》（国卫医发〔2017〕49 号），明确“将医疗机构临床路径管理情况纳入医疗机构考核指标体系，并作为医疗机构评审、评价的重要指标”。《广东省卫生计生委办公室关于进一步推进临床路径管理工作的通知》（粤卫办函〔2017〕590 号）要求：各级公立医院综合改革的考核指标为实施临床路径管理的病例数达到公立医院出院病例数的 30%。

临床路径是规范诊疗、节约医疗资源的科学有效的管理工具，也是公立医院绩效考核、医院评审的重要内容。我院临床路径管理情况此前尚未达到上级部门要求。因此，我院将临床路径作为重点改进工作，运用 PDCA 管理工具开展改进活动，具体做法总结如下。

二、方法与流程

（一）明确主题，组建改进小组

医院临床路径管理委员会明确改进主题为“提高入径占出院患者比例”。质控科牵头组建由临床路径指导评价小组部分成员组成的 9 人质量改进小组，质控科副科长为组长，组员覆盖质控科、医务科、护理部等行政管理部门和内、外、妇、儿、中医、药学等业务科室。改进小组建立后，拟定了从 2018 年 5 月至 2019 年 5 月的计划进度表（图 2 – 16 – 1），按计划开展 PDCA 改进活动，在 P 阶段，由于前期准备充分，进度快于计划。

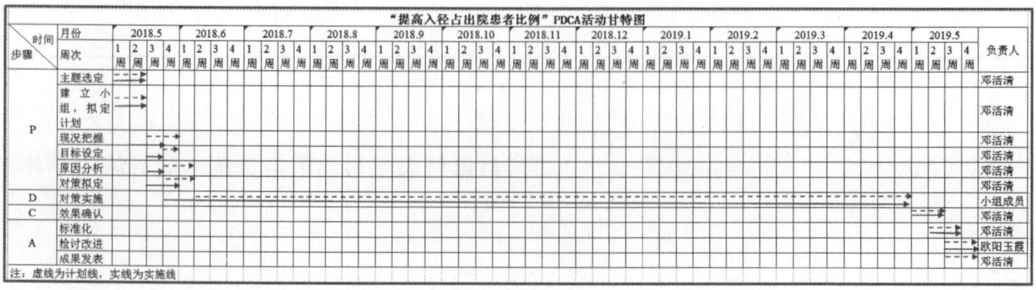

“提高入径占出院患者比例”PDCA活动甘特图

时间 步骤	月份 周次	2018.5 1周 2周 3周 4周	2018.6 1周 2周 3周 4周	2018.7 1周 2周 3周 4周	2018.8 1周 2周 3周 4周	2018.9 1周 2周 3周 4周	2018.10 1周 2周 3周 4周	2018.11 1周 2周 3周 4周	2018.12 1周 2周 3周 4周	2019.1 1周 2周 3周 4周	2019.2 1周 2周 3周 4周	2019.3 1周 2周 3周 4周	2019.4 1周 2周 3周 4周	2019.5 1周 2周 3周 4周	负责人
P	主题选定														邓活清
	建立小组，拟定计划														邓活清
	现况把握														邓活清
	目标设定														邓活清
	原因分析														邓活清
	对策拟定														邓活清
D	对策实施														小组成员
C	效果确认														邓活清
A	标准化														邓活清
	检讨改进														欧阳玉霞
	成果发表														邓活清

注：虚线为计划线，实线为实施线

图 2 – 16 – 1　PDCA 活动甘特图

（二）把握现状，找出重点

通过临床路径系统查询 2018 年 4 月全院入径占出院患者比例为 26.34%，并对各科室未入径的出院患者数进行统计、描绘柏拉图（图 2-16-2）。根据柏拉图分析显示，产科等 13 个科室未入径出院患者数占全院的 80.1%，依据帕累托法则（Pareto's Principle）"二八定律"，确定为改进重点。

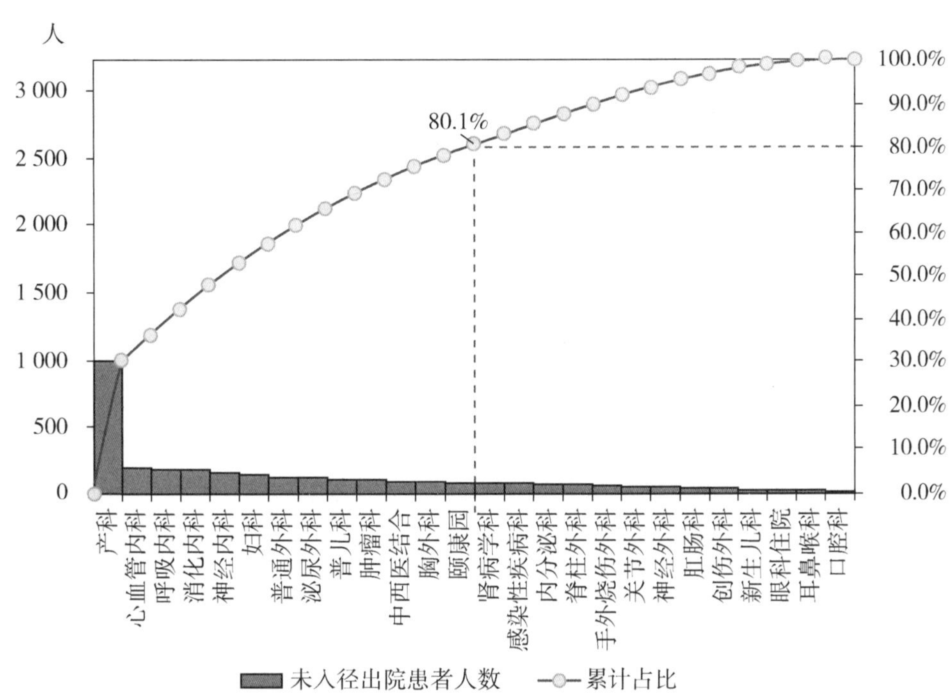

图 2-16-2　各科室未入径的出院患者数分析

（三）查阅资料，确定目标

查阅近年来文献资料，国内不同三级综合医院报道的入径占出院患者比例从 18.24% 至 93.4%，差异很大。结合"粤卫办函〔2017〕590 号"文中"实施临床路径管理病例数达到公立医院出院病人数的 30%"的要求，以及我院实际情况，本次活动目标定为：到 2019 年 5 月入径占出院患者比例达到 40%。

（四）分析原因，拟定对策

1. 原因分析

对 13 个改善重点科室未入径出院患者多的原因进行了合并分析，描绘鱼骨图（图 2-16-3），得出 14 个末端原因。再由小组成员对末端原因进行评分，从中选定 5 个要因：缺少奖惩机制、部分常见病种未覆盖、路径修订不及时、部门检查反馈不足、统计数据欠准确。

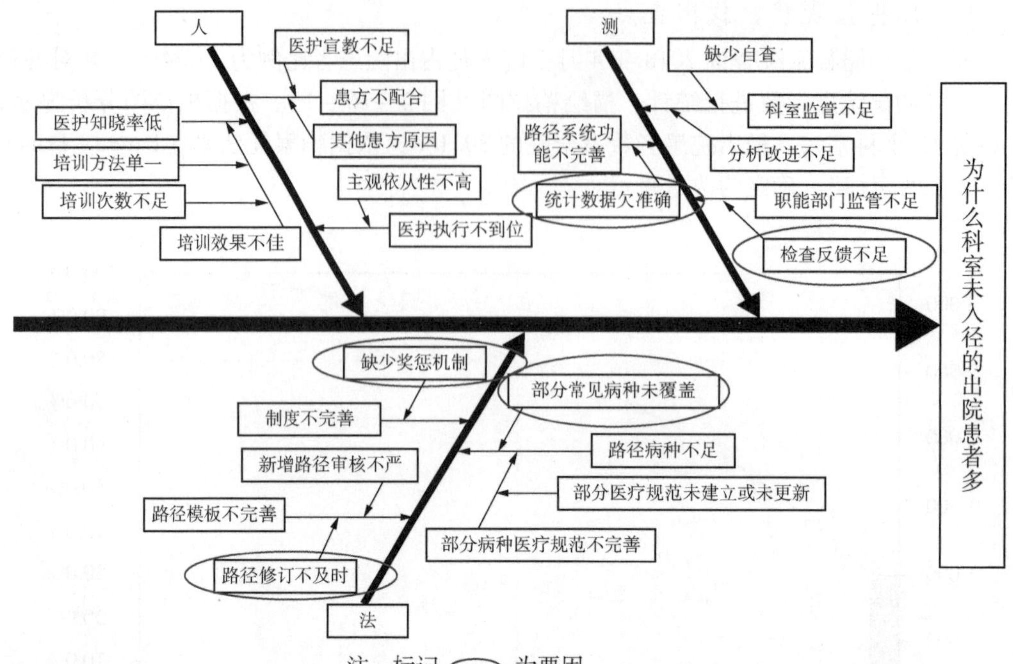

图2－16－3　未入径出院患者多的原因分析

2. 拟定对策

小组成员运用头脑风暴法，对上述5个要因进行讨论，共提出11项可能对策，再从迫切性、可行性、经济性方面进行集体评分，最终确定8项对策（表2－16－1）。

表2－16－1　对策整合排序表

序号	对策方案	对策名称	对策编号	负责人	地点	实施时间
1	质控科组织指导评价小组拟订临床路径奖惩方案	建立临床路径奖惩方案	对策一	邓活清	质控科	2019. 8. 20至1. 10
2	质控科收集、梳理系统统计功能缺陷，提出功能需求	完善临床路径系统功能	对策五	邓活清	质控科	2018. 5. 20至6. 10
3	督促网络技术中心、软件公司协助完善相应功能	完善临床路径系统功能	对策五	邓活清	质控科	2018. 6. 10至7. 31
4	每年反馈各科出院常见病种数据供科室参考	增加常见病种临床路径	对策二	张彩云	病案管理统计科	每年1—3月
5	落实初审后先试行再终审制度，加快实施进度	增加常见病种临床路径	对策二	邓活清	质控科	每月

续表 2－16－1

序号	对策方案	对策名称	对策编号	负责人	地点	实施时间
6	多部门及时沟通，药品、检验检查项目或代码变更及时公布，提醒更新模板	及时修订完善原有路径	对策三	利满科	医务科	每月
7	加快路径修订审批速度	及时修订完善原有路径	对策三	方　健	药学部	每月
8	指导评价小组不定期联合检查，利用工作微信群，及时反馈存在问题	职能部门加强临床路径检查和反馈	对策四	邓活清	质控科	不定期

（五）对策实施

1. 对策一：建立临床路径奖惩方案

针对缺少奖惩机制问题，由质控科组织指导评价小组拟订《临床路径管理奖惩方案》，提交临床路径管理委员会讨论通过后，全院发文，于 2018 年 6 月 1 日试行。奖惩方案将临床路径相关 7 个指标纳入奖惩条件，设定不同等级的奖惩力度，涉及科室整体和管理个人，明显提高临床科室开展临床路径的积极性。

2. 对策二：增加常见病种临床路径

针对临床路径未覆盖医院部分常见病种，由病案科每年向各科室反馈出院常见病种数据，供科室优先开展临床路径参考。同时，优化新增路径审批流程，新增路径经临床路径管理评价小组初审通过后先试行 3 个月以上，再由临床路径管理委员会最终审批，加快实施进度。活动期内，全院共发布试行新增路径 53 个病种，其中 28 个为医院常见病种。

3. 对策三：及时修订完善原有路径

活动前，因临床科室对诊疗指南更新存在不及时，医院的药品、检验项目及代码常有变动，而信息传递不畅，临床路径修订常有不及时的情况。对此，由质控科组织多部门及时沟通，每年由主管部门发布通知提醒更新专科诊疗指南和操作规范，及时公布行业最新规范与临床路径，药品、检验、检查项目或代码有变更时及时发布通知，并在工作微信群提醒更新临床路径模板，同时加快路径修订申请的审批速度。活动期内，共审批修订临床路径 72 个，临床路径模板得到及时优化。

4. 对策四：加强临床路径检查和反馈

活动前，对临床路径只有季度检查反馈，路径实施中的问题未得到及时反馈和纠正。对此，质控科组织多部门建立临床路径病例多部门联合督查方案，活动期内，共开展联合检查 8 次，充分利用工作微信群，及时反馈路径实施中存在的问题并指导纠正。随着督查反馈加强，临床路径变异率持续下降（见图 2－16－4），临床路径的依从性得到提高。

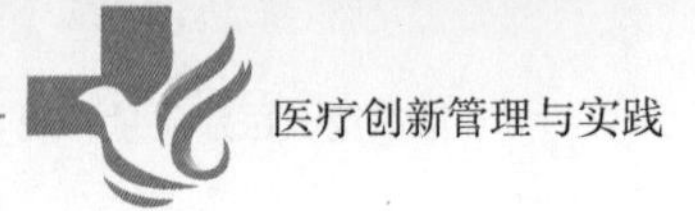

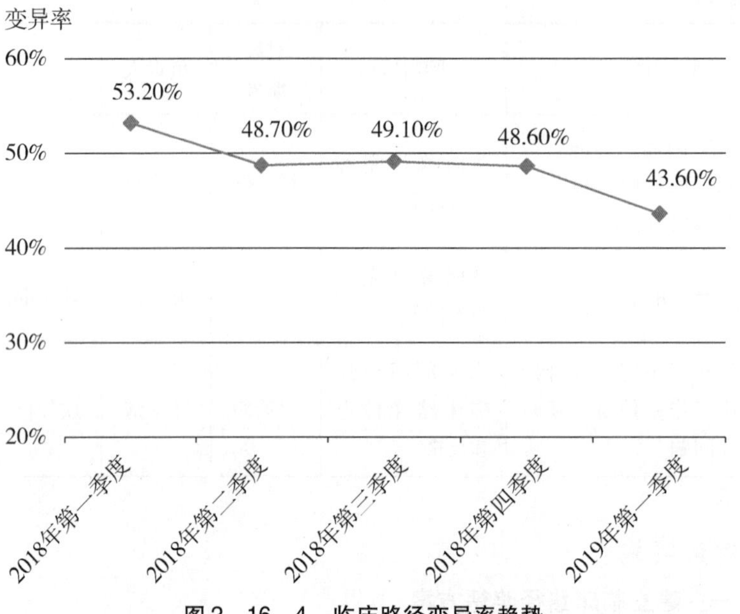

图 2-16-4 临床路径变异率趋势

5. 对策五：完善临床路径系统功能

活动前，存在部分科室临床路径统计数据不准确、功能不完善的问题，临床科室人员有所抱怨。质控科就此共向计算机网络中心、软件公司提出临床路径系统功能优化需求 14 项，基本得到实现。临床路径系统功能得到优化，数据准确性得到保障，临床科室人员对系统优化均反应良好。

三、实施成效

（一）目标达标情况

经过上述一系列措施的实施，入径占出院患者比例在 2019 年 5 月达到 41.8%，达到预期目标，达标率为 112.93%，进步率 58.56%，在后续月份也基本维持在 40% 以上（图 2-16-5、图 2-16-6）。

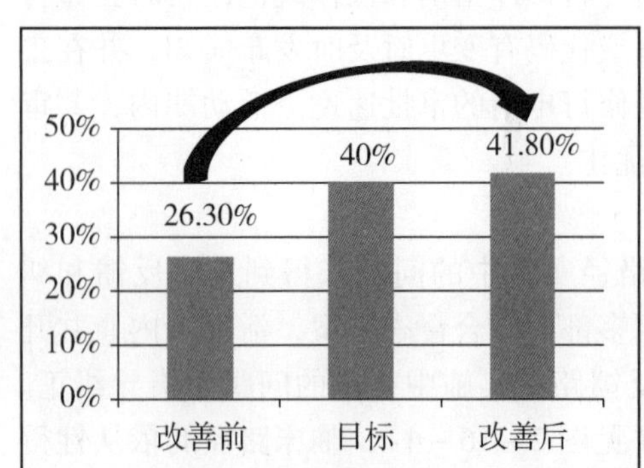

图 2-16-5 入径占出院患者比例改进效果对比(1)

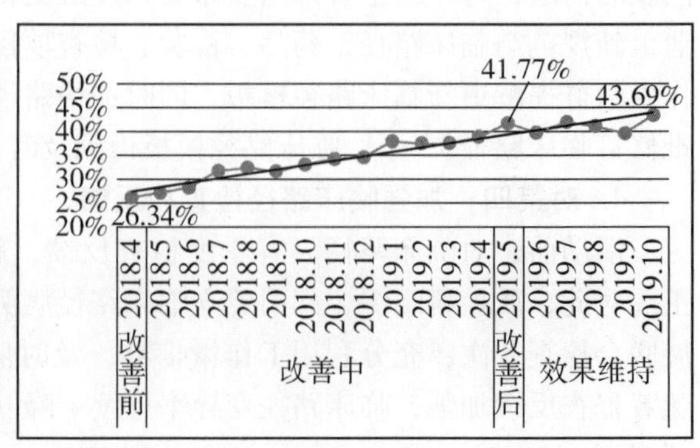

图 2-16-6 入径占出院患者比例改进效果对比(2)

（二）标准化

建立了《临床路径管理奖惩方案（试行）》，完善了临床路径管理的有效激励机制。建立了《临床路径病例多部门联合督查方案（2018 试行草案）》，初步建立了临床路径多部门监管机制。

（三）附加效益

对同一病种患者，2019 年一季度统计显示，进入临床路径管理的患者比不进入临床路径管理患者，住院费用平均减少 545 元/人次，医院一季度可节省支出 114 万元。

四、持续改进

我院入径占出院患者比例达到省级要求，但距离《进一步改善医疗服务行动计划（2018—2020 年）》中“出院病人临床路径完成率≥50%”的目标仍有距离，我们将进入下一轮 PDCA 循环，计划改进主题为“提高出院患者临床路径完成率”。

参考文献

[1] 尹璇，郭建兵. PDCA 循环在临床路径管理中的应用［J］.《中国病案》，2017，18（9）：31－33.

[2] 赵红梅，赵越，郭静竹. 运用 PDCA 推进临床路径管理［J］.《中国卫生质量管理》，2017，24（2）：48－50.

（广州市花都区人民医院　邓活清）

17 临床路径的应用与管理

一、背景或现状

随着医学科技的不断发展以及人民群众对医疗需求的增加，医疗费用快速攀升，现已成为当今各国面临的严重问题。寻求一种能降低医疗费用，控制医疗成本，并能保证医疗质量的途径成为各国政府和医疗机构的共同目标。在此背景下，临床路径应运而生。在国外，20 世纪 80 年代中后期开始探索，经历了长时间的研究和应用，现在已经基本形成了比较完整的运行模式和评价体系。在国内起步较晚，1996 年开始探索临床路径管理模式，2009 开始试点。2017 年，国家卫生和计划生育委员会、国家中医药管理局发布了《关于印发医疗机构临床路径管理指导原则的通知》（国卫医发〔2017〕49 号）。阜外华中心血管病医院根据上级卫生行政部门的要求，结合医院实际情况，对临床路径开展了大量的调研工作，制订了完善的制度和流程，并于 2018 年 7 月正式开展临床路径 7 个。2018 年 11 月，临床路径扩展至 36 个，但此时全院临床路径的入径率及完成率分别为 36.53%、51.69%，离国家卫生计划生育委员会的标准入径率 50% 和完成率 70% 有一定距离。因此，迫切需要寻求有效办法，提高我院的临床路径的入径率及完成率，通过有效的临床路径管理，达到规范医疗行为，降低治疗费用的目的。

二、方法与流程

从临床路径管理方案的提出到试运行，再到实施效果评价，最后到发现问题后进行持续改进，我院均通过科学有效的方法开展临床路径管理工作，主要方法包括原因分析法、PDCA 循环法、对比分析法等。实施临床路径管理流程见图 2 – 17 – 1。

（一）原因分析法

我院医务部首先从自身管理查找原因，组织临床路径管理委员会举行会议讨论，并到病区实地考察临床路径实际执行情况，对临床路径入径率及完成率低的原因进行分析讨论，绘制鱼骨图（图 2 – 17 – 2）。根据调研及分析反馈结果来看，可以从医师因素、患者因素、信息化因素、管理因素等四大方面进行详细分析，进而找出本院在临床路径管理水平提高中最重要的影响因素。

（1）医师因素。医师方面主要包括两大因素：一是临床医师在对适合进入临床路径患者入院时未进行充分沟通；二是临床医师对临床路径执行流程不了解、不熟练，不愿进入临床路径。

（2）患者因素。患者方面也主要包括两大因素：一是部分患者基础病多、病情重，且并发症多，无法正常完成临床路径；二是部分患者因个人因素，未完成路径就要求

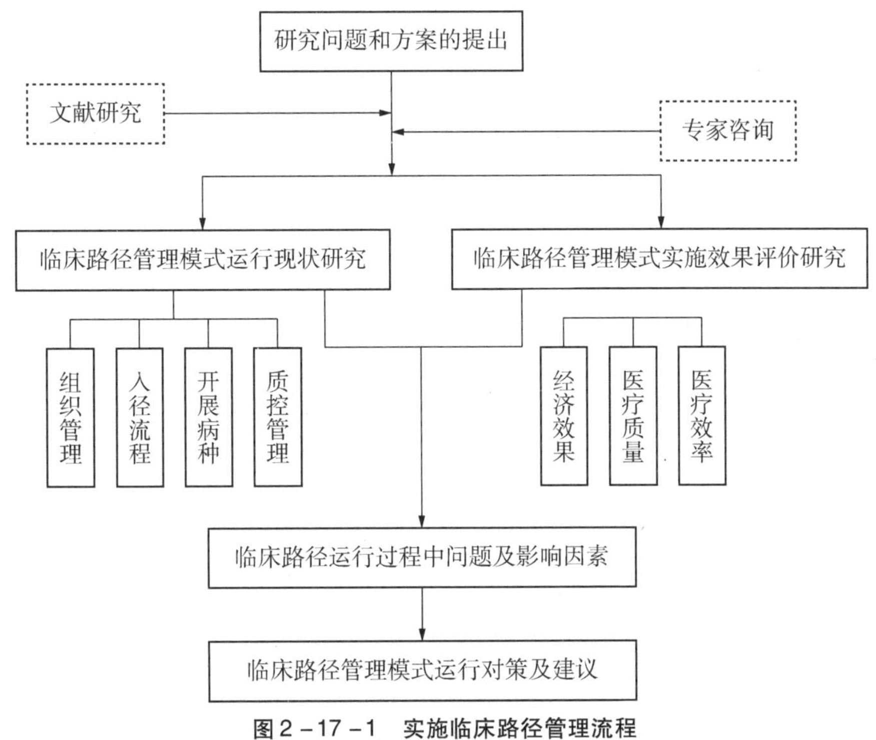

图2－17－1　实施临床路径管理流程

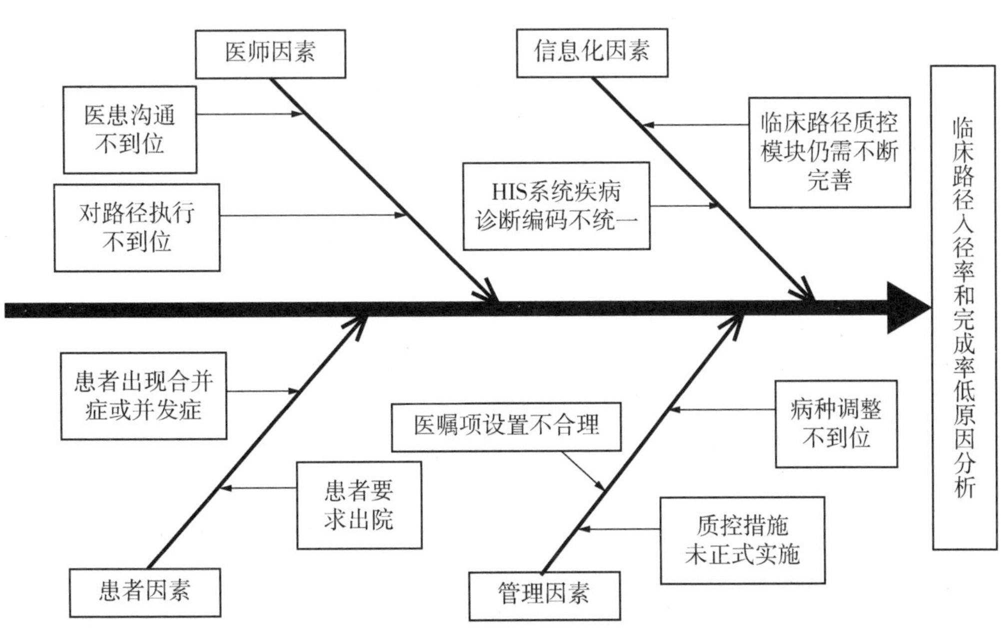

图2－17－2　临床路径入径率及完成率较低的原因分析

出院。

（3）信息化因素。信息化方面也主要包括两大因素：一是医师在执行临床路径的流程时，信息系统未设置任何质控操作；二是 HIS 系统诊断编码不统一。

（4）管理因素。管理方面主要包括三大因素：一是部分临床路径病种的医嘱项需要更新或设置不合理，导致完成率偏低；二是部分临床路径病种的设置不适合本院，需进行调整；三是对临床路径流程监管措施不得力。

（二）PDCA 循环法

为了提高我院临床路径的入径率和完成率，针对我院现阶段在临床路径管理中存在的问题，我院运用 PDCA 方法进行持续改进。

（1）不定时对临床医师进行临床路径相关文件制度流程的培训，使医、护、药、技及其他各科室人员明确各自职责，同时宣传临床路径实施的意义，培训临床路径管理知识，提高临床医务人员对临床路径工作重要性的认识，医院临床路径实施推广和培训能推动临床医师临床路径应用和正向效果评价。通过多种形式的培训，使医务人员认识临床路径是基于循证医学的标准化诊疗流程，临床路径的作用是通过规范诊疗行为来提高医疗质量、保证患者安全、降低医疗成本和提高医疗效率和效益。

（2）在 HIS 系统中加设临床路径质控模块，同时统一 HIS 系统中的诊断编码。目前质控模块现已在各病区上线运行，效果明显，发现的问题还在进一步改进中，统一的编码方案已在 HIS 中切换成功，试运行方案正在制订中。

（3）增加病种，完善表单，调整增加临床路径病种。截至 2019 年 11 月份，我院临床路径病种数量已增加至 159 个。临床路径病种增加首先是由管理委员会召开会议拟订病种、修订表单，然后对相应病种负责医生进行培训。对于目前暴露的临床路径病种医嘱项设置不合理的现象，经会议讨论后，我院要求需要修改医嘱项的病区应及时向医务部提交申请，目前已经形成了有效的申请—优化—处理的机制，各病种的医嘱项持续改进中。

（三）对比分析法

挑选本院具有代表性的 10 个病种，针对这些病种 2018、2019 两年入径前后的基本指标数据进行对比分析。挑选病种的原则：按照本院 2019“十大病种”中出院病人例数降序排列，挑选已纳入临床路径管理的病种，且以常见病，多发病为主；治疗方案明确、技术相对成熟、诊疗费用相对稳定、疾病诊疗中变异相对较少病种；挑选的样本量按照入路径和未入路径各 30 例进行对比分析；结合实际，研究采用软件 SPSS 21.0 进行统计学分析，计量资料表示为 [$\bar{x} \pm s$，检验方式为 t 检验，计数资料表示为 n（%）]，检验方式为 χ^2 检验，$P<0.05$ 表示差异具有统计学意义，在此基础上进行对比分析。

另外，利用综合指数法对评价对象各方面性质进行比较和综合分析，此方法能够较全面地反映事物综合情况，根据对以往研究经验的学习和借鉴，运用综合指数法对临床路径评价指标进行无量纲处理，得到临床路径质量的综合指数来反映路径管理水平。综合指数法的基本步骤为：①选择有代表性的评价指标；②确定各指标的权重；③合理确定标准值，使指标值标准化；④计算综合评价指数。

三、实施成效

临床路径作为一种提高医疗质量的管理手段，目的是规范医疗行为，减少不合理检查、用药及治疗，降低医疗费用，提高治疗效果，降低死亡率。我院通过采取一系列措施，建立组织构架，召开临床路径管理委员会、加强人员培训、开发信息化平台、统一编码、完善表单、监测通报等，有效推进了临床路径管理工作。

本院自2018年实施临床路径管理以来，临床路径病种数逐步增加，从最初进入试点的18个病种到2018年12月增加至36个，2019年8月增加以心血管疾病为核心的病种49个，截至2019年12月，共实现临床病种数159个。另外，医务部每月度对临床科室路径的入径率和完成率进行持续的监控和分析，2018年11月全院临床路径入径率为36.53%，完成率为51.69%，通过实施PDCA循环持续改进。从2018年12月至2019年10月，路径入径率稳步提高并维持在50%以上，路径完成率则一直保持稳步上升趋势，至2019年6月全院临床路径完成率首次达到100%，结果表明改进措施效果持续且十分有效。（表2-17-1）

表2-17-1　2018—2019年临床路径入径率及完成率

日期	入径率	完成率	日期	入径率	完成率
2018年7月	75.00%	0.00%	2019年3月	64.75%	79.72%
2018年8月	100.00%	14.81%	2019年4月	70.37%	95.49%
2018年9月	100.00%	71.91%	2019年5月	71.70%	99.62%
2018年10月	100.00%	51.02%	2019年6月	67.63%	100.00%
2018年11月	36.53%	51.69%	2019年7月	68.92%	100.00%
2018年12月	53.64%	71.19%	2019年8月	79.80%	100.00%
2019年1月	73.48%	65.56%	2019年9月	61.51%	60.64%
2019年2月	73.09%	88.95%	2019年10月	60.64%	100.00%

四、持续改进

虽然通过PDCA循环管理我院临床路径实现了较大成效，但是临床路径工作还存在现有指标分析不够深入、病种开发较单一、信息平台落后、数据库不完善、管理团队较单一等现象，这些都是我院临床路径管理工作的下一个重点。我们将持续完善临床路径管理，提高医疗管理水平，提高医疗质量。

（一）加强指标分析

根据我院已进入临床路径管理的病种，对入路径与未入路径样本数据依次进行医疗工作质量、工作效率与经济效果指标对比分析，具体指标及其相关定义说明见表2-17-2。根据临床路径管理模式的运行现状及实施效果进行评价分析临床路径运行过程中出现的问题，并找到解决办法，从而明确临床路径管理目标和方向，提高医疗管理水平。

表 2-17-2　临床路径效果评价指标及其相关指标定义

一级指标	二级指标	定义
医疗工作质量	治愈好转率	治愈好转人次数/总出院人次数（治愈好转标准：病案首页资料中离院方式为医嘱离院与医嘱转社区）
	病种死亡率	病种死亡人数/总出院人次数（病种死亡标准：病案首页资料的离院方式为死亡）
	医院感染发生率	病种发生感染的人次数/总出院人次数
	再住院率	调查时间内再次住院的人次数/调查时间内总出院人次数
医疗工作效率	平均住院日	病案首页中总住院天数/总出院人次数
	术前平均住院日	病案首页中总术前住院日/总出院人次数
经济效果	单病种次均总费用	病案首页中总费用之和/总出院人次数
	单病种次均药费	病案首页中药费之和/总出院人次数
	单病种次均药费所占比	病案首页中药费/总费用
	单病种次均检查费用	病案首页中检查费用之和/总出院人次数
	单病种次均检查费用所占比	病案首页中检查费用/总费用
	单病种次均耗材费用	病案首页中耗材费用之和/总出院人次数
	单病种次均耗材费用所占比	病案首页中耗材费用/总费用

（二）扩展综合科室临床路径病种

我院截至 2019 年 12 月共上线以心血管为主的临床路径病种数 159 个，其中，综合科室仅占 22 个。下一步要按照实际情况积极扩展综合科室的临床路径病种，并积极展开质控，调研个案，分析变异及退出原因，以保证临床路径的实施质量。

（三）加强信息软件的支持

将临床路径嵌入电子病历系统，通过信息系统实现医生、护士对临床路径的执行，并设置限制、质控功能，减少变异和退出，保证临床路径的入组率和完成率达到国家要求（入组率≥50%，完成率≥70%），保证临床路径完成的数量。

（四）完善临床路径信息数据库

运用信息系统建立临床路径的大数据库，并将各个统计指标、效果评价指标嵌入。能够实时抓取数据，实现月度统计、季度统计、年度统计分析、问题分析等功能，保证数据统计的真实性、完整性、及时性。

（五）强化团队力量

在临床路径管理中要增加管理人员的综合力量，团队中要有经验丰富的医疗管理人员、长期从事科研工作的人员、有专门从事医疗统计的人员，以及医院信息中心的强力支持。

参考文献

[1] 邹婧瑜. 临床路径的发展与应用现状 [J]. 中国卫生事业管理2008, 6: 426－428.

[2] CHEAH T S. The impact of clinical guidelines and clinical pathways on medical practice effectiveness and medico-legal aspects [J]. Ann Acad Med Singapore, 1998, 27 (4): 533－539.

[3] 钱晓忠. 临床路径对医疗服务的影响及控费效果研究 [D]. 上海: 复旦大学, 2010.

[4] 李敏奇, 白洁, 夏景林, 等. 临床医师临床路径应用和实施效果评价影响因素分析分析 [J]. 中国医院管理, 2017, 37 (7): 8－11.

[5] 赵红梅, 赵越, 郭静竹, 等. 运用 PDCA 推进临床路径管理 [J]. 中国卫生质量管理, 2017, 24 (2): 48－50.

（河南省人民医院　王黎　谢翼繁）

18 借助单病种病房建设加速推动医院学科发展

学科建设作为医院建设发展的一项基础工程，承担着长期的战略性任务。医疗行业本质上是技术和劳动高度密集的服务行业，医院和医务人员的价值须通过满足患者需求和为患者创造价值来实现，而学科是为患者提供服务的基本单元。因此，在学科的建设方向上，要以需求为导向，准确把握和注重学科建设的内涵，才能为学科发展提供源源不断的动力，加速学科快速发展。南京大学医学院附属鼓楼医院以泌尿外科前列腺癌亚专科为例积极推进学科发展，本文详细阐述其项目背景、实施方案、取得实效及创新和借鉴价值。

一、背景与现状

近年来，我国男性前列腺癌的发病率逐年升高，位列男性泌尿系统肿瘤的第 1 位、男性全身肿瘤发病率第 6 位，但是我国前列腺癌的诊疗现状却不容乐观。目前，我国前列腺癌患者的 5 年生存率不足 60%，与美国前列腺癌患者 99% 的 5 年生存率及 93% 的 15 年生存率存在着巨大的差距。前列腺癌早期筛查的普及程度、整体的经济水平及国民对于前列腺癌的认知程度等因素导致了中美之间的巨大差距，同时，从前列腺癌的诊断、评估、治疗、随访到复杂前列腺癌的多学科会诊，我们的水平也是全面落后于欧美发达国家。

传统的科室诊疗活动多以医疗团队为中心，这样的诊疗模式有利于培养出“全能”的专科医生，但不利于一定亚专业方向的聚焦与发展，而学科的建设与发展依赖于各个亚专业的建设与发展。针对过去以医疗小组为中心的模式，我们设想能不能反其道而行之，能不能以疾病为中心开展团队建设呢？结合近年来科室接诊前列腺相关疾病患者日益增加的医疗需求，我们设想围绕前列腺癌这一单一病种开展病房建设及医护团队建设。我们的初衷是以前列腺肿瘤单病种病房为载体，完成前列腺癌患者从诊断、评估、治疗、随访到 MDT 的全程一体化管理，同时培养出以前列腺癌为亚专业的中青年医护团队。同时，医院为了进一步提升运营效率，提高技术与服务质量，大力推进日间手术、加速康复外科（ERAS）、住院管理中心建设等工作。经过医院的统筹安排及各部门通力配合，将上述工作结合起来，单病种病房应运而生。

二、实施方案

（一）住院管理与日间手术管理中心建设

构建住院管理与日间手术中心，以信息技术为抓手，进行了整体架构设计和业务流程重组，创建了新的组织管理机构，功能涵盖床位管理、财务管理、医事服务等，能为患者提供最大便利。

1. 住院管理

（1）全院床位实时动态监控，包括各病区编制床位数、在院人数、空床数、加床数、占床率、病人基本信息。

（2）住院预约一站式服务流程。

2. 日间手术

（1）预约接待：配备专职护士及麻醉医师，负责预约登记、麻醉评估、流程指导等。

（2）日间手术：由日间手术室、日间病房组成。

（3）术后随访：配专职护士负责随访服务与管理。

（二）单病种病房建设

经过一段时间的筹备，我院泌尿外科前列腺癌单病种病房于2016年10月份正式启用，核定床位15张，用于收住拟行前列腺穿刺、前列腺癌根治术及前列腺癌化疗的患者。病房配备2台介入超声仪，用于前列腺穿刺及局灶治疗。同时，单病种病房还设置了泌尿影像病理教研室和药物临床试验基地，用于提升前列腺癌的诊断水平及促进前列腺癌药物临床试验的开展。

目前，单病种病房拥有一个由7名医师组成的医疗团队（主任医师1名，副主任医师1名，主治医师1名，住院医师4名）、8名护师组成的护理团队，同时还配备了1名临床药师指导用药。科室先后派送3名医师至国内外知名泌尿肿瘤中心进行前列腺癌相关影像、病理及肿瘤内科方向的学习，以推进单病种病房前列腺癌综合诊疗水平的提高。

（三）开展新技术

泌尿外科自2014年开展前列腺靶向穿刺技术，不仅能够提高前列腺癌诊断的准确性，还能够提高临床有意义的前列腺癌的发现率，有利于前列腺癌的准确临床分期，指导治疗方案的制订。从2016年最早在国内开展机器人辅助保留耻骨后间隙的前列腺癌根治术以来，患者术后即刻尿控恢复率高达80%以上，术后1个月尿控恢复率高达90%以上。

基于加速康复外科理念的实践以及机器人辅助技术的开展，科室提出“术后加速康复，早期功能恢复”的理念，大大增加了前列腺癌患者战胜前列腺癌的信心。对于极低危或低危前列腺癌患者，科室尝试开展术中实时超声导航下最大程度保留前列腺周围组织的机器人前列腺癌根治术以及前列腺癌的局灶治疗，在控制肿瘤的同时最大限度地保留患者的性功能及尿控功能，以保证患者术后的生活质量。

（四）单病种病房管理

单病种病房的临床工作围绕前列腺癌的诊治开展，主要从事前列腺穿刺、前列腺癌根治术及晚期前列腺癌的化疗。在住院管理中心的协作下，穿刺患者及化疗患者的所有术前检查均在门诊完成，实现48小时内出入院，做到日间管理。为了促进根治术后患者的早期康复，我们深入实践加速康复外科，通过术前、术中、术后各个环节的细节化、人性化、科学化的管理，实现患者术后早期康复。

（五）单病种病房延伸

单病种病房除了完成常规的临床工作，还以病房为载体完成许多延伸工作。目前，科室参加了多个关于晚期前列腺癌药物的全球多中心Ⅲ期临床试验研究。注册了一项旨在比较机器人辅助保留耻骨后间隙的前列腺癌根治术与传统前列腺癌根治术的前瞻性随机对照研究。

为了更好地服务前列腺癌患者，除了常规随访工作外，病房还定期开展医－患交流会，通过这种形式让患者及家属更好地了解前列腺癌的诊疗过程，熟知前列腺癌治疗后的注意事项。单病种病房加强与社区医院联系，定期给社区同道进行前列腺癌早期筛查相关的讲座，同时组织社区义诊。通过这样的形式，一方面凸显教学型医院的社会责任，另一方面增强中老年男性前列腺癌早期筛查的意识。

三、实施成效

单病种病房单月可完成 140 ～ 160 人次出入院，其中，前列腺穿刺约 70 例，前列腺根治术 30 例，前列腺癌化疗 60 人次。病房平均住院日 3.2 天。目前，大部分患者根治术后当天即可进食、进水，术后第 1 天即可下床活动，第 3 天即可出院。

社区前列腺癌筛查覆盖全市所有行政片区共 32 个社区卫生服务中心，举办各项活动近 30 场，累计筛查患者 7 000 余例，穿刺阳性率为 53.8%，筛查前列腺癌检出率为 1.03%。

目前，我院泌尿外科是江苏省“135 工程”医学重点学科、江苏省临床重点专科、南京市医学重点学科，达芬奇手术机器人中国泌尿外科临床手术教学示范中心、冷冻消融技术（氩氦刀）中国区临床应用示范中心、卫生部内镜诊疗技术培训基地、国家泌尿肿瘤临床药理基地、江苏省机器人手术治疗中心。多项新技术是国内开展最早、技术最成熟、病例数最多的临床中心；相关研究成果在国际知名泌尿外科杂志发表多篇高水平论著，成果多次在美国泌尿外科年会、国际微创治疗大会等国内外大会交流并获得同行的高度认可，且多次举办国家级继续教育项目，指导 30 余家大中型医院临床应用。科室自 2014 年 9 月 24 日开展第一例机器人手术以来，已完成 2 500 多例，居泌尿外科专科例数全国第 2 名，个人手术量居全国第 2 名，并成功举办 3 届江苏省泌尿系统肿瘤机器人手术论坛。

四、创新和借鉴价值

住院管理与日间手术的开展进一步体现“以患者为中心”的服务理念，优化住院服务流程，充分利用有限的卫生资源，提高医院的社会效益和经济效益，其对医院的服务水平、医患关系的处理、医院科学规范的管理等方面有着重大的影响。

目前，我院住院床位是由科室医护人员自行管理，医护人员除了应付繁重的临床医疗工作，还要负责患者预约管理、协调沟通，经常因为床位资源紧张或者床位分配不公平等因素，引起患者不满意，极大地影响了工作效率。住院管理中心承担住院患者的预约随访工作，可将医护人员解放出来，使其能集中精力投身医疗工作。另外，日间手术能加快床位周转、提升运行效率，对于病房绩效考核有积极作用。

单病种病房从前列腺肿瘤患者的诊断、评估、治疗、随访到复杂病情多学科会诊，做到前列腺癌患者全程“一体化”管理：之于医生、护士，更“专”更“精”，利于患者的管理、随访，利于规范化诊疗，利于开展临床随机对照试验（randomized controlled trial，RCT）；之于患者，专业的医护团队，提供专业的医疗服务，降低医疗成本，改善就诊体验。

五、结语

学科建设是医院持续发展的基础和核心竞争力，其重要性和意义毋庸置疑。目前，加强和推动学科建设的方式很多，单纯看经济收入、科研产出等并不能完全体现公立医院的价值，将社会需求和员工技术、劳动价值有机、创新结合，将是协同推动学科发展的有效方式之一。因此，各医疗机构要把其特色和优势加以充分发掘，并不断强化和延伸，这样能在为社会提供优质的医疗服务的同时，增强医院优势、提高医院竞争力，更广泛地造福百姓。

（南京大学医学院附属鼓楼医院　景抗震）

19 日间手术医疗质量监测

日间手术是一项整体的、有创造性的、高效率的程序模式，其任务是患者当日住院、当日手术并于术后24小时内或短期内出院的快速的康复过程。近年来，日间手术在国内特别是大型医院广泛开展，涉及众多科室几十种疾病，手术安全与质量如何保证及进行监测评价就需要管理者探索。国际日间手术协会（International Association of Ambulatory Surgery，IAAS）要求日间手术机构必须制订质量监测标准，包括客观指标和主观指标。美国日间手术质量报告项目要求日间手术机构必须按年度提交质量监测数据。根据全面质量管理理念，日间手术应制订医疗质量监测指标。国际上普遍认为理想的日间手术质量标志应有以下指标：预约取消率<1%；患者到达后取消率<1%；再次入手术室的比例<1%；因为各种原因改为普通住院患者<2.5%；出院后再入院<1%。根据参考文献报道并结合我国国情，蒋丽莎、马洪升就如何评价和监控日间手术的效率与安全，总结出5个维度、26个指标进行量化，包括投入产出指标、效率效能指标、患者体验指标、医疗质量安全指标、手术难易程度评估指标。

中山大学附属第三医院选取了9项日间手术医疗质量指标进行监测分析，包括日间手术预约取消率、手术当日取消率、24小时内非计划再手术率、并发症发生率、延迟出院率、非计划再就诊率、非计划再入院（出院后30天内）率、死亡率、患者满意度。这些临床质量指标可用于确定医疗质量规范、标准、准则和直接定性、定量的措施。应用PDCA质量管理循环模式，对患者准入、预约、疼痛管理、出院管理及康复指导等方面定期进行医疗质量指标监测并分析，改进日间手术各环节的医疗质量，使日间手术的医疗护理工作流程更加顺畅。

一、预约取消（爽约）率

预约取消率指患者完成预约后在手术前一日取消手术预约的人数占总预约人数的比例。随着日间手术的数量不断增多，一些问题也纷纷凸显出来，如部分患者预约手术后在等待手术的过程中却放弃了手术（爽约）。2016年，殷宇、戴燕通过对173例患者爽约原因分析发现，患者爽约的主要原因有感冒、月经来潮、病情变化、自动放弃等。其中，感冒58例，占33.52%；月经来潮26例，占15.03%；病情变化18例，占10.4%；自动放弃10例，占10%。我院2019年1—11月，日间手术共2 068例，爽约10人，占0.48%，原因包括：患者暂时不手术，继续病情观察；因医保原因回当地手术；放弃手术；等等。这与患者缺乏术前术后健康方面知识和医保知识、沟通途径少有关。因此，我们采用PDCA质量管理工具，开展持续质量管理。加强对预约患者进行术前健康知识的宣教，将术后康复指导前移至术前，减少患者的紧张、焦虑，使患者轻松度过术前等待期。询问患者的医保情况，了解患者的医保类型，分析患者对医保知识的知晓度，指引患者办理定点医保流程，讲解住院起付标准及自付统筹比例，使患者对医保知识有初步了解。建立畅通有效的联系途径，患者预约时留下至少两个联系方式，告知患者有病情变化时及时联系，对超过 1 周以上的预约患者，保持每周电话沟通 1 次，同时告知患者术前一天保持通讯通畅，护理人员会联系患者，提醒患者或家属做好时间安排，避免出现爽约情况。预约时建议患者或家属建立微信，方便及时了解患者术前术后情况及心理状态，帮助患者及时调整，给予建议。通过各种措施干预后，爽约率下降 0.2%。因此，促进患者与医护人员的沟通，有利于减少预约取消率。

二、手术当日取消率

当日手术取消率是指患者手术当天因各种原因不能实施手术的人数占计划手术总人数的百分比，反映日间手术预约系统的有效性。有很多原因可导致手术取消，取消的原因可能是：原先就存在的疾病状况、有急性病、组织方面的原因、其他原因。另外，儿童更易发生手术取消或手术推迟，因为他们容易生病。Macarthur 等报道：儿童取消已预订的手术比为 10.2%；也有文献报道，国内外日间手术取消率为 1.55%～13.9%。近年来，日间手术极大地满足了不同患者的治疗需求，可确保优质医疗资源得到最大化利用。然而，当日临时取消手术的现象正成为日间手术管理的难点之一。国内外调查发现，医院日间手术当日取消率为 5%～40%。当日取消手术的主要原因为患者因素、医疗因素、管理因素，分别占 41.26%、30.26%、28.48%。患者因素中，以爽约或迟到、手术等待时间长、放弃/拒绝手术最为常见；医疗因素中，以纳入错误、突发事件最为常见；管理因素中，以安排错误、床位/设备不足为主。我院在 2019 年日间手术取消率占日间手术总人数 4.5%，取消手术原因为床位不足、病情变化、患者临时推迟手术。而儿童手术取消率占日间手术总人数 0.14%，手术取消原因均是由于上呼吸道感染。对此，通过 PDCA 的应用，加强术前筛选和评估，对每位日间手术患者的术前检查进行评估，完善术前准备，术前一天电话与患者再次确认手术时间和术前注意事项。对由于管理原因出现的床位不足而取消手术的问题，要求病区医生手术当日尽早安排日间手术，协调床位周转，对此，医院已有计划设立单独的日间手术中心，减少因此而导致的手术取消；对于儿童日间手术患者，在患者开始预约手术时对家长及患者进行术前术后注意事项的指导，避免感冒、咳嗽，在等待手术期间如有不适，随时与医院联系，避免因病情突然变化而取消手术。我院未办理入院之前的日间手术取消率是 3.38%，已办理入院而取消手术率是 1.12%。可见，术前一天电话筛查和确认非常重要。Basu 等报道，在预约手术日之前 2 周，收到术前评估问卷的那组，手术取消率降低到 2.25%。Kleinfeldt 发现，术前电话联系会降低儿科日间手术取消率，手术取消率为 8%，而相比之下，术前没有电话联系过的患者，手术取消率为 16.6%。我院 2019 年日间手术取消率与 2018 年相比，下降 0.13%。因此，严格的患者筛选、充足的手术场地、完善的术前准备和评估是减少日间手术取消率的前提。

三、24 小时内非计划再手术率

24 小时内非计划再手术率是指行日间手术的患者术后 24 小时内因手术直接或间接

因素而需再次手术的人数占日间手术患者总人数的百分率。该临床指标可以反映手术操作可能存在的问题，由于这是小概率事件，只有通过大样本数据才能提供可信赖的数据，两年来，我院非计划再手术率在0.03%。

四、延迟出院率

延迟出院率是指行日间手术的患者因日间手术医疗因素（手术方式变更、手术或麻醉并发症）、社会因素或管理因素而在24小时内不能出院，需转回专科病房进一步住院观察治疗的人数占日间手术患者总人数的百分率。日间手术延迟出院作为一个临床指标，每一例都应分析，这样才能提升质量、改进流程。Fortier连续研究了15 172例日间手术患者，延迟出院率为1.42%，因手术、麻醉、社会和医疗的原因，患者延迟出院的比例分别为38.10%、25.10%、19.50%和17.25%，主要原因是疼痛、恶心呕吐和出血。刘洋、李志超、马洪升对14 560例患者研究，延迟出院患者81例，延迟出院率0.56%，原因是手术方式改变、术后并发症、麻醉因素及患者自身因素。我院延迟出院率为10.2%，原因为术后病情观察，如出血、疼痛、留置管道；手术方式改变，如乳腺恶性肿瘤、宫颈恶性肿瘤、甲状腺恶性肿瘤等手术方式的改变；手术接台较晚，因为手术日上午患者的手术方式改变影响接台患者的手术时间而延迟出院；其他原因，如心理原因，认为出院后没有医护人员的照顾会影响术后恢复。特别是儿童患者，因为家长担心患儿术后安全问题，不愿意出院，要求继续在院观察，因此，对延迟出院的原因进行管理干预，还需要加强对日间手术知识的宣传和普及，减轻家长焦虑，保证患儿24小时内顺利出院。严格掌握日间手术患者准入标准和手术适应证，充分做好术前准备和术前评估，对患者病情深入了解和分析，可降低日间手术延迟出院率。尽量避免手术方式的临时调整，对病情复杂的患者和高龄患者安排普通住院，因为高龄患者机体功能退行性改变，术后并发症多；三级以上的手术尽量安排上午进行。由于日间手术患者住院时间短，加强术后康复指导和心理护理尤为重要。病房可建立微信随访，增加出院患者的安全感。总之，延迟出院的原因是多方面的，术前外科医生充分的沟通和住院期间的宣教让患者充分理解日间手术模式、流程及康复等情况，让患者心理接受日间手术模式，则可降低延迟出院率。

五、死亡率

死亡率指日间手术患者术后30天内因手术或麻醉原因直接或间接导致患者死亡的人数占日间手术患者总人数的百分率。日间手术死亡发生率极低。需要大数据才能精准评估这些结果。Warner等对38 958名日间手术患者研究显示，手术并发症导致的死亡率1周内为0，术后30天为0.1‰（4/38 958）。而死亡原因为心血管病和交通意外，均与日间手术无直接关联。目前，国内暂无报道因日间手术或麻醉导致患者死亡的病例。

六、非计划复诊和再入院（出院后30天）

日间手术另外一个重要疗效指标，回院复诊和再入院率。这个数据难以评价。再入院率在1%～2%是可以接受的。患者由于各种原因，需要分析患者何时返回，以及什么时候再入院，因此，国际日间手术联盟建议把这个临床指标分为两部分：术后 24 小时内发生的、术后 24 小时至 28 天内发生的。有数据显示，欧美发达国家的日间手术非计划再入院率为 0.3%～0.5%。术后疼痛是致使日间手术患者延迟出院、出院后非计划就诊和非计划入院的最常见原因。马洪升等对日间手术患者的安全感知调查结果显示，非计划再入院率为 0.5%，非计划就诊率为 2.9%，优于国外文献报道。我院日间手术患者因为自觉颈部切口轻度水肿回院就诊 1 例，占比 0.04%。

七、并发症

并发症指手术后发生的与手术或麻醉相关的不适或诱发的其他疾病。有数据显示，欧美发达国家的日间手术术后 30 天内的并发症发生率仍有 5.7%。我院 2019 年出现术后并发症 2 例，占比 0.1%，原因是术后出血及伤口感染，经治疗后，患者安全出院。对此，手术医生要严格把控准入关，避免无相关资质医生操作日间手术，造成不必要的并发症。另一方面，接受日间手术的患者入院前必须由专科医生评估收治，完善术前相关检查。同时，加强术后健康宣教，加强患者和家属的健康指导，教会其必要的自我照护、自我观察、自我处理和康复的技能；指导患者和家属如出现异常在附近社区医院救治，降低患者的心理负担。

八、满意度

满意度指患者出院后对手术效果的满意情况，对日间手术模式的满意程度，对服务过程的满意程度。简单地说，患者满意度取决于患者期望的和实际发生在他们身上的是否一致，如果患者期望的和实际发生的没有重大差异，他们就感觉满意。患者满意度很难衡量，这是一个主观指标，与患者受教育程度、文化背景、期望和关注点有关，这也使得测量结果和解读结果时存在困难，许多因素构成了患者的满意度，包括服务的可及性和便利性、机构设置、人际关系、医护人员的技能和患者自身的期望与偏好。刘洋等对出院后 30 天的 5 520 例日间手术患者进行满意度调查，不满意有 56 例，满意 5 464 例，对日间手术的总体满意度为 98.99%。我院 2019 年对日间手术不满意的有 1 人，原因是医生在出院时为患者出院带药是祛瘢痕药物，但对日间手术的治疗很满意。在随访中，尽管多数患者术后至少有一种轻微不适的情况，但患者的满意度仍非常高；另外，良好的术后疼痛控制和术前术后康复指导是影响患者满意度的几个重要因素。

参考文献

[1] 于丽华. 中国日间手术发展的历程与展望 [J]. 中国医院管理，2016，36 (6)：16－18.

[2] 缪传文，李群，陈德键. 等. 日间手术质量管理与评价探讨 [J]. 中国医院管理，2017，37 (12)：42－43.

[3] MARSDEN J，LIPP A，KUMAR V. Day surgery：implications for general practice [J]. Br J Gen Pract，2016，66 (646)：232－233.

[4] SARKISS C A，PAPIN J A，YAO A，et al. Day of surgery impacts outcome：rehabilitation utilization on hospital length of stay in patients undergoing elective meningioma resection [J]. World neurosurgery，2016，93：127－132.

[5] SJÖVALL S，KOKKI M，KOKKI H. Laparoscopic surgery：a narrative review of pharmacotherapy in pain management [J]. Drugs，2015，75（16）：1867 – 1889.

[6] 蒋丽莎，马洪升. 日间手术评价与监控指标初探 [J]. 医院管理与教学，2019，34（2）：202 – 205.

[7] 殷宇，戴燕. 日间手术病房预约处爽约原因分析及对策 [J]. 华西医学，2016，31（4）：624 – 625.

[8] 何琼，张静，周维强，等. 湖南省某院日间手术实施现状分析 [J]. 中国病案，2017，18（2）：59 – 59.

[9] 李诗涵，刘芳，杜姣姣，等. 日间手术患者当日取消手术原因分析及改进建议 [J]. 中国卫生质量管理，2019，26（4）：45 – 47.

[10] DIMITRIADIS P A，IYER S，EVGENIOU E. The challenge of cancellations on the day of surgery [J]. International journal of surgery，2013，11（10）：1126.

（中山大学附属第三医院　王柯心　杨运娥）

20 以信息化为基础，推动临床路径工作

一、背景

为落实深化医药卫生体制改革的相关工作，进一步规范临床诊疗行为，提高医疗质量，保障医疗安全，控制医药费用，缩短住院日，增进医患沟通，按照卫生部《临床路径管理试点工作方案》《临床路径管理指导原则（试行）》和《临床路径管理试点工作评估方案》等文件的有关要求，温州医科大学附属第一医院结合实际情况，于2010年10月开展临床路径工作。根据医院电子病历信息化程度高的特点，2011年6月起将临床路径与医院的HIS系统相结合，实行信息化条件下的临床路径工作，并逐步与财务系统、病案统计、药库管理系统等系统相结合。确保医疗的各项诊疗计划有严格工作顺序和准确时间要求，通过标准化的诊疗计划，减少患者康复延迟及资源浪费，使患者获得最佳的医疗护理服务。

二、方法与流程

（一）工作启动

（1）医院成立临床路径管理试点工作领导小组，各个专科设置个案管理员等。

（2）遴选专业病种。临床路径实施开始阶段，结合本院特色，从疾病的发生率、诊疗、住院日、住院费用等方面综合考虑，选择8个病种实施临床路径管理试点，具体包括：股骨干骨折、急性ST段抬高心肌梗死、计划性剖宫产、子宫平滑肌瘤、老年性白内障、急性单纯性阑尾炎、结节性甲状腺肿、乳腺癌。

（3）开展培训指导。通过强化临床路径管理培训，让参与试点科室人员了解临床路径的概念和内容，掌握实施临床路径管理的步骤、环节、措施、任务、时间和目标要求。加强对我院试点科室的全方位指导：一是临床路径基础理论、管理方法和相关制度；二是临床路径主要内容、实施方法和评价制度。将培训资料下发至每一个试点科室。及时解决实施过程中的困难和问题。

（二）组织实施

开展临床路径电子化。信息科积极配合，制作临床路径电子化，将变异率、入径率统计信息化，取代纸质临床路径表单。

逐步扩大临床路径入选科室和病种范围。根据最初的8个病种的实施情况，逐步扩大临床路径入选专业和病种。2011年进一步初步确定了20个专业共56个病种，各个临床路径个案管理员根据卫生部的临床路径要求，结合我院实际情况，进行了必要的修改和完善，并输入电脑使其电子化。

处理实施过程中的问题。在实施过程中，业务副院长亲自组织相关科室进行了多次

会议，协调解决路径实施过程中的问题。就大家反映比较普遍的辅助检查时间瓶颈、用药剂量、种类、变异率等问题进行沟通。对于程序问题，信息科逐步予以解决和完善。

（三）提升临床路径质量阶段

扩大临床路径范围。医院通过对临床路径工作实施奖励，提高临床一线医务人员的积极性，2012 年将临床路径由 20 个专业共 56 个病种提高到 22 个专业共 128 个病种。

借助信息化平台，加强监管。医院信息处将临床路径与 HIS 系统紧密结合，做到实时监控，对纳入临床路径的患者，长期医嘱、临时医嘱均有严格的限制和管理。同时，开发软件，对临床路径入径率、变异率、完成例数、退出例数实时监管；对于每个完成及退出案例均可实时查询，分析原因；对纳入临床的案例的平均住院日、住院费用进行统计分析，与非入径患者进行比较。

以临床路径为基础、积极开展预住院。根据专业和病种的特点，确定以妇科、耳鼻喉科、肿瘤外科等 7 个科室在临床路径的基础上实行预住院；在病种选择上，尽量做到诊断明确、单一病种（合并症、并发症少）、治疗效果容易控制，确定了子宫肌瘤、胆囊结石、声带息肉等 18 个病种。根据各个病种临床路径要求，制订严格的标准，包括术前检查及术后出院标准、入院后规范治疗的标准。

（四）信息交互和动态调整阶段

依托医院结构化的电子病历改造，实现临床路径与财务、病案统计、财务系统的互通。通过实时与非入径患者进行比较，治疗组之间的比较，通过平均住院日、住院费用、药占比、并发症发生率等综合指标的比较，以循证医学为基础，制订修正最佳的临床路径方案。

2017 年 10 月起，为提高临床医疗水平，加强合理用药，避免过度医疗，我院对临床路径系统进行升级，增加临床路径系统药学部、医务处审核环节，增加了临床药师对临床路径的监管，提高了临床路径的用药合理性，新系统于 2018 年 9 月正式上线。

总的来说，我院临床路径工作的推进可概括为三个阶段。第一阶段：由纸质表格向电子表格转变；第二阶段：由静态的电子表格向半动态的数据结构化转变；第三阶段：通过信息交互，实现动态调整和实时监控。

三、创新亮点

与医院信息系统紧密相结合。医院启用电子化临床路径管理系统，临床路径是在信息化的条件下逐步完善。通过信息化，对医嘱的下达、审核、执行有了严格的程序化和时间点的要求。患者的医疗服务得到了同质化。

开发临床路径的大数据软件。通过医院的信息化，临床路径患者的平均住院日、住院费用、药比、并发症发生率等数据得到有效的分析。并逐步在非入径群体与治疗组的临床路径执行情况之间进行合理比较、分析，以 PDCA 为手段，制订最佳的临床路径方案。

四、效果

（一）临床路径范围逐步扩大，入径率、完成率不断提高

自 2011 年年中开始实施临床路径电子化，确定了 20 个专业共 56 个病种。2011 年，

我院共入径病例数 382 例，平均入径率 20.4%，变异总例数 69 例，出径数 313 例，完成率 81.94%。2012 年，我院共入径病例数 397 例，平均入径率 20.2%，变异总例数 76 例，出径数 321 例，完成率 80.86%。2013 年，临床路径也从 20 个专业 56 个病种增加到 90 个病种。2013 年，我院共入径病例数 31 429 例，平均入径率 43.40%，变异总例数 5 464 例，出径数 5 464 例，完成率 82.61%。2014 年，20 个专业共 78 个病种在进行临床路径，共完成 37 804 例临床路径，全院整体入径率 42.04%，变异率 26.69%。2015 年，临床路径开展了 21 个专业共 133 个病种的临床路径工作，共计 31 506 例临床路径，全院整体入径率 41.04%，变异率 23.69%。2016 年，我院开展了 21 个专业，133 个病种的临床路径，全年共完成 52 415 例，平均入径率 43.78%，变异率 22.69%。2017 年，临床路径范围增加大 23 个专业 199 个病种的临床路径，全年共完成 54 985 例，平均入径率 45.22%，变异率 23.02%。2017 年 10 月起，为提高临床医疗水平，加强合理用药，避免过度医疗，我院对临床路径系统进行升级，增加了临床路径系统药学部、医务处审核环节，增加了临床药师对临床路径的监管，提高了临床路径的用药合理性，新系统于 2018 年 9 月正式上线。2018 年，临床路径工作在提高质量、加强监管的情况下，共完成了 26 305 例临床路径，涉及 23 个专业 95 个病种的临床路径，平均入径率 22.47%。2019 年，全面运用新的临床路径信息化系统，目前涉及 26 个专业 211 个病种的临床路径。通过全院临床路径培训宣教，全院平均入径率呈现平稳上升态势，10 月的入径率为 35.90%，11 月升至 37.30%，12 月已达到 37.90%，变异率 10.40%。其中，上尿路结石、包皮疾病、快速康复妇科等 34 个临床路径病种的入径率都大于 70.00%，变异率小于 30.00%。（图 2－20－1）

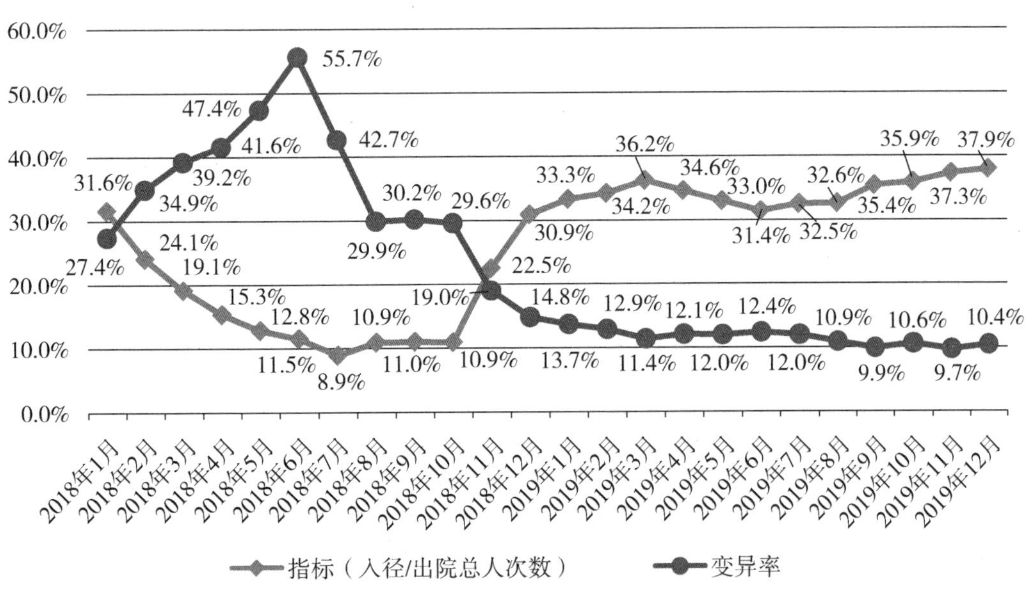

图 2－20－1　临床路径指标变化趋势

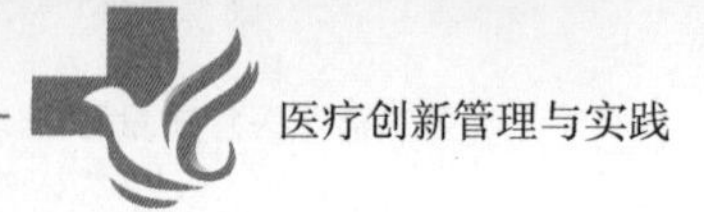

（二）实施临床路径，降低病种的平均住院日、住院费用

临床路径实施后缩短了单病种、科室及全院的术前平均住院日和住院平均住院日，特别是肛肠外科，平均住院日较实施前缩短了4.63天，缓解住院难的社会效益非常显著。妇科、肿瘤外科、泌尿外科、肛肠外科等科室实施临床路径后对于缓解住院难、缩短平均住院日、提高床位周转率等方面起到得积极作用。通过对这4个科室临床入径患者与非入径患者的比较分析（表2-20-1），可见实施临床路径对缩短患者术前住院日有明显作用，肿瘤、肛肠、泌尿外科作用尤为明显，这与其专科术前检查所需项目如肠镜等需时较长有关，通过临床路径使一些需时较长的术前检查项目有了明确的时间要求，大大缩短术前等待天数。

表2-20-1　临床路径患者与传统途径入院患者比较

科室	平均术前住院日		平均住院日	
	临床路径	传统	临床路径	传统
妇科	2.60	2.75	6.49	6.51
泌尿科	2.96	4.18	7.95	8.97
肿瘤科	2.40	3.49	6.74	7.69
肛肠外科	1.63	3.36	6.19	10.82

（温州医科大学附属第一医院　张纯武）

21 预住院与临床路径相结合，合理调配医疗资源

一、背景

住院诊疗是医院整体医疗水平的保障，也是医院医疗质量的集中体现。住院流程涉及医疗、护理、检验检查、药房、收费和病案管理等多个部门。我国大多数医院的住院患者收住入院后需要进行一系列的检查和临床观察，才能明确诊断和病情，制订下一步诊疗方案。而预约等待手术、预约等待检验/检查、等待检验/检查报告、诊疗计划安排不合理等非增值的环节是住院流程的瓶颈，制约了医院对患者提供服务的高效性。特别是 CT、超声等辅助检查预约时间过长，会延长患者的住院天数，增加了患者的住院费用和医保基金支出，增加了其他需住院患者的等待时间，加重了患者和社会的负担，同时也延长了医院的平均住院日和降低了医院的床位周转率，造成了医疗资源的不合理配置情况。

针对住院诊疗中存在的上述问题，温州医科大学附属第一医院通过创新将预住院和临床路径相结合，利用先进的卫生信息技术进行住院流程的优化与再造，制订预住院和临床路径标准，患者在预住院期间以虚拟床位管理方式按照标准要求完善各项术前准备后正式收入病房并按照临床路径规范治疗、尽快手术，从整体上提高医院的工作质量和工作效率，优化医疗资源配置，建立标准化、规范化的疾病诊治计划，使患者获得更为适宜、便捷和质优价廉的医疗服务。主要投入包括：信息支持，开发预住院和临床路径信息系统投入使用；医院支持，对于进入临床路径的科室给予奖励；积极与医保局沟通，获医保局批准医保患者进入预住院。

二、方法与流程

（一）确定专业和病种，制订严格的标准

与临床科室沟通，根据专业和病种的特点，确定以妇科、耳鼻喉科、肿瘤外科等 7 个科室实行预住院与临床路径；在病种选择上，尽量做到诊断明确、单一病种（合并症、并发症少）、治疗效果容易控制，确定了子宫肌瘤、胆囊结石、声带息肉等 18 个病种。根据各个病种的指南、诊疗规范及卫健委有关临床路径的要求，制订严格的标准，包括术前检查及术后出院标准、入院后规范治疗的标准。

（二）软件的开发和制作

根据预住院和临床路径的需求，医务处、医保处、信息处和临床科室反复沟通，注重患者预住院与正式住院的识别、临床路径表的设计和制订、变异数据的收集和分析、虚拟床位的设置、预住院期间患者各项检查结果的有效期、财务收费与医保报销问题及

入院后患者的规范化治疗等方面设计开发相应的预住院系统和临床路径系统。（图 2 - 21 - 1、图 2 - 21 - 2）

社保审批系统 - [预住院病人管理]

S 系统　I 输入　G 对账管理　C 查询　D 代码　W 窗口　H 帮助

预住院病人列表　费用明细

可否转费用	病人类型	结算类型	住院号	病人姓名	性别	病区	专科	床位号	出生日期	总金额	预住院期间总费用	财务入院时间	首次手术时间	病区入
☑	社保	普通	1120843	[illegible]	男	422	肢体中心	501	1957-12-09	0.00	0.00	2014-09-03 09:00:47		
☑	普通	普通			女	461	肿瘤科	502	1973-09-02	594.01	594.01	2014-09-03 08:52:44		
☑	社保	普通			女	161	妇科	517	1971-02-15	0.00	0.00	2014-09-03 08:46:37		
☑	普通	普通			女	162	妇科	509	1980-04-27	0.00	0.00	2014-09-03 08:10:03		
☑	社保	普通			男	253	泌尿外科	508	1942-01-28	0.00	0.00	2014-09-02 15:55:19		
☑	社保	普通			女	162	妇科	501	1975-11-07	821.10	821.10	2014-09-02 14:48:43		
☑	普通	普通			女	162	妇科	526	1983-09-02	776.91	776.91	2014-09-02 14:36:33		
☑	社保	普通			女	461	肿瘤科	501	1948-03-10	914.01	914.01	2014-09-02 14:32:58		
☑	社保	普通			男	471	肛肠外科	517	1965-07-06	529.21	529.21	2014-09-02 14:09:24		
☑	普通	普通			男	452	肝胆外科	502	1968-12-23	539.01	539.01	2014-09-02 13:55:13		
☑	普通	普通			女	461	肿瘤科	515	1982-07-10	763.01	763.01	2014-09-02 12:54:17		
☑	普通	普通			女	162	妇科	511	1979-10-01	942.11	942.11	2014-09-02 12:01:11		
☑	社保	普通			男	253	泌尿外科	506	1955-11-15	1323.20	1323.20	2014-09-02 11:37:32		
☑	普通	普通			女	162	妇科	525	1938-08-07	266.00	266.00	2014-09-02 11:21:16		
☑	普通	普通			女	162	妇科	515	1968-08-15	938.01	938.01	2014-09-02 11:01:39		
☑	社保	普通			女	162	妇科	534	1968-05-10	467.11	467.11	2014-09-02 10:46:30		
☑	普通	普通			女	471	肛肠外科	518	1974-07-02	662.71	662.71	2014-09-02 10:31:14		
☑	社保	普通			男	253	泌尿外科	503	1936-10-17	0.00	0.00	2014-09-02 10:27:22		
☑	社保	普通			女	452	肝胆外科	510	1961-12-16	0.00	0.00	2014-09-02 10:05:35		
☑	普通	普通			女	162	妇科	535	1970-05-10	0.00	0.00	2014-09-02 09:59:08		
☑	普通	普通			女	232	妇科	540	1992-03-29	1033.01	1033.01	2014-09-02 09:53:27		
☑	普通	普通			女	461	肿瘤科	513	1962-11-15	188.00	188.00	2014-09-02 08:49:46		
☑	普通	普通			女	161	妇科	504	1992-01-21	718.41	718.41	2014-09-02 08:26:24		

病人类型：全部　☐超5天还未病区入院　☐预住院费用超500元　☑病区未入院病人　查询(Q)　排序(R)　保存(S)　退出(E)

朱淳淳　医保处　登录时间：2014-09-03 08:40:25　IP:10.1.28.21　技术支持：信息科 55579500，88089620　侦听端口：8800

图 2 - 21 - 1　预住院系统界面

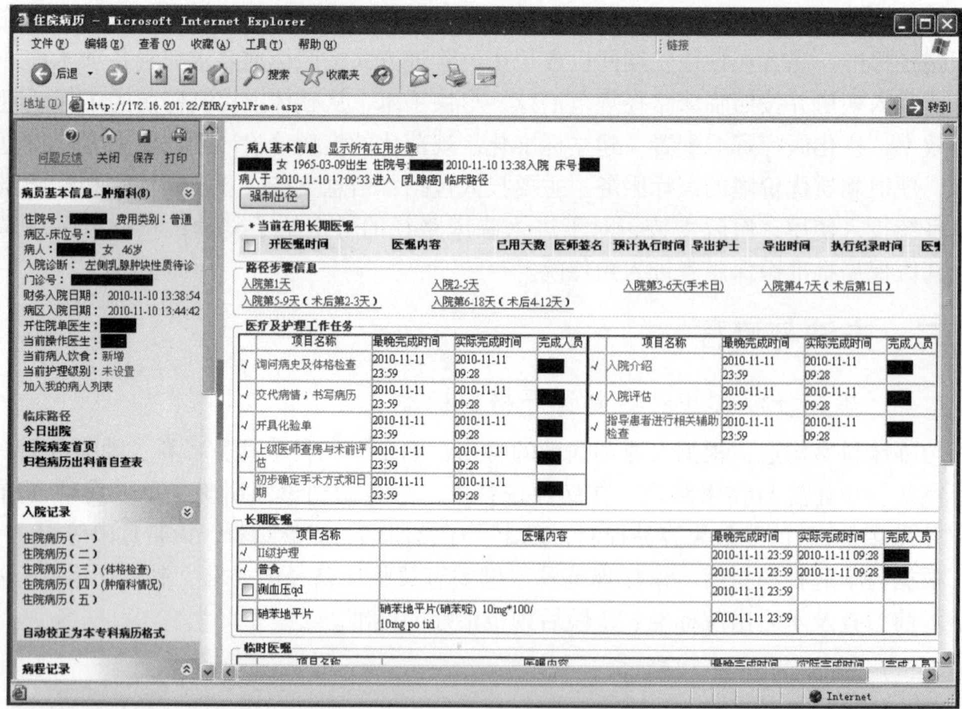

图 2 - 21 - 2　临床路径系统界面

（三）加强临床医师的培训

对开展预住院和临床路径的科室加强培训，多次组织专家讲座，并通过网络学习等方式对临床医师进行准入标准和治疗规范的培训，提高医疗质量。同时，对流程的使用进行培训，有利于流程的顺畅。

（四）实时和全程信息化监管

对于预住院的患者，医保处及医务处通过预住院系统和临床路径系统对其准入、诊疗、费用等方面实行实时和全程信息化监管，并及时总结经验，不断改进。

（五）多方沟通、逐步铺开

预住院和临床路径实施后取得了明显的效果，缩短了单病种、科室及全院的术前平均住院日和住院平均住院日，特别是肿瘤外科，平均住院日较实施前缩短了 3.14 天，缓解住院难的社会效益非常显著。其他科室也纷纷要求实行预住院。经过评估，逐步增加了 10 个临床科室 152 个病种。为给更多的患者带来便捷的服务，医保处、医务处多次与医保局沟通，批准了上述病种的医保患者进入预住院范畴。

三、实施效果

（一）纳入预住院的科室和病种不断增加，患者人数不断增长

截至 2019 年 12 月 31 日，我院现经申报同意实施预住院的共有个 27 临床科室（54 个病区），预住院开设专用床位 1 585 张，社保核准准入疾病类型 313 种。2019 年妇科、甲乳外科、泌尿外科、结直肠肛门外科等科室预住院手续办理最多，约占全院预住院人数 70.12%。2013—2019 年，我院预住院总人数与医保人数逐年增长。与 2013 年相比，我院 2019 年预住院人数增长 483.47%，医保人数增长 1 243.18%，总金额增长 631.23%，医保金额增长 1 626.03%。（图 2－21－3、表 2－21－1）

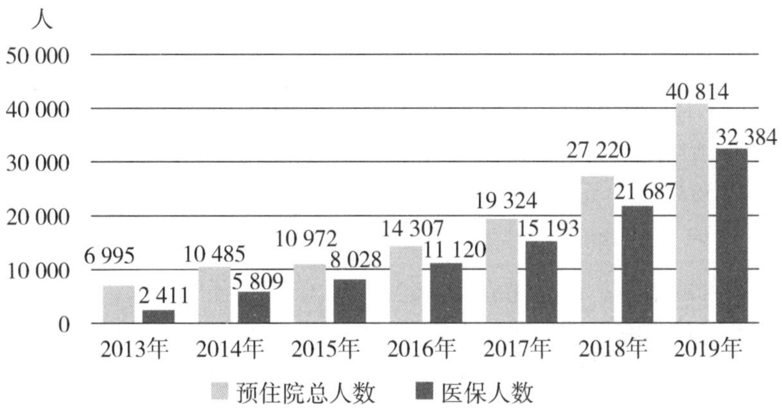

图 2－21－3 2013—2019 年我院预住院总人数与医保人数

表 2-21-1　2013 年与 2019 年我院办理预住院业务对比

	2013 年	2019 年	增加数	增长率
人数	6 995	40 814	33 819	483.47%
医保人数	2 411	32 384	29 973	1 243.18%
总金额/万元	7 751.70	56 682.70	48 931	631.23%
医保金额/万元	2 908.65	50 204.11	47 295.46	1 626.03%

（二）缩短平均住院日，提高效率

预住院在缓解住院难、缩短平均住院日、提高床位周转率等方面起到了积极作用。2019 年 1—12 月预住院患者已出院总人数 34 638 人，节约床日数 89 366 天，社保患者预住院 29 721 人次，平均住院日 4.88 天，节约床日数 29 721 ×（7.31 - 4.88）= 72 222 天。比较部分科室预住院患者与非预住院患者平均住院日发现，预住院患者平均住院日较短（表 2-21-2）。

表 2-21-2　部分科室预住院患者与非预住院患者平均住院日对比

科室	预住院人数占比	预住院平均住院日	非预住院平均住院日
妇科	70.35%	5.07	5.41
甲乳外科	48.96%	5.28	3.26
泌尿科	65.58%	3.20	8.34
结直肠肛门外科	46.10%	6.42	7.87

（三）减少患者负担及医保基金的支出

因预住院期间不收取床位费、护理费、诊查费、空调费、伙食费等基本费用，可减轻患者的经济负担，对医保患者来说也可减少医保基金的支出。以目前我院住院患者每日产生等级护理、住院诊查费、床位费等基本费用约 143 元，医保记账部分 78 元为测算基准，2019 年预住院共为患者节约费用 1 032.77 万元，平均每位患者约 298 元，减少医保基金支出 563.33 万元。

（四）标准严格，并与临床路径结合，规范诊疗

根据各个病种的指南、诊疗规范及卫健委有关临床路径的要求，对每个病种制订严格的术前检查及术后出院标准，并对实施临床路径的病种制订入院后每天的规范治疗标准，规范医疗行为。此外，通过信息化手段对其进行实时和全程监管，及时分析和沟通，总结经验，不断改进，提高了医疗质量和患者的满意度。

（温州医科大学附属第一医院　张纯武）

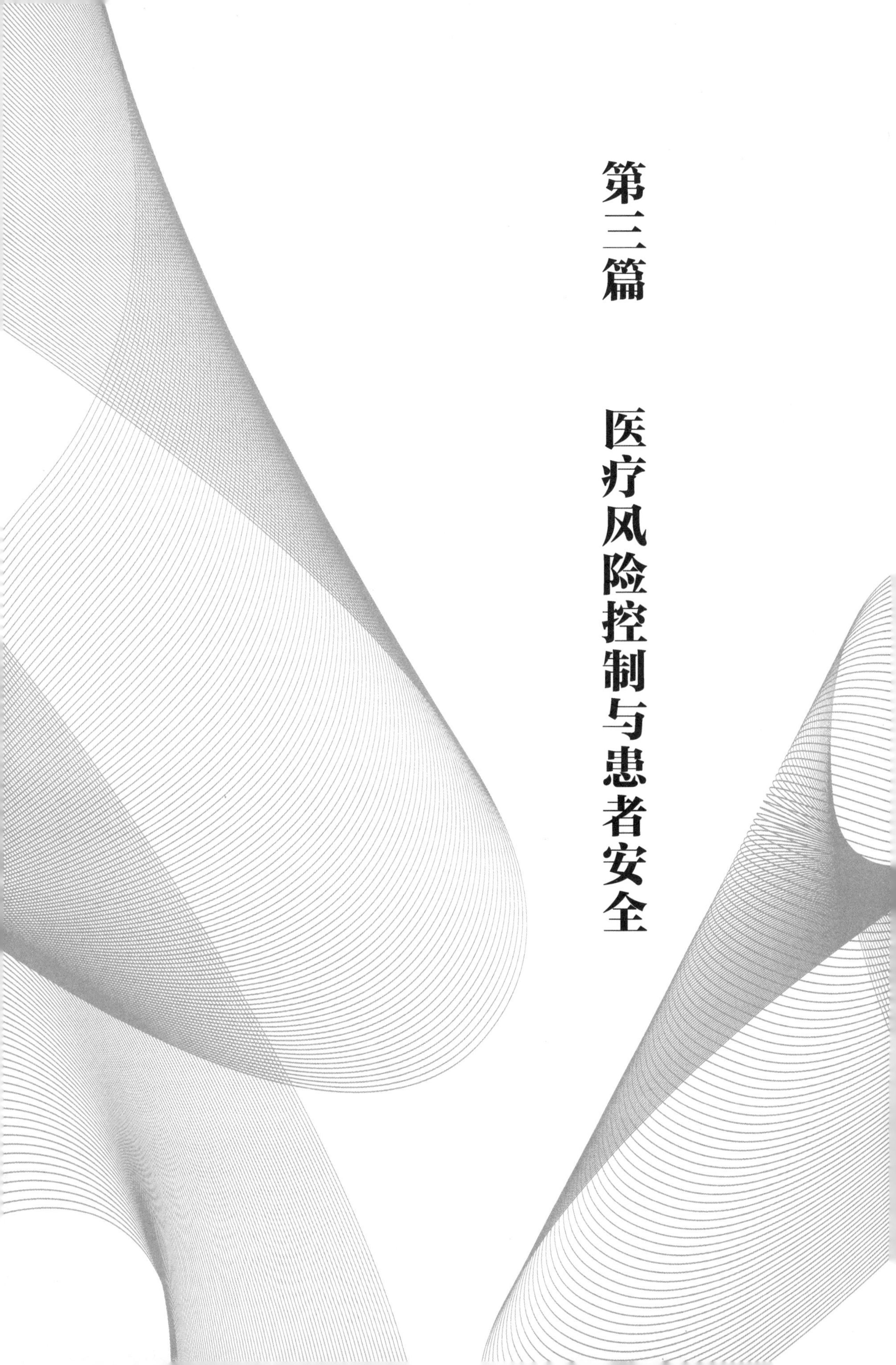

第三篇　医疗风险控制与患者安全

1 以信息化手段促进告危重患者闭环管理的实践分析

一、背景与现状

近年来，随着医改政策的不断深化和人民生活水平的不断提高，医疗质量管理作为医院管理中的核心内容，逐渐受到政府部门和社会各界的广泛关注，已经成为衡量医疗机构管理水平高低的重要指标之一。闭环管理作为现代管理科学发展的重要成果，是一种基于 PDCA 循环运行的模型理论，主要将质量管理过程分为计划（P）、实施（D）、检查（C）和改进（A）四个阶段依次进行，周而复始，从而形成一个管理的闭环。通过循环 PDCA 的过程，可以有效提高医院的医疗质量控制水平，起到持续改进的作用，已成为强化医院医疗质量管理、提升医疗质量及规范医疗服务行为的常用管理方法。

传统的医疗质量管理主要偏重于病历书写质量、医嘱执行差错率等环节质量的监管，目前随着医疗质量管理范围的不断扩大，告危重患者管理也成为医疗质量管理的一项重要组成部分。危重患者由于病情的复杂性和特殊性，随时可能发生生命危险，是影响医疗安全的主要因素。近年来，上海交通大学医学院附属瑞金医院探讨对危重患者实行闭环管理的模式，以期能对进一步优化医疗流程、确保医疗安全和提高医疗质量有积极影响。本文旨在对危重患者告知管理中存在的问题进行分析，持续改进，从而提高医疗质量和医疗安全。

二、方法与流程

（一）告危重患者管理的问题与难点分析

1. 告危重患者管理的不可控性

告危重患者病情的生命体征不稳定，病情变化较快，护理过程复杂，各个护理环节都存在潜在的风险，使得危重患者的护理质量成为管理过程中的难点之一。而临床手术科室医师本身的工作量和工作压力就相对较大，相对注重技术操作，一定程度上容易忽视病历相关工作，需要护理人员增强自身素养，提高与医生的配合默契度。除此之外，医院内每天有大量危重患者需要转运，如从急诊科转运到病区或者手术室进行急诊手术，到各辅助科室进行相关的检查，再到术后转运等等，在运送过程中危重患者的安全存在一定的风险。医疗闭环管理具有移动化、条码化、自动化的特点，若在告危重患者管理中予以运用，将能够确保医疗质量，有效减少医疗事故和风险，更好地服务于患者。

2. 告危重患者病情监测的实时性

告危重管理的特殊性和变化性需要医护人员对患者展开严密的、连续的病情观察和全面的监护与治疗，以保证抢救和后期治疗的及时性。这需要医护人员重视环节质量上的监控管理，将与告危重患者相关的交接班制度、三级医师查房制度等制度落实到位。然而，部分医务人员在实际执行过程中存在医疗文书书写不规范、三级查房不够及时、查房记录不够完善等问题，再加上信息化医疗质量管理手段的缺乏，阻碍了医疗质控的监管和督查工作。例如，我院对于危重患者原先的处理流程是医生在下达告病重医嘱之后，会打印成纸质单据由护士进行人工检查核对，无法实现实时监督和评估。

3. 告危重患者医护文书记录的规范化

在日常的病历书写尤其是危重患者的病历书写过程中，常常出现文书记录等书写不规范、不严谨、不及时，医嘱单、转科单等有缺漏等问题。我院历年病历质控的检查结果也显示，危重患者管理中出现频率较高的问题主要是《知情同意告知书》填写不规范、查房记录书写不够及时、医嘱单或危重患者转科单有缺陷、太过简单形式化等。在这种情况下，上海市最新病历质控标准中也明确规定了医嘱、告知书的相关要求，以及危重病例须有副主任以上职称医师查房记录，告病危后需连续记录 3 天，第 1 天主任（副）查房要求反映出当前主要矛盾，解决主要矛盾的途径、措施、方法。如以后病情无特殊变化，后二次主任（副）查房无须反映以上两方面。

（二）告危重患者实施闭环管理信息化建设

对前期告危重患者管理存在的难点与缺陷进行的深入分析后，我院通过一系列的信息化改造，利用信息化手段对告危重患者实施闭环管理，以解决之前业务环节中存在的问题，达到规范医务人员的医疗行为，提高医疗服务质量的目的。目前，医院的信息系统可以划分为医院信息系统（HIS）、实验室信息管理系统（LIS）、医学影像存档与通信系统（PACS）/放射信息管理系统（RIS）、电子病历（EMR）、临床信息系统（CIS）和医嘱录入系统（CPOE）等近 30 个子系统，每个系统都有各自的业务特点以及技术架构。其中，医嘱录入系统（CPOE）、病案系统（EMR）等更是与告危重患者的闭环管理密切相关。

我院原先的医嘱系统和病案系统呈各自独立的状态，无法顺利实现对接，对告危重患者的连续 3 天主任查房记录主要靠医务人员的自我监督管理。医务人员若对查房的重要性认识不足，则容易导致查房记录流于形式，不利于病历质量的控制和监管。主任查房记录作为诊疗记录中病程记录的重要组成部分，既反映医疗质量，又反映医师的素质、专业水平和工作态度，是医疗质量的重要保证，同时也是评价医疗质量的依据，因此，连续 3 天主任查房记录可以作为告危重患者管理的重要结果指标。

我院从 2015 年起对医嘱系统实行改革，主要借助信息化的手段将原本分散的病危告知书、医嘱、病历记录实现三者联动，从而对告危重患者的整个医疗过程进行实时监控及反馈，将告病危医嘱、告病重后主任连续 3 天查房记录与病案首页进行绑定，医务人员在系统内只有完成上述全部环节，才能顺利打印获取病案首页，使整个管理过程形成一个闭环。其中，系统对填写连续 3 天主任查房记录的权限有所限制，只有以副主任医师职称以上的身份登入才能进行填写提交，并配以填写责任制，体现病历填写的规范性和有效性。除此之外，告危重患者的终末病史还会经过院内科室质控小组的自查和质控部门的督查，以保证记录的质量和时效。这种模式可实现对告危重患者在院就医的全程追溯管理，对医疗质量管理有着积极的意义。具体流程如图 3－1－1 所示。

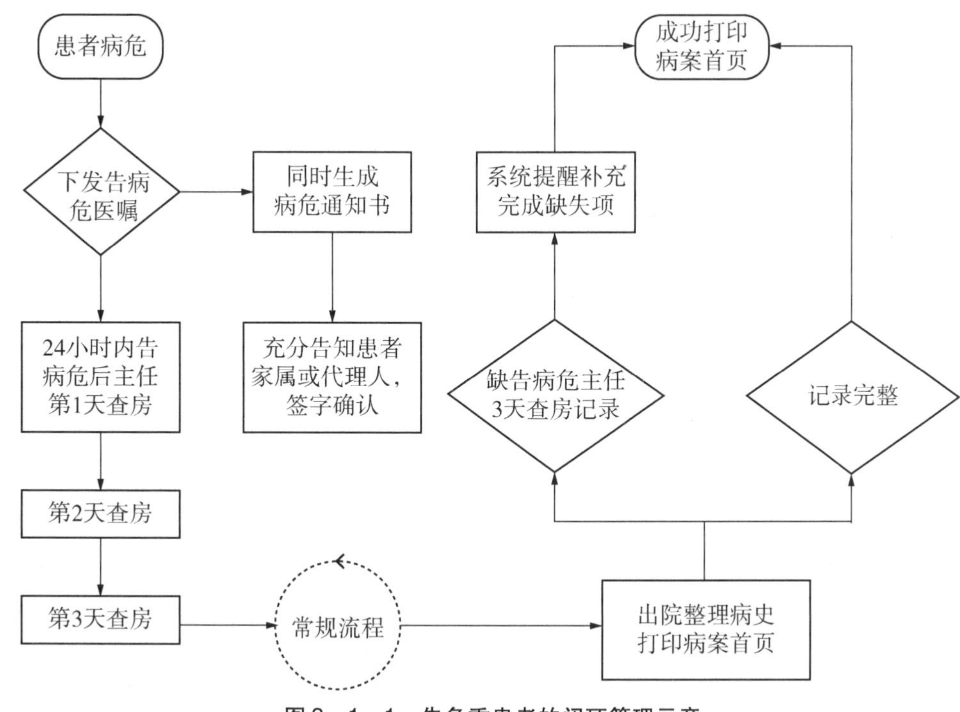

图 3－1－1　告危重患者的闭环管理示意

三、实施成效

（一）实施闭环管理的结果

将我院 2014 年 1 月至 2017 年 9 月期间的告危重患者连续 3 天主任查房记录的缺漏情况进行对比（图 3－1－2），并剔除以下几种属于正常的不满连续 3 天主任查房的情况：①告危重患者在手术之后，闭环内的医嘱单会重新形成。②告危重患者在 3 天内转科，新的科室（如 ICU）会再次形成新的闭环，重新开始连续 3 天主任查房。③告危重患者若在 3 天内病情稳定，则会自动中断。结果发现，2014 年实施闭环管理前，连续 3 天主任查房记录的缺漏情况较为严重，高达 71.82%，而在实施闭环管理后主任查房记录的缺漏情况得以持续改善，至 2017 年 9 月，缺漏率已经降至 1.62%，初步体现出实施闭环管理后医疗质量管理结果的改进。

（二）实施闭环管理后的效果分析

我院利用信息化手段，对告危重患者实施闭环管理之后，连续 3 天主任查房记录的缺漏率得以明显控制，并呈稳步下降的趋势，提示依靠信息技术完全可以避免缺漏的情况。对该实施成效有以下几点体会：①依托现代化网络和信息技术，实施闭环管理的目的在于简化和优化流程环节的同时，最大限度地节省人力成本、医疗成本和管理成本等，提高医疗的工作效率，减少因人为疏忽造成的医疗差错等，畅通了医院信息沟通渠道，还有助于提升医院整体形象。②提高病史撰写的完整性。通过对医院信息系统关键

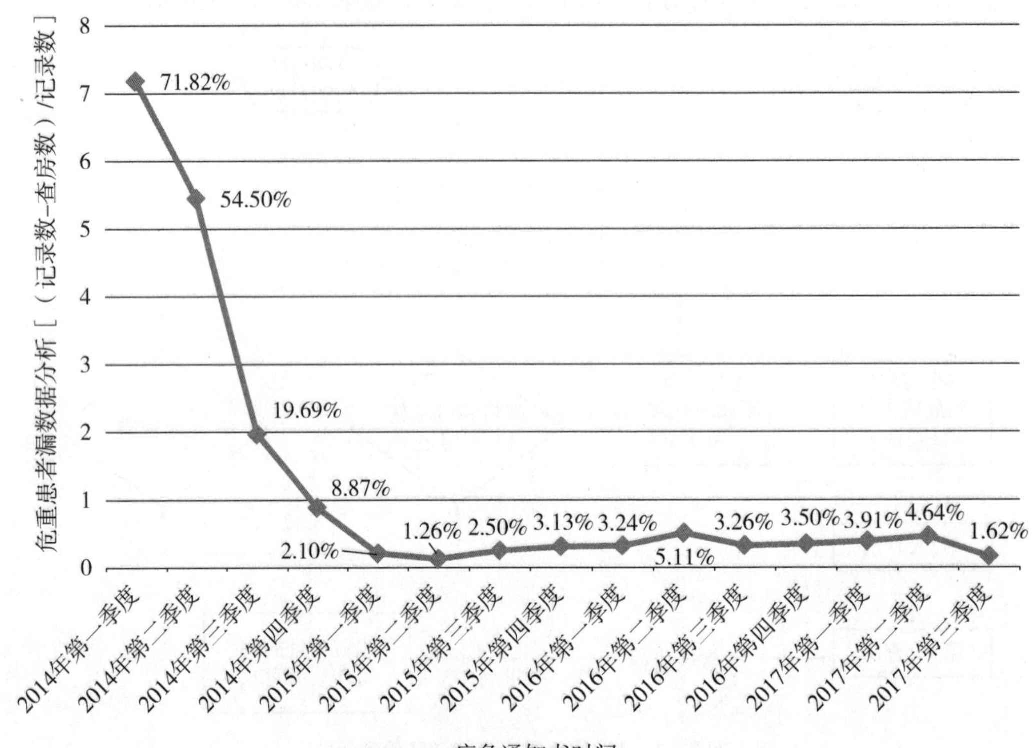

图3－1－2　闭环管理实施前后主任3天查房缺漏情况

词的自动识别和拦截功能，可以对缺少连续3天主任查房记录的情况予以自动提醒，实现对医嘱、危重告知书、主任3天查房记录等的闭环控制，保证危重患者病史的完整性和连续性。③强化医疗质量体系的监管作用。利用信息技术将各个环节有机地整合在一起，实现信息资源共享，改变原先依赖人工、相互独立的无监管环节模式，使各环节环环相扣，相互联系，相互影响，并能通过信息反馈进行检查督导工作，最大限度地促进医院医疗质量闭环管理的有效开展。

四、持续改进

随着现代医院管理从以往的粗放型管理向精细化管理的转变，医院的信息化闭环管理手段成为重要举措之一。以信息化手段加强告危重患者的闭环管理，不仅能对患者住院期间的关键信息进行有效监控和反馈，提高医院资源合理配置和科学管理，也对构建医院与时俱进的信息化服务新模式具有建设性作用，因此，闭环管理值得在今后的医院管理中予以实践运行。另外，闭环管理作为一项基础建设投入大、信息化水平高、参与人员众多、分工细致复杂的工程，不仅需要依靠信息化手段调整系统应用，还需要医疗相关部门的密切配合并对医务人员进行系统培训，从而有效推动医疗质量管理及持续改进。

参考文献

[1] 白丽霞、赵东蔼、张小娜，等．PDCA 提升医院质控水平的应用与思考［J］．医院管理论坛，2015（3）：30－32．

[2] 伍晓刚、董晓明、范晓强．基于 PDCA 循环的医疗质量管理［J］．解放军医院管理杂志，2014（7）：615－617．

[3] 黄清明．危重患者护理质量的安全管理与效果探讨［J］．中国民间疗法，2017，25（2）：87－88．

[4] 司云刚．病案质控中存在问题的原因与改进措施［J］．中国病案，2009，10（5）：18－19．

[5] 李红丽，邵力伟，刘国红．急危重病人转运的护理风险及管理对策［J］．护士进修杂志，2007，22（16）：1469－1471．

[6] 陈伟，胡文魁．医院医疗质量管理问题与对策思考［J］．华南国防医学杂志，2013，27（5）：355－356．

[7] 陈幻，邓飞燕，曾广萍，等．对危重病人实行质量监控发现存在的护理问题及管理对策［J］．广西医科大学学报，2008，9（25）：96－97．

[8] 黄丹青．科主任查房记录质量管理［J］．中国病案，2013（1）：42．

[9] 韦云，贾宇．信息化助推医院管理向精细化迈进［J］．医学信息旬刊，2011，24（4）：1582－1583．

（上海交通大学医学院附属瑞金医院　徐婉瑛）

2 六西格玛联合故障树法在降低非计划再次手术发生率中的应用

一、背景与现状

患者安全问题受到世界各国高度重视。非计划再次手术作为手术治疗不良事件之一，增加了患者术后发生器官功能障碍的风险，直接影响机体康复，甚至导致患者死亡。世界各国都将其作为衡量外科质量的一项有效指标。我国《三级综合医院评审标准实施细则》亦明确要求医疗机构管理部门及手术科室应对非计划再次手术进行监测、原因分析、反馈、改进和控制。鉴于上述原因，南方医科大学珠江医院选定“降低非计划再次手术发生率”为医院六西格玛质量持续改善项目，运用 DMAIC 模式，即界定（define）、测量（measure）、分析（analyze）、改进（improve）、控制（control），联合故障树法进行改进。

二、方法与流程

（一）界定阶段（define）

根据项目主要范围，成立由主管院领导担任倡导者，我院获得中国质量协会认证六西格玛黑带人员担任辅导员，医疗质量管理部门、临床科室、病区、辅诊科室、信息部门等为核心的跨部门项目团队。项目组通过绘制涵盖整个围手术期过程的 SIPOC 高端程序图，确定项目范围，明确术后非计划再次手术发生率为关键质量特性，制订项目计划工作表。

（二）测量阶段（measure）

对手术数据进行过程能力测量，6 414 例手术中，34 例为非计划再次手术，非计划再次手术发生率为 0.53%，西格玛水平为 4.05，有一定的改进空间。

（三）分析阶段（analyze）

我们以非计划再次手术风险评估为切入点，结合故障树分析法，通过风险识别、风险分析、风险评价三个步骤展开研究。

1. 风险识别

调取医院非计划再次手术共 236 例，绘制柏拉图（图 3－2－1），找出造成非计划再次手术的主要问题。其中，出血/血肿、切口愈合不良、瘘、切口感染累计百分比达 80.4%，依据“二八原则”，累计占比前 80% 的问题症结为本次项目改善重点。

根据故障树原则，将“非计划再次手术”作为顶事件，通过文献检索、专家咨询、头脑风暴等多种方法展开风险因子搜集工作，确定患者病情复杂疑难危重、患者全身性因素异常、术前准备不完善、术中处理不到位、术后处理不得当等几个原因为中间事

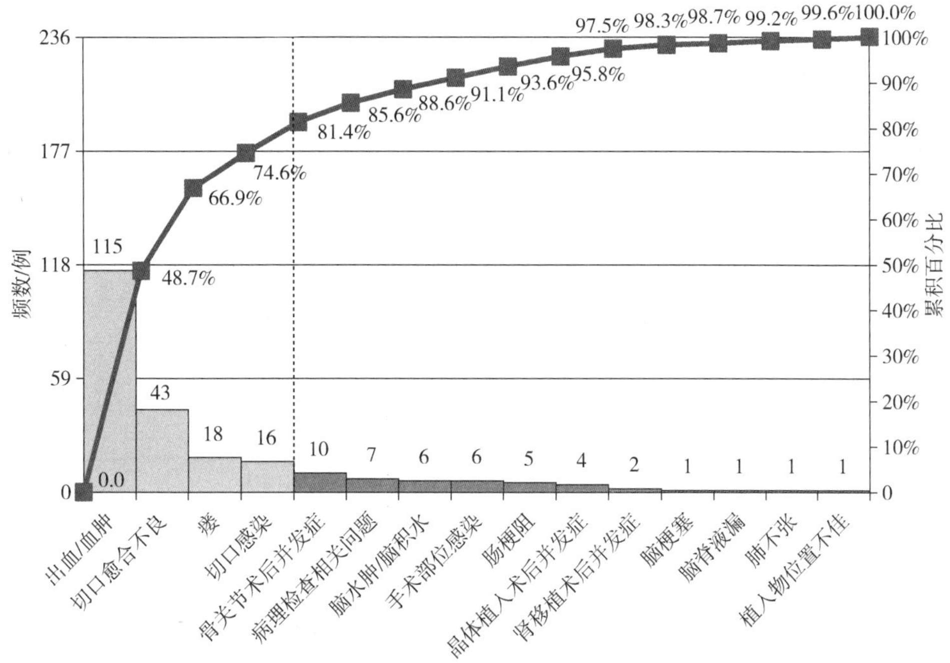

图 3－2－1　非计划再次手术构成

件，根据布代尔逻辑推理原则采用逐层分解继续展开风险影响因子分析，直到找到代表各种故障事件的基本事件，构建故障树模型（图 3－2－2），其中，“或门”表示下端的输入事件至少有 1 个发生时上端输出事件就发生，“与门”表示下端的输入事件同时发生时其上端输出事件才发生。该故障树共包括 7 个中间事件，29 个基本事件，9 个逻辑或门和 1 个逻辑与门（表 3－2－1）。

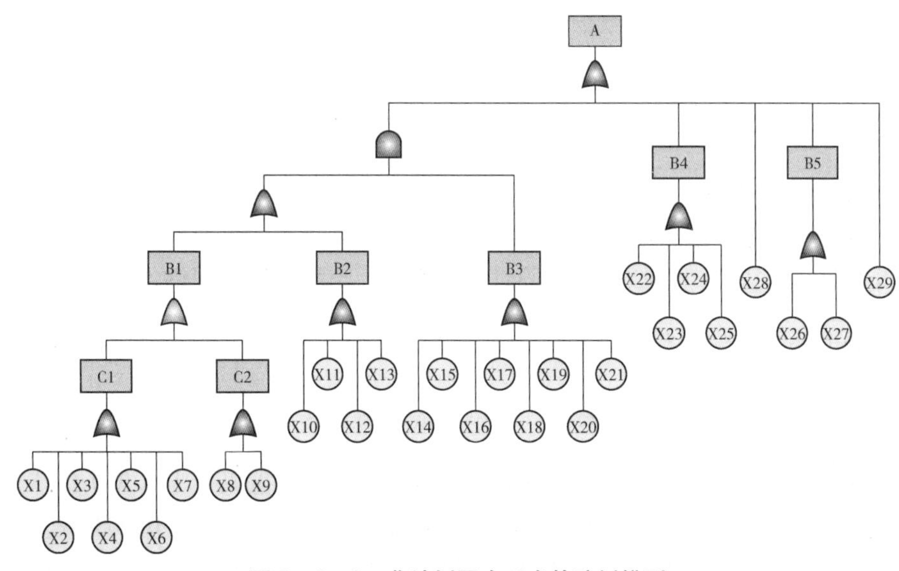

图 3－2－2　非计划再次手术故障树模型

表 3-2-1　非计划再次手术故障树事件

符号	事　件	符号	事　件
A	非计划再次手术	X12	术前病重病危
B1	患者全身性因素异常	X13	术前诊断不明确
B2	病情复杂疑难危重	X14	重要异常指标未调整至可耐受手术状态
B3	术前准备不完善	X15	术前重要脏器功能评估不完善
B4	术中处理不到位	X16	择期手术术前住院天数 >3 天
B5	术后处理不得当	X17	术式选择不当
C1	并存病及重要脏器功能评估高风险	X18	手术适应证把握不严
C2	特殊年龄	X19	手术时机不恰当
X1	呼吸系统疾病并相关功能障碍	X20	应进行肠道准备的择期手术未进行肠道准备
X2	循环系统疾病并相关功能障碍	X21	抗菌药物用药种类不正确
X3	消化系统疾病并相关功能障碍	X22	手术技术操作不慎
X4	泌尿系统疾病并相关功能障碍	X23	术中未按操作规范执行
X5	血液系统疾病并相关功能障碍	X24	麻醉选择不当
X6	内分泌与代谢性疾病并相关功能障碍	X25	手术环境（器械敷料）无菌条件不达标
X7	风湿性疾病并相关功能障碍	X26	术后诊疗（护理）技术操作不慎
X8	高龄	X27	术后诊疗护理行为未执行规范
X9	年龄小	X28	植入性耗材质量不合格
X10	手术分级≥3 级	X29	术后患者依从性差
X11	ASA 分级≥3 级		

2. 风险分析

根据风险影响因子采集结果，项目组设计《非计划再次手术风险影响因子信息查检表》展开数据搜集工作，并抽取 236 例对照组病历，与病例组共同纳入调查范围。结果汇总后根据事件发生概率 $F_E=\prod_{i=1}^{n}F_i$、$F_E=1-\prod_{i=1}^{n}(1-F_i)$、事件概率重要度 $Ig(i)=\frac{\partial F_E}{\partial F_i}$ 等公式得出各基本事件发生例数、发生概率及概率重要度（表 3-2-2）。结果显示，当所有基本事件均存在时，顶事件非计划再次手术的发生概率为 0.950 10，是高风险事件。而在这 29 个基本事件中，发生概率最大的是 X15，概率为 0.903 07，其次是 X16，概率为 0.534 20，上述基本事件在故障树中所处的位置是中间事件 B3 以或门连接的基本事件，对其发生概率进行控制，可有效降低顶事件发生概率。根据基本事件概率重要度分析结果可以得出，对顶事件影响较大的是 X15，概率重要度为 0.140 00，其次是 X27、X23、X11，因此，在围手术期过程中对这些基本事件应认真关注，做好防范措施。

表 3-2-2　非计划再次手术基本事件数据

基本事件	概率	概率重要度	基本事件	概率	概率重要度
X1	0.008 83	0.028 44	X16	0.534 20	0.029 13
X2	0.282 13	0.039 26	X17	0.000 11	0.013 57
X3	0.009 00	0.028 44	X18	0.000 11	0.013 57
X4	0.008 67	0.028 43	X19	0.000 06	0.013 57
X5	0.429 46	0.049 40	X20	0.000 03	0.013 57
X6	0.375 93	0.045 16	X21	0.352 08	0.020 95
X7	0.000 00	0.028 18	X22	0.003 22	0.042 62
X8	0.267 06	0.038 45	X23	0.194 67	0.052 75
X9	0.072 14	0.030 38	X24	0.000 00	0.042 48
X10	0.420 93	0.048 67	X25	0.000 00	0.042 48
X11	0.436 72	0.050 04	X26	0.000 64	0.042 51
X12	0.030 10	0.029 06	X27	0.289 99	0.059 83
X13	0.051 48	0.029 71	X28	0.000 00	0.042 48
X14	0.141 16	0.015 80	X29	0.000 64	0.042 51
X15	0.903 07	0.140 00			

3. 风险评价

为进一步明确非计划再次手术故障树中各基本事件的风险大小，我们借助风险矩阵法划分风险等级对系统进行评价。首先，确定医院的风险准则，包括后果准则、可能性准则与风险重要性准则（表 3-2-3 至表 3-2-5）。其次，根据定量分析得出的基本事件概率及概率重要度，对非计划再次手术故障树中各基本事件风险重要性等级进行评估，并将评估结果填入风险矩阵图，即可得到非计划再次手术风险矩阵的风险图谱，划分风险带，识别风险密集区域（图 3-2-3）。在实施手术风险管理时，我们应将管理重心放在位于红色矩阵内的风险，持续关注位于橙色矩阵的风险，经常关注位于黄色矩阵的风险，而不必过多将重心用于防范绿色矩阵的风险，以利于资源的优化利用和工作效率的提高。本次风险评估位于风险图谱红色区域的Ⅰ级基本事件在故障树中所处的位置涵盖了术前准备不完善、术中处理不到位、术后处理不到位、患者病情复杂疑难危重、患者并存病及重要脏器功能评估高风险、患者特殊年龄等中间事件。因此，严格地选择患者，做好充分的术前准备，纠正主要因素的异常情况，术中严格、精细、熟练的操作，术后预防、及时发现和处理并发症是降低非计划再次手术的关键。

表3-2-3　非计划再次手术风险矩阵可能性准则

可能性等级	可能性等级说明
5	基本事件发生概率≥10%
4	基本事件发生概率介于1%～10%（不含10%）
3	基本事件发生概率介于0.1%～1%（不含1%）
2	基本事件发生概率介于0.01%～0.1%（不含0.1%）
1	基本事件发生概率<0.01%

表3-2-4　风险矩阵后果准则

后果等级	后果等级说明
5	影响很大（概率重要度≥0.05）
4	影响较大（概率重要度介于0.04～0.05，不含0.05）
3	影响中等（概率重要度介于0.03～0.04，不含0.04）
2	影响较小（概率重要度介于0.02～0.03，不含0.03）
1	影响轻微（概率重要度<0.02）

表3-2-5　风险重要性准则

风险重要性等级		风险重要性等级说明
Ⅰ级（15～25）	灾害性风险	如图3-2-2红色区域所示，任何失效都会导致非计划再次手术的发生，或者阻止既定目标的达成
Ⅱ级（10～14）	重大风险	如图3-2-2紫红色区域所示，任何失效都会将系统的性能降到容忍限度以下，产生危险（如果没有立刻采取措施加以纠正，也会导致非计划再次手术的发生）
Ⅲ级（4～9）	严重风险	如图3-2-2橘色区域所示，任何失效都会将系统的性能降到容忍限度以下，应采取相应措施加以纠正
Ⅳ级（1～3）	轻微风险	如图3-2-2黄色区域所示，任何失效都不会导致系统的总体性能降到容忍限度以下，只是一种干扰

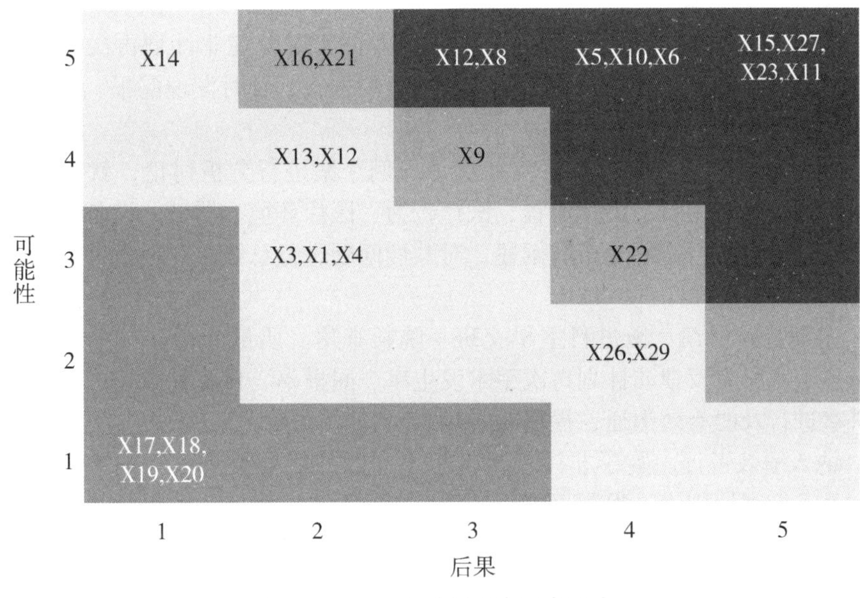

图 3－2－3　非计划再次手术风险

（四）改进阶段（improve）

1. 制度建设标准化

制定非计划再次手术管理制度、术前准备工作质量管理规范、围手术期质量监控制度等相关规范，明确手术病人术前可耐受手术的风险控制标准，明确术前、手术当日、术后的关键环节、重点内容及注意事项，明确围术期内须严格遵循的各项医疗质量安全核心制度及规范，明确发生非计划再次手术后的分析整改流程等。

2. 监控反馈标准化

（1）构建非计划再次手术实时监测反馈系统。依托 HIS 等设计系统的逻辑判断规则，对疑似非计划再次手术病例进行筛查，再由质控专职人员对病例进行人工复核，确保每一例非计划再次手术信息均可精确获取并纳入监测。同时通过短信推送平台发送至主刀医生手机，提醒完成《非计划再次手术上报登记表》与《非计划再次手术自查整改表》，科主任审签后反馈至质量管理科。

（2）搭建围手术期诊疗质量监控平台。针对围术期过程中的关键风险因子如手术医师权限等设置关卡，凡上一环节未达到要求者，系统无法进入下一环节。同时对关键环节及操作流程进行实时监控与量化考核，结合电子病历中的数据细节，建立系统推理机制，采用提醒或强制提示医生进行处理改进，达到防控结合。

3. 培训宣教标准化

对发生非计划再次手术的重点科室、重点医务人员加强闭环管理。一是对上述科室及医务人员，重点组织专场点评会，讨论、分析非计划再次手术的发生原因及改进措施。二是针对上述重点科室，加强无菌观念宣教及医生手术操作技能培训考核，提升诊疗活动规范化水平。三是针对发生率高的重点科室，将该指标作为科室年度指令性课题，通过品管圈、PDCA 等方式进行持续改进。

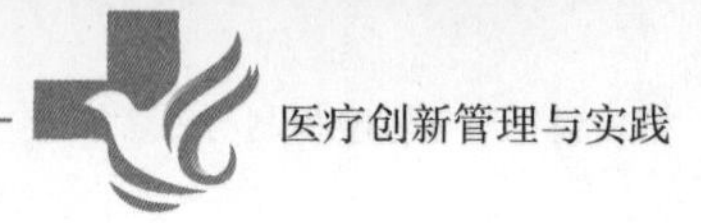

4. 长效监管标准化

(1) 委派专人监管。由质量管理科委派专人负责对全院非计划再次手术发生情况进行监管，采取信息系统筛选及人工复核相结合的方式，及时发现漏报、瞒报，保证资料真实性和完整性。

(2) 及时分析改进。要求各科室针对每一例个案进行分析讨论，就再次手术发生的原因从患者、医务人员、诊疗流程、医疗行为、医疗环境、器械、设备等方面是否存在问题及安全隐患进行详细分析和阐述，对共性问题进行总结，并提出针对性的持续改进措施。

(3) 定期督导反馈。通过科室早交班、院长查房、质量分析会、中层干部例会等形式，向各手术科室反馈非计划再次手术发生率、漏报率、自查整改完成率、变化趋势等，与科室进行及时有效沟通，提出改进建议。

(4) 纳入绩效考评。鉴于非计划再次手术原因的复杂性及医学技术的局限性，非计划再次手术管理原则为：强制报告，注重分析与改进。因此，上报后无惩罚措施，而漏报或科室管理缺失作为对手术科室质量评价的重要指标纳入科室医疗质量考评体系。

(五) 控制阶段 (control)

(1) 建立手术患者非计划再次手术规范防治流程。规范手术患者从入院到出院期间医务人员进行检查、检验、诊断、手术、治疗、护理的每个环节，保证诊疗过程的标准化、规范化、精细化，减少手术治疗系统的随意化。

(2) 非计划再次手术发生率呈下降趋势。持续改进后，我院非计划再次手术发生率呈明显下降趋势。对改进后 7 497 例住院手术病例再次进行分析，非计划再次手术发生率为 0.29%，西格玛值为 4.25，与改进前 (0.53%) 相比，进步率为 45.2%。对改进前后两组数据进行双比率检验 (2-Proportion) 检验，得出 $P = 0.016 < 0.05$，有统计学意义，证明项目改善成效明显。随着管理制度进一步完善、各项措施的严格落地，改善后至今，在医院手术量不断上升的大趋势下，各季度非计划再次手术发生率一直保持在目标值以下，效果维持良好。

(南方医科大学珠江医院　姚瑶　冯常森　张梅霞　李妙　袁方)

3 以信息化为支点构建全程医疗风险防控体系

一、背景与现状

医疗风险是指存在于整个医疗服务过程中，可能会导致损害或伤残事件的不确定风险，以及可能发生的一切不安全事情。随着社会经济的迅速发展和人们对生活品质要求的不断提高，医疗风险已成为各国关注的重点。英国、美国、加拿大、澳大利亚和中国台湾地区均已设立专职机构及人员进行医疗风险管理，并形成一套完善的医疗风险管理体系。但目前，国内许多医疗机构仍未完全理解医疗风险管理的内涵，且缺乏信息化管理手段，只片面地把风险管理等同于危机管理或纠纷处理，靠手工、纸质记录进行碎片化管理。然而医疗风险存在于诊疗过程的各个环节，需要更为全面、高效的管理方式。广州医科大学附属第六医院（清远市人民医院）在 2010 年就开始探讨医疗风险管控关口前移，逐步建立全程医疗风险信息化防控体系，结合风险防控专家走动式管理，减少医疗风险向不良事件的转化，从而减少医疗纠纷的发生率，提升医疗质量与安全。

二、方法与流程

我院通过完善医疗风险管理的组织结构、建立健全相关管理制度、信息化预警、落实环节管控和不断持续改进，构建出切实可行的全程医疗风险信息化防控体系。

（一）完善顶层设计，建立稳定的组织架构

为进一步保障医疗安全，提升医疗风险防控能力，我院于 2012 年成立医疗风险防控科（以下简称“防控科”），专门负责医疗风险管理。全科编制 7 人，设科长 1 名，科员 1 名，内、外、妇、儿、重症监护等专业专家各 1 名，独立于医务科和质控科，明确职责，专人专岗负责医疗风险防控（图 3 –3 –1）。

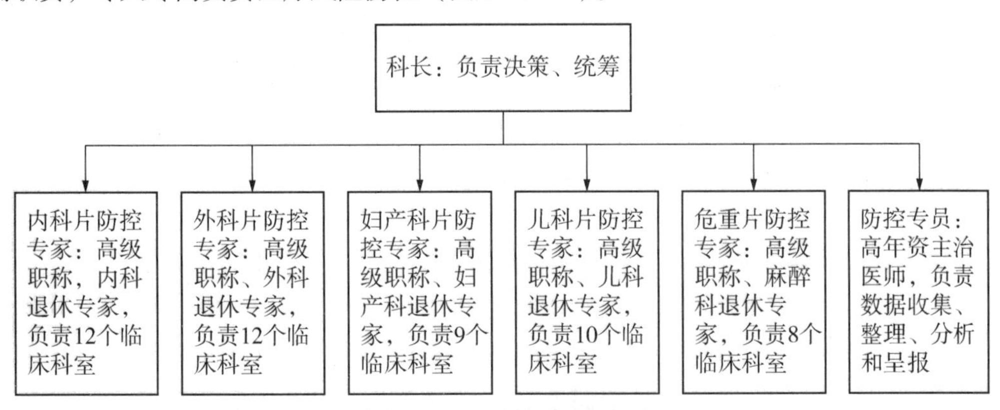

图 3 –3 –1 防控科组织架构

（二）建立健全科学合理的医疗风险管理制度

根据《医疗纠纷和预防处理条例》《侵权责任法》《三级综合医院评审标准实施细则（2011 版）》等法律法规与标准要求，结合本院实际工作，制订《医疗风险管理方案》《医疗安全（不良）事件报告制度》《危急值报告制度与工作流程》《医疗安全奖惩规定》等，并不断完善和修订，使医疗风险管理有章可循。

（三）推进分期、分类、分级、分区的网格化管理

根据《三级综合医院评审标准实施细则（2011 版）》《公立医院绩效考核》《进一步改善医疗服务行动》相关条款要求，我院通过信息系统抓取、临床报告、运用灾害脆弱性分析（hazard vulnerability analysis，HVA）和专家巡查主动识别与干预医疗风险，使医疗风险全程处于监控之下，达到可防可控的目的。信息系统抓取风险指标包括危急值、两周内非计划二次手术、会诊超 3 次、转科超 3 次、住院时间超 30 天、C/D 型病例、死亡病例等，形成 BI 报表，每日呈报。临床报告风险范畴包括难诊难治病例、绿色通道病例、高风险技术、多学科诊疗病例、纠纷病例、潜在纠纷病例等。网格化管理具体定义：分期，按事件是否已存在危险因素或是否已产生不良后果，划分为事前、事中、事后 3 期；分类，按事件属性进行划分，分为医疗、护理、院感、设备、药事、输血、后勤、信息 8 大类；分级，按事件的可控程度及需要协助的层面进行划分，分为 5 级；分区，按事件发生科室的属性进行划分，分为内科、外科、妇产科、儿科/医技、ICU/门急诊 5 个片区。具体层别分类见表 3－3－1。

表 3－3－1　网格化管理

<table>
<tr><th>层别</th><th colspan="4">医疗风险具体风险描述</th></tr>
<tr><td rowspan="3">分期</td><td rowspan="3">医疗风险</td><td rowspan="2">风险事件</td><td>事前医疗风险</td><td>各种各类潜在医疗风险隐患，包括生产安全隐患等</td></tr>
<tr><td>事中医疗风险</td><td>具有明确危险因素，但尚未转化为不良事件，包括难诊难治、多学科讨论病例、危急值、高风险技术等</td></tr>
<tr><td>不良事件</td><td>事后医疗风险</td><td>以不良事件、投诉、纠纷等形式出现</td></tr>
<tr><td>分类</td><td colspan="3">分为 8 大类</td><td>医疗、护理、院感、设备、药事、输血、后勤、信息</td></tr>
<tr><td rowspan="5">分级</td><td colspan="3">Ⅰ级风险</td><td>属于本科室内可控风险</td></tr>
<tr><td colspan="3">Ⅱ级风险</td><td>需中心主任协助处理的医疗风险</td></tr>
<tr><td colspan="3">Ⅲ级风险</td><td>需院部层面协助处理的医疗风险</td></tr>
<tr><td colspan="3">Ⅳ级风险</td><td>需院外专家协助处理的医疗风险</td></tr>
<tr><td colspan="3">Ⅴ级风险</td><td>需政府相关部门协助处理的医疗风险</td></tr>
<tr><td rowspan="5">分区</td><td colspan="3">内科片</td><td>由内科退休专家负责，负责 12 个临床科室</td></tr>
<tr><td colspan="3">外科片</td><td>由外科退休专家负责，负责 12 个临床科室</td></tr>
<tr><td colspan="3">妇产科片</td><td>由妇产科退休专家负责，负责 9 个临床科室</td></tr>
<tr><td colspan="3">儿科/医技片</td><td>由儿科退休专家负责，负责 10 个临床科室</td></tr>
<tr><td colspan="3">ICU/门急诊片</td><td>由麻醉科退休专家负责，负责 8 个临床科室</td></tr>
</table>

（四）医疗风险管理的具体措施

1. 制订医疗风险防控日常运作流程

我院通过院部集中培训与科室自行学习，让全员熟悉医院风险管理相关制度，知晓上报范围与流程。防控专家每日早上 8 点在防控科办公室进行早交班，汇报 BI 报表与临床通过院内网络报告系统收集的新风险，更新旧风险处理情况，并带着风险提示深入临床实施走动式管理，对疑难复杂病例、重点不良事件等，组织多学科诊疗，及时对医疗风险进行干预。（图 3－3－2）

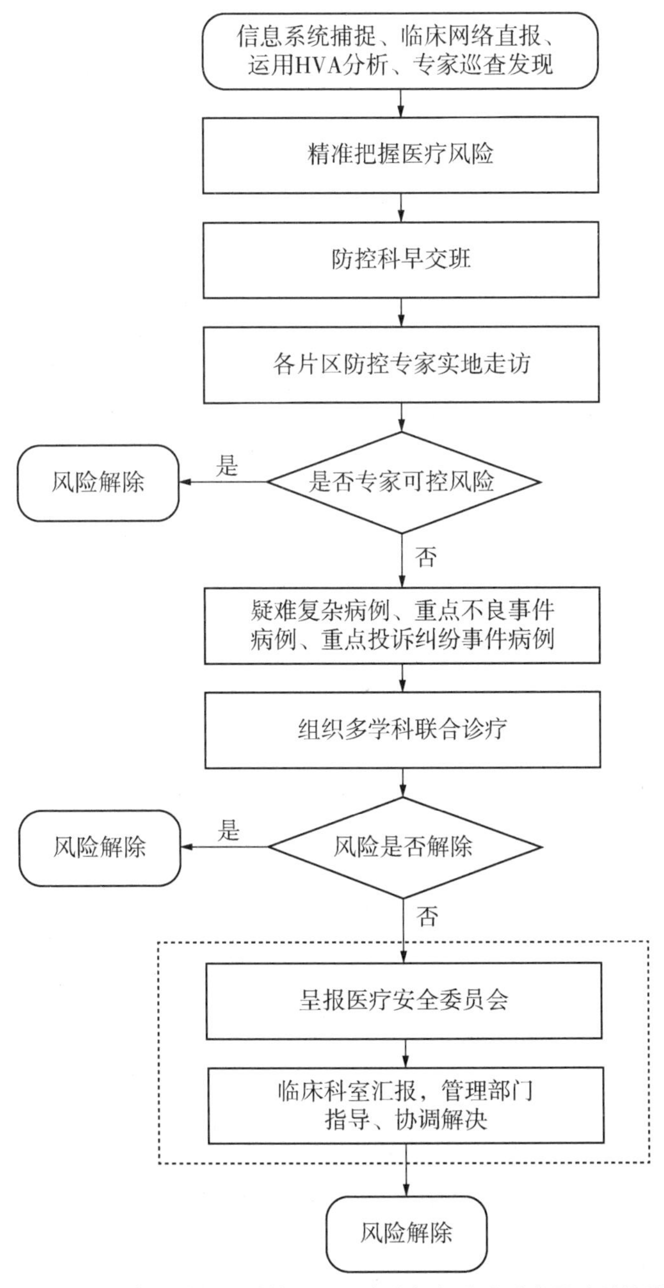

图 3－3－2　日常医疗风险防控流程（虚线框部分为重点风险防控流程）

2. 制订重点风险呈报与处理流程

重点风险，如Ⅰ级不良事件、严重的Ⅱ级不良事件、重大安全隐患、投诉纠纷事件等，需多个管理部门协同解决。由防控科收集材料，在每周一下午的医疗安全委员会上呈报，业务副院长、业务管理部门科长、相关临床科室人员进行专题讨论，形成决议，共同解决风险。(图3－3－2)

3. 设立专项医疗风险管理基金

根据《医疗安全奖惩规定》，医院每月从科室绩效中提留5%作为风险基金，以Ⅰ、Ⅱ级不良事件发生件数、有效投诉件数、赔付金额及是否配合整改作为考评指标，对医疗风险管理、患者安全保障等方面表现出色的科室给予奖励；反之，对医疗风险管理等方面表现不佳、产生大额赔偿的科室给予扣罚，进而提高医务人员主动参与医疗风险防控的积极性。医疗风险管理基金运作流程（图3－3－3)。

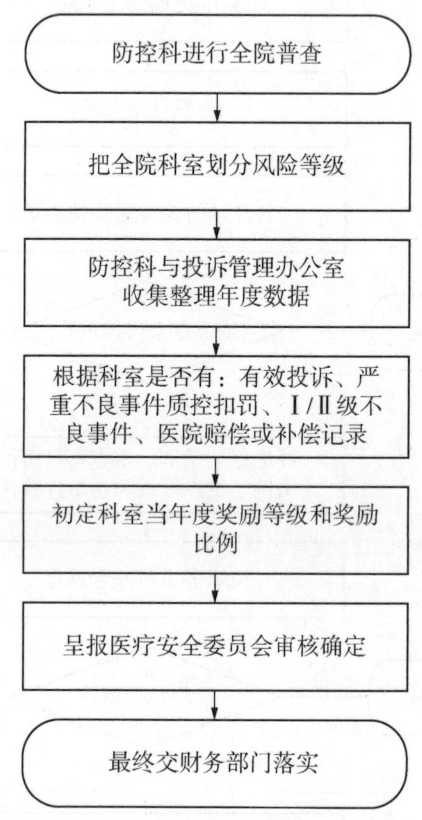

图3－3－3 医疗风险管理基金运作流程

三、实施成效

（一）提高了风险预警与防控能力

通过推进全程医疗风险防控，我院建立起风险事件/不良事件院内网络直报系统、医技危急值统一发布与管理系统、投诉纠纷联防系统，使之前手工、口头、纸质报告与片段式管理的方式转变为现在的信息化全流程连贯管理，形成医院员工积极上报，各职能部门主动干预，属地管理与防控科统筹监管相结合的长效联动机制，事事有追踪、件件有反馈。员工上报积极性明显提升，上报事件内涵亦更有意义，从2013—2018年的数据来看，Ⅲ级风险占比由39.0%上升至65.8%；员工对风险事件上报知晓率由51.6%逐步提升至100%；医疗风险管理效果也在稳固提升，Ⅳ级、Ⅴ级这类需要上级医院或政府相关部门介入的风险事件逐渐减少（表3－3－2）。

表3－3－2 2013—2018年医疗风险事件管理情况

年份	风险事件上报数量（件）	各级事件占比					人员对风险事件上报知晓率
		Ⅰ级	Ⅱ级	Ⅲ级	Ⅳ级	Ⅴ级	
2013	286	25.0%	30.0%	39.0%	5.0%	1.0%	51.6%
2014	956	20.1%	28.8%	43.9%	6.2%	1.0%	72.3%
2015	1 003	14.8%	31.3%	46.8%	6.3%	0.8%	86.5%
2016	963	12.6%	30.5%	52.3%	4.6%	0	92.8%
2017	1 086	11.9%	24.3%	60.5%	3.3%	0	95.3%
2018	988	11.8%	21.2%	65.8%	1.2%	0	100%

（二）有利于甄别事前风险

事前风险具有一定的未知性及突发性，特别是安全隐患，一旦发生则后果较为严重，容易导致安全事故，因此有必要进行关口前移，防患于未然。院科二级每年均进行HVA分析，利用凯撒模型，对各类应急事件进行评分，根据发生概率、人员伤害、财产损失、服务影响、准备工作、内部响应、外部响应等多维度进行评分，再按照“二八原则”等评分排序方法筛选出2019年医院的高风险事件，分别为信息系统故障、危险品泄漏或爆炸、火灾、停电、院感事件暴发等。根据每年的高风险事件，完善相关的应急预案，按预案要求购置相关物资，定期进行演练，特别是针对有台账管理的风险，如危险品等，则运用手机App进行扫码巡查，有效提高危险品日常巡查管理效率，各类应急演练亦逐年提高，急诊大规模群发性应急事件及医务人员集结时间逐年缩短，从而降低重大医疗安全生产事故的发生率（表3－3－3）。

表3－3－3 应急准备与响应持续改进

项目	2013年	2014年	2015年	2016年	2017年	2018年
应急预案/个	10	15	26	40	40	40
演练次数/次	5	8	10	13	15	11
医务人员集结时间/分钟	50	30	26	18	12	5

（三）有利于识别和处理事中风险

事中医疗风险是具有明确危险因素，但尚未转化为不良事件的不安全事件或指标，如不及时进行干预则容易转化为不良事件，甚者出现医疗纠纷。我院经过反复探索，事中风险已可从BI报表和院内报告系统中获取，通过防控科统筹、多学科协助、多部门参与的防控流程，化解事中风险。其中，通过全方位、广覆盖的危急值统一报告与管理平台，实现危急值全流程的网络监控，危急值30分钟处置率已上升至99%以上（表3-3-4），并通过防控专家实时监管风险处理情况，按需及时组织多学科联合诊疗，上下联动，使90%以上的事中风险得到妥善处理，有效提升了医疗质量安全水平。

表3-3-4　危急值30分钟处置率持续改进

项目	2013年	2014年	2015年	2016年	2017年	2018年
危急值30分钟处置率	46.5%	55.2%	58.7%	82.3%	90.9%	99.1%

（四）实现事后风险闭环管理

我院经过多年对不良事件的管理实践，已形成运用信息系统管理平台，防控科统筹、各归口部门分管的分级分类管理模式，通过定期对全部不良事件进行深度分析，找出系统问题，连同其他部门修订制度、优化流程、落实整改，管理效能明显提高。根据《三级综合医院评审标准实施细则（2011版）》其中的A标准要求，三级综合医院每百张床年报告不良事件大于20件，我院已连续6年超过A标准要求，并保持对上报者奖励50元/件。同时，我院对不良事件相关知识培训做到全覆盖，防控科抽查结果显示医务人员对不良事件上报流程全知晓。在不良事件整改方面，我院通过分析制度、流程等系统方面的缺陷进行改进。根据异常事件严重度评估（severity assessment code，SAC）和决策树（incident decision tree，IDT），判定为1级、2级存在系统问题的不良事件，赔偿超3万的投诉纠纷事件和频发且存在重大安全隐患的事件运用根本原因分析（root cause analysis，RCA）这一持续改进工具进行专项整改并全院分享，营造医院缺陷分享文化，为医护人员对不良事件的发生与处理提供新的思考方向。2013—2018年针对不良事件进行RCA专项整改共67项，不良事件每百张床年报告件数由41.6件逐年上升至65.9件（表3-3-5），过错性投诉件数占总诊疗人数比率由2.5%逐年下降至0.8%（表3-3-6），不良事件管理成效稳固提升。

表3-3-5　2013—2018年不良事件管理情况

年份	每百张床年报告数量/件	各级事件占比				人员对不良事件上报知晓率
		Ⅰ级	Ⅱ级	Ⅲ级	Ⅳ级	
2013	41.6	4.8%	32.0%	44.5%	18.7%	50.3%
2014	44.0	3.6%	30.6%	48.7%	17.1%	66.6%
2015	47.5	2.9%	29.4%	50.3%	17.4%	80.5%
2016	56.9	2.0%	25.7%	52.4%	19.9%	92.8%
2017	60.2	1.8%	23.9%	53.5%	20.8%	100%
2018	65.9	1.1%	21.2%	55.6%	22.1%	100%

表3-3-6　2013—2018年过错性投诉件数占总诊疗人数比例

项目	2013年	2014年	2015年	2016年	2017年	2018年
过错性投诉件数占总诊疗人数比例	2.5%	2.4%	2.1%	1.7%	0.8%	0.8%

（五）提升了科室风险防范意识

自设立医疗安全专项奖励基金以来，本院员工主动参与安全管理意识明显提升，医疗风险管理表现出色的科室明显增多，年度医疗安全奖上浮科室数量逐年增多（表3-3-7），“人人参与”的医院安全文化逐渐形成。

表3-3-7　2014—2018年医疗安全奖科室上浮情况

项目	2014年	2015年	2016年	2017年	2018年
年度医疗安全奖上浮科室数量	48	50	54	56	59

四、持续改进

1. 进一步提升信息化建设

目前，本院医疗风险上报已常规使用院内网络报告系统，但系统的统计功能仍有欠缺，需进一步完善。另外，对于临床患者突发情况的网络监测未集中在一个平台上报告，如异常生命体征数值、各种监测仪器和生命支持类设备的报警，这类临床危急值应通过一个平台自动抓取自动报警，让医疗风险更容易被发现，更早被处理，这是我们下一步需要努力的方向。

2. 不断加强对员工的医疗风险相关知识的培训

各医疗机构对医疗风险的管理水平参差不齐，人员对医疗风险的理解亦不统一，需要通过传、帮、带的方式，在外向标杆医院学习，在内需要有种子人员由点带面，建立内训师队伍，把医疗风险管理理念和持续改进的做法传播给每一位员工，使员工了解风险并主动参与防控，将潜在的医疗隐患和损害事件遏制在萌芽状态。医疗风险无处不在，医疗风险管理永远在路上。

[附件1] 医疗风险管理方案

1 目的

1.1 为加强我院医疗风险管理，落实医疗不安全因素的防控，防范重大医疗过失行为和医疗事故的发生，故制订此方案。

2 范围

2.1 适用于医院各科室各部门。

3 定义

3.1 医疗风险：指存在于整个医疗服务过程中，可能会导致对患者损害或伤残事件的不确定性，以及可能发生的一切不安全事情。

3.2 医疗安全（不良）事件：在临床诊疗活动中及医院运行过程中，任何可能影响病人的诊疗结果，增加病人痛苦和负担，并可能引发医疗纠纷或医疗事故，以及影响医疗工作的正常运行和医务人员人身安全的因素和事件。

3.3 危急值：是指某项或某类检验异常结果，而当这种检验异常结果出现时，表明患者可能正处于有生命危险的边缘状态，临床医生需要及时得到检验（检查）信息，迅速给予患者有效的干预措施或治疗，就可能挽救患者生命，否则就有可能出现严重后果，失去最佳抢救机会。

3.4 高风险医疗技术：由医务科定义，主要涉及限制类医疗技术，包括以下4种情形：

3.4.1 涉及重大伦理问题。

3.4.2 安全性、有效性尚需经规范的临床试验研究进一步验证。

3.4.3 需要使用稀缺资源。

3.4.4 其他需要特殊管理的医疗技术。

3.5 医疗风险根据防控需要分级，可分为以下5个级别：

3.5.1 Ⅰ级风险：属本科室内可控风险。

3.5.2 Ⅱ级风险：需中心主任协助处理的医疗风险。

3.5.3 Ⅲ级风险：需院部协助处理的医疗风险。

3.5.4 Ⅳ级风险：需外院专家协助处理的医疗风险。

3.5.5 Ⅴ级风险：需政府相关部门协助处理的医疗风险。

4 职责

4.1 医疗安全管理委员会职责：

4.1.1 负责医疗风险管理方案制/修订的讨论、审核。

4.1.2 指导利用FMEA、HVA等质量管理工具对全院的医疗风险进行前瞻性分析。

4.1.3 对上报的重大医疗风险事件（含不良事件）进行讨论分析，对重大不良事件决定是否进行RCA。

4.1.4 审核医疗风险防控科提交的RCA书面报告。

4.2　医疗风险防控科职责：

4.2.1　拟定医疗风险管理方案，包括医疗风险识别、评估、分析、处理和监控等内容，并严格落实执行，防范不良事件的发生。

4.2.2　对采集的医疗风险进行分片管理，组织老专家集中讨论分析，并进行走动式跟踪管理，根据防控需要可组织多部门、多学科进行联动处理。

4.2.3　对于医疗安全委员会认定开展的RCA，医疗风险防控科组织相关人员严格按照RCA步骤开展工作，撰写RCA成果书面报告，上报医疗安全委员会审核，根据医疗安全委员会的意见进行发表。

5　标准

5.1　医疗风险的识别：

5.1.1　前瞻性医疗风险：

5.1.1.1　失效模式与效应分析（HFMEA）：由医疗安全管理委员会通过头脑风暴法采用FMEA评分表选出全院医疗高风险项目，找出潜在失效模式与后果，确定失效模式的根本原因所在，重新设计完善该高风险流程，并分析与测试新流程，实施与监测新流程，最终通过医疗安全委员会审核认定。

5.1.1.2　灾害脆弱性分析（HVA）：由医疗安全委员会通过运用Kaiser模型评分表筛选出全院高风险公共安全事件和医疗安全事件，分析出高风险事件存在的主要危害，结合医院实际情况找出医院存在的脆弱环节，制订并执行落实相应的预防和控制措施，从而降低医院灾害风险系数。

5.1.1.3　应急预案：针对重新设计的高风险流程的高风险点，明确医院需要相关应对的应急预案，由应急办主导，相关科室积极配合编写应急预案。形成的初步预案，送医疗安全委员会审核，通过的初步预案由应急办公室组织演练，初步预案若存在不足的进行修改完善，最终形成应急预案，由应急办公室公布实施预案，并进行应急预案的维护及管理。

5.1.2　潜在性或已发生的医疗风险：

5.1.2.1　医技部门危急值：由信息系统识别，并列入日常《医疗风险患者报表》，详见《危急值报告制度与工作流程》。

5.1.2.2　不良事件：由全院员工（个人、科室）上报的不良事件，详见《医疗安全（不良）事件报告制度》。

5.1.2.3　高风险医疗技术：由信息系统提取，并列入日常《医疗风险患者报表》，详见《高风险医疗技术预警与处置管理制度》。

5.2　医疗风险评估：

5.2.1　采取的医疗风险点分为内、外、妇、儿、危重等5个片区，医疗风险防控科组织各片区防控专家进行晨会讨论，进行风险评估分级，对策拟定等，分级详见3.5。

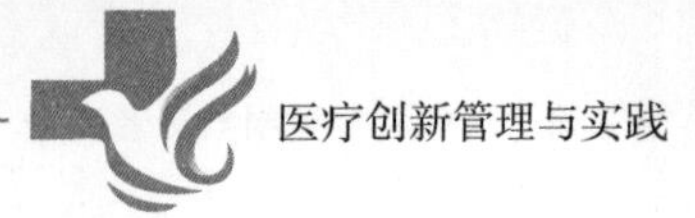

5.3 医疗风险处置：

5.3.1 各片区防控专家根据评估分级，到临床科室实施走动式管理。

5.3.2 对于Ⅱ级以上的风险病例，防控专家需通知科室，在患者床头卡和患者一览表增加风险标识，列为临床一线医护人员重点关注对象。

5.3.3 对于较难处理的医疗风险，医疗风险防控科可组织多部门、多学科联动处理。视情况需要，上报主管院长，邀请院外医疗专家或政府相关部门协助处理。

5.4 医疗风险监控：

5.4.1 医技危急值监控：详见《危急值报告制度与工作流程》。

5.4.2 医疗高风险新技术：详见《高风险医疗技术预警与处置管理制度》。

5.4.3 不良事件：详见《医疗安全（不良）事件报告制度》。

5.5 医疗风险持续改进：

5.5.1 对于重大医疗风险（含不良事件），医疗风险防控科及时向医疗安全委员会提出，确认持续改进方向，根据 PDCA 方法要求科室整改。

5.5.2 对于重大不良事件，根据 PDCA 方法要求科室整改。

5.5.2.1 医疗风险防控科根据事件的性质及 RCA 数量确定召集人，各职能部门要密切配合，以确保持续改进能顺利进行。

5.5.2.2 医疗风险防控科及时监控 RCA 进度，协助解决 RCA 运作过程中的困难。

5.5.2.3 完成后的 RCA，撰写成果报告书并制作汇报 PPT，经三甲办或相关归口管理职能部门指导性修改并发表后，提交医疗安全委员会审议通过，并确定发表的范围及方式。

5.5.2.4 审议通过的 RCA，按文件管制要求下发至相应科室，并进行宣教、执行。

5.5.2.5 形成的 RCA 标准作业书，由相关职能科室监控科室执行情况，并进行质控反馈，提出持续改进意见，以达到医疗质量持续上升的目的。

6 流程图

6.1 见医疗风险管理流程图。

7 表单及用物设备（略）

7.1 失效模式及效应分析（FMEA）评分标准。

7.2 《清远市人民医院灾害脆弱性分析（HVA）评分表评分说明》。

7.3 《清远市人民医院灾害脆弱性分析（HVA）评分表》。

7.4 《清远市人民医院风险事件报告表》。

［附件2］医疗风险管理流程

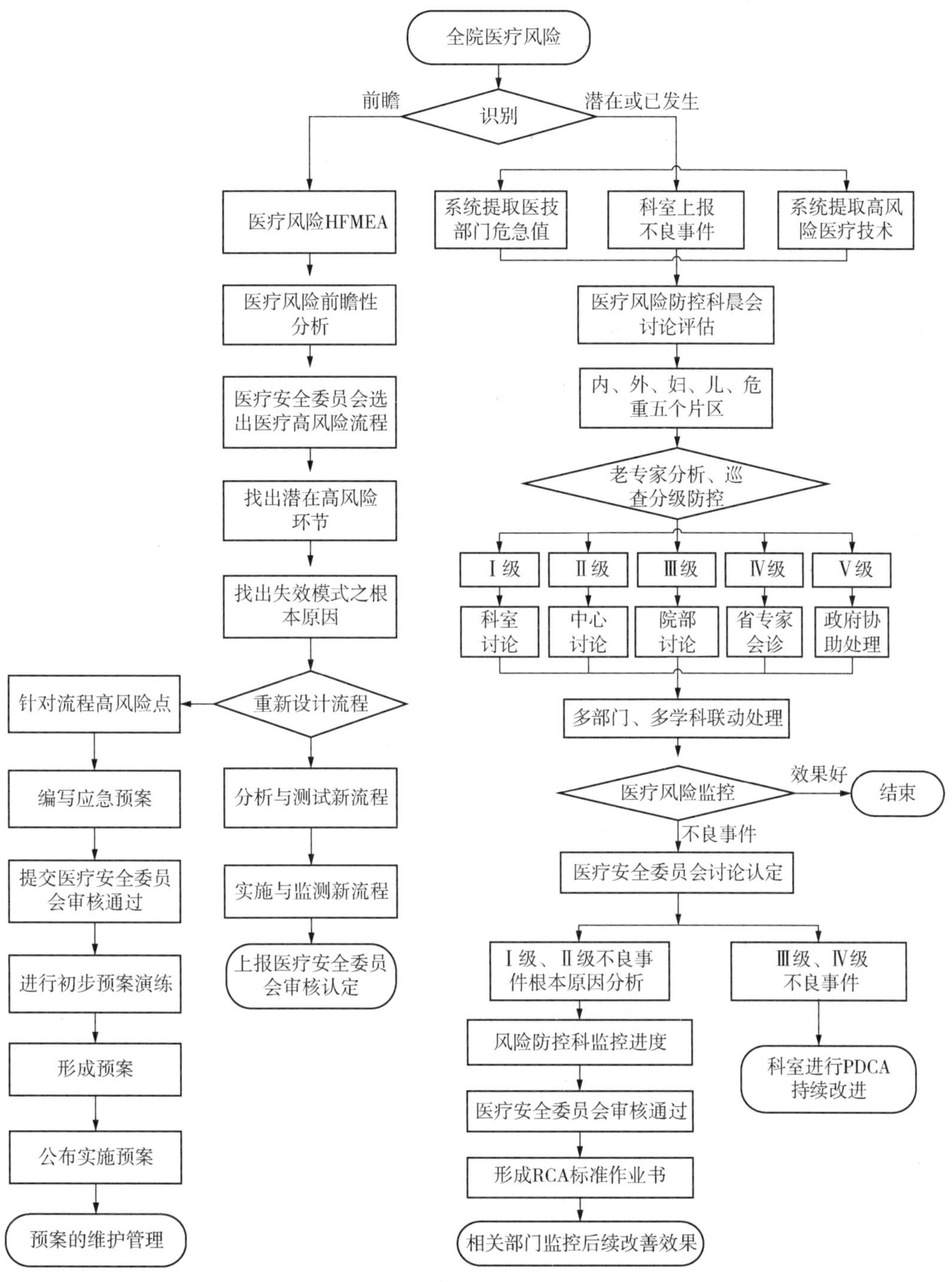

［广州医科大学附属第六医院（清远市人民医院）　刘杰雄　吴冬霞］

4 医疗安全风险金制度的实践与思考

一、背景与现状

医疗安全是医院的生命线。以患者为中心、持续提高医疗安全是医院医务管理的永恒主题。建立有效的医疗安全风险化解机制是保障医疗安全的有力措施之一。江苏省人民医院始终坚持“规范、优化、效益、创新、和谐、发展”十二字工作方针，结合医疗责任保险，经职工代表大会常务委员会审议通过了《医疗安全风险金管理办法》（以下简称《办法》），建立了医疗安全风险金制度，确立了医院“内保”的特色风险化解机制。

现行的医疗责任保险制度无法将医务人员纳入被保险人范畴。首先，《保险法》第65条规定，责任保险是指以被保险人对第三者依法应负的赔偿责任为保险标的的保险。由于我国医疗体制的原因，医务人员均为单位人。医疗服务合同关系的主体为患者和医疗机构。患者或其亲属无法向医务人员主张民事责任。因此，医疗责任保险制度是以医疗机构为投保人和被保险人的责任保险，而非医务人员个人。其次，《侵权责任法》等现有法律没有规定单位对单位人即劳动者的追偿权，且《劳动合同法》对劳动者违约金责任作了限制性规定。用人单位无法以医疗侵权责任向医务人员追偿。因此，医务人员并非医疗责任保险关系的主体。规范医务人员的医疗行为才能根本上保障医疗安全和患者的合法权益，而医疗责任保险制度无法直接调整医务人员的医疗行为。

二、方法与流程

（一）风险金的筹集

《办法》中规定医疗安全风险金由三方共同筹集，在医务人员交纳、科室负担的基础上，医院以同等数额向各科室1∶1配比，体现了医疗安全风险金制度的院内“社会化”分担功能。

医疗安全风险金的科室负担部分有动态调整机制：各科室投诉率较其前3年平均投诉率升高或降低的，医院配额相应下调或上调，具体见表3－4－1（X为幅度）。个人负担具体标准见表3－4－2，动态调整机制见表3－4－3。

表3－4－1　科室负担动态调整机制

投诉率升幅	医院配额下调比例	投诉率降幅	医院配额上调比例
$10\% < X \leq 30\%$	5%	$10\% < X \leq 30\%$	5%
$30\% < X \leq 50\%$	10%	$30\% < X \leq 50\%$	10%
$X > 50\%$	20%	$X > 50\%$	20%

表 3－4－2　个人负担标准

职称	系数	缴纳基数
副高以上	1	1 000
中级职称	0.6	
其他医务人员	0.4	
护士	0.2	

表 3－4－3　个人负担动态调整机制

医疗不良事件例数	0	1 例轻微责任	≥2 例轻微责任	N 例次要责任	N 例主要责任及以上
调整系数	0.5	1	1.5	$1+0.5N$	$1+N$

（二）风险金的使用

风险金的使用是风险金制度发生管理效益的关键之一。《办法》规定，风险金的使用坚持风险共担、奖惩结合的原则。首先，风险金优先用于支付医疗损害争议赔偿金。医疗损害赔偿争议给医疗机构带来了较大的经济负担，也降低了医疗机构的美誉度，给医务人员造成了较大的精神压力。虽然，负担经济赔偿是医疗损害责任的主要承担方式，但是，《侵权责任法》也规定了赔礼道歉的民事责任承担方式。为了减轻、避免医疗机构在诉讼、鉴定中的名誉损害、医务人员的精神压力，我院积极推进医患争议人民调解机制，努力将医疗损害赔偿争议通过调解解决。如果某科室当年度风险金不足以支付医疗争议赔偿金的，作为对超额赔偿医疗不当事件的处罚，不足部分自该科室当年度医疗收入中全额扣除。

其次，《办法》规定，医院依法参加医疗责任保险，促进医疗风险的社会化分担，改善医疗行业环境。医院根据各科室风险金占医院风险金总额之比，从各科室风险金账户支出医疗责任保险保费。由保险公司理赔获得的保险金，按赔偿金负担比例返还至医院及各当事科室风险金账户。该规定是风险金机制与医疗责任保险结合的前提，也是医务人员受益保险机制的关键。

再次，风险金制度的目的之一是通过经济杠杆的推动作用，使业务科室及医务人员更加注重医疗安全。《办法》规定，支付医疗争议赔偿金、医疗责任险保费后，各科室当年度风险金的 50% 转入本科室次年度风险金账户外，余额的 50% 作为奖励发放给科室自行分配。

三、风险金制度的优缺点分析

（一）风险金制度的优越性

化解医疗安全风险，保障医疗安全，持续激励全院医务人员参与医疗安全管理、提高医疗服务质量，是设立风险金制度的终极目标。整体而言，风险金制度的优越性主要

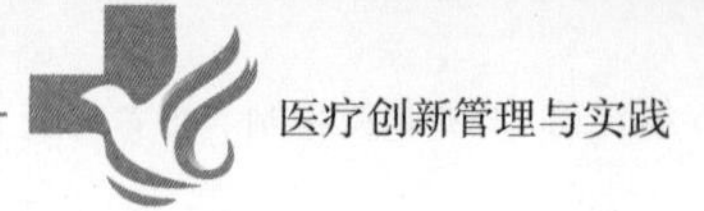

体现在以下三个方面。

1. “社会化”风险分担功能

风险金制度是在借鉴保险机制的基础上建立的，即风险金制度旨在借鉴保险机制的大数法则应对医疗安全风险。风险金制度在医院内部建立了这样一种机制，即医院、科室、医务人员个人三方共同筹集风险金，用于支付医疗损害赔偿金，体现了该制度的“社会化”分担功能。

2. 奖惩结合功能

风险金制度的奖惩结合功能体现在两个主体，即科室和个人；两个阶段，即筹集和使用阶段。奖惩结合的风险金运行机制既可以使得风险金制度具有惩罚功能，也可以使其发挥正向激励作用。

3. 管理传导功能

风险金制度的管理传导功能主要体现在以下两个方面：①正式传导。在经济杠杆作用下，科主任可以此在科室内开展医疗安全的奖励、惩处及医疗安全教育活动，而此过程正是医院医疗安全管理传导至科室及各医务人员个体的过程。②非正式传导。在风险金制度运行过程中，谁的风险金个人负担数额增加或减少，因谁的医疗不良事件导致风险金的支出，哪些科室因医疗安全状况良好获得了较多的经济奖励，这些数字信息会因风险金管理部门的公开披露而在医院内部广为传播。此种非正式传导，会直接作用于医务人员个人的医疗行为，而医务人员的具体医疗行为才是医疗安全风险制度作用的目标对象。

多年来医院实行全面质量管理，并坚持“规范、优化、效益、创新、和谐、发展”的十二字工作方针，医院千分投诉率（图3－4－1）和万元赔付率（图3－4－2）呈现逐年下降的趋势，这与《医疗安全风险金管理办法》的施行密切相关。需要说明的是，风险金制度仅是医院医疗安全管理的主要措施之一，因此，不能将千分投诉率和万元赔付率的持续显著下降完全归因于风险金制度。

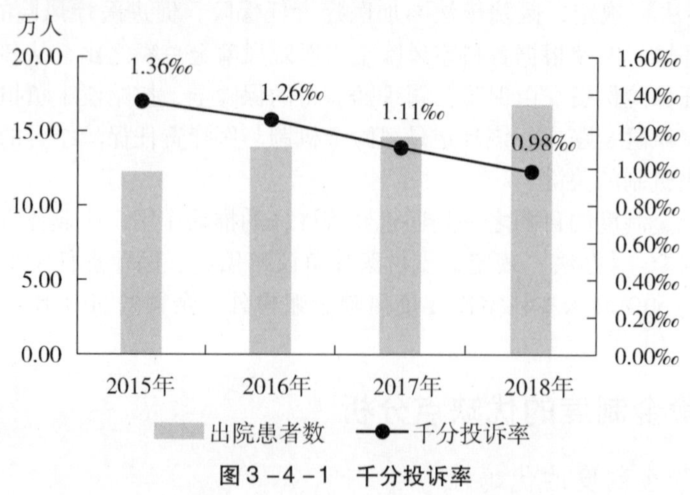

图3－4－1　千分投诉率

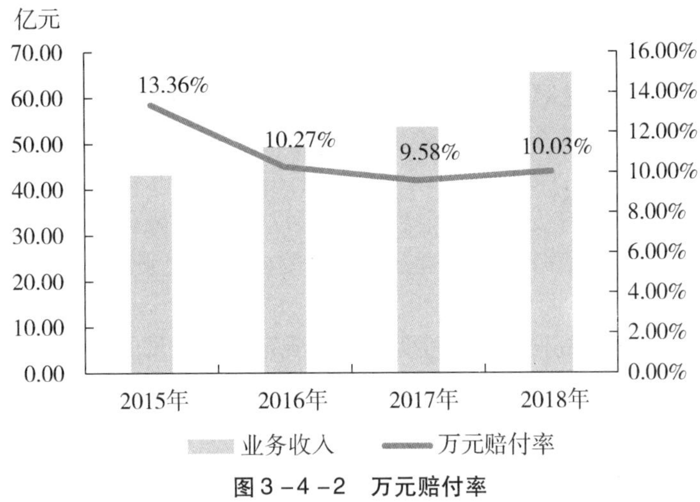

图 3-4-2　万元赔付率

（二）风险金制度的缺陷

1. 风险金单元单一

原有风险金制度中，全院建立了以各科室为基础的多个风险金核算单元，虽然风险金的筹集在一定程度上体现了医务人员个人、科室、医院三方共同筹集的原则，但是在"一单元一账户"模式下，医疗损害赔偿金自各科室核算单元支出，无论该科室因医疗不良事件发生多少赔偿金，都与其他科室无关，这就造成了单一的风险金单元无法承受偶发的大额赔偿，这实际上也是风险金筹集的缺陷造成了各科室抗风险能力的不足。

2. 部分科室参与的积极性欠佳

医疗安全风险金制度实施以来，尽管医院的千分投诉率、万元赔付率等逐年下降，但给临床科室造成了一定的误解。其一，发生医疗纠纷赔偿的案例，可通过医疗安全风险金转移风险；其二，医疗安全风险金制度是作为调控风险的工具，对于医务人员自身没有实际影响或影响不大。此外，临床科室面临的医疗安全隐患与风险不相一致，导致的结果是风险相对较低的临床科室中，医务人员参与的积极性不高。

四、风险金制度的改进

（一）设立共保金制度

第一，关于共保金的筹集。医院设立共保金账户，每年自全院各科室风险金单元账户新筹金中提取 20% 作为共保金。共保金的余额按年度累计。第二，共保金的使用。当事科室对医疗不良事件不存在严重医疗过失行为、不负有主要责任，但是赔偿金超出了该科室风险金账户总金额 50 万元的，对超过 50 万元的部分自共保金账户支出。如发生共保金账户余额不足以支付的情形，该不足部分按照共保金提取比例自全院各科室核算收入中支出。当然，"不存在严重医疗过失行为、不负有主要责任"的情形，需要依据《江苏省人民医院医疗不良事件报告、处理、听证管理办法》的规定，由医院医疗质量与安全管理委员听证评议确定。在共保金支付程序上，还应经医院相关职能部门会审确定，从而保障共保金的合理、合规使用。

（二）调整奖励机制，树立风险意识

目前，《办法》中规定的奖励机制仅仅是按照医疗安全风险金余额进行分配，并未将科室类别、医疗安全风险系数、科室人员构成比例、临床工作比重等因素纳入考虑范围内。2020 年工作计划中，我院拟对《办法》中相关奖励机制进行修订，从而更易于临床医务人员贯彻落实医疗安全风险金制度。此外，树立与强化医疗安全风险意识作为医院管理工作重点之一，医疗安全风险金类似医院内的“交强险”，树立风险意识带来的益处远远高于奖励本身。

总的来说，现行医疗责任保险制度无法直接规范医务人员的行为，而医疗风险基金缺乏行政法上的法律依据，且存在适用范围上的局限性。作为医院内部管理体制机制创新，我院实施的风险金制度可以避免上述障碍。但是，该制度是建立在保障医疗不良事件经济赔偿的前提之下的，考虑到风险金的筹集渠道和整体筹资水平，值得规模较大的医院参考借鉴。

参考文献

[1] 王启辉，王晓东，汤建平，等. 医疗安全风险金制度的探讨［J］. 江苏卫生事业管理，2011，22（1）：90－92.
[2] 王启辉，王洪忠. 我院实施医疗安全风险金制度的实践与思考［J］. 中国医疗管理科学，2016，6（5）：50－53.

（江苏省人民医院　陈浪）

5 安全（不良）事件管理实践

一、背景与现状

患者安全是一个严重的世界性公共卫生问题，已经引起世界各国广泛关注和高度重视。根据世界卫生组织（WHO）的统计，在医疗过程中受到伤害的风险远大于航空旅行或核电站受到伤害的风险。据统计，在美国、加拿大、新西兰、澳大利亚、英国等国，住院患者发生医疗事故的比例在3.5%～16.6%，其中导致患者死亡占3%～13.6%，导致患者永久伤残占2.6%～16.6%。哈佛大学研究发现，4%的住院患者遭受某种不良事件的伤害，70%的不良事件导致暂时性的功能失能，14%的异常事件导致死亡。医疗不良事件会延长病人的住院天数，增加了医疗社会成本的同时也损害了病人的健康。

正是由于医院不良事件的高发性和危害性，2005年，WHO发布的《不良事件报告和学习系统指南草案》（以下简称《指南》）倡导各成员国建立不良事件报告和学习系统，鼓励医院管理者、医务工作者从“错误中学习”。此外，国际公认的认证机构，如美国联合委员会国际部（Joint Commission Internation，JCI）、澳大利亚医疗服务标准委员会（Australian Council on Healthcare Standards，ACHS）等，以及国内的三甲评审同样重视和鼓励对医疗不良事件的管理。《三级综合医院评审标准实施细则（2012）》中明确要求医院必须有不良事件的上报制度和处理流程，并且成为48个核心条款之一。改善医疗质量是医院管理的永恒话题，不良事件管理在医院质量事后管理方面具有举足轻重的地位。

然而，我国医院不良事件管理起步晚，不良事件管理技术标准尚未完善。各医院使用的不良事件定义、分类、上报、处置及改进流程不统一，甚至相互矛盾，给医院乃至卫生行政主管部门管理带来极大风险。我国医院不良事件管理存在的主要问题包括：①卫生行政主管部门尚未建立不良事件监测、反馈和预警的体系和运行机制，难以及时、有效地预测、处置和防范医疗风险。②各级医院在不良事件管理方面的标准千差万别，质量参差不齐。③卫生行政主管部门无法掌握各医疗机构中的不良事件发生、发展、处置及质量持续改进等方面的情况，缺乏统一有效、有针对性、精细化、标准化的管理。

二、方法与流程

香港大学深圳医院的安全（不良）事件管理体系吸收了ACHS及香港医院管理局安全（不良）事件管理办法，结合内地医院管理的行政法规及医院的实际情况，建立了《安全（不良）事件处理指引》。指引明确了安全（不良）事件的定义及严重指数分类，

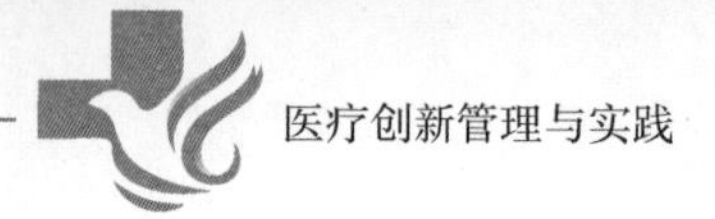

安全（不良）事件上报、处理和调查的流程与时限，以及各相关人员的责任等内容。现将医院的管理实践介绍如下。

（一）组织架构

我院设立完善的安全（不良）事件管理的组织架构，为安全（不良）事件管理提供有力的机制保障。医疗质量管理委员会下设安全（不良）事件管理小组，负责安全（不良）事件管理运作执行。安全（不良）事件管理小组成员由院领导、医疗事务部、质控管理部、病人关系科、护理部及临床科室人员组成，医疗事务部指派专员负责管理全院不良事件。不良事件专员收集全院不良事件，对事件进行初步调查后，将事件分派到相关责任科室，责任科室需要在指定时间内对事件进行原因分析和提出改进措施。安全（不良）事件小组每周三对事件进行小组讨论，讨论内容包括事件经过、事件发生原因、事件改进措施及改进成效。安全（不良）事件小组每月召开由医疗副院长主持的不良事件例会，对不良事件发生趋势、严重不良事件改进措施进行讨论。安全（不良）事件小组每半年召开一次全院不良事件分享会；不定期发布风险预警等信息，旨在让全院员工知晓不良事件，从而避免类似事件发生。

（二）安全（不良）事件的定义及分类

1. 安全（不良）事件的定义

安全（不良）事件是指任何在医院内发生的事件（包括医疗和非医疗活动），有可能或已经导致患者或来访者引发疾病、痛苦、损伤、残疾或死亡。

2. 医疗安全（不良）事件的分类

我院根据2011年卫生部颁发的《医疗质量安全事件暂行规定》关于医疗质量安全事件的分级，将安全（不良）事件分为4个类别：

（1）轻微医疗安全（不良）事件：可能累及患者，但没有对患者造成持续伤害或影响的事件。

（2）一般医疗安全（不良）事件：造成2人或以下轻微残疾、器官组织损伤致使一般功能障碍或其他人身损害后果的事件。

（3）重大医疗安全（不良）事件：①造成2人或以下死亡或中度以上残疾、器官损伤致使严重功能障碍的事件；②造成3人或以上中度以下残疾、器官组织损伤或其他人身损害后果的事件。

（4）特大医疗安全（不良）事件：造成3人或以上死亡或重度残疾的事件。

3. 严重指数（severity index，SI）

我院参照香港医管局不良事件的分类原则，根据事件对患者造成的伤害程度，将安全（不良）事件分为9级（表3-5-1），对各类医疗安全（不良）事件做出准确界定和进一步解释，避免因医务人员对分类的理解偏差造成上报数据混乱。

表3-5-1　安全（不良）事件的分类原则

轻微医疗质量安全事件＊		一般医疗质量安全事件		重大医疗质量安全事件＊				特大医疗质量安全事件＊
SI＝0 事件发生，但未累及患者，没有对患者造成影响	SI＝1 事件发生累及患者，但没有对患者造成持续影响（可能需要观察患者，但不需要治疗）	SI＝2 轻微伤害（生命体征无改变，需观察患者/对患者进行检查/轻微处理）	SI＝3 短暂致病（部分生命体征有改变，需要观察患者/对患者进行检查/简单治疗）	SI＝4 明显致病（生命体征明显改变，需要提高护理级别或加强质量/开展抢救/手术干预）	SI＝5 永久性丧失器官组织的主要功能或致残	SI＝6 死亡	SI＝7 造成3人或以上中度以下残疾，器官组织损伤或其他人身损害后果	SI＝8 造成3人以上死亡或中度残疾

＊参照2011年卫生部印发的《医疗质量安全事件报告暂行规定》卫医管〔2011〕4号。

（三）安全（不良）事件的处理

1. 安全（不良）事件的处理原则

安全（不良）事件处理指引中规定了各部门、各环节的处理原则，明确要求员工对所有安全（不良）事件进行上报；其中特别指出涉事医务人员的处理原则。

2. 安全（不良）事件的上报

我院建立从上报到调查、改进、结案全流程的安全事件管理系统，信息化的闭环管理不良事件。根据安全（不良）事件的严重程度，明确规定每类事件院内上报时限、上报卫生行政部门的时限、责任科室完成调查的时限等。对不良事件上报、调查等进行标准化管理。

我院还明确规定不良事件的公开披露（告知患者及家属），处理公共关系及媒体相关问题，形成公开、透明、诚信的上报文化。

3. 安全（不良）事件改进

根据安全（不良）事件的严重程度、发生频次进行调查、改进。对于首次发生的不良事件，由涉事科室进行调查和改进，安全（不良）事件小组监督改进成效；对于重复发生的不良事件，由质控管理部统筹，相关科室配合进行质量持续改进项目；对于重大或特大不良事件，由科室和负责部门调查，7日内向安全（不良）事件管理小组提交最后调查报告和改进措施，安全（不良）事件管理小组需要即时向主管院长和卫生行政部门报告，必要时需请院外专家协助调查；或依据《安全（不良）事件管理根源分析制度》的相关要求，进行根因分析（RCA）。

同时，《安全（不良）事件管理根源分析制度》参照香港医管局警讯事件（sentinel event）的范畴，制定医院的警讯事件清单，要求对警讯事件需要立即调查，做出完整规范的根源分析，并采取相应的改进措施。

4. 公开披露

我院是国内首家引入公开披露理念的医疗机构。公开披露是指当发生不良事件时，医务人员应主动、坦诚地向患者或家属披露事件发生的经过、救治方案等。大部分不良事件都进行了公开披露，对医院构建和谐医患关系、塑造“坦诚披露、信赖处处”的诚信文化起到极大的助力作用。

三、实施成效

通过7年的管理实践，我院总结出丰富的医院安全（不良）事件管理经验，受到各级政府和领导的高度好评。我院受邀参与国家卫生健康委员会安全（不良）事件处理标准的制订，主导制订深圳市医院不良事件管理标准，在中国核心期刊及SCI期刊发表患者安全及不良事件管理类文章3篇，为促进我国不良事件管理系统的不断完善，保障患者安全提供宝贵经验。

四、持续改进

（一）科学的安全（不良）事件管理架构

我院借鉴香港医管局的做法，建立了科学的安全（不良）事件管理架构，以加强安全（不良）事件的管理成效。医疗质量管理委员会是医院的12个专业委员会之一，负责对安全（不良）事件管理做出科学决策。安全（不良）事件管理小组由院领导直接负责，每星期参与事件讨论，确保进行切实有效的安全（不良）事件管理。同时，与传统医院做法不同，我院强调由临床科室负责人参与安全（不良）事件管理，一方面，临床科室负责人的参与，可以帮助管理小组更加专业地判断事件经过、事件发生原因、提出改进措施；另一方面，积极参与有助于临床科室加深对安全（不良）事件管理的理解、积极落实改进措施、提高改进成效。医院指派安全（不良）事件专员对安全（不良）事件进行日常管理，专员接受过职业化培训，可以对事件进行分类、辨识相关因素、评估事件的严重后果做出专业判断，负责监控全院事件、对事件进行分类、评估风险、及时发布安全预警及提出改进建议。

（二）安全（不良）事件上报体系的有效建立

1. 安全（不良）事件的标准化管理

鉴于医疗安全（不良）事件分类的复杂性和多样性，设计全面、科学、合理的不良事件管理体系对于理顺不良事件报告链条至关重要。医院借鉴香港医管局的不良事件管理模式，结合国内不良事件管理的法律法规，建立了操作性强的安全（不良）事件管理体系，包括不良事件定义、不良事件分类、不良事件分级、不良事件上报、不良事件调查、不良事件改进、不良事件监督和公开披露的全流程标准化的管理模式，经验可供其他医院参考和借鉴。

2. 不良事件管理文化

有学者认为，安全（不良）事件报告的非惩罚性、独立性和保密性是成功运行安全（不良）事件报告系统的重要基础。另有学者提出，基于网络化的畅通、高效、非责备安全（不良）事件报告系统将有助于提高上报率。为鼓励员工积极上报不良事件，及时发现管理漏洞，医院对上报人的个人信息及上报事项进行严格保密，消除员工担心因上报信息泄露而带来报复的疑虑及担忧。同时，医院始终倡导非惩罚文化，上报人不会因事件披露受到惩罚。除此之外，医院为医生购买执业责任险，引入第三方处理医疗纠纷，降低了不良事件给医生带来的职业风险，保障了医生的合法权益，真正实现“公平、公正、无惩罚”的文化。

虽然国内目前已规定对不良事件上报实行非惩罚制度，但尚无相关政策、标准规定医疗机构需要对不良事件上报人信息进行保密。事实上，许多医院管理者也没有形成对上报人信息保密的意识。上报人的信息泄露有可能会影响医疗机构有效运行安全（不良）事件报告系统，不利于管理者发现系统性漏洞。因此，如何加强保密措施，有效运行安全（不良）事件上报系统，也是医院管理者需要考虑的问题。

3. 行之有效的不良事件改进

我院通过制定《安全（不良）事件处理指引》，规定了不良事件上报、调查、改进流程。制度规定各部门调查的具体相关内容，评估是否出现医疗过错、不良事件发生原因等，并采取补救行动计划，建议改进措施。由安全（不良）事件管理小组监督改进方案的落实情况及反馈，确保不良事件的改进。数年来，医院安全（不良）事件管理成效显著，《HIV 患者自杀死亡》被评为“2015 中国患者安全典型案例”，《改进 MR 检查肾功能评估流程》入选为“2016 患者安全入库案例”，《食物经胃管注入肺内事件》入选“患者安全案例集（2018 年第 1 辑）”，《医护携手多角度提升低分子肝素抗凝剂的用药安全》入选“2019 中国患者安全优秀案例”，案例分享赢得政府及同行的广泛好评。

（三）公开披露

在中国医患关系紧张的现状下，我院创新安全（不良）事件管理理念，在内地首推公开披露。发生对患者有伤害的不良事件时，医护人员毫无隐瞒、诚实地告知患者事件发生的性质、原因、后续救治措施及预后效果，以充分保障患者的知情权和选择权，通过有效的沟通得到患者的谅解，改善医患双方的紧张关系。有研究结果证实，公开披露可改善医患关系：通过鼓励医生和患者对话，及时交流信息，可有效重建医患关系，医方主动告知包括不良事件信息更容易获得患方谅解；会明显改善患者对医生的负面情绪。

公开披露后，我院相关部门就会召开会议研究治疗过程的每一个步骤，讨论不良事件的处理，降低错误率，预防不良事件再次发生。安全（不良）事件管理小组采取多形式的公开披露之诚信文化的推广活动，让公开披露的理念深入人心；同时，医院制定《香港大学深圳医院公开披露操作技巧（试行）》制度，培训员工应对投诉和披露的技巧，使我院员工更为坦诚地披露不良事件。我院坚持公开披露，致力于改善医患关系，得到公众的信任。2014—2018 年医院的患者满意度位居深圳市前列，医疗服务得到患者的认同。

（四）安全（不良）事件管理及风险管理有机结合、互相促进

一方面，良好的安全（不良）事件管理有助于医院加强风险预警机制建设。我院每年都会通过对安全（不良）事件的相关数据的统计，参考患者投诉事件、各级质量检查专家评审意见、满意度调查报告等，结合医院实际情况，确定医院前十大风险，以海报、邮件、温馨提示等多种形式对全院进行培训；另一方面，风险管理要求针对十大风险中的每一项风险，使用 CQI 质量管理工具进行持续改进，通过完善的风险管理来防范和降低不良事件的发生概率。

（五）营造积极的医院安全文化

与传统医院的做法不同，我院没有设立相应机制激励医务人员主动报告不良事件，而是通过营造积极的医院安全文化氛围，充分发挥文化建设在患者安全管理工作中的导向作用，提高员工上报不良事件的积极性。

1. 患者安全文化的建立

我院管理层鼓励员工参与到患者安全管理工作，在安全（不良）事件管理方面，每周会由内科主管带领医务、质控、护理等人员讨论不良事件，每月由医疗院长召开不良事件讨论会，每 3 个月向医院质量与安全管理委员会汇报患者安全事件，定期开展患者安全事件分享会等，至上而下地将患者安全文化灌输给员工。让患者安全文化理念深植于各个层级的员工心中，使患者安全管理的实践效果得到加强，完善整合患者安全事件管理体系以促进利于患者安全的公开公平的组织文化建设。

2. 职业安全健康

医院安全文化的建立有赖于各位员工安全意识的提高。因此，除密切关注患者安全以外，医院同样借鉴香港的职工安全健康管理经验，在国内公立医院中率先设立职业安全健康管理职能部门，全面负责员工的职业安全与健康管理。职业安全健康管理从工作场所暴力、食堂环境安全、环境安全管理、员工康复支持、工伤管理、员工心理支持、感染控制、体力处理操作、显示屏幕设备使用、化学品安全、生物安全、防跌倒管理、医疗废弃物管理、激光安全及辐射安全 15 方面进行管理，全方位为员工营造安全、健康的工作环境，通过职业安全健康管理提高员工的风险识别和伤害意识，从而加强医院的安全文化建设。

患者安全（不良）事件不仅危害患者健康，同时，也增加了国家对医疗费用的支付及资源的浪费。通过对医疗安全（不良）事件的标准化管理，对负性事件进行改进，将错误看作是改进的种子，通过流程或系统的改进，营造“让员工容易做对事，不容易做错事”的工作环境，真正从实处保障患者安全。

参考文献

[1] WHO. World Health Organization of patient safety（2012－02）. http：//www. wpro. who. int/mediacentre/factsheets/fs_ 201202_ patient_ safety/en/index. htm.

[2] 崔小花，等. 美英加澳和中国台湾地区医疗不良事件上报系统管理模式的比较研究［J］. 中国循证医学杂志，2011，11（3）：237－246.

[3] 李嘉等. 我国医疗不良事件报告系统的应用现状与思考［J］. 西南国防医药，2015，25（8）：910－911.

[4] NPSA. A risk matrix for risk managers［EB/OL］.［2010－12－24］http：//www. npsa. nhs. uk/nrls/improvingpatientsafety/patient-safety-tools-and-guidance/risk-assessment-guides/riskmatrix-for-risk-managers/? locale = en.

[5] YING W，COIERA E，RUNCIMAN W，et al. Using multiclass classification to automate the identification of patient safety incident reports by type and severity［J］. Bmc medical informatics & decision making，2017，17（1）：84.

[6] CHANG A，SCHYVE P M，CROTEAU R J，et al. The JCAHO patient safety event taxonomy：a standardized terminology and classification schema for near misses and adverse events.［J］. International journal for quality in health care journal of the international society for quality in health care，2005，17（2）：95－105.

[7] 肖雪莲. 护理不良事件管理体系的构建和成效［J］. 中华护理教育，2015（6）：459－462.

[8] 朱晓萍. 国内外医疗不良事件分类体系的研究现状［J］. 护理研究，2013，27（5）：1281－1284.

[9] 孙纽云. 我国患者安全管理与医疗风险预警监测体系建设的思考与设想［J］. 中国医院，2012，16（10）：1－6.

[10] NAKANISHI T. Disclosing unavoidable causes of adverse events improves patients' feelings towards doctors［J］. The Tohoku journal of experimental medicine，2014，234（2）：161－168.

（香港大学深圳医院　徐小平　林莉）

6 以提升有效评估率为核心构建静脉血栓栓塞症规范防治体系的 PDCA 实践

一、背景与现状

静脉血栓栓塞症（venous thrombosis embolism，VTE）指血液在静脉内不正常地凝结，使血管完全或不完全阻塞，属静脉回流障碍性疾病，包括肺血栓栓塞（pulmonary embolism，PE）和深静脉血栓形成（deep venous thrombosis，DVT），是同一疾病不同阶段和不同部位的两种临床表现。长期以来，VTE 是住院患者猝死的首要因素，也是肿瘤和手术病例死亡的重要直接原因。目前，随着老年患者增加和住院周转加快，VTE 发生率显著上升，VTE 致死率、致残率高，对患者的健康造成巨大威胁。VTE 的规范诊断和预防已经成为所有医疗机构的重点关注内容。然而，当前中国乃至西太平洋地区 VTE 规范评估的比例显著低于欧美国家，VTE 规范和足量全疗程预防用药的比例更低，大量的住院患者还处于缺乏保护的状态。

近年来，我国高度重视 VTE 防治工作。2008 年，国家卫生部将术后 VTE 发生率纳入髋膝关节置换术质量控制指标；2009 年，卫生部将术后 VTE 列入骨科术后处理过程；2011 年，将术后 VTE 发生率作为手术质量控制指标之一；2016 年，国家卫生和计划生育委员会对卒中患者采取预防卒中相关性深静脉血栓形成等常见并发症的必要措施做了规定；2018 年，国家卫生健康委员会在全国范围内开展加强肺栓塞和医院内静脉血栓栓塞症防治能力建设项目。中华医学会各分会近年来也密集地公布了相关规范和指南。比较重要的包括：2015 年发布的《中国普通外科围手术期血栓预防与管理指南》，2015 年发布的《内科住院患者静脉血栓栓塞症预防中国专家建议》，2012 年和 2018 年发布的《医院内静脉血栓栓塞症防治与管理建议》，2016 年发布的《中国骨科大手术静脉血栓栓塞症预防指南》，2018 年发布的《肺血栓栓塞症诊治与预防指南》。

因此，构建 VTE 规范防治体系有重要意义，且可行性较高。对同行可提高 VTE 防治能力和意识，达成专家共识；对院方可改善 VTE 管理现状，提高医疗质量；对患者可降低血栓事件发生，改善疾病预后；对社会可助推健康战略，和谐医患关系。通过品管履历（quality control story，QC story）判定表（表 3 –6 –1），认为该主题适合课题达成型品管圈。

表 3 –6 –1　QC Story 判定

课题达成型改善步骤	关系程度		问题解决型改善步骤
以前未曾有过经验，欲顺利完成首次面临的工作	53	35	欲解决原来已在实施中的工作问题

续表 3－6－1

课题达成型改善步骤	关系程度		问题解决型改善步骤
欲大幅度突破现况（现况的打破）	51	37	欲维持或提升现况水平
欲挑战魅力性品质、魅力性水平（魅力性质量的创造）	47	25	欲确保当然质量、当然水平
欲提前处理最近未来的课题	53	35	欲防止再发生已出现的问题
透过方案、创意的追究性实施可达成目标	45	47	透过探究与消除问题的原因，问题可获得解决
判定结果	合计分数		判定结果
√	249	179	×

注：关系程度三段评价：大＝5；中＝3；小＝1。

二、明确课题

通过 VTE 的早期评估和规范预防，可以有效降低 VTE 的风险，但由于“重治疗轻预防”传统观念的影响，我国的 VTE 预防现状并不乐观。项目组利用文献分析和专家小组讨论法分析我国 VTE 预防中存在的问题，可以归纳为以下四方面。

（1）医务人员、患者及家属的 VTE 预防意识普遍不足。项目组通过访谈和问卷调查发现，医务人员对 VTE 的发生认知程度不同，不少医生和护士认为只有骨科、呼吸科等科室的病人才有可能发生 VTE 的风险，大部分患者及家属对 VTE 的预防知识了解少之又少。

（2）防治标准流程不统一，缺乏统一的标准。从疾病本身的特征来讲，VTE 发生的病因比较复杂，既有外科手术和创伤性因素，又有内科疾病等危险因素。此外，身体特征、年龄和生活方式等也会对 VTE 的发生产生影响。目前，对 VTE 的检查方法众多，预防措施、风险评估也是多种形式，治疗措施不仅分轻重缓急，也可采取抗凝、溶栓等多种方法，国内对于 VTE 尚没有统一的诊治路径，仍处于逐渐探索和形成时期。

（3）各科室重视程度不一，以呼吸、骨科、血管外科等 PE 治疗科室牵头为主，VTE 高风险需预防的科室参与不足。

（4）缺乏长效机制，VTE 宣讲、预防措施有所进展即中止，多数医院缺少质量控制目标，VTE 的防治工作尚未形成体系。

三、目标设定

主目标：根据国家 VTE 规范防治项目组要求，上海交通大学医学院附属瑞金医院于 2019 年 3 月前将住院患者 VTE 风险评估比率由 13.5% 提升至 95%，完成 VTE 规范预防全院宣教。

次目标：VTE 预防措施覆盖率由 25% 提升到 80%，VTE 随访率由 10% 提升到

100%，VTE 防治意识知晓率由 13% 提升到 80%，VTE 预防措施知晓率由 7% 提升到 95%。

四、对策拟定

针对 VTE 防治团队、防治体系、随访系统、多元化宣教的构建，运用 PDCA 法，预测在未来实施过程中会碰到的障碍和副作用，以便制订对策使其实施过程顺利进行。

五、最适对策实施

（一）基于“双重预防信息化服务模式”构建 VTE 预防治疗体系

由医务处负责人召开住院患者 VTE 单病种管理启动会，成立 VTE 管理委员会和医院内 VTE 防治管理办公室。办公室分为工作组和专业组，由呼吸、心外、心内、血管内、肾脏内、ICU、介入科、骨科、放射、输血、核医、护理、药剂、超声、心脏超声 15 个科室组成。

牵头制订 VTE 防治管理流程，与信息科沟通设计线上住院患者 VTE 和出血风险评估单，使医生可以迅速将患者初步状况先做预先管理，根据风险评估结果，系统会自动在文档最后生成“住院患者院内 VTE 预防的推荐意见”，为住院患者提供个体化的药物预防与机械预防措施；并建立专病数据库，使用项目认证的数据平台，可将本院数据接入项目数据平台，VTE 患者全部录入，进行 DRGs-VTE 病种监控；设置专职或兼职数据管理员，并根据管理制度对相关人员进行数据库使用方法和相关制度培训。

由管理办公室根据实际情况制定医院内 VTE 防治管理制度，定期组织召开管理工作例会，对相关工作进行总结梳理和持续改进。

制订医院内疑似急性 DVT 绿色通道诊治流程、疑似或确诊急性肺栓塞急救绿色通道诊治流程，建立 VTE 专用超声申请系统，成立医院内 VTE 快速反应团队，建立多学科联合诊疗制度，开展 24 小时 VTE 相关检查检验项目，包括肺通气/灌注（V/Q）显像检查肺动脉造影检查、床旁心电图和超声心动图检查、心脏标志物检测，24 小时凝血监测等；并设立 24 小时绿色通道。

增加抗凝和防栓相关药品清单且开展溶栓、手术或介入新技术治疗，让患者得到良好的治疗，根据风险评估分层能够实施相应的 VTE 预防措施，多方位护理，预防 VTE 发生，给予患者健康教育，提供床上运动指导、穿弹力袜和压力泵等处置预防 VTE 发生。

建立院内 VTE 防治护理相关培训制度，护理人员每年全员培训 2 次，高危科室护理人员培训或病例分析每季度一次，其他人员培训依据本项目中的培训要求完成。

分别调查改善前患者 318 例，改善后患者 424 例，发现改善后住院患者 VTE 预防措施覆盖率由 25.0% 提高至 78.9%，VTE 风险评估率由 13.5% 提高至 70.8%。

（二）基于智慧医疗 +，构建连续性照护模式

由呼吸科负责人申请信息科制作线上随访系统，登记患者基本信息（姓名、身份证、电话和卡号）及随访内容，并且可以与患者做线上交流，了解患者返家后的情况方便追踪及提出建议回访进行检查。

构建连续性照护模式，患者一入院由护士进行 VTE 宣教和基本护理，且由医生进行评估并做初步预防治疗和处置，患者出院后进行随访，形成闭环式照顾体系。

分别调查对策群组一改善后患者 424 例，对策群组二改善后患者 419 例，发现对策群组二改善后患者 VTE 随访率由 10.0% 提高至 96.0%，VTE 风险评估率由 70.8% 提高至 77.0%。

（三）基于反馈式教育（teach-back）沟通模式，对医护人员和患者进行 VTE 风险防范

由医务处专员开展针对院内医政管理人员、医护人员和医技人员的日常院内培训宣教，并在全院所有院区发放 VTE 专项手册。

以学术讲座、业务指导和远程教学等多种方式开展区域内基层医务人员的 VTE 预防、诊治相关培训计划，至少每季度 1 次。

医院通过多种途径（教育手册、PAD 课件、操作视频和微信平台）开展 VTE 防治宣教工作让患者再次理解风险内容，并参考相关文献中 teach-back 方式进行再次强调，让患者理解教育信息。

开展 VTE 相关课题讨论会、VTE 科室宣讲，参加 WHO 医疗质量持续改进项目国内总结会及 WHO 西太平洋地区医疗质量持续改进项目总结会等共 4 次。

分别调查对策群组二改善后患者 419 例，对策群组三改善后患者 516 例，发现对策群组三改善后患者 VTE 防治意识知晓率由 13.0% 提高至 84.1%，VTE 预防措施知晓率由 7.0% 提高至 92.4%，VTE 风险评估率由 77.0% 提高至 94.4%。

六、效果确认

VTE 评估率改善后为 94.38%，目标达标率 99.35%（目标值 95%），进步率 599%。VTE 随访率改善后为 100%，目标达标率 100%（目标值 100%），进步率 860%。VTE 住院患者预防措施覆盖率改善后为 82%，目标达标率 98.56%（目标值 80%），进步率 215%。VTE 防治意识知晓率改善后为 85%，目标达标率 107.4%（目标值 80%），进步率 553%。VTE 预防措施知晓率改善后为 95%，目标达标率 100%（目标值 95%），进步率 1257%。易栓症相关基因突变检测试剂盒专利：通过文献研究遴选出 18 种与血栓发生相关的基因组成易栓症基因检测 Panel，采用二代测序及 CNV-plex®高通量拷贝数检测技术对该 Panel 进行点突变、小缺失/插入及拷贝数变异检测。近年承担国家级科研项目 7 项，承担、参与全国多中心临床研究 3 项，国际临床研究项目 1 项；以第一作者或通讯作者发表 SCI 收录论文 7 篇；获得易栓症相关基因突变检测试剂盒专利。制订标准化的院内 VTE 预防流程、院内 VTE 防治管理流程、医院内 VTE 应急预案与处理流程、多学科联合诊疗制度 、VTE 防治相关知识宣教的管理制度、VTE 随访制度，并针对标准作业书实施前人员教育训练，参与率 100%，知晓率 100%。

七、检讨与改进

目前，已持续追踪改善后的评估率，每月患者 30 例，评估率约 95%，提示本项目效果显著，目前仍在持续追踪效果情况。但本项目仍存在缺点与改进方向：①目前的风

险评估表，未根据各专科特色，下一步拟开展相关研究，进行个性化改进；②对出院患者的 VTE 预防措施不足，因此未来拟针对出院患者 VTE 延期预防开展研究；③VTE 绿色通道社会参与少，VTE 防治需要全社会的参与，将加大 VTE 防治知识的宣传。

参考文献

[1] KEARON C，AKL E A，ORNELAS J，et al. Antithrombotic therapy for VTE disease：CHEST guideline and expert panel report. [J]. Chest，2016，149 (2)：315 - 352.

[2] 尹晨光，袁绍辉．静脉血栓栓塞风险评估研究进展 [J]. 国际骨科学杂志，2014，35 (2)：77 - 80.

[3] JOHN A. HEIT. The epidemiology of venous thromboembolism [J]. Journal of thrombosis and thrombolysis，2016 (41)：3 - 14.

[4] BOUÉE，et al. Incidence of venous thromboembolism in France：a retrospective analysis of a national insurance claims database [J]. Thrombosis journal，2016 (14)：4.

[5] JANG M J，BANG S M，OH D. Incidence of venous thromboembolism in Korea：from the Health Insurance Review and Assessment Service database [J]. Journal of thrombosis and haemostasis，2011 (9)：85 - 91.

[6] YANG Y，LIANG L，ZHAI Z，et al. Pulmonary embolism incidence and fatality trends in Chinese hospitals from 1997 to 2008：a multicenter registration study [J]. PLoS ONE，2011，6 (11)：e26861.

（上海交通大学医学院附属瑞金医院　王晗琦　陆勇）

7 基于临床监测大数据的 VTE 质量管理体系建设

一、背景与现状

静脉血栓栓塞症（VTE）包括深静脉血栓形成（DVT）和肺栓塞（PE），是一种高发、高致死性的疾病。在中国，静脉血栓形势非常严峻，但由于流行病学数据的缺乏，掩盖了血栓性疾病的广泛影响。医院内 VTE 发病隐匿，临床症状不明显，容易漏诊误诊，致死和致残率高，院内猝死中相当部分都是 DVT、PE 引起的。早期预防，早期及时、规范诊治，对于改善 VTE 患者的预后、降低疾病的死亡率至关重要。防治静脉血栓栓塞症的首要条件，就是对所有住院患者进行 VTE 的风险筛查，早期甄别高危人群，对其实施规范、有针对性的个体化防治策略，从而有效预防血栓或延缓其进展，降低其发病率和死亡率，改善患者预后。

医院应当根据本单位的实际情况与发展规划，制订医院内 VTE 防治质量改进计划，明确重点监测指标的改进程度，通过信息化手段定期监测医院内 VTE 防治工作的过程指标和结局指标，通过实施医院内 VTE 防治的一系列规范化管理，达到过程指标和结局指标的改善趋势，以提高住院患者的医疗质量与安全。VTE 防治的信息化管理是医院发展的趋势，能够有效地规范医疗质量和提高医疗效率。

广州医科大学附属第二医院以临床监测大数据为基础，建设院内 VTE 质控管理体系，使用信息化的手段辅助医生进行 VTE 患者规范化管理，以解决以下临床问题：①临床缺乏有效的 VTE 专病信息化管理，患者流失率高；②VTE 的临床 SOP 和规范性复杂；③全院中高危患者缺乏积极有效的监控；④各 VTE 数据孤岛对临床的贡献小，数据提取及使用困难；⑤VTE 患者诊疗质控等方面有提升空间，需要深化综合管理和规范化治疗。

二、方法与流程

（一）完善 VTE 防治管理组织架构及制度流程

我院成立了肺栓塞和深静脉血栓防治管理委员会，由刘世明书记担任委员会主任，分管院长担任副主任，各相关科室主任担任委员，质控科科长担任秘书，并下设办公室，由质控科、医务科、护理部、信息科负责人组成。肺栓塞和深静脉血栓防治管理委员会及办公室根据最新的指南、专家共识、政策法规，结合我院实际情况，定期修订与更新管理制度、工作流程等文件，制作完成《肺栓塞和深静脉血栓防治管理制度汇编》及《肺栓塞和深静脉血栓防治临床工作手册》，发放至各相关科室。

（二）实现 VTE 评估量表信息化

电子病历系统中增加 VTE 评分模板，非手术患者采用 Padua 评分量表，手术患者采用 Caprini 评分量表，由病区护士执行，评分后发送到主管医生确认或修改后提交（图 3－7－1）。VTE 评分表将风险因子分为客观因子、主观因子，并包含了出血风险评分。评分完成后，可根据评分情况选择预防措施。风险因子、预防及医嘱可生成表单，并自动计算 VTE 风险评分、出血风险评分，并按照低危、中危、高危分别用绿色、黄色、红色标识，同时在患者基本信息栏显示最新评分结果。Padua 评分量表低危＝0～3 分，高危≥4 分。Caprini 评分量表低危为 0～2 分，中危为 3～4 分，高危≥5 分。电子病历系统中的质控管理模块，添加 VTE 查询功能，可查看、导出全院患者 VTE 评分情况，形成 VTE 专病数据库（图 3－7－2）。

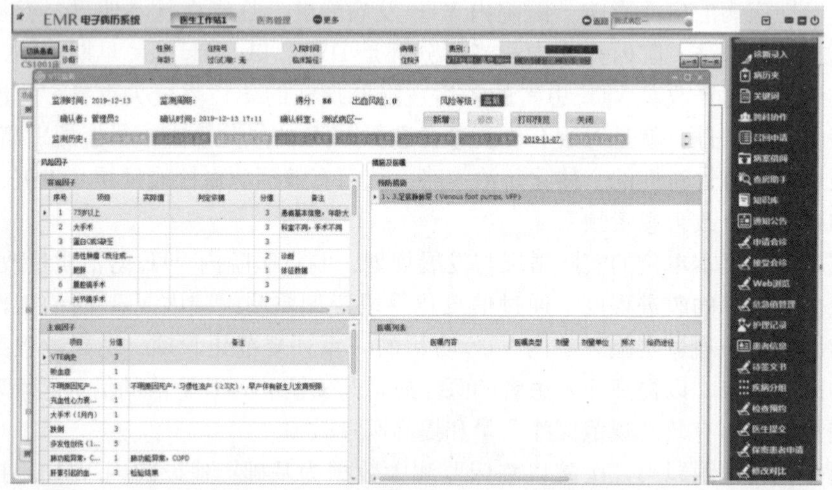

图 3－7－1　电子病历系统 VTE 评分界面

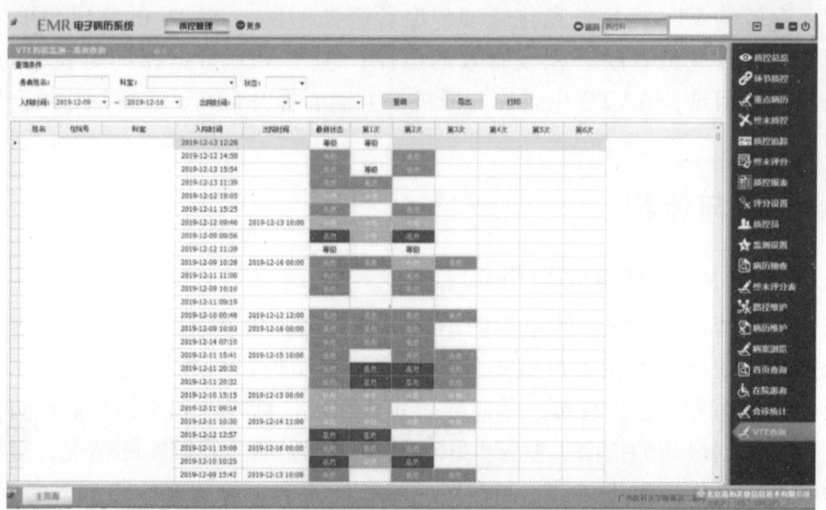

图 3－7－2　电子病历系统 VTE 质控管理界面

（三）开发院内 VTE 质控系统

我院根据实际情况，通过大数据技术开发对围住院期患者的风险监控、管理决策支持和多维度医疗风险分析一体化的 VTE 质控系统（图 3－7－3）。主要通过向大数据引擎输入从医院的 HIS 系统、电子病历系统、检验系统等信息化平台采集的数据。监控指标分为 6 类：风险评估和预防类指标、诊断类指标、治疗类指标、结局相关指标、成本效率相关指标、其他统计指标。风险评估和预防类指标包括：VTE 风险评估比率、出血风险评估比率、采取 VTE 预防措施比率。诊断类指标包括：住院患者实施静脉超声检查比率、住院患者实施 D－二聚体检测比率。治疗类指标包括：住院 VTE 患者实施抗凝比率、住院 VTE 患者实施溶栓治疗比率、24 小时凝血监测、24 小时心脏标志物监测、24 小时床旁超声、确诊 VTE 的下肢静脉超声、开展溶栓、介入或手术治疗。结局相关指标包括：VTE 诊断率、相关性 VTE 发生率、VTE 相关病死症。成本效率相关指标包括：平均住院费用、平均住院天数。其他统计指标包括：Caprini 评分、Padua 评分、中高危分布、病案首页填写率。所有指标可按照院区、科室、病区进行智能统计分析，也可以按照年度、季度、月度、同期进行智能统计分析。所有指标可查看原始数据、单个患者评分、预防、相关检验检查时间轴。

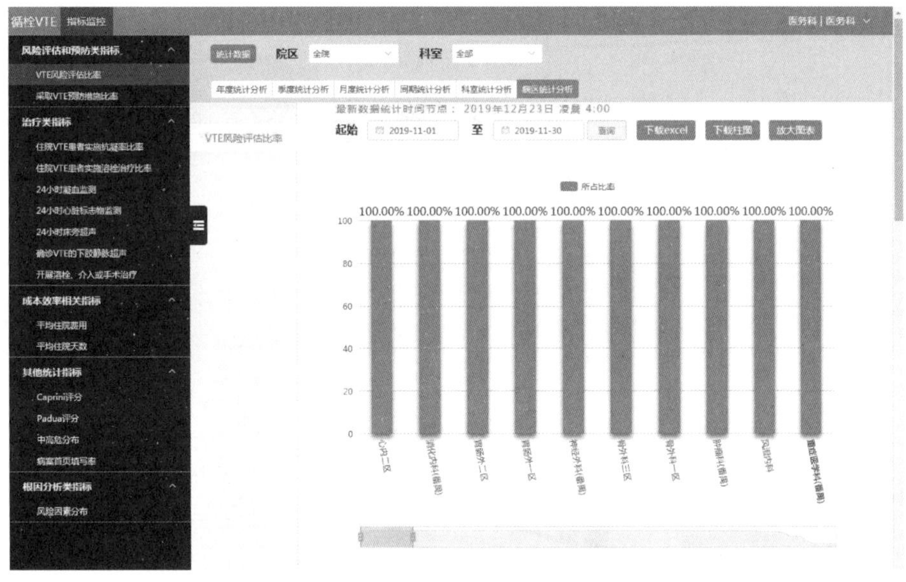

图 3－7－3　VTE 质控系统界面

（四）定期反馈 VTE 监测指标

以信息系统获取的数据为基础，由质控科负责每月将 VTE 的监测指标反馈至临床科室，临床科室针对存在问题予以书面回复并进行改进，并定期组织 VTE 防治管理委员会召开质控管理会议，对 VTE 防治相关指标进行分析，对需要改进的制度、流程等进行修订，形成 VTE 防治管理闭环，最终实现持续质量改进，降低院内 VTE 非预期死亡。

三、实施成效

目前，我院根据临床 VTE 质控管理需求分析调研，结合医院自身特点制订医院临床 VTE 管控规范化、标准化的应用流程，采用自上而下、逐层分解的方式，进行临床 VTE 质控系统的流程落地，分别以指标监控、自动风险评估、患者个人数据库、科室实时监控等模块，全流程关联临床 VTE 防控知识库，并通过建立不同元素的统计分析模型，实现 VTE 防控数据决策分析，形成我院横断面调查结果、VTE 监控指标体系、高危科室列表等。通过对 VTE 防治进行质控，我院当前 VTE 风险评估率、出血风险评估率、VTE 预防措施实施率已接近 100%。我院作为广东省医院协会血栓与栓塞性疾病防治管理专业委员会主委单位、广东省肺栓塞和深静脉血栓防治联盟主席单位，拟逐步将此项目推广至各委员单位、联盟单位（图 3-7-4、图 3-7-5）。

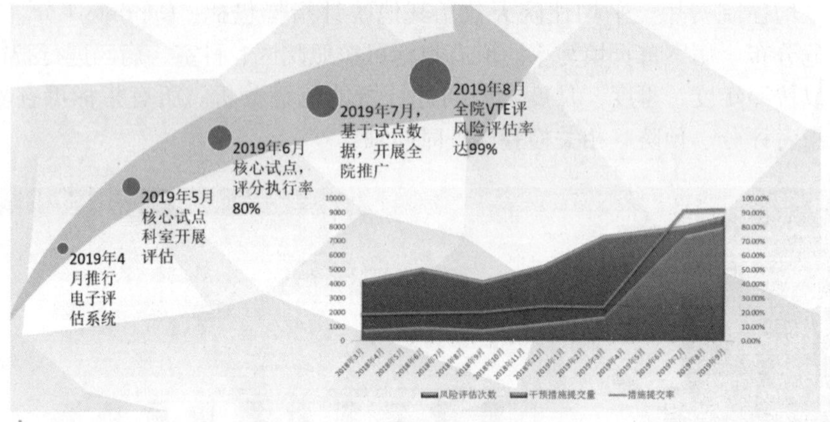

图 3-7-4　VTE 防治管理成效

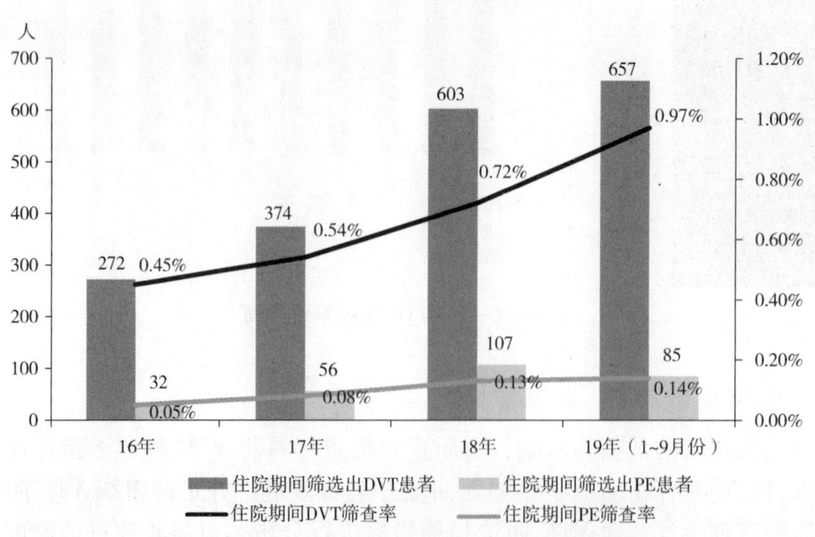

图 3-7-5　2016—2019 年 VTE 患者数及筛查率

（广州医科大学附属第二医院　伍宝玲　梁嘉恺　李林　邢洲）

8 院内静脉血栓栓塞症综合性防治管理体系的建立和效果分析

一、背景与现状

静脉血栓栓塞症（VTE）是指包括深静脉血栓（DVT）和肺栓塞（PE）在内的一组血栓栓塞性疾病，是导致患者院内非预期死亡和围手术期死亡的重要原因。由于VTE起病隐匿，死亡迅速，一旦患者死亡常常引发医疗纠纷。提前预防和及时治疗是降低VTE发生率和病死率的重要途径。研究指出，经及时诊断和治疗后，PE患者病死率从20%～30%降至2%～8%。采用围手术期VTE预防措施后，患者的病死率显著下降。目前，我国VTE防治形势不容乐观，VTE诊断病例数呈10～30倍增加。构建集预防、治疗和研究为一体的综合性VTE防治体系，对降低VTE发病率和病死率，推动相关科学研究，促进我国VTE防治事业的发展至关重要。

二、方法与流程

（一）医院VTE综合性防治体系建设

1. 建立VTE防治管理体系

组建由分管院长任组长，职能部门及临床相关科室主任为组员的院内VTE防治领导小组，主要负责从行政管理层面确保VTE防治工作顺利执行。领导小组下设4个工作组，其中临床组由临床科室专家组成，负责疑难病例诊断并指导相关科室规范治疗；医技组由临床辅助科室主任组成，负责协助临床组做好诊断工作；护理组负责组织护理人员接受相关培训，指导护理人员做好VTE病例的早期识别和规范护理；数据组负责收集、统计、分析VTE相关数据，为后续研究提供支持。

2. 制订院内VTE防治规范及流程

（1）编写院内VTE防治管理指南：2015年我院组织血液内科、骨科、血管外科等相关专科的多学科专家团队在充分借鉴、吸收国外VTE防治指南、共识的基础上，编写院内VTE防治管理指南。

（2）建立住院患者风险评估系统：根据科室特点选择特定的评估表单并制订了清晰的评估流程。患者入院后由科室护士完成VTE风险评估。外科住院患者采用Caprini评分。

（3）制订规范化治疗方案：根据患者风险评估结果，结合患者出血评估结果，采取进一步的预防措施（表3－8－1）。

表 3-8-1 患者 VTE 危险分层及对应预防策略

危险分层	预防策略
VTE 低危患者	基本预防措施
出血风险低的 VTE 中危患者	药物预防或物理预防措施
出血风险高的 VTE 中危患者	物理预防措施
出血风险低的 VTE 高危患者	药物预防或药物预防联合物理预防
出血风险高的 VTE 高危患者	物理预防措施

基本预防措施包括：进行静脉血栓栓塞症相关知识宣教；鼓励及早进行主动与被动活动，早期进行功能锻炼；避免脱水与不必要的制动。物理预防措施包括：使用梯度加压弹力袜、间歇充气压缩泵及足底静脉泵。药物预防优先使用抗凝药物，如患者存在抗凝禁忌，可考虑使用抗血小板治疗。使用药物预防期间动态观察和监护患者出血风险，根据出血风险评估结果，及时调整用药方案，并告知患者及家属出血风险。医务处通过统计“VTE 预防措施落实率”来评价 VTE 防治措施落实效果。VTE 预防措施落实率 = 采取 VTE 预防措施的出院患者总例数 ÷ 同期出院患者总例数 × 100%。另外，护理部也通过护理部、科室质控小组、病区质控员三级质控体系，对 VTE 风险评估和护理预防措施落实情况进行质控。采取上述预防措施后，仍有少数患者可能发生 VTE，主要表现为下肢肌间静脉血栓。

对需要治疗的患者，我院实行多学科综合诊治模式。由血管外科、血液科、心内科等多学科专家组成的临床组通过参考诊疗规范并结合临床实践经验，制定 VTE 专病治疗个体化方案，设计 VTE 防治路径。根据患者病情，提供早期预防、溶栓治疗、介入治疗、手术取栓或植入滤器等最合理诊疗方案。

3. 建立 VTE 信息化监管平台

运用信息化手段对 VTE 实施专病管理，在电子病历系统中加入 VTE 专病管理界面，内置了风险评估量表、院内会诊申请表、VTE 治疗知情同意书等。实现患者信息的电子化填报。患者 VTE 风险评估结果上传网络中心，进行统一监管。

4. 开展 VTE 相关科研活动

依托 VTE 患者信息化监管平台，收集 VTE 患者的病情信息、检查结果、多学科会诊意见、治疗方案和预后情况等临床数据，形成 VTE 专病大数据库。通过对数据库进行数据挖掘、统计分析评价不同预防措施和治疗方案对患者预后的影响。同时，收集 VTE 患者生物样本，建成 VTE 生物样本库，进行基因检测，寻找 VTE 相关遗传危险因素。

（二）医院 VTE 综合性防治体系的实践

2007 年，我院率先开始组建静脉血栓栓塞症 MDT 团队，推进 VTE 专病信息化管理。至 2013 年，我院在 6 个高危科室（骨科、血液内科、血管外科、呼吸内科、心内外科、肿瘤中心）建立了静脉血栓栓塞症防控体系，并逐步推广。至 2015 年，已建立了覆盖全院的集“防”“治”“研”为一体的院内 VTE 防治体系。VTE 防治管理实施程序见表 3 - 8 - 2。

表 3 - 8 - 2　医院 VTE 综合性防治体系的实施程序

步骤	内　容
评估	首评：患者入院 8 小时内完成 VTE 风险评估。 复评：患者转科、治疗发生变化时或病情发生变化时再次进行 VTE 风险评估。（治疗发生变化包括：手术后、行化疗前、糖皮质激素等特殊药物使用、永久性起搏器植入、中心静脉导管置入、石膏固定、牵引等；病情发生变化包括：活动能力下降、感染、严重腹泻、脑梗死、心肌梗死、肺功能障碍、血液相关检查结果变化）
预警	针对 VTE 中高危风险患者，床头统一悬挂 VTE 高危警示标识，并在护理信息系统中标注病区 VTE 高风险患者数量。护士对患者及家属进行 VTE 预防宣教并与其签署 VTE 预防告知书，并及时通知主管医生行进一步检查
实施	根据患者 VTE 风险不同，采取基本预防措施、物理预防和药物预防等多种预防方式（药物预防需遵医嘱使用抗凝药物，观察是否有皮肤瘀斑、牙龈出血等异常情况，评估有无肿胀及疼痛情况，并及时与医生沟通，定期监测出凝血指标）。另外，中、高危患者由护士监测其双下肢彩超和 D - 二聚体的情况，疑似发生血栓立即报告医生，启动 MDT 会诊。对已发生血栓的患者及时上报医生进行处理，组织 MDT 专家团队确定诊疗方案
记录	针对院内 VTE 患者，收集其性别、年龄、简要病史、治疗措施及预后情况等临床数据，纳入 VTE 专病大数据库。收集 VTE 患者生物样本建立 VTE 生物样本库
改进	由医务处进行个案处置监控和统计数据分析，实施质量控制和改进。对 VTE 专病大数据库进行深度挖掘，利用医疗大数据完善管理策略，持续改进防治管理方式，提高 VTE 防治管理水平
研究	依托 VTE 专病大数据平台，利用队列研究或病历对照研究等方法评价不同预防措施和治疗方案的效果。依托生物样本库采用二代测序和重测序技术分析，寻找 VTE 相关遗传风险因素

三、实施成效

2015—2017 年，我院的 VTE 预防措施落实率逐年上升，2015 年预防措施落实率为 79%，至 2017 年提升至 97%。未全面建设 VTE 防治体系前，2014 年我院住院患者 VTE 患病率 0.98%（1 601 例），其中院内继发 VTE 发生率 0.65‰（106 例）。随着院内 VTE 防治体系建设逐步完成，医护人员对 VTE 的认识加深，VTE 的诊断例数有所上升。2015 年 VTE 住院患者 VTE 患病率 1.71%（2 868 例），院内继发 VTE 发生率为 1.68‰（283 例）。防治体系全面建成后，VTE 预防实现常态化，住院患者 VTE 患病率逐年降低，2016 年医院住院患者 VTE 患病率为 1.44%（2 509 例），院内继发 VTE 发生率为 1.48‰（257 例），两项指标均较 2015 年下降。2017 年住院患者 VTE 患病率进一步降至 1.37%（2 624 例），而院内继发 VTE 发生率也降至 1.26‰（254 例）。随着院内

VTE 发病率的下降，VTE 相关医疗纠纷也显著减少。2013—2014 年，我院累计发生 VTE 相关医疗纠纷 9 例。自 2015 年建立院内 VTE 综合防治体系，至今未发生 VTE 相关医疗纠纷。

VTE 专病大数据库建立后，已收集近 6 000 例案例。医院利用数据资源积极开展数据挖掘和科学研究，为临床工作提供指导。通过对案例处置监控和统计数据分析，按不同患者风险分层管理，采用基础预防、物理预防、药物抗凝预防 VTE 的发生，有效降低了深静脉血栓的发生率。以我院骨科某病区为例，2016 年 1 月至 2017 年 12 月，规范使用抗凝药患者的深静脉血栓发生率为 2.19%（21/958），低于未规范使用抗凝药患者的 5.16%（44/853），差异有统计学意义（$P<0.001$）。

通过对我院 VTE 临床数据进行总结分析，发现内科患者发生 VTE 的比例虽显著低于外科患者，但内科患者出现致死性肺栓塞、致死性出血、复发性 VTE 的比例显著高于外科患者（表 3 - 8 - 3）。这为后期继续调整诊疗指南提供参考依据。

表 3 - 8 - 3　以内/外科疾病为诱因的 VTE 患者 3 个月门诊随访结果

	内科并发 VTE（$n=756$）	外科并发 VTE（$n=884$）	优势比
复发性 VTE	25（3.3%）	25（2.8%）	1.2（0.7～2.1）
致死性肺栓塞	27（3.6%）	8（0.9%）	4.1（1.8～9.0）
致死性出血	15（2.0%）	2（0.2%）	8.9（2.0～39）

组别	例数	复发性 VTE		致死性肺栓塞		致死性出血	
		例数	发生率	例数	发生率	例数	发生率
内科并发 VTE	756	25	3.3%	27	3.6%	15	2.0%
外科并发 VTE	884	25	2.8%	8	0.9%	2	0.2%
优势比		1.2（0.7～2.1）		4.1（1.8～9.0）		8.9（2.0～39.0）	

通过对我院 VTE 人群基因检测分析揭示，中国人群 VTE 常见遗传因素主要在于抗凝蛋白基因异常，并发现抗凝蛋白基因 56 种罕见突变，有 30 种为国际首次报道，其中，3 种为中国人群血栓形成常见且特有的基因变异，在普通人群的携带率为 1.0%～2.5%，杂合子发生静脉血栓形成的风险增加 2.5～6.5 倍。基于上述研究成果和临床应用成果，团队发表论文于 *Lancet Haematology* 等专业顶级杂志，共计 SCI 论文 119 篇，SCI 他引 1 306 次；学科带头人受聘国际血栓专业顶级杂志 *Thromb Haemost* 和 *Thromb Res* 副主编；获得了国家科技进步二等奖 1 项（血栓性疾病的早期诊断和靶向治疗，2018）、教育部科技进步一等奖 1 项（2015）、湖北省科技进步一等奖 3 项，获得发明专利 2 项。

四、持续改进

我院建立院内 VTE 综合防治体系后，持续监督落实情况，不断开展改进工作。在领导层面，医院 VTE 防治工作组每个季度召开管理工作例会，对防治管理工作中出现的问题进行总结梳理，并提出针对性整改意见，指导临床科室开展持续性改进工作。在具体落实方面，由管理部门在电子病历后台统计患者数据填报情况和 VTE 预防评估情况，每周反馈至临床科室。临床科室安排专门人员负责接收信息，根据反馈情况改进工作流程，改善预防措施落实情况。同时科室持续收集本科室 VTE 防治诊疗病例信息，定期开展质量控制工作，深入分析病情和病因，总结预防和诊疗过程中存在的不足，提出具体改进措施，按照 PDCA 循环不断改进诊疗流程，不断提高 VTE 预防和诊疗水平。通过上下联动，医管合作持续改进体系，实现了我院 VTE 防治体系的不断优化和创新。

参考文献

[1] 中华医学会血栓栓塞性疾病防治委员会. 构建医院内静脉血栓栓塞症防治和管理体系 [J]. 中华医院管理杂志，2013，29（1）：28－31.

[2] 李光. 急性肺血栓栓塞症诊断的临床思维 [J]. 中国全科医学，2007，10（20）：1712－1713.

[3] 张静，刘志宇. 医院内静脉血栓栓塞症管理干预实践 [J]. 中华医院管理杂志，2017，33（1）：51－53.

[4] 杨媛华. 需要进一步规范肺血栓栓塞症的诊治与预防 [J]. 中国医刊，2016，51（4）：1－3.

（华中科技大学同济医学院附属协和医院　王宏飞　吕斌　喻姣花
周国锋　蔡俐琼　胡豫　孙晖）

9 医院静脉血栓栓塞症防治管理实践

一、背景或现状

静脉血栓栓塞症（VTE）是临床上常见疾病，在所有心血管疾病中其发病率仅次于冠心病和高血压，位居第三位。深静脉血栓形成（DVT）和肺动脉血栓栓塞症（PE）是VTE在疾病发展的不同阶段和不同部位的表现形式，患者住院期间VTE的发生几乎涉及所有临床科室，如外科、肿瘤科、妇产科、神经科、ICU、呼吸科、心内科、血液科、血管科等。同时，VTE是一类涉及多学科的多发病，贯穿于从入院到出院所有医疗活动当中，呈现高发病率、高致残率、高病死率、低诊断率的特点，对人民群众的健康带来极大的危害，是院内非预期死亡的主要原因，也是引起医患纠纷最常见的原因之一。

美国胸科医师学会（The American College of Chest Physicians，ACCP）于1986年发表了第1版抗栓与溶栓指南，2016年ACCP发表了第10版《抗栓治疗和血栓预防指南》，均纳入了住院患者VTE的防治内容。我国在肺栓塞防治领域曾处于严重落后状态，普遍认为肺栓塞是少见病，不规范的诊疗行为广泛存在，大量患者因此而致死、致残。近年来，我国已开始重视医院内VTE防治体系建设和管理工作。2003年7月，中华医学会中华医学杂志编委会成立了血栓栓塞性疾病防治专家委员会。2008年，中华医学会血栓栓塞性疾病防治委员会成立，积极推行医院内VTE防治体系的构建制订相关指南、规范，并且提供专业培训指导。2011年12月，国家卫生和计划生育委员会颁布了《三级综合医院医疗质量管理与控制指标》，将DVT和PE 2项指标纳入7大类监控指标中的手术并发症类指标中。2018年10月，在国家卫生健康委员会医政医管局指导下的肺栓塞和深静脉血栓形成防治能力建设项目正式启动，此项目的建设，意在规范我国肺栓塞和医院内静脉血栓栓塞症的临床管理，有效开展疾病预防，构建防治和管理体系，带动我国整体静脉血栓防治水平的提升。

西安交通大学第一附属医院是中国健康促进基金会血栓防治委员会授予的全国首个国家级血栓防治示范培训基地，2019年，经全国肺栓塞和深静脉血栓形成防治能力建设项目办公室授牌为国家首批VTE防治示范单位之一。经过多年的发展，我院构建了医院特色的VTE防治一体化体系，目前，VTE管理防治体系健全，拥有集VTE预防、评估、诊断、治疗及管理为一体的多学科VTE专业化诊治团队，建立了VTE多学科诊治的双向转诊机制并开通了高危肺栓塞救治的绿色通道。为提高基层医院对VTE防治认识，已对区域内50多家医院进行了院内VTE防控体系建设的专题培训，经过培训的单位和医务人员明显提高了VTE的诊疗意识和诊疗水平，规避了大量的医疗风险。同时，我院周围血管科专家主编了《院内静脉血栓栓塞症的预防和治疗》《住院患者静脉血栓栓塞症防治手册》等多部血栓防治行业规范图书。目前，我院在血栓防治方面已经达到国内领先、国际先进水平行列，能为 VTE 患者提供预防、诊断、治疗、管理、随诊等全方位的一体化诊疗措施。

二、方法或流程

（一）院内 VTE 防治管理体系构建

完善的体系是院内 VTE 防治管理实施的基础，我院构建了院科两级组成的 VTE 防治管理体系，包括院级 VTE 防治管理委员会及科室 VTE 防治管理小组。院级 VTE 防治管理委员会由院内领导小组及专家小组组成，领导小组由主管医疗副院长负责，由医务部、手术部、护理部、信息部、药学部等科室负责人组成，主要负责制订本医疗机构开展 VTE 防治的各项相关制度及开展 VTE 防治的中长期规划；专家小组由 VTE 诊疗科室、临床重点高危科室、医技科室和重症监护室负责人组成，主要负责制订本医疗机构开展 VTE 防治的实施方案及防治工作手册等。除此之外，院级 VTE 防治管理委员会下设专门管理办公室，负责协调本院 VTE 防治管理工作实施工程中遇到的问题，按要求开展 VTE 防治质控管理工作等。

（二）成立 VTE 防治专业团队

2006 年，我院成立了 MDT 血栓诊疗学科——周围血管科，是集心血管内科、呼吸科、外科、影像科、超声科、介入科为一体的周围血管疾病专科，也是我院 VTE 预防、评估、诊断、治疗及管理为一体的多学科 VTE 专业化诊治团队，科室团队主要负责我院 VTE 患者诊断及治疗，避免了院内患者在收治时存在的推诿、扯皮现象。经过 10 多年的发展，我院周围血管科已诊治症状性 VTE 患者 4 000 余例，其中，PTE 患者为 2 000余例，已将 VTE 死亡率降至1%以下，明显低于指南的9%～15%水平。同时，我院成立了 VTE 专业化护理团队，专业小组组长由我院周围血管科护士长担任，副组长由其他各相关专业的护士长担任，护理团队由相关专业护理管理者及骨干护士组成，护理部分管主任担任 VTE 护理专业小组督导，负责对小组工作进行监督指导。护理团队主要承担全院护理人员相关知识培训及宣教任务，为 VTE 护理评估、上报管理、院内疑难复杂病例会诊处理等保驾护航。

（三）优化住院患者 VTE 防治流程

住院患者 VTE 防治流程主要包括针对住院患者的预防流程及针对急性 VTE 患者的救治流程。其中，住院患者 VTE 预防流程主要包括住院患者 VTE 风险评估流程、VTE 风险防范护理干预流程及 VTE 出血风险评估流程三部分。住院患者 VTE 风险评估流程主要由患者责任护士进行评估，根据患者诊疗措施选择相应的表格进行评分，评分结果通过护理系统直接反馈至医生站，主诊医师对评分进行复核并签字确认。筛查出风险人群后，主管护士对风险人群及家属进行 VTE 风险防范措施宣教，同时根据评分结果对 VTE 高危人群设置醒目标识。主管医师对患者进行出血风险评分后结合患者危险程度开立相应的医嘱，我院静脉血栓栓塞症预防流程图详见图 3－9－1。急性 VTE 患者的救治流程主要有疑似急性肺栓塞急救绿色通道救治流程、确诊急性肺栓塞急救绿色通道救治流程、股青肿或股白肿急救绿色通道救治流程等，便于急性 VTE 患者的救治。

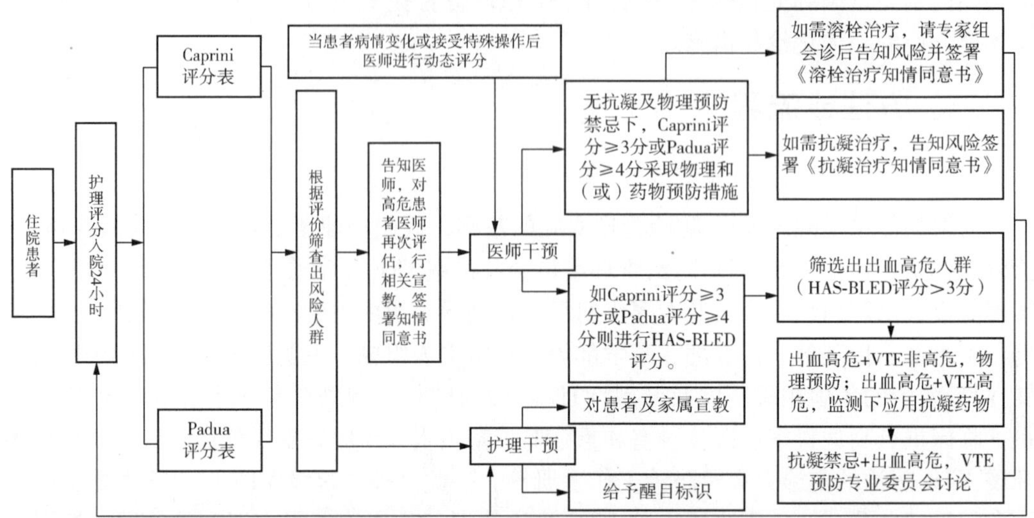

图 3－9－1　西安交通大学第一附属医院住院患者静脉血栓栓塞症预防流程

（四）点面结合，全院培训

培训是为提升全院医务人员 VTE 防控意识的重要手段，在医务部牵头下，每年组织专家开展多种形式的培训和动员。培训主要分为两种形式，即涵盖全院科室的大范围讲座和针对性强的科室内部巡讲，院级层面培训对象为全院各级医师、进修医师及规培医师，内容包括 VTE 的预防、诊断、治疗等。科室层面培训内容由专家针对科室疾病特点而制定。同时，VTE 防治护理小组也深入科室开展了多场次的 VTE 防治护理知识及流程培训，主要培训内容包括患者 VTE 风险评估表格的使用、护理防范措施及对高危患者及家属的宣教等。除此之外，针对医院领导、规培医师、进修医师及新入职员工均有定期的培训。从 2008 年起，我院周围血管科组织专家编写了院内 VTE 防治口袋书（现已更新至第 3 版）及《院内静脉血栓栓塞症的预防和治疗》，方便医护人员翻阅参考。另外，医院各科室设立了健康宣教专栏，张贴宣传海报，向患者及家属发放宣传手册，向患者及家属及时宣教。对于社会公众则通过微信、报纸、电视视频、知识讲座等方式，开展多种形式的健康宣教活动。

（五）信息化建设

全国肺栓塞和深静脉血栓形成防治能力建设项目实施以来，我院进一步完善了院内 VTE 防治管理系统，使护理人员对患者评分的操作更便捷，减轻了护理人员工作负荷，低、中、高危患者评分自动分层，医护高效沟通、护理评分实时复核，既能减轻医生负担，又能保证评估质量，同时系统能够根据评分进行自动分级，对风险患者醒目提示，从而提高医生安全意识，真正实现住院患者评估—预防医护交互。对于质控人员而言，系统能实现任意时间段全院评估预防数据后台抓取，满足管理需求，实现管理可依。

（六）VTE 住院患者随访管理

VTE 防治管理委员会制订了 VTE 患者管理与随访的相关制度和流程，随访人员使用专用的随访表格，对患者的服药情况、复诊情况及患者的症状、并发症等进行随访，随访时间为患者出院后第 1 个月和第 3 个月，我们通过网络平台、微信、健康教育处方及患者集体教育等多种形式开展患者健康教育工作，同时为患者提供网络预约平台、急诊绿色通道等，为患者复诊提供了方便。

三、实施成效

（一）促进血栓诊疗学科发展

12 年来，我院周围血管科已诊治症状性 VTE 患者 4 000 余例，其中 PTE 患者为 2 000余例，介入治疗慢性血栓栓塞性肺动脉高压（chronic thromboembolic pulmonary hypertension，CTEPH）1 000 余例，为 200 ～300 例股青肿/股白肿患者实施机械取栓、抽栓、溶栓。对血栓后综合征（post-thrombotic syndrome，PTS）和 CTEPH 患者进行长期管理、治疗随访，预防 VTE 复发，降低出血风险。对严重 CTEPH 的治疗，可行药物靶向治疗，肺动脉内膜剥脱术，狭窄肺动脉球囊扩张术，血管内超声（intravascular ultrasound，IVUS）和血流储备分数（fractional flow reserve，FFR）指导下的肺动脉介入治疗，居国际领先水平。PTS 患者有静脉狭窄或闭塞者，可行球囊扩张、支架植入术。与基层医院建立 VTE 多学科诊治的双向转诊机制，针对区域内 VTE 高发的专科医院，协助进行 VTE 防控体系构建，多次与省内兄弟医院开展医护人员 VTE 知识培训，与省外医院开展 VTE 防治培训及 VTE 防治交流。

（二）全院住院患者 VTE 评估率、预防率上升

在规范开展住院患者 VTE 防治管理之前，我院仅有个别科室评估高危患者，且高危科室评估不规范，极大程度上依赖于医师的自觉性，尤其是对高危患者不能够快速识别，预防措施不规范，住院患者安全存在极大隐患。国家肺栓塞和深静脉血栓形成防治能力建设项目开展以来，我院按照标准要求规范实施，经过近 1 年的努力，我院各个科室 VTE 风险评估率均能达到90%以上，重点科室能达到100%，高于国家标准。护理人员对中高危患者 100% 宣教，同时药物和物理预防率有显著上升，骨科、妇科、中心 ICU 等重点科室高危患者预防措施实施率能够达到 70% 以上。

（三）住院患者 VTE 相关病死率下降

住院患者 VTE 相关病死率是反映住院患者 VTE 管理质量的重要指标之一。2006 年前后，我院医疗纠纷受理统计结果显示，约有 6 例患者在医院发生非预期死亡而引发医患纠纷，尸检及院内专家讨论意见均认定死亡原因为肺栓塞。由于事发突然，患者家属难于接受，引发了较为严重的医患纠纷，虽然医院进行了大量的解说工作，但最终还是均以巨额经济补偿而收场。经过近 10 年来特别是近 2 年来的规范管理后，2019 年全年我院科室上报 1 例因 VTE 死亡的不良事件，与之前相比，VTE 相关病死率显著下降。

四、持续改进

住院患者 VTE 防治管理工作任重而道远，在我院前期工作基础上还需要从以下方面继续努力：第一，加大全院培训宣教，做到人人参与，VTE 防治知识充分知晓，通过

反复多次培训，发现问题后有针对性地再次培训，提升医务人员防治知识。同时，对于最新指南及时推广，保证信息传递的及时性、正确性。第二，继续完善信息化建设，信息化建设是医护人员实施操作的重要支撑，是一切政策顺利实施的主要载体，也是行政管理人员进行管理的主要途径，我们需要建立多样化、简便化、实时化的 VTE 防治评估体系，从预防、诊断、评估、治疗等方面及时获取第一手信息。第三，切实做到精细化管理，对高危人群尤其是肿瘤患者、置管患者及高龄大手术患者等高危人群特别关注，建立专门的、针对性强的管理实施方案。

（西安交通大学第一附属医院　李红霞　张婷）

10 全面构建院内静脉血栓栓塞症防治管理体系

一、背景与现状

静脉血栓栓塞症（VTE）包括深静脉血栓形成（DVT）和肺血栓栓塞症（PE）（简称“肺栓塞”）两种临床表现形式。DVT、PE在发病机制上存在相互关联，是同一种疾病病程中两个不同阶段的临床表现。其症状隐匿，漏诊、误诊率高，是患者围手术期死亡的主要原因之一，也是医院内非预期死亡的最常见原因。在西方国家，PTE的病死率占全部疾病死亡原因的第3位，仅次于肿瘤和心肌梗死，血栓栓塞性疾病的早期诊断及规范治疗显得至关重要。早期识别高危患者，及时进行预防可明显减少医院内VTE的发生。《三级综合医院评审标准实施细则（2011版）》中明确将择期手术后并发症（肺栓塞、深静脉血栓）列入了住院患者医疗质量与安全监测指标；中华医学会血栓栓塞性疾病防治委员会于2012年发起了《医院内静脉血栓栓塞症预防与管理建议》；首个世界血栓日（10月13日）宣传活动启动仪式于2014年10月10日正式举行，这标志着国内静脉血栓栓塞症防治管理工作在全国正式铺开。为规范VTE的临床管理，开展院内VTE防治工作，减少VTE发生，保证医疗安全、提高医疗质量、降低医疗风险、减少医疗费用，广东省中医院在2015年9月开始启动构建静脉血栓栓塞症防治管理体系工作。

二、方法与流程

（一）建立院科两级防治管理组

1. 成立防治及管理并重、医护一体联动的临床专家组

首先筛选VTE首批防治管理重点科室。重点科室学术带头人或临床科主任、护士长组成临床防治专家组及临床管理组成员。医院防治管理专家组成员均来自首批重点科室。充分发挥多学科合作、交叉学科联动优势，借鉴国内外现有指南及共识，结合我院实际，制订了《院内静脉血栓栓塞症防治管理建议（草案）》，指导临床科室开展防治管理工作。以科室为单位，制订适用的科室防治管理办法。

2. 成立院科两级管理小组

成立以院长为组长，业务副院长、护理部负责人为核心成员，医务处等相关职能部门负责人、临床科室主任、科室护士长为组员的管理小组，由医务处、护理部负责行政工作发起、落实、监管及组织评估；临床科室管理小组负责本科室具体工作的落实、管理及总结，形成院科双侧设置的层级管理模式，确保工作得到有效执行。

（二）梳理流程，规范诊治，明确计划

1. 制订院内防治管理建议

整理2005—2015年我院VTE病例，总结分析DVT与PTE构成比例，年分布情况，科室分布情况，患者性别、年龄、危险因素、住院天数、住院费用等情况，向全院公布及分享，制订《院内静脉血栓栓塞症防治管理建议（草案）第一版》。

风险评估方面推荐使用Caprini模型，可能性评估引入Wells评分表；强调预防性治疗核心：平衡抗凝与出血；阐述了常用的药物预防措施与非药物预防措施；引入及制订了VTE预防流程图、出血处理流程图、VTE诊疗绿色通道流程图等9个扼要实用的流程指引。

2. 制订专科VTE防治管理办法

根据全院VTE病例整理提示的危险因素及科室分布情况，把危险因素积分较高、科室分布病例较多的科室纳入首批重点科室管理。其中，大骨科、大外科、血管外科、肿瘤科、老年病科、呼吸科作为核心重点科室，根据院内防治管理建议，对本专科VTE既往防治管理情况进行总结及梳理，制订适用于本专科的具体防治管理办法，并运用持续改进的科学方法，动态修正及完善，可向全院推广。

3. 加强功能科室VTE诊治流程梳理，提高临床筛查防治管理水平

把检验科、影像科、彩超室、心电图室、信息处负责人纳入专家组，明确各功能科室在VTE防治管理中的作用，梳理现有相关检查及绿色通道执行流程，加强功能科室医务人员对VTE诊治知识的学习。制订统一的VTE风险评估表、出血风险评估表等，并实现电子化。

4. 制订明确工作计划，逐步推进全院VTE防治管理体系构建工作

2015年9月以院长为组长的管理小组，结合我院发展需求及工作安排，制订以月为单位的工作计划甘特图，由医务处协调护理部、各重点科室主任、护士长，按计划有序进行。每季度进行一次工作小结。

（三）多维度宣传及培训，强力提升全院医护人员VTE防治管理能力

运用多种方式进行宣传工作，扩大影响力，增进医护患对VTE的认识。先后邀请国内外VTE防治管理专家进行学术讲座，给予相应院内学分激励，重点科室要求必须派主治岗/主管岗以上人员参加。通过全院医师大会、医疗质量分享会、周会等各种全院性会议，进行专题宣教或管理工作布置，由业务院长或主管行政领导亲自参与。

多途径培训，提高临床医护的VTE诊治管理水平。《院内静脉血栓栓塞症防治管理建议》《VTE防治管理相关指南汇编》等均有电子版及实物版两种。大骨科、大呼吸科、血管外科、肿瘤科、大外科等核心重点科室制订业务学习课程表，上交医务处并由医务处进行考勤。

核心重点科室制作VTE防治管理学习专用PPT，上传院内学习平台供全院学习，进行《静脉血栓栓塞症防治管理调查问卷》相关数据收集。

全院形成血栓相关疾病专题论坛（每年1次，每次各院区1场）、专科培训（内科、外科、肿瘤相关科室、药学，每年1轮）、专项培训（导管相关性、麻醉相关性等，视质控情况而定）等多种专题培训制度。

（四）信息化建设

基于提高工作效率、提高筛查率及闭环管理的原则，2016 年 11 月起进行 VTE 院内监测系统信息化建设。我院在 VTE 信息化建设特点包括自动提取、主动推送、持续监测、多维度监控等；经过 2 年多的建设，主要建成以筛查、提醒为主的监管系统。

1. 制订全院统一的风险筛查因子

经过临床及管理专家委员会讨论，确定以 Caprini 评分表作为全院统一筛查参考；肿瘤科、儿科作为特殊科室，可根据专科特点，选择更为适用的评分表格。把其内容拆分为 CHAS 系统可自动提取部分和需要医护人员填写部分。自动提取部分采集自护理记录、体温单、诊断、医嘱、检验检查结果等；信息处确定统计途径及统计规则。

2. 系统运行模式

系统设定筛查范围为全院所有入院患者，整体运行时间在每日 0 点；新入院患者第一个自然日 0 点进行第一次筛查因子提取，后续住院期间每 72 小时自动更新提取，结果以弹窗提醒模式发送医生工作站。在患者住院期间关键节点（入院 24 小时，手术前，手术后，出院前，病情变化时），可在系统自动更新外增加随机筛查次数。

筛查结果以列表形式展示，自动统计分数及设定分层，分别以低危、中危、高危显示。可在查询界面中根据工号不同权限，从院区、科室、患者（姓名、住院号）、时间等多维度查询筛查结果。

梳理非药物预防治疗、药物预防治疗医嘱条目，纳入系统筛查流程，便于了解临床药物预防、非药物预防情况。质控可后台多维度查询收治患者人数、纳入患者人数、不同分数（危险分层）分布情况、确认情况、预防干预情况等。纳入危急值管理范畴，系统双线提示，监控高危患者处理情况，形成闭环管理。（图 3－10－1 至图 3－10－6）

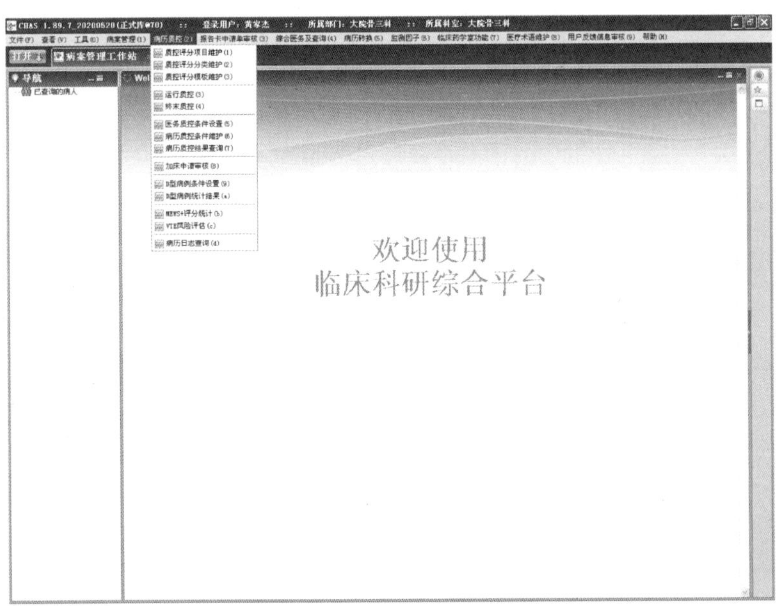

图 3－10－1　CHAS 系统查询入口

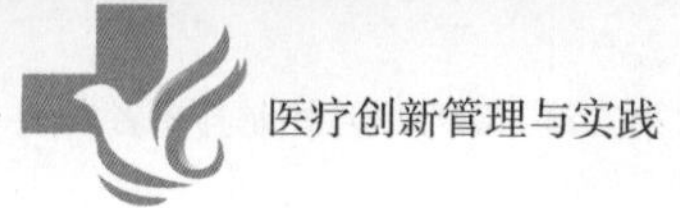

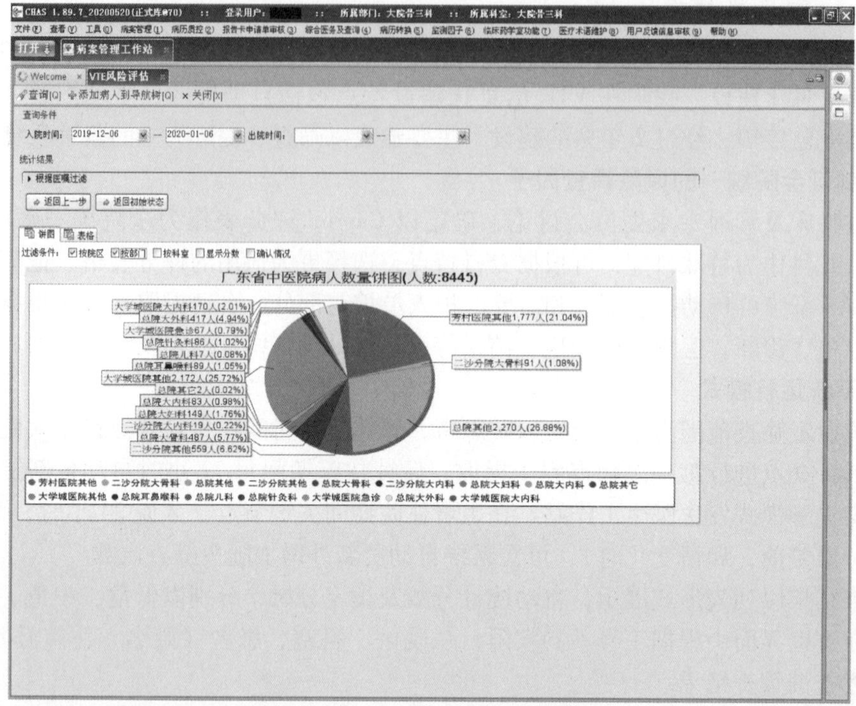

图3-10-2　多维度查询显示情况

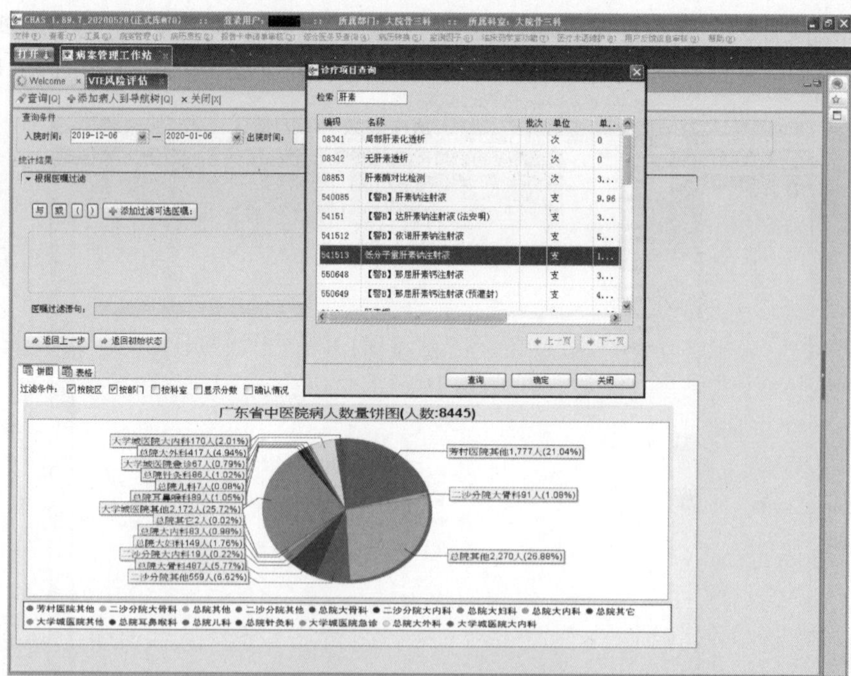

图3-10-3　关联医嘱情况

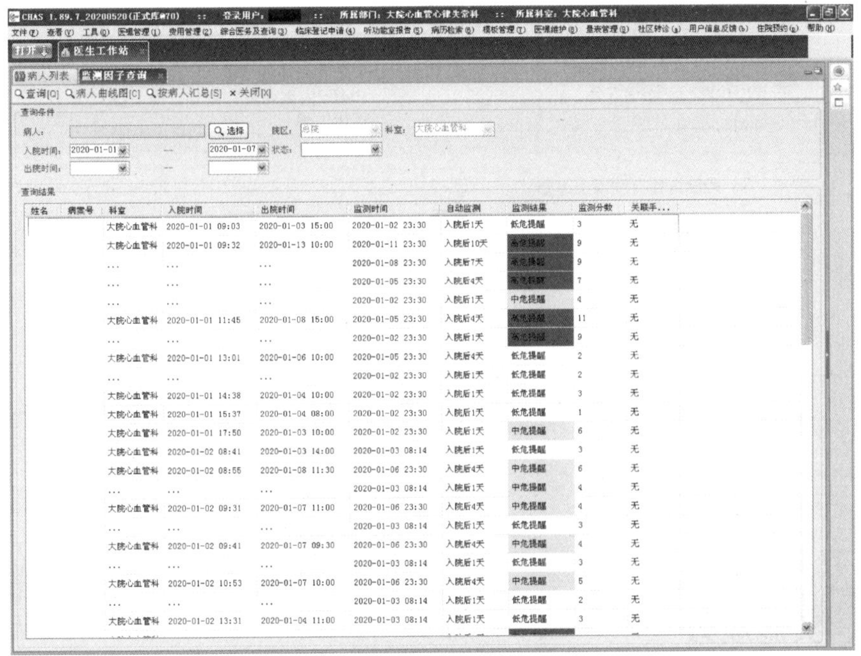

图3－10－4　科室查询界面显示情况

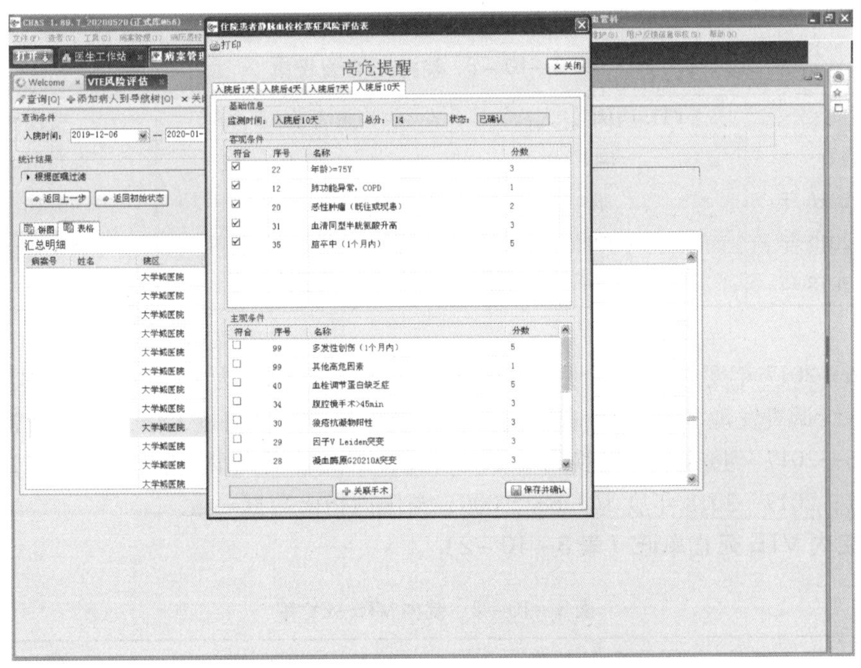

图3－10－5　具体患者查询界面显示情况

五、MEWS 评分

结果	新标准	备注
MEWS 评分≥9 分		患者处于危急状态可能，需立即评估是否需要抢救
9 分>MEWS 评分≥5 分		10min 内需要进行处理，向上级医生汇报

六、静脉血栓监测因子评分

结果	新标准	备注
Caprini 评分（监测因子评分）≥9 分		按照 VTE 诊治管理建议，采取防治措施

广东省中医院　　2019 年 3 月 19 日印发

图 3－10－6　危急值管理发文

三、实施成效

通过上述措施，在 2016—2018 年度取得初步成效如下：

1. 院内 VTE 发现率提高（表 3－10－1）

表 3－10－1　院内 VTE 发现率

时间	VTE 病例数/人次	收治患者数/万人次	发现率
基线	649	80.0	8.11/10 万
2015—2016 年	50	11.0	45/10 万
2016—2017 年	102	11.8	86/10 万
2017—2018 年	236	14.0	168/10 万

2016—2017 年度合计 12 个月我院发现院内 VTE 病例数为 102 例，发现率为 86/10 万，较基线调查发现率升高 10 倍，较 2015—2016 年度升高将近 1 倍，有统计学差异。

2016—2017 年度发现率转换为 0.86/1 000，距离普通人群发病率（1～3）/1 000 尚有距离；2017—2018 年度为 1.68/1 000，与国内指南数据一致。

2. 院内 VTE 死亡率低（表 3－10－2）

表 3－10－2　院内 VTE 死亡率

时间	VTE 死亡例数/人次	VTE 病例数/人次	死亡率
基线	62	649	9.55%
2015—2016 年	2	50	4.00%
2016—2017 年	2	102	1.96%
2017—2018 年	4	236	1.69%

3. 院内 VTE 相关医疗投诉/医疗纠纷发生率（表 3－10－3）

表 3－10－3 院内 VTE 相关医疗投诉/医疗纠纷发生率

时间	VTE 病例数/人次	医疗投诉相关例数	医疗纠纷相关例数
基线	649	3%～8.6%	2～3
2015—2016 年	50	3%	0
2016—2017 年	102	1%	0
2017—2018 年	236	3.4%	3

4. 平均住院天数、平均住院费用改善

（1）平均住院天数（表 3－10－4）。

表 3－10－4 平均住院天数 单位：天

时间	PTE	DVT	医院平均住院日
基线	18.6	16.94	—
2015—2016 年	11.4	13.16	8.90
2016—2017 年	13.75	11.36	8.75
2017—2018 年	12.12	11.0	7.64

（2）平均住院费用（表 3－10－5）。

表 3－10－5 平均住院费用 单位：元

时间	PTE	DVT
基线	38 230.36	22 614.64
2015—2016 年	29 588.09	21 704.26
2016—2017 年	28 451.07	18 934.10
2017—2018 年	26 381.26	16 844.94

四、持续改进

1. 提高医护患 VTE 防治管理意识是工作的关键

根据院内事前随机调查结果显示，在接受调查的医护人员当中，既往未曾了解过 VTE 相关知识的占参与调查人数的 15.48%，其中，中级以上职称人员占 30.77%，既往未了解过国内外任一相关诊疗指南的占 26.79%。实际参与调查中，属于首批纳入重点科室人员占 47.02%；接受一次院内宣教后，认为所在科室应该纳入 VTE 防治管理重点科室的占 69.05%，认为医院应该开展静脉血栓栓塞症防治工作的占 87.50%。上述数据表明 VTE 高发科室的医护人员对 VTE 存在明显不足；但通过宣教后，认识度得到了明显的提升。VTE 本身存在临床症状不典型、高误诊率、高漏诊率等特点，对其宣教

工作造成一定的困难。意识决定行动，针对了解不足的医护患，首先要从基础知识宣教开始，针对已经有一定认识基础的人群，从规范化、标准化、同质化的筛查、防治、管理等知识进行加强提高。

2. 临床重点科室的支持是工作的核心

静脉血栓栓塞症危险因素众多，发病因素复杂，临床表现多样，治疗及管理涉及多系统、多学科交叉及协同，因此，在全院开展临床重点科室多学科防治是 VTE 防治工作中的核心环节。全院的防治管理建议需要由多学科专家组进行讨论；专科知识总结、更新及论证，临床病人的筛查—宣教—防治—管理等，全程需要临床医护人员积极参与；规范化、标准化、同质化的诊疗方案，需要临床医护人员的验证及持续改进。

3. 集中力量解决关键问题，做好环节质控及监管是工作的重要保障

VTE 防治管理体系构建中，从医院、科室、具体诊疗小组进行横向分析人、法、机、料、环存在问题，并分析其中主要原因，寻找影响体系构建工作落实要因，运用六何分析法制订解决方案，管理组通过现场监督及借助电子化系统收集信息进行动态监管，定期总结及反馈，必要时修正改进，从事前分析准备、事中观察解决、事后补充回旋，纵向形成 PDCA 循环。

完善 VTE 防治管理相关论文、课题奖励制度，调动临床及科研工作积极性，寻求更高水平的发展，促进临床及科研成果转化，利于广大 VTE 患者的规范诊治管理；发挥我院榕树效应，纳入医联体构建工作范畴，加强对协作医院在临床诊疗、科研及培训等全方位的指导。

参考文献

[1] GOLDHAHER S Z. Venous thromboembolism: epidemiology and magnitude of the problem [J]. Best Pract Res Clin Haematol, 2012 (25): 235 - 242.

[2] 中华医学会血栓栓塞性疾病防治委员会. 医院内静脉血栓栓塞症预防与管理建议. 中华医学杂志, 2012, 92 (40): 2816 - 2819.

[3] 卫生部办公厅. 三级综合医院评审标准实施细则 (2011 年版) [S]. 卫办医管发〔2011〕148 号, 2011.

[4] 中华医学会血栓栓塞性疾病防治委员会. 构建医院内静脉血栓栓塞症防治和管理体系 [J]. 中华医院管理杂志, 2013, 29 (1): 28 - 31.

[5] American College of Chest Physicians. Antithrombotic therapy and prevention of thrombosis, 9th ed. American college of chest physicians evidence-based clinical practice guidelines chest. 2016.

[6] KONSTANTINIDES S V, TORBICKI A, AGNELLI G, et al. 2014 ESC guidelines on the diagnosis and management of acute pulmonary embolism [J]. Eur Heart J, 2014 (35): 3033 - 3069.

[7] 中华医学会心血管病学分会, 中国老年学学会心脑血管病专业委员会. 华法林抗凝治疗的中国专家共识 [J]. 中华内科杂志, 2013 (52): 76 - 82.

[8] 中华医学会心血管病学分会肺血管病学组, 中国医师协会心血管内科医师分会. 急性肺血栓栓塞症诊断治疗中国专家共识 [J]. 中华内科杂志, 2010 (49): 74 - 81.

（广东省中医院　柯晓霞　杨荣源　陈全福）

11 “三会”制度常态化，确保医疗安全

一、背景与现状

医疗质量是医院发展的生命线，是医院赖以生存的根本，是患者选择医院最直接、最主要的标准，也是医院在激烈的医疗市场竞争中取胜的根本。由于医疗行业存在高度的复杂性及不确定性，且医务人员工作变化多，多类工序紧密编排，承担极大的时间和心理压力，在医院运行过程和诊疗活动中容易发生异常事件，不但增加患者的痛苦和负担，还可能引起医疗纠纷或医疗事故，影响医疗工作的正常运行及医疗人员人身安全。高州市人民医院是一家三级甲等综合性医院，在职员工 3 146 人，开设门急诊部 4 个，一级学科 26 个，二级学科 45 个，临床科室 52 个，病区 45 个，医技辅助科室 29 个。2018 年，出院量 11.75 万人次，门诊量 127.58 万人次，手术量 6.1 万例（其中心脏手术量 3 479 例）。CD 型病例占出院量 65.1%，Ⅲ、Ⅳ级手术占手术总量 55.8%。基于庞大的医疗业务工作，亟须系统监控不良事件，预防医疗纠纷。我院就不良事件讨论会、医疗纠纷听证会、医疗矛盾警示会制度（以下简称“三会”制度）常态化工作的开展情况，分析问题原因，总结相关经验，从而不断提高医疗质量，保障患者安全。

二、方法与流程

为减少与防范医疗纠纷的发生，就必须要提高医疗质量安全管理。我院围绕“安全性、满意度”，以不良事件作为管理的重要抓手，认真落实医疗质量安全核心制度，创新建立并坚持由“不良事件讨论会、医疗矛盾警示会、医疗纠纷专家听证会”组成的“三会”机制，持续检讨医疗行为，常态化总结并反馈到全院中层干部，传达至全院医护人员，有效改进医疗管理质量。成立高州市人民医院三会制度管理委员会，由分管业务副院长担任主任委员，在医务科设立办公室，负责全院不良事件协调管理工作。根据《三级综合医院评审标准实施细则》文件要求，结合医院实际，三会制度管理委员会主要负责制定和完善医院三会管理制度，遵循公平、公开、公正的原则，指导及监督医院不良事件管理制度、听证会制度、医疗矛盾警示会制度的落实及执行。

（一）不良事件讨论会

医院制定及完善医院不良事件管理制度，指导及监督医院不良事件管理制度的落实及执行。处理不良事件遵循公平、公开、公正的原则，坚持实事求是的科学态度，做到事实清楚、定性准确、责任明确、有据可依、处理恰当。定期召开全院Ⅰ、Ⅱ级重大的或涉及多部门的不良事件调查、分析、定性及处理的会议；邀请相关专家参加，进行根本原因分析，厘清责任，提出整改及处理意见，评价整改成效，持续质量改进。建立全

院统一的不良事件处理原则，协调及指导医院各职能部门处理各种不良事件。

1. 设置职能部门不良事件管理组

医疗组：与医疗相关的各种不良事件；护理组：与护理相关的各种不良事件；院感组：与院感相关的不良事件；药剂组：与药物使用相关的不良事件；纪检监察组：与服务及行风相关的不良事件；输血组：与输血相关的不良反应事件；设备组：医疗器械、设备、耗材使用相关的不良事件；总务组：医院设施相关的不良事件。负责制订及完善职能部门的不良事件管理制度；根据本组不良事件管理制度处理本职能管辖范围内发生的不良事件，并协助其他职能部门处理相关的不良事件；根据情况及时上报Ⅰ、Ⅱ级重大的或涉及多部门不良事件；必要时通知宣传科。每月10号前将上月的不良事件汇总并将分析报告上交不良事件管理办公室。

2. 设置临床科室不良事件管理组

各临床科室主任或负责人任组长，副主任及护士长任副组长，高级职称或高年资医师、护士为组员组成不良事件管理小组。科室主任是不良事件管理组的第一责任人，发生不良事件后及时处理，督促科室人员及时、真实、全面、客观上报及填写“不良事件报告表”。组织科室人员学习诊疗常规、医疗卫生法律法规、核心制度，对院内发生不良事件的经验教训进行学习，对科室存在的安全隐患提出整改意见，提高医务人员防范不良事件发生的意识，防范各种不良事件的发生。科室设立医疗不良事件报告表记录簿，不良事件集中登记，安排专人负责，每年进行科内不良事件总结分析。不良事件管理组织架构见图3－11－1。

3. 不良事件分级

不良事件按事件的严重程度分4个等级：

Ⅰ级事件（警讯事件），是指非预期的死亡，或是非疾病自然进展过程中造成永久性功能丧失事件，包括即将发生或已发生的涉及死亡、严重生理或心理伤害的预期外的事件。医院的警讯事件包括：患者非预期的死亡，包括与患者自然病程或潜在病情发展无关的意外死亡如足月婴儿的死亡、自杀；与患者自然病程或潜在病情发展无关的永久性功能丧失；手术部位错误、手术操作错误、手术患者错误；院感暴发；由于输血或血制品导致患者感染慢性或致命性疾病；儿童被诱拐或抱错；工作场所暴力事件；医用气体重大事故；重大火灾；电梯重大事故；压力容器重大事故；辐射源严重泄漏及重大化学物质泄漏事件；其他可能引发重大医疗事故或纠纷的事件。

Ⅱ级事件（不良后果事件）是指在疾病医疗过程中是因诊疗活动而非疾病本身造成的患者机体与功能损害。

Ⅲ级事件（幸免事件，未造成后果事件）是指确实发生了不期望发生的事件，因为运气好，没有造成死亡、伤害、损害、职业病、财产损失或其他后果的意外情况，或有轻微后果而不需任何处理可完全康复。

Ⅳ级事件（隐患事件）是指由于及时发现错误，但未形成事实的事件。

4. 不良事件的上报原则

逢疑必报：只要医务人员不能排除发生不良事件时，就必须上报。濒临事件需上报：有些事件虽然当时未造成伤害，但根据医务人员的经验，认为再次发生同类事件的

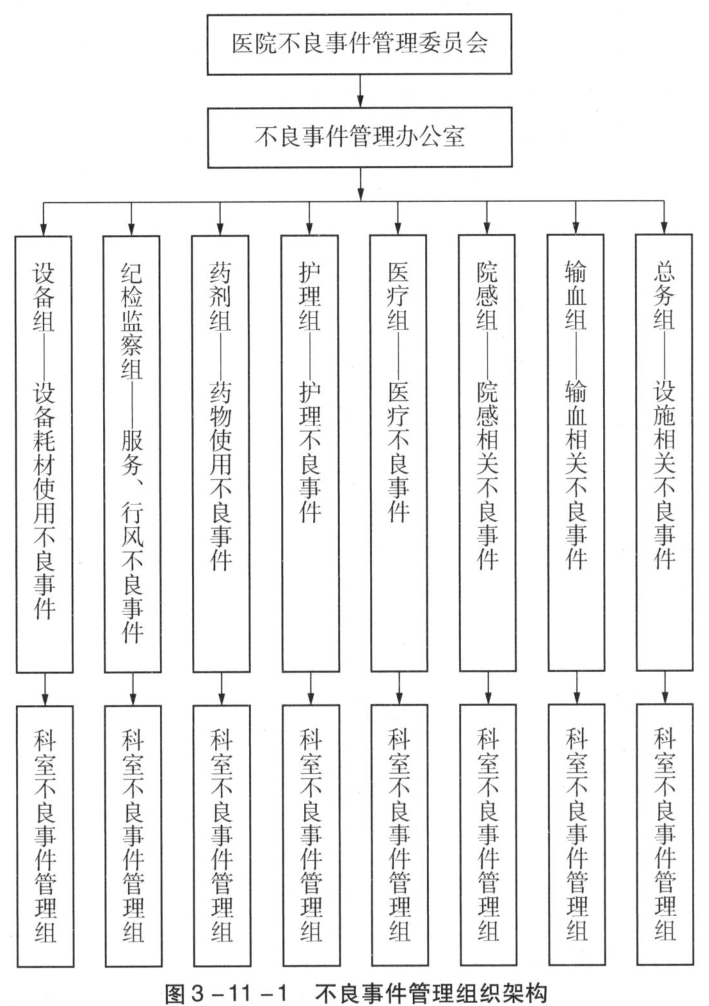

图 3－11－1　不良事件管理组织架构

时候，可能会造成患者伤害，也需要上报。

5. 不良事件的报告处理程序

科室发生不良事件后，遵循早发现早报告的原则，科室小组及时评估事件发生后的影响，积极采取挽救或抢救措施，将损害减至最低；Ⅰ、Ⅱ级及重大不良事件或影响恶劣、可能造成纠纷的不良事件，应第一时间通知职能部门不良事件管理组，以便其及时参与及指导处理。

Ⅰ、Ⅱ级不良事件需在 24 小时内（或 1 个工作日内）填报“不良事件报告表”，通过不良事件信息管理系统上报到相应职能管理组；Ⅲ、Ⅳ级不良事件需在 48 小时内（或 2 个工作日内）填报“不良事件报告表”，通过不良事件信息管理系统上报到相应职能管理组；科室不良事件管理小组在 7 天内讨论分析，提出整改意见及措施，填报“不良事件整改报告”，通过不良事件信息管理系统上报到相应职能管理组，接受相应职能管理组的监管。

职能管理组应及时对发生的不良事件进行调查分析，指导整改，持续改进，追踪评价。不良事件管理办公室应对涉及多部门的不良事件组织相关部门及专家进行调查分析，指导整改，追踪评价。定期汇总全院不良事件，组织管理委员会召开会议，对部分不良事件进行定性，厘清责任，按照医院的相关管理制度，作出处理决定。将处理情况在全院中层干部会议进行反馈，达到警示教育的目的，对典型事件在全院内网进行分享、警示教育，当事人及相关科室进行奖励或处罚，同时在医院 OA 进行传阅。具体不良事件处理程序见图 3 －11 －2。

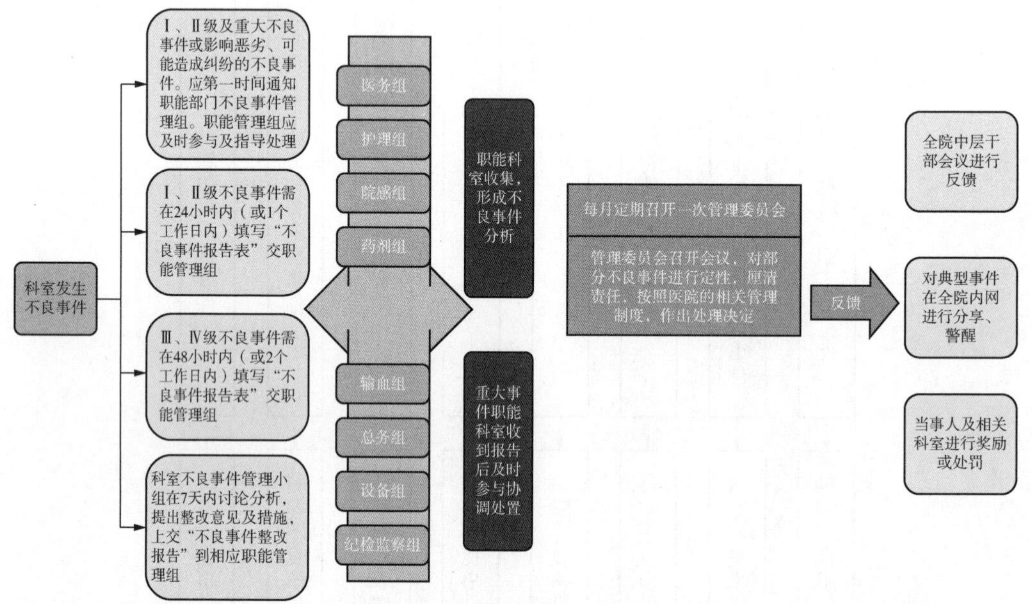

图 3 －11 －2　不良事件处理程序

6. 不良事件报告奖惩措施

鼓励主动报告不良事件。对主动、及时、规范上报Ⅲ、Ⅳ级不良事件的，根据情况予以免责，情节及影响恶劣的不良事件除外；对主动、及时、规范上报Ⅰ或Ⅱ级不良事件的，将根据不良事件的具体情况及医院相关管理制度给予从轻处罚；对主动、及时、规范上报不良事件的，并在患方投诉到相关部门或医院其他渠道获知前上报的不良事件，并按规定填写“不良事件报告表”的人员，给予每例奖励 20 元。

严惩瞒报不良事件。凡发生不良事件但隐瞒不报的科室和个人，一经查实，经医院不良事件管理小组调查分析及讨论定性，依据医院相关管理制度从重、从严处理（超过规定时限上报的，按隐瞒不报处理）。Ⅰ、Ⅱ级不良事件瞒报的各扣发当事人及科室负责人（或护士长）绩效奖金 500 元。Ⅲ级不良事件瞒报的扣发当事人及科室负责人（或护士长）绩效奖金 200 元。一个月内同一病区或部门发生同类或类似不良事件≥2 次，不予奖励，并追究科室负责人或护士长管理责任。对不良事件涉及的科室，未在规定时间内对事件进行调查、分析、落实改进措施及跟踪整改效果的，根据情节扣除相关科室负责人的职务津贴处理。

7. 依托信息化手段管理不良事件

不良事件的上报与处理在医疗质量与患者安全管理中占据重要地位，医院领导、医疗质量管理部门应高度关注，鼓励科室积极上报不良事件。临床研究数据发现，信息化上报不良事件对于提高不良事件的上报率、督促不良事件整改、有效化解医疗纠纷矛盾有着非常重要的作用。纸质化上报不良事件工作量大、程序烦琐，漏报、误报现象较多，出现上报问题无法及时改正。信息化上报不良事件效率高，可提高不良事件的上报数量、质量。

2017 年 10 月，我院上线了不良事件管理平台，通过信息化、系统化、规范化的软件管理，方便各科室能够快速上报不良事件，相关部门能够及时对上报的不良事件进行跟踪、干预和统计分析。不良事件管理系统自动对完成处理的不良事件进行统计分析汇总。由报告岗位来看（表 3－11－1）：临床工作一线的住院医师、责任护士发生的不良事件最多；副主任医师、主任医师、专科护士、护理组长这些高年资的医护人员发生的不良事件较少。这与年轻医护人员担任主要临床医疗工作、临床经验欠缺有关，根据分析的情况加强对年轻医护人员的相关制度及专业技能的培训。

表 3－11－1　报告人岗位统计（2018 年 1 月 1 日至 6 月 30 日）

岗位	总计/人
住院医师	460
责任护士	262
副主任医师	100
护理组长	44
专科护士	25
护士长	25
主任医师	23
放射师	15
患者	13
物理治疗人员	5
家属	5
药师	1
信息技术人员	1
外包人员	1
实习医师	1
实习护士	1
其他	1
检验师	1
访客	1

从工作年限来看（表3－11－2）：6～10年的医护人员发生不良事件最多。6～10年这个层次的人员正处在技术成长的上升阶段，也担任着主要的医疗工作，但他们的经验还相对欠缺，所以我们要着重培养及监管，上级医师、护士带教，要放手，但不能放眼。

表3－11－2　不同工作年限人员统计分析（2018年度）

工作年限	Ⅲ级事件/例	Ⅳ级事件/例
0～5年	116	47
6～10年	355	116
11～15年	109	31
16～20年	23	16
21～25年	19	17
26～30年	9	7
31～50年	2	10

8. 以不良事件为抓手促进医疗安全质量改进

每月组织不良事件管理委员会成员（副院长、职能科主任、临床专家）召开不良事件例会，由8大组汇报总结，讨论不良事件奖惩情况、特殊个案分析、不良事件持续改进方案的讨论。不良事件发生后上报8个不良事件管理小组，小组根据不良事件的等级和轻重缓急指导协助临床科室进行处理，避免事态恶化，并进行质量持续改进。重大紧急、有明显纠纷倾向及需多部门协同处理的不良事件，需上报医务科，经医务科组织协调处理所有不良事件发生后，各小组对不良事件进行追踪直至患者出院。不良事件发生后，管理小组深入临床调查评估，进行根本原因分析（RCA），协助临床整改，每一例不良事件发生科室都必须上交整改报告至管理小组，管理小组对整改落实情况进行监督。

（二）医疗纠纷听证会

不良事件不及时发现、不及时上报、没有控制事态发展，医疗矛盾进一步恶化上升为医疗纠纷后，医务科对医疗纠纷妥善处理并结束医疗纠纷后，需召开医疗纠纷听证会（图3－11－3）。医疗纠纷听证会召开，了解每宗医疗纠纷的医疗及处理过程，剖析是否违反法律、法规、医疗制度或诊疗规范，检讨医疗行为，根据《高州市人民医院医疗纠纷管理规定》定性医疗行为是否属于无责任纠纷、医疗缺陷、一般差错、严重差错或医疗事故，评定科室及相关人员责任，作出相应处理，以示警诫，持续改进和提高医疗质量及服务水平。

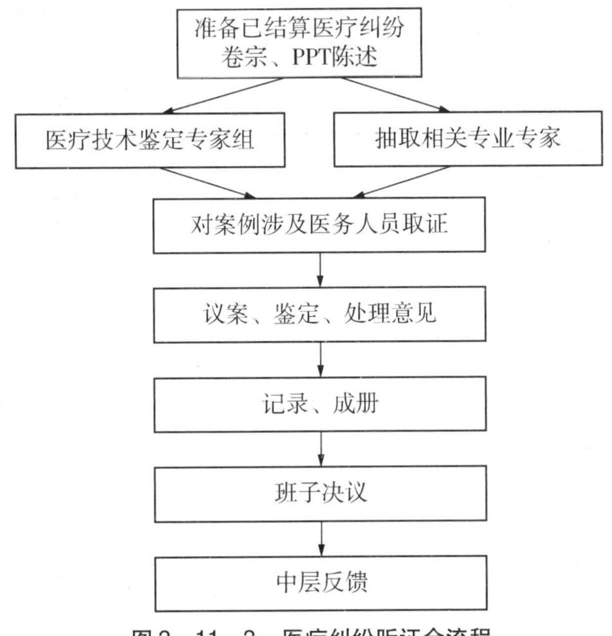

图 3－11－3 医疗纠纷听证会流程

（三）医疗矛盾警示会

通过不良事件、听证会的个案追踪及分析后，组织召开医疗矛盾警示会，在中层干部会议上进行专项警示反馈，促进全院医务人员以案促改，加强医务人员的医疗个案警示教育，抓好源头预防，做到防微杜渐，推动全院医疗质量持续改进，确保医疗安全。特殊个案的不良事件、医疗纠纷妥善处理后，均在医疗矛盾警示会上进行信息共享，可以使全院相关人员从各种不良事件中吸取经验教训，建立和完善减少医疗差错的作业流程标准和控制体系，从根本上预防医疗差错的发生。

走进临床，组织涉事科室全科医务人员进行座谈，对各种医疗矛盾的成因如制度因素、人员因素、设备器械因素、患方因素等进行剖析。指导医务人员正确面对及处理各种医疗矛盾，消除医务人员消极负面的情绪。听取医务人员的心声，讨论整改方式，部署落实改进措施，指导建立控制体系，进行教育及警示。

三、实施成效

通过“三会”制度的建设落实，组织医务人员进行常规化学习、总结，以案促改，使医务人员在诊疗过程中能够更加注重细节，抓好源头预防，全面提高医疗质量，筑牢医疗安全底线，不断完善管理制度及标准化流程，医疗质量安全不断提升，医院患者安全得到保障，医疗投诉、医疗纠纷逐步减少，医院效益逐步提高，患者满意度逐步提高。

（一）医疗投诉、医疗纠纷减少

医疗质量总投诉从 2013 年的 59 例，降低至 2019 年的 18 例，医疗纠纷逐年减少

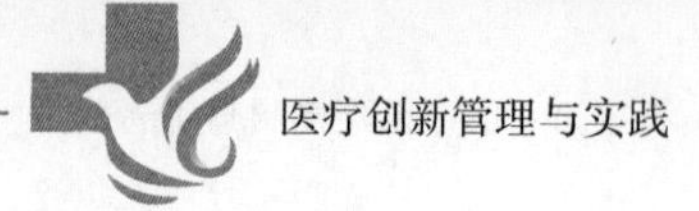

（表3-11-3）。连续多年恶性医疗纠纷均为0（图3-11-4），医疗投诉、纠纷处理的人力成本、时间成本等大幅下降，医院效益不断提高。

表3-11-3 2013—2018年医疗质量总投诉例数

年份	医疗质量总投诉例数
2013	59
2014	46
2015	34
2016	23
2017	36
2018	18

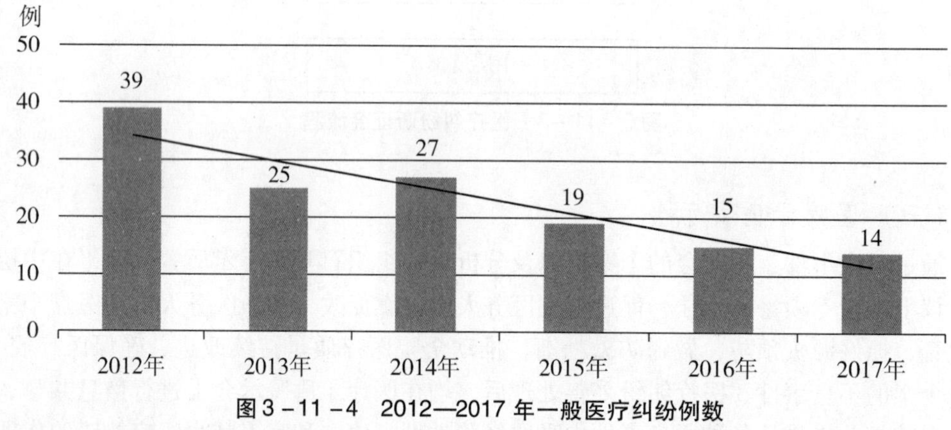

图3-11-4 2012—2017年一般医疗纠纷例数

（二）患者满意度逐步提高

2018年2月，广东省卫生和计划生育委员会发布全省县级人民医院患者满意度第三方测评结果，高州市人民医院排名第一，连续2年获得国家卫健委医政医管局颁发的“改善医疗服务示范医院”荣誉，DRG能力指数在全省103家三级综合医院排名第18名并且位居全省县级医院第一名。

四、持续改进

“三会”制度管理是贯穿医疗过程的风险管理控制，从医疗环境、医疗服务、医疗技术、医疗安全等的各方面进行全方位监控管理。“三会”制度管理重点在于预防。“把隐患当成事故来对待”，每一项医疗质量安全事件均是由于各种隐患导致的必然结果。通过组织培训，在全院员工树立事前预防的安全管理思维，及时发现潜在的不安全因素，发现工作制度、流程、环境的缺陷及医院各个系统的安全隐患，持续质量改进，促进工作制度、流程、环境的改善，提高管理成效，控制不良事件发生，积极采取挽救或抢救措施，将风险控制在萌芽状态进行处理，尽量减少或消除不良后果。“三会”制度管理就是通过身边具体发生的实际案例加强员工的事前预防管理，事中事后控制的一个管理模式，实现医疗质量持续改进。

参考文献

[1] 彭富强，柯峰．基层医院医疗质量管理面临的问题与对策［J］．检验医学与临床，2010，7（8）：87－88.

[2] 范小明．信息化体系在医院不良事件管理中的应用［J］．新疆医学，2016，46（12）：1593－1594.

[3] 赵金宪，朱斌．不良事件上报制度的理论基础与临床实践［J］．麻醉安全与质控，2018，2（2）：66－69.

（高州市人民医院　车斯尧）

12 行政谈话护航医疗安全

一、背景

医疗安全永远是医疗行业研究和讨论的热点和难点，近年来，一些地方相继发生暴力杀医、伤医等涉医违法犯罪，造成恶劣社会影响，复杂多变的医患关系经常成为社会的关注重点。医闹事件和伤医事件经常导致医患关系的紧张，已经成为每年全国“两会”代表、委员严密关切的议题之一。医疗卫生事业是关系人民健康和家庭幸福的重大民生问题。长期以来，广大医务人员辛勤耕耘、无私奉献，始终把人民群众的生命安全和身体健康放在首位。人民法院高度重视依法惩处涉医违法犯罪，维护正常医疗秩序相关工作。近年来，最高人民法院会同有关部门出台《关于依法惩处涉医违法犯罪维护正常医疗秩序的意见》，在全国范围内开展严厉打击涉医违法犯罪专项行动，取得良好效果。通过各方共同努力，在全国医疗卫生机构诊疗人次持续增长的情况下，医疗纠纷数量总体下降，医疗秩序有所好转，医患双方满意度提升。

2014 年起，行政谈话成为上海交通大学附属上海市第六人民医院坚持保障医疗安全，协调医患关系，减少医疗纠纷的一项重要制度，临床实践取得良好效果。主要通过医务管理部门的介入，对治疗方案进行把关，对临床高风险诊疗实行监管，强化医患沟通，达到预防医患纠纷、降低治疗风险、提高诊疗质量的目的。

二、案例介绍

（一）行政谈话范围

对收入病房拟行择期手术或特殊治疗（如介入治疗、放疗、化疗等）的患者，有以下情况者需行政谈话：

（1）重大手术或高难度治疗措施：①截肢、独眼患者行白内障手术等治疗项目谈话；②需 2 个科室以上共同完成的重大手术；③病情严重、复杂的病例；④操作难度高的手术；⑤变性手术。

（2）治疗存在高风险因素：①年龄在 80 岁以上的高龄患者；②有复合伤或伴有严重合并症者；③心、肺、肝、肾等重要脏器功能不全的患者；④以提高生活质量为主而非以疾病诊疗为目的，且治疗效果不确切的风险治疗。

（3）诊断不明确且风险较大的探查手术。

（4）新技术在院内的首例临床应用。

（5）高费用或高风险治疗，且治疗效果不确定者。

（6）有纠纷苗头的病例。

（7）无病理依据的特殊患者的化、放疗。

（二）对比2014年和2019年行政谈话情况

2014年，我院共计有656人次进行行政谈话，行政谈话具体分布的科室见图3-12-1，通过行政谈话治疗的患者治愈、好转的患者占91.9%，死亡患者占比1.2%。制度执行了5年，至2019年，全院共计有1 352人次进行行政谈话，行政谈话具体分布的科室见图3-12-2，骨科患者占了62.50%，与近年高龄患者发生髋部骨折多有关。所有患者的年龄情况见图3-12-3，其中，80岁以上患者占48%，最高年龄104岁。通过行政谈话治疗的患者治疗结果情况详见表3-12-1、表3-12-2，其中，治愈、好转的患者占95.8%，死亡患者占0.6%。行政谈话的手术患者，主任医师、副主任医师和主治医师之间治疗结果没有明显统计学差异（未愈、死亡、其他：$P>0.05$，无统计学意义）。

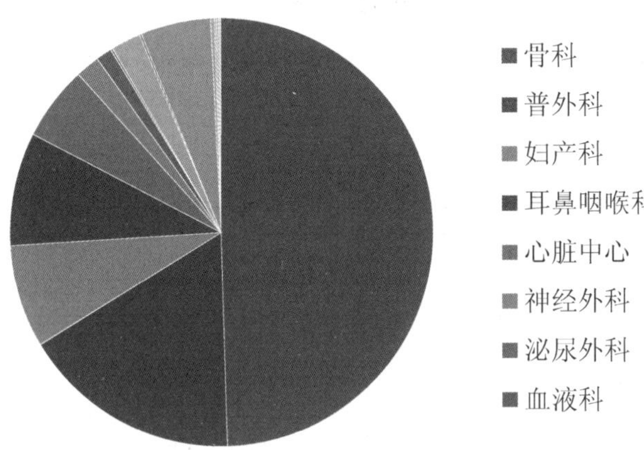

图3-12-1　2014年行政谈话患者科室分布

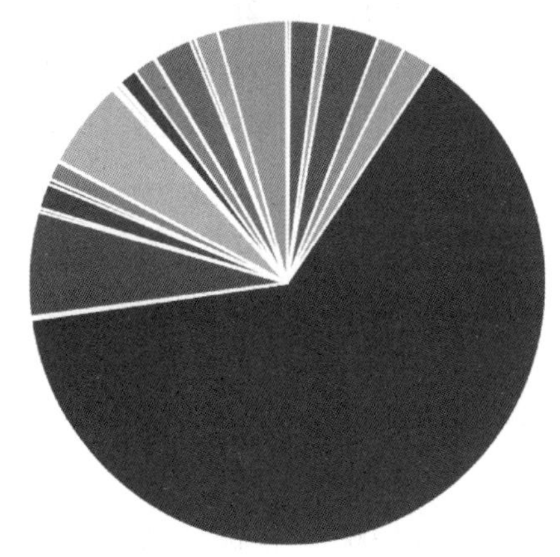

产科　耳鼻咽喉头颈外科　放射介入科　妇科
感染病科　干部　骨科　呼吸内科（呼吸与危重症学科）
急诊EICU　急诊内观　急诊外观　减重代谢外科
泌尿外科　内分泌代谢科　普外科　神经内科
神经外科　肾脏内科　特需医疗科　心内科（心血管疾病联合诊疗部）
心血管外科　胸外科　眼科　整形外科
重症医学科　综合病房

图3-12-2　2019年行政谈话患者科室分布

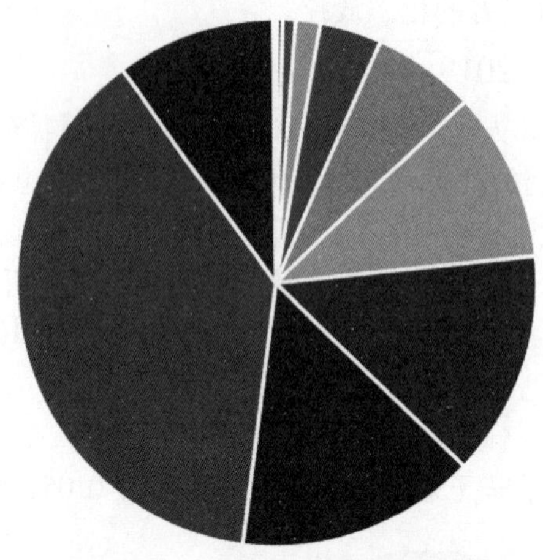

图 3-12-3 行政谈话患者年龄情况

表 3-12-1 2019 年全院行政谈话患者预后情况

科室	男/例	女/例	合计/例	平均年龄/岁	好转/例	治愈/例	死亡/例	未愈/例	其他/例	合计/例
产科	0	3	3	32.33	2	1	0	0	0	3
耳鼻咽喉头颈外科	15	10	25	64.80	8	15	0	0	1	25
放射介入科	3	6	9	68.56	8	1	0	0	0	9
妇科	0	44	44	71.20	15	24	0	0	5	44
感染病科	14	9	23	61.17	21	1	0	1	0	23
干部	21	6	27	81.93	18	8	1	0	0	27
骨科	271	577	848	74.31	365	456	0	4	16	841
呼吸内科	0	2	2	69.50	2	0	0	0	0	2
急诊 EICU	61	32	93	62.23	57	27	1	3	5	93
急诊内观	2	1	3	83.33	1	2	0	0	0	3
急诊外观	6	14	20	76.80	1	19	0	0	0	20
减重代谢外科	2	2	4	30.50	4	0	0	0	0	4
泌尿外科	11	5	16	63.94	10	5	0	0	1	16
内分泌代谢科	1	0	1	83.00	1	0	0	0	0	1
普外科	41	35	76	71.37	40	31	2	1	2	76
神经内科	1	1	2	82.00	2	0	0	0	0	2
神经外科	0	1	1	67.00	1	0	0	0	0	1
肾脏内科	2	1	3	81.33	3	0	0	0	0	3
特需医疗科	0	2	2	91.50	2	0	0	0	0	2

续表 3－12－1

科室	男/例	女/例	合计/例	平均年龄/岁	好转/例	治愈/例	死亡/例	未愈/例	其他/例	合计/例
心内科	13	5	18	72.44	15	0	1	1	1	18
心血管外科	13	8	21	61.05	5	13	1	2	0	21
胸外科	1	0	1	62.00	1	0	0	0	0	1
眼科	19	14	33	69.09	2	29	0	0	2	33
整形外科	3	1	4	84.25	0	4	0	0	0	4
重症医学科	15	7	22	65.09	16	3	2	0	1	22
综合病房	28	30	58	64.59	28	28	0	1	1	58
总计	539	813	1356	71.78	628	667	8	13	35	1 352

表 3－12－2　2019 年行政谈话后未愈、死亡、其他的一般情况　　单位：例

科室	死亡	未愈	其他	主任医师	副主任医师	主治医师
耳鼻咽喉头颈外科	0	0	1	—	1	—
干部	1	0	0	1	—	—
妇科	0	0	5	1	2	2
骨科	0	4	16	6	8	6
感染病科	0	1	0	—	1	—
急诊 EICU	1	3	5	3	3	3
泌尿外科	0	0	1	—	—	1
普外科	2	1	2	1	2	2
心内科	1	1	1	1	1	1
心血管外科	1	2	0	1	1	1
眼科	0	0	2	1	1	—
重症医学科	2	0	1	1	1	1
综合病房	0	1	1	—	1	1
总计	8	13	35	16	22	18

三、实施成效

行政谈话制度越来越被医生认可和接受，2019 年（1 352 人次）较 2014 年（656 人次）增加了 106.1%，让医生增加信心挑战更高难度的手术，愿意承担更大的风险，家属也更愿意配合医生并接受医疗后果，2019 年手术最高年龄 104 岁，2014 年最高年龄 96 岁。2014 年和 2019 年经历行政谈话的患者没有一例发生医疗纠纷，我院为此进一步完善行政谈话相关制度（附件 1），在上海市第六人民医院联合体内推广应用，并被上

海和其他省市多家三甲医院学习应用。

四、持续改进

从总体上看，我国医患关系的现状主要是和谐主流之中存在着不和谐的支流，而且不和谐的一面由于近年的医院暴力凸现，尤其是2013年有“井喷”的现象，一度成为社会的讨论焦点，具体表现为医患关系日趋紧张，医患冲突频发，医患纠纷形式多样化，医患双方出现信任危机。一方面，患者对医疗行业不信任；另一方面，医生对执业环境不满。

（一）医患信任危机的客观因素

医学的局限性和医疗安全的定义决定了不同人对医疗安全的认识分歧很大，不同的角度有不同的观点，同样的患者也会有不同的理解，同样的医生也会有不同的理解，同一个医生不同的时间也会有不同的判断，这是因为判断缺少客观的评判指标，更多的是通过主观判断决定。循证医学总是分析发现既往医学过程中的不足和缺陷，一度对推动医学的发展起到很大推进作用，但也给医患双方造成困惑，医疗行为中永远存在不足，医疗永远可以更好，医方的自省是为了医学的进步，但是患者的理解就可能截然不同，他们认为医方在医疗行为中存在不足，理所当让应该承担责任，因此医疗纠纷就出现了。

法制的缺陷也是目前制约医疗纠纷解决的一大困境。我国法律的数量很多，以至于相互之间存在冲突，管理部门也是多头并举（法院、医疗纠纷调解委员会、卫生监督部门），医疗事件鉴定在医学会组织的医疗鉴定和司法鉴定中常有很大分歧，客观上增加了医患矛盾处理的困难。近10年，国家和地方政府又出台了许多法律、法规和政策性文件，客观上对缓和矛盾，依法规范处置医患纠纷起到积极的推进作用，尤其是第三方调解运行模式的推广和应用，对近年医疗纠纷出现下降趋势起到了积极作用。

（二）医患纠纷的医方解释

四川大学华西医院的学者认为：医院暴力的原因与医护人员的职业门槛低、部分医护人员素质低有关，66%的被调查医院每月发生1～3起医疗纠纷。西安交通大学医学院第二附属医院的学者认为：中国独生子女的特殊性是加剧医院暴力的一个因素，对疾病的不理解及医护人员的素质也是造成医院暴力的原因。上海体育学院、温州医学院第二附属医院、复旦大学附属华东医院的学者认为：增加政府投入、加强医患沟通、提升医护人员的服务素质及加强新闻媒体的职业道德是减少医院暴力的措施。医院暴力的受害者不仅是医护人员，患者同样也是受害者，必须重建医患之间的信任，加强医生培训，以病人为中心，循证医疗可以有助于阻止医院暴力。

（三）行政谈话有利于实现患者安全

行政谈话的模式目前在国内很多医院有尝试，名称各不相同：公证谈话、重大手术谈话、律师见证谈话等等，主要目的是减少医疗纠纷。我院实践多年的经验，行政谈话主要的作用有：患者的病情告知；可供选择的治疗方案、治疗效果和相应风险告知，供患方选择；充分告知相关高风险因素；充分告知可能出现的手术风险和并发症；对临床科室强调治疗过程中的注意事项及临床意外的紧急救治预案。我院行政谈话涉及的最多科室是骨科和普外科，这与我院全院风险最大的科室（骨科、普外科）符合。

（四）严管手术资质、控制手术质量

医疗质量与安全通常被认为与医生资质密切相关，年资是影响医疗质量的重要因素之一。本组行政谈话的手术病例分析，对主任、副主任和主治医师所主刀的手术病例分析治疗结果，未愈、死亡和其他之间没有统计学差异（表 3－13－2）。行政谈话可以有效控制术前手术人员的资质，审核手术人员对手术的胜任能力，规避手术人员资质和业务能力导致的医疗不良事件。

患者术前主要表现为焦虑、恐惧，担心术中疼痛，术后出现严重并发症，手术失败，手术费用过高，加重经济负担等。引起焦虑的原因可归纳为以下几种：①对手术方式、麻醉不了解，害怕手术发生意外，或者既往手术经历对自己的影响、信心不够。②对手术没信心，担心手术预后及病情演变，表现出一种逃避的心理状态，如肿瘤患者害怕手术后的结果是恶性的。由于病情复杂，不能及时手术，表现出过多的焦虑、惶恐与猜测。③担心经济负担，经济状况差的患者，特别是大手术后，昂贵的医疗费用导致经济负担加重，必然导致患者心理状态的变化。④害怕疼痛，担心术后疼痛无法忍受。

行政谈话构建的平台，有利于患者和医生更好、更充分地沟通交流，从而实现：①心理疏导。通过术前与患者一对一的交流掌握其心理状态的变化，并采用护理手段对不良情绪进行疏导，以保证患者以积极和正确的心态面对手术，避免在手术中出现过度的焦虑和抑郁。②认知疗法。对于患者因不了解手术操作、治疗方式而产生的恐惧、焦虑心理，行政谈话平台可以通过健康知识教育的方法使患者对医疗行为有充分的认知，并鼓励其正确表达心理状态，以舒缓其焦虑、恐惧的心理。

行政谈话是医疗风险预警平台建设的重要内容。通过行政谈话的平台可以落实医疗风险预警机制的建设，让医院行政部门、临床医护人员、患者及其家属重视医疗风险，对医疗风险产生的后果或损失有足够的认识。加强行政谈话机制的建设，充分分析可能出现的医疗风险，做好预案设计，以便出现医疗风险时可以及时应对，把医疗风险带来的损失降到最低，做到“早预防、早介入、早发现、早报告、早处理、早控制”。

行政谈话强调先进高效的医疗质量和安全文化是医院医疗质量和患者安全持续改进的重要因素。行政谈话的过程就是落实医疗质量和安全文化，就是要求医护人员在医疗活动中必须始终坚持“质量至上、安全第一”的观念，重视降低医疗风险和保障患者利益，使医院每一个员工在正确的质量和安全观念支配下，高度自觉地按照制度准则规范自己的行为，并能有效地保护患者的安全。

（五）严格依法执法、保障医患权益

当然，医患关系的紧张明显不利于医患双方，不利于医生果断决策，也不利于患者接受更合理的治疗方案，让医患双方得不到真实的信息沟通和交流，这一现象越来越被社会认识和理解。为此，国家、社会、各种团体及医患双方都在寻求合理的解决途径，2014 年后，国家和地方又出台了多项政策和法律法规，如《医师执业注册管理办法》（2018 年 2 月）、《医疗纠纷预防和处理条例》（2018 年 10 月）、《医师不良执业行为记分管理办法》（2019 年 2 月）、《医疗机构投诉管理办法》（2019 年 4 月）等，只有建立

在法制基础上的医患平等的权利和义务，保障双方利益，才能维系长远的和谐医患关系。

参考文献

[1] JIE L. New generations of Chinese doctors face crisis [J]. Lancet, 2012 (379): 1878.

[2] YANG T, ZHANG H, SHEN F, et al. Appeal from Chinese doctors to end violence [J]. Lancet, 2013 (382): 1703.

[3] YANG Y, ZHAO J C, ZOU Y P, et al. Facing up to the threat China [J]. Lancet, 2010 (376): 1823.

[4] WANG X Q, WANG X T, ZHENG J J. How to end violence against doctors in China [J]. Lancet, 2012 (380): 647.

[5] XU W X. Violence against doctors in China [J]. Lancet, 2014 (384): 744-745.

[6] THE LANCET EDITORIAL. Ending violence against doctors in China [J]. Lancet, 2012 (379): 1764.

[7] THE LANCET EDITORIAL. Violence against doctors: Why China? Why now? What next? [J]. Lancet, 2014 (383): 1013.

[8] 刘卫东，宋静. 医院引入医调委处理医疗纠纷的实践研究 [J]. 江苏卫生事业管理，2020，31 (2): 169-170, 174.

[9] 刘思言，董娜. 国内外医疗纠纷第三方解运行模式及成效评价 [J]. 中国卫生标准管理，2020，11 (3): 14-17.

［附件］行政谈话制度

为了保障患者的知情同意权和治疗选择权，提高医疗质量和医疗安全，根据《医疗事故处理条例》《医疗机构管理条例实施细则》等法律法规，结合工作实际，特制定本制度。

一、指导思想

通过医务管理部门的介入，对治疗方案进行把关，对临床高风险诊疗实行监管，强化医患沟通，达到预防医患纠纷、降低治疗风险、提高诊疗质量的目的。

二、行政谈话范围

对收入病房拟行择期手术或特殊治疗（如介入治疗、放疗、化疗等）的患者，有以下情况者需行政谈话。

（1）重大手术或高难度治疗措施：①截肢、独眼患者行白内障手术等治疗项目。②需两个科室以上共同完成的重大手术。③病情严重、复杂的病例。④操作难度高的手术。⑤变性手术。

（2）治疗存在高风险因素：①年龄在 80 岁以上的高龄患者。②有复合伤或伴有严重合并症者。③心、肺、肝、肾等重要脏器功能不全的患者。④以提高生活质量为主而非以疾病诊疗为目的，且治疗效果不确切的风险治疗。

（3）诊断不明确且风险较大的探查手术。

（4）新技术在院内的首例临床应用。

（5）高费用或高风险治疗，且治疗效果不确定者。

（6）有纠纷苗头的病例。

（7）无病理依据的特殊患者的化、放疗。

三、行政谈话流程

（1）经科室讨论需要手术，且符合行政谈话情形的，由患者主管医生通过 OA 提出申请，经科主任审批，医务处分管副处长审批，对申请内容审核把关。

（2）由参与诊疗的相关医师，携带所有病史、检查和检验报告、影像学资料、行政谈话记录单等，与患者或委托代理人，到科研楼六楼医务处接待会议室。

（3）由医务处工作人员进行行政谈话。谈话记录由医务处存档待查。

（4）医务处对行政谈话的患者的围手术期治疗予以关注，如临床治疗出现意外，立即启动处置预案，并及时通知医务处分管人员组织协调救治工作。

四、行政谈话内容

（1）患者的病情告知。

（2）可供选择的治疗方案、治疗效果和相应风险告知，供患方选择。

（3）充分告知相关高风险因素。

（4）充分告知可能出现的手术风险和并发症。

（5）对临床科室强调治疗过程中的注意事项及临床意外的紧急救治预案。

五、审批不予通过的情形

经行政谈话审核，发现有以下情形之一者，治疗方案审批不予通过：

(1) 主刀医师不符合相关手术资质权限。

(2) 术前评估不全，必要检查、检验不完善。

(3) 患者全身情况欠佳或重要器官功能低下，不能耐受手术、麻醉等治疗措施。

(4) 有明显手术等治疗措施的禁忌证。

(5) 治疗效果不明确，且风险较高，患方又不愿承担相应的治疗风险。

(6) 有纠纷苗头，即使治疗也不能缓解主要矛盾。

(7) 为提高生活质量的手术，患者期望值过高，经治疗无法达到其期望效果。

六、注意事项

(1) 相关谈话告知内容均由患者或代理人签名认可。

(2) 对病情危重，需紧急手术者，不在行政谈话范围内。

（上海交通大学附属上海市第六人民医院　狄建忠　陶敏芳
西藏自治区人民医院　石荔）

13 基于岗位胜任力医师资质授权管理体系的探索与实践

一、背景与现状

随着社会经济的快速发展，人民群众对健康的需求与日俱增。在医疗资源相对匮乏的状况下，既要满足患者对医疗服务的需求，又要切实保证医疗质量的安全，是当前医疗管理的核心业务。医师诊疗行为的管理和临床技术应用规范化已成为目前医疗管理面临的突出难点和医患纠纷的热点。医师诊疗行为和技术应用都需要医师资质授权管理，随着 2015 年卫生行政部门取消了第二、三类医疗技术临床应用的准入审批，医疗机构承担了医疗技术临床应用管理的主要责任，这些都对医疗机构的资质授权管理工作提出了新的要求与挑战。

JCI 评审标准中指出医院要根据标准化、客观、循证的流程，授权所有医疗人员收治患者，以及提供与其资格相符的其他临床服务。授权管理的资质分为执业医师、入院可执行、院需准入与专项资质四大类。管理制度上要求医院建立一套有效的程序，收集、核实及评价医生独立行医的资格证明，医疗人员在上岗前需经过相关培训、授权、公示，并定期进行资质确认。虽然我国相继出台了《医疗技术临床应用管理办法》《医疗机构手术分级管理制度（试行）》《抗菌药物临床应用管理办法》等文件，但医疗机构在资质授权的管理上缺乏可以借鉴的标准和规范。在资质授权准入过程中，医疗机构根据医师的专业技术职称任职资格进行相应资质权限的授予，但医疗机构在实际职称评定工作中，更多是依据学历、年资、科研成果等，缺乏对医师实际临床技能操作水平的考核。因此，以医师职称评定制度为基础的医疗资质授权无法真正实现医疗技术准入与医师人员临床技能的匹配。新疆医科大学第一附属医院通过医师资质准入—授权—考核评价—再授权形成闭环管理体系，在医师资质授权管理方面进行了积极有效的探索与实践。

二、方法与流程

（一）医师权限的分类与管理

为了实现医师资质的精细化、动态化授权管理机制，将医师权限归为处方权、处置权、手术权、报告权等主要权限。从“职称决定资质”的模式逐步过渡为“逐项专项授权”的管理模式，将医师专业技术职称任职资格作为基础条件，兼顾专项培训、考核及临床能力的全方位授权新理念。

1. 处方权的管理

处方权分为基本处方权和特殊处方权，基本处方权指的是经过循证医师执业类别与执业范围，方可在院行使问诊、体格检查、诊断和基本处置的权限。特殊处方权指的是细胞毒药物处方权、麻醉药品及第一类精神药品处方权、抗菌药物处方权等必须在满足职称的基础上，经过专项培训考核合格后方可授权，职称资格与培训考核属于并列关系，如主治以上职称的医师经过培训考核合格后方可被授予细胞毒药物处方权，反之副主任医师未经培训考核便不能被授予细胞毒药物处方权。特殊处方权实行年审制度，授权期限以 1 年为界，每年质量月都会将国家及自治区最新规定纳入培训考核并重新授权。

2. 处置权的管理

特殊技术处置权是指执业医师对患者实施有创、高风险检查及治疗的权力，如内镜检查、介入治疗，由临床医师提出权限授予申请，科室授权考核小组审核其资质和临床能力后报批医务部，经医务部审核后方可授权，未取得特殊技术处置权的医师只能作为助手参与患者治疗活动。

3. 报告权的管理

报告权指的是影像学医师对通过相应的检查手段获得的影像、图形及其他数据进行分析判断并做出诊断的权限。报告权仅能授予医师，技师只有操作权。影像学医师在其执业范围内均可享有报告权，审核权须由医师个人提出申请，经影像学授权考核小组审议其资质和临床能力后方可授予审核报告权。

4. 分级授权的管理

按照手术风险性、复杂性、技术难度制订一至四级的手术分级目录，建立标准化手术名称字典库。医师依据专业技术水平任职资格向科室授权考核小组提出手术权限申请，科室授权考核小组结合手术数量、质量及手术胜任能力对手术医师权限进行初步授权，递交手术安全管理委员会审核并实行动态管理，在此过程中授权程序实施资质准入—授权—考核评价—再授权的闭环管理。

（二）构建医师手术授权管理体系

1. 手术分级管理组织机构的建立

构建院、科两级手术授权考核组织，院级手术授权考核机构下设在医务部，负责讨论修订手术授权管理制度、制订手术分级目录、受理手术医师资质准入申请、定期对医师手术权限进行考核评价和再授权。科级授权考核小组由科室主任、副主任、高级职称医师等 3 ～ 5 人组成，由科主任担任授权考核小组组长。授权考核小组负责结合医师实际临床岗位胜任力对手术医师进行权限审核，上报医务部终审并实行动态管理。

2. 制订手术分级目录

医院按照手术风险性、复杂性、技术难度由易至难制订一至四级的手术分级目录，由编码员根据 ICD-10 规则逐一进行编码，建立标准化手术名称字典库。

3. 完善授权程序

授权人员范围包括本院注册执业医师、外请专家、外聘专家、离退休专家等。一般情况下，高年资住院医师以上职称可主刀一级手术、主治医师以上职称可开展二级手术、高年资主治医师以上职称可开展三级手术、高年资副主任医师以上职称可开展四级手术，主任医师可开展新技术、新业务。同样地，在此基础上要综合评价其手术级别允许范围内的手术数量和手术质量情况。原则上由个人提出申请，科室授权考核小组结合医师的实际临床岗位胜任力与手术质量，初步确定其手术级别及具体手术项目授权，然后由医务部对授权情况进行审核，最终使医师与授权开展的手术名称一一对应。其中，手术授权一览表体现手术质量，内容包括手术名称、手术级别、主刀例数、一助例数、二助例数，至少填写 5 个住院号以供审核者追踪病历、医疗事故、大量用血、手术并发症、非计划再手术等，通过以上指标全面衡量手术授权申请者的手术能力。

4. 资质取消与取消后地再授权

医务部每年选取特定专业进行授权考核，加强各级医师手术操作管理，确保手术质量，以“介入医师”为试点积极探索授权考核新机制，开展以实际操作能力为主的新模式，通过授权考核检验医师手术操作能力，从而体现临床岗位胜任力。我院介入放射中心为平台型管理模式，专业包括外周血管介入、综合介入、神经血管介入，为了保证授权的公开性、公平性、公正性，考评专家由院内和院外资深专家组成，考核内容分为理论笔试、现场答辩、手术操作视频观摩三部分构成，现场答辩环节由医师现场随机抽取病历分析题，简述回答要点并接受考评专家的提问，同时考评专家观看手术操作视频，围绕手术操作要点进行提问，考评专家组根据考评表评价其介入操作水平。以上三部分内容分数相加不合格的医师，取消其相应资质并作为介入放射中心培训学员，6 个月后重新参加授权考核，重新考核合格医师可授予相应介入资质权限开展手术。

5. 信息系统平台实时管理

医院内部公开医师授权信息，供手术室、麻醉科、临床科室、行政职能部门查询核实，同时将授权内容嵌入信息系统，与 HIS、手麻系统、手术预约系统同步，做到事前风险防控，最大限度防止医师越级手术。同时，为了保证手术质量，采用手术衣跟踪系统，手术室出入指纹系统，保证手术授权医师的真实性。

6. 手术能力的评价与再授权

医务部每 3 年对医师资质进行全面回顾及统一授权，在此期间医师可根据职称调整、手术数量等进行个人单独授权权限的申请。手术授权有三个基本要素：一是医师专业技术水平任职资格；二是近 3 年同一手术名称参与（主刀 + 一助）例数不少于 5 例；三是手术质量，包括非计划再手术、非预期死亡发生情况、非计划大量用血等指标。

三、实施成效

医务部为每位医师建立手术资质档案，包括医师授权申请表、手术资格准入表、手术资格再授权表、年度医师工作考核表。通过医师资质授权管理体系的建立，一方面可以有效从源头上前移医疗关口，有效预防医疗纠纷，保障医疗质量的安全；另一方面可以直观评价医师权限随时间的变化，不仅为再授权提供客观、充实的依据，而且详细记录医师成长历程，为职业发展规划、人才选拔奠定良好的基础。

四、持续改进

精细化手术分级授权，不再是单一根据职称进行粗放型的级别授权，而是依托信息平台获取手术数量、质量等可量化指标，建立手术医师权限档案，通过全方面、多维度的评价考核，为授权管理工作提供充实、有效、客观的依据，最大限度地使手术授权权限与其手术胜任能力相匹配。动态管理，一是手术项目的动态化管理，根据专业实际发展需求增加手术项目与分级或对已有手术项目的分级进行调整；二是手术医师资格准入的动态管理，定期对手术医师的胜任能力进行考核评价与再授权，是保证手术质量安全的必要条件。

手术质量管理是医疗质量管理的核心，实施手术分级管理制度，明确各级医师操作权限，强化各级医师手术风险意识，使医疗行为在手术过程中标准化、规范化、制度化，助力医疗质量与安全。精细化手术分级授权管理是医疗技术准入、医疗质量管理、医疗风险防范的关键环节，仍需信息系统持续技术优化和改进，是保持医院“质量发展、创新发展、安全发展”的动力。

参考文献

[1] 殷杰，秦仁义. 基于信息化及人工双重监管模式下的手术分级管理［J］. 中国医疗管理科学，2014，4（4）：59－61.

[2] Joint Commission International. Joint commission international accreditation standards for hospitals［M］. 4th ed. Chicago：Joint Commission Resources，2010.

[3] 马戈，李伟. JCI 标准下医疗人员资质管理［J］. 现代医院管理，2014，12（1）：2－5.

[4] 吴丽娟，王静成，潘云龙，等. 美国耶鲁－纽黑文医院医疗技术授权管理的做法和启示［J］. 医学与哲学，2016，37（7B）：92－94.

（新疆医科大学第一附属医院医务部　王莹　齐新伟　王晓然　杨圆圆）

14 通过品管工具提高急诊医生插管水平

一、背景

气管插管是指将特制的气管内导管经声门置入气管的医疗技术，旨在打开人工气道、通气供氧、气管内吸引和防止误吸。在急诊心肺复苏中，人工气道应尽早建立，多采取气管插管的方法实现气道管理。作为一种抢救措施，气管插管的成功率关乎抢救的结局。南京大学医学院附属鼓楼医院急诊医学科是江苏省临床重点专科，也是南京市急诊质量控制中心责任单位。年急诊量十余万人次，抢救危重症患者数千人次。由于患者多、病情重，急诊气管插管成为“家常便饭”。如果不能规范气管插管操作流程，提高气管插管成功率，则会显著降低抢救成功率。因此，急诊医师气管插管水平的提高意味着死亡率的降低，规范化的插管可降低纠纷风险。本研究通过品管工具的应用，旨在分析急诊气管插管工作中存在的问题，从而不断提高急诊医生气管插管水平，加强危重患者救治能力，具有较强的实际意义。

二、方法与流程

（一）品质小组建立

品质小组概况见表 3－14－1。

表 3－14－1　品质小组概况

小组名称	十字圈
成员人数	6 人
成立时间	2015 年 4 月
活动时间	2017 年 4—10 月
课题类型	现场型
课题名称	提高急诊医生气管插管水平

（二）现状调查

小组成员根据临床及带教经验，并结合以往气管插管操作考核的结果，从标准操作流程（图 3－14－1）中筛选出常见掌握度低的 6 个环节，分别为物品准备、理论知识、门齿口唇保护、预充氧准备、插管深度控制、开放气道手法，在急诊科抢救室对急诊科本科及院内在急诊科规范化培训的注册医生进行模拟气管插管水平调查，统计正确环节频次。调查累计300个环节，正确频次213条，正确率71.00%。根据“80/20”原则：物品准备、理论知识、门齿口唇保护占气管插管操作各环节错误总频次的81.61%（表3－14－2），将此3项列为本期活动的改善重点。

表3－14－2 气管插管环节错误情况

气管插管信息内容	错误频次	百分率	累积百分率
物品准备	27	31.03%	31.03%
理论知识	25	28.74%	59.77%
门齿口唇保护	19	21.84%	81.61%
预充氧准备	8	9.20%	90.80%
插管深度控制	4	4.60%	95.40%
开放气道手法	4	4.60%	100.00%

（三）目标设定

依据现状调查，改善后气管插管术环节正确率＝现况值＋（1－现况值）×改善重点×圈能力＝71.00%＋（71.00%×81.61%×80%）＝89.93%。因此，小组活动目标设定为气管插管术环节正确率＞89.93%。

（四）原因分析

全员通过头脑风暴的方式，从人员、设备、材料、环境、方法、测评方面针对气管插管中物品准备、理论知识、门齿口唇保护正确率低的原因制作鱼骨图（图3－14－2至图3－14－4）。

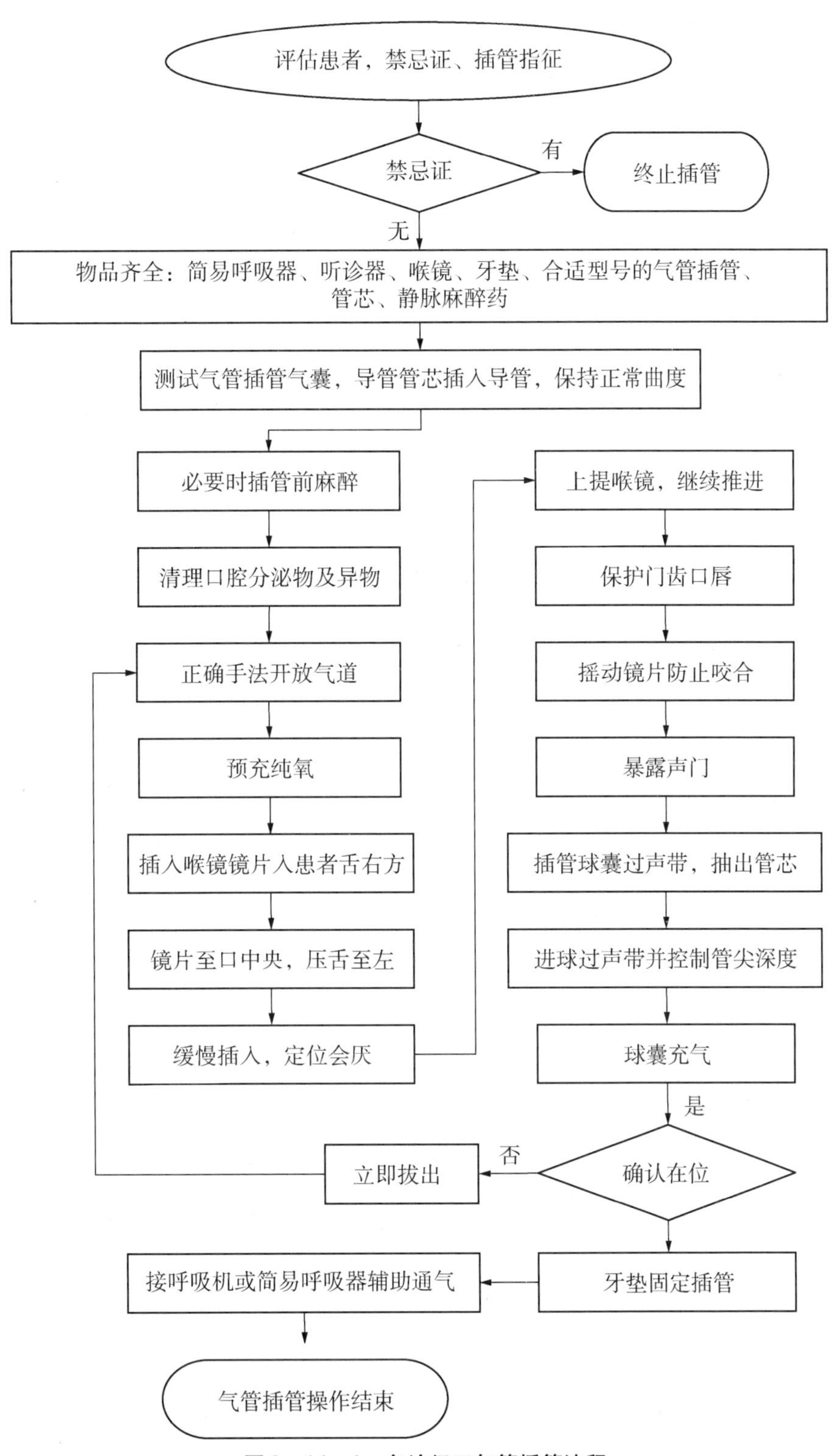

图3－14－1　急诊经口气管插管流程

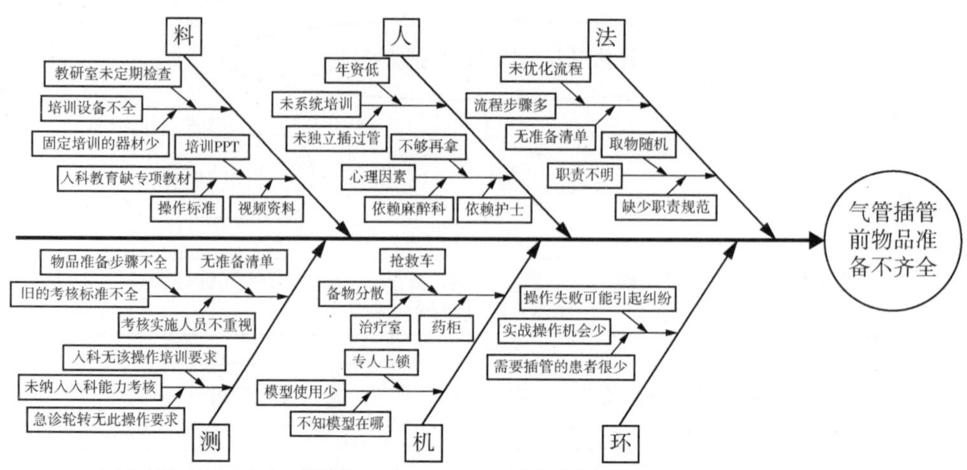

图 3－14－2　物品准备要因分析

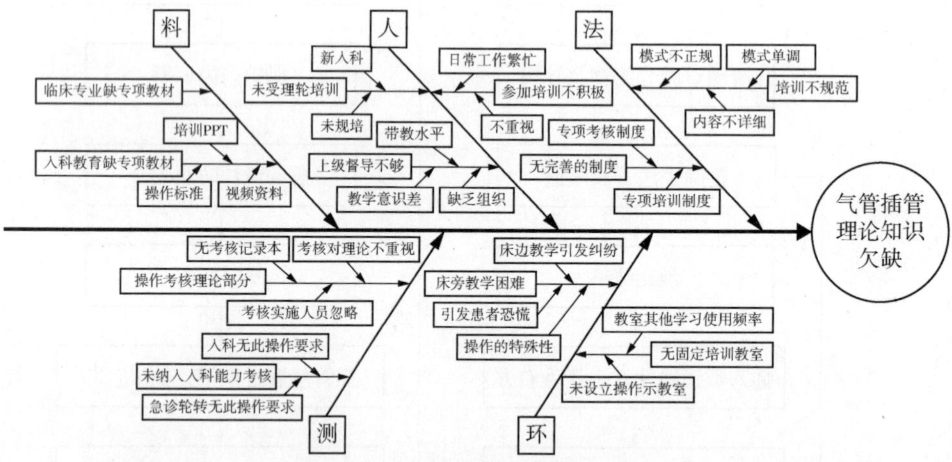

图 3－14－3　理论知识要因分析

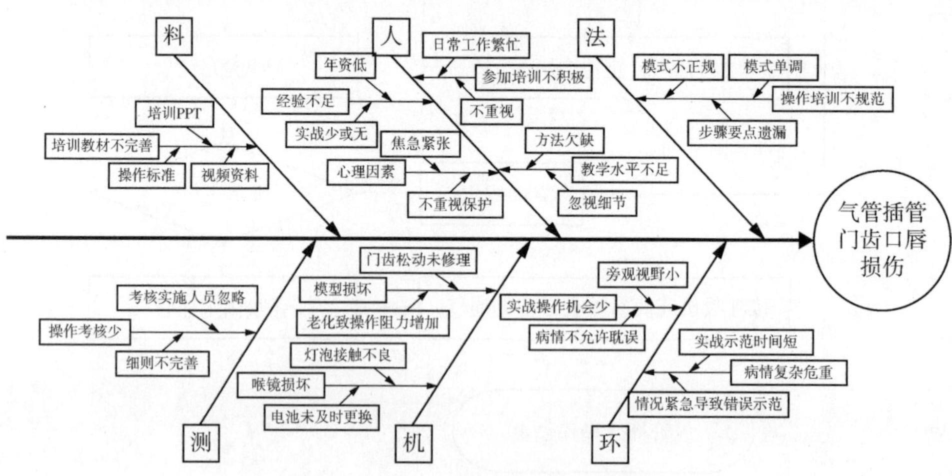

图 3－14－4　门齿口唇保护要因分析

（五）要因确认

对图3－14－2至图3－14－4的各级因素进行总结，得到以下要因：备物分散、无完善的制度、培训材料不完善、考核细则不完善、参加培训不积极、操作标准不完善、系统培训不足、床旁教学困难、流程步骤多。随后将以上结果制作成多项选择调查问卷，随机选择急诊本科及规范化培训医生30名进行问卷调查，并根据“80/20”原则，最终确定备物分散、无完善的制度、培训材料不完善是气管插管成功率低的要因，累积占比82.22%（表3－14－3）。

表3－14－3　气管插管环节错误要因确认

要因内容	错误频次	百分率	累积百分率
备物分散	26	28.89%	28.89%
无完善的制度	25	27.78%	56.67%
培训材料不完善	23	25.56%	82.22%
考核细则不完善	4	4.44%	86.67%
参加培训不积极	3	3.33%	90.00%
操作标准	3	3.33%	93.33%
未系统培训	3	3.33%	96.67%
床旁教学困难	2	2.22%	98.89%
流程步骤多	1	1.11%	100.00%

（六）对策制订

小组成员通过头脑风暴针对以上3条要因拟定出8条对策，并就每一评价项目，依可行性、经济性、圈能力等项目进行对策选定，评价方式为优5分、可3分、差1分，参加对策拟定圈员共6人，总分90分，根据“80/20”原则，71分以上为实行对策，共选出3个对策（表3－14－4）。

表3－14－4　对策制订

原因分析	对策方案	决策					责任人	实施日期	地点
		可行性/分	经济性/分	圈能力/分	总分	采纳			
备物分散	设立气管插管专用推车	20	12	14	46	×	高×	—	—
	增大备物容器标识字体	22	12	18	52	×	李×	—	—
	设计使用集成化插管包	26	24	26	76	√	钱×	2017年4月	抢救室

续表 3-14-4

原因分析	对策方案	决策					责任人	实施日期	地点
		可行性/分	经济性/分	圈能力/分	总分	采纳			
无完善的制度	制定插管培训考核制度	28	26	24	78	√	王×	2017年4月	急诊科教室
	麻醉科协助插管的教学	26	22	18	66	√	范×	2017年4月	麻醉科
	制定插管床旁带教制度	12	20	6	38	×	李×	—	—
培训材料不完善	更新制作插管培训教材	26	24	20	70	×	王×	—	—
	录制标准插管影视教程	12	16	14	42	×	钱×	—	—

（七）对策实施

实施内容一：制定气管插管培训考核制度。

改善前我科无规范的培训考核机制，对急诊医生操作水平无准确评估，存在医疗安全隐患。我们邀请了科主任等专家，依据相关诊疗指南，讨论制定气管插管培训和考核制度；对策实施后，气管插管环节正确率明显提高。此为有效措施，在全科推广，科主任还指定专人负责修订。

实施内容二：设计使用集成化气管插管包。

改善前我科气管插管准备环节出现物品疏漏率高；备物必须多人同时进行，效率低下，可能延误插管时机。圈员们经过数十次模拟并结合抢救实战，查阅文献，设计了集成化气管插管包，并在实际抢救中试用。物品准备环节耗时由62秒降低至20秒，效率显著提高。

实施内容三：拓展急诊科气管插管的临床教学模式。

改善前，培训局限于模拟人，不能替代临床操作，实战中错误率高，缺乏信心。我们与麻醉科建立临床教学合作关系，急诊医生须完成一定数量的麻醉科全麻状态插管后方可在急诊科独立行气管插管操作。临床医生的插管水平和实战信心有了显著提高。

三、实施成效

实施对策过程中，小组成员2次采用相同方式在急诊科抢救室对急诊科本科及院内在急诊科规范化培训的注册医生进行模拟气管插管水平调查，在2017年8月24日至9月4日的调查中，累计调查了300个环节，正确频次271条，正确率94.33%（表3-14-5）。达到了品管圈活动目标。

表3－14－5　气管插管水平调查结果

项目		改善前		改善中		改善后	
调查日期		2017 年 5 月 4 日至 5 月 15 日		2017 年 7 月 20 日至 7 月 31 日		2017 年 8 月 24 日至 9 月 4 日	
资料来源		急诊科					
统计环节总数		300		300		300	
正确数量及正确率		213	71.00%	271	90.33%	283	94.33%
错误数量及错误率	物品准备	27	31.03%	10	34.48%	7	41.18%
	理论知识	27	28.74%	10	34.48%	7	41.18%
	门齿口唇保护	19	21.84%	5	17.24%	0	0.00%
	预充氧准备	8	9.20%	2	6.90%	2	11.76%
	插管深度控制	4	4.60%	0	0.00%	0	0.00%
	开放气道手法	4	4.60%	2	6.90%	1	5.88%

目标达标率 =（改善后－改善前）÷（目标值－改善前）×100% = 122.79%。改善前后柏拉图对比进步率 =（改善后－改善前）÷改善前×100% =33%。（图3－14－5）

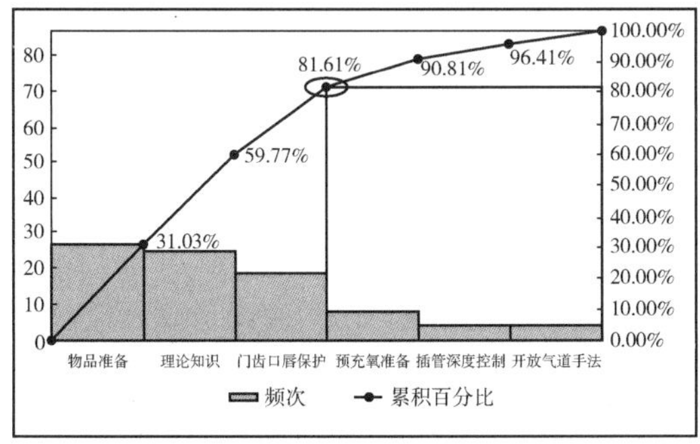

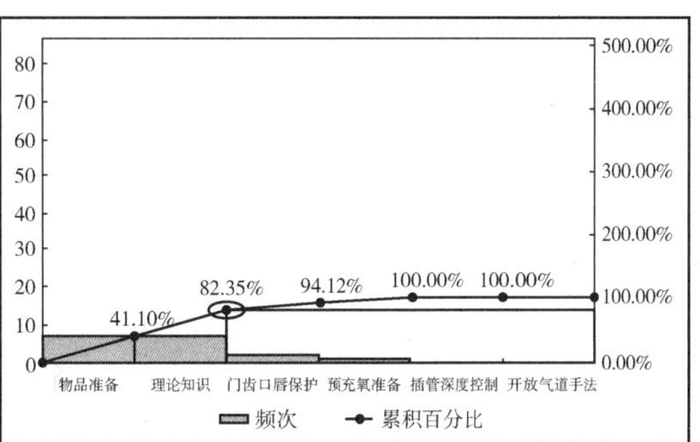

图3－14－5　改善前后对比（左为改善前，右为改善后）

同时，小组成员品管圈（QCC）手法运用、团队精神、脑力开发等方面进步显著（图3－14－6）。

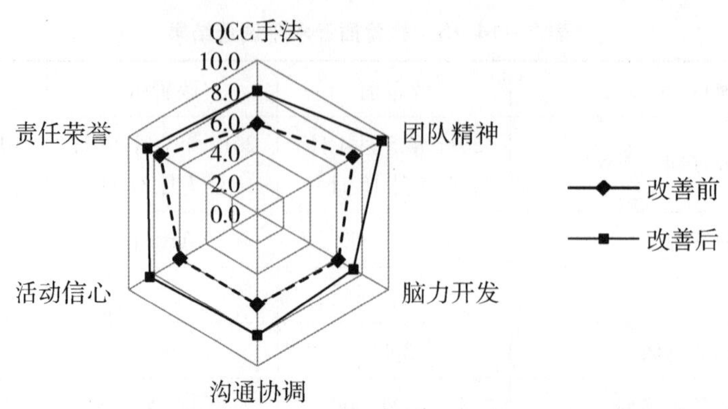

图3-14-6　活动前后小组成员能力比较

四、持续改进

上述措施的实施，提高了急诊医生气管插管的水平，提升了急诊抢救的质量。经口气管插管操作考核流程及评分细则制订成科室标准流程作业书，在全科实施。集成化气管插管包定为标准抢救器械包，在科室内使用。小组每半年对医师气管插管水平进行查检并总结，做到持续改进。

［附件1］标准化文件

标准化（一）

类别：☐流程改善 ☑提升质量 ☐临床路径	名称： 集成化气管插管包	编号：QCC-jzk01 主办部门：急诊科

一、目的

集中备气管插管所需物品于集成化包装中，降低气管插管准备环节物品疏漏率和减少准备时间。

二、适用范围

急诊科医师

三、集成化气管插管包组成

包布：医用棉包布

内含：1.无菌纱布1包（独立无菌包装）

2.吸痰管1根（独立无菌包装）

3.无菌手套1副（独立无菌包装）

4.6–8号气管插管各1根（独立无菌包装）

5.消毒过的喉镜1副，含大中小3个镜片，镜柄内置电池

6.牙垫1个（独立无菌包装）

7.5 mL空针1根（独立无菌包装）

8.开口器1个

9.插管管芯1根（独立无菌包装）

10.异物钳1个

11.气管插管固定用胶带及盘带（已裁剪）

12.弯盘1个

四、注意事项

1.喉镜和开口器使用后回收。

2.该包装不含静脉麻醉用药，需要时请自备。

3.根据需要在插管前备好负压吸引装置。

五、附则

1.实施日期

2017年10月01日

2.修订依据

若操作流程有变动，则本包装内容物随时修正

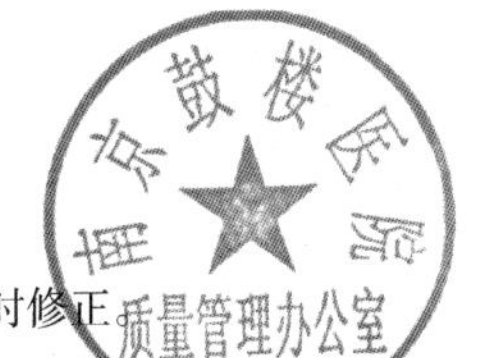

修订次数：1次	核定	张均	审核	孙蓉蓉	主办人	范国峰
修订日期：2017年9月24日						
制定日期：2017年9月29日						

标准化（二）

类别	☑流程改善 ☐提升质量 ☐临床路径	名称：经口气管插管操作考核流程及评分细则	编号：QCC-jzk02 主办部门：急诊科

一、目的

规范经口气管插管操作流程，保证操作规范性，避免差错。

二、适用范围

急诊科医师

三、标准化气管插管操作流程

（一）操作流程（如下图）

四、注意事项

⑴ 标准化气管插管流程实施需要以培训为前提。

⑵ 在具体操作时，根据患者情况可能须增加相应步骤。

⑶ 气管插管考核要求严格执行本考核标准。

五、附则

（一）实施日期

2017年10月01日

（二）修订依据

若工作流程有变动，则本标准随时修正。

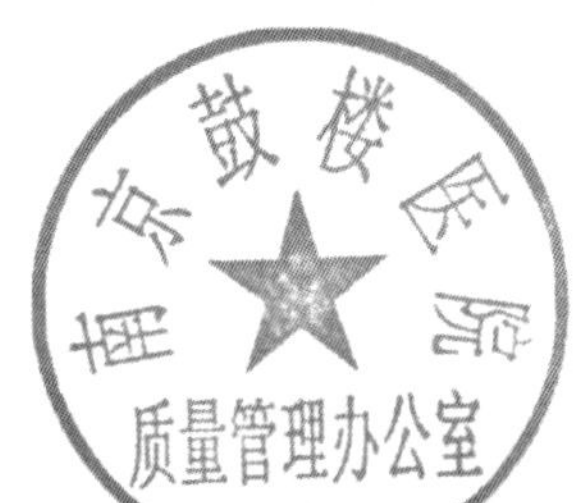

修订次数：1	核定	张均	审核	孙蓉蓉	主办人	范国峰
修订日期：2017年9月24日						
制定日期：2017年9月29日						

［附件 2］经口气管插管操作评分标准

项目	操作内容	正确得分
准备	着装整齐（口罩、帽子）	2
	评估患者、禁忌证、插管指征	6
	物品准备齐全（简易呼吸器、听诊器、喉镜、牙垫、合适型号的气管插管、管芯、静脉麻醉药）	6
	测试气管插管气囊	2
	导管管芯插入导管，保持正常曲度	2
操作过程	必要时插管前麻醉	6
	检查假牙，清理口腔分泌物及异物	6
	正确手法开放气道	8
	简易呼吸器对患者预充纯氧	6
	插入喉镜镜身入患者舌右方	4
	移动喉镜至口中央，压舌至左侧	4
	缓慢插入，定位会厌	6
	上提喉镜，继续推进，注意保护口唇和门齿	4
	手腕不弯，摇动镜片防止患者牙齿咬合	2
	暴露声门	4
	插入气管插管，过声带直到球囊消失，抽出管芯	4
	进球过声带 3 ～ 4 cm 并控制管尖距门齿 22 ～ 24 cm	4
	球囊充气	4
评估	确认在位	4
	导管牙垫固定	4
	接呼吸机或简易呼吸器辅助通气	4
延迟	操作时间大于 3 分钟视为延迟插管	8
总分		100

（南京大学医学院附属鼓楼医院　钱健）

15 精准输血全流程再造与创新

一、背景与现状

临床输血是现代医学重要组成部分，是抢救和治疗疾病无法替代的重要治疗手段之一。2012 年，国家卫生和计划生育委员会颁布了《医疗机构临床用血管理办法》，江苏省制订的《三级综合医院评审标准实施细则（2017 年版）》中对临床用血管理及持续改进亦提出了更高要求。国内大型综合性医院近几年住院人数、手术例数、用血人数逐年递增。医院输血管理大部分以人工操作为主，临床用血管理混乱。众所周知，目前的检测手段并不能完全保证血制品的安全；且输血相关反应会影响患者预后，如急慢性溶血反应、输血相关的急性肺损伤及移植物抗宿主病等，从而增加患者的住院时间。临床科学合理的用血，可以安全有效地救治患者。精准量化红细胞输注，选择合适的血液，可以避免重复和无效输注，保障患者安全。

二、方法与流程

（一）精准输血相关实验室检测

南京大学医学院附属鼓楼医院对于需要输血治疗的患者，在输血申请前进行止血功能、凝血功能、纤溶及血小板功能测定，动态监测患者体内凝血因子、血小板数量与功能，以及纤溶系统变化，精准地选择血液成分对患者进行对应对症治疗。

手术患者除以上检测外，需进一步加强其止血、凝血功能评估，尤其是对有出血倾向的肝病、败血症、弥漫性血管内凝血（disseminated intravascular coagulation，DIC）、胆汁淤积、先兆子痫（子痫前期）及营养不良患者。止血凝血功能的好坏与否直接影响术中及术后的出血情况。这些患者在手术备血之前常规检测其出凝血功能，及时调整其水平，确保患者功能正常，减少因手术中不必要的血液丢失所引起的输血。

（二）推广临床血液保护技术

血液保护的首要意义在于减少输血对人体的损害，是手术质量提高的重要环节。医院加强心胸外科、骨科、肝胆外科移植手术等围手术期血液保护技术，重点在自体血回输技术，包括储存式、急性等容性血液稀释和回收式自体输血。

术前对一般状况良好，且排除贫血、严重心肺功能障碍病变的手术患者进行分次采血储存。自体血按临床实际需要进行全血或成分血的制备和存放，在患者手术进行过程中，根据麻醉医师嘱回输给患者。对于血红蛋白较高的手术患者，麻醉成功后，手术开始前，从静脉放出全血贮存备用，同时输入等量的胶体液，将血容量保持恒定。根据手术失血情况术中或术后将自体血回输。术中对于大出血患者使用血液回收机将其手术中流失的血液（如肝脾破裂、宫外孕大出血、各种大手术的创面出血等）收集过滤，分离清洗、净化后再回输给患者。另外，心胸外科还摸索着进行了自体富血小板血浆的回输工作。

在整个手术过程中，麻醉师对患者进行全程的控制性降压，采用药物、麻醉措施使平均动脉压降至60 mmHg或将血压控制在基础水平以下的15%～20%范围内，降低血管内压力，以减少手术创伤出血。

通过以上一系列血液保护技术，临床手术中可有效地控制患者的术中出血与用血，实现患者“零”异体输血医疗，达到减少输血对人体的损害的治疗目的。医务处将以上血液保护技术推广到其他手术科室，骨科在这些技术的基础上结合循证医学，合理常规使用止血药物如氨甲环酸等，实现了部分骨科患者手术“零”输血医疗。

在血液安全方面，医院在手术麻醉科引进血库前移技术，通过增加射频识别技术（radio frequency identification，RFID）技术、冷链管理技术和接入用血管理系统，将传统的储血冰箱改造为智能化的物联网冰箱。通过RFID技术赋予血袋生命，使血袋能够进行自定位、自提醒，并且通过信息系统的多次自动核对，保证血液信息匹配的精准性，大幅提高用血安全。另外，在物理位置方面，血液成分从输血科向前迁移到手术室，节约运送人力、缩短等待时间、保障血液冷链，真正做到“将适当的血液制品，在适当的时间，以适当的剂量，输注给适当的患者”，实现精准输血。

（三）强化手术医生规范化管理

由医务处加强对手术医生的规范化管理，定期针对医院用血排名前三的心胸外科、骨科和普通外科的同种手术进行用血量统计分析，并通报到科室；提高对医生手术规范操作的要求，提高手术操作技术水平，包括手术操作熟练精细、使用电凝止血（包括超声骨刀等）、微创手术选择、小切口避开大血管入路、无体外循环、精确止血等，从而减少出血，实现无输血医疗。

（四）输血管理多学科协作

基于以上三项措施，医院成立了临床围手术期血液保护治疗多学科团队（MDT工作组），在医务处的主导下，医院输血科、麻醉手术科，以及肝肾移植外科等临床手术科室采取了一系列相关措施，实现患者的精准输血治疗。

MDT工作组由医疗院长任组长，医务处处长为副组长。输血科、麻醉科、心胸外科、骨科、产科，以及肝脏、肾脏、心脏移植等输血相关科室参与，并根据情况推广至院内所有临床用血科室。通过MDT的模式，开展输血前止血与凝血的诊断工作，建设医院的输血相关性止血与凝血诊断中心。

MDT的主要流程为：当出现稀有血型疑难交叉配血、出血性疾病及易栓症的诊断、严重出血、DIC抢救、严重贫血等情况时，临床手术科室必须申请组织院内输血管理多学科协作诊疗，医务处派人参加会诊并协调处理相关事务，必要时由医务处直接组织多学科协作诊疗。输血科做好临床出血治疗多学科协作诊疗评价分析工作，每年至少开展2次评价分析。申请进行多学科诊疗的输血病案，由医务处派人参加会诊并协调处理相关事务，必要时由医务处直接组织多学科合作。

（五）医院输血信息管理系统闭环管理

利用信息化手段按照临床输血闭环管理的要求对输血系统进行全流程的改造，以输血安全为首要条件，按照《中华人民共和国献血法》《医疗机构临床用血管理办法》《临床输血技术规范》等的要求，将输血前、中、后及输血疗效评价纳入整个信息系统中，精准评估患者输血指征，并关注输血效果评价、输血不良反应的上报和处理。系统根据血液出入库情况和血液库存量建立相关功能模块，可自定义内容进行汇总制作成报表，为临床输血的精细化管理提供强大的数据支持。

输血信息系统可以自动导入血液数据，且对所有入库的血液成分进行扫描追踪。从血袋入库到发送输血科，运送至临床，输入进患者体内，保存及回收处理都可以根据其条码进行全程追溯。通过信息共享实现了医务处、质管办等行政部门对临床用血的实时监管。同时，该系统包含了实验室试剂耗材出入库管理模块，严格监控其有效期，防止实验室使用过期试剂与耗材，从而保障实验室检测结果的准确性。当试剂耗材低于最低库存量时能弹出对话框提醒用户及时补充库存，避免试剂耗材缺失。

三、实施成效

（1）医院规模逐年增大，2012 年度医院出院总数 58 139 人次、手术 26 430 例次、四级手术 6 503 例次；而 2018 年度医院出院总数为 110 578 人次，手术 39 733 例次、四级手术 13 286 例次，但手术病例均次用血量逐年下降。医院出院患者人均用血量由最高时期 0.7 U/人下降至如今 0.38 U/人。自体输血率（3 种方式）由 7.1% 提升到 46.6%，通过节流的方式很大程度上缓解了医疗机构血荒问题。2018 年，医院全年没有发生临床供血不足的现象。大大提升医疗效益，避免血液浪费，将有限的血液资源用于更多需要的患者。缩短了患者因没有血液而推迟手术治疗的时间，提高了医院患者周转率。

（2）通过开展患者输血前精准评估，全面推广成分输血。近 3 年，我院血小板、冷沉淀凝血因子总用量逐年下降（图 3－15－1）。从社会效益上大大减少患者的输血治疗费用，也降低了患者因输注异体血而感染的概率，提升患者满意度。

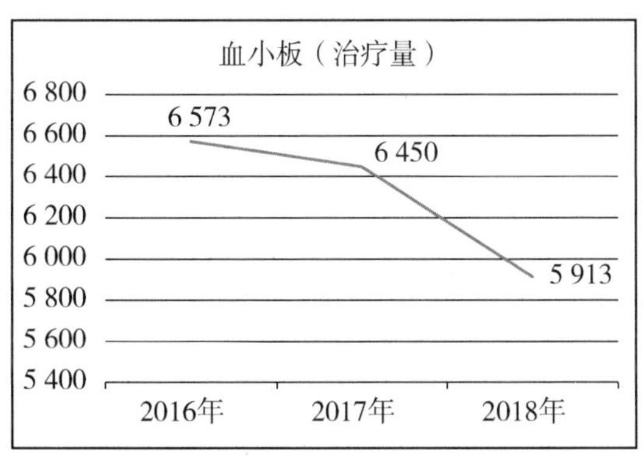

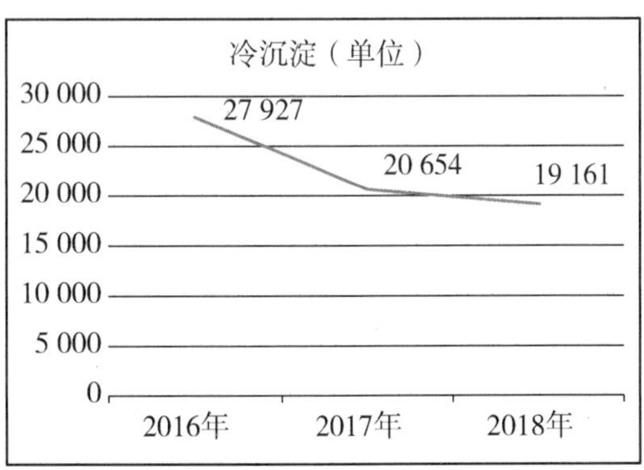

图 3－15－1　2016—2018 年血小板、冷沉淀凝血因子总用量

（3）临床输血专项培训效果显著。2018 年度，医院输血不良反应、不良事件上报率较 2017 年度上升 108%。我院成为江苏省第一家加入中国输血不良反应研究联盟（Chinese Haemovigilance Network，CHN）的单位。

（4）医院输血信息管理系统通过美国医疗信息与管理系统学会 HIMSS EMRAM（住院）六级评审。

四、持续改进

整个精准输血精细化管理存在以下三点主要的问题：①患者血液管理过程中医务处、输血科及临床科室的沟通问题，特别是多学科协作时的沟通问题。②输血检验系统、RFID 技术与院信息系统、电子病历的互联互通问题。③精准输血治疗后患者的输血效果的评估评价，以方便进一步持续改进。针对以上问题，医院医务处上线了“医务管理平台”，通过该平台可以实现在线多学科协作的案例探讨，减少人员的来回奔波，提升效率。并通过医院企业号实现手机端登录，快捷有效。除此之外，结合我国现行输血相关法律法规的要求，将输血疗效评价模块加入电子病历系统中，并自动读取评价相关实验室检测数据。最后将医务管理平台、输血检验系统、RFID 技术与院信息系统、电子病历系统互联互通，实现精准输血全流程路径实时控制与质量持续改进，成功通过国家互联互通五级测评和电子病历五级评审。

［附件1］南京大学医学院附属鼓楼医院围手术期血液保护管理规定

为了节约用血，减少经血液传染性疾病的传播，减少输血不良性事件的发生，确保医疗质量和医疗安全，现结合我院临床用血及临床手术开展的具体情况，制订我院围手术期血液保护管理规定，其技术要求如下。

一、围手术期必须遵循血液保护原则

围手术期输血必须遵循改善生物相容性，减少生物免疫激活，减少同种输血，减少血液丢失，减少血液机械性破坏的原则。

二、严格掌握输血指征

1）务必进行输血前适应证评估：对患者的术前贫血（失血）情况，血容量情况，Hb/Hct，手术失血危险因素，患者重要脏器功能情况进行必要的评估。

2）把握手术及创伤输血指征：

（1）Hb＞100 g/L，不必输血。

（2）Hb＜70 g/L，应考虑输入浓缩红细胞。

（3）急性大出血出血量＞20%血容量，可以考虑输血，并根据患者的出凝血状况及实验室检查结果，输注新鲜冰冻血浆、血小板和冷沉淀。

（4）Hb 70～100 g/L，根据患者代偿能力、一般情况和脏器器质性病变情况而决定是否输血。血压稳定、神志清醒、无继续失血、代偿能力好者不用输血。

三、围手术期血液保护措施

（一）手术方式选择、手术性措施

（1）根据患者疾病情况采取微创手术，选择小切口，避开大血管入路等手术措施，减少术中出血。

（2）手术操作细致，止血彻底。

（3）正确使用止血带。

（4）直视下动脉阻断。

（5）动脉内球囊阻断术（如骶骨和骨盆肿瘤手术）。

（二）使用血浆代用品

适当范围内用低分子右旋糖酐铁、羟乙基淀粉、明胶等血浆代用品补充血容量，以维持正常组织灌注。

（1）当失血量＜20%血容量时，可单独用血浆代用品补充。

（2）失血量20%～40%血容量时，血浆代用品与全血各输一半。

（3）失血量＞50%血容量时，则输血浆代用品1/3，全血2/3。

（三）控制性降压（controlled hypotension）

采用药物、麻醉措施使平均动脉压降至60 mmHg或将血压控制在基础水平以下的15%～20%范围内，降低血管内压力，以减少手术创伤出血。

（四）积极开展自体输血

1. 自体血储备措施

（1）Rh 阴性等稀有血型病人择期手术，术前动员患者进行自体血储备。

（2）要求术前准备时间要充分（2～3 周），以便分次采血储存。

（3）进行自体血储备的患者一般状况要好，排除贫血、严重心肺功能障碍病变。

（4）自体血储备必须告知患者在血站进行。

2. 急性等容性血液稀释措施

（1）掌握适应证：①稀有血型者；②产生不规则抗体或可能产生不规则抗体者；③可能有大量出血的手术；④紧急外伤或其他原因的大量出血；⑤为避免异体输血引起感染、免疫抑制等；⑥因宗教或其他原因拒绝异体输血者，排除贫血、严重心肺功能障碍病变。

（2）完善知情同意手续。

（3）麻醉成功后，手术开始前，从静脉放出 7.5～20.0 mL/kg 全血贮存备用，同时输入等量的胶体液，将血容量保持恒定。

（4）根据手术失血情况术中或术后将自体血回输。

3. 术前不采血血液稀释措施

手术开始前快速输注晶体和胶体液各 1 000 mL，造成高循环血容量而将血液稀释以减少出血，达到减少用血的目的。

［附件2］精准输血管理工作组工作实施细则

一、精准输血管理（PTM）——血栓与止血诊断

精准输血——血栓与止血诊断是在临床患者输血前应用血栓与止血检测技术，对患者的出凝血功能做出判断和评估，规范临床医师对血液成分的选择和用量，实现个体化精准输血治疗；达到提高临床合理用血水平，节约血液资源和医疗支出的目标。

二、组织机构

PTM工作组由医疗院长任组长，医务处、输血科、麻醉科、肝胆外科、普外科、心胸外科、骨科、产科、血液科、感染科、急诊、消化科、神经内科、重症医学科、药剂科、信息中心等输血相关科室参与，并根据情况推广至院内所有临床用血科室。

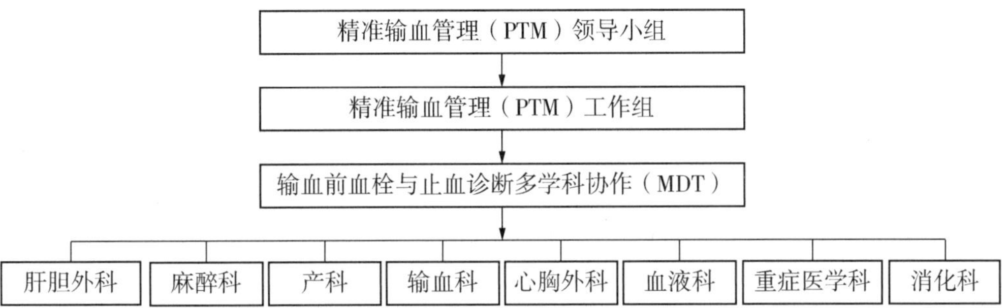

输血前血栓与止血诊断多学科协作（MDT）是一项借助实验室诊断技术辅助临床进行合理输血及诊断凝血相关疾病而建立的协作组。通过MDT的方式，开展血栓与止血的诊断工作，以建设成为鼓楼医院的血栓与止血诊断中心。小组由与出凝血疾病相关的专家组成，核心成员包括输血科、肝胆外科、心胸外科、麻醉科、产科、血液科、消化科、重症医学科等学科成员，每次活动6～8人。

三、各核心科室工作职责

1. 医务处

（1）负责PTM工作组相关行政事务管理工作。

（2）协调、督导、追踪PTM工作组会议决议的落实情况。

（3）针对活动中提出的问题，协调解决，优化精准输血在临床的应用管理流程。

（4）向全院用血科室推广输血前血栓与止血检测技术，督导临床落实合理用血。

2. 输血科

（1）负责建立输血前血栓与止血检测技术，向临床提供检测服务。

（2）负责患者输血前出凝血功能的检测和评估，向临床提出输注血液成分和用量的建议。

（3）规范临床采集和送检标本、血液成分的正确使用，指导临床解读和应用血栓与止血检测结果。

（4）进行临床输血知识培训和交流，组织PTM工作组的MDT活动。

（5）对血液的使用情况进行点评、分析和评价；定期对各项活动的开展情况进行总结和调整，规范临床合理用血。

3. 各临床用血科室

（1）提供临床中出凝血疾病相关的病例，做好临床诊治工作。

（2）参与血栓与止血病例讨论和讲座，进行疑难病例会诊和诊断。

（3）根据检测结果和诊治指南、专家共识等，合理应用血液成分和用量。

（4）达成本院专家共识，规范临床医师合理用血，节约血液资源。

四、工作方式

PTM 血栓与止血诊断工作组负责医院输血科学化管理的年度计划的制订及重大问题的管理，推动输血治疗合理有效，避免浪费血液资源，促进输血前血栓与止血诊断工作的开展。

定期召开 PTM 领导小组扩大会议，各相关部门在会议上汇报输血前血栓与止血检测情况、血液成分使用情况、大量用血情况、用血点评、合理用血推进情况及总结。提出面临的问题，确立下一次输血前血栓与止血诊断小组活动主题和 MDT 讲座主题。

PTM 血栓与止血诊断工作组针对出血性疾病、凝血血栓相关疾病、输血前筛查、抗血小板/抗凝药物筛查等问题，每两个月举行一次活动。每期病例讨论会，输血科作为主持科室将各科病例摘要、实验室诊断情况、讲座内容、出现的问题、拟参与人员等提前报送医务处，由医务处协调 MDT 工作组成员准时参与会议。会议地点设置在输血科会议室。

除疑难病例的会诊外，每年将举行 MDT 的相关讲座，总结本年度 MDT 的实施情况和成果；对相关诊断指南进行宣讲和讨论；介绍出凝血相关新技术，持续向临床推广；促进学科之间的科研合作。最终建设完善的血栓与止血检测平台，建立成为鼓楼医院的血栓与止血检测与研究中心，全面为临床服务。

［附件3］医院输血信息系统闭环管理全流程再造示意图

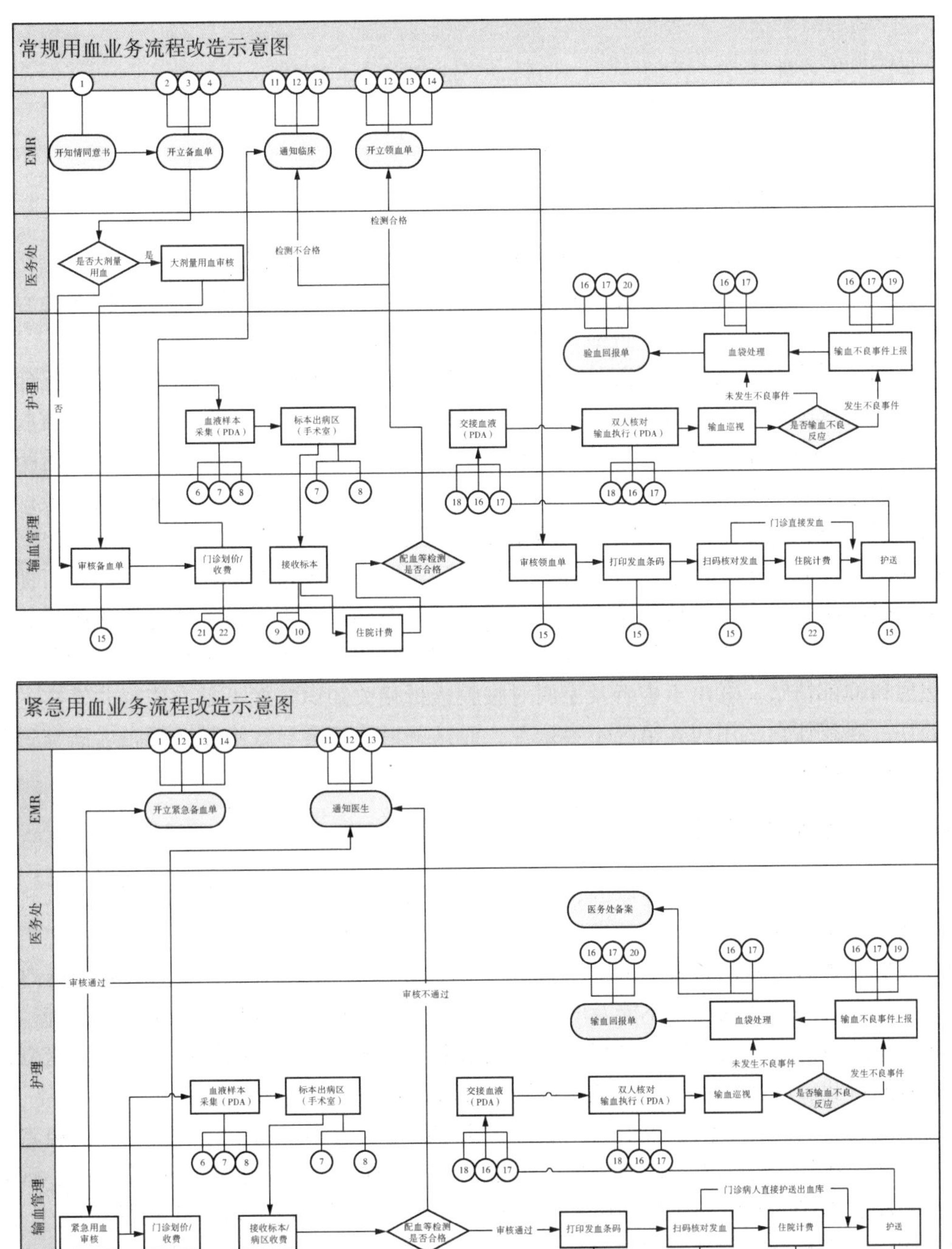

（南京大学医学院附属鼓楼医院　李平　陆乐）

16 医护患药联动，提高腹膜透析管理质量

一、背景或现状

腹膜透析是终末期肾脏疾病的重要的替代治疗手段，与血液透析相比，腹膜透析更利于保护患者的残余肾功能，随着腹膜透析技术的发展，腹透患者的生存时间及生存质量明显提高，社会回归性强。目前，国内尚缺乏较为统一的腹膜透析管理模式。

广州医科大学附属第二医院从1999年起开展腹膜透析治疗，腹膜透析患者逐年增加，目前规律随访腹膜透析患者320余例，其中，老年患者占76.96%。早期的腹膜透析发展缓慢，原因主要有以下三点：①50%的患者出院时并没有完全理解腹膜透析治疗，医护患沟通不畅顺，患者得不到必要的指导，出现腹膜透析后并发症如腹膜炎、导管引流不畅等，未能得到及时的处理及指导，导致了治疗依从性差现象，增加了患者住院的时间和住院费用，还会导致患者的透析时间不够，腹膜透析退出率高，甚至可能会丧失腹膜透析的机会。②从正常人进入腹膜透析状态的过程中，由于从完成腹膜透析管置入手术开始首次透析到出院的间隔时间短，需要学习和接受的知识很多，患者容易出现焦虑和抑郁情绪。③由于患者及家属对腹膜透析相关知识掌握不足，使得并发症的紧急处理、规范饮食、用药等情况不容乐观，而这些最终都会导致腹膜透析患者居家透析质量难以保证，生活质量下降，预后不良。

二、方法与流程

分析导致以上问题的具体原因，主要涉及对患者负面心理、对患者的延续性管理及健康教育体系的缺失，由于患者术后住院时间短，仅依靠住院期间的指导难以让患者完全掌握居家腹膜透析的自我管理，容易产生负面情绪，而从医院延续至家庭的管理缺乏，会导致有些患者的问题不能及时得到解答，在出现并发症时难以及时得到处理。而老年腹膜透析患者占大多数，老年人的文化水平、认知能力、基础疾病等多种因素影响到患者的自我管理能力水平，也是影响居家腹膜透析质量的重要原因。

面对这些问题，我们群策群力，制订了相应的应对方案。为了提高腹膜透析患者的透析质量，我们组建了由肾内科医生、腹膜透析专科护士、临床药师、营养师及心理咨询师组成的MDT团队（图3－16－1），分工合作，共同管理患者。我院的腹透中心、腹膜透析门诊及患者家庭一同构建了“医、护、药、患”一体化的管理模式。

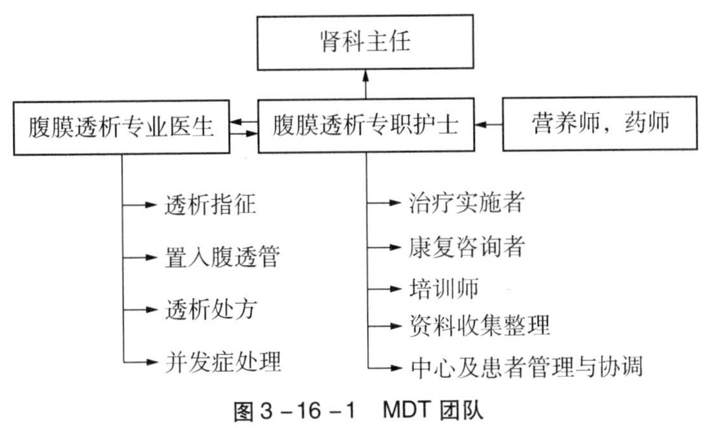

图 3－16－1　MDT 团队

腹膜透析管理团队的职能：医生负责向患者及家属介绍肾脏替代治疗的方式，进行整体评估及手术，制订和调整腹膜透析方案，处理并发症，进行门诊随访及协调住院；临床药师负责药物知识宣教，并根据存在问题给予专业建议；专科护士负责围手术期护理，建立档案，进行操作培训和考核，指导居家自我管理并进行出院后随访及线上的知识推送。针对老年患者，在培训患者的同时要对其照顾者进行指导，以增加培训次数及个体化培训方式，协助增强记忆。腹膜透析患者是团队里最庞大同时也是最重要的群体，他们的任务至关重要，需要完成居家腹透记录，定时复诊，有疑问或出现任何并发症及时与腹膜透析护士联系。此外，我们定期对患者进行心理评估，并在心理医生的协助下，针对评估结果制订相应方案，对患者进行心理疏导，使患者保持积极的心态。在患者的饮食管理中，营养师根据患者的一般情况及检查、检验结果进行个性化的营养干预，进行专业的营养指导。（图 3－16－2、图 3－16－3）

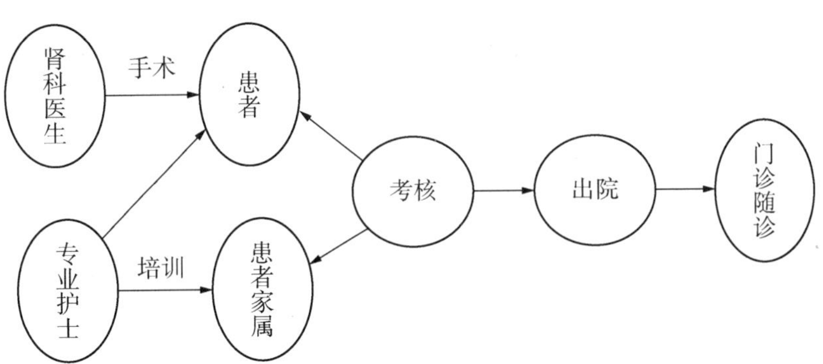

图 3－16－2　腹膜透析患者管理流程

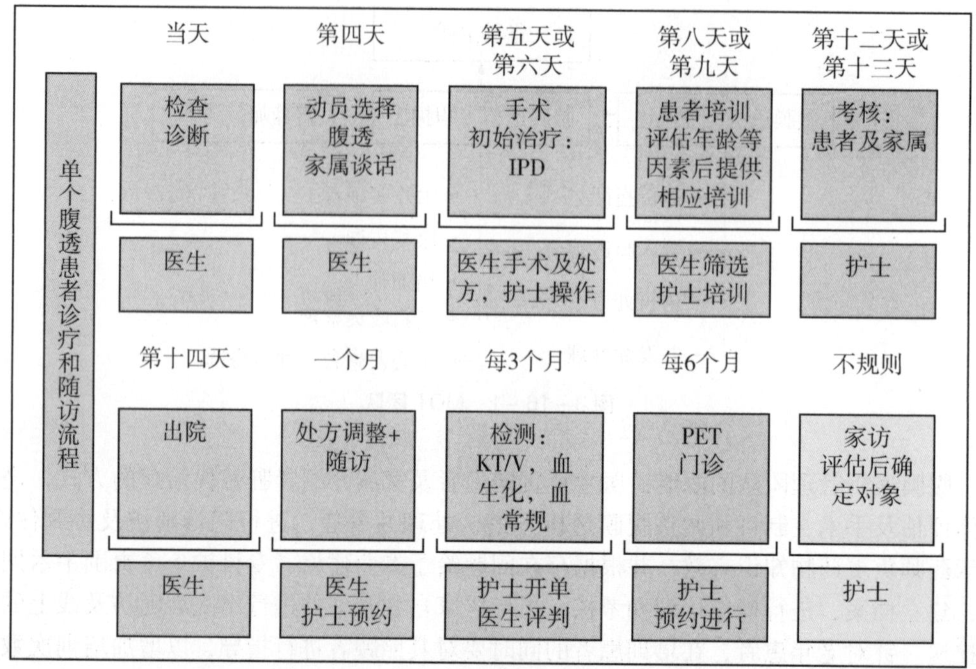

图 3-16-3　单个腹膜透析患者管理流程

患者出院后，我们也提供了完善的延续性护理：①建立和管理腹膜透析患者的透析档案。②进行腹膜透析居家指导及记录材料的发放。③评估患者接受腹膜透析培训的适宜性，进行出院前的居家环境及自我管理指导。④出院后 1 周内进行电话随访，并根据患者的情况制订个性化的随访计划。⑤开通 24 小时咨询电话，随时解决患者居家腹膜透析过程中出现的问题。⑥组建由专科医生、护士及临床药师联合的家访团队，每月对新置管、高龄、反复发生腹膜炎等患者进行家庭访谈，评估患者居家环境及操作用物、药物及腹膜透析液存放、空气消毒装置的使用、居家操作等，对存在的问题进行现场指导。⑦每周二及周三上午开设腹膜透析专科门诊，由资深腹膜透析专家、专科护士及临床药师联合出诊，对患者居家腹膜透析情况、隧道口情况进行评估及指导，对患者进行处方调整、用药评估及指导。⑧定期对患者进行透析充分性评估、腹膜功能测试及腹膜透析管维护，评估及测试结果及时向患者或家属反馈。⑨建立“肾友”微信群及肾内科微信公众号，为患者间提供沟通交流平台，并定时为患者提供线上居家指导。⑩为患者开通绿色通道，在科室床位紧张的情况下优先满足腹膜透析患者的入院需求。⑪提供腹膜透析液配送到家服务，减少患者的运送开支。⑫对腹膜透析患者定期进行培训及再培训，严控腹膜透析操作质量，减少操作相关并发症的发生。⑬每年围绕不同主题举办肾友会活动，让患者在开心的活动中获取知识、收获友谊。

在管理过程中，我们不断进行创新，2006 年起开通 24 小时腹膜透析服务热线，2007 年开展家访服务，均为广东省首家提供此服务的医院。2017 年引进“3 ×3 培训模式”及操作实践方式对腹膜透析患者进行健康教育，为国内腹膜透析教育初次引进。

目前，我们建立了较为完善的健康教育管理体系，成立了健康教育团队，统一制作课件，拍摄操作视频，发放居家指导资料，采用科学的培训方法及操作实践模式，对患者及家属进行同质化教育，出院前对健康教育情况进行理论操作考核，考核通过方能出院；定期举办专题讲座；利用“肾友”群及微信公众平台不定期进行保健知识推送，也借助微信语音及视频功能进行远程指导；制订统一的并发症处理流程及应急预案、24 小时电话服务流程，使患者在出院后的应急处理达到同质化服务；采用腹透护士一对一管理，从围手术期开始跟患者建立一对一的服务并提供全透析过程随访管理。（图 3－16－4）

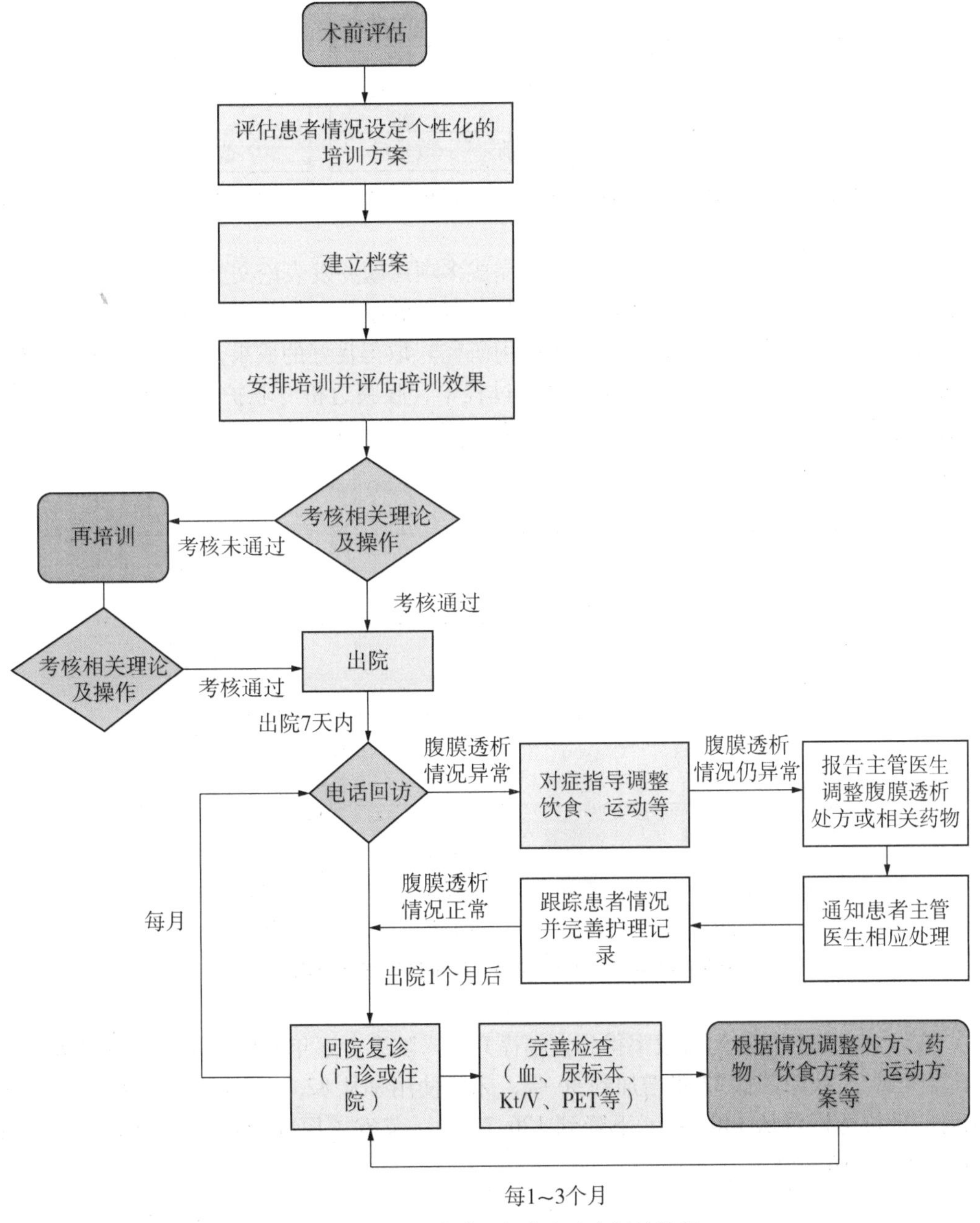

图 3－16－4　腹膜透析中心患者随访流程

三、实施成效

通过腹膜透析管理团队的全程服务，患者腹膜透析相关腹膜炎发生率从54个患者月/次下降到90个患者月/次、腹膜透析退出率从65%下降到16.5%、退出患者透析月从18.7个月提高到58个月，透析质量明显改善。(图3-16-5)

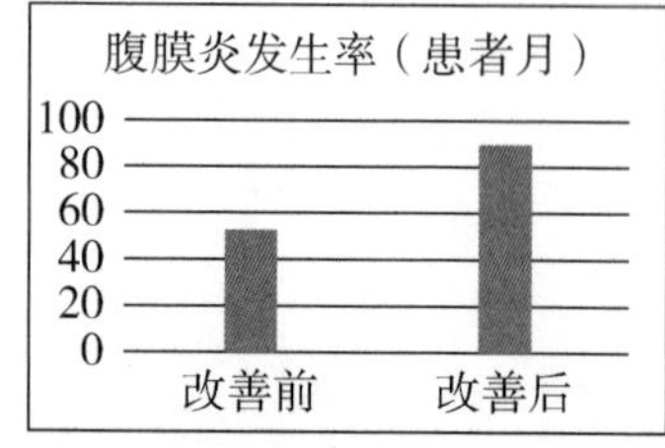

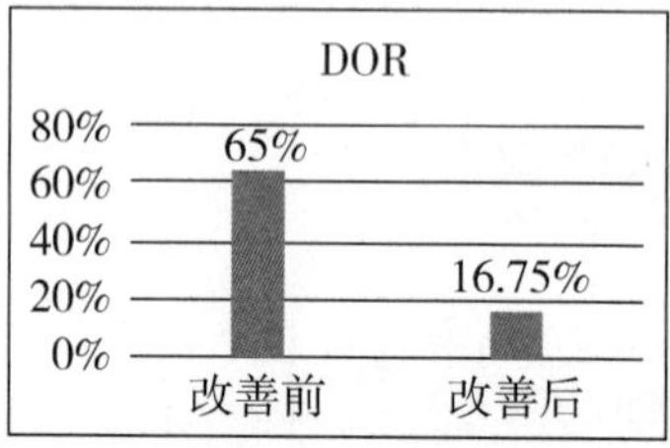

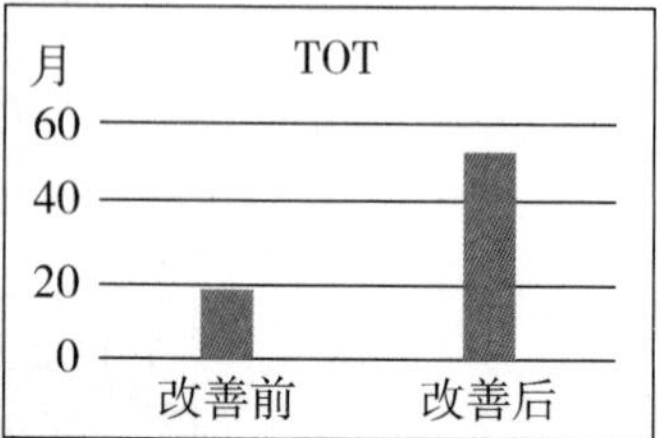

图3-16-5　改善前后腹膜炎发生率、腹膜透析退出率、退出透析人数比较

科研领域也取得了丰硕的成果，先后完成多项课题并发表论文多篇。已完成广东省科技厅课题、广东省卫生健康委员会及广州市卫生健康委员会等多个课题，《3×3培训模式在腹膜透析患者健康教育中的临床应用研究》取得良好的成果。在国内外的杂志上发表了多篇文章。同时，在整个随访管理过程中，腹膜透析专职护士专业价值感提升，患者能感受到医护人员的关怀，焦虑情绪下降，应对疾病信心提高，总体满意度从99.25%上升到99.66%。(图3-16-6)

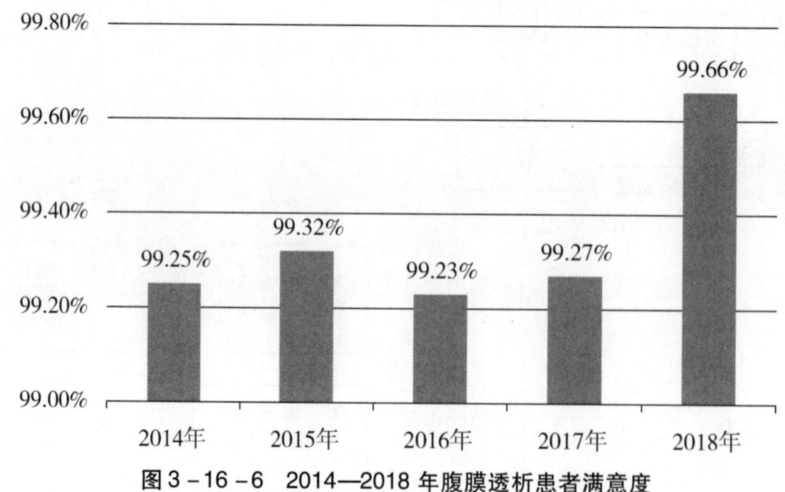

图3-16-6　2014—2018年腹膜透析患者满意度

在经济方面，科室运行效率得到大幅提升，入院患者逐年递增，腹膜透析患者人数也逐年增加，病床数从22张增加到46张，床位使用率从82.20%上升到128.66%；而患者的日均透析费从140.44元下降到126.72元，节省了医疗成本，减轻了患者的负担。(图3-16-7)

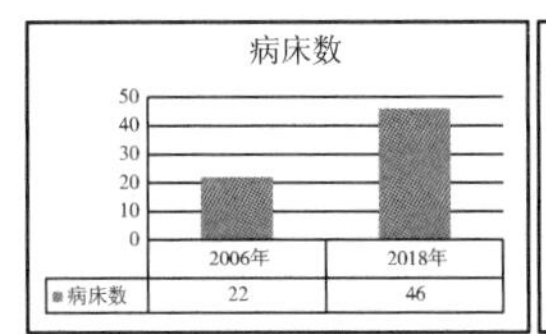

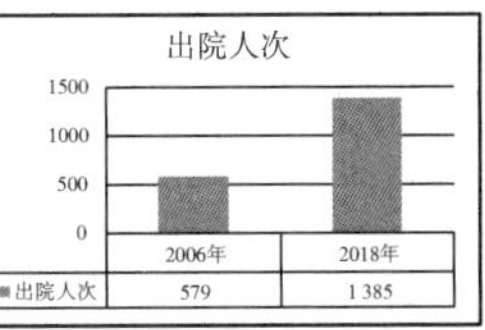

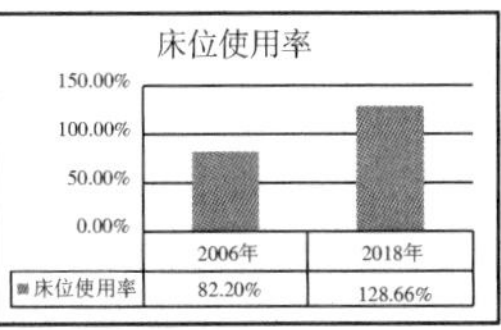

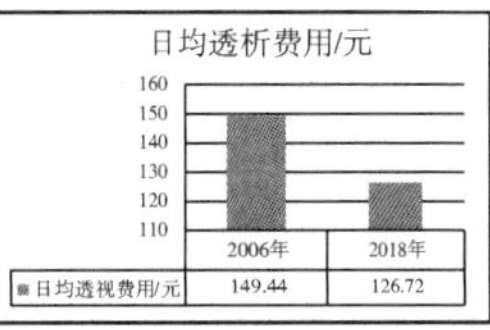

图3-16-7　改善前后病床数、出院人次、病床使用率、日透析费用对比

我院腹膜透析中心将"医、护、药、患"联合建立腹膜透析一体化管理模式，动员腹膜透析患者作为腹膜透析管理的主角，发挥其主观能动性，建立由围手术期开始，到门诊及延续至家庭的管理模式，利用互联网平台实现"互联网+医疗护理"的模式，让信息多跑路，让患者少跑路。

四、持续质量改进

腹膜透析管理团队在个人管理患者的基础上，分组进行质量管理，每月组织月会，对特殊、疑难患者进行讨论分析，制订个性化的管理方案，各质量管理小组进行质量分析汇报，对透析中心的管理质量进行持续改进。

每年组织持续质量改进项目，对腹膜透析中心在随访管理过程中存在的问题进行改善，"降低更换腹膜透析短管时间""提高腹膜透析患者居家换液操作的合格率""提高腹膜患者高磷知识的知晓率""提高腹膜透析患者对血磷的自我管理能力水平"等一系列持续质量改进项目均取得了较好的成效。患者和医院均得到了不同程度的收益。

当然，我们的工作仍存在不足，包括：①欠缺专职心理咨询师及营养师。②未能开展全程数字化管理。③由于腹透患者受教育程度和理解能力各异，导致自我管理能力参差不齐。针对存在的问题，我们也提出了一些的解决方案：①增加人员配备，加强人才建设，开展专业的心理干预及营养指导。②申请项目资金，启动电子化管理系统。③根据腹透患者受教育程度和理解能力进行个体化的健康教育和指导。（图3-16-8）

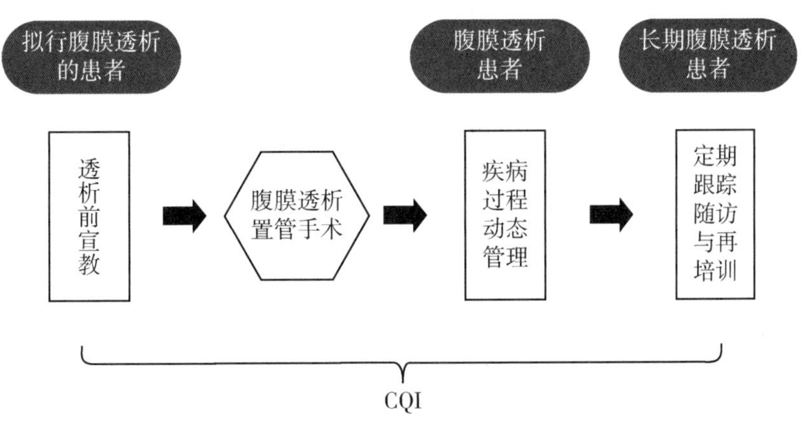

图3-16-8　持续质量改进方案

在下一步的工作中我们会进一步完善腹膜透析患者健康教育，加快配合医院推进互

联网医院建设；派出有临床工作经验的肾科医护人员学习心理学和营养学知识，为患者提供更全面的服务；利用电子信息系统建立“腹膜透析患者管理信息共享平台”，力求做到更高、更远、更强。

（广州医科大学附属第二医院　赖晓纯　梁剑波　李林）

17 应用质量管理工具提升检验标本质量

一、背景或现状

2018 年，广州中医药大学第一附属医院检验科生化、免疫、分子生物、微生物检验、临检血液和体液检验及输血 6 个专业组共计 154 个项目通过 ISO15189 质量管理体系复评审，在评审过程中也发现了一些问题和存在的不足。例如，我院检验标本总不合格率为 3.8‰，达到 4‰质量目标，但现场发现个别临床科室标本质量存在较大改善空间。

针对此项问题，对全院 2018 年各临床科室检验标本质量数据分析，发现我院有 19 个临床科室检验标本质量低于设定的 4‰质量目标。参考卫生行业标准 WS/T 492—2017《临床实验室质量指标》检验前质量指标作为考核指标，不合格标本问题主要集中在 9 个指标中。经过我院医疗质量及安全管理委员会讨论，检验标本质量是保质量报告的前提，有改进的必要性；数据客观可量化统计，有改进的可行性；同意“应用 PDCA 改善检验标本质量”纳入 2019 年度我院医疗质量安全年活动，进行持续改进。

二、方法与流程

在我院质控科指导下，检验科 2019 年初启动了“应用 PDCA 改善检验标本质量”活动，按照 PDCA 要求，结合前期的数据分析，拟定了初步的活动方案。

（一）质量指标数据分析

结合数据分析，以科室为横轴，不合格率为纵轴，绘制柏拉图，根据“二八定律”，选取 80% 的科室（12 个）作为此次改进的科室。同理，以 9 个标本质量指标为横轴，不合格率为纵轴，绘制柏拉图，根据“二八定律”，选取不合格率指标（“标本溶血率”“抗凝标本凝集率”）作为主要改进指标（图 3 – 17 – 1）。

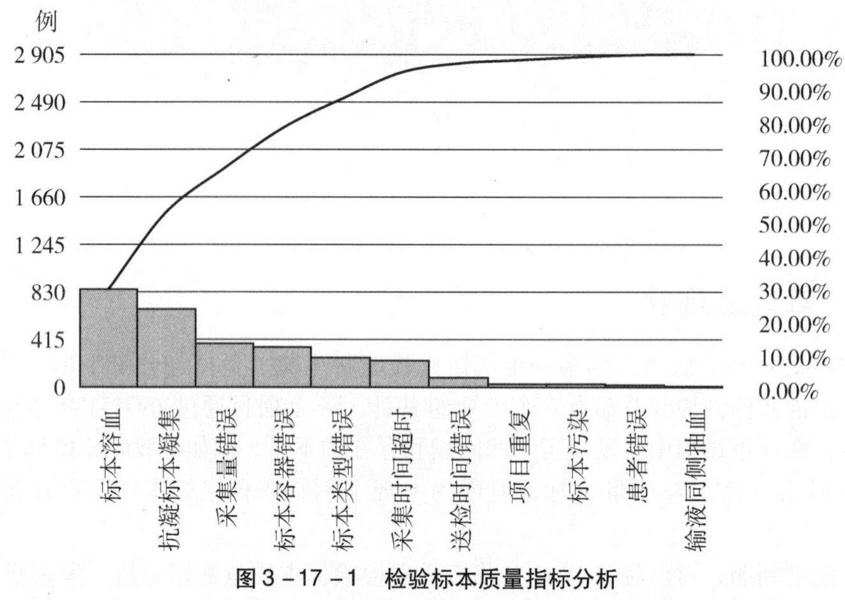

图 3－17－1　检验标本质量指标分析

（二）原因分析

质控科牵头召集护理部、检验科、12 个临床科室与标本采血、运输等密切相关的人员，围绕人机物法环分别对“标本溶血率”“抗凝标本凝集率”进行头脑风暴，列出各种可能的原因，现场画出鱼骨图。圈出各种不同原因进行评价表决，根据“二八定律”，分别依次列出导致“标本溶血率”“抗凝标本凝集率”的初步主要原因：①老年、婴幼儿、病重患者；②患者血管条件差；③护士穿刺技术问题；④气动物流传输系统缺乏规范指引及培训；⑤运输过程缺乏规范指引及培训；⑥真空采血管负压不稳定；⑦抗凝剂分布不均匀；⑧无儿科专用采血设备；⑨气动物流未放置海绵垫。在主要原因中剔除客观无法改进的原因（老年、婴幼儿、病重患者，患者血管条件差）后，再将原因进行整理分组：①护理穿刺技术；②气动物流设备的使用及运输规范；③采血管、针头等器材质量及儿科专用设备。

（三）制订改进措施并实施

针对分析的原因制订针对性的改进措施，并确定负责改进的部门及期限：①针对采血管质量（负压、抗凝剂等）问题联系了设备处、器材供应商提供检测合格证明等材料。②针对标本运送过程（运送指引、培训等）问题，制订了标本运送标准化流程并联系总务处对标本运送队完成专业培训。③针对气动物流使用等问题，制作了操作说明书，贴在各物流站点供大家参阅。（表 3－17－1）

表3－17－1　改进措施与实施计划

原因	改进措施	完成日期	负责部门
采血管质量问题（负压、抗凝剂）	联系设备处、供应商提供检测合格证明	3月1日	检验科
标本运送问题（运送指引、运送培训）	制作标准化SOP、联系总务处培训运输队	3月1日	检验科
气动物流问题（操作指引、启动瓶海绵）	制作使用说明书，粘贴在物流站点	3月1日	检验科
护士穿刺技术及执行力	标准化流程、培训及持续监督	3月1日	护理部

护理部围绕护士穿刺技术、培训等问题继续剖析深一层次的原因，确定真因为静脉采血流程指引未及时更新，根据目前的静脉采血指引结合工作实际，重新修订了护理静脉采血标准流程，并对标本质量控制小组护士长进行一级培训，SOP发放给相应科室进行二级培训，同时收集相关资料检验其效果，以确定是否固定标准流程并全院推广。

三、实施成效

在规定的期限内完成改进措施，并继续收集相关的标本质量数据进行统计分析，经过对比发现，实施改进措施后，“标本溶血率”“抗凝标本凝集率”较改进前有了明显的改善。

四、持续改进

改进措施经过一段时间实施后，初显成效，标本质量较前改善，将部分改进措施进行全院推广。例如：将护理部静脉血采集标准化流程（SOP）修订版推广至全院科室组织护士学习并执行，全院气动物流站点张贴检验标本运送系统使用说明书，对采血管质量进行定期抽验检测，人工标本运送队制定培训、考核制度。继续收集3个月的数据进行统计分析，结果显示全院检验标本（标本溶血、抗凝剂标本凝集）不合格率持续性下降；全院检验标本（标本溶血、抗凝剂标本凝集）不合格率总降幅达50%。（图3－17－2、图3－17－3）

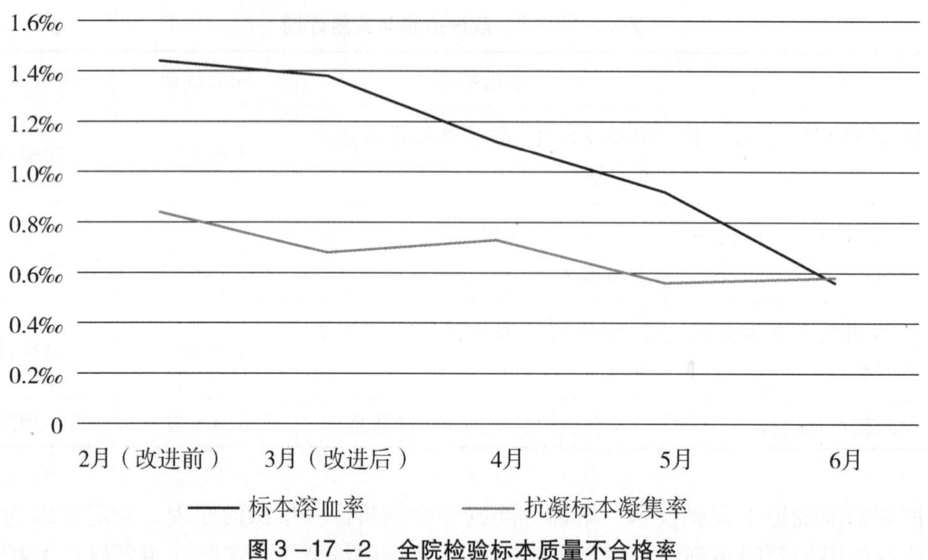

图3－17－2　全院检验标本质量不合格率

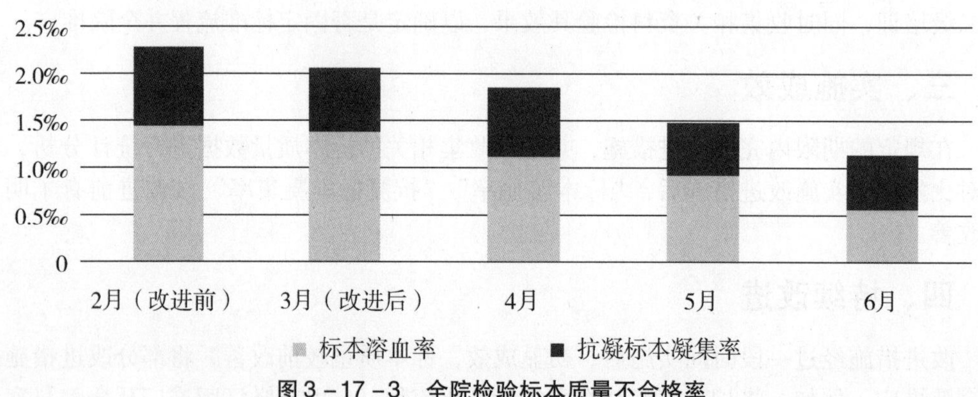

图3－17－3　全院检验标本质量不合格率

（广州中医药大学第一附属医院　关彤　程宇星　黄小东　周迎春）

18 医疗行风建设的探索与思考

空军军医大学第一附属医院（西京医院）将医疗行风建设作为贯穿群众路线教育实践活动、“三严三实”专项教育、“两学一做”学习教育常态化制度化的重大政治任务和重要工作内容，连续开展医疗行风整肃治理、根治红包回扣顽疾、纯净卫生行业生态专项整治等系列行动。

一、医疗行风建设的探索

（一）用优质医疗技术让患者看好病

救治能力是医院核心竞争力，也是赢得患者信任和满意的基础。一方面，凝练学科优势打造特色技术。通过学科方向凝练和发展战略研讨，紧扣官兵和群众健康重大需求，组建了肿瘤诊断与防治、心脑血管疾病诊治、组织器官移植、严重战创伤救治、微创诊疗技术 5 个优势学科群。成立转化医学、新药研发、分子影像和干细胞治疗 4 大研究中心支撑优势学科群建设，并持续实施学科精准助推资助扶持，带动了技术水平的明显提升，以小肠移植技术为例，全国首例部分活体小肠移植患者已存活 20 年；医院还先后实施了非亲缘性、同卵双生、自体小肠延长等一系列高难度技术。另一方面，聚合人才优势攻坚疑难危重症。多学科诊疗协作模式能够有效提升疑难危重症救治水平，医院医疗主系列人员中，硕士以上学历占 90%，主系列高级职称 536 人，充分发挥人才密集的优势，开设门诊疑难病会诊中心，成立西北首个帕金森病多学科联合门诊，睡眠呼吸障碍多学科协助中心及肿瘤早诊早治多学科协作小组等多学科诊疗团队，为患者综合评估、制订个体化治疗方案。2018 年，全院疑难危重患者占比 70.94%，门诊与出院诊断符合率 99.29%，治愈好转率 97.76%。

（二）用管理机制创新让患者少花钱

缩短平均住院日对减轻患者经济负担有着重要的意义。医院以缩短平均住院日为抓手降低患者就医费用。一是开展术前门诊检查。手术科室患者在门诊完善手术前相关检查，入院当天即可接受手术治疗，2～3 天出院。为解决术前门诊检查费用报销难题，与医保行政管理部门协调，将门诊术前检查费用计入住院费，解决患者后顾之忧。二是鼓励微创手术。微创手术的开展能够有效缩短平均住院日，医院突出政策导向，将微创手术纳入综合考评体系，使之规模化、优势化。2018 年 11 个科室完成微创手术 37 684 台次，占传统开放手术的 58.2%，其中泌尿外科、眼科等开展比例达 70% 以上。2013 年，引进达芬奇机器人，至 2018 年年底，累计开展 3 498 例，妇产科完成 1 953 台，恶性肿瘤根治术数量位居亚洲首位。三是推广加速康复外科理念（ERAS）。建立多学科联合，医疗、护理、麻醉一体化的运行模式，完成膀胱癌、胰腺癌等 10 个术式的临床路径建设，实行手术全程数据化精准化管理，实施 ERAS 的病种，患者住院费较传统模式下降 14.2%。2018 年，医院平均住院日下降至 6.5 天。

（三）用激发内生动力提升患者满意度

优秀的医院文化能够增强医院的发展活力，增强医务人员向心力和凝聚力，有利于更好地提高医务人员积极性和创造性，进而更好地为患者服务。暖心工程使医院真正成为安居乐业的家园。

（1）以人文环境聚人心。将人文元素融入医院各个角落，营造院内浓郁文化氛围，使医务人员在潜移默化、耳濡目染的文化熏陶中修养身心、陶冶情操、提升境界。医院先后建成铭刻医院精神、展现创业历史、记载发展业绩的西京广场、历史广场等多个文化地标。设立颂扬光辉岁月和前辈先贤艰苦奋斗历程的老照片走廊，竖立“寄予所托、传承意志”的精神支柱等特色建筑设施。开辟“教授林”，镌刻“名医牌”。对院内道路、楼宇亭廊进行文化命名，在护士站、电梯间、病区内进行文化表达，利用广播橱窗、灯箱道旗、院网院报等多种文化载体，让“患者至上、质量第一”的宗旨深入人心，使医院成为人文素质培植的“凝固教材、生动课堂”。

（2）以人文关爱暖人心。医院持续开展暖心工程，着力为医务人员提供安心舒心的工作生活环境。按照专业健身房标准开设体能训练室，设施齐全、功能先进、安全舒适，为医务人员强身健体、愉悦身心提供良好平台。着眼解决医务人员自身及主要家属就医的后顾之忧，在保证整体医疗秩序的前提下，开辟工作人员及主要亲属就医绿色通道，确保及时就诊、及时医治，2016 年至今已接诊保障近 10 万人次。面向医务人员开设“法律门诊”，引进专业律师团队定期“坐诊”，免费为医务人员提供法律咨询帮助，解决在社会生活、家庭关系、人际交往中遇到的法律困惑和难题。

二、医疗行风建设的思考

（一）关于对行风建设复杂性问题的思考

医疗行风问题的产生有着深层次、多方面的原因，随着国家进入社会转型、经济发展快车道，农村人口城镇化、价值观念多元化、人际关系复杂化，对医疗行风带来深刻影响。其主要原因为：①医疗保障能力与群众就医需求存在矛盾。随着群众生活水平的提升，健康需求的增加，全民医保、异地医保的落地，显著增加了群众就医的选择性，而现有医疗资源集中在大城市、大医院，导致大医院人满为患、小医院门可罗雀，资源过于集中容易产生风气不正的风险。②经费支撑扶持力度与医院建设发展需求存在矛盾。长期以来，政府对公共卫生事业投入不足，公立医院发展主要依靠自身，在自负盈亏的发展模式下容易过分追逐经济利益，偏离公益属性。③医药商业模式与医疗职业操守存在矛盾。药品定价虚高为灰色地带提供了可能，医用耗材流通环节多、代理商层层加价、“带金销售”的不正当商业竞争行为，以及用方为核心的医疗市场导致有的医务人员被“围猎”。因此，医疗行风建设不仅是医疗行业内部自身的规范和完善，还是全社会需要共同努力的课题。

（二）关于对医学人文精神缺失问题的思考

近年来，针对医务人员的暴力伤害事件频发，医患关系紧张，其深层原因在于医务工作者人文精神的缺失，缺乏对患者生命的敬畏、权利的保护、情感的关切和心灵的慰藉。部分医务人员将患者视为疾病的载体、医疗技术施与的对象，甚至作为挣钱的好机会，滥用药、大耗材、拿回扣、收红包等不正之风在部分医院问题突出。要强化医疗行风建设，人文精神的培树必不可少。

（1）在医学生培养阶段加强医学人文教育。欧美国家人文社会医学的课程占总课程20%左右，我国医学院校人文社会类课程平均课时为62学时，仅占总课时的8.85%，且以思想政治类课程为主，约占人文课程课时总数的86.21%。因此，应当增加医学人文相关课程及课时，如医学心理学、医学伦理学、卫生法学、社会医学、医学与哲学等，使医学生在走上临床岗位前做好积淀。

（2）在医务人员成长阶段加强医学伦理应用。“换头术”“基因编辑婴儿”等引起世界范围轩然大波的事件，反映出相关行业对医学伦理的漠视。医疗机构应以伦理委员会规范化建设为抓手，充分发挥职能，严格审查医疗技术应用，特别是新技术新业务的开展，并面向医务人员开展常态化医学伦理咨询指导，使医务人员在工作岗位上守好医德底线。

（三）关于信息技术在行风建设中应用的思考

现代信息技术快速发展，正在深刻改变着人们的思维、生产和生活方式，逐渐渗透到了各行各业，为传统行业注入了发展新活力，提供了发展新动力。在互联网+医疗的背景下，移动互联网、物联网的发展为患者就医提供了新途径，人工智能、大数据分析为精准快速诊治提供了新方法，5G技术的诞生更是为医疗行业的发展插上了一双翅膀，跨越空间的远程手术治疗已成为现实。在医疗行风建设方面，我院一直紧盯时代发展前沿，紧跟信息技术发展趋势，做了不少工作，效果显著。例如，开发基于微信平台的投诉App，畅通患者反映问题的渠道，使问题收集改进信息化、便捷化、高效化；应用“医院药品库存管理系统软件”，信息系统自动筛查临床科室药物使用情况，自动生成药品采购计划，使管理更加精细的同时，有效防范采购环节不正之风；创新建立重点监控药物临床合理评价监管信息平台，大数据动态分析，精准定位不合理用药医师及具体药品。

但信息化应用绝不止于此，在管理中还要继续积极挖掘、用好现代化信息技术，打造智慧医院，助推医疗行风建设管理更精准、更高效。

［空军军医大学第一附属医院（西京医院）王旁］

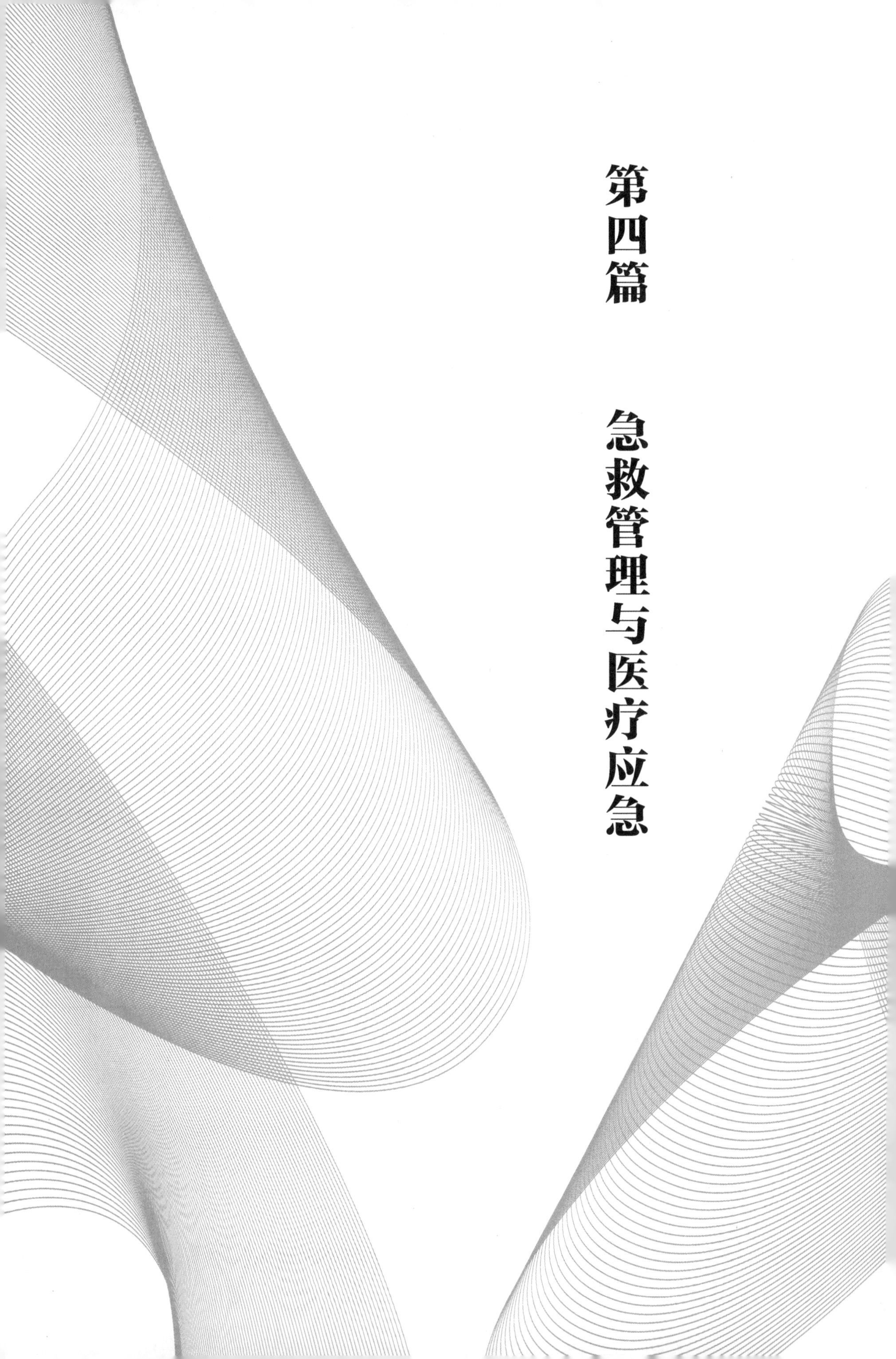

第四篇　急救管理与医疗应急

1 急诊急救一体化管理，创建立体高效安全体系

一、背景与现状

急诊医学是跨专业、跨学科的医疗体系，具有病情复杂、短时诊断难以明确、抢救时间有限等特点，以快速稳定生命体征为抢救的第一要素，努力为患者赢得深入诊断和病因治疗机会。通过管理手段构建院前院内高效顺畅的急救体系并持续改进，是提升急诊诊疗水平及效率，改善急诊急救成功率的关键。

较多医院既往的急诊，实施“医生轮换、专科会诊、专科收治”的模式。诊室医生由大内科各专科每月派医生轮流担任。急诊病房及抢救室由急诊科医生负责。ICU 分属各个专科，没有全院一体 ICU。上述运行模式存在很多问题：派至急诊诊室的各专科医师急症处理处置技能水平参差不齐，责任心不强，存在医疗隐患；影响专科医生的培养与发展；在院内、外群死群伤等重大突发事件处置时，存在职责不清、流程不畅、抢救力量不足等现象；各科室推诿收治，患者入院困难，患者急诊滞留时间长；各部门在急诊工作中也存在响应慢、配合不到位等情况；急诊医务人员收入低，工作强度大，职业获得感差，人员紧缺；院前急救“120”预报不及时，给院内救治带来困难等。

2002 年，国家卫生部召开的中国急救医学发展国际研讨会提出：急诊医学是综合学科，涵盖面广，急诊要拓宽专业领域，专业化是提高医疗水平的保障。急诊专业化体现在急诊分科并设立亚专业，专科急诊化建设是“院前急救、院内急诊、重症监护治疗”三位一体的急诊一体化管理最好的体现。短短的黄金急救时间对医务工作人员要求较高，需要知识全面、技能精湛、体能充沛、具有职业与奉献精神的专职医务工作者。在各医院“急诊一体化”实践中，部分医院实现了专业一体化，即团队成员具备各专科如外科、内科等多学科系统疾病的诊疗能力；部分实现了部门流程的一体化，如急诊诊室、抢救室、留观、急诊病房等部门归属一体化，但如何高效彻底地实现以患者为中心的急诊急救一体化建设仍在不断的探索中。

上海市第一人民医院为构建并推动急诊急救一体化建设管理目标，建立院前急救—院内急诊抢救—留观—ICU—急诊病房连贯性的医疗救治体系和规范工作流程，更好推动急诊医学发展及重症医学学科建设，遵照上述急诊急救一体化专业化原则，结合对医院现状的分析与思考，从 2017 年开始启动急诊急救一体化改革，并从 2018 年初开始正式实施。探索以急诊危重病科为主体承担医院急救任务，以内科医师规范化轮训为契点，急诊总协调人统一指挥，胸痛、卒中、创伤急救中心随时待命，关键病种 MDT 团队及应急医疗专家团队梯队应急的急诊急救一体化模式。

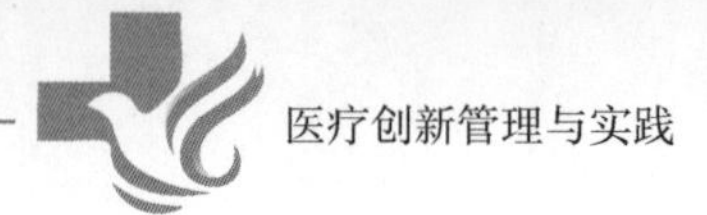

二、方法与流程

在院领导的带领下，医务处、急诊危重病科、临床各科室及相关职能部门（人事、绩效、后保、信息）等就目前存在问题进行根因分析（图4－1－1），梳理出急诊工作存在的难点及问题，并整理出工作目标及推进计划。

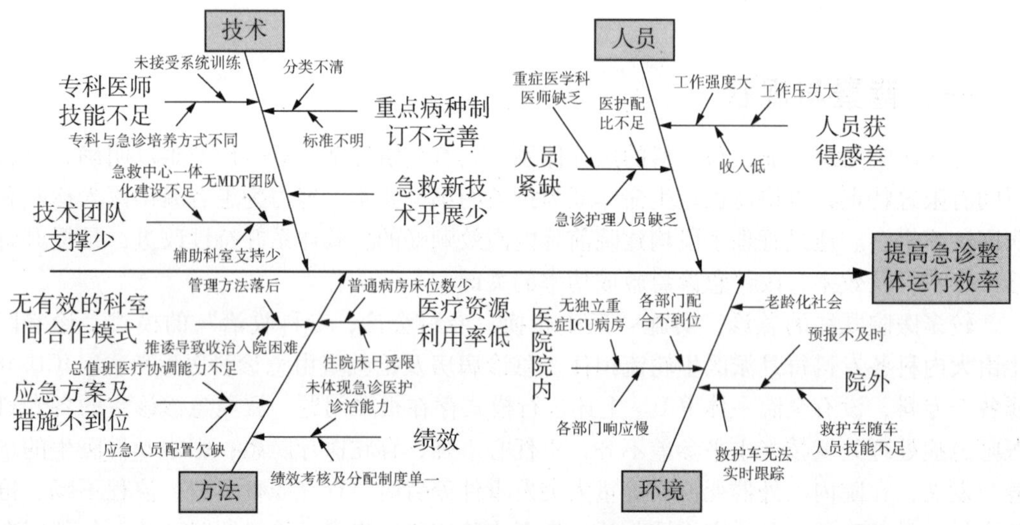

图4－1－1　急诊工作问题分析

根据分析结果，总结问题并明确整改目标，确定建设方案分两步走。第一步，首先做到急诊管理及人员一体化：从诊室、留观、抢救室、EICU、急诊病房均由急诊危重病科统一负责管理，人事、绩效等部门配合，组建并稳定急诊医务人员队伍，明确岗位职责。急诊作为规培轮训基地，各内科专科低年资医生须按照要求完成轮训任务。其次，建立胸痛、卒中、创伤中心，保障关键病种救治水平，并借机推进学科间协作氛围。第二步，建立急诊总协调人管理机制，组建关键病种急救MDT专家团队。上述人员联合医院应急医疗队，作为医院重大突发事件及疑难危重病例急诊急救的有力保障；进一步推进并完善三大中心建设；依靠信息化手段不断强化院前院内联动。（图4－1－2、图4－1－3）

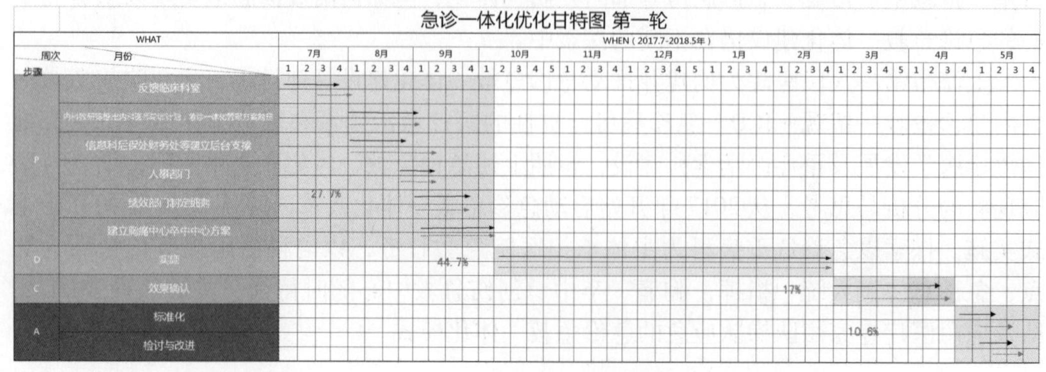

图4－1－2　急诊一体化优化甘特图（第一轮）

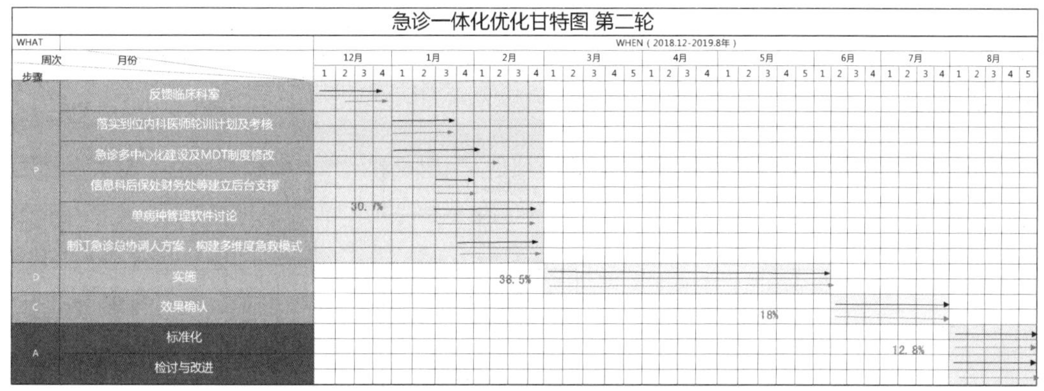

图4－1－3　急诊一体化优化甘特图（第二轮）

三、实施成效

（一）制订急诊危重病科一体化管理实施方案及细则（图4－1－4）

上海市第一人民医院

急诊危重病科一体化管理实施方案（试行稿）

为推动急诊危重病诊治工作的规范化建设及学科发展，提高诊疗水平，合理配置医疗资源，急诊抢救—临观—ICU连贯性一体化的绿色通道救治体制，加强急诊科和ICU业务建设的有效运行，使危重病急救患者得到快速高效安全的救治，提高整体运行效率，保障医疗安全，对外急诊、抢救室、临观及急诊病房、监护室实行急诊危重病科一体化管理。

1、搭建一体化管理行政架构

实行急诊危重病科科主任统一领导、监管及考核下的医疗组长负责制。

急诊危重病科下设"急诊医疗组"及"ICU病房医疗组"。南北各设急诊医疗组长1名和ICU病房医疗组长1-2名 医疗组长的聘任、职责、考核等参照《上海市第一人民医院临床医疗组实施方案》中相关规定执行。

急诊医疗组按区域功能结构又划分为"急诊台面组"、"抢救EICU绿通组"、"临观及急诊病房组"。

医务处负责审定急诊危重病科各医疗组人员岗位设置，明确岗位职责。人力资源处按照各岗位设置要求，予以核定并确保急诊和ICU业务开展所需人员配备。

1

2、实施一体化管理运行机制

实行属地化管理。各专科轮转至急诊危重病科成员均应听从急诊危重病科主任、所在急诊医疗组长或ICU病房医疗组长的工作安排和调整。各组成员按所在区域岗位设置要求履行职责，分工协作，团结互助。

严格遵循急诊"三区四级"管理制度，病人经急诊预检分诊至指定区域就诊，严格执行"首诊负责制"，接诊医生若非病情严重必须至更高级别区域就诊外，不得以任何理由拒绝或推诿病人；对危重急诊患者按照"先救治后付费"的原则救治，为病人提供分区诊治、功能一体化的急诊服务，确保急诊病人医疗安全。

按照诊疗规范要求，建立和完善不同停留区域急诊病人收治标准，保证抢救室、ICU病房危重病人生命体征稳定后能及时转出，使其保持足够空间便于应对突发的其他危重病人急救。

3、建立全院医疗人力资源急诊危重病科轮转和培训体系

明确急诊危重病科作为全院急救能力培训基地，形成各级各类医师"急诊危重临床诊疗能力"岗位培训计划及考核标准体系。由人力资源处、医务处协同急诊危重病科制订大内、大外科高年资住院及主治医师参加包括抢救室、EICU、急诊台面、ICU病房轮转及培训细则，轮训人员出科前需通过相关理论及技能考核，考核结果作为职称晋升的必要条件。

各相关科室应根据培养计划，统筹安排各岗位人员的工作，

2

根据临床专科理论及技能培训的要求进行规范的分阶段轮转和实践。

4、形成梯度分明、体现服务质量的岗位绩效分配效应

急诊危重病科的绩效原则上比大内科平均水平高出25% 绩效分配在各组之间形成梯度，考核侧重工作质量，体现岗位特点和性质，充分调动急诊医务人员的工作积极性。

附件目录：

1：上海市第一人民医院急诊危重病科岗位职责

2：上海市第一人民医院急诊危重病科岗位设置要求和核定（南/北）

3：上海市第一人民医院急诊一体化诊治流程

4：上海市第一人民医院急诊危重病科绩效考核与分配细则

5：各级各类医师"急诊危重病诊治能力"规范化培训细则

3

图4－1－4　上海市第一人民医院急诊危重病科一体化管理实施方案（试行稿）

（二）建成中心ICU

在院领导的整体谋划下，我院南北部均辟出独立病区，扩建ICU病房，现南北部共有4个专属ICU，成为华东地区规模最大的综合ICU病房。由急诊危重病科管理，负责收治危急重症患者。

（三）实现管理架构一体化

1. 搭建一体化管理组织架构，实施属地一体化管理运行机制

明确急诊以急诊危重病科为主体，承担急诊诊室—留观—抢救室—重症ICU—急诊病房的连贯救治工作。实行科主任领导下的医疗组长负责制，制订科室内各岗位职责。

严格执行“首诊负责制”，对危重急诊患者按照“先救治后付费”的原则救治，为患者提供分区诊治、功能一体化的急诊服务，确保急诊患者医疗安全，形成我院的急诊一体化救治流程。（图 4 –1 –5）

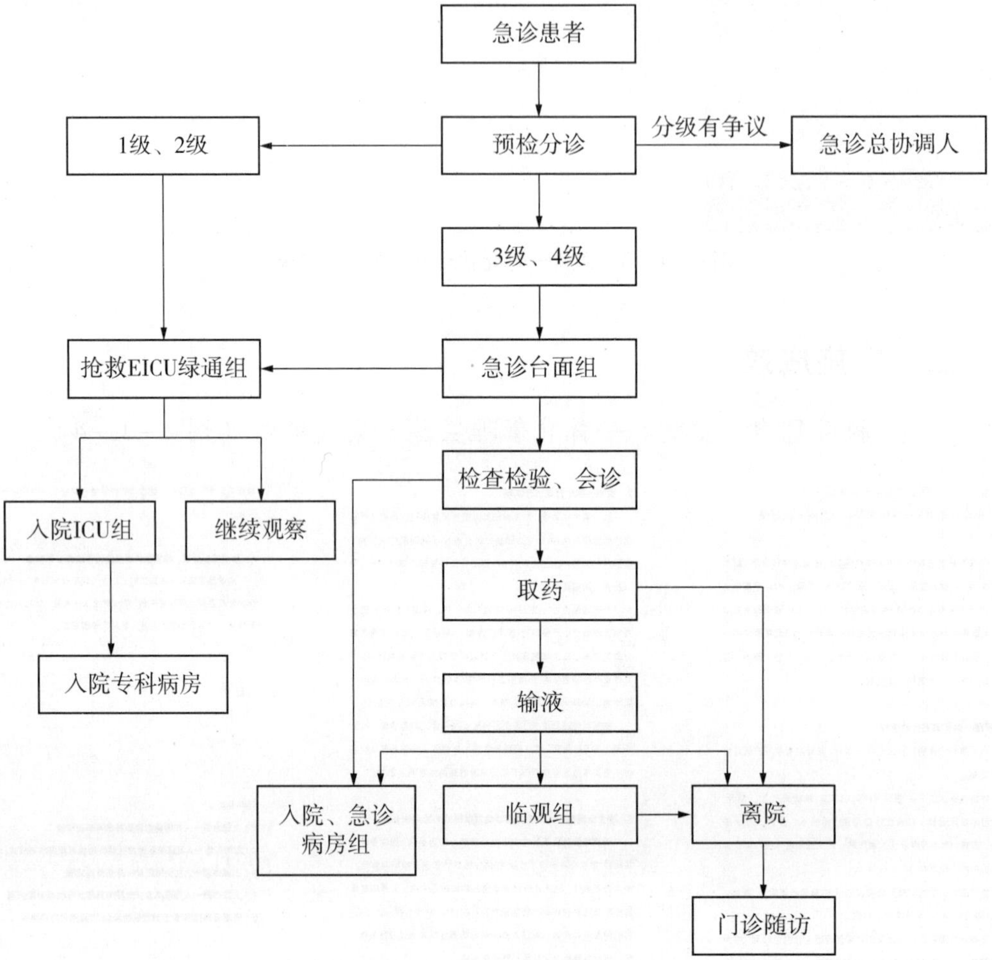

急诊患者
预检分诊
分级有争议
急诊总协调人
1级、2级
3级、4级
抢救EICU绿通组
急诊台面组
入院ICU组
继续观察
检查检验、会诊
入院专科病房
取药
输液
入院、急诊病房组
临观组
离院
门诊随访

图 4 –1 –5　急诊一体化诊疗流程

按照诊疗规范要求，对患者实施预检分诊，明确不同诊疗区域急诊患者收治标准，保证抢救室、ICU、病房危重患者生命体征稳定后能及时转出。建立绿色通道与急诊病房衔接的住院机制和全院空床位每天定时由医务处统一调配机制，确保滞留患者可及时收入相关专科病房。制度落实后，患者滞留留观及抢救室的时间明显缩短，补液留观患者滞留时间中位数由既往的 13.59 小时，下降至 2018 年的 9.6 小时，下降 29.35%。抢救室患者滞留时间中位数由 11.63 小时减少到 8.89 小时，下降 23.55%，长期滞留患者数明显下降。

2. 充实保障急诊人力资源

按照 2009 年国家卫生部印发的《急诊科建设与管理指南（试行）》（卫医政发〔2009〕50 号）要求，根据我院日急诊量、抢救室及 ICU 床位数，配置合理的医务人员数量及医护比，固定医护人员占比超过75%。人事处广招优秀职工，保证急诊工作正常进行。按照指南，要求急诊独立看诊医生有至少3年执业经验，医务处负责监督审核，以保障医疗安全。

3. 建立全院医务人员急诊轮转和培训体系

捋顺各临床科室与急诊危重病科的工作关系。明确急诊危重病科作为全院急救能力培训基地，制订各级各类医师“急诊危重临床诊疗能力”岗位培训计划及考核标准体系、相关实施细则，培训完成情况与职称晋升挂钩。内科教研室负责梳理各科室应培训人员名单并合理安排轮训计划，医务处负责监督考核培训结果，并与人事处合作，推动“内科医师轮训计划”的制订与实施。轮训计划实行属地化管理原则，各专科轮转至急诊危重病科成员均应服从急诊危重病科主任及所在医疗组长的工作安排。

4. 形成梯度分明、凸显服务质量的岗位绩效分配方案

绩效处出台绩效政策，建立医院急诊危重病科绩效考核与分配细则。急诊危重病科的绩效原则上比大内科平均水平高出25%，绩效分配在诊室、抢救室、ICU及留观区各组之间形成梯度，考核侧重工作质量，体现岗位特点和性质，充分调动急诊医务人员的工作积极性。

（四）急救流程一体化

1. 胸痛中心、卒中中心、创伤中心管理模式建立并不断完善

根据我院南北两院区患者人群病种特点，分别或同期建设胸痛中心、卒中中心及创伤中心。南部创伤患者多，由创伤骨科领衔，独立看诊创伤急诊。北部以老年患者居多，由神经内科独立看诊卒中急诊。南北部按照国家规范协同共建胸痛中心、卒中中心及创伤中心。加强与院前“120”救护车预报联动，心电图等图形实时传输，提高院前诊断比例。实施“先诊疗后付费”，简化院内危重患者的转运环节及就诊流程，畅通急诊绿色通道。胸痛介入团队及卒中溶栓团队、卒中介入团队24小时在院备班，可以随时启动导管室，需行手术的创伤患者也可直接进入手术室。另外，借助单病种管理软件，通过数据分析监控流程中堵点，并做针对性改进。通过上述“绿色通道”的建设，不断缩短胸痛患者门－球时间（D2B）及卒中患者进入医院到静脉溶栓开始给药时间（door to needle time，DNT），为患者赢得宝贵的时间，提高抢救治疗的成功率。（图4－1－6至图4－1－8）

急诊静脉溶栓平均DNT时间86.6分钟

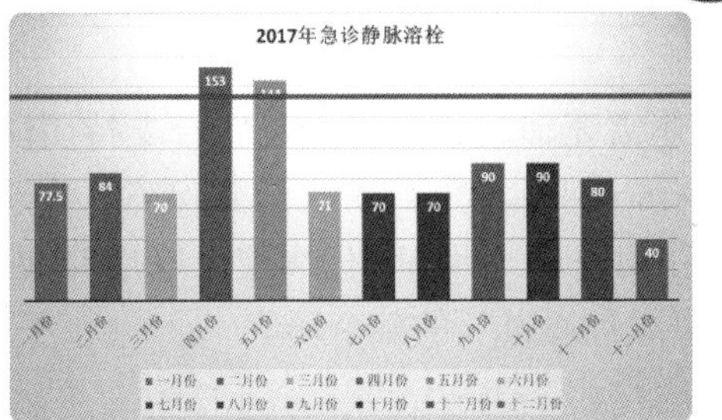

图4－1－6　2017年急诊静脉溶栓DNT

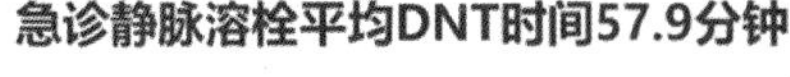

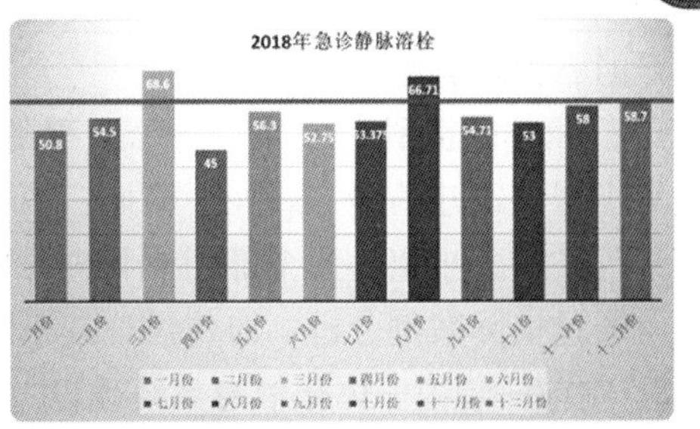

图4－1－7　2018年急诊静脉溶栓DNT

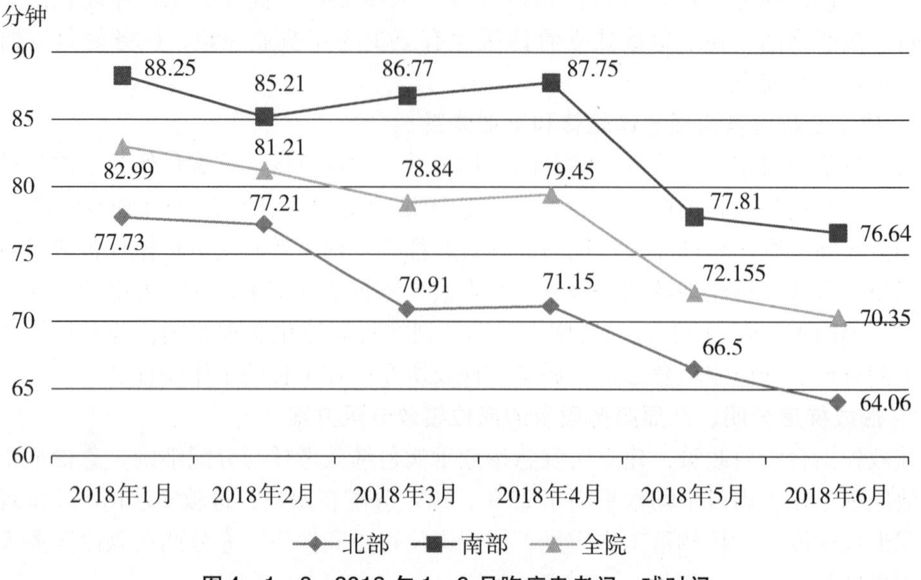

图4-1-8　2018年1—6月胸痛患者门-球时间

2. 疑难危重及批量患者救治流程规范化、系统化

（1）建立总协调人机制。针对需要多学科协作的危重疑难病例，如复合伤及群伤事件，为避免以往各学科间推诿、响应慢等问题，设立总协调人制度。总协调人由急诊危重病科副主任医师及以上职称、经验丰富的医师担任，有权呼叫并组织全院各学科各级医师会诊。对于有会诊后仍有分歧的病例，有权指定收治科室，有权协调全院床位。另外，总协调人电话对“120”等公布，接到预报后，提前启动院内应对接诊流程。如遇批量抢救，可通过一键呼叫系统，呼叫院内专科会诊，或呼叫MDT专家组及应急专家队员。总协调人如同急诊急救网络的中枢，统领急救工作开展。

（2）组建关键病种MDT团队。针对急诊关键病种，成立危险性消化道出血、危重孕产妇救治、急腹症、复杂创伤等专家MDT团队，这些团队由相关科室权威专家及辅助科室主任组成，在常规急诊及专科当班人员难以处理的疑难复杂病例时启动。例如，危险性消化道出血专家MDT团队，由消化科、急诊科、介入科、普外科、输血科、麻醉科主任组成，自成立以来，已救治24例危重患者，无一例非正常死亡。

（3）组建院内应急专家队。由各科室选派2名副主任医师及以上职称人员组成，分A、B角，全年“on call”。遇有重大突发公共安全事件及医疗保障任务时，在院救援人力不足时，迅速到院参与抢救。

（4）组建辅助科室团队。急诊流程的畅通，还需要辅助诊疗科室及后台支持团队的大力配合。组建检验、影像、输血、药学科、麻醉、手术室、财务、后勤保障、信息处等部门的应急小组。各个部门制订急诊救治流程及SOP，明确责任岗位及响应时间。并反复通过实际案例分析，协作讨论并不断改进“绿色通道”的各个环节。

3. 院前—院内一体化信息系统建设

借助信息技术的不断提升，积极建设5G应用下的院前—院内急救一体化系统。通过5G技术，急诊室与救护车无缝链接。搭载5G及AR可视系统的救护车可以在医院急诊工作台实时定位，救护车上患者身份信息及检查数据可实时传送至急诊，急诊医师通过院内5G现场指挥台，可以与救护车随车人员对话，并通过随车人员佩戴的AR眼镜查看患者，指导救护车上随车人员进行问诊了解病情、下达医嘱，同时启动院内救援准备。急诊干预关口前置，“将急诊间搬上救护车”。同时，借助微信等手段，实现信息的快速传递，如胸痛联动群中，“120”人员在患者转运途中及时发送心肌梗死患者的心电图，院内人员即可提前启动导管室，有效缩短D2B时间。（图4－1－9）

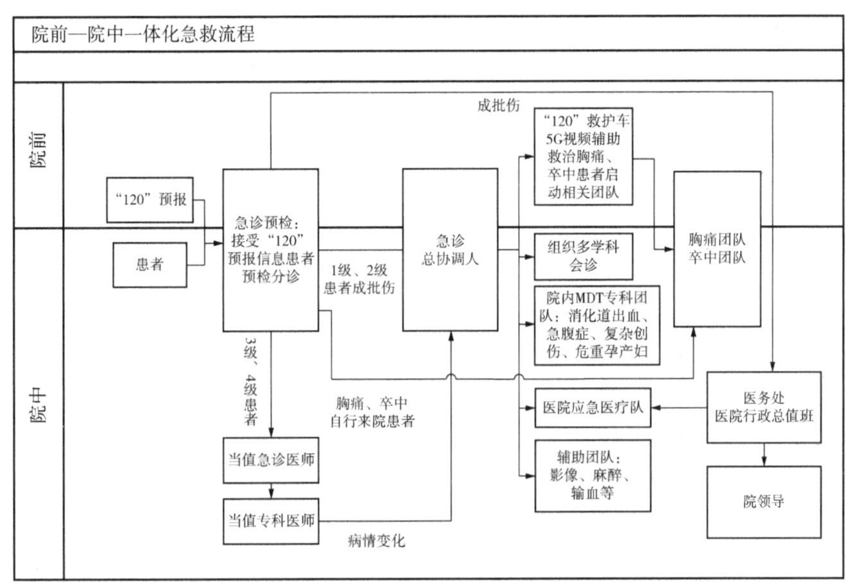

图4－1－9　急诊一体化急救模式

我院是航空救援国家试点医院，航空救援团队成立于2017年，已有34位救援人员，已实现基于5G网络的长三角地空联动演练，首次实战跨省海空联合重症患者转运，开启上海市航空医疗救援新篇章。

四、持续改进

经过2年多的运作，急诊一体化模式明显提升了我院急诊学科的发展，提升了医院急危重症患者救治能力，保障了医疗安全，减少了医患矛盾。接下来，我们将不断梳理并改进现有流程。同时，重点加强信息化建设，尤其是患者全流程追踪及管理系统建设，以及全程无纸化及格式化数据库建设，借助大数据分析的结果，更加多维度精细化推进急诊一体化。另外，在互联互通的时代，实现院内外及各个医院之间的多方位衔接，实现地区性乃至全国的患者电子病历信息共享，将会对患者救治尤其是危重患者救治提供很多帮助。但这还有赖于整个医疗体系及政府部门之间的通力合作。

（上海市第一人民医院　陈瑾瑜　朱纯良　胡国勇　朱彦琪
上海市第一人民医院嘉定分院　郑亚群）

2 无缝衔接的门诊急救体系建设

一、背景与现状

复旦大学附属中山医院门诊区域大、分布散，与急诊相距较远；且门诊量巨大，日门诊量峰值超 2 万；危重急症患者多，意外情况时有发生。因此，门诊患者突发意外的急救工作一直是中山医院门诊管理的重点和焦点。门诊部在实践中运用 PDCA、QCC 等管理方法，多年坚持持续完善门诊急救，目前已建立起一套覆盖全门诊、完整高效、无缝衔接的门诊急救体系。

二、方法与流程

（一）完善的制度建设

门诊部反复实践，不断修订，逐渐完善相应制度，包括《门诊突发事件应急管理》《门诊医疗突发事件应急预案》《门诊危重急症处置预案》《门诊急救演练制度》等，做到门诊急救有章可循。

（二）精细化的流程管理

流程的顺畅是门诊急救成功的重要保证。我院梳理急救涉及的各个环节，形成了包括 1 个求助地图和 8 个流程图的流程体系。求助地图就是让危重急症患者最快获得帮助的路径和方法，首先选择易发生意外却不易被医护发现的地点，如厕所、消防楼梯等，逐一进行实地考察，并绘制求助路线，张贴上墙。目前已在 20 多个地点张贴求助地图。

结合我院区域和工作特点，在反复演习、推敲的基础上，形成了 8 个个性化的区域急救流程图。包括《西院区门诊急救流程》《东院区门诊急救流程》《特需门诊急救流程》等，同时还区分工作时间和非工作时间，区分诊区、医技部门、公共区域等，另有《门诊输液室急救流程》《放射科患者突发意外急救流程》等。随着工作的细化，预计此类精细化的流程图还会不断增加。

（三）高效能急救队伍

门诊部建立起了一支包括门诊抢救班医生、诊区护士、门诊导医、楼面保安、电梯员等各个环节人员共同组成的门诊急救小组。通过定期演练，小组成员明确自己在抢救时的角色和任务，做到反应迅速，配合默契，流程顺畅、抢救专业。

此外，为了确保救治的及时和专业，我院专门设立了门诊抢救班的工作岗位，由全科和老年科的高年资主治医师轮流担任，专门配备了工作手机，随时待命。急救小组还有一个强大的后援团，包括心内科、麻醉科等总值班，以及其他楼层护士、保安等。这样一支高效能急救小组，既确保了突发意外患者得到最快速、最专业的救治，又保证正常医疗秩序不受干扰。

（四）坚实的后勤保障

包括通讯保障和设备物资保障两大部分。通讯保障方面：①门诊抢救班医生的呼叫电话号码（短号677120）唯一、易记，换人不换机；②医院所有人员之间可手机短号直接联络，号码可通过院内总机、内网、企业QQ等实时查询；③医院保安员全部配备实时对讲机，医院诊区护士站设置紧急按钮，一键连通保卫等部门。设备物资方面：①在重点楼层设置楼层抢救室，配置管道氧气等急救设施；②门诊楼面、医技科室配备同质化抢救车，按区域配备抢救推床；③抢救物品同质化管理，确保随时处于应急状态，不准随意挪用或外借；④患者突发意外时，按照就近便利原则，方便调用。

（五）多元化培训演练

所有员工都有救助患者的义务，我院的培训对象覆盖门诊范围所有工作人员。培训内容不仅包括急救知识技能，还包括急救时岗位职责、如何配合等。培训形式多种多样，包括定期演习、考试等。此外，还拍摄了急救教学视频，所有人员本色出演，通过从剧本、预排到实拍的过程，不仅使参与人员对自身职责更加熟悉，还可以通过教学视频培训更多人。

（六）持续的质量改进

定期召开门诊急救讨论会，根据门诊急救案例，具体分析，深入探讨，发现并解决问题，尤其是不断标准化已取得的成果和共识。上述五大方面的内容，既是前期工作的成果，更已经成为医院制度，公示在内网，张贴在每个诊区护士站。

三、影响与意义

正是通过完善的制度建设、精细化的流程管理、高效能急救队伍、坚实的后勤保障、多元化培训演练、持续的质量改进六大维度的不断进步，我院门诊部形成了一套覆盖全门诊、完整高效、无缝衔接的门诊急救体系。这一体系确保了门诊患者的安全。门诊患者满意度显著提高，门诊急救患者或其家属的表扬信、锦旗明显增多。

（复旦大学附属中山医院　孙湛　崔彩梅）

依托信息化和团队建设，畅通急诊绿色通道

一、背景与现状

急诊科是医院急症诊疗的首诊场所，也是社会医疗服务体系的重要组成部分。急诊科实行24小时开放，承担来院急诊患者的紧急诊疗服务，为患者及时获得后续的专科诊疗服务提供支持和保障。而急诊绿色通道体现了患者最集中、病情最严重、病种最复杂、救治时间最紧迫、突发事件最多、抢救和管理任务最重的特点，工作涉及医院多个相关科室和职能部门，是一个由多部门多学科相互配合协作的医疗服务系统。由于危重症患者发病急、病情重、变化快等特点，绿色通道的建立与发展已成为必然。

广州医科大学附属第二医院急诊科年均诊疗人次超25万，每日诊疗600～900人次，年抢救危重患者14 000人次以上，接诊量居全市前列；每年救护车出车次数超5 200次，居广州市第一。为了迅速分流患者，让危急重症患者得到及时的抢救，必须优化患者院内就诊流程。近年来，我院开始探索绿色通道信息化，充分利用信息化技术提升急救效率和医疗安全。一是大力建设绿色通道信息系统，推进分诊智能化，缩短绿色通道开放时间，加快救治；二是推进中心团队建设，构建绿色通道病种医疗团队，采用信息化手段实现医疗反馈，不断改进。

二、方法与流程

根据我院急诊科的人力结构及所处信息时代大环境中的客观因素，科室提出了“信息化绿色通道”的改善方案。此方案主要包括信息系统建设，团队建设，流程改进三方面内容。

（一）信息系统建设

1. 构建第一代急诊分诊信息系统

我院地处广州市居民密集区，急诊患者量多且急重症患者比例较高。为了更好地提升医疗质量与对疾病的管理水平，提高社会、医院、工作人员对急诊的满意度，急诊科遵循国家卫生部颁布的《急诊患者病情分级试点指导原则》的“四级四类三区”分诊指导原则，以加拿大检伤及急迫度量表（Canadian emergency department triage and acuity scale，CTAS）和香港急诊分诊指南（Hong Kong authority emergency triage guidelines，HKAETG）为分诊标准，联合医院信息科于2013年开始构建起第一代急诊分诊信息系统（以下简称“一代系统”）（图4－3－1）。分诊标准经过组织专家审核，通过信度、效度的检验，可作为构建系统的分诊标准。

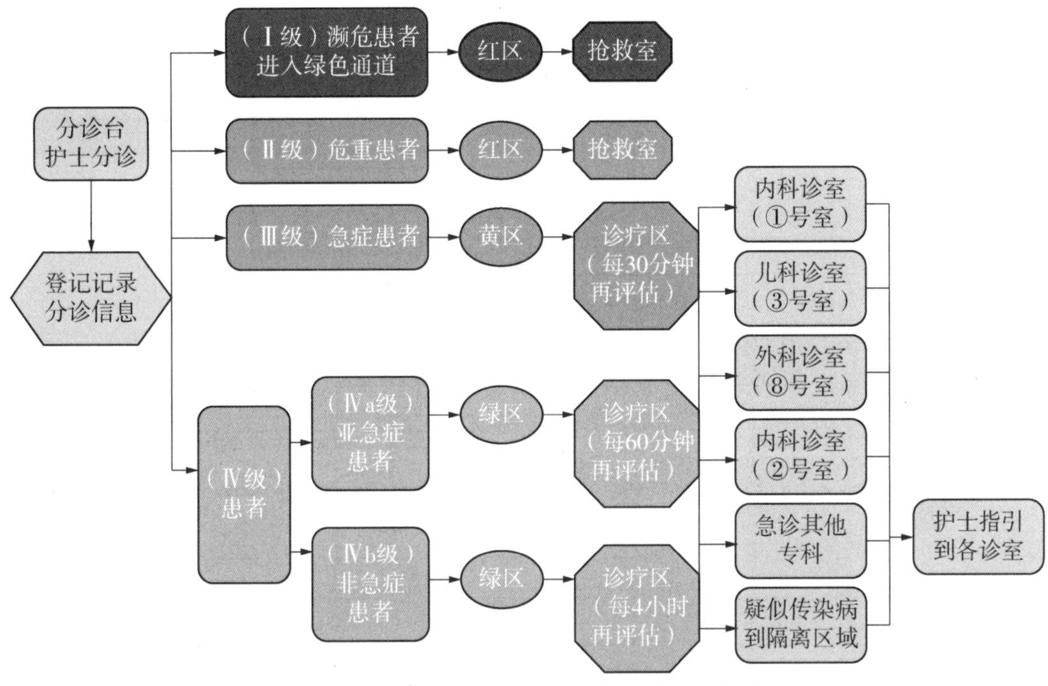

图4－3－1　一代急诊分诊信息系统流程架构

2. 构建第二代急诊分诊信息系统

2018年急诊科联合信息科构建新一代急诊分诊信息系统（以下简称“二代系统”），2019年正式启用。其主要优势有：

（1）在一代系统分诊标准基础上联合共识提出的急诊预检分诊分级标准最新要点，构建新的预检分诊分级标准，新分诊分级标准更有效、更准确、更智能，更能体现急诊分级分区诊疗的意义。例如，经快速客观评估与人工评定后，系统进行智能分级，对于需要开通绿色通道的患者提示患者是否需要直接进入红区抢救室，缩短救治时间。

（2）针对一代系统标准对评估时间的制订不足之处，结合共识，重新制定对应每一等级病情的处理时间及再评估时间，确保患者有序候诊时的安全。（图4－3－2）

（3）根据共识要点提出将四级病情患者分为Ⅳa（亚急症）及Ⅳb（非急症）两类，此举更加贴近真实情况，亚急症患者存在潜在的严重性，此级别患者到达急诊一段时间内如未给予治疗，患者情况可能会恶化或出现不利的结局，或症状加重及持续时间延长；非急症患者具有慢性或非常轻微的症状，即便等待较长时间再进行治疗也不会对结局产生大的影响。这提示二代系统的构建要以“病情四等级，对应五类患者，安置在三个区域”的“四级五类三区”为基础。同时，也可更好地分配急诊有效资源，如遇病情危重或病情突然变化的患者，信息系统可“一键开通绿色通道”，缩短操作时间，提高效率。系统中“一键开启绿色通道”为优化改进的重要环节，它可直接绕开挂号环节，无论是已有医疗档案患者，还是初次就诊患者，只要输入门诊号或可视信息，点击左下方的“绿色通道”，便可立即开通。（图4－3－3）

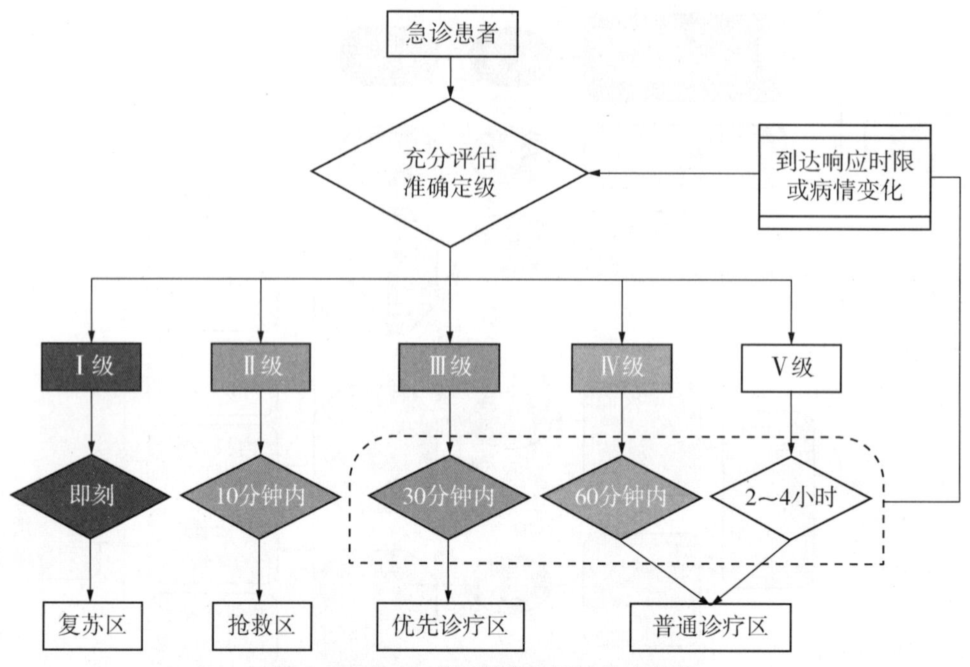

图4－3－2　二代系统急诊预检分诊流程

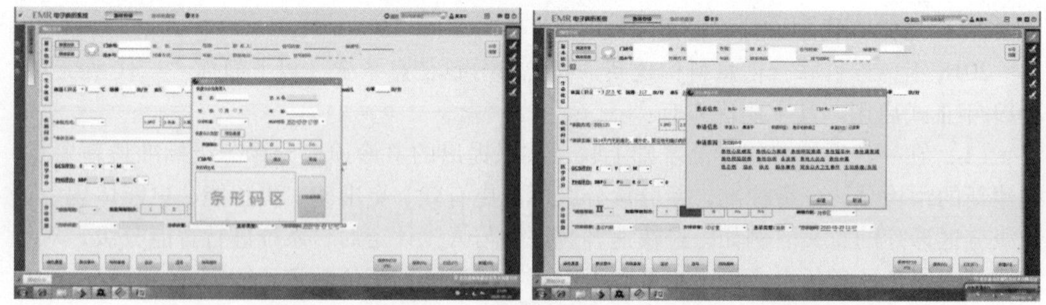

图4－3－3　初次就诊患者、已在本院建档患者一键启动绿色通道界面

（4）信息化费用管理，更加准确、及时。开启绿色通道后，系统自动生成规定格式绿色通道标识号码，输入此号码后可在系统一键开单，在未缴任何费用的情况下优先检查、优先用药、优先办理手续，避免了排队，缩短了时间。在抢救结束后，由工作人员在信息系统准确、及时完成收费标记，完全遵循“先治疗后缴费，数据多跑腿，患者少跑腿”的宗旨。

（5）功能更强大的报表汇总、提取，大数据式时间节点管理，详细资料回溯到治疗每个环节。信息系统还能对时间节点进行大数据管理分析，如绿色通道开启时间、患者停留时间等，便于查找总结、利于医疗质控，持续改进。

（6）信息系统具有强大的模块增添功能。其能添加更多先进、有效的医学评估工具，系统具有成长性，更有效开展分诊工作。

从上述急诊科信息系统的构建可以看出，无论是从进门的分诊还是在治疗环节，整个诊疗过程通过急诊信息系统追踪及管理，更安全、快捷、合乎规范，符合社会对急诊医疗的期望。其中，绿色通道信息化建设是构建急诊信息化系统过程中的改善重点。

（二）团队建设

为保障危急重症患者得到及时救治，我院构建“无障碍紧急救治绿色通道”，并针对致死率较高的心脑血管疾病成立了胸痛中心和卒中中心，不断加强重点病种绿色通道救治团队建设。胸痛中心和卒中中心分别由一名院长直接负责，相关事务直接对所负责院长汇报，同时联合各相关学科带头人，形成多科团队协作的模式运行。

1. 胸痛中心

设置医疗总监、行政总监及协调员，医疗总监由急诊科主任及心血管内科主任担任，行政总监由质控科科长担任，协调员由急诊科医生及心血管内科担任。除了配置有副高以上介入医师、导管室专职护士、放射技术人员，还配置2名胸痛中心专职质控人员，定期对各项指标进行质控并召开质控管理会议。胸痛中心本着数据反映客观事实原则，通过数据化管理，对实际医疗过程中各环节进行质控改善，通过对时间节点的质控，如心电图时间、采血时间、化验结果时间、服药时间等环节进行数据汇总、管控，更好地进行团队持续改进。

2. 卒中中心

根据当前我院卒中相关专业发展模式、学科建设特色，建设成融合型卒中中心，在急诊科设有卒中医生团队及卒中护士团队。卒中医生团队由会诊医生、溶栓医生和介入医生组成。对比胸痛患者，卒中患者需要尽快进行关键的影像学检查，检查后如何更快捷地对初步病情进行处理，卒中中心的建设除了卒中医生团队及信息系统提供的支持外，我院在本地区独树一帜，设立“卒中护士团队”，对卒中绿通患者专一护理。卒中护士对卒中患者全程跟进，包括抽血、送检、溶栓（必要时）、送手术（必要时）、数据记录、汇总汇报等环节均全程参与。卒中护士团队的建立与运行，更好、更及时地对患者进行了针对性的治疗，也更加直接地把各环节的数据及所遇到的问题进行记录、反馈，不断改善团队的建设，最终提高医疗效果，提高社会满意度。

（三）流程改进

信息系统的高效稳定运行，必须通过科学有效的流程指引，绿色通道的畅通施行，也必须有制度及流程指引下的多学科协同合作。随着我院急诊信息化水平的不断提高及绿色通道的不断改善，原有绿色通道流程已不再适用，我院通过持续改进，形成了适应当前绿色通道的制度及流程（图4－3－4、图4－3－5）。相关制度及流程以医院发文形式下发执行，确保了各科室在绿通患者救治的顺畅与统一。

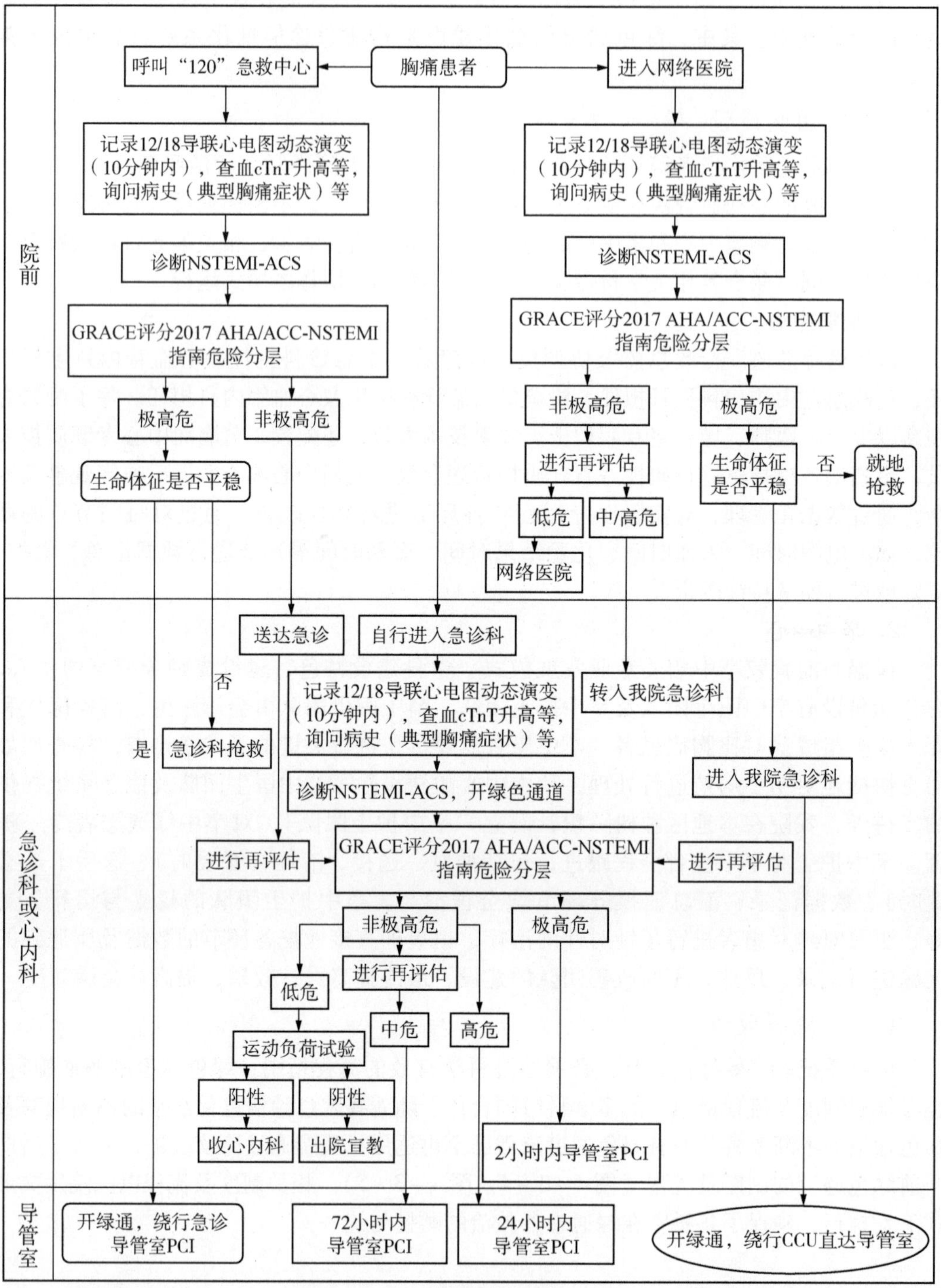

院前

胸痛患者

呼叫“120”急救中心

进入网络医院

记录12/18导联心电图动态演变（10分钟内），查血cTnT升高等，询问病史（典型胸痛症状）等

记录12/18导联心电图动态演变（10分钟内），查血cTnT升高等，询问病史（典型胸痛症状）等

诊断NSTEMI-ACS

诊断NSTEMI-ACS

GRACE评分2017 AHA/ACC-NSTEMI指南危险分层

GRACE评分2017 AHA/ACC-NSTEMI指南危险分层

极高危

非极高危

非极高危

极高危

生命体征是否平稳

进行再评估

生命体征是否平稳

否

就地抢救

低危

中/高危

网络医院

急诊科或心内科

送达急诊

自行进入急诊科

否

记录12/18导联心电图动态演变（10分钟内），查血cTnT升高等，询问病史（典型胸痛症状）等

转入我院急诊科

是

急诊科抢救

进入我院急诊科

诊断NSTEMI-ACS，开绿色通道

进行再评估

GRACE评分2017 AHA/ACC-NSTEMI指南危险分层

进行再评估

非极高危

极高危

进行再评估

低危

中危

高危

运动负荷试验

阳性

阴性

收心内科

出院宣教

2小时内导管室PCI

导管室

开绿通，绕行急诊导管室PCI

72小时内导管室PCI

24小时内导管室PCI

开绿通，绕行CCU直达导管室

图4-3-4　胸痛绿通患者处理流程

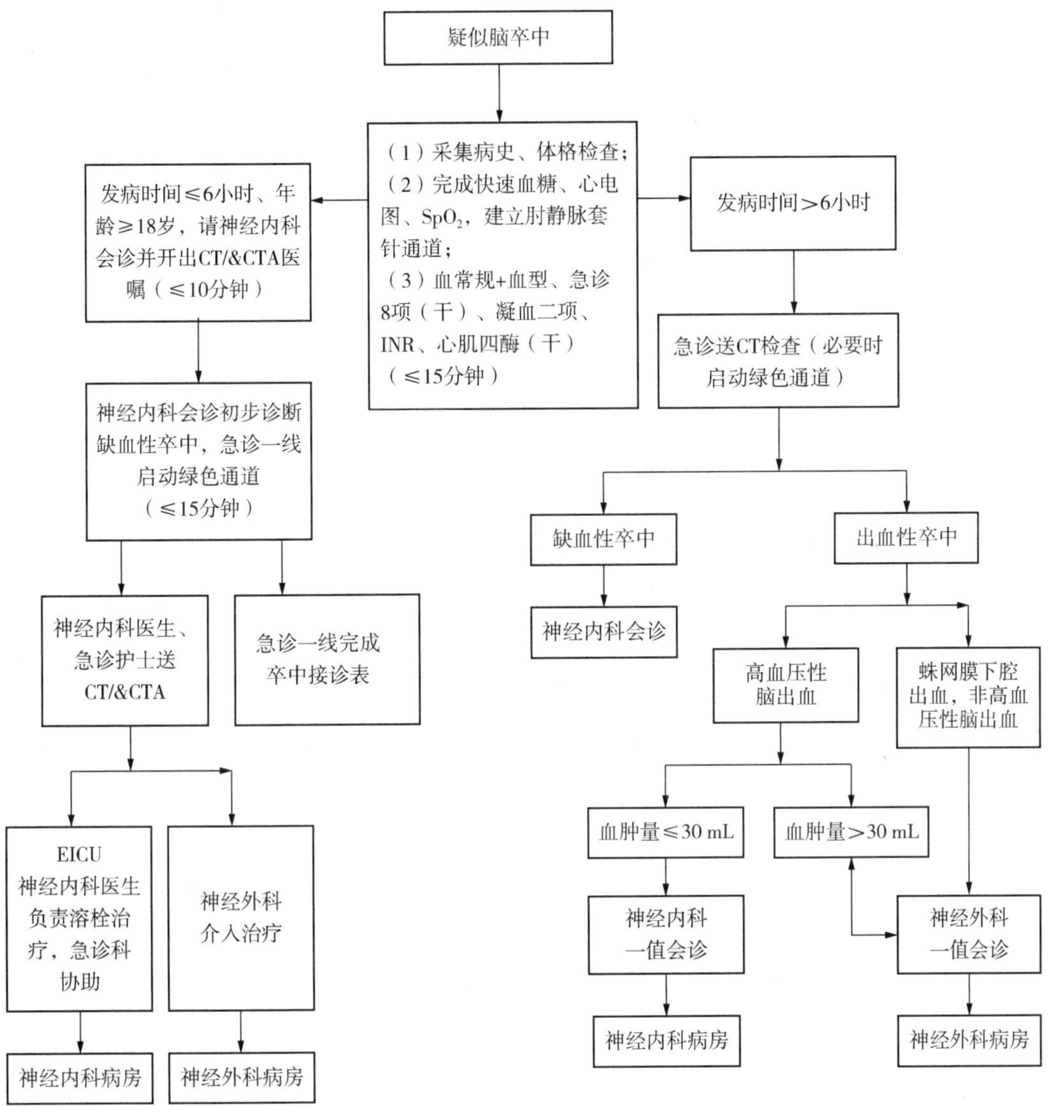

图 4－3－5　卒中绿通患者处理流程

三、实施效果

信息化绿色通道建设与开放后，取得了良好效果，可分为社会效益与经济效益。

（一）社会效益

1. 医疗服务能力提升

开通绿色通道时间缩短，提高抢救效率。以近 5 年数据分析，从患者来诊到开启绿色通道的时间，由原来的 28 分钟缩短至 6.5 分钟，降幅高达 76.8%，缩短了开通绿色通道的时间（图 4－3－6）。而且在医院、科室的努力建设下，此时间仍可进一步缩短。

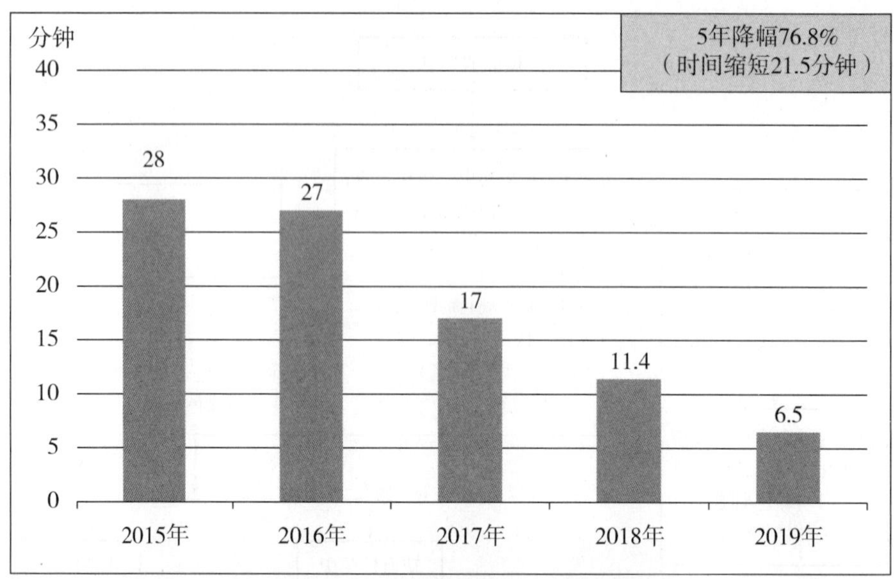

图 4－3－6　近 5 年患者开通绿色通道的用时

有效监控绿色通道患者急诊停留时间，提高专科治疗效率。在对我院开通绿色通道占大多数的胸痛、卒中两类患者的停留时间进行统计时显示，此两类患者的急诊停留时间呈逐年缩短的趋势，胸痛患者绿色通道急诊平均停留时间降低 19%，卒中患者降低 26. 5%。胸痛、卒中两个中心团队的成立与信息化构建，大大提高了专科治疗效率。（图 4－3－7）

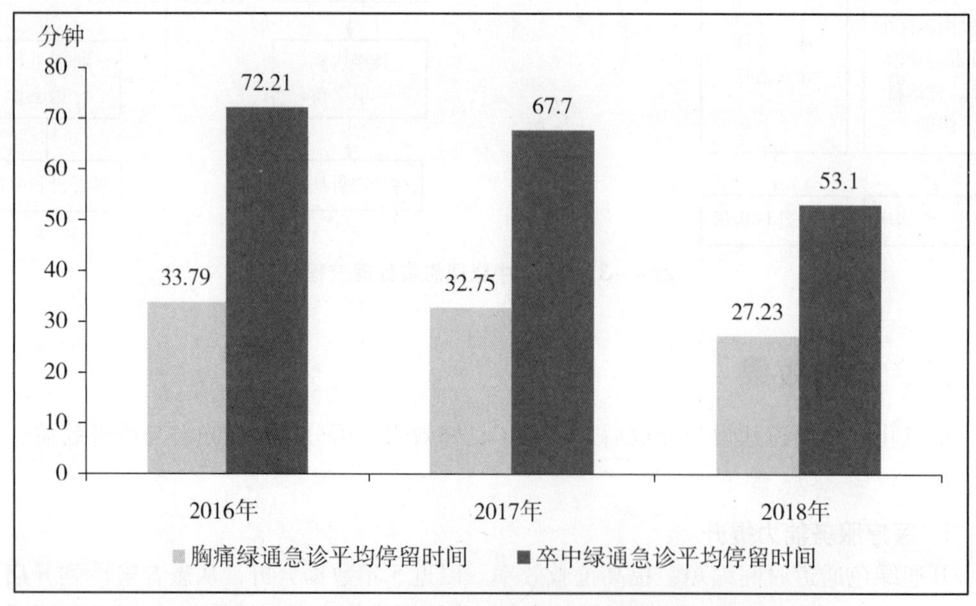

图 4－3－7　2016—2018 年年胸痛、卒中绿患者停留时间

绿色通道数据全面收集、有效管理。信息化绿色通道能向管理者提供全面、客观、及

时的数据，提示绿色通道在运行中哪个环节需要改善，怎么改善，具有非常强的针对性与有效性。这是信息化绿色通道健康、往上发展的必备条件。（图4－3－8至图4－3－10）

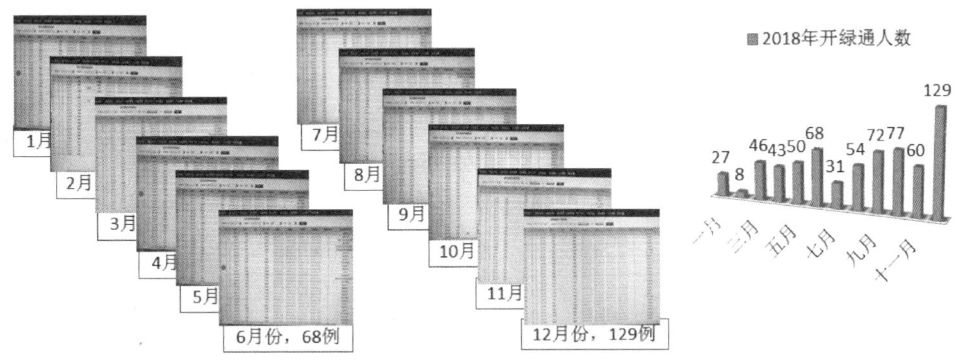

图4－3－8　2018年每月开通绿通患者环节表

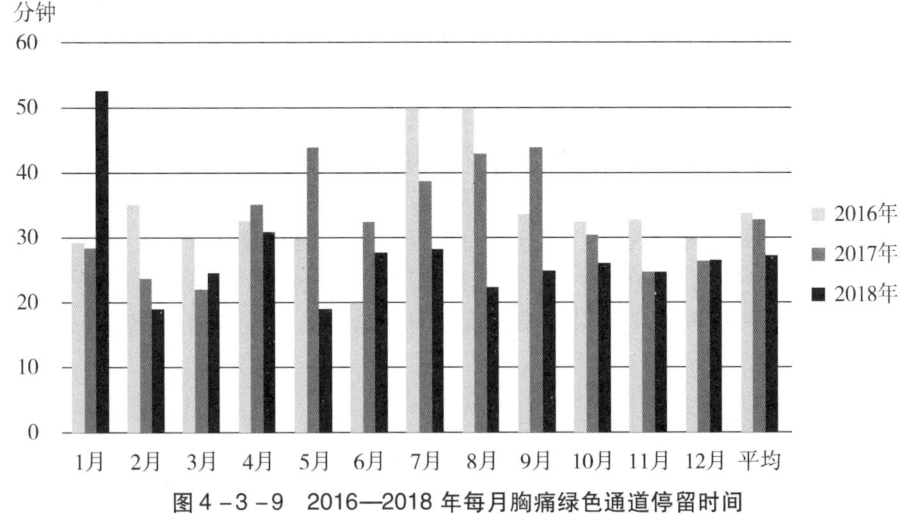

图4－3－9　2016—2018年每月胸痛绿色通道停留时间

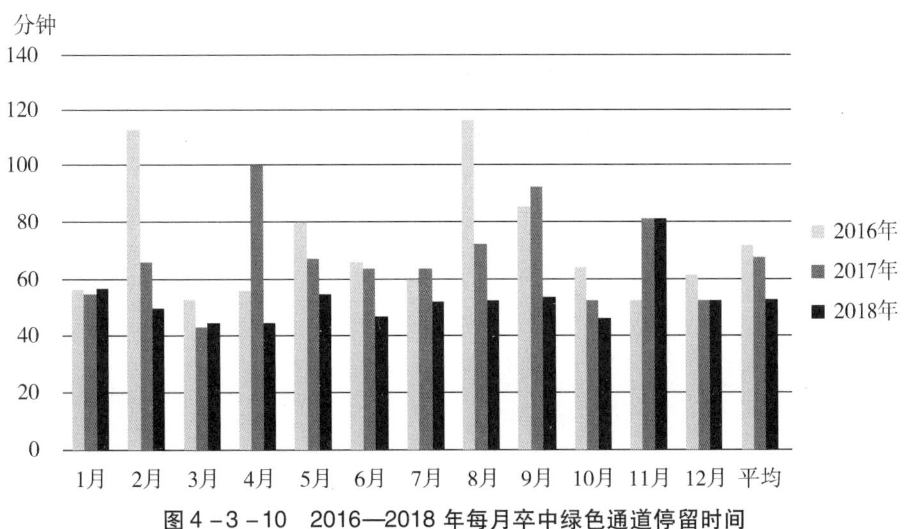

图4－3－10　2016—2018年每月卒中绿色通道停留时间

2. 提升了医疗效率，提高了就医体验及患者满意度

急诊科信息化绿色通道的建设，贯彻了上级要求的“合理分配医疗资源，急诊诊治轻重缓急，分级治疗”的原则。在施行过程中，无危重开绿通患者及家属对医疗反应及处理产生纠纷，患者（家属）满意度逐年上升（图 4－3－11）。

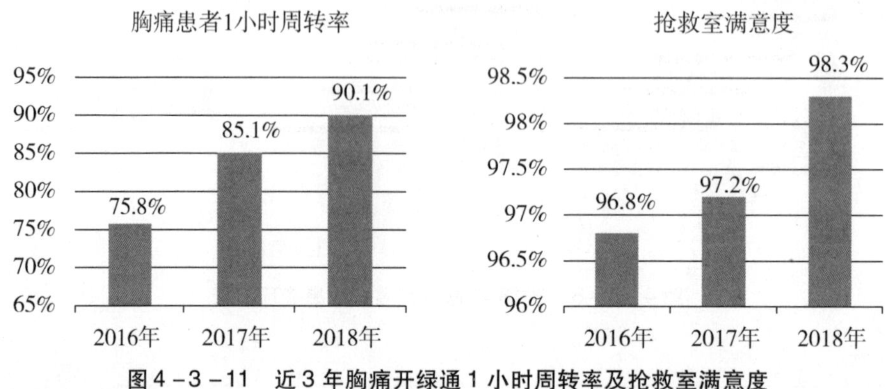

图 4－3－11　近 3 年胸痛开绿通 1 小时周转率及抢救室满意度

3. 对行业的影响

广东省作为科技创新大省，用智慧医疗为群众提供更优质更便捷的医疗便民服务。广州市作为广东省会城市，也本着“技术革新”推进高质量的急救医疗发展。我院作为广州市中心一家大型三甲医院，一直努力做好信息化医疗建设，“让百姓少跑腿、让数据多跑腿”，从而努力推动广州卫生健康信息化走向全国前列。目前我院信息化绿色通道建设走在广东省前列，多家医院来参观学习，为全省乃至全国急诊绿色通道信息化建设树立模板。

（二）经济效益

信息化绿色通道的建设形成了多个学科对诊断、治疗一体化的诊治模式，从而使医院运行效率提高，保障了急危重患者得到及时救治，提高了医院的影响力与知名度，同时，医疗效率提高，治疗周期缩短，有效降低患者费用，形成良好的社会影响。

（广州医科大学附属第二医院　张镜开　龚韩湘　伍宝玲　林珮仪）

4 胸痛中心区域协同救治模式建设

一、背景与现状

近年来，国家政策大力推进胸痛中心区域协同救治模式。2015 年 3 月，《国家卫生计生委办公厅关于提升急性心脑血管疾病医疗救治能力的通知》（国卫办医函〔2015〕189 号），明确强调网络医院要逐步完善并形成胸痛中心、卒中中心诊疗模式，建立科学的急性心脑血管疾病区域协同医疗救治体系，缩短再灌注治疗时间，提高急性心脑血管疾病医疗救治水平。2017 年 11 月，《国家卫生计生委办公厅关于印发胸痛中心建设与管理指导原则（试行）的通知》（国卫办医函〔2017〕1026 号），明确要求具备条件的医疗机构，要按照《指导原则》积极开展胸痛中心建设，建立以胸痛中心为基础的多学科联合诊疗模式，并要求各三级医院胸痛中心与所在医联体内各医疗机构、区域内院前急救中心（站）和基层医疗卫生机构签订胸痛患者协同救治协议，建立分工协作机制。为提高区域内胸痛救治水平，缩短胸痛患者治疗时间，改善胸痛患者治疗预后，节约医疗资源，我院开始建设胸痛中心区域协同救治模式，并不断优化，形成与区域内基层医院联动的胸痛救治网络。

二、方法与流程

为进一步提高区域内的急性胸痛救治水平，发挥三甲医院在区域内的急危重症抢救功能，广州医科大学附属第二医院开始探索胸痛中心区域协同救治模式。该模式将胸痛中心建设看作一个系统，该系统包含了医院子系统、社区子系统和联结子系统（图 4 - 4 - 1）。其中，医院子系统包括胸痛患者分诊、救治和康复评估，社区子系统包括胸痛知识宣教、胸痛患者首诊、家庭医生签约服务、胸痛危险因素控制和心脏康复治疗，联结子系统主要是以远程监测设备为基础的区域协作运转和康复出院后监测。以下将按照上述 3 个子系统描述具体建设方法及流程。

（一）医院子系统

1. 明确胸痛中心组织架构

我院于 2017 年正式成立胸痛中心，设置医疗总监、行政总监以及协调员，医疗总监由心血管内科主任及急诊科主任担任，行政总监由质控科科长担任，协调员由心血管内科及急诊科医生担任。同时，成立胸痛中心管理委员会，院长担任委员会主任，成员由急诊科、心血管内科、心外科、胸外科、呼吸内科、消化内科、皮肤科、医学影像科、检验科、医务科、质控科、护理部、信息科等科室负责人担任，设置秘书及协调员。

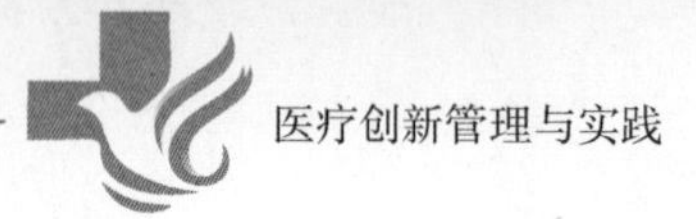

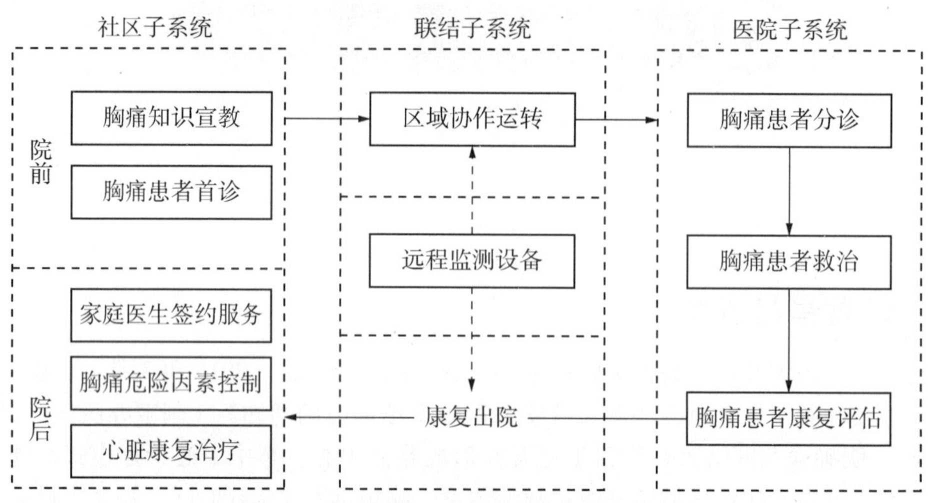

图4－4－1　胸痛中心区域协同救治模式结构

2. 明确管理制度及临床诊疗流程

根据我院胸痛中心运行实际情况，制定了7项制度，包括：联合例会制度、质量分析制度、典型病历分析制度、培训制度、流程改进制度、时钟统一管理制度、数据管理制度。制订了8项流程，包括：胸痛分诊流程、急性胸痛鉴别诊断流程、胸痛鉴别诊断会诊和协作流程、ST段抬高型心肌梗死（ST segment elevation myocardial infarction，STEMI）再灌注流程、非ST段抬高型心肌梗死（non-ST segment elevation myocardial infarction，NSTEMI）再灌注流程、主动脉夹层救治及转运流程、肺动脉栓塞救治流程、溶栓操作流程。

3. 全面实行胸痛患者优先原则

在分诊、就诊、检验、收费、发药等环节实行急性胸痛患者优先原则，在急性胸痛患者就诊时首份心电图、肌钙蛋白等辅助检查、急性冠脉综合征（acute coronary syndrome，ACS）的抗血小板药物使用、STEMI患者的抗凝治疗、溶栓治疗等环节实行先救治后收费的原则，以适应优化诊疗流程、最大限度缩短救治时间的需要。本着胸痛患者优先原则，对院内外标识与指引、急诊及抢救区域的布局等进行改造，设置清晰的标识与指引、流畅的抢救路线等。

4. 全面推进多学科协作

通过急诊科、心血管内科、心外科、胸外科、呼吸内科、消化内科、医学影像科、检验科等多学科协作方式，加强院内各相关科室协同合作，统一诊疗规范，优化诊疗流程，一旦启动胸痛绿色通道，各相关科室快速反应，协同救治，为胸痛患者提供高效、便捷、最佳的治疗途径及方案，以期达到缩短救治时间、改善预后和减少医疗费用支出的目的。

5. 完善人员配置，加强人员激励

除了配置有副高以上介入医师、导管室专职护士、放射技术人员，还配置2名胸痛中心专职质控人员，负责录入、上报、分析胸痛患者时间管理表，并定期组织胸痛中心质控会议。此外，每月对开通胸痛绿色通道的相关人员予以一定奖励。

6. 定期开展院内培训

定期开展胸痛相关培训，院内培训主要分为三类：①针对医院领导、医疗管理、行政管理人员的培训，主要通过讲座形式对胸痛防治形势、相关政策、医院建设情况等内容进行培训；②针对胸痛中心核心科室专业医师和护士的培训，主要通过讲座和演练形式对诊疗流程、最新指南、专业知识等内容进行培训；③对全院医、药、护、技人员，医疗辅助人员及后勤管理人员的培训，主要通过讲座和演练形式对胸痛患者识别、协助核心科室等内容进行培训。

（二）社区子系统

1. 与基层医院签订合作协议

为加强区域内急性胸痛患者的规范化救治，促进我院与区域内基层医院的密切合作和无缝对接，推动双向转诊，最大程度挽救患者生命，减轻患者痛苦，我院与多家基层医院签订了《急性胸痛患者联合救治协议》，建立双向转诊绿色通道，并指定专人具体负责双向转诊工作，保证24小时连续服务。

2. 对基层医院进行技术指导

胸痛中心区域协同救治模式下，基层医院对胸痛患者的首诊识别起到非常重要的作用，但当前基层医院普遍技术水平低下、人才不足。因此，我院不断加强对区域内基层医院的培训和技术指导，通过学术讲座、联合查房、远程手术指导等方式加强基层医院的技术合作。指导内容主要包括：症状的识别、诊断与鉴别诊断、现场急救处理、转诊流程（远程会诊、远程传输、患者转运）及患者随访康复等，重点集中在急性心梗的现场处理、心电图识别及现场急救技术。

3. 为社区居民提供相关教育和普及

第一目击者能够迅速实施高质量的心肺复苏术是挽救心搏骤停患者的关键，提高患者对胸痛相关疾病的认知水平，也有利于患者在早期出现胸痛症状时及时就诊，减少急性心肌梗死的发生率。因此，胸痛中心乃至全社会都应该重视胸痛知识的大众培训。我院通过义诊、健康大讲堂、宣传活动等多种形式为社区居民提供急性胸痛与急救知识普及、心血管疾病健康知识科普等。（图4－4－2）

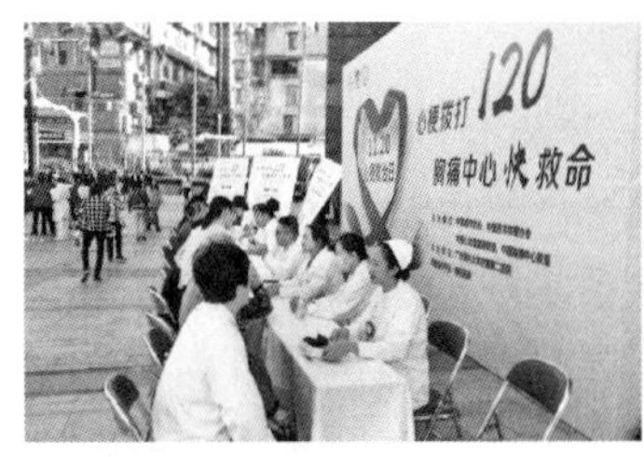

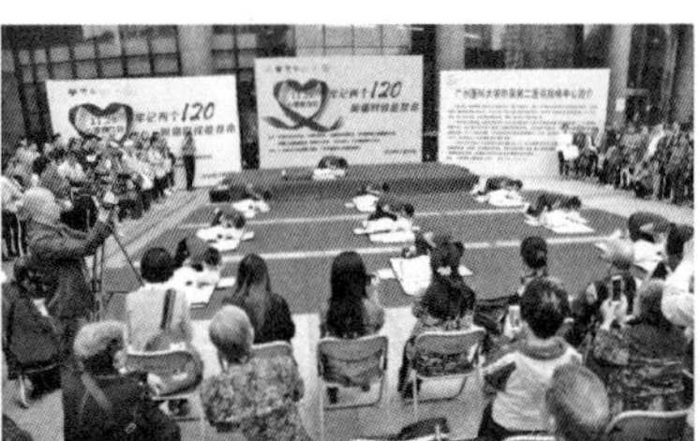
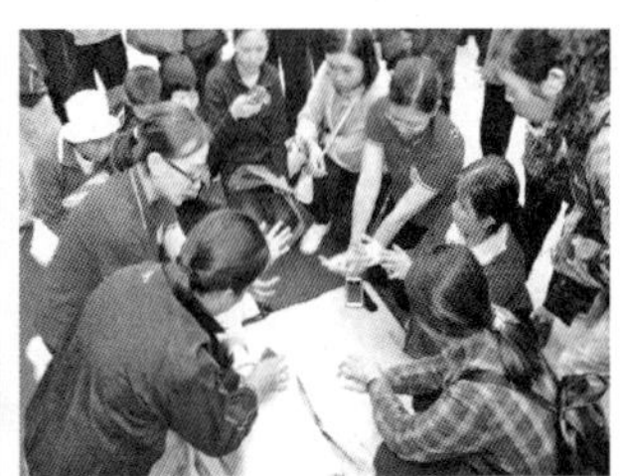

图4－4－2　胸痛中心义诊活动

（三）联结子系统

1. 与急救医疗指挥中心签订合作协议

为建立院前与院内无缝衔接的胸痛救治绿色通道，提升急性胸痛的救治质量和效

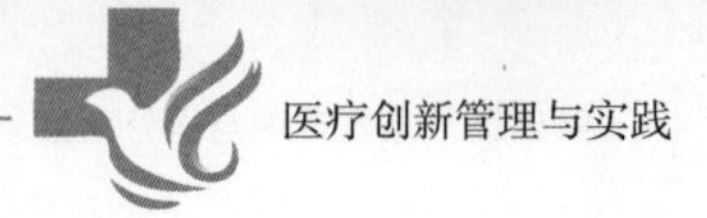

率，最大限度地保障胸痛患者得到及时救治，我院与广州市急救医疗指挥中心签订了专门的胸痛救治合作协议，共同构建区域协同救治体系。

2. 配置可移动配套设备

我院急诊科配置有专门的胸痛急救包，包括18导联心电图机、应急药物等，一旦接到胸痛患者出车通知，急救团队可立即使用胸痛急救包。此外，统一使用广州市院前急救电子病历系统，配套有统一的平板电脑，对患者病历进行实时记录并远程传输至医院，若发现是急性胸痛患者可提前做好相应。

3. 加强院前急救培训

我院急诊科配备有专业的院前急救团队，胸痛中心定期为院前急救团队开展胸痛相关培训及急救演练。此外，定期对急救医疗指挥中心管理人员、调度人员等相关人员开展培训。

4. 建立完善的质控体系

我院是广州市胸痛中心质量控制中心，从2018年下半年开始组织开展广州市胸痛中心常态化质控工作，主要是每季度组织专家组到广州市已注册省级或者国家级胸痛中心的医疗机构进行现场检查。制订有专门的质控指标体系，检查内容包括急性胸痛病例上报完整性、STEMI病例的时间节点填报完整性及溯源性、数据库填报时效性、再灌注率、再灌注策略合理性等。检查完毕后，质控专家现场汇总质控结果，向医院进行现场反馈，并对数据填报和管理提供指导性建议和意见。质控结果将作为各胸痛中心运行质量考核的主要依据，同时也是遴选广东省胸痛中心示范基地和推荐申报国家胸痛中心认证及国家示范基地的重要依据。

三、实施成效

建立胸痛中心后，通过构建区域协同救治模式，不断完善制度与流程，我院胸痛救治水平及急性胸痛反应速度得到了较大的提升。2018年，我院首次医疗接触到首份心电图平均时间为6.87分钟，2019年为5.42分钟。2018年首份心电图完成至首份心电图确诊平均时间为3.15分钟，2019年为2.70分钟。2018年检测肌钙蛋白从抽血到获取报告平均时间为15.69分钟，2019年为15.35分钟。2018年D2B平均时间为95.71分钟，2019年为66.01分钟。2018年导管室激活平均时间为18.31分钟，2019年为16.40分钟。

四、持续改进

胸痛中心区域协同救治模式通过构建院内及区域质控体系实现持续质量改进。在院内，每季度召开质控管理会议，对胸痛病例进行质控分析，针对典型病例展开讨论，对需要改进的制度及流程进行修订，形成院内胸痛诊疗质量管理闭环。在区域内，我院为广州市胸痛中心质量控制中心，组建了质控专家组，根据广东省胸痛中心的质量控制指标体系，每半年组织专家组对广州市内胸痛中心进行现场质量评估，并对评估结果进行现场反馈及指导，形成广州市胸痛中心质量控制体系。

［附件1］急性胸痛鉴别诊断流程

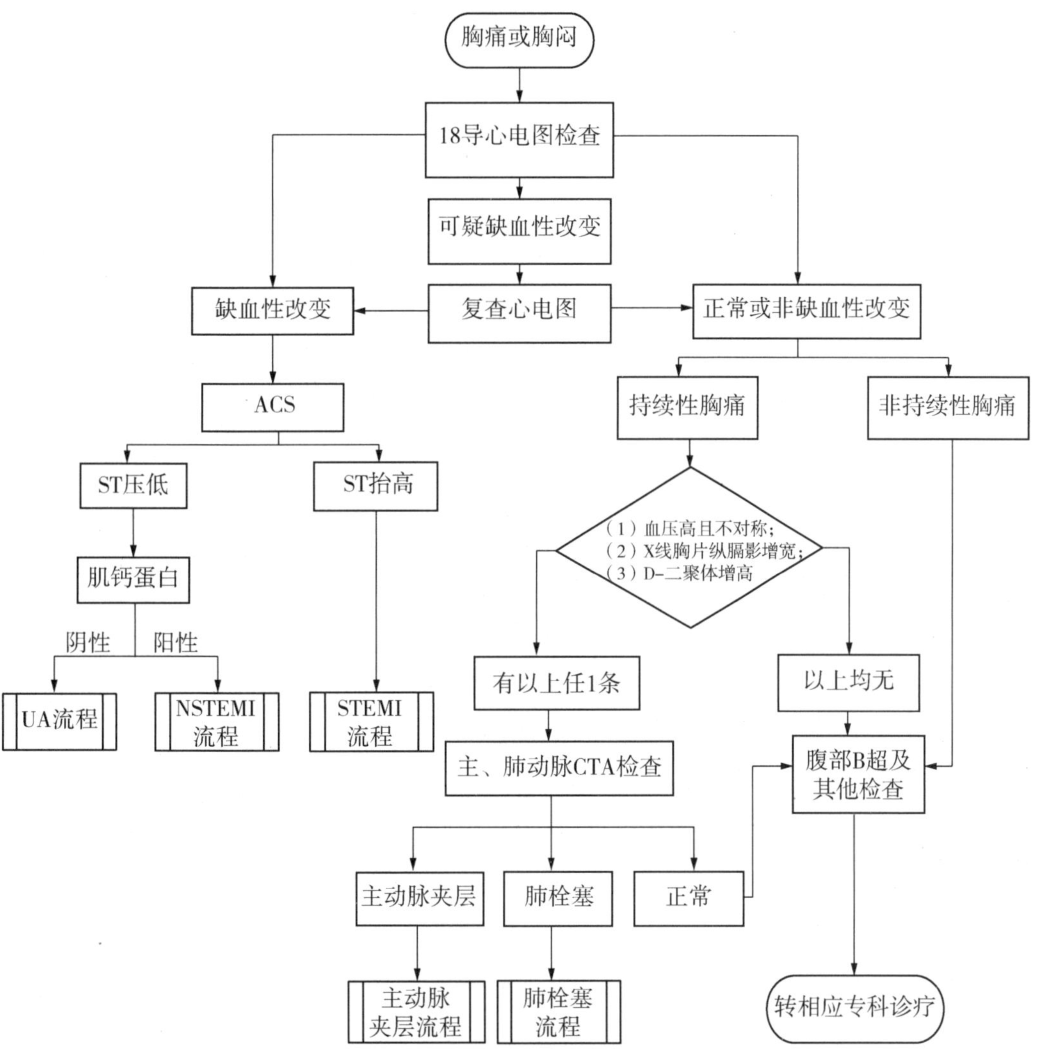

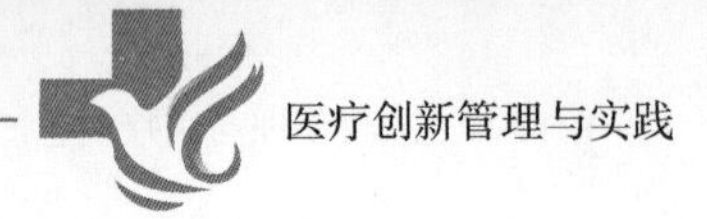

［附件2］STEMI 再灌注治疗策略总流程

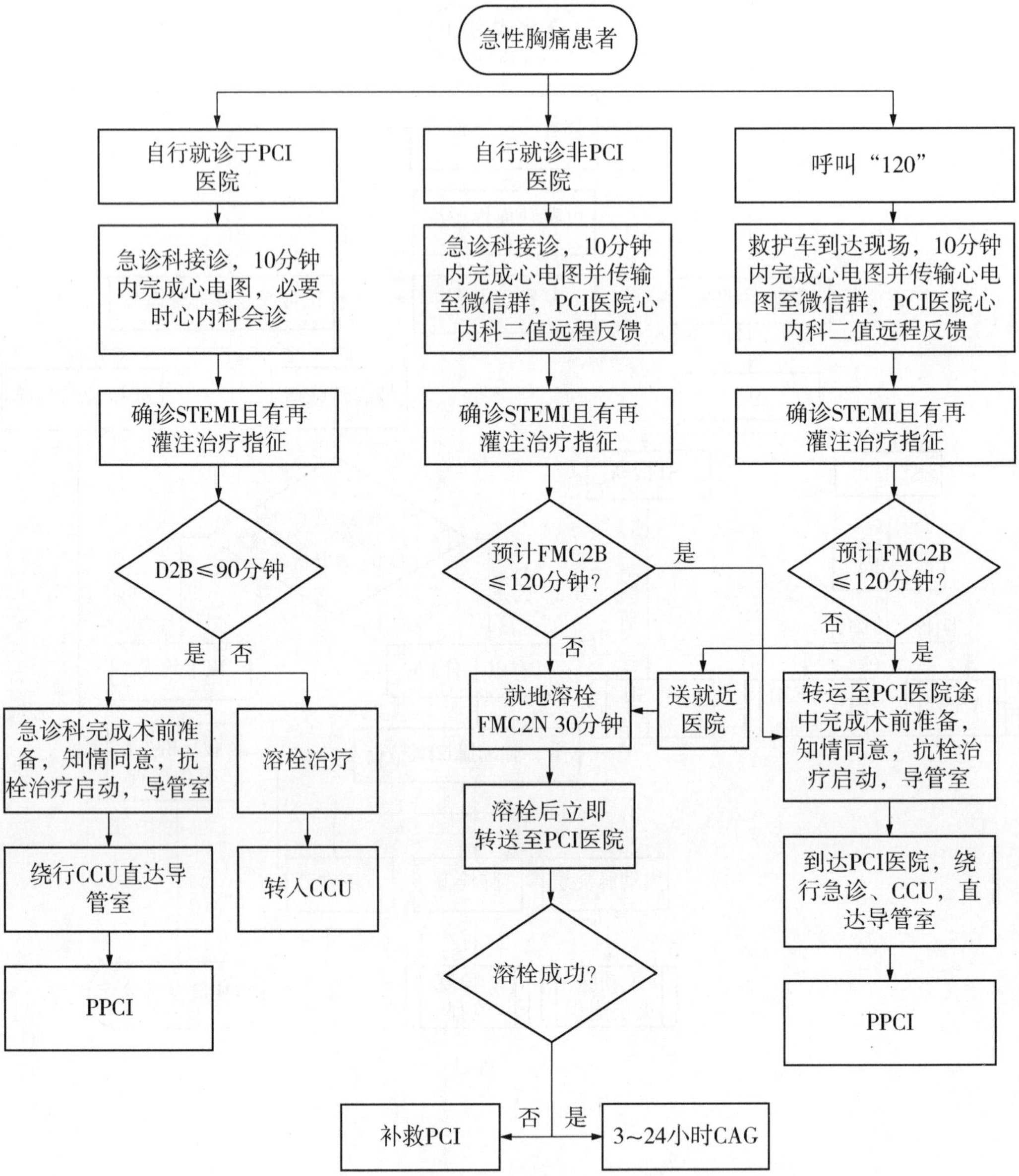

急性胸痛患者

自行就诊于PCI医院 → 急诊科接诊，10分钟内完成心电图，必要时心内科会诊 → 确诊STEMI且有再灌注治疗指征 → D2B≤90分钟

- 是 → 急诊科完成术前准备，知情同意，抗栓治疗启动，导管室 → 绕行CCU直达导管室 → PPCI
- 否 → 溶栓治疗 → 转入CCU

自行就诊非PCI医院 → 急诊科接诊，10分钟内完成心电图并传输至微信群，PCI医院心内科二值远程反馈 → 确诊STEMI且有再灌注治疗指征 → 预计FMC2B≤120分钟？

- 是 → 转运至PCI医院途中完成术前准备，知情同意，抗栓治疗启动，导管室
- 否 → 就地溶栓FMC2N 30分钟 → 溶栓后立即转送至PCI医院 → 溶栓成功？
  - 否 → 补救PCI
  - 是 → 3~24小时CAG

呼叫“120” → 救护车到达现场，10分钟内完成心电图并传输心电图至微信群，PCI医院心内科二值远程反馈 → 确诊STEMI且有再灌注治疗指征 → 预计FMC2B≤120分钟？

- 否 → 送就近医院 → 就地溶栓FMC2N 30分钟
- 是 → 转运至PCI医院途中完成术前准备，知情同意，抗栓治疗启动，导管室 → 到达PCI医院，绕行急诊、CCU，直达导管室 → PPCI

（广州医科大学附属第二医院　伍宝玲　林佩仪　梁嘉恺）

5 地市级胸痛中心联盟建设

一、背景与现状

（一）国家政策大力推动胸痛中心建设

近年来，心血管急诊急救体系建设得到国家卫生健康委员会的高度重视，并相继出台多份政策文件指导和大力推动建设。胸痛中心是一种区域协同救治的服务模式，是急诊急救体系建设的重要形式，通过多学科（包括急救医疗系统、急诊科、心血管内科、导管室、检验科、心胸外科等）合作，提供快速而准确的危险评估、诊断及规范的治疗，为以急性胸痛为主要临床表现的急性心肌梗死、主动脉夹层、肺动脉栓塞等急危重症患者提供的快速诊疗通道。新一轮医改下，国家卫生计生委为落实《关于提升急性心脑血管疾病医疗救治能力的通知》（国卫办医函〔2015〕189 号）和《关于印发 2017 年深入落实进一步改善医疗服务行动计划重点工作方案的通知》（国卫办医函〔2017〕139 号）有关要求，推动医疗机构建立多学科诊疗模式，进一步提升胸痛相关疾病医疗救治能力，已组织制定并发布《胸痛中心建设与管理指导原则（试行）》（国卫办医函〔2017〕1026 号），明确要求地方各级卫生计生行政部门要高度重视胸痛相关疾病医疗救治工作，按照改善医疗服务相关工作要求，创新急诊急救服务，鼓励指导本辖区医疗机构做好胸痛中心建设和管理工作，对胸痛中心建设起到非常强的指导和促进作用。

（二）急性心肌梗死死亡率高，近年农村死亡率大幅度超过城市

根据《中国心血管病报告 2017》指出，2015 年冠心病死亡率比上一年相比略有上升。总体上看农村地区冠心病死亡率略高于城市地区。2015 年，冠心病死亡率继续 2012 年以来的上升趋势，农村地区冠心病死亡率明显上升，到 2015 年已略微超过城市水平。2002—2015 年急性心肌梗死死亡率总体亦呈现上升态势，从 2005 年开始，急性心肌梗死死亡率呈现快速上升趋势，农村地区急性心肌梗死死亡率不仅于 2007 年、2009 年、2011 年其数次超过城市地区，而且于 2012 年开始，农村地区急性心梗死亡率明显上升，2013—2015 年大幅超过城市平均水平。

（三）中国现在面临的急性心梗救治问题

清远市是广东省面积最大的地级市，下辖两区两市四县总计 80 个乡镇、1 023 个行政村（含省定贫困村 261 个、覆盖 20 户以上的自然村 3 283 个），作为广东省山区市，农村地区急性心梗救治形势严峻。急性心梗患者救治流程不完善，体现在多个地方的延误，患者方面的延误、基层卫生院的延误、具有经皮冠状动脉介入治疗（percutaneous coronary intervention，PCI）能力医院院内多学科的延误，最后导致心肌总缺血时间的延长。重新整合救治流程关键是胸痛中心的建立，把院前救治流程与院内绿色通道有效结

合，最大限度地缩短心肌总缺血时间。

胸痛中心是针对急性胸痛相关疾病的多学科联合诊疗基地。2016年12月12日，在清远市政府的倡导及清远市卫生和计划生育委员会的主导下清远市胸痛中心成立，由清远市人民医院承办，负责胸痛中心的日常运作，并于2017年12月通过国家标准版胸痛中心认证。

二、方法与流程

为实现“原则上三级综合医院和县级综合医院等承担急性胸痛主要接诊任务的医院均应建立胸痛中心，其中至少50%的医院通过广东省胸痛中心认证”的目标，进一步加强清远市急性胸痛的区域性协同救治网络建设，更加高效地推动胸痛中心的建设、培训、预审、认证和质控工作，广州医科大学附属第六医院（清远市人民医院）牵头成立胸痛中心联盟。

（一）工作目标

建立市高质量的急性胸痛区域协同救治体系。到2019年年底，全市100%三级综合医院开展广东省胸痛中心创建活动，县级综合医院等承担急性胸痛主要接诊任务的医院均开展胸痛中心创建活动，其中至少50%的县级综合医院通过广东省胸痛中心认证。

（二）实施范围

全市二级以上综合医院。

（三）工作机构

清远市胸痛中心联盟为全市各医疗机构搭建相互支持、相互学习、相互借鉴、共同提高的多学科技术支持平台和学术交流平台，为全市心血管病患者救治提供重要保障。

清远市胸痛中心联盟具体负责市急性胸痛相关疾病救治的培训及质控管理工作。清远市胸痛中心联盟下设办公室在广州医科大学附属第六医院（清远市人民医院），承担联盟日常工作及胸痛中心联盟持续改进工作，办公室下设质量控制小组及培训小组。

（四）工作职责

1. 胸痛中心联盟主要职责

（1）统筹及协调胸痛中心建设工作，组织制订并颁布急性胸痛相关诊疗方案、规范标准、操作流程，确定培训内容、目标和计划并组织实施，组织制订评估方案并组织评估，提出改进方案并组织实施。

（2）推进医联体建设，促进优质医疗资源共享和下沉基层，对胸痛中心联盟成员单位开展业务指导和技术培训。通过多种途径加强健康宣教，增加公众对急性胸痛相关疾病的了解。

（3）制订全市胸痛中心建设方案和年度质控及培训计划，承担对全市医疗机构胸痛中心管理等工作的业务指导和业务培训工作。开展全市胸痛中心质量管理现状的分析、研究，为卫生行政部门决策提供建议，建立胸痛中心质控评价与考核体系，定期公布质控结果。

（4）定期向市卫生健康局汇报胸痛中心工作进展情况，配合做好不良事件调查，重点提出具体整改要求，每年年终以书面形式报告工作总结。

2. 胸痛中心联盟办公室主要职责

落实市胸痛中心联盟工作委员会交代的各项工作，针对胸痛中心联盟工作提出具体实施方案。组建市胸痛中心联盟质控小组和培训小组。按计划对市胸痛中心联盟单位成员创建工作进行相关培训，根据各医院创建具体情况指导胸痛中心认证前预检工作。运用多种管理工具不断进行持续改进，组织及督促各联盟成员单位年终向胸痛中心联盟办公室提交年度工作总结。

3. 质控小组主要职责

根据全市不同医疗机构胸痛中心建设进度，指导基层医院按照规范要求对急性胸痛患者进行首诊和筛查；对低危急性胸痛患者进行评估及处理，对需行 PCI 治疗的胸痛患者及时、规范地转运；对胸痛高危病人开展筛查、监控工作，完善健康档案；对急性胸痛恢复期病人提供康复、护理服务及开展健康教育和日常管理工作。负责建立全市胸痛中心质控评价与考核体系并进行质控，对质控指标进行追溯分析，利用 PDCA 循环逐步提高医疗质量。每半年向胸痛中心联盟办公室提交质控报告。

4. 培训小组主要职责

培训小组负责对胸痛中心相关诊疗技术方案、规范标准、操作流程等内容进行培训，制订分级分层培训计划，确保各级胸痛中心医疗机构的医务人员按照职责分工，熟练掌握急性胸痛相关疾病的诊疗方案、分级诊疗方案、救治和转运流程、胸痛高危病人筛查监控方案、急性胸痛恢复期病人日常管理方案等专业性知识，并按照职责分工开展工作。指导各联盟单位运用多元化医疗质量管理工具进行持续改进。

（五）胸痛中心联盟实施难点及解决方法

（1）不同层级的医疗机构间缺乏有效的分工和协作，未能形成良好的区域协同机制，常见病、多发病等也集中在大医院就诊，基层医疗机构未能承担相应职责，降低医疗资源的使用效率。胸痛中心解决方法：地方各级卫生健康行政部门持续推动医疗机构建设胸痛中心，实现全域覆盖的全市模式，合理优化医疗资源，建立基层筛查、上下联动、双向转诊区域协同的救治网络。

（2）不同医疗机构间信息未能打通，区域性强，形成信息“孤岛”，导致患者院前筛查、院中救治、院后康复信息脱节，无法持续性跟踪患者的病情变化并进行长期管理。胸痛中心的解决方法是：国家卫生计生委发布心血管危急重症全程管理标准，指导基层医疗机构提供高质量的医疗服务，推动各级胸痛中心全程管理患者，推动分级诊疗的落地。

（3）缺乏对民众疾病知识的普及教育，导致民众在危急重症发病早期自救和他救的意识薄弱。胸痛中心的解决方法是：由各级卫生行政部门主导，加大急性胸痛的公益宣传，普及胸痛急救知识，提高全民自救和他救的意识，全民参与胸痛中心建设。

（六）具体实施步骤

（1）制订下发《清远市胸痛中心联盟工作实施方案》。

（2）协调成立市胸痛中心联盟大会，并举办胸痛中心质量控制培训班。

（3）胸痛中心联盟工作委员会做好胸痛中心联盟成员单位建设工作。各级医院领导要理解和重视胸痛中心建设工作，把胸痛中心建设工作纳入医院工作计划。同时，按每年《广东省胸痛中心认证的通知》认证时间节点，结合本院的建设进度适时提出认证申请。胸痛中心联盟专家对提出认证申请的医院给予到点培训及认证前预检指导。清远市内各医疗机构协作建立市急性胸痛患者的接诊、会诊、转诊制度及流程，建立急性胸痛患者救治的院前院内绿色通道和院际间转接诊无缝对接通道，保障急性胸痛疾病患者全急救流程得到及时规范有效的救治。

（4）清远市胸痛中心联盟办公室做好市急性胸痛救治的质控工作。根据“方案”要求，对市急性胸痛救治情况组织开展质量控制工作。每半年对市内已通过省级以上认证的胸痛中心及已启动胸痛中心建设的医院的相关数据进行抽查，对 ACS 患者的再灌注策略进行专业评估；每家已通过认证和启动建设的胸痛中心至少随机抽取一定数量的急性胸痛和急性心肌梗死病例进行现场核查，重点核查数据库中各时间节点的完整性、真实性、准确性及可溯源性。对联盟的其他成员单位，每半年开展 1 次检查，重点抽查记录的急性胸痛病例数与医疗机构相关规范是否相符。以上质控情况每半年向广东省胸痛中心协会提交质控报告。

（5）清远市胸痛中心联盟办公室做好胸痛中心相关培训工作，搭建一个相互支持、相互学习、相互借鉴、共同提高的多学科技术支持平台和学术交流平台。做好胸痛中心认证申请单位的相关到点培训工作。每年举办 1 ～2 次市胸痛中心相关培训班。根据胸痛中心建设要求，承担更多的群众性健康宣教义务，促使高血压、糖尿病、高血脂等心脏病危险因素得以更大范围和程度的预防和控制，令心脏急救和心脏康复的理念根植于群众。

（6）清远市卫生行政部门定期组织对辖区内医院胸痛中心创建活动开展情况进行指导和检查。

三、实施成效

（一）胸痛中心救治急性心肌梗死效果显著

2019 年 1—12 月我院首次医疗接触到首份心电图时间为 4. 3 分钟；首份心电图确诊时间为 2. 8 分钟；救护车远程传输心电图至胸痛中心比例为 99. 5%；导管室激活时间为 13. 6 分钟；抽血到获取肌钙蛋白报告时间为 17. 6 分钟；急诊 PCI 患者月平均门 - 球时间为 62. 5 分钟，达标率为 91. 5%。院前急救与院内急诊绿色通道得到进一步有效衔接，并建立覆盖全市的区域协同网络，与全市共 20 家医院签订联合救治协议，网络医院转运至我院胸痛中心救治共 384 人次，直接绕行急诊直达导管室开通血管，绕行比例达到 56%，充分体现了全市急性心肌梗死患者救治流程的简化与迅速及胸痛中心的区域协同救治作用。

（二）覆盖全市急性胸痛患者救治一张网

胸痛中心成立以来，共与 20 家基层医院签署联合救治协议，并联合清远市“120”共同合作，加上我院远程传输系统及医疗资源下沉，联合我院帮扶医院，基本建立全市急性胸痛救治一张网，2017 年我院急诊不再单纯依靠车辆救援，新增加了空中救援模式，以最快速度救治急性胸痛患者。

（三）成立市胸痛中心联盟

胸痛中心建设永远在路上，“一枝独秀不是春，百花齐放春满园”，协助基层医院建立胸痛中心才是建立市胸痛中心区域协同救治的根本。在清远市卫生健康局的主导下及我院的协助下，全市胸痛中心联盟成立。根据胸痛中心联盟培训计划，我院胸痛中心团队多次到全市 17 家基层医院进行胸痛中心相关知识培训，对其进行胸痛中心建设辅导及工作答疑。对清城区 12 家基层医院进行一对一帮扶，从胸痛疾病相关知识到医疗质量管理，定期对清城区网络医院集中培训，共开展大班授课达到 16 次，培训人数达 2 000余人次。用科学的方法持续改进解决问题并进行数据乃至流程的持续改进，共产生持续改进主题 10 多个。在胸痛中心联盟的帮扶下，截至 2019 年 12 月，已有 12 家医院在中国胸痛网上注册，启动胸痛中心建设，申请认证的单位有 5 家。通过广东省胸痛中心认证单位有 2 家，通过国家版胸痛中心认证单位 1 家，全市掀起了胸痛中心建设的高潮。为了更好地规范与支持全市胸痛中心建设，在清远市卫生健康局的主导下，我院胸痛中心的协助下，全市胸痛质量控制中心成立，定期到基层医院培训及协助基层医院胸痛中心的建设，每家启动胸痛中心建设的单位均派全市胸痛质量控制专家组到场质控及培训，截至 2019 年 12 月，共质控 6 家医院胸痛中心数据，质控病例数达1 万多例。

四、持续改进

随着胸痛中心在各地的逐步建成，一个新型心血管防治体系的生态链将逐渐形成。医改的方向从救治到预防延伸，从以疾病为中心，转变为以健康为中心，做到社区公众筛查危险因素，高危人群管理、监测，有效控制疾病的发病率、治疗率，从而为健康体系的建立打下坚实的基础。我院将继续坚持以评促建，以评促改，秉承“责任、团队、仁爱、奉献”的核心价值观，坚持“技术立院、人才强院、科教兴院、和谐固院”，持续改进我们的质量、安全、服务、效率、效益，进一步完善胸痛中心区域协同救治工作，为提高清远地区医疗服务能力，提高清远及周边地区人民健康水平而努力奋进。

［附件1］联合例会制度

1　目的

提高胸痛接诊、诊断及治疗的效率，强化多学科，多部门协调合作，协调院内外各相关部门关系，共同促进胸痛中心建设和发展，改进工作质量和流程，特制定联合例会制度。

2　范围

胸痛中心相关人员、有关职能管理部门或科室、急救医疗体系、基层医院的领导或急诊及心血管内科主任、院内相关科室。

3　定义

联合例会：胸痛中心为协调院内外相关部门关系、胸痛中心的建设和发展而设立的专门会议，重点解决胸痛患者救治中存在的问题，完善胸痛救治工作的流程。

4　职责

无。

5　标准

5.1　例会时间：胸痛中心联合例会至少每半年举行1次，具体时间在胸痛中心总监确定后由胸痛中心协调员通知相关部门。

5.2　例会地点：清远市人民医院胸痛中心指挥部（如有改变另行通知）。

5.3　组织与准备：胸痛中心联合例会通常由胸痛中心医疗总监和行政总监根据胸痛中心运行情况提出召开会议的倡议，报请胸痛中心委员会主任委员决定召开的时间，胸痛中心委员会与医疗总监和行政总监共同协商会议议题和议程，并负责会议的相关组织工作。

5.4　例会讨论内容：

5.4.1　胸痛中心的阶段性工作情况总结，通常由行政总监负责汇报。

5.4.2　胸痛中心实际运行中存在的问题和矛盾，共同讨论解决的办法。

5.4.3　急性胸痛救治流程中需要单位之间或科室之间协调的问题。

5.4.4　胸痛中心的培训情况及后续培训计划。

5.4.5　近期工作计划。

5.4.6　其他与胸痛中心建设相关的问题。

5.5　例会的记录：

5.5.1　记录包括会议召开时间、地点、主持人、参会人员单位及人数、主要讨论内容、会议总结。

5.5.2　要求保存会议现场照片或视频等影像学资料备查，照片必须能够显示会议主题、主要人员和时间三大要素。要有会议记录人和核对人员的签名。

5.5.3　会议后尽快将会议记录、视频资料及会议讲稿、签到表上传到中国胸痛中心总部云平台。

5.6　联合例会是胸痛中心的重要活动内容之一，必须指定人员做好记录并存档，记录要客观、真实，是申请认证重要的被考察内容和认证依据之一。

6　流程图

无。

7　表单及用物设备

无。

8　相关文件

8.1　《中国胸痛中心建设规范与实践》，向定成、秦伟毅、周民伟，人民军医出版社。

8.2　《规范化胸痛中心建设与认证》，向定成、于波、苏晞、王焱，人民卫生出版社。

［附件2］　网络会诊制度

1　目的

为切实做好胸痛中心网络会诊，规范工作程序，提高工作效率，确保医疗安全，加强与网络医院联系，现制定胸痛中心网络会诊制度。

2　范围

心内科医护人员、急诊科医护人员。

3　定义

无。

4　职责

无。

5　标准

5.1　已投放扁鹊飞救系统胸痛中心网以建设网络协议医院，通过手机、电脑网络、微信群等方式进行远程会诊。以上方式同样适用于市“120”派单要求进行院前急救病例。

5.2　指定由心内科二值对任何形式的远程会诊申请给予急诊救治策略指导，如通过询问病史、上传心电图等综合判断ST段抬高型急性心肌梗死是先行溶栓治疗再转诊还是直接转诊行PCI治疗。

5.3　对于急诊科接诊的院前急救胸痛疑诊病例，也必须通过手机、电脑网络、微信群等方式进行院前远程会诊。

5.4　为保证会诊及时，保证通信渠道畅通，医院安排专人24小时值班，固定心内科会诊电话（手机139××××××××或短号666777）和救护车出车电话，要求无特殊情况接到远程会诊需在3分钟内回复。如不能回复应及时请示急诊二三线医师意见，并及时将处置意见转达到基层医院或救护车。

5.5　对于院内非胸痛科室接诊急性胸痛患者，按照院内急会诊流程执行，要求心内科或急诊科医师在接到急会诊电话后10分钟内到位，并视情况尽快将患者转诊到胸痛诊室或心内科，启动胸痛患者救治流程。

6　流程图

无。

7　表单及用物设备

无。

8　相关文件

8.1　《中国胸痛中心建设规范与实践》，向定成、秦伟毅、周民伟，人民军医出版社。

8.2　《规范化胸痛中心建设与认证》，向定成、于波、苏晞、王焱，人民卫生出版社。

［附件3］急性胸痛患者远程会诊流程

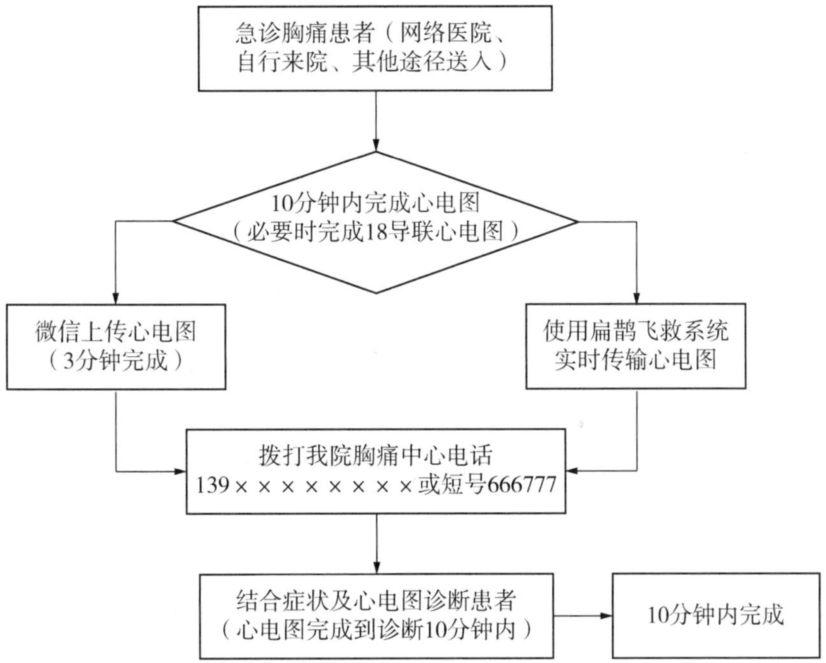

[附件4] 院前绕行急诊及CCU直达导管室流程

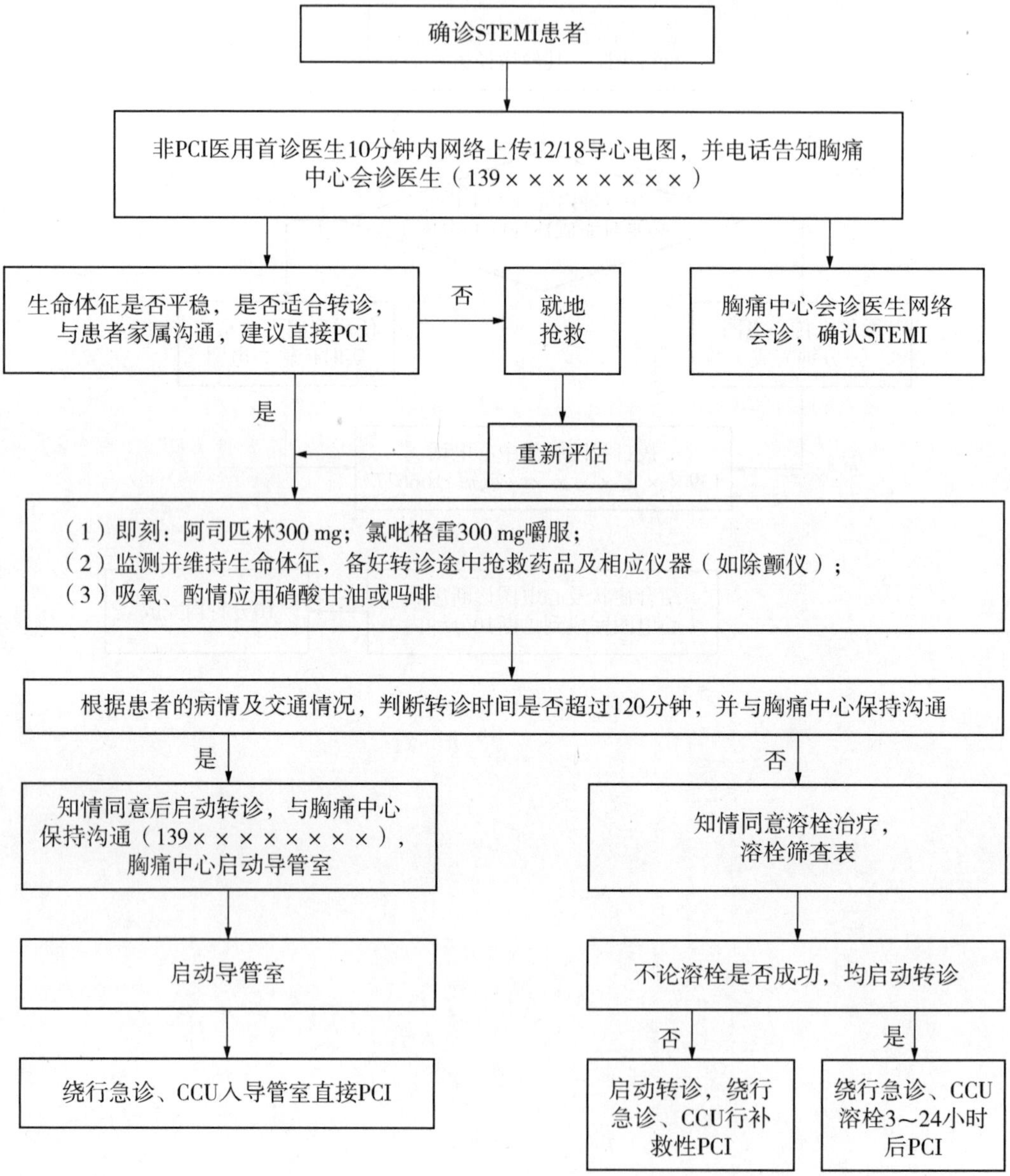

[广州医科大学附属第六医院（清远市人民医院）
刘杰雄　程忠才　张小勇　戴燕平]

6 基于“三全”模式的卒中中心建设

一、背景与现状

脑卒中（cerebral stroke）又称中风、脑血管意外（cerebral vascular accident，CVA），是由于脑部血管突然破裂或因血管阻塞导致血液不能流入大脑而引起脑组织损伤的急性脑血管疾病，具有高发病率、高复发率、高致残率、高死亡率及经济负担重的特点，分为缺血性卒中和出血性卒中。缺血性卒中的发病率高于出血性卒中，占脑卒中总数的60%～70%。

据世界卫生组织统计，中国脑卒中发病率高于世界平均水平。我国第三次国民死因调查结果显示，脑卒中已经被列为中国第一位致死病因。我国每年200万人因中风死亡，年增长速率达8.7%，根据预测，2030年我国脑血管病事件发生率将比2010年升高约50%，预计增加120万例。全国现幸存中风患者700万，其中450万患者不同程度地丧失劳动力且生活不能自理，致残率高达75%。据统计，我国每年用于治疗卒中的直接费用约为200亿元，且不包括患者死亡或残疾导致的劳动力丧失引起的间接经济损失。卒中严重影响患者生活质量，给家庭和社会造成巨大负担。

脑卒中只有在发病4.5小时内才能实施静脉溶栓，有研究显示，每缩短15分钟可使卒中院内死亡减少5%；每增加15分钟，卒中患者无残疾生存的可能性便下降10%。目前中国卒中疾病的整体溶栓率仅为2%～3%，主要原因在于院前和院内的延迟。入院至溶栓治疗时间的国际标准为≤60分钟，而我国该时间是发达国家的近2倍，我院2016年1—12月入院到静脉溶栓时间（DNT）平均为81.6分钟，未达到指南标准，且距离国外领先模式20分钟仍有巨大的缩短空间。

二、方法与流程

为加强医院高级卒中中心建设，强化多学科联合的诊治管理模式，优化卒中救治绿色通道，规范和提高清远市脑卒中诊疗规范化水平，完善区域脑卒中诊疗服务体系，推动清远市二级综合医院协同建设区域卒中联盟，广州医科大学附属第六医院（清远市人民医院）以“三全”模式为抓手，以问题为导向，着力打造清远地区脑卒中“1小时黄金救治时空圈”，降低脑卒中的致残率和死亡率，有效降低疾病负担。针对以上存在的问题和困难，采取以下措施完善工作。

（一）建章立制，规范管理

为进一步规范和提高卒中诊疗水平，保证医疗质量与患者安全，在医院原有架构上成立以医院主管业务院长为主任，以相关职能部门、临床、医技和信息部门科室负责人为成员的卒中诊疗管理领导小组，下设办公室在医院等级评审办公室；明确各部门、各

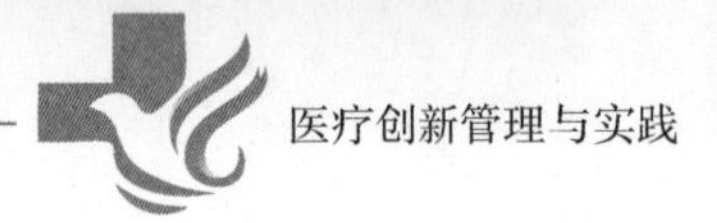

级各类人员职责及工作制度；修订《脑卒中疑难、危重病例讨论制度》《急性非外伤脑实质出血急诊手术绿色通道急诊服务流程与规范》《脑卒中筛查与防控质量管理制度》等规章制度、岗位职责、诊疗指南、技术规范、应急预案等140余份，并汇编成册。

（二）优化流程，提高效率

为了进一步提高急性卒中救治率，规范诊治流程，重新修订我院卒中中心委员会章程及组织架构图，设立卒中中心专员；依据卒中疾病诊疗指南，技术操作规范及临床路径修订相关管理制度。

1. 资源整合，多科联动

设立独立的脑血管病区，成立以脑血管病科、神经外科医师、护士为主体，卒中诊疗相关专业医务人员为依托的联合救治小组和血管内介入治疗团队，且具备7天24小时治疗能力，继续加强学科协作，提高救治效率。

2. 标识清晰，有迹可循

在医院周边地区的主要交通要道、医院门诊、急诊的入口处设置醒目的指引标志，引导患者快速到达急诊科/卒中中心；在急诊科分诊处、挂号处、诊室、收费、影像、抽血、检验、药房等处设置卒中患者优先标识；医护人员佩戴国家卫生健康委员会脑卒中防治工程委员会统一要求的胸牌。

3. 以人为本，一站式管理

开设了急性卒中院内24小时专用电话“666666”，由高年资住院医师以上的神经科医生负责急性卒中绿色通道工作；将溶栓工作前移至急诊科，部分病例可在CT室进行溶栓；急诊科常备急性脑卒中溶栓药箱、快速血糖监测仪、快速凝血功能监测仪、除颤仪、呼吸机、监护仪等抢救相关物品，进一步保障患者生命安全。

推行先诊疗后付费服务模式，由绿色通道专员直接取药用药；联合急诊、影像制订绿色通道优先检查流程；制订快速判断方法及易懂诊疗图解，规范静脉溶栓药物配药流程，完善绿色通道记录模版，加强时间节点控制；由专人负责，定期进行院内相关科室人员培训，提升急性脑卒中诊断率和救治率。

（三）“三全”模式，助力“百万减残工程”

推进健康中国建设，调整优化健康服务体系，强化早诊断、早治疗、早康复，坚持保基本、强基层、建机制，更好满足人民群众健康需求。我院坚持以点带面，做到“三全”，即全城覆盖、全民参与、全程管理，坚持共建共享、全民健康，坚持政府主导，动员全社会参与，突出解决重点人群的健康问题。

1. 卒中防治，宣教先行

卒中教育覆盖到各类人群，包括已病未病、急病慢病等人群。脑血管病科先后派出2名高年资护士前往北京，参加国家卫生健康委员会脑卒中防治工程委员会举办的“脑心健康管理师培训班”，回院后负责对病区患者进行综合评价，制订个体化护理方案，建立并定期维护患者健康管理档案，为临床科研提供依据，患者出院后继续对其进行追踪随访等全程管理。

2. 人才培养，是科室发展的关键

加强人才培养，提高人员素质是医院科室发展的关键，创新是医院科室进步的动力。针对人才短缺的问题，脑血管病区在 2018 年派出 1 名高级职称人员前往北京宣武医院进修学习“颈动脉内膜剥脱术及颅内外血管搭桥术”，2019 年成功开展颈动脉内膜剥脱手术和血流导向装置植入治疗大型脑动脉瘤的技术，临床效果令人满意。

3. 构建清远市卒中专科联盟，打造区域协同救治模式

积极推动卒中分级诊疗制度，接收由基层医院转诊的复杂、疑难、危重的脑血管病患者，下转卒中患者到其他基层医院继续治疗。与区域内医疗急救指挥中心、二级医院及 9 家基层医院，签署脑卒中协同救治协议书，定期开展针对二级及以下医疗机构医务人员的脑卒中识别和救治相关知识培训，提高基层医院脑卒中救治能力的同时，扩大我院脑血管病诊治影响力，让更多的老百姓受益。

在清远市卫生健康局的主导下，我院牵头联同 8 家二级以上具备溶栓能力的综合医院，积极开展清远市卒中急救地图的建设工作，使区域内急性脑卒中的救治真正联动，实现对清远居民卒中防治宣教全覆盖，提高健康素养和脑卒中防治知晓率；建立顺畅、高效的急救体系，院前、院中联合开展脑卒中急性期救治工作，真正实现“时间就是大脑，时间就是生命”。

4. 以卒中急救地图为依托，构建区域卒中防治中心

以首批 8 家地图参与医院为支点，在区域内开展培育和建设防治卒中中心，根据各基层单位建设进度设立专人帮扶，做到量体裁衣，个性化帮扶。防治卒中中心的成立，对于加快脑卒中防治体系建设、提升慢性病防治水平具有十分重要的意义。下一步清远市人民医院将重点推进防治卒中中心建设工作有序开展，并以此为契机提高清远市整体医疗服务水平。

5. 信息化是提高脑卒中治疗质量的重要抓手

信息化建设是国家高级卒中中心建设的评价指标之一，为此，我院在 2018 年 12 月初引进了专业软件，对单病种的各项指标进行实时监控和动态分析，为规范医疗行为、提高单病种诊治水平提供了科学平台。在提高上报率的同时，数据的完整性较 2017 年明显提高，漏报和不合格病例数也在逐月减少；按照国家脑防委高级卒中中心建设要求，使用国家卒中中心建设管理平台卒中中心数据直报系统，每月按时保质录入各项考评数据，参与全国高级卒中中心技术排名，体现了我院卒中中心建设能力提升的同时，也说明了信息化和数据化使管理更加精简、确切。

6. 高危筛查，目标干预

脑卒中筛查与防治的意义并不在于消灭卒中，而是通过普及健康知识宣扬健康生活方式、进行卒中相关危险因素的筛查和有效干预，遏制我国目前脑卒中过快上升的发病率及发病年轻化的趋势，从而减少卒中的危害。

2012 年 12 月，我院被批准成为首批国家“脑卒中筛查与防治基地医院”，成立了以院长为主任委员的脑卒中筛查与防治项目组织架构，并持续开展基地医院筛查与防治相关工作。成立脑卒中筛查与防治基地医院工作领导小组及质控小组，下设基地医院办公室在医院等级评审办公室，负责脑卒中筛查与防治基地医院工作的日常运作，让基地医院工作持久健康开展。

成立基地医院筛查门诊，负责制订适合本辖区的具体筛查方案，并落实相关工作。

先后选取清城区洲心社区卫生服务中心、清新区三坑镇卫生院、清新区太平镇卫生院、清新区太和镇卫生院为院外筛查点。每年项目工作开始前均召开项目启动及培训会议，由基地医院项目办公室主任主持，召集筛查点项目负责人及卫生健康局、疾控部门领导共同确定项目工作方案，针对各个环节对相关技术人员进行培训指导，内容包括现场工作程序安排、预约登记方法、问卷调查注意事项及技巧、体格测量、颈动脉听诊、心脏听诊、颈动脉超声理论与操作、网络平台数据直报、宣教等；进行考核，考核通过率达到100%；定期指派脑血管科专家到筛查现场进行筛查各环节的质量控制和技术指导；项目完成后由筛查点工作人员完成网络平台的数据录入，再由我院信息管理员进行数据质控，并对录入不完整数据进行完善或重新筛查，按照国家脑防委的要求对年龄组成差别太大的筛查点进行纠偏补充。每年完成院外筛查人数不少于4 000人，院内筛查不少于2 000人，并针对已筛查人群进行随访管理工作。至2019年5月30日，共完成48 395例高危人群的筛查与干预。

2018年度，对筛查点清新区太和镇卫生院、三坑镇卫生院既往筛查入组人员和基地医院院内40岁及以上人群进行筛查与干预，总计6 297人进行了筛查和评估。其中，高危人数2 656例，短暂性脑缺血发作（TIA）人数198例，卒中人数1 758例，筛查结果发现缺乏运动占18.63%，吸烟占19.43%，高血压占34.89%，血脂异常占40.39%，明显肥胖占11.09%，糖尿病占9.83%，卒中家族史占10.04%。所有数据信息均按照规范上报至中国卒中数据中心。

三、实施成效

在医院领导的带领及大力支持下，我院通过高效协调机制，率先成立“卒中单元”这一脑血管病的救治平台，集合医院神经内科、神经外科、急诊科、介入医学科、麻醉科、超声科、影像科、康复科、检验科及职能科室等多学科优势与力量，组建了24小时卒中救治团队，在清远市领先开通了“卒中急救绿色通道”，以时间节点为管理要素，以静脉溶栓、机械取栓、桥接、颈动脉支架、动脉瘤栓塞、颈动脉内膜剥脱等关键核心技术群为依托，推进清远市卒中急救地图建设工作，不断整合多学科优势，积极开展各项工作，实时调整各项防控措施，不断优化急救流程，真正实现了脑卒中患者在院内得到迅速、准确、有效的治疗。2019年出院患者3 206人次，同比增长36.57%；启动急性脑卒中绿色通道798次，其中出血性脑卒中340例，缺血性脑卒中432例；绿色通道急诊院内溶栓率接近23.6%，DNT平均时间为46.4分钟；急诊血管开通率为96.1%。院内溶栓率接近23%；完成急性缺血性脑卒中介入取栓手术63余例，急诊血管的开通率为95%。2018年5月参加广东省医院协会“卒中改善”多中心品管圈项目比赛荣获一等奖，充分展示了我院优先脑卒中流程管理的有效性、可行性和准确性。2019年11月，顺利通过国家脑防委专家组现场评审，正式挂牌“高级卒中中心”。

作为清远地区唯一的高级卒中中心，医院高度重视对患者的健康宣教工作，利用各种媒体资源和渠道进行脑卒中知识普及，如设立宣传栏，电子屏播放脑卒中知识宣传片，印发不同处方的脑卒中健康教育手册15 000余份等。制订了2019年度宣教计划，对不同人群进行面对面健康宣教，包括院内患教会、基层医务人员培训、公众宣教和住院患者宣教，并组建了卒中健康管理宣教小组，用不同的形式开展脑卒中相关健康知识宣讲。2019 年，在清远市广播电台进行脑卒中健康知识直播讲座 2 次，制作小视频微信平台发布 2 次，抖音平台发布脑卒中宣教小视频 1 次，在《清远日报》及《南方日报》等报刊宣传脑卒中健康知识 4 期，定期到基层卫生院进行医务人员培训 10 余次，开展世界卒中日大型义诊宣传活动和“医村帮扶”项目义诊共 3 场次。

2018 年度脑卒中高危人群筛查和干预项目工作质控排名中，清远市人民医院在全国 230 家基地医院排名中位居第 17 位，在广东省排名第 1 位。荣获“2018 年度脑卒中高危人群筛查和干预项目先进集体”称号，在“广东省 2019 年度脑卒中高危人群筛查与干预项目启动暨培训会”上作为先进单位代表进行经验分享。获得“国字号”荣誉，不仅是对医院长期以来致力于脑卒中防治工作的肯定，更是国家脑防委对医院日后能够再接再厉、加强推进脑卒中防治工作的殷切希望。

四、持续改进

（一）加强高级卒中中心建设，扩大卒中专科联盟

做好高级卒中中心建设工作，构建清远市卒中专科联盟、医疗质量控制中心，并建立长效机制使脑卒中各项工作开展更加规范并健康持续发展。不断完善清远市卒中急救地图建设，加强地图参与医院和“120”急救指挥中心人员培训，大力宣传推广使用卒中急救地图。力争在 2020 年构建区域内脑卒中联合防治信息平台，让卒中可防、可治。同时进一步落实“点对点”帮扶政策，使脑卒中相关适宜技术下沉至基层医院。建立以清远市卒中急救地图医院为支点，以我院为依托的区域防治卒中中心，带动乡镇卫生院和社区卫生服务中心脑卒中防治能力的提高，完善我市脑卒中综合防治体系。

（二）拓展空中航线，建立立体救援网络

空中救援是医院优化“院前急救”环节的一个重要举措。下一步将参考胸痛中心的救治模式，建立立体救援网络，保障患者生命安全。

（三）加强宣传，大力推进基地医院筛查与防治工作

以维护人民群众健康为工作中心，贯彻落实《脑卒中综合防治工作方案》，践行脑卒中防治策略，推广普及脑卒中高危人群防治适宜技术，持续开展全人群的慢性病防治健康宣传教育工作，提高脑卒中知晓率、治疗率和控制率，推动脑卒中防治工作由疾病治疗向健康管理转变。秉持“预防为主、防治结合”的原则联合洲心社区卫生服务中心，成立脑卒中筛查品管圈小组，以提高 40 ～ 49 岁人群筛查率为活动改善主题，全面开展人群脑卒中危险因素早期发现和心脑血管病综合干预管理工作。逐步降低脑卒中发病率增长速度，保持健康劳动力，减轻家庭和社会的负担。

医院将继续坚持以评促建、以评促改，秉承“责任、团队、仁爱、奉献”的核心价值观，坚持“技术立院、人才强院、科教兴院、和谐固院”，持续改进我们的质量、安全、服务、效率、效益，进一步完善高级卒中中心区域协同救治工作，为提高清远地区医疗服务能力，提高清远及周边地区人民健康水平而努力奋进。

［附件］高级卒中中心组织架构

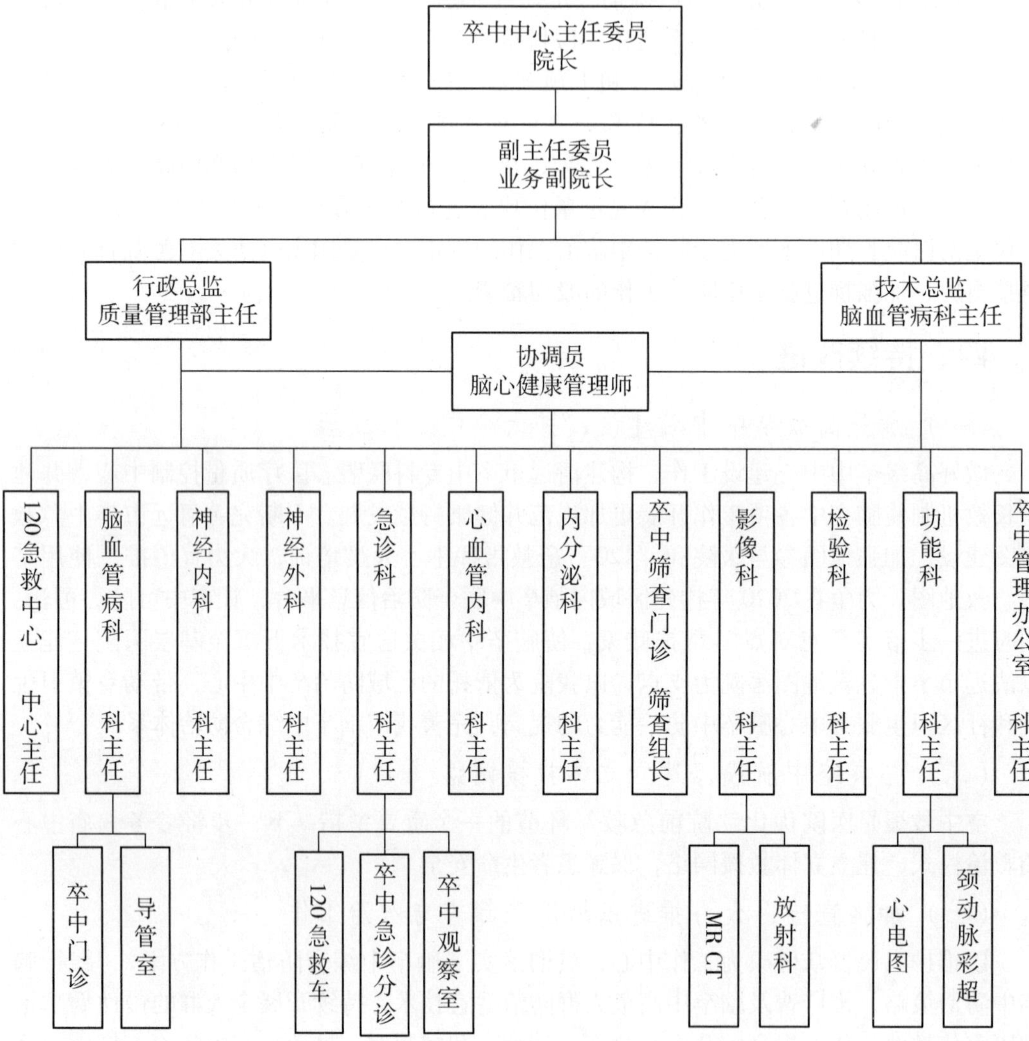

- 卒中中心主任委员 院长
  - 副主任委员 业务副院长
    - 行政总监 质量管理部主任
    - 技术总监 脑血管病科主任
    - 协调员 脑心健康管理师
      - 120急救中心 中心主任
      - 脑血管病科 科主任
        - 卒中门诊
        - 导管室
      - 神经内科 科主任
      - 神经外科 科主任
      - 急诊科 科主任
        - 120急救车
        - 卒中急诊分诊
        - 卒中观察室
      - 心血管内科 科主任
      - 内分泌科 科主任
      - 卒中筛查门诊 筛查组长
      - 影像科 科主任
        - MR CT
        - 放射科
      - 检验科 科主任
      - 功能科 科主任
        - 心电图
        - 颈动脉彩超
      - 卒中管理办公室 科主任

［广州医科大学附属第六医院（清远市人民医院）
刘杰雄　程忠才　陈向林　林东如］

7 “广州模式”卒中中心建设

一、背景与现状

脑卒中是一种急性脑血管疾病，包括缺血性脑卒中和出血性脑卒中，是我国成年人群致死、致残的首位病因，具有发病率高、致残率高、死亡率高和复发率高的特点。2016 年全球疾病负担（global burden of disease，GBD）数据显示，脑卒中是造成我国减寿年数（year of life lose，YLL）的第一位病因。

过去 30 年里，我国脑卒中发病率持续增长，随着社会老龄化和城市化进程的不断加快，居民不健康生活方式流行，脑卒中危险因素普遍暴露，脑卒中发病率急剧攀升，我国脑卒中的疾病负担有爆发式增长的态势，并呈现出低收入群体中快速增长、性别和地域差异明显及年轻化趋势。我国脑卒中防治任务任重而道远，脑卒中的三级预防亟待加强。为贯彻落实《“健康中国 2030”规划纲要》，切实落实《脑卒中综合防治工作方案》，进一步加强脑卒中综合防治工作，降低脑卒中危害，加强急性脑卒中患者的医疗安全，广州医科大学附属第二医院于 2017 年正式成立卒中中心。

二、方法与流程

（一）完善卒中中心组织架构

组建卒中中心管理委员会，院长担任委员会主任，主管医疗副院长担任委员会副主任，急诊科、神经内科、神经外科、检验科、影像科、重症医学科、康复科、质控科、医务科、护理部、信息科等相关科室负责人担任委员。委员会下设办公室，挂靠质控科，由质控科进行统一管理，规范各项管理制度与工作流程。目前，已制定卒中中心管理制度 10 项，包括：《卒中中心管理工作会议制度》《卒中中心疑难、危重病例讨论制度》《卒中中心绿通病例分析质控制度》《卒中中心多学科联合例会制度》《相关科室卒中筛查制度》《卒中中心紧急出车制度》《卒中患者健康管理制度》《卒中患者随访管理制度》《卒中患者宣教制度》《卒中中心培训制度》等。

根据当前我院脑卒中相关专业发展模式、学科建设特色，建设成融合型卒中中心。在急诊科设有卒中急救团队，直接参与诊断和收治急性脑血管病患者等工作，根据患者病情，及时与卒中中心内各相关专业科室、学组协同救治。具体工作模式架构见图 4－7－1。

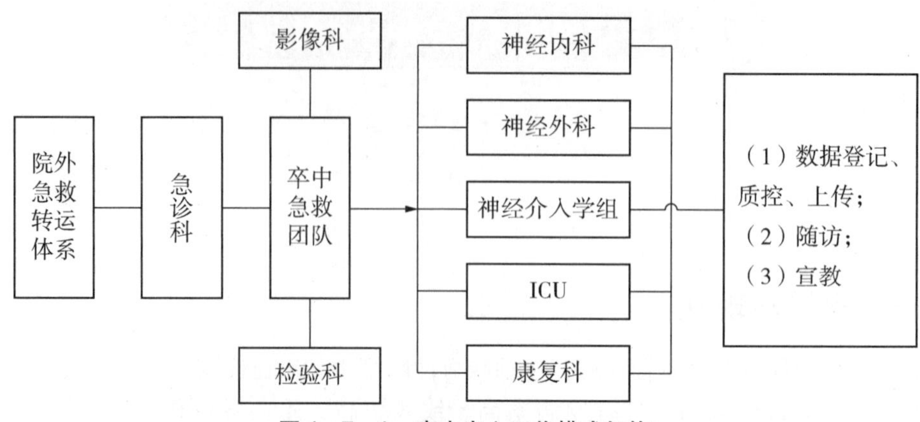

图 4-7-1　卒中中心工作模式架构

（二）卒中中心救治团队建设

组建专门的卒中中心救治团队，包括卒中医生团队及卒中护士团队。卒中医生团队由会诊医生、溶栓医生和介入医生组成。一线会诊医生受专业会诊培训，具备溶栓决策并与患者家属谈判的能力，负责卒中绿色通道急会诊及卒中急救治疗决策，判断需要静脉溶栓治疗的，与患方确认签字后，通知当日神经内科一值医生负责溶栓（医嘱、病程记录、复查 CT），原则上静脉溶栓治疗按照一线会诊医生决策执行，如存在争议保留意见事后仲裁或紧急请示科室二值或科主任，判断需要血管内治疗的，立即联系二线介入医生。

卒中护士团队独立于神经内科、神经外科，由质控科直接管理，全程负责急诊所有符合急性卒中患者的急救护理配合工作；预检分诊，熟练运用 FAST 评分快速识别疑似急性卒中患者；全程参与时间窗疑似卒中患者的急诊救治及护理；为确诊急性缺血性卒中患者按医嘱进行静脉溶栓治疗及病情监护；负责评估及护送绿色通道卒中患者检查、介入、入院，并与抢救室、CT 室、介入室、病房做好交接；负责卒中急救箱保管、交接，确保处于备用状态；做好急性卒中患者的急诊急救的全程追踪、资料整理、医嘱处理、医疗费用录入等工作；做好相关医务人员工作的督查工作；上报卒中中心数据；由急诊科排班，由质控科考勤。我院为广州市实行该模式的首家医院。

此外，整合急诊、重症、检验、影像、超声、康复、二级预防、护理等各团队资源。检验科对绿色通道患者的血样优先检验，优先出具结果。放射科对绿色通道患者优先给予脑部影像检查并快速出具报告。麻醉科导管室负责安排需急诊行血管内治疗患者的麻醉及其他相关工作。重症监护室医生及护士负责溶栓或血管内治疗后重症患者生命体征的监测及病情观测。药学部提供绿色通道相关药物的支持工作。康复科为卒中患者的术后康复提供支持。医务科、质控科、护理部负责绿色通道的相关协调工作、急性卒中绿色通道相关流程的规划与制订、组织卒中中心各项质控工作、定期开展有针对性的院内培训，培训范围包括中心管理人员培训、救治小组培训、相关科室人员培训、后勤管理人员培训，培训内容包括制度流程培训、诊疗规范培训、绿色通道演练等。

（三）卒中绿色通道建设

在急诊分诊、挂号、诊室、收费、门诊大厅及医院内流动人群集中的地方设置指引标志。卒中中心救治团队快速识别卒中患者，平均入门至卒中团队到达时间（DTS）时间缩短在5分钟之内。对卒中患者实行“先救治后付费”，配备有卒中诊室和溶栓专用床，常备有卒中抢救包，影像、药房、检验设置卒中优先标识。

构建有急诊绿色通道物联网，有专门的卒中患者物联网系统，配备自动识别感应挂牌，在急诊前台、抢救室、卒中诊室、EICU、急诊留观、影像科、神经内科、神经外科等卒中患者必经科室安装感应装置。该物联网是采用无线物联网技术，通过蓝牙定位网络，使用电子围栏的方式对符合进入绿通的患者进行管理，患者到达分诊台时，只需要带上定位卡，整个救治过程无感记录患者的救治时间节点，实时在地图上看到患者位置，平台上显示实时的救治环节，救治团队人员都可以提前做好接诊准备，系统可自动记录经过各环节的时间，也于手动记录检查、检验的时间，优化急诊绿色通道，加快处理危急患者。该系统还设置了卒中患者管理、数据上报、卒中团队排班管理、质控分析等模块，实现了卒中中心信息化管理。

（四）健康管理与宣教

我院组建有卒中健康管理团队，设立经过专业培训的卒中健康管理师负责患者的健康管理与定期随访工作，临床职责护士为患者规范宣教、建立健康管理和随访档案。每个病区均设有健康宣教示教室，配有电脑（内外网）、投影设备、打印机等，可以为患者集中健康教育及护士培训提供场所；设有移动工作站，方便管理师对患者进行一对一教育和指导，同时也方便对护士进行培训。与社区保持联动，形成区域性心脑健康联盟，为社区脑卒中患者保驾护航。卒中中心办公室整合微信公众号、宣传栏、手册、网络平台等多方面资源，广泛动员，利用多方面资源进行健康宣教活动，受到患者及家属的好评，取得了较好的社会影响。

（五）区域建设

我院重视卒中救治的区域建设，与广州市急救医疗指挥中心签订急性卒中患者联合救治协议，与区域内24家医疗单位签订联合救治协议。2018年3月，我院成为广州市卒中中心质量控制中心挂靠单位，开展区域卒中质控工作，每季度向广州市卫生健康委员会提供卒中中心数据分析。2019年7月，建立急危重症心脑血管疾病救治联盟，与区域内多家医院协同合作，定期开展心脑血管救治培训，自联盟建立以来，卒中救治卓有成效。2019年10月，承办“广州市脑卒中防治委员会”成立大会，我院主管院长成为委员会副主任及专家组组长，并带头起草《广州市加快建设脑卒中防治体系工作方案》及《“广州市卒中急救地图”实施方案》，推动卒中防治“广州模式”，旨在打造广州市统一的急性缺血性脑血管病“静脉溶栓4.5小时，动脉取栓6小时”黄金时间窗内联合救治网络，合理布局，做到区域内所有急性卒中患者1小时内至少可以到达一所经过资格评审认证的地图医院。

三、实施成效

卒中中心建设以来，我院通过持续质量改进，对各项制度及流程进行完善，构建有完善的院内卒中救治体系，重视急性卒中区域协同救治及居民健康科普。2019 年建设成效显著，4 月联合海珠区卫生健康委员会举办“脑卒中救治培训项目”；7 月成立急性心脑血管疾病救治联盟，举办“急性心脑血管疾病救治培训”，制订《广医二院卒中中心紧急出车制度》；10 月举办“世界卒中日义诊活动”，承办“广州市脑卒中防治工作委员会成立大会”，起草《广州市加快建设脑卒中综合防治体系工作方案》；12 月正式通过国家脑防委高级卒中中心认证。2019 年，卒中绿色通道总例数为 929 例，入门至静脉溶栓时间（DNT）平均为 48. 4 分钟，入门至股动脉穿刺时间（DPT）平均为 109. 1 分钟。2019 年共举办健康大讲堂 36 场，举办健康讲座 6 次，举办大型义诊活动 2 场，通过微信公众号平台推送关于脑卒中救治及预防的相关知识 20 篇，为患者及家属宣传卒中相关知识，提供与专家面对面提问交流的机会。

四、持续改进

卒中中心质控工作由质控科负责，设计有专门的时间管理表、患者登记表及医生交班表，实时监控患者的卒中救治情况，每月下发卒中中心质量监测报告，并召开管理工作会议。经过持续改进，我院卒中中心各项关键指标逐步改善。2018 年，卒中绿色通道总例数为 396 例，其中单纯静脉溶栓总例数为 45 例，急诊血管内介入治疗总例数为 29 例，入门至卒中团队接诊时间（DTS）平均时间为 6. 1 分钟，入门至 CT 完成时间（DTC）平均为 24. 2 分钟，DNT 平均时间为 50. 2 分钟。经过持续改进，2019 年，卒中绿色通道总例数为 929 例，其中，单纯静脉溶栓总例数为 131 例，急诊血管内介入治疗总例数为 35 例，DTS 平均时间为 4. 86 分钟，DTC 平均时间为 19. 4 分钟，DNT 平均时间为 48. 4 分钟。2019 年开始加强对 DPT 时间的质控，2019 年 DPT 平均时间为 109. 1 分钟。

参考文献

[1] 王陇德，毛群安，张宗久．中国脑卒中防治报告 2018［M］. 北京：人民卫生出版社，2018：1 –9.

[附件1] 卒中急救流程

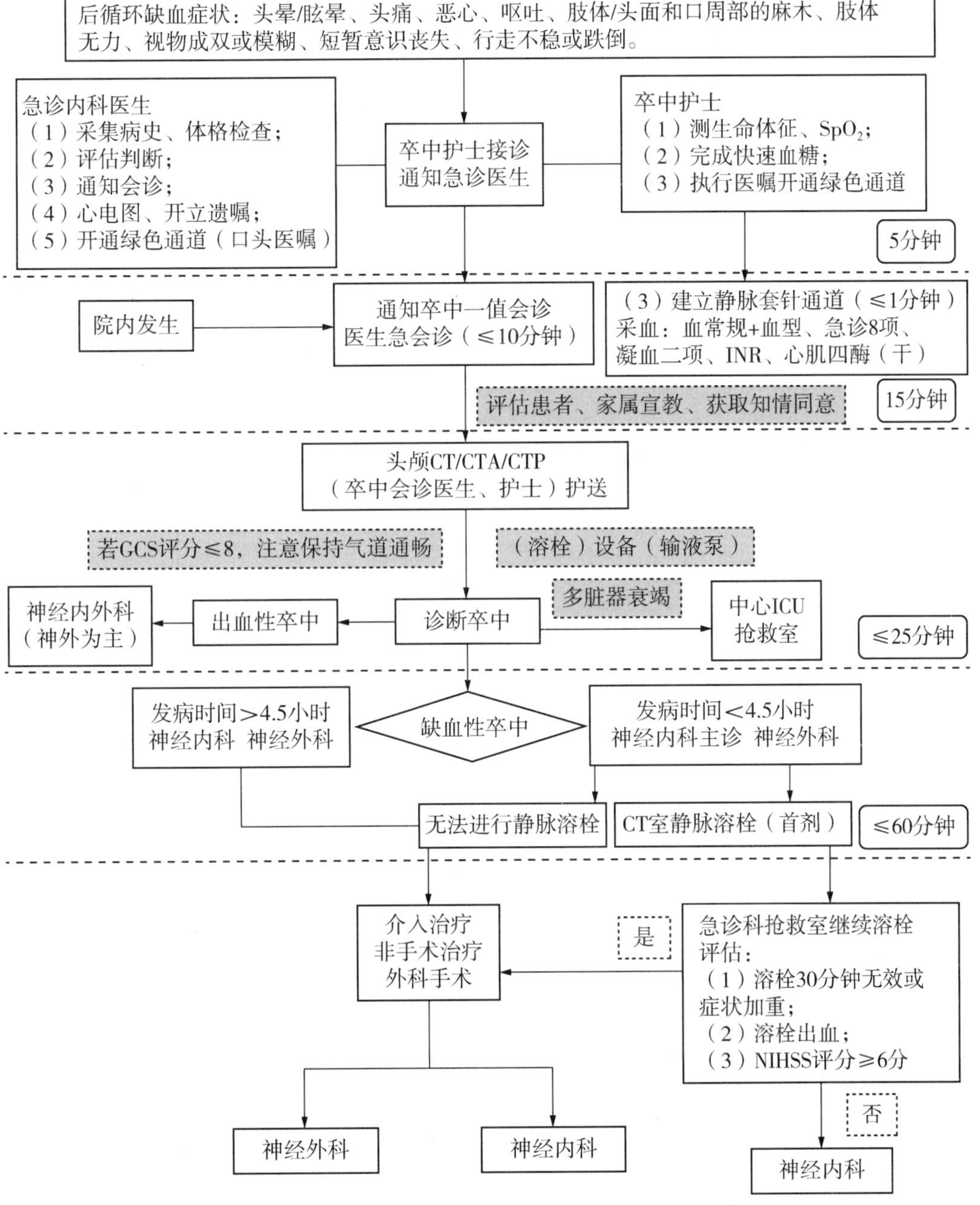
接诊疑似急性卒中患者（FAST）
● F：面瘫/口角歪斜（是否能够微笑？是否感觉一侧面部无力或者麻木？）
● A：肢体无力（能顺利举起双手吗？是否感觉一只手没有力气或根本无法抬起？）
● S：语言不清（能顺利对答吗？是否说话困难或言语含糊不清？）
● T：迅速急救
后循环缺血症状：头晕/眩晕、头痛、恶心、呕吐、肢体/头面和口周部的麻木、肢体无力、视物成双或模糊、短暂意识丧失、行走不稳或跌倒。
急诊内科医生
（1）采集病史、体格检查；
（2）评估判断；
（3）通知会诊；
（4）心电图、开立遗嘱；
（5）开通绿色通道（口头医嘱）
卒中护士接诊
通知急诊医生
卒中护士
（1）测生命体征、SpO_2；
（2）完成快速血糖；
（3）执行医嘱开通绿色通道
5分钟
院内发生
通知卒中一值会诊
医生急会诊（≤10分钟）
（3）建立静脉套针通道（≤1分钟）
采血：血常规+血型、急诊8项、
凝血二项、INR、心肌四酶（干）
评估患者、家属宣教、获取知情同意
15分钟
头颅CT/CTA/CTP
（卒中会诊医生、护士）护送
若GCS评分≤8，注意保持气道通畅
（溶栓）设备（输液泵）
多脏器衰竭
神经内外科
（神外为主）
出血性卒中
诊断卒中
中心ICU
抢救室
≤25分钟
发病时间＞4.5小时
神经内科 神经外科
缺血性卒中
发病时间＜4.5小时
神经内科主诊 神经外科
无法进行静脉溶栓
CT室静脉溶栓（首剂）
≤60分钟
介入治疗
非手术治疗
外科手术
是
急诊科抢救室继续溶栓
评估：
（1）溶栓30分钟无效或
症状加重；
（2）溶栓出血；
（3）NIHSS评分≥6分
否
神经外科
神经内科
神经内科

［附件2］ 卒中中心护士急救卒中患者工作流程

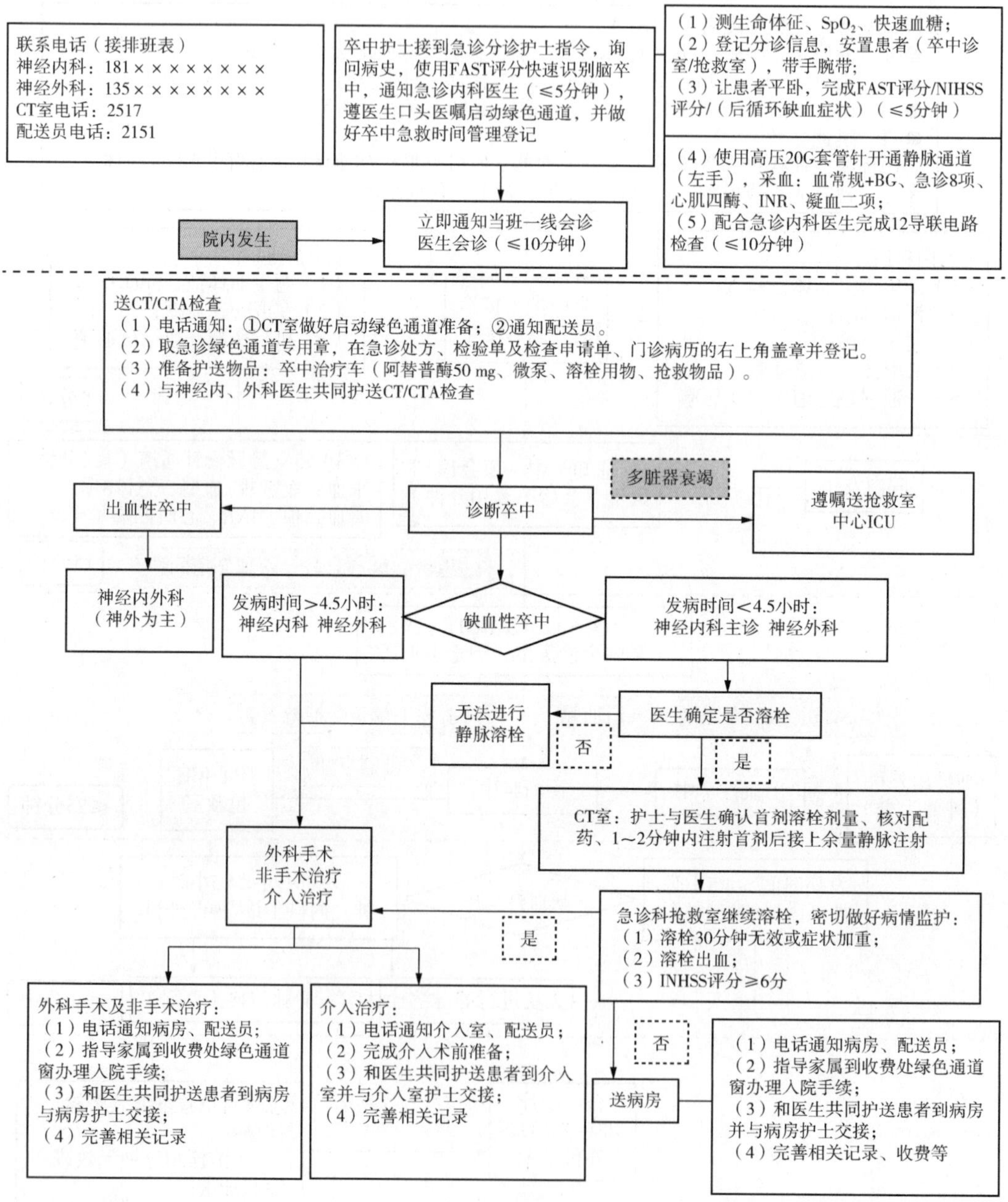

联系电话（接排班表）
神经内科：181××××××××
神经外科：135××××××××
CT室电话：2517
配送员电话：2151

卒中护士接到急诊分诊护士指令，询问病史，使用FAST评分快速识别脑卒中，通知急诊内科医生（≤5分钟），遵医生口头医嘱启动绿色通道，并做好卒中急救时间管理登记

（1）测生命体征、SpO_2、快速血糖；
（2）登记分诊信息，安置患者（卒中诊室/抢救室），带手腕带；
（3）让患者平卧，完成FAST评分/NIHSS评分/（后循环缺血症状）（≤5分钟）

（4）使用高压20G套管针开通静脉通道（左手），采血：血常规+BG、急诊8项、心肌四酶、INR、凝血二项；
（5）配合急诊内科医生完成12导联电路检查（≤10分钟）

院内发生 → 立即通知当班一线会诊医生会诊（≤10分钟）

送CT/CTA检查
（1）电话通知：①CT室做好启动绿色通道准备；②通知配送员。
（2）取急诊绿色通道专用章，在急诊处方、检验单及检查申请单、门诊病历的右上角盖章并登记。
（3）准备护送物品：卒中治疗车（阿替普酶50 mg、微泵、溶栓用物、抢救物品）。
（4）与神经内、外科医生共同护送CT/CTA检查

诊断卒中

多脏器衰竭 → 遵嘱送抢救室中心ICU

出血性卒中 → 神经内外科（神外为主）

缺血性卒中

发病时间>4.5小时：神经内科 神经外科

发病时间<4.5小时：神经内科主诊 神经外科 → 医生确定是否溶栓

否 → 无法进行静脉溶栓

是 → CT室：护士与医生确认首剂溶栓剂量、核对配药、1~2分钟内注射首剂后接上余量静脉注射

急诊科抢救室继续溶栓，密切做好病情监护：
（1）溶栓30分钟无效或症状加重；
（2）溶栓出血；
（3）INHSS评分≥6分

是 → 外科手术 非手术治疗 介入治疗

外科手术及非手术治疗：
（1）电话通知病房、配送员；
（2）指导家属到收费处绿色通道窗办理入院手续；
（3）和医生共同护送患者到病房与病房护士交接；
（4）完善相关记录

介入治疗：
（1）电话通知介入室、配送员；
（2）完成介入术前准备；
（3）和医生共同护送患者到介入室并与介入室护士交接；
（4）完善相关记录

否 → 送病房

（1）电话通知病房、配送员；
（2）指导家属到收费处绿色通道窗办理入院手续；
（3）和医生共同护送患者到病房并与病房护士交接；
（4）完善相关记录、收费等

（广州医科大学附属第二医院 伍宝玲 梁嘉恺）

8 危重症孕产妇救治中心建设

一、背景与现状

孕产妇死亡率和婴儿死亡率是国际上公认的基础健康指标，也是衡量经济社会发展和人类发展的重要综合性指标。危重症孕产妇是指其妊娠期对孕产妇及胎儿、婴儿有很高的危险性，甚至会导致孕妇难产或危及母婴生命安全等。建设危重症孕产妇救治中心，是为了加大妇幼健康服务优质医疗资源对基层的指导力度，进一步提高重症孕产妇救治能力和救治水平，建立有序的协作机制，保障救治服务的及时性和安全性，有效控制和降低孕产妇死亡率。

随着国家计划生育政策调整，全面两孩政策实施，出生人口数量有所增加，高龄高危孕产妇比例提高，孕产期合并症、并发症风险增高，妇幼健康服务的数量、质量和服务资源都面临新的挑战。优质资源分布不均匀，基层服务能力较为薄弱，危重救治网络尚不健全。针对以上存在的问题，2016 年，广州市制订了《广州市重症孕产妇救治工作方案》（以下简称《方案》），开展全市重症孕产妇监测，完善重症孕产妇急救转诊“绿色通道”，建立“专病优先，对口负责”救治机制，充分发挥市级重症救治中心各自专科优势，提高市区两级重症孕产妇救治能力和水平，控制和降低孕产妇死亡率。中山大学附属第三医院作为广州市重症孕产妇救治中心，以“专病优先”为原则，救治肝脏疾病、精神疾病，以“区域对口”为原则，负责承担番禺区和从化区重症孕产妇救治的技术帮扶与指导工作。

二、实施方案

（一）加强医院组织管理

1. 建立完善产科安全管理办公室

根据《方案》要求，我院成立了由分管院长具体负责，医务部牵头，加强产科质量安全管理办公室。定期开展产科行政查房，协调建立高危孕产妇救治、转诊机制。建立院内多学科分工协作机制，统筹协调相关业务科室的沟通合作，实现高危孕产妇全程管理及危重孕产妇的有效救治、快速会诊和迅速转运。同时，在产科安全管理办公室的指导下，成立由分管院长任组长，产科、儿科、急诊科、重症监护病房（ICU）、内科、外科、麻醉科、放射科、介入科、检验科、输血科、药剂科、介入血管科等相关业务科室专家为成员的院内重症孕产妇救治专家小组。

2. 明确工作职责和岗位责任

危重症孕产妇救治中心管理由院领导、职能科室、临床科室三级组织体系组成，业务副院长分管产科工作，定期开展产科行政查房；医务科主抓产科医疗质量，建立完善的产儿科协作机制；产儿科主任作为一级管理负责人，负责日常孕产妇及新生儿医疗质量和服务管理工作；产儿科指定专人负责日常质控管理工作，确保妇幼保健技术各项工作正常有序开展。

（二）完善救治制度流程

1. 严格执行首诊负责制

急诊科、内科、外科等相关诊疗科室凡发现育龄妇女急腹症或阴道流血，应及时请妇产科医生会诊鉴别诊断排除宫外孕可能。

2. 完善重症孕产妇救治、转诊会诊绿色通道

建立院内重症孕产妇救治绿色通道实施细则，确保急诊医疗绿色通道畅通。对外助产机构公布转诊方式及流程，建立转诊会诊绿色通道，保持联系电话 24 小时通畅。保证重症孕产妇以最快速度转诊，第一时间得到救治，避免因转诊不畅导致孕产妇死亡的不良事件的发生。

3. 多学科诊疗模式（MDT）

根据每一例重症孕产妇的具体病情，组织相关多学科会诊，共同讨论制订诊治方案，并根据会诊情况组建“××孕产妇救治微信工作群”，做到专人专群，后续及时跟进患者救治工作。

4. 建立妊娠风险专案管理

完善高危妊娠管理，开展妊娠期肝病、妊娠期双胎、妊娠期糖尿病等专科门诊，做到专病专治。根据孕妇相关情况，按照风险严重程度分别以“绿色（低风险）、黄色（一般风险）、橙色（较高风险）、粉红色（高风险）、红色（极高风险）、紫色（传染病）”6 种颜色进行分级标识。对妊娠风险分级为“粉红色”“红色”和“紫色”的孕产妇严格实行高危孕产妇专案管理，保证专人专案、全程管理、动态监管、集中救治。

（三）严格控制医疗质量

1. 确保贯彻落实医疗质量安全核心制度

结合医院实际情况，制定和完善医院各项孕产妇救治制度及产儿科诊疗技术规范和操作常规，规定各类人员的工作职责，规范诊疗常规。

2. 建立院内孕产妇用药、用血等抢救物资保障机制

抢救急危重孕产妇时保障临床用血的安全、及时、有效。建立健全人员、设施、设备、药品、耗材等各种管理制度，及时保障危重孕产妇救治所需的药品、耗材，并保持救治所需设备功能均处于正常状态，确保各项工作安全、有序运行。

3. 建立院内重症孕产妇评审制度

结合广州市孕产妇死亡评审情况及我院实际病例，定期开展孕产妇危重症评审，不断评估抢救流程及诊疗规范。医务科每季度开展母婴安全医疗质控会议及现场检查，梳理在危重孕产妇救治方面存在的管理、技术问题，完善诊疗预案和管理制度。

4. 加强医院感染管理

为保障母婴安全，设有三级医院感染管理监控网，定期开展院感培训及现场检查。产科感染管理小组根据查找出的问题，及时组织修订科室感染管理的相关制度，经科室感染管理小组讨论后具体组织实施、监督和评价。

（四）专科能力建设

1. 队伍建设与人才培养

在保障医疗质量的同时，坚持每周举行疑难病例讨论会、业务学习、规培生授课等学习活动。每周举行产儿科大交班早会，总结和分析各病区及各学组在医、教、研各方面工作的成绩和不足，促进产科医生对围产儿预后判断的经验积累和总结。每年邀请国内外知名专家来院开展学术研讨和培训，并定期派医护人员参加国内外的专业会议和培训课程，不断提高医疗质量和服务能力。

2. 加强临床专科建设

加强临床专科建设，不断提升疑难重症救治能力，为母婴安全提供保障。①妊娠合并肝病救治中心：作为广东省妊娠合并肝病重症救治中心，我院不断完善妊娠合并各种复杂性肝病的救治流程管理；收治了多种复杂性肝病病例，每年达到 1 000 例以上。特别在妊娠合并复杂性肝病的围分娩期产科处理、血浆置换、人工肝、肝移植等综合治疗方面积累了丰富的临床经验。②产后快速康复（ERAS）项目推进：我院自 2019 年 4 月实行 ERAS 计划，通过对比产后出血、肠道排气、乳汁量多少、体温等指标观察研究组，效果明显，现已大规模推广，形成产后快速康复中心。③双胎妊娠综合管理：作为专病专管，以双胎妊娠的综合处理为例，在双胎绒毛膜性的诊断、双胎选择性生长受限的诊断和治疗、双胎无心胎的诊断和治疗、双胎贫血 - 多血序列征的诊断和治疗、双胎选择性减胎、多胞胎减胎、双胎无创产前检测、双胎侵入性产前诊断、双胎早产的预防、双胎延时分娩、双胎阴道分娩等临床技术方面做了大量工作。④产前筛查与诊断中心建设：我院是广东省产前筛查与诊断中心，近几年专科实施了丰富的基因诊断技术工作，为出生缺陷的精准产前筛查与诊断及产前遗传学提供了大量诊断依据。⑤静脉血栓项目管理：积极开展了静脉血栓预防管理，针对孕产妇高凝状态，容易发生血栓性疾病的情况，制订了“妊娠期及产褥期血栓危险因素评分表”（VTE 评估表）及预防、治疗流程，对所有孕产妇在产前、产后不同时机进行评估，并根据评估结果制订不同的干预措施，严格预防和监控血栓性疾病的发生。⑥分娩镇痛中心：作为广东省分娩镇痛中心试点单位，按照分娩镇痛中心相关工作实施并制订一系列分娩镇痛制度及流程，我院总分娩镇痛率为 40% 左右。同时，开展新技术项目——穴位针灸分娩镇痛，减轻 40% ～ 60% 的分娩疼痛。

（五）提升对口帮扶区域专科技术水平

根据《方案》要求，我院对口帮扶番禺区和从化区医疗机构的重症孕产妇救治工作。制订对口危重症孕产妇救治技术帮扶和指导方案、工作流程，在接到对口医院可能危及孕产妇生命的会诊请求后，及时响应，给予救治指导；如需现场会诊的，安排相关科室高级职称医生到场参与抢救。经过会诊评估后，对符合转诊标准的重症孕产妇，提供转诊及进一步救治服务；对不符合转诊标准的孕产妇，出具书面会诊意见或治疗方案，并指导相关医院开展临床治疗工作。

承担对口帮扶区产科机构医务人员进修培训，定期派专家到对口帮扶助产机构查房教学指导，开展重症孕产妇抢救模拟演练。邀请对口帮扶和专科联盟医疗机构基层医务人员参加我院组织的技术规范培训，提升基层高危孕产妇管理水平和危急重症救治能力。

三、实施成效

危重症救治中心的建设，提高了我院危重症孕产妇救治的整体水平。特别是在妊娠合并肝病、脑病、精神心理疾病、系统性红斑狼疮、凶险性前置胎盘等急危重症的救治上，我院不断总结经验，制订一系列重症院内抢救制度和流程，并执行落地，连续3年以优异的成绩通过广州市卫生健康委员会重症孕产妇救治中心绩效评估，在华南地区具有很高的影响力。

我院于2018年5月成立了覆盖全省53家联盟单位的广东省母胎医学专科联盟，举办了母胎医学联盟大会，把重症孕产妇救治临床和学科建设经验推广开来，在学科和科研上实现区域引领和示范作用。2019年，我院救治危重症孕产妇共计610例，接收外院转诊急危重症孕产妇145例，其中妊娠合并肝病42例，占28.9%；妊娠合并高血压疾病24例，占16.6%；凶险性前置胎盘9例，占6.2%，危重症孕产妇都得到了有效及时的救治，大大降低了孕产妇死亡率。转诊医院包括广州市内外130多家医院，辐射广东、湖南、广西、香港等多个地区；接受对口区医院呼叫响应率100%，对口帮扶医院都反馈满意。

2019年我院承担了国家危重症孕产妇救治网络建设评估项目培训教材中“妊娠合并肝病”主要内容的编写，并参与《实用产科手术学》第2版中“妊娠合并感染性疾病”相关手术内容的编写。

四、持续改进

以患者安全为目标，推进全面医疗质量安全管理，健全多部门质量管理协调，针对手术室、产房、新生儿病房等重点部门，围绕关键环节和薄弱环节制订质量评价标准，制订相应的质量安全考核指标。建立医疗质量（安全）不良事件信息采集、记录和报告相关制度，定期总结科室质控存在的问题和不足进行总结与分析，持续改进，不断优化应急预案及实施方案，保证母婴安全。

完善医疗信息网络管理系统以专科协作为纽带，提升帮扶医疗机构的危重孕产妇救治能力，提供远程医疗、远程教学、远程培训等服务，利用信息化手段促进资源纵向流动，提高优质医疗资源普及性。

（中山大学附属第三医院　胡芬）

9 医院应对突发公共卫生事件的处置策略

一、背景与现状

突发公共卫生事件具有突然性、复杂性、破坏性和不可预测性的特点，能否及时甄别、科学处理、迅疾行动、有效管控，关系到应对突发公共卫生事件成败。2020 年 1 月 20 日，国家卫生健康委员会将 COVID-19 纳入法定传染病乙类管理，采取甲类传染病预防、控制措施。3 月 11 日，世界卫生组织定义该传染病为全球大流行，给全世界带来了严峻挑战，也给我国医疗卫生系统带来了巨大压力和挑战。

二、方法与流程

面对突发公共卫生事件，中国人民解放军中部战区总医院响应迅速，通过建立坚强的组织领导机构和及时科学有效的防控举措，一手抓传染病防控、一手抓医疗服务，多措并举、双线作战（图 4 –9 –1）。

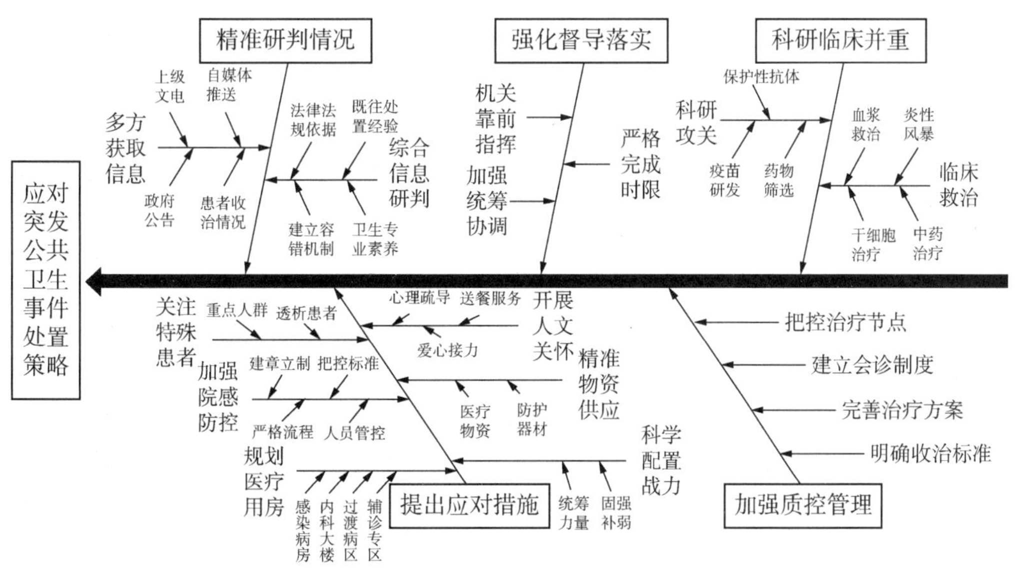

图 4 –9 –1　应对突发公共卫生事件处置策略

（一）精准研判情况

情况研判是提出应对策略的第一步，通过对所收集信息、疫情形势进展及医院收治能力现状等情况进行综合评估后进行。为充分做好传染病防控工作，我院在疫情伊始即

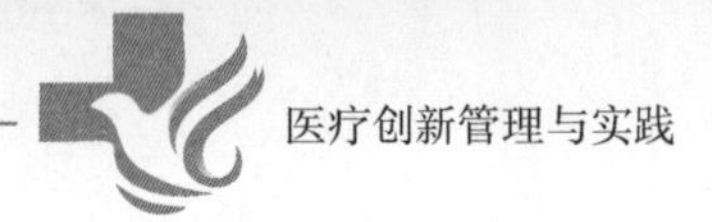

给予充分重视和高度警惕，安排专人密切关注各方信息，通过上级文电、政府公告、自媒体推送及患者收治情况等多方获取信息；依据以往突发公共卫生事件处置经验、卫生专业素养、相关法律法规等对事件进行评判，建立容错机制，根据事态发展不断修正决策。

（二）提出应对措施

情况研判后，医院第一时间召开常委会和办公会，按照“充分准备、主动应对、军地协调、妥善处置”的原则，结合医院实际情况，制订切实可行的方案，提出应对措施。

1. 统一规划医疗用房

及时对医院医疗用房进行改造，按照感染风险划分污染区、污染过渡区及清洁区，严格防止院内感染。一是分批扩充感染病房。随着发热门诊人数不断增加，医院启动扩充感染病房方案。二是重新改造内科大楼。随着发热患者成倍增加，又严格按照感控要求将内科楼调整为感染专区，开设感染救治专区、感染重症监护室、医学隔离观察区，扩张感染床位。三是开设患者过渡病区。按照传染病感染防控要求，选择特定区域开设过渡病区，配备呼吸机、心电监护仪、血氧检测仪等抢救治疗设备，抽调内、外科医护骨干综合管理，执行一级防护标准，患者一人一间隔离过渡。四是组建辅助诊疗专区。最大限度做到感染与非感染患者物理隔离，将影像、检验、超声等模块移到污染区特定位置，为感染患者常规检查开辟辅助诊疗专区。

2. 全面科学配置战力

根据救治专业需求，将两个院区骨干力量统筹使用，从内科科室抽调部分医务人员重点保障疫情一线，外科科室继续做好危重患者及急诊手术等的处置工作，通过整合调配、固强补弱，确保力量结构合理、科室运转高效。非救治一线医护人员及家属、后勤保障人员组建百人志愿保障突击队，全力保障一线人员，在做好疫情防控工作前提下，确保日常医疗、行政、后勤等各项工作顺畅开展。

3. 严格落实院感防控

根据传染病防控形势，医院全方位构建防护防控体系，规范各项操作流程、完善不同情况下突发事件处置预案，严格落实院感防控各项措施，确保疾病治疗不间断、感控质量不降低。一是建章立制强培训。建立预防控制、样本采集等感控防护措施，规范流程标准、形成制度规范；针对后勤供应、新闻记者、物业安保等不同人群，分批次、分类别开展防控知识与防护用品穿脱技能培训。二是严格流程强收治。严格源头把控，实行双预检分诊，所有来院就诊患者，分诊台一次发热预检分诊，体温超过 37.3 ℃的一律到发热门诊就诊；体温正常患者进行预检二次分诊，住院患者及陪护人员筛查血常规、胸部 CT、核酸等，患者在门急诊专区经过初筛缓冲后，进入过渡病区二次缓冲，两次核酸排查结果阴性后，分流到相关科室对症治疗，既节约医疗资源空间，又减少多点防控风险（图 4－9－2）。三是把控标准强布局。按照“三区三通道”（“三区”即清洁区、污染区和半污染区，“三通道”指医务人员通道、患者通道和清洁物品通道）的超高标准对内科楼进行改造，相较一般传染病感染防控要求，增加了清洁物品通道；辅诊科室进污染区，保证洁污分开，防止患者因仪器检查造成院内交叉感染。四是集中居住强管控。申请地方酒店为一线医务人员提供住宿场所，既保证一线人员良好休息环境，又利于统一管理，避免归家居住可能造成的交叉感染。

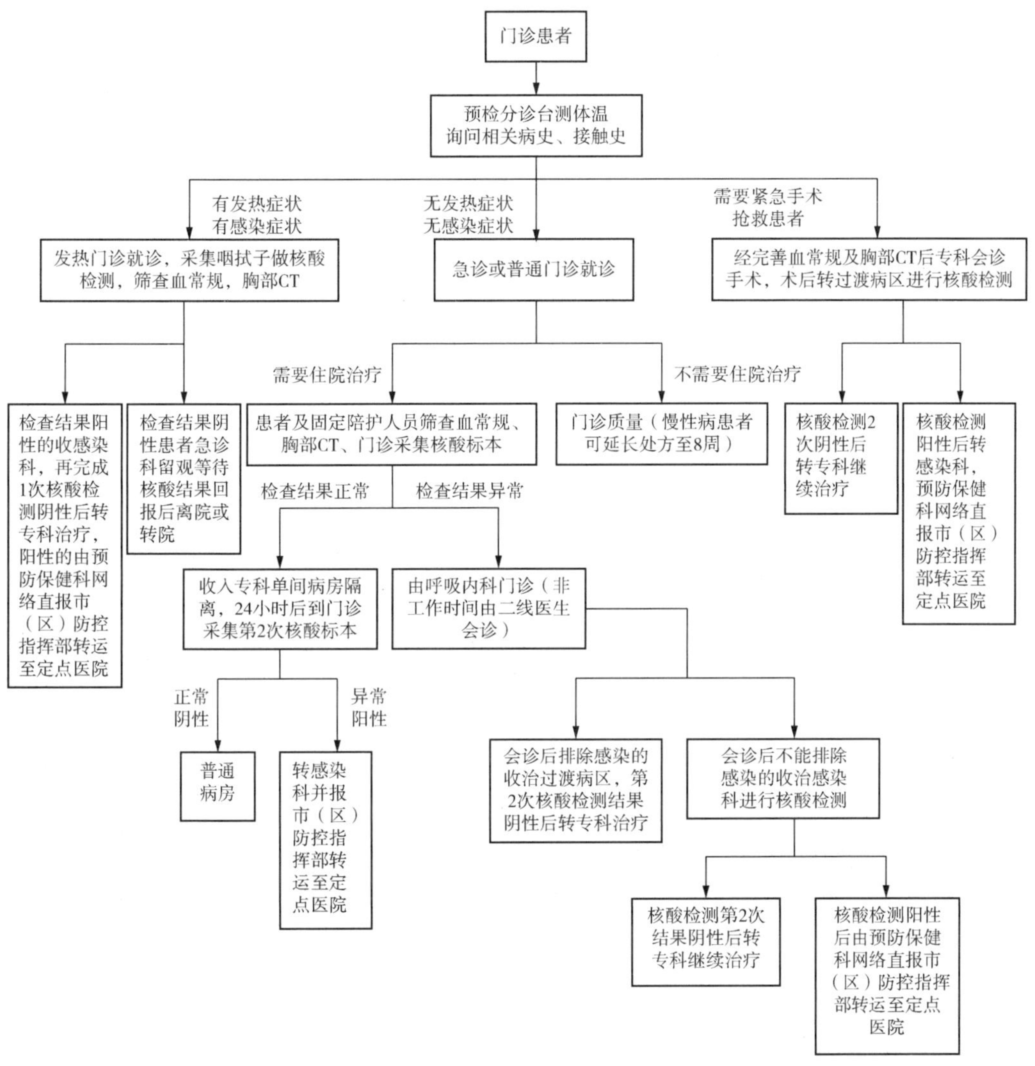

图4－9－2　传染病流行期间患者就诊流程

4. 精准组织物资供应

医院提前部署、提早行动，多措并举开展医用防护物资筹措，同步申请军队调拨与地方指挥部分配，展开自采保障与动员社会力量支援，竭尽所能筹措各项医用防护物资、药品，解决设备缺口、防护器材短缺问题。严格按照分级防护措施和要求，分级分类制订药材基数供应计划，杜绝过度防护，集中资源保障一线救治。最大限度保障各项医疗物资日常供应，固定保障渠道，预防断供情况、确保持续供应，确保常规用药、慢病用药及急诊用药需求，提前做好药品、耗材、血液等的采购供应，满足非感染患者就诊需求。

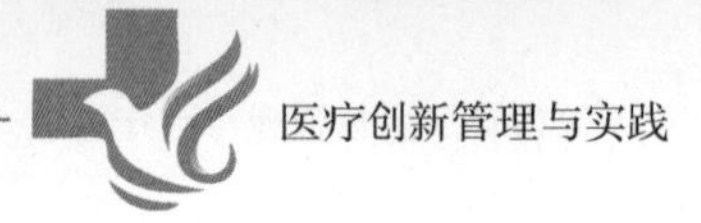

5. 重点关注特殊患者

采取多种方式全力保障急危重症及特殊人群患者救治，急诊24小时接诊，做好感控前提下及时有效救治患者；履行综合医院职能，发热门诊和一般门诊分开设置，开设清洁区病房和手术室，满足孕产妇、儿童、老年人等重点人群医疗需求；血液净化中心全面提升血透专区防控标准，划分清洁区、潜在污染区和污染区，设置医务人员通道、感染患者通道、非感染患者通道和洁净物品通道，集中收治透析患者，使其得到接续治疗，针对确诊感染住院患者实施专人专区床旁透析，医学观察期患者隔离病房专机专人治疗。

6. 真情开展人文关怀

及时申报执行重大任务伙食补助，提升一线医务人员伙食标准，利用保温箱、保温车准时为感染专区提供送餐服务；采取患者手机下单、超市配货装袋、监管人员送到救治专区、科室护士为患者取货的爱心接力方式，提供暖心服务，解决住院患者生活用品采购难题；组织成立心理疏导组，高度关注人员心理、思想动态及一线人员切实困难，及时排忧解难，化解矛盾问题，解除一线人员后顾之忧，提供强大心理支撑。

（三）强化督导落实

根据疫情态势变化，医院及时组建疫情防控指挥部，下设"一办三中心"（指挥部办公室、政治工作中心、行管保障中心、新闻宣传中心），共23个组，全面统筹协调疫情防控工作，切实强化各项应对措施。一是机关靠前指挥。院部领导深入发热门诊、感染病区等抗疫一线，协调指挥病房改造、防控培训、患者收治等各项工作，参加每日疫情防控工作推进会，现场解决困难点、矛盾点，提高工作效率；亲自审定各项方案预案，把准防控、诊治脉搏，确保各项方案合规、合理、有效、有力。二是严格完成时限。分解细化各项应对措施，设定完成时限，责任明确到人，采取"谁牵头谁负责，完不成必追责"的管理政策，严格督导各项工作落到实处。三是加强统筹协调。感染病区改造、物资筹措准备等防控准备工作繁杂，涉及临床科室、基建营房、院感控制、物资采购等多个部门，协调难度大。指挥部办公室主动与相关科室对接，统筹解决各方矛盾问题，加大沟通协调力度，想方设法解决医护人员、防护物资、药品耗材短缺等突出问题。

（四）加强质控管理

为防止病源扩散，减少院内感染，对感染患者的质控管理尤为重要。一是明确收治标准。结合国家标准及临床经验，依据疫情形势，明确收治标准，对发热门诊就诊患者常规开展血常规、咽拭子、肺部CT等相关检查，重点与上呼吸道感染、其他病毒性肺炎、支原体肺炎等进行鉴别诊断。二是完善治疗方案。感染患者没有特效治疗药品，医院充分发挥专家优势，抽调感染科、呼吸科、中西医结合科等相关科室对救治方案进行集智攻关，积极探索中西医结合、多学科联合治疗手段，制订救治临床路径，提出药物使用合理化方案，拟制感控标准与操作流程，在国家发布的诊疗方案基础上，不断修订完善诊疗方案。三是建立会诊制度。组建救治专家组建立会诊制度，新入患者每日评估，危重患者随时会诊，按照诊断标准划分轻、中、重、危重四种类型，采取"一人一方案""一人一团队"的模式，在把握治疗原则前提下，制订个性化诊疗方案。四是把控治疗节点。重点关注轻症转重症，重症转危重两个节点，加大开展病情恶化机制研究，及时采取针对措施，科学精准组织救治，不断提高治愈率、降低病亡率。

（五）科研临床并重

科研工作的开展要能够解决临床实际问题。医院在做好一线收治及各项保障任务的前提下，加大力度展开科研攻关，鼓励科室开展疾病救治相关问题研究。针对中医药治疗、重症患者炎性风暴、血浆救治及干细胞治疗等与患者救治紧密相关的问题，联合军科院、陆医大院士团队开展科技攻关，推进保护性抗体、疫苗研发和药物筛选与评价等研究；院内专家积极研究攻关，撰写论著和论文数十篇，指导临床救治，取得较好效果。

三、实施成效

我院作为驻地军队医院，第一时间响应，主动担当社会责任、回应群众关切、解决实际困难，通过精准研判形势、提出应对措施、强化督导落实、加强质控管理及科研临床并重等超长举措，确保疫情防控与正常诊疗服务两线高效完成，缓解了市民的部分就诊需求，收到了较好效果。

四、持续改进

随着疫情形势的逐渐好转，医院的主要任务也由疫情的“第一战役”转为非感染患者收治的“第二战役”，医疗救治工作由感染患者“一床难求”向非感染患者医疗需求激增的态势转变。随着不同任务阶段的转换，防控措施及方法也要及时进行调整改进。医院及时调整防控策略，进一步简化非感染患者就诊及收治流程，实施爱民、惠民优质诊疗服务措施，在采取科学措施、建立严格感控标准的基础上，承担起社会责任，最大限度地满足人民群众的医疗需求。

参考文献

［1］HUI D S，AZHAR E I，MADANI T A，et al. The continuing 2019-nCoV epidemic threat of novel coronaviruses to global health-The latest 2019 novel coronavirus outbreak in Wuhan，China［J］. International journal of infectious diseases，2020，91：264－266.

［2］Laboratory testing for 2019 novel coronavirus（2019-nCoV）in suspected human cases. Geneva：World Health Organization，2020.

［3］LI Q，GUAN X，WU P，et al. Early transmission dynamics in Wuhan，China，of novel coronavirus-infected pneumonia［J/OL］. The new England journal of medicine，2020. DOI：10. 1056/NEJ-Moa2001316.

［4］HUANG C L，WANG Y M，LI X W，et al. Clinical features of patients infected with 2019 novel coronavirus in Wuhan，China［J］. Lancet，2020，395：497－506.

（中国人民解放军中部战区总医院　谭映军　李子龙）

突发公共卫生事件医疗救治体系化建设的探索与实践

一、背景

四川大学华西医院作为国家区域中心医院，面对突发公共卫生事件，迅速建立工作机制，通过完善组织架构、制订工作方案、优化工作流程、强化人员培训、实施 MDT、强化支撑保障等工作实施医疗救治体系化建设，为传染病防控有序开展提供有效支撑。

二、方法与流程

（一）加强组织领导、完善方案预案

在传染病防控工作中，我院成立由党政一把手牵头的院级防控领导小组，设立专门办公室；明确信息收集发布、人员调配、感染控制、流程规划、物资保障、宣传报道等责任分工。建立领导小组每日例会制度，专家组定期不定期会商制度，保障全院一盘棋，指挥明确、分工明确、责任明确，从组织架构上保障防控工作的顺利开展。建立由呼吸、传染、急诊、重症、检验、放射等多学科专家组成的专家组。第一时间组织我院的疫情专家制订发布应急预案，并根据疫情变化和防控形势需要编写《疑似、确诊和危重患者转运方案和流程》《隔离病房管理规程》《门诊分诊流程》《急诊分诊流程》《院内处置流程》，以及相关诊疗规范和流程、医疗救治专家组组长例会工作方案等防控诊疗指南；根据医院防控形势下其他医疗工作开展需要，编写了《普通病房管理》《门诊管理》内部执行方案和社会建议方案，对内对外发布，内部建立执行规范，外部做好患方宣教；制订《疑似确诊患者急诊手术应急处置预案》《隔离病房设置预案》，未雨绸缪，保证形势变化时有科学参考指导实践。

（二）密切联系实际，持续优化流程

大型综合医院具有人员密集、患者基础疾病复杂、交叉感染风险高、感染控制难度大等特点，在大型综合医院组织突发呼吸道传染病防控救治工作需要密切联系实际持续优化流程。

1. 实施三级预检分诊

呼吸道传染病防控关键是尽可能早期识别疑似患者，避免其进入普通病房空间发生交叉感染。因此，有效的预检分诊在实际接诊治疗中就显得尤为关键。我院第一时间加强门急诊预检分诊、发热门诊力量，实施院内三级预检分诊。第一级分诊：在门诊、急诊和医院病区入口实施单进单出，严格通道管理，开展发热监测，对发热患者一律引导至发热门诊预检分诊点；第二级分诊：在发热门诊预检分诊点，再次监测体温，初步询问流行病学史，有流行病学史的发热患者做好个人防护，由专人引导就诊；第三级分

诊：发热门诊医师做好个人防护，对发热患者进一步询问流行病学史，实施问诊查体并按诊疗指南开展相关检验检查，有流行病学史的发热患者在排除诊断前收入隔离病房实施医学观察。

2. 实施发热门诊双医师双护士制，提升看诊能力

随着疫情变化，发热就诊患者增多，发热门诊看诊能力成为瓶颈。医院在相对独立的区域按发热门诊设置标准规范开设第二发热门诊，加强发热门诊力量，实施每个诊间双医师双护士负责制，由经过培训、具备经验的医师和护理人员组成，确保流行病学史采集的完整性、问诊查体的全面性、检验检查的适宜性。

3. 实施双会诊制，降低漏诊率

对于疑似患者，医院成立由呼吸与危重症医学科、感染性疾病中心副高及以上专家组成的院内会诊班，对每一例疑似感染患者均由 2 个科室的 2 名会诊班医师同时会诊确定，尽力实现“零漏诊”。

4. 加强通道管理，避免交叉感染

为减少交叉感染，医院在不违反消防管理原则的前提下，尽量关闭门急诊、病区通道，严格实施单通道管理，在每个通道处增设体温检测志愿者、维持秩序的保安人员，做好个人防护，配备红外体温检测仪和快速手消，对进入门急诊和病区的人员均进行体温检测，及时将发热病人引导至发热门诊就诊。同时，加强患者及家属宣教，减少陪伴和探视，要求佩戴口罩。在各病区严格实施门禁管理，患者和家属凭腕带和陪伴证进出。加强病区通风，减少和避免院内交叉感染。

（三）加强人员培训，提升防控意识

突发呼吸道传染病防控的重点是全员参与、科学防控，提升医务人员防控的意识和知识尤为重要。培训是关键，医院依托医、护、技专家团队实施分类分层培训。由院感专家通过电视晨会对全院员工进行普适性培训；由院感专家和急诊专家对发热门诊医护人员进行诊疗指南和个人防护培训；院内专家组针对疾病特点、诊治要点，对隔离病房、重点科室医护人员开展专题培训以提升救治能力；由院感专家对实习学生、规培学员、研究生、进修生进行个人防护专门培训，以掌握防护技巧；对医院保安、门急诊志愿者队伍进行防护培训减少职业暴露；组织院感、呼吸、传染、心理专家通过新闻媒体、“华医通”、华西医院微信公众号对人民群众开展通识性培训，以提升公众防控意识和正确认识，缓解心理恐慌。通过广泛培训，医务人员、患者家属防控的依从性和正确性持续提升。

（四）构建多学科团队，保障救治质量

突发呼吸道传染病重点在防，关键在治。如何保证患者的早期识别、早期诊断、早期干预是体现大型综合医院能力和水平的重要指标。我院有 32 个国家临床重点专科，医疗服务综合能力长期位于国内领先水平，依托强有力的专科团队，组建了由呼吸科、传染科、重症科、检验科、放射科、护理科、药学部等一流专家组成的专家队伍，不仅对院内疑似患者进行早期诊断，对确诊患者完善综合治疗方案，同时通过在线的方式对省内外其他医疗机构疑似和确诊病例实施会诊。对于重症患者派出专家队伍到现场进行重症评估，实施生命支持。鉴于重症患者多为高龄、基础疾病复杂的人群，我们增加心

内科、肾内科、内分泌科等专家团队，随时待命，保证第一时间对基础疾病进行评估干预。同时，医院准备专门的手术间，建立疑似确诊患者急诊手术预案，保证外科手术的及时有效，为提升救治质量提供有效支撑。

（五）做好支撑准备，保障救治需要

突发呼吸道传染病防控是系统工程，要做好持久战的准备，需要医院从人员、空间、物资、药品几个方面做大量支撑准备工作。

1. 人员准备

需要从两方面实施：①院内救治队伍。需要构建发热门诊和隔离病房的队伍，根据疫情和救治需要建立一、二、三梯队，有一线团队、会诊团队、专家团队，初期由相关专业如呼吸、感染、急诊等医护人员承担，随着接诊病人增多，需要从内科科室调整人员培训后加强，若持续增加，就需要安排外科科室医务人员。②院外支撑团队。一是组建团队对疫情重点地区、重点医院实施一线支撑，二是专家团队对他院提供技术支撑。这些队伍组建对医务管理都是挑战，一线支撑队伍的选拔需要了解对方实际专业需求，选拔有积极性的中青年骨干参与，但需要综合经验丰富、沟通能力强的专家带队；专家团队的组建也需要切实了解疾病救治的需要，选拔临床经验丰富、技术能力强的医疗组长以上人员担任。

2. 空间准备

疫情发生有时很难进行准确预判，空间准备难以做到精准，需要根据实际情况及时作出调整。空间准备需要重视三个方面：①发热诊室的设立。应在医院相对独立区域，有严格的分区规范，条件不足时可以临时搭建，但必须符合院感要求。②隔离病房的设置。也需要相对独立，满足传染病房设置需要，医护、患者通道要分开。③重症病房的设置。应相对独立，因需使用呼吸机等生命支持设备，原则上是负压病房。我院在疫情防控时开设的发热门诊均与急诊主要空间分离，隔离病房设置优先腾空传染病区，再腾空结核病区，把与主院区相对独立的住院大楼作为第三病区。重症病房选择 RICU，负压病房随时做好收治重症患者的准备。在进行空间准备时，因涉及原住院患者的分流和转科，需要医务部、护理部的密切配合，设备物资部门的有效支撑（加床），中央运输部门的精心准备和转运，信息系统的及时转换。我院在调整传染病房原有住院患者时，短时内即实施转科腾空，经验就是科室评估明确去向，医务部门协调科主任确定收治，护理部设备物资部确定加床，中央运输负责转运，统一部署、统一协调，高效完成。

3. 物资准备

物资准备涉及防护物资、消毒用品、治疗药物、检测试剂、标识标牌、检测设备等，尤其是区域性呼吸道传染病会造成防护物资紧缺，对防控工作造成不利影响，需要医院简化招标采购流程，实施归口管理，分工负责，多渠道联动。我院在疫情防控时除药品外由设备物资部统一进行调配，采购与接受捐赠两条腿走路，全力以赴准备防护衣、护目镜、面屏、N95 口罩等防护设备，既要保证院内防控救治的需要，又要保证外派医疗队、专家组工作的需要，院感部门、医务部门确定重点科室、重点人员，规范使用、节约使用，为保障防控工作有序开展提供有效支撑。同时，临床药学部紧急准备雾化吸入用 α－干扰素、洛匹那韦/利托那韦以备确诊患者使用。设备物资部第一时间为实验医学科采购核酸试剂盒，保证我院率先开展发热患者咽拭子等核酸检测，为及时诊断提供有效支撑。

（六）发挥信息化作用，提升防控效率

发挥互联网医院作用，对慢病复诊患者实施网络看诊，门特患者实现网络开药，减少患者到院就诊，避免交叉感染。利用5G技术实现专家远程会诊，提升会诊质效。优化发热门诊、隔离病房的医疗文书模板，嵌入HIS系统，加强流行病学史的采集，以勾选作为主要形式，提高医疗文书质量。

三、工作成效

通过以上工作，我院在应对疫情从组织、预检、筛查、诊断、治疗都进行了科学安排，既保证了突发呼吸道传染病防治的需要，又保障了其他医疗业务的正常开展，实现了早期发现、早期诊断、早期干预，积累了一定经验，为大型公立医疗机构开展突发呼吸道传染病防控救治组织提供了科学参考和有效支撑。

参考文献

[1] WHO. Labratory testing for 2019 novel coronavirus（2019-nCoV） in suspected human case [EB/OL]. [2020-02-06]. https://www.who.int/healthopics/coronavirus/laboratory-diagnostics-for-novel-coronavirus.

[2] 国家卫生健康委员会. 中华人民共和国国家卫生健康委员会公告（2020年第1号）[EB/OL]. [2020-02-06]. http://www.nhc.gov.cn/jkj/s7916/202001/44a3b8245 e8049d2837a4f27529cd386.shtml.

（四川大学华西医院　李大江　李念　杜鑫　刘凯　曾勇　宗志勇　陈敏　吴晓东）

11 大型综合医院应对急性传染病救治的策略探讨

一、背景

2003 年 SARS 疫情以后，卫生部就要求三级医院和部分区域性医院设立发热门诊，并实施 24 小时值守。发热门诊成为各医院接诊和甄别急性呼吸道传染病疑似病例的第一站和最重要的工作场所。如何在有限的空间和时间里，完善发热门诊检验检查设施，实施有效的分区隔离，避免院内交叉感染，已经成为急性呼吸道传染病防控的关键之一。

上海交通大学医学院附属瑞金医院是位于上海市中心的大型综合性医院。虽然经过了 110 多年的发展，但院区还是 70 年前留下来的范围。2 300 多张开放床位和每天 1.2 万人以上的门诊人次使整个院区熙熙攘攘。2003 年后，瑞金医院按照国家卫生部要求，在老门诊楼一楼设立了发热门诊并 24 小时开诊。当时发热门诊的主要问题是：设置在 40 年历史的建筑内，房屋老旧；隔离观察室仅有 3 个，且面积小；化验室很小，只能开展常规检查；只有移动式 X 线片设备。2019 年年底，由于急诊楼的改建，发热门诊改建成为过渡性的儿科急诊（图 4－11－1）。

急性呼吸道传染病暴发后，发热门诊、急诊接诊量迅速增加，快速准确筛查出疑似病例并进行科学有效的隔离观察，是防止疫情蔓延的关键。根据国家卫生健康委员会相关防控方案规定，疑似病例筛查应包括流行病学史调查，有无发热、乏力、呼吸道症状，间隔 24 小时以上 2 次咽拭子核酸检测，实验室检查及双肺影像学检查。且对于疑似病例必须留观，间隔 24 小时 2 次咽拭子核酸检测阴性才可解除隔离。而这些都需要更多已配备科学防护措施的场地来完成，所以我院以最快速度实现发热门诊的能力升级，为发热患者提供及时的诊疗和医学观察，同时保证医务人员不受到院内感染威胁。

二、应对措施

（一）改造发热门诊，增加留观病房

1. 重新划分功能区，强化感控要求

2019 年 1—11 月，我院发热门诊每天平均接诊 20 例发热患者，且绝大部分为流感患者。疫情暴发后，发热门诊每日接诊量迅速增加，快速腾空病区设立观察区，并且在有限的时间内建立符合规范的发热门急诊是医院面临的首要问题。

医院按照“五不出门”的感控标准对旧发热门诊进行了功能区重新划分，挂号收费、检验、检查、取药和治疗均在发热门诊区域内完成。462 m^2 区域被严格分成了接诊（污染区）、更衣（半污染区）和生活（清洁区）三部分。以电脑自助方式解决挂号问

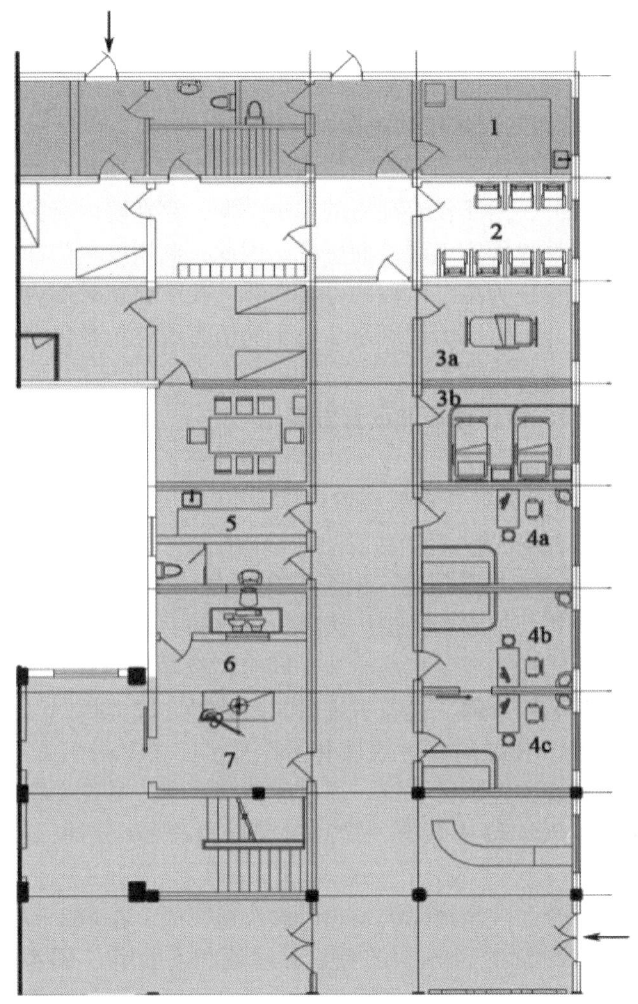

图4－11－1　原发热门诊布局

1．清洁区；2．污染区；3a—3b．观察室；4a—4c．诊疗室；5．化验室；6．X线摄片室；7．药房。

题；设置2个诊室和3个独立观察室；设立化验室，完成血细胞分析、C－反应蛋白、甲型和乙型流感快速筛查；改造放射摄片室，开展DR胸片服务；设立独立药房，备齐对症治疗药物。另外，医务处和医院感染管理办公室对每一位进入污染区的人员进行严格的培训指导。每位医护人员必须接受3小时的单独培训并通过考试。半污染区和清洁区配置了专职人员检查防护装备穿戴和脱卸是否合规，并配置了双向试衣镜供自我检查。医疗废弃物按照最严格的双层隔离法予以包装和及时处置。

2．建立临时留观区

按照国家诊疗标准，有流行病学史、临床和CT影像疑似的患者必须进行隔离观察，等待疾控中心的病毒核酸检测结果。间隔24小时以上的两次核酸检测阴性，方能排除疑似病例。因此，每位隔离观察的病例在医院至少需要停留2天，患者离开后观察室还要进行终末消毒。已有的观察室很快无法满足留观需要。我院决定利用感染科病区提供独立病房收治疑似病例，由感染科医师和经过培训的内科医师负责留观病例的收治。医院制订了从发热门诊到观察病区的转运路线，设置了独立的通道和电梯。

3. 发热门诊和观察区二期扩建和改造

感染科腾空病区暂时解决了留观收治的需求，但由于与发热门诊相距较远，转运患者过程中存在风险。另外，由于没有独立的中央空调，存在院内交叉感染风险，而关闭中央空调又易导致其他病患因空气湿冷而感冒。因此，利用发热门诊旁闲置的原门诊财务处用房，扩建发热门诊成为第二阶段的首要任务。我院在短时间内新增隔离病房、护士工作站和医生工作站，配置了无线网络、电子病历系统、抢救仪器等，并使用国内首个用于隔离病房的远程查房机器人。

4. 形成完备的检验、检查路径和配置方案

为合理运用有限的检验、检查手段，并将检查时交叉感染的风险降到最低，我院始终将 CT 筛查和病毒核酸检测放在首要位置。

按照“五不出门”的原则，直接在发热门诊内配置 CT 设备。医院通过与联影公司合作，引进 16 层 CT 专用于发热门诊。由于原有的 DR 机房无法满足 CT 摄片过程中的防护标准，需要改造机房，加强铅防护。医院放射科和后勤部门合作，加做物理屏蔽和征用现成的铅防护门，迅速完成了机房改造。同时，技师通过遥控开关远程触发 CT 曝光，避免了操作机房的射线暴露。设备引进后，每天可完成 100 例以上的胸部 CT 扫描。

对于核酸检测来说，考虑到其时效性和 RT-PCR 扩增室内病毒颗粒浓度累积的风险，在发热门诊内扩建实验室成为关键。通过改造观察室，增设生物安全柜，发热门诊内就可以进行病毒 RT-PCR 快速筛查，检测时间缩短至 30 分钟，且有效保证了生物安全。

至此，国内首个综合医院全封闭的发热门诊改造完成。在 682 m^2 范围内，设立了 4 个诊间、12 个观察室，独立的药房、CT 室、分诊处和实验室（图 4 - 11 - 2）。严格的三区隔离措施、优化的就诊路径和在发热门诊就可完成的影像学和病毒快速筛查，最大限度保证了值班医护人员的安全。

（二）组建专家团队，优化诊疗方案

专家组的设置标准参照 SARS、H7N9、H5N1 时的原则，由感染科、呼吸及危重症医学科、院感科、重症医学科、急诊科的副主任医师及以上级别的医师担任，由放射科同等级别医师进行影像学解读。两个不同科室的医师担任当日院内/区级会诊专家。专家承担前方医师提出潜在的“疑似”病例的会诊，并做出相应的决策。若两位专家意见不统一，则将交由相应的科主任进行研判。此外，专家组及时对国家及上海市推出的相关诊疗指导意见进行解读，并结合实际会诊中的案例回顾，动态调整我院的诊疗方案，制订适合本地的诊疗及防控方案。

（三）智能信息技术的创新应用，精准施策

发热门诊严格隔离，但又需要大量会诊和讨论，我院利用前期铺设的 5G 网络基站，发挥信息化系统的作用，减少进入隔离区人员数量和防护物资的使用，实现会诊咨询、后勤服务人员与患者零接触，防护物品的精细化管理，做到合理分配有限资源。

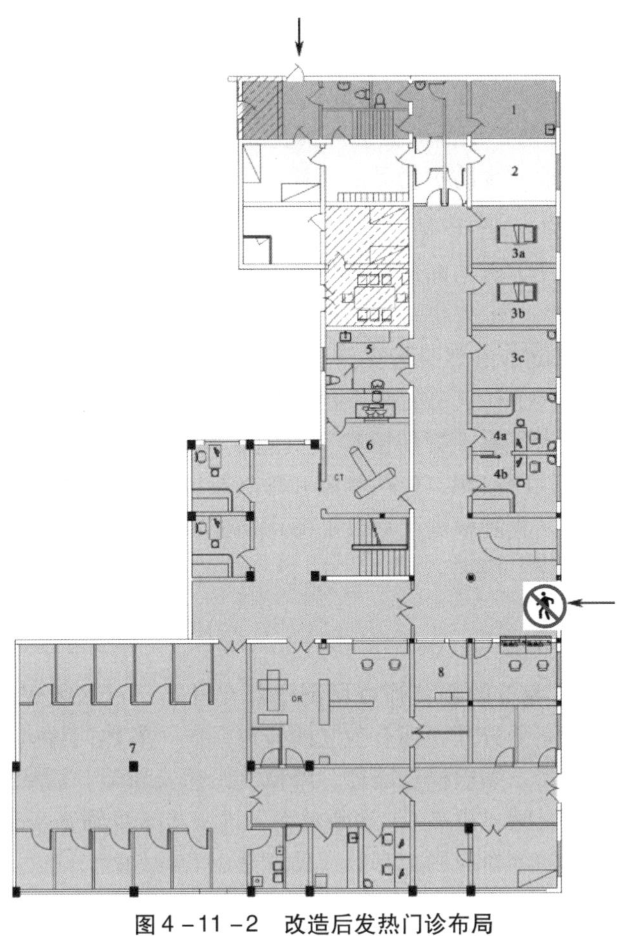

图4－11－2　改造后发热门诊布局

1. 清洁区；2. 半污染区；3a—3b. 观察室；4a—4c. 咨询室；5. 化验室；6. CT室；7. 观察室；8. 药房。

（1）Welink远程视频会诊系统，用于院内专家组和发热门诊主诊医师的会诊。我们在医院的小会议室中安装远程视频系统，通过网络连线，直接与发热门急诊前方医生进行对话；电子病例通过HIS传输，专家们在工作站上对影像、检验及接触史进行综合研判，决策是否需要启动病毒筛查程序。

（2）医院微信公众号的移动影像模块：实现手机在线阅读CT图像和化验报告。

（3）MDT微信群：所有医护人员随时在线讨论。

（4）头戴式直播系统：远程查房和与隔离观察的病例交流。

（5）诺亚物流运输机器人：无人化药品运输。

（6）查房机器人：隔离室内与病患的人机对话，满足医师查房以外的观察需求。

（7）人工智能辅助语音随访系统：对排除感染的居家观察病例进行2周的语音回访，记录语音并转化为文字。

（8）移动式红外线测温系统：所有进入发热门诊的人员都进行实时测温，并自动记录数据。

(9) 员工发热追踪系统：发热门诊工作人员如有发烧和疫区接触史等进行在线填报，医院医务部门随访跟踪，建立电子档案。

(10) 每日精确计算防护用品的数量，禁止无关人员进入，在保证工作人员防护安全的前提下，最大限度地减少防护物品的消耗。

(四) 人力资源的合理分配

随着国家防控和诊疗方案不断调整，根据医院防护用品库存和医院学科专家组的经验分析，医院对物资和人力配置进行动态调整。诊疗团队以感染科和呼吸科主治医生为主诊医师，24 小时一班负责值守。污染区与清洁区各设置 1 名护士长负责“三区”之间的协调；确保在污染区工作人员每日上班不超过 8 小时，工作期间有一次出污染区休息吃饭。医院医务部门为所有上岗的医护人员建立健康档案，并随访跟踪其健康状况；一线工作人员主动开展健康监测，包括体温和呼吸系统症状等；联合专家协助解决各种心理、生理问题。此外，我院根据国家及上海市防控及诊疗方案结合我院制订的本地方案，面向全员职工开展线上培训。

三、持续改进

经过 14 天的施工，我院的相关筛查检测全部在发热门诊区域完成。整个发热门诊通道和路径与普通病房完全分开，拥有独立的排风系统。发热门诊内布局合理，优化了诊疗流程，节省医患时间，缩短检查路径，降低交叉感染风险。后续还需进一步优化诊疗流程，缩短核酸检测时间，提高 CT 诊断效率，进一步减少筛查步骤，缩短留观时间。智能信息技术在疫情中的创新应用，有效帮助发热患者的诊疗，并实现人力和物资最优化管理。

四、实施成效

所有病例均得到及时准确的筛查和初步治疗。在发热门诊工作的医生、护士、后勤人员，隔离观察和病毒学检查证实均无人感染。

建立了发热患者的快速筛查流程，发热门诊预检—病毒初筛确认结果时间从 34 小时缩短为 3 小时，就诊环节从 18 个减少到 8 个（图 4－11－3）。会诊等待时间从 2 小时缩短为 10 分钟。诊间、CT 机房、留观转移路径从 450 m 缩短为 20 m；留观时间从 72 小时缩短为 26 小时。影像检查等待时间中位数从 40 分钟缩短为 3 分钟；影像检查移动距离从 800 m 缩短为 10 m。建立 5G 网络覆盖的诊疗，实现会诊医师与病患零接触，物流零接触，器物表面消毒零接触。临床专家以远程视频会诊结合移动查房机器人的形式，完成对“疑似”病例的会诊及决策，避免专家多次进出发热门急诊隔离区域，在保证会诊质量的前提下，减少了医护人员与病患的接触，降低了不必要防护用品的消耗。

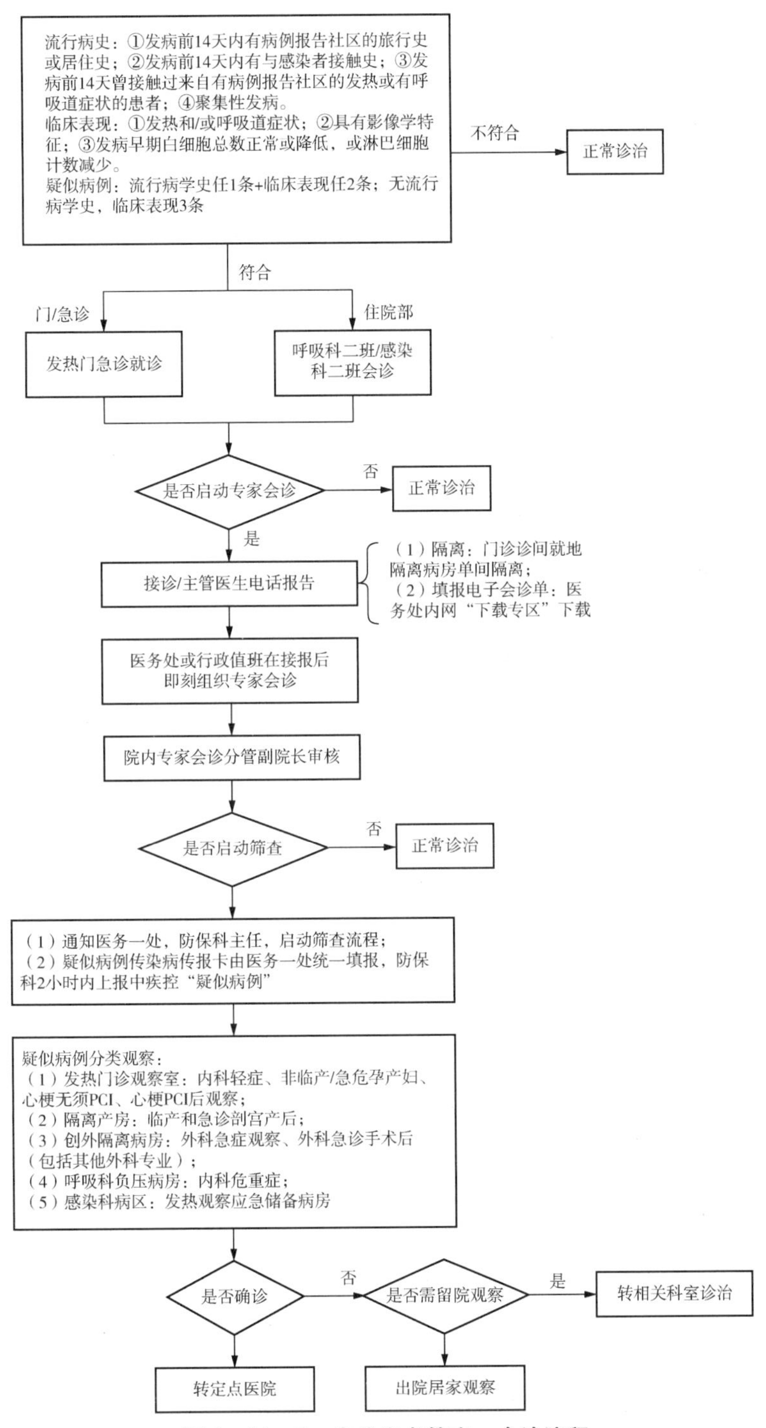

图4－11－3　发热患者筛查、会诊流程

在发热门诊信息系统进行改建和升级，形成面向发热急诊的诊前、诊中和诊后的智能闭环管理，建设适用于疫情的发热急诊一体化、智能化信息系统，形成可推广的急诊智能信息化建设方案。

参考文献

[1] 传染性非典型肺炎防治管理办法 中华人民共和国卫生部令第35号 [J]. 中国自然医学杂志, 2003, 5 (2): 65-68.

[2] LI Q, GUAN X, WU P, et al. Early transmission dynamics in Wuhan, China, of novel coronavirus-infected pneumonia [J]. N Engl J Med, 2020 (382): 1199-207.

[3] HUH S. How to train health personnel to protect themselves from SARS-CoV-2 (novel coronavirus) infection when caring for a patient or suspected case [J]. J Educ Eval Health Prof, 2020 (17): 10.

[4] WHO. Water, sanitation, hygiene and waste management for COVID-19: technical brief [EB/OL]. [2020-03-03] 03 March 2020. https://apps.who.int/iris/bitstream/handle/10665/331305/WHO-2019-NcOV-IPC_WASH-2020.1-eng.pdf.

[5] SUN P, LU X, XU C, et al. Understanding of COVID-19 based on current evidence [J]. J Med Virol, 2020. [Epub ahead of print].

(上海交通大学医学院附属瑞金医院 陆勇 陈彤彤)

12 大型综合医院应对急性传染病“双分诊、双缓冲”模式的建立与实践

一、背景与现状

武汉大学人民医院面对突发的急性传染病，迅速部署成立应急防控工作组，按照“全员参与，全线防控、全力阻击”的思路，做到统筹兼顾、勇于担责、严密组织、科学防控，以更坚定的信心、更顽强的意志、更果断的措施，确保了医疗救治、人力调配、后勤保障和信息互通等应急机制的有效运转，为确保打赢这场疫情防控的阻击战和攻坚战贡献出了全部力量。

为落实国家卫生健康委员会《关于加强疫情期间医疗服务管理满足群众基本就医需求的通知》（国卫办医函〔2020〕141 号）、武汉市卫生健康委员会关于做好感染性疾病以外其他疾病医疗救治工作的要求，我院作为定点医院，主动承担起感染患者和非感染患者的双线救治任务，开始布局急危重症非感染患者的诊疗工作，积极救治心脑血管疾病、外伤、血液透析、孕产妇、儿童（含新生儿）、恶性肿瘤（含恶性血液病）及慢性疾病患者。为确保患者分类分层管理，我院依据工作实际情况，有计划、有步骤地做好各项统筹规划，尤其是保障患者合理预检、分诊、收治，通过调整医院布局及功能分区、创新管理流程，在实践中不断优化方案，形成了“双分诊、双缓冲”的“双配置、双保险”工作模式（图 4－12－1），该做法被湖北省疫情防控指挥部作为经典管理案例在全省广泛推广。

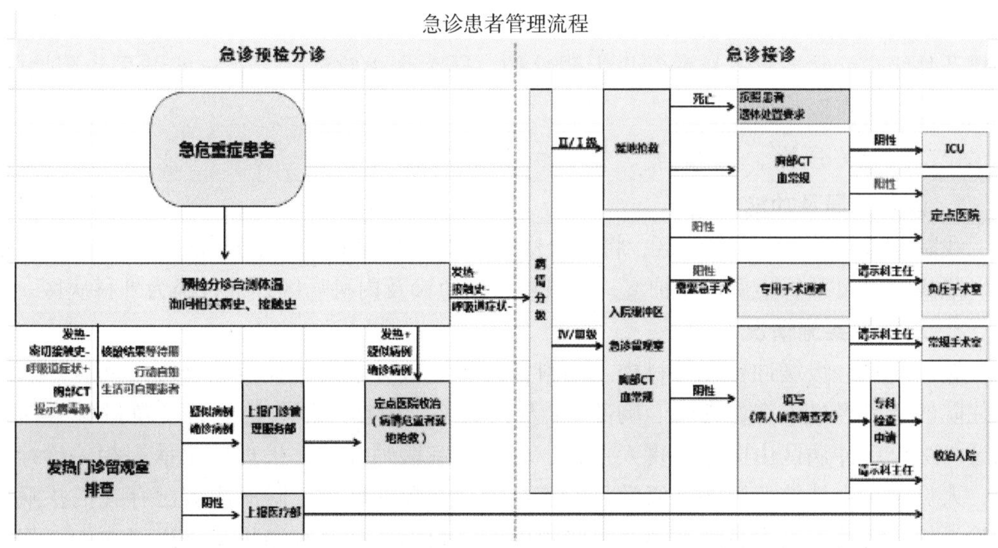

图 4－12－1 “双分诊，双缓冲”组织管理模式

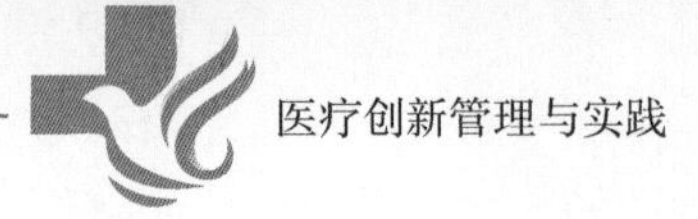

二、方法与流程

（一）“双分诊、双缓冲”模式的建立

1. 患者入院前：严格落实“双分诊”，确保患者尽快分流

（1）发热预检分诊。所有来院就诊患者，在预检分诊台实行第一步预检分诊。体温超过37.3 ℃的患者，一律到发热门诊就诊。

（2）急性传染病预检分诊。体温正常的患者，全部经由急诊科进行救治。为尽量减少患者在急诊科滞留的时间，在急诊科内第一时间为患者开具血常规、胸部CT、呼吸道病原学检测（咽拭、痰）和病毒核酸（有条件的医疗机构可一并做抗体检测）等4项筛查。如病情紧急不允许进行病毒感染的缓冲排查时，将其安排在负压手术室进行紧急手术，医务人员实行三级防护，确保医患双安全。

（3）患者分流。血常规和胸部CT结果正常的患者，需安排在指定区域等待呼吸道病原学检测（咽拭、痰）和病毒核酸检测结果，并同步进行疾病的专科治疗，对需要实施急诊手术的患者，应安排至负压手术室进行紧急手术，医务人员实行三级防护。血常规和胸部CT结果提示为疑似病例的，或核酸检测结果为阳性的确诊病例，需迅速转诊到定点医疗机构就诊。血常规和胸部CT结果正常且核酸检测结果为阴性的患者，快速进入缓冲病区进行一级缓冲。

2. 患者入院后：实施“双缓冲”，保障患者分类收治

（1）一级缓冲：缓冲病区。设置独立的缓冲病区，并指定1名医疗负责人，患者相关诊疗工作由专科医师和独立的护理单元承担。除对患者已存在的疾病进行诊治外，还应重点观察患者发热及呼吸道症状，并复查核酸（与前次核酸检查间隔1天以上），复查核酸结果为阴性的，迅速收治到专科病房进行二级缓冲；复查核酸结果为阳性的，迅速转诊到定点医疗机构就诊。

（2）二级缓冲：住院病房缓冲区。根据实际情况在住院病房内分别划分出诊疗区（潜在污染区）、缓冲区和清洁区。经一级缓冲排除感染的患者，先进入预留单间隔离1～2天，继续密切观察发热及呼吸道症状，必要时复查核酸。若二级缓冲期间患者无发热及呼吸道症状或复查核酸结果为阴性的，转为集中收治；复查核酸结果为阳性的，迅速转诊到定点医疗机构就诊。

（二）“双分诊、双缓冲”模式的具体实践

1. 医院布局及功能分区

我院通过整合三级学科病区，将综合楼整体作为隔离病区，含发热门诊、感染性疾病科（隔离病区）及感染重症监护室；内科楼含门急诊及内科病区；外科楼为外科病区。

2. 双缓冲实施情况

缓冲病区一级缓冲：在外科楼、内科楼两栋主楼分别设置住院综合缓冲病区。所有需住院的患者经过筛查血常规、胸部CT及核酸后，根据病情收治到各楼栋的综合缓冲病区。综合缓冲病区由医疗负责人主管，收治科室医师和独立护理单元承担相关诊疗工作，人员值班由楼栋所属的三级学科轮流承担。在缓冲区内，除对患者已存在的疾病进行诊治外，还重点观察患者发热及呼吸道症状，根据核酸复查结果安排患者去向。患者

在缓冲病区缓冲的时间一般为 24 ～48 小时，最多不超过 72 小时。

住院病房二级缓冲：患者在综合缓冲病区过渡 48 ～72 小时后，经充分评估无感染风险，收治各学科住院病区。所有病区预留单间，新入病区患者先入单间隔离继续进行过渡 24 ～48 小时后，无发热或呼吸道症状的，再集中收治到多人间。

3. 实行病区封闭管理

隔离病区采取全封闭式管理模式：综合楼作为隔离病区后，实行了全封闭式管理模式。综合楼分前楼和后楼，中间以联系廊连通。将前楼所有病区收治感染患者（污染区），中间联系廊设置为过渡区（缓冲区），后楼为医务人员生活区（清洁区），所有在此楼栋工作的医务人员整体在后楼进行生活起居。

半封闭式管理模式：我院外科楼、内科楼实行半封闭式管理模式。在一楼分别设置患者入口和职工入口。各楼层病区根据布局，结合实际情况，划分出诊疗区（潜在污染区）、清洁区、缓冲区。严格按照院感防控要求，进行半封闭式管理。

三、实施成效

通过以上管理措施，“双分诊”确保了发热患者能定点诊疗、非发热患者能初步筛查；“双缓冲”在初筛阴性的基础上，通过严密的医学观察，进一步筛查出潜伏期或无感染表现的轻症患者。该模式运行期间，有效避免了感染患者对普通病房的影响，有效减少院内传播风险，实现了医患安全“双保险”。

四、经验总结

（一）确保感染患者和非感染患者的分类、分区救治

由于呼吸道传染病传播途径较广，潜伏期长，隐蔽性强，给医院开展各项防控、治疗工作带来挑战。随着疫情时间的延长，非感染患者的就诊需求逐渐增加，特别是急危重症患者的救治需求大幅度增长。医院是公共场所，人员混杂，如果潜在的感染患者被收治到普通病房治疗，极有可能导致院内感染。

“双分诊、双缓冲”管理模式可以充分保障各类患者得到安全有效的救治，提供安全的缓冲时间和区域，密切观察患者发热及呼吸道症状，必要时适当增加核酸、CT 的检测次数，适时调整缓冲时间和区域，确保非感染患者诊疗区域做到真正的“清洁”。

（二）实现医患安全的“双保险”

在确保非感染患者接受救治的同时，有效避免阳性、疑似病例对普通病房、医务人员及非感染患者的影响，最大限度减少院内交叉感染风险，实现医患安全的“双保险”。通过我院实践证明，“双分诊、双缓冲”管理模式成效显著，在充分保障各类患者得到安全有效的救治的同时，随着当地疫情防控形势的不断变化，为满足日益增长的非感染患者尤其是急危重症患者的医疗需求，医院可适时优化调整管理模式，帮助一线能够最大限度地减少院内交叉感染风险，是一种值得推广的医疗组织管理模式。随着非感染患者以及急救患者增多，医院将进一步优化调整，帮助一线医务人员有效地进行医院感染防控，加快恢复医疗秩序，修复医疗体系，为防疫防控的最终胜利贡献力量。

（武汉大学人民医院　沈波　贺华　冯加锐）

13 大型综合医院公共卫生应急期间血液透析患者的管理

一、背景与现状

急性呼吸道传染病作为最常见的大型传染病，因其传播途径等特征，严重影响人类身体健康，并给社会发展带来巨大威胁。急性呼吸道传染病疫情对某些特殊患者群体，尤其是对慢性肾衰竭透析患者的影响受到社会的广泛关注。

血液透析、腹膜透析、肾脏移植是尿毒症患者替代治疗的三种模式。目前，在我国约90%的患者接受血液透析治疗。湖北省共有登记血液透析中心（室）314个，登记血液透析患者29 102人。武汉市共有登记血液透析中心（室）61个，登记血液透析患者7 000余人。血液透析治疗模式特点决定了血液透析中心易发生传染病暴发，主要原因有：①血液透析患者人群规模大；②血液透析中心分散于各地；③血液透析患者定期往返于住所及医院，流动性大；④血液透析中心人群高度聚集，血液透析中心一般采取在大的开放空间内大量患者集中治疗形式；⑤血液透析患者免疫功能低下，是传染病的易感人群；⑥血液透析患者既可能被感染，也可能成为流动的传染源。

血液透析中心疫情防控的难度较大。一是医疗资源无法满足疫情防控需要。从传染病防控角度看，血液透析中心相关人员可分为以下6种：感染患者、疑似患者、性质不明确者、密切接触者、感染或疑似感染医务人员者、密切接触医务人员者。按照传染病防治法和医疗机构感控原则，对于每一类人员都应做到严格隔离治疗，并且对每个发生疫情的医疗机构都应进行关闭或封闭。但血液透析中心的运行需要投入大量的场地、设施设备及专业人员，短时间内无法新增大量的血液透析中心及隔离场所，使得部分患者得不到及时透析，也导致相当多的血液透析中心未进行患者严密筛查分类，仍进行混杂透析的局面。二是急性呼吸道传染病疫情一般会延续相当长时间，在常态化的疫情防控形势下，血液透析中心的疫情可能向社会播散。透析患者免疫功能极为低下，普遍易感，但由于免疫系统对病原体不能做出应答，大多数患者临床症状轻微甚至无症状，导致长期携带病原体生存，并且通过呼吸道和分泌物释放病原体，成为潜在的播散源。

有效控制血液透析中心的感控风险，是对大型综合医院提出的巨大的考验。武汉大学人民医院运用“三分区、三疗法”对血液透析患者实行“普筛轮查、梯级流转”，为医务人员、患者、家属三类人员提供了有力的保障。

二、方法与流程

（一）普筛、轮查，无死角动态监控疫情

（1）普筛：指对血液透析中心包括透析患者、患者陪伴、工作人员进行筛查。筛

查指标包括：体温、症状、血常规、胸部 CT，以及相应的病原学检查，特别是胸部 CT 检查在急性呼吸道传染病筛查中显得尤为重要。

（2）轮查：在完成全员一轮筛查后一段时间如第二周，再次启动筛查，以便将上一轮筛查处于潜伏期的患者进一步筛查出来，实现对中心疫情的动态掌控，将零星疫情早期发现处置，控制疫情蔓延暴发。

（二）梯级流转，对患者分类分流治疗

（1）患者分类。根据筛查结果，将患者分为以下四类：诊断病例、疑似病例、高风险病例、一般病例。高风险病例是指某些患者存在个别项目异常但不能归为诊断或疑似病例，也不能定义为一般病例的患者。一般病例是指未发现异常项目的患者。

（2）“三分区、三疗法”。在患者分类评估的基础上，对不同类型病例分流。

第一分区：诊断病例或疑似病例按要求分流到定点医院透析，进行常规透析治疗方式。

第二分区：血液净化中心门诊治疗区，安置一般病例常规门诊透析，或者转化为腹膜透析后居家治疗。

第三分区：血液净化中心住院治疗区，安置高风险病例进行住院隔离治疗，采取床边连续肾脏替代疗法（continuous renal replacement therapy，CRRT）或腹膜透析治疗模式。对两区继续实施“普筛、轮查”，经评估后疫情发生变化的，按照不同归类，在不同治疗场所流转。从而为医务人员、患者、家属三类人员提供保障。

三、取得的成效

我院运行该模式处置后，承担了 230 余名血液透析患者的透析治疗。通过第一轮筛查发现确诊、临床诊断、疑似血液透析患者 37 人，工作人员 4 人。第二轮筛查、第三轮筛查共发现 5 例阳性患者，工作人员无一例感染，血液透析中心疫情得到了明显的控制，患者也得到了及时有效处理，保障了医务人员、患者及家属的安全。

（武汉大学人民医院　沈波　王惠明　任俊）

14 以发热门诊"七不出"为核心的传染病防控体系构建

一、背景与现状

对于急性呼吸道传染病，尽一切可能减少患者与他人接触，在尽可能小的范围内完成诊治，切断人与人之间的交叉感染，对疫情防控具有重大意义。

2003 年应对 SARS 疫情期间，国家要求全国范围内的二级以上综合性医院建设发热门诊，发热门诊设置独立的挂号收费室、发热患者的候诊区和诊室、治疗室、隔离观察室、检验室、放射检查室、药房（或药柜）、专用卫生间等，三级综合性医院还应设置处置室和抢救室等。发热门诊的建设满足了挂号收费、检查、检验、诊疗观察和取药"五不出"的疫情防控要求，保证了院区其他患者的就医安全，提高了传染病的筛查、预警和防控能力，对于提升传染病的早发现、早报告、早隔离、早治疗的能力，及时控制传播具有深远意义。发热门诊在 SARS 之后的甲型流感、乙型流感、禽流感等传染病的防控中起到了无可替代的作用。

本次疫情有以下特征：影像诊断主要依赖胸部 CT，而不是传统的 X 线摄片；确诊依赖核酸检测；发病人数多，核酸检测确诊需要时间，大量疑似患者等待核酸检测结果前需要独立的隔离观察病房。其特征导致了以下问题：按照发热门诊"五不出"的原则，影像检查只配置 DR，无法在发热门诊区域内实现 CT 检查，通过规划专用路线，辟出专用 CT 室进行检查，增加了沿途传染概率；按现有流程，疑似患者的核酸检测由疾病预防控制中心统一实施，至少间隔 24 小时 2 次阴性方可排除疑似，且由于检测样本采样的局限性和准确性，已经发现确诊患者咽拭子核酸检测阴性的情况，其间多次往返检测增加了传染风险；虽然发热门诊的设置规范预留了隔离观察室，但其数量和功能远远无法满足疫情控制要求。因此，上海市第六人医院在原有发热门诊基础上，通过因地制宜的硬件改扩建满足影像学诊断需要的 CT 检查室和病毒核酸检测的 P2 实验室，增加足够的隔离病房，建设满足疫情诊治需求的"七不出"发热门诊，这对于疫情防控至关重要。

二、方法和流程

（一）发热门诊布局调整

我院于 2003 年 2 月按照三级综合性医院发热门诊标准建设发热门诊（图 4－14－1），发热门诊位于感染楼南侧，发热门诊内有独立的挂号收费区、候诊区、诊室、治疗室、特诊室、检验室、放射检查室、药房、患者专用卫生间、处置室、医护办公专用区域等，实现了发热门诊挂号收费、检查、检验、诊疗观察和取药"五不出"，污染区、半污染区、清洁区三区划分清晰。

发热门诊北侧与感染病楼相连，感染病楼为一幢独立的三层建筑，一楼设计为肝炎门诊和肠道门诊，二楼、三楼为住院病区，有独立病房，感染病楼三区划分明确，功能布置齐全，洁污流线分明，疫情防控需要时感染楼病房可作为隔离观察病房使用。与其相邻的住院楼北区为一幢独立的五层建筑，疫情防控需要时可以腾空作为隔离观察病房使用，具有较大的扩展空间。

发热门诊东侧和北侧为绿地，有扩建增加 CT 检查室、特诊室和核酸检测 P2 实验室的空间（图 4－14－2、图 4－14－3）。通过对发热门诊、感染病楼、绿化空地（必要时包括住院楼北区）的重新规划与布局调整，可建立筛查与诊治一体化的管理机制和硬件设施。我院发热门诊“七不出”整体改建方案如图 4－14－4 所示。

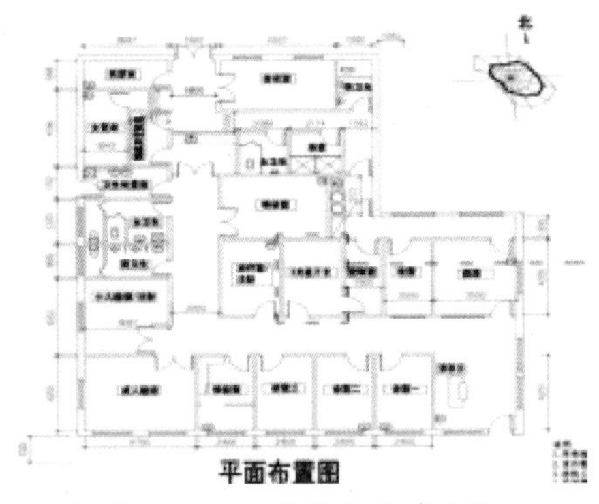

图 4－14－1　发热门诊平面图

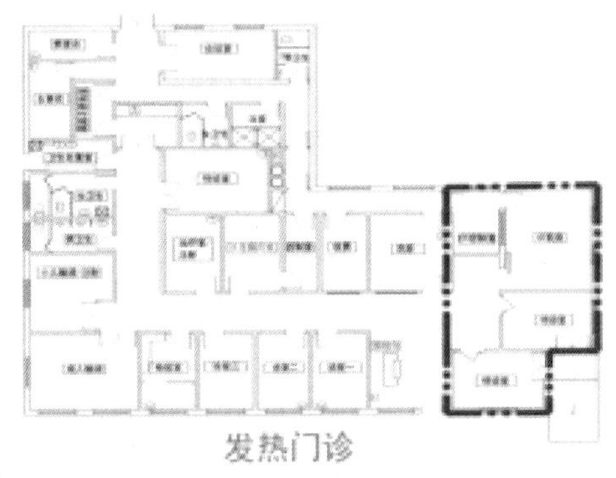

图 4－14－2　发热门诊增配 CT 检查室及特诊室

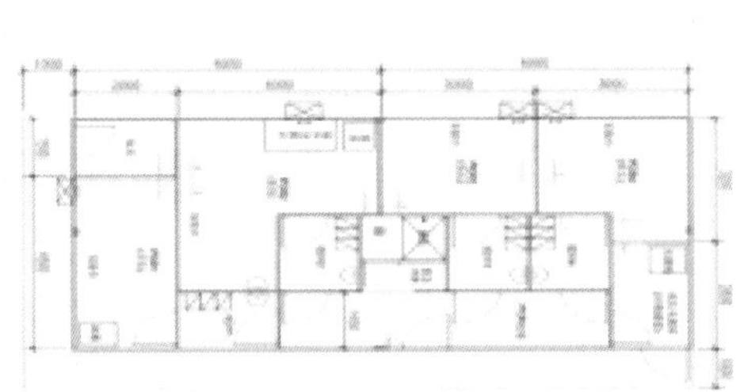

图 4－14－3　P2 实验室平面图

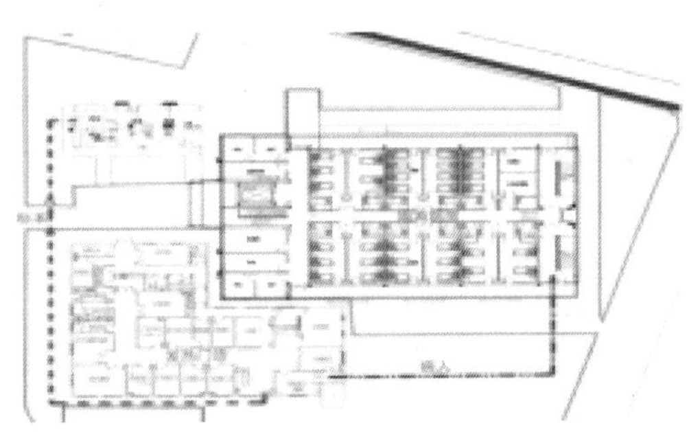

图 4－14－4　“七不出”发热门诊总体设计方案

疫情防控期间通过快速扩建增加了同一区域的 CT 检查室、特诊室和核酸检测 P2 实验室，实现了发热门诊区域的 CT 检查及核酸检测，实现感染特诊与普通发热门诊流程的分割，减少发热患者的交叉感染。感染楼病房、住院楼北区腾空作为隔离观察病房使用，较好地解决了疑似患者的隔离诊疗需求，同时制订疑似患者急诊手术的流程（附件）。

通过对发热门诊、感染病楼的重新规划与布局调整，建立了疫情筛查与诊治一体化的管理机制和硬件设施，完成“七不出”发热门诊与医院原有信息系统对接，实现医疗系统内的检查结果互认，实现了发热门诊“七不出”整体改建。核酸检测的正式实施标志着“七不出”发热门诊的整体完成。

（二）防护物资配置

合理制订防护物资配置方案，避免过度防护。研究并制订防护物资合理配置方案，充分应用智能化管理工具减轻医、技、护、工勤人员防护物资配备，避免过度防护和过度消毒的弊端。疫情防控指南指出：正常情况下以清洁卫生为主，当面临传染病威胁或者人群密集型活动时才有必要进行预防性消毒。如果有明确的局部环境受到了传染源污染，用消毒剂做一次性终末消毒就足够。大面积反复喷洒消毒剂存在环境污染的风险，应该避免。用化学消毒剂或用紫外线灯进行空气消毒时，应确保无人通行，否则可能灼伤呼吸道或皮肤。手消毒的反复进行对非医务工作者及非密切接触人员也是没有必要的，因为在外环境中双手本就有一定量的常驻菌和暂驻菌分布，而过度消毒会破坏皮肤屏障，引起感染等。N95 口罩虽然能够有效阻止飞沫传播，但对于心肺功能障碍的老年人来说，呼吸受阻缺氧也可能引发心血管呼吸系统的疾病，过度防护还会带来负面情绪，因此加大科普宣传，使公众树立正确的消毒防护意识，选用合适的产品，采用正确的穿戴方法，在防疫中意义重大。

三、实施成效

本项目首次提出防控发热门诊“七不出”的概念；研究满足防控“七不出”发热门诊的布局、流程、基建、设备及信息化建设方案与配套产品，形成可供借鉴的“七不出”发热门诊样板，有效解决防控中影像诊断必需的胸部 CT 和核酸检测；实现感染特诊与普通发热门诊流程的分割，减少发热患者的交叉感染，既满足发热门诊相对独立的诊疗需求，又能保障疫情防控隔离诊治的需求，实现“平战结合”“两不误”。本项目在切断传染源，发现轻症，甚至是无症状感染患者，做到感染患者零漏诊，医务人员零感染，提高治愈率，降低死亡率方面具有积极作用和重大意义；合理使用防护物资，真正做到物尽其用。本项目的实施将为我国医院应对疫情的快速响应机制提供经验，相关成果有望成为疫情下发热门诊的建设的规范。

四、持续改进

传染病诊疗能力的建设任重而道远。我们必须以科学的精神、严谨的态度、务实的作风，坚持“平战结合、重在应急、统一管理”的原则，团结一致、凝心聚力，努力提升传染病诊疗能力。

（一）加强体系建设，规范制度建设

根据上海市《关于完善重大疫情防控体制机制健全公共卫生应急管理体系的若干意见》，围绕五大体系，即“公共卫生应急指挥体系、公共卫生监测预警体系、现代化疾病预防控制体系、应急医疗救治体系、公共卫生社会治理体系”的建设要求，医院从自身实际出发，进一步完善医院应急管理体系，加强各项预案演练，规范制度建设，进一步加强医院管理的科学化、制度化、规范化和精细化。

（二）加强基础建设

根据市级综合医院和区域性医疗中心的业务需求，进一步加强保障感（传）染科专用业务用房，实施发热、肠道门诊等感染性疾病门急诊标准化建设、实验室快速检测能力建设等项目。为提升传染病处置能力，医院在今后规划中必须明确提出建立区域感染性疾病预防救治中心，进一步完善医院公共卫生应急体系。

（三）加强科技攻关能力建设

坚持平时和战时结合、预防和应急结合、科研和救治防控结合，针对“可溯、可诊、可防、可治、可控”的需求，加大科研投入力度，加强传染病防控和公共卫生科技攻关体系和能力建设。结合传染病特点和要求，开展各项医工结合研究项目，加强临床诊治、医疗器械与诊断产品等领域的科研攻关，对提升临床救治能力具有重要的意义，如远程会诊系统、床旁超声、ECMO 等可大大提升临床救治能力。在确保安全性和有效性的基础上，加速推动医疗器械与诊断产品的临床应用，探索利用 5G 技术实现医疗工程信息化智能化、建设将是今后重要的研究课题。

（四）加强学科人才队伍建设

加强公共卫生与临床学科结合，加强微生物实验室、医院感染控制等学科建设，大力支持感染、呼吸、急危重症学科发展，加强中医防治传染病相关学科建设，推动中医药临床应用创新。加强人才队伍建设，在学科评估的基础上全面规划医院人才发展战略，多措并举启动专业人才队伍建设，尤其是既精通临床多科的专业技术，又具备丰富有效的管理经验的复合型人才，探索职称评聘改革，全方位推动人才高地建设，加强国际水平科研人才和团队的育引。

参考文献

[1] 陈琳，苏军刚，孙亚妮. SARS 期间发热门诊的设置与管理 [J]. 中国卫生质量管理，2004 (1)：21－23.

[2] 中华人民共和国卫生部. 医疗机构发热门（急）诊设置指导原则（试行）[S]. 北京：中华人民共和国卫生部，2003.

[3] 马萍，刘晓平，马虹. 非典期间滥用消毒剂的危害及正确使用 [J]. 中国公共卫生，2003 (9)：127.

[4] KYUNG S Y，KIM Y，HWANG H，et al. Risks of N95 face mask use in subjects with COPD [J]. Respiratory care，2020.

[5] YANG Y，LI W，ZHANG Q，et al. Mental health services for older adults in China during the COVID-19 outbreak [J]. Lancet psychiatry，2020，7 (4)：e19.

［附件］疑似患者急诊手术救治流程

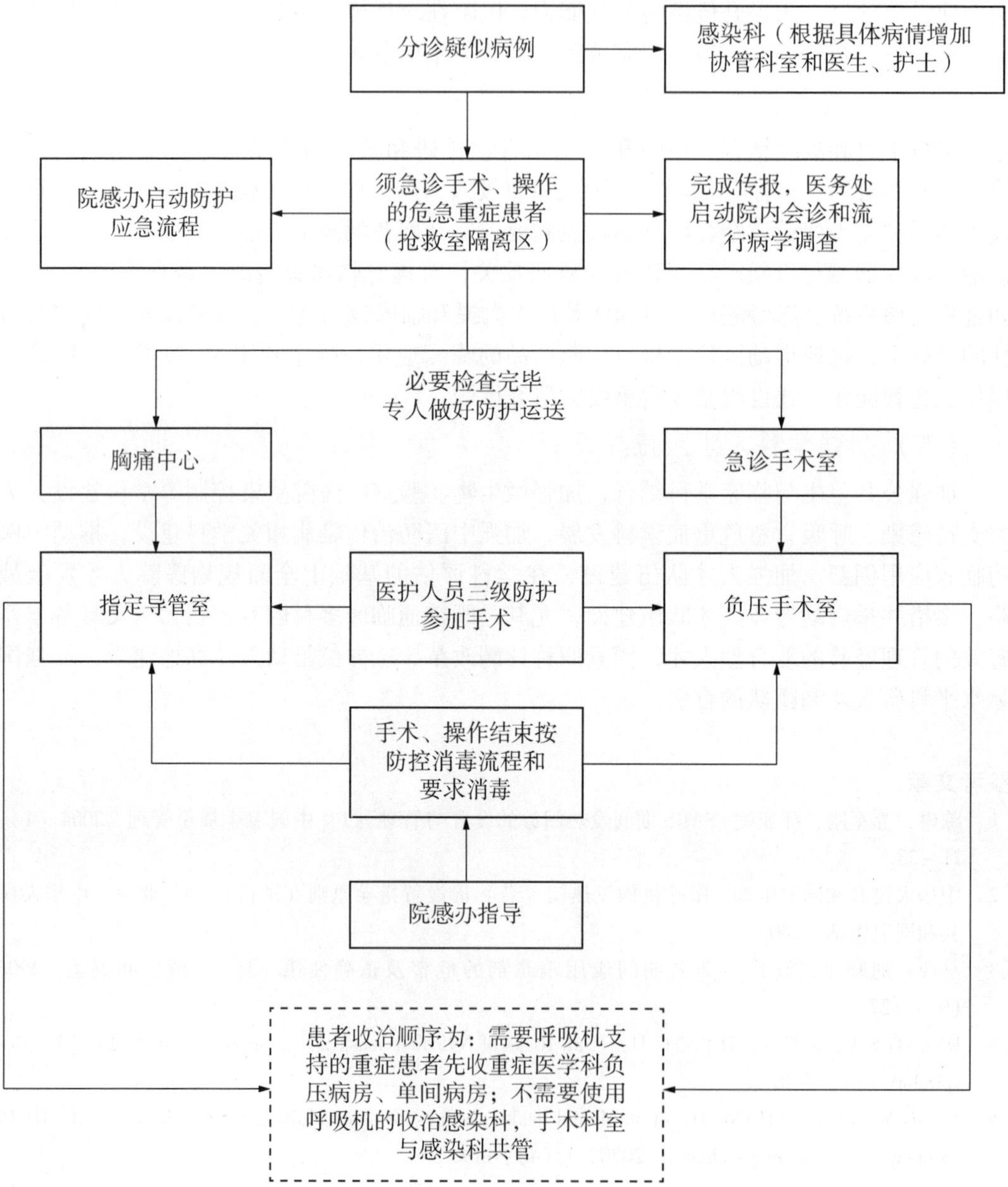

分诊疑似病例 → 感染科（根据具体病情增加协管科室和医生、护士）

分诊疑似病例 ↓ 须急诊手术、操作的危急重症患者（抢救室隔离区）

须急诊手术、操作的危急重症患者（抢救室隔离区） → 院感办启动防护应急流程

须急诊手术、操作的危急重症患者（抢救室隔离区） → 完成传报，医务处启动院内会诊和流行病学调查

必要检查完毕
专人做好防护运送

→ 胸痛中心 → 指定导管室

→ 急诊手术室 → 负压手术室

医护人员三级防护参加手术 → 指定导管室、负压手术室

院感办指导 → 手术、操作结束按防控消毒流程和要求消毒 → 指定导管室、负压手术室

指定导管室、负压手术室 → 患者收治顺序为：需要呼吸机支持的重症患者先收重症医学科负压病房、单间病房；不需要使用呼吸机的收治感染科，手术科室与感染科共管

（上海市第六人民医院　狄建忠　胡承　殷善开
西藏自治区人民医院　石荔）

15 多策略并重开展常态化传染病防控

一、背景与现状

重大传染病疫情期间，全国投入了大量人力、物力及社会资源开展疫情防控工作，社会经济活动和各类生产企业大多处于停滞状态。随着疫情形势呈现积极向好发展，国家陆续出台《关于在有效防控疫情的同时积极有序推进复工复产的指导意见》等相关文件，各地分级分区进行差异化管理，统筹兼顾，将全面恢复正常生产生活秩序和推动经济发展作为工作重点。

多年来，昆明医科大学第一附属医院医疗、教学、科研业务指标均处于云南省医疗行业的前列，是此次疫情定点收治的省级综合医院。当前社会生活正逐步恢复，各行各业复工复产加快，医院门急诊量快速增长。云南省处于我国西南边陲，与缅甸、越南、老挝三个国家接壤，在全国 9 个边境省份中云南省边境线长达 4 000 余千米，有 25 个口岸、65 条便民通道，口岸通道众多，人流量大，周边国家确诊病例持续增加，我省面临极大的疫情跨境输入风险。面对输入性疫情日趋严峻，医院同时要接诊全省集中而来的大量危急重症患者，严防院内交叉感染，科学防控，全力支持社会的复工复产显得尤为重要。

二、方法与流程

（一）线上分流，线下动态分区，疏导患者有序就诊

我院是云南省内唯一一家综合医院互联网医院，依托信息化建设基础和功能拓展，通过线上分时段预约挂号、预约挂号时患者填写健康信息进行初步线上分诊。患者来院就诊时，医院根据掌握的患者预约挂号量进行诊室调配，动态分配门诊各楼层各诊区单位时间内就诊人数，诊区内专家诊室为非固定诊室，根据预约挂号量将同一区域内门诊量大和量小的诊室交替排列，降低候诊区域人员密度；普通号诊区，同一专业诊室由各楼层分诊台动态调整，通过非固定诊室机制分流患者，避免人员聚集。

（二）从医院入口开始设置分层体温排查，发热门诊进行风险梯度划分

首先，疫情期间，医院关闭进出院区的其他出入口，仅设置唯一出入口，在出入口处除安装远红外线热成像体温检测系统对所有进入人员进行快速筛查外，同时安排三班人员值守对进入院区的车辆进行体温检测。所有人员扫云南健康码登记，利用大数据追踪其行程轨迹。患者和医务人员通道各自分开，发热患者由专人从外围通道护送至发热门诊就诊。其次，门诊一楼预检分诊点及各楼层分诊台均对进出人员进行体温检测，凡发现体温异常者由专人从专门通道护送至发热门诊排查。各住院楼宇设唯一出入口，由

专人进行体温检测和人员登记；各楼层病区医护入口与病患入口分开，病患入口由科室护士进行体温检测，利用室内的体温检测进一步提高检测的可靠性。

我院拥有独立的感染性疾病科住院楼共6层，一层为独立的门诊区域，疫情期间4层住院病房区腾空设隔离病房，严格落实“三区两通道”感控原则。发热门诊增加为4个诊室且24小时开诊，分别设置“普通人群发热门诊”和“有疫区生活、工作、旅游史疑似人群发热门诊”，分诊人员根据患者登记信息的风险进行预判分诊。

（三）住院病区设立缓冲病房，对住院患者进行差异化管理

面对复工复产后的防控新要求，全院所有临床科室病区设缓冲病房，缓冲病房设置要求将科室端头区域的单人或双人间作为缓冲区病房，缓冲病房与普通病房有一定间隔且悬挂醒目标识，收住原则为一室一患，医护后勤由专人管理，按二级防护标准配置防护物资。收入缓冲区病房患者须进行详细病史采集和评估，完成体格检查、血液检验及肺部CT检查，必要时采集咽拭子进行核酸检测，排除感染后才能转入普通病房（图4-15-1）。

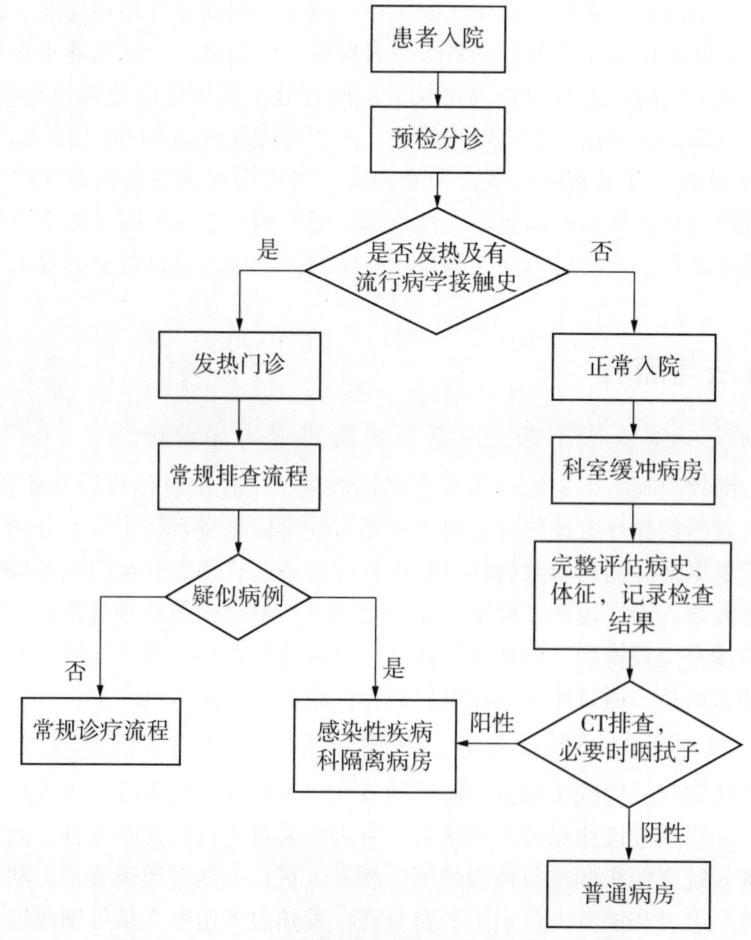

图4-15-1 临床科室收治缓冲病房患者工作流程

（四）调整防护物资配置方式，整合有限医疗防护资源

疫情防控早期，面对医疗防护物资极度紧缺且补给困难的现状，原有的防护物资供给方式是通过一线科室申报，感染管理科主任一人权限审批发放实现对有限的防护物资严格管控。为保障有限的防护物资集中供给重点科室，一方面，感控办加强各类人员培训，合理使用防护物资；另一方面，院内参照疫情相关指南进行暴露风险划分，结合医院防护物资储备情况制订本院重点科室岗位防护用品最基本配置标准（表4－15－1），改变原来以医护人员日消耗量为依据调整为以工作量、床单元作为消耗配发依据，通过测算各个重点科室和部门防控用品的基线量主动配送，探索以防护物资和科室患者数对应关系的主动配置模式，新的配送方式体现出快速高效、主动服务，减轻一线顾虑和工作负担，避免粗放式管理导致的浪费。

表4－15－1　结合医院防护物资储备情况制订的重点科室岗位防护用品最基本配置标准

暴露风险	防护级别	科室/岗位任务	配置要求
高风险	三级防护	有疫区接触史的发热门诊； 收治疑似或确诊患者的隔离病房； 对疑似或确诊患者转运、陪检	（1）一次性工作帽； （2）护目镜（GB/T 14866—2006）或防护面屏（GB 32166—2016）； （3）医用防护口罩（GB 19083—2010）； （4）防护服（GB 19082—2003 或 GB 19082—2009）和一次性防渗透隔离衣（YY/T 0506—2009）； （5）一次性乳胶手套（GB 10213—2006）； （6）一次性鞋套
较高风险	二级防护	预检分诊； 无疫区接触史的发热门诊； 实验室疑似或确诊病例标本检测； 实验室核酸检测； 环境清洁消毒人员	（1）一次性工作帽； （2）护目镜（GB/T 14866—2006）或防护面屏（GB 32166—2016）； （3）医用防护口罩（GB 19083—2010）； （4）防护服（GB 19082—2003 或 GB 19082—2009）或一次性防渗透隔离衣（YY/T 0506—2009）； （5）一次性乳胶手套（GB 10213—2006）
中度风险	一级防护	外科病房； 未收治疑似或确诊患者的ICU病区； 实验室常规检测人员	（1）一次性工作帽； （2）医用外科口罩（YY 0469—2011）； （3）工作服； （4）一次性乳胶手套（GB 10213—2006）

（五）细化检查和检验流程，手术合理排程，减少患者院内停留时间

医院首先规范统一全院电子检查申请单，医生开具申请单时即可实现诊间自动预约（超声、磁共振、CT、内镜等），医院信息系统对住院患者自动计费，门诊患者线上或

线下缴费后到相应的检查室签到系统自动排号，检查预约系统根据申请单数量动态调整诊室排程，联动叫号系统自动叫号。通过预约系统合理安排检查检验时间，避免患者在化验、检查前长时间的等待及在院内不同区域往返，降低交叉感染风险。

医院信息系统与手术麻醉系统数据共享，多级复核患者信息，以急危重症优先、限期手术优先，手术室人员动态排班和手术排程。住院管理中心结合各临床科室缓冲区和普通区病房空床数量，控制当日新入院患者数量，按病例组合指数（CMI）优先收治疑难危重患者。通过数据监控协同院区内各医技辅助科室，提高工作效率。

（六）将智能化装备和5G技术全面引入疫情防控

除了搭建互联网医院提供线上健康评估、健康指导、健康宣教、就诊指导、慢病复诊、心理疏导等服务，医院利用远程医疗服务平台与援鄂医疗队建立远程会诊互联互通，实现两地省、市、县“三级”联动联治会诊，异地共享专家资源共同制订疑难或复杂病例诊疗方案。我院援鄂医疗队派驻咸宁市中心医院全面负责ICU病区集中收治咸宁市重症和危重症患者，创下重症病例无死亡纪录。

在院内感染性疾病科隔离病房内安装5G＋VR隔离病房探视系统，一方面，主管医生可以通过VR进行360°实时查房，与患者进行语音、视频双向实时交流，无延时传输与360°视野全景观测，减少与病患直接接触的频次，大大节省了医生穿脱防护用品时间和防护用品消耗；另一方面，系统支持多终端探视，患者家属可异地实时探视病房情况从而舒缓隔离治疗对患者造成的心理压力和焦虑情绪。

此外，医院利用5G＋AR实现三维数字化远程会诊，把虚拟的图像、文字信息与现实生活景物结合，跨区域三维数字影像实时高速传输，达到立体、直观、三维透视眼效果。医生通过AR可以360°全景看到器官的形态、大小及细微结构，更为立体直观地看到病变部位的边缘、实质、直径等立体影像，有助于更为精准地进行手术，降低手术风险，减少手术并发症。

（七）加强培训，强化全员防控意识

在整个疫情防控过程中，培训、教育及宣传的作用不容忽视。医院针对不同岗位人员职责要求进行强化培训和实操，普通医护人员重点培训医院感染控制和诊疗方案，发热门诊、隔离病房医护及院级专家组成员等重点人群除常规内容外，强化病例管理，出院随访、重症危症诊治方案等内容；检验科、分诊台、工勤及安保人员其岗位不同，培训内容也各有侧重。培训是否到位不仅关系到患者诊疗效果和医护人员自身安全，同时也关系到各岗位人员尽职履责和医院的整体防控效果。全院共组织线上、线下集中和分片及理论与演练等不同形式培训百余场次，派出专家组赴全省各地进行培训指导督导，实现医疗无差错，医护人员零感染，最大限度地为复工复产创造条件。

三、实施成效

在跨境输入性风险加大和疫情防控形势依然严峻的背景下，一方面，医院要承担正常医疗服务保障复工复产后的就诊人流，杜绝院内交叉感染和医护人员感染；另一方面，通过梳理诊疗流程，细化每一个关键点，各业务流程既相对独立又相互关联和相互影响，将防控与培训贯穿于整个流程中，并以数据信息为依据合理分流，科学防控（图

4-15-2)。

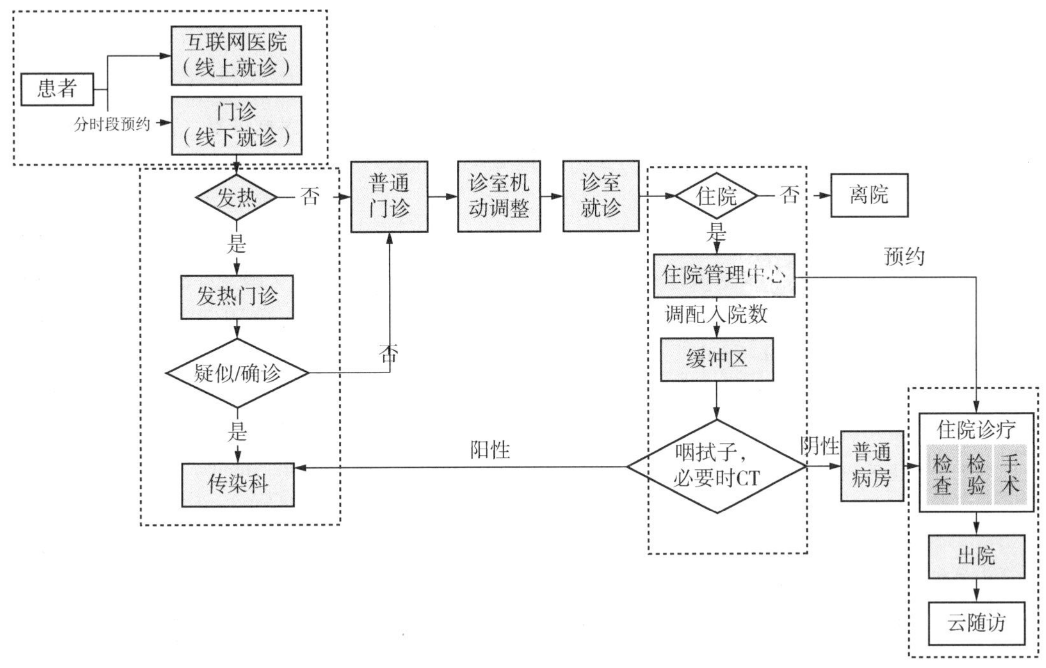

图4-15-2　新冠疫情期间患者就诊流程（虚线为分解流程示意）

当医院从以疫情防控为主逐步进入到“平战结合”阶段，全院的各项业务工作明显增加，门诊就诊人次、出院人数均逐步恢复到去年同期水平；但发热门诊就诊人次却比去年同期升至100倍以上，反映出医院在复工复产后工作量剧增的同时，疫情防控压力和风险依然较高。

全院设立缓冲病房后，由各临床科室收治普通就诊且有一定潜在风险或感染风险的患者。缓冲病房的设立是在院内建立线上分诊、医院入口分诊、诊区分诊、发热门诊排查外的又一层防护屏障，可最大限度地避免院内交叉感染，由各个临床科室动态管理，对存在潜在风险的患者进行进一步排查，为病区安全起到良好的缓冲作用。

四、持续改进

虽然国内的疫情防控形势呈现出积极向好的态势，但作为边境省区的定点医院，防控绝不能有丝毫松懈和麻痹。一方面，提供医疗服务，满足民众就医需求，支持社会复工复产；另一方面，多措施、多系统地建立防控防线，严格落实“早发现、早报告、早隔离、早治疗”等防控措施，防输入病例、防院内交叉感染仍是工作重中之重。医院必须从患者进入院区开始，从门诊就诊、住院治疗、检查检验、发热门诊排查或隔离病房收治、患者围手术期管理、出院后的随访管理等各个环节加强防控。在整体就医环境中，以合理分流、防止院内交叉感染为前提，共享信息平台为协作纽带在不同体系间建立互相影响而又密切协作的关系。通过多项措施并重施行，开展先线上后现场的两次预检分诊模式，动态调整诊室排班，调整人力资源配置、病房空间使用以及医疗防护物资配置，合理分流患者，缩短患者及其家属在院内的停留时间，减少在一定区域内聚集的可能性，差异化地开展各项业务工作，全力支持社会复工复产稳步推进。

参考文献

[1] 中华人民共和国中央人民政府．关于在有效防控疫情的同时积极有序推进复工复产的指导意见（国发明电〔2020〕13号）[EB/OL]．[2020-4-9]. http：//www. gov. cn/zhengce/content/2020-04/09/content_ 5500698. htm.

[2] 中华人民共和国国家卫生健康委员会．医政医管局．国家卫生健康委办公厅关于进一步落实科学防治精准施策分区分级要求做好疫情期间医疗服务管理工作的通知（国卫办医函〔2020〕162号）[EB/OL]．[2020-02-27]. http：//www. nhc. gov. cn/yzygj/s7659/202002/76a2bd9a66e145339d2552211891c0f0. html.

[3] 中华人民共和国国家卫生健康委员会．医政医管局．关于进一步推进分区分级恢复正常医疗服务工作的通知（联防联控机制发〔2020〕35号）[EB/OL]．[2020-3-20]. http：//www. nhc. gov. cn/yzygj/s7659/202003/c24669ab06324ad080ef7282cd26cf0a. shtml.

[4] 云南省人民政府．严防境外疫情经陆路水路输入（15号通告）[EB/OL]．[2020-4-1]. http：//www. yn. gov. cn/ztgg/yqfk/zcfk/202004/t20200401_ 201604. html.

[5] 叶东矗，陈木子.5G时代的智慧医院建设 [J]. 中国医学装备，2019，16（8）：150-153.

[6] 靳乔乔，赵豪越，吕行军，等．虚拟现实技术在医学领域的应用探析 [J]. 信息系统工程，2019（2）：86.

[7] 李敏，连锦．某三甲医院实行精准预约门诊就诊体系的效果评价 [J]. 实用医药杂志，2019，36（9）：862-864.

[8] 储爱琴，司圣波，徐冬，等．以患者为中心的智慧门诊建设体系及运行成效分析 [J]. 中国数字医学，2019，14（1）：67-69.

（昆明医科大学第一附属医院　俞岚　殷亮　何飞）

16 大型三甲医院传染病防控救治体系发展方向思考

一、我国传染病防控服务体系的发展

2003 年 SARS 危机后，我国重点投入建设国家传染病防控系统，经过几十年的发展，取得了长足进步。

（一）法律政策方面

2004 年，编制并发布了《中华人民共和国传染病防治法》，规定了法定报告责任人、报告病种、报告渠道和时限，利用公共卫生法律手段，及时掌握传染病的发生和流行趋势，为科学制订传染病防治对策提供依据，确保传染病预防控制措施落地实施。

（二）医疗救治和监测方面

各地加大传染病医院建设力度，设置负压病房，加强重症医学科的建设，为传染病患者提供良好救治条件；2004 年，卫生部下发《卫生部关于二级以上综合性医院感染性疾病科建设的通知》（卫医字〔2004〕292 号），要求二级以上综合医院建立感染性疾病科，开设发热门诊和肠道门诊，负责传染病的预检、分诊和上报工作；医院预防保健科和医院感染科负责医院内传染病工作的组织管理。

（三）疾病预防控制方面

各地市加强疾病预防控制中心建设，负责本地区的疾病预防控制与公共卫生技术管理和服务，对新发和（或）聚集性传染病进行流行病调查，为政府决策提供公共卫生方面的专业建议。

（四）建设传染病网络直报系统

建立国家统一的传染病网络直报系统，实现了传染病个案从基层医疗机构到县/区级疾病预防控制中心再到中国疾病预防控制中心的实时报告，并制定《传染病信息管理规范》，加强传染病信息报告管理。

（五）建立突发公共卫生事件管理体系

国务院颁布《突发公共卫生事件应急条例》和《国家突发公共卫生事件应急预案》，根据突发公共卫生事件性质、危害程度、涉及范围，分为特别重大（Ⅰ级）、重大（Ⅱ级）、较大（Ⅲ级）和一般（Ⅳ级）四级，从国家层面建立了应急体系，并明确各个负责机构职责。

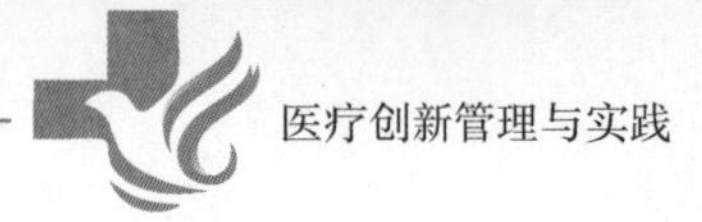

二、我国传染病防控体系存在的问题

（一）重大疫情的防控响应机制待完善

当前，我国传染病防治相关制度在运行时尚存在一些缺陷，如传染病预警方面仍有不足。本次疫情暴发初期，这套直报系统未能较好展现出应有作用，从而为政府卫生部门的决策提供强有力的数据支持；多部门及医疗卫生系统内部数据互通共享不畅，信息化统计分析数据能力弱，大数据运用不足，重复繁重的填表任务消耗了基层干部大量时间和精力。

（二）医院传染病救治能力不足

大部分省、市或地区一般仅有一所传染病医院，因此，在疫情发生之初，由于医疗资源大部分投入感染患者的救治中，部分普通疾病、慢性病患者一时无法得到充分、及时治疗，暴露出多数城市存在识别和应对重大突发公共卫生事件能力不足的问题。

（三）战略防疫物资储备不足

疫情初期，各地医院医疗物资储备和生产能力不足，包括应急医用场地、医疗后备力量、防护用品、医疗器械，应急物资企业信息也不完善。

（四）医院院感防控能力存在漏洞

疫情初期医务人员感染及防护失败的原因有待调查，这说明医院应对突发传染病的就医流程和感染防控能力可能存在漏洞。

三、大型三甲医院未来建设方向

（一）疾病控制方面

（1）建立灵敏的重大传染病防控启动机制。疾控部门应被赋予更多的公共卫生行政权力。在出现重大的、难以预料的传染病的情况下，疾控部门应联合医疗机构启动应急预案，具有直接向政府建议的权限。

（2）加强对不明原因的传染病的“症状监测”。对于公共卫生疑似突发事件，要通过专家评估、核实、诊断，最后才能确定是否构成突发公共卫生事件，在这过程中就需要一定时间。因此，对于一个新发传染病，要加强“症状监测”，而不是“疾病监测”，要充分发挥医院一线医生、感控专业人员的“哨岗”作用。同时，疾控部门尽快开展流行病学调查，查明原因。

（3）将过往传染病防治经验推广至全国。历次防治的科技创新成果和应对重大传染病的宝贵经验应在全国范围内特别是中西部地区，形成制度化、常态化和系统化的推广。

（二）医疗机构建设方面

（1）进一步深化医疗体制改革，建立分级诊疗制度。疫情初期，大量患者涌进大医院，造成医疗资源紧缺，同时也增加医院感染风险。随后全国医护人员的快速支援及方舱医院的建立，迅速扩大了病床数，容纳了大量患者，而且达到了隔离消毒等诸多严格的科学要求，填补了基层医疗水平不足而无法参与疫情救治的问题。因此，应推进分级诊疗制度建设，加强医联体、医共体等协作关系，充分调动基层的医疗资源使用效率，上下级医疗机构做好信息沟通、技术指导等工作，尽量在新型传染病暴发初期做到疾病诊断同质化、患者治疗分级化、院感管理高效化，使全社会的医疗效率得到提高，及时对重症、轻症患者进行有效的分流。

（2）重视感染科、重症医学科、临床微生物学科和全科医学科发展。必须重视感染性疾病、重症医学、临床检验及全科医学等相关学科建设和人才培养，做好相关学科的平台建设，优化人才梯队结构，完善待遇和晋升途径。在分级诊疗制度下，为基层医疗机构输入高素质的全科医学人才，把好疾病诊断的第一关。其他专业临床医生也要定期进修、考核本地区常见传染性疾病的甄别、救治能力，以及定期进行院感防护技能培训，提高对不明原因性疾病的敏感度，整体提高医疗机构传染病的管理、预防、控制能力。

（3）做好院内传染病暴发应急预案。首先，医院感控管理部门要及时开展监测，指导院感预防，保障医院的医务人员的自身安全。其次，院内要制订相应的新型传染病暴发应急预案，组建多学科应急医疗队，并根据医疗技术的发展、医疗流程的变更及时更新，定期开展相应演练工作，增强整建制接管救援效率。广州市每年都组织各市级医院的医疗队进行重大公共事件的应急演练，因此，面临疫情各医院能够迅速反应，开展救治工作。再次，还要建立医院紧急物资储备机制，在日常做好物资台账的梳理、储备和更新，未雨绸缪，时刻准备着应对突发事件。

（4）培养医院管理者胜任能力。医院管理者应具有较强的专业知识，专业知识可以提升判断的准确性；有应急处置能力，很多事情属于突发，在第一时间整体协调处理；有科学的预判能力。在整个疾病的发生、发展和转变过程中，对患者每一个阶段进行合理的科学预判，通过这种预判来调整医院的防控策略。要有一定的协调管理和文字归纳能力，把握每一个工作关键点，能用明确清晰的文字进行概括和总结，以便相关的工作要求和治疗经验获得良好的传达。

（5）做好医疗机构建筑院感防控设计。医院要做好呼吸道传染病的院感防控建筑建设，要有一定量的手术室、病房、通道等建筑设计符合呼吸道传染病的隔离、消毒要求。

（三）公共物资储备方面

（1）应对公共疫情的战略物资储备。每个地区都应该设立战略物资的仓库，一旦发生疫情，能及时启用。突发公共卫生事件对各类资源需求量大且十分急迫，应当由地方卫生行政部门制订相关物资生产、储备、调配、运输等的预案；疫情发生时，对防疫物资应当统一生产、统一调配、统一运输，最大限度地保障一线疫情防控的需要等。

（2）方舱医院在疫情防控方面发挥了重要作用。即使是医疗资源丰富的地级市，在疫情暴发初期，面临庞大的患者数量，仍然会出现“一床难求”的现象，导致大量患者不能及时收治，提示我们在建设大型会展中心、体育馆、库房、厂房等的时候，可以考虑留好接口和相应空间，一旦有特殊需要，就能够迅速改建为应急医院使用。

（四）人文方面

正如习近平总书记视察武汉时所指出的："在这次抗击疫情斗争中，武汉人民展现出了不怕牺牲的精神、勇于担当的精神、顾全大局的精神，还有甘于奉献的精神。这些精神都是中华民族精神的重要体现。"也正是有了武汉人民、湖北人民和全国人民的这种优秀的人文精神，我们才通过了这次抗疫大考。人文精神让团队升华，在战疫斗争中的作用可谓举足轻重。因此，必须要重视思考人文的力量和其能带来的震撼。

参考文献

[1] ZHU N, ZHANG D, WANG W, et al. A novel coronavirus from patients with pneumonia in China, 2019 [J]. N Engl J Med, 2020, 382 (8): 727 – 733.

[2] WÖLFEL R, CORMAN V M, GUGGEMOS W, et al. Virological assessment of hospitalized patients with COVID-2019 [J]. Nature, 2020 (581): 465 – 469.

[3] 韩冰，徐艳利，蒋荣猛．传染病防控体系建设进展与分析［J］. 传染病信息，2020，33（1）：27 – 29，35.

[4] 付强．完善国家重大感染性疾病救治体系建设与应急机制思考——基于 COVID-19 疫情防控应对实践［J/OL］．中华医院管理杂志，2020（4）：265 – 269.

[5] 黄春萍，邓晶，谢立，等．发热症状监测的预警事例分析［J］. 疾病监测，2020（10）：532 – 534.

[6] 李宗浩．方舱医院的沿革与发展．中国急救复苏与灾害医学杂志［J］. 2020，15（2）：125 – 128.

[7] 沈璐．公立医院管理者胜任力模型构建．解放军医院管理杂志［J］. 2018，25（11）：1011 – 1016.

（广州市第一人民医院　余纳　曹杰　钟帆　周卓晟　邹晓琦）

17 后疫情时期医院复工复产的整体部署和注意事项

医院在面对突发公共卫生事件中都会按公共卫生要求去进行医院内流程改变和设施改变，整个医院也因为防控要求进入封锁或者减少业务量的状态。当进入后疫情时期，就会面临如何进行医院复工复产的问题。现就后疫情时期医院复工复产的整体部署和注意事项进行阐述。

一、复工复产的基础条件

必须有一个明确的国家政策要求，才能进行复工，因为突发公共卫生事件涉及社会的方方面面，复工过早或者复工不当容易引起新的疫情传播或者引发次生灾害。

（一）现有的国家政策要求

按照党中央、国务院决策部署，贯彻“外防输入、内防反弹”的总体防控策略，就统筹疫情防控和经济社会发展、在防控常态化条件下加快恢复生产生活秩序、积极有序推进复工复产的意见：①压实地方和单位疫情防控主体责任；②常态化防控与应急处置相结合；③分区分级恢复生产秩序；④推动全产业链复工复产；⑤推动服务业复工复市；⑥做好客运恢复和返岗服务；⑦加强交通秩序保障。

（二）现有的地方政策要求

北京市复工复产的政策要求：复工复产防控工作将坚持“一级标准”，抓住“1234”不放松。“1”就是实行“一码通行”，用好“北京健康宝”，继续扩大使用场景，完善相关功能。“2”就是抓住“人员管理和场所消杀”两个关键环节，继续坚持进楼测温、戴口罩等管理措施，各单位坚持“绿码上岗”等。“3”就是紧盯“重点行业、重点场所、重点人群”。“4”是要严格落实“四方责任”，属地、部门、单位、个人，四方责任一方都不能少，加强监督检查和风险排查，建立全社会共同防控体系。

（三）把国家政策和地方政策转化成医院的相关要求

中日友好医院根据国家和北京市的相关政策，提出了门急诊、住院的相关要求，主要包括：①所有来院人员都要进行体温检测、流行病学史问询、健康码识别。②坚持非急诊全面预约。③核酸检测落实“三个全部”：发热门诊就诊人员全部进行核酸检测。普通门、急诊内对具有诊疗方案规定的流行病史、典型呼吸道症状和/或胸部 CT 有典型表现的患者，全部进行核酸检测。急需住院治疗患者，具备以下情况之一的全部进行核酸检测：有流行病学关联和呼吸道症状的，境外或外地来（返）京未满 14 天的，需要行手术或介入、内镜等有创操作及高风险治疗的，需要入住呼吸内科、肿瘤科、血液科、老年病科或免疫力低下患者集中病区的，住院患者在诊疗过程中出现发热、呼吸道相关症状的，已出院的确诊、疑似病例因其他疾病需住院治疗的，医疗机构和医务人员根据临床判断认为需要开展核酸检测的其他人员。④外地特定区域来京就医人员在院外集中或居家隔离14天。急需入院人员收入过渡病房，全部进行核酸检测。⑤本单位员工（包括护工等）出差返京建议应检尽检。

二、医院复工复产的工作思路

（一）认真落实政府部门的要求，仔细解读卫生部门出台的要求

例如，北京市卫生健康委员会要求收治患者入院率控制在60%，医院的具体做法就是转化成医院的总床位数是2 000张左右，可收治床位数是1 200张，按照6人间收治4人、3人间收治2人，双人间收治1人，每个病区空出一个单间作为抢救和隔离、采集咽拭子用。

又如，需要行手术或介入、内镜等有创操作及高风险治疗的，针对此条规定开辟急诊手术的采集核酸的绿色通道，消化道内镜、耳鼻喉科等的高风险操作核酸检测均给以流程管理。

（二）门诊工作的有序复工复产

（1）保持一医一患的诊室。为达到良好通风的目的，在寒冷季节要增加供暖的温度；在炎热季节，针对空调的使用，需要联系后勤保障部门和院感的要求进行合理管控。

（2）保持1米的间隔距离。目前公立医院大多数由于空间狭小，如果不加以管控，则无法达到此要求，故必须进行加强进入医疗主体结构之前的防疫检测工作和精准预约就诊、错峰管理等措施。必要时牺牲部分门诊量以达到人员不聚集的目的。

（3）医生要加强行病学史和既往史的问询环节。有感染科专家建议，所有在一线的科室都需要加强这个环节，以免漏诊。

（4）医院要做好发热门诊的和急诊区域的防护管理。这些区域的人员要提高防护意识和防护级别，同时需要医院建立机制统筹协调全院人力和物力支援。如在我院每年冬春季节来临之际，就会按照疾病的高发（流感暴发）给发热急诊调配人手和腾空近邻病房做隔离病房之用。

（三）住院患者工作的有序恢复

首先需要复工的科室是手术室、放射科、超声医学科、病理科、心电图室等。这些平台科室与临床科室之间的关系是“兵马未动，粮草先行”。只有这些平台科室开放并运行良好，做好相应的流程梳理、防护措施到位，才能给住院部临床科室提供高质量、高效率的平台支撑。

其次复工的科室是，患者急需的科室、需求量最大的科室、医院的发展规划和战略目标，学科建设内涵要求的相关科室、优势专科、优势病种科室，根据上述原则，各家医院按照实际情况有序复工。

三、医院复工复产的注意事项

（1）设计院内外患者流，检疫+防控，在医院内会同时长期存在两套医疗运行系

统，需要医务管理者做好一手防控、一手复工的运行模式，需要把每个环节核实和管控，不能出现在院内的交叉和聚集，防止疫情反复。

（2）需要与上级部门及兄弟医院保持良好的沟通，准确解读和执行相关政策，并及时反馈工作中出现的问题，以利于问题解决。

（3）重视院内各类人员的管理，主要为门诊患者、住院患者、探视和陪住患者、保安、保洁、物流人员、本院职工的管理，需要确认建立流动人员的管理和制度，特别是探视和陪护制度的梳理。

（4）做好核酸检测能力的瓶颈管理，许多医院要完成“应检尽检”核酸检测的要求可能会有困难，因此，医务管理者应了解《医疗机构临床实验室管理办法》和《病原微生物实验室生物安全管理条例》（国务院令第 424 号）第十九条、《高等级病原微生物实验室建设审查办法》（科技部令第 18 号）第二条等，了解建设核酸检测实验室应符合 2 级实验室要求，努力购置设备、配备相关人员、培训相关人员。

（5）每天做好工作进展数据监测，每天适时在科主任群内或者医院 OA 系统内公示，督促科室按照医院的工作进程安排有序复工。

（中日友好医院　应娇茜）

18 突发公共卫生事件的应对策略

一、背景

2003年，国务院颁布的《突发公共卫生事件应急条例》指出，突发性公共卫生事件是指突然发生，造成或者可能造成社会公众健康严重损害的重大传染病疫情、群体性不明原因疾病、重大食物和职业中毒，以及其他严重影响公众健康的事件。在突发公共卫生事件下，医院需要对门诊流程、住院流程、治疗流程以及其他相关医疗流程进行重新设计和优化，使收治能力、服务质量、服务效率大幅提高，使医疗机构实现应急管理的目标，保证患者及工作人员的安全和健康。

在面临重大传染病等突发公共卫生事件时，如何通过高效的医疗管理模式，提高重症、危重症患者的救治成功率，尤为关键。政府及医疗救治单位根据“集中患者、集中专家、集中资源、集中救治”的原则，通过集中资源、精准个案、多学科协作等策略，不仅提升了应对新发突发传染病等应急处理能力，同时也提高了危重患者治愈率。

本文主要介绍浙江大学医学院附属第一医院关于重大传染病的应对策略。

二、集中优质医疗资源，确保临床救治的有效性

（一）组建模块化救治团队

基于我院在以往SARS、甲型H1N1流感、高致病性H7N9禽流感等重大传染病救治中积累的经验，形成模块化救治团队的临床医疗资源组合方式，建立综合救治梯队和专科救治小组，实行集中统一调配。

1. 综合遴选，组建最优化的救治团队

医院医务管理部门以解决感染患者专科和综合救治关键问题为导向，从个人意愿、专业相关、临床能力、职称资历、身体素质等五大方面进行综合评估的基础上，遴选进入隔离病区的一线医务人员，组建最优化的综合救治团队。

2. 动态调整，实施救治力量的精准调配

基于对危重症疾病的常规救治经验和对疫情未知的疾病变化预判，以及现有患者的临床特点充分准备不同专科和专技医疗应急处置力量，并根据疾病病情变化、合并的基础疾病特点，动态调整一线医务人员数量，充实不同专业救治力量。

（1）配全配齐普通和重症隔离病房的人员梯队。建立标准的“3×N+X”临床救治保障梯队。“3”代表3个团队，即临床医生团队（以感染、呼吸与重症为核心，其

他内科专业积极配合）、医技辅助团队（包括检验、药学、医学影像等）和临床护理团队；“N”代表批次，根据患者收治情况和工作时间，有计划、分批次投入救治一线；“X”代表专科、专技团队，包括外科手术、中医、心理、康复等团队。随着收治患者的增多，不断增强医护救治团队的力量。同时，随着疾病救治的深入和时间延长，及时对医务人员轮换休息，杜绝长时间疲劳作战，从而减少医务人员自身感染风险和医疗差错风险。

（2）配精配强重症监护病房的人员梯队。根据危重症患者特点，投入精兵强将。当救治中需要实施特殊治疗技术手段时，如俯卧位通气、有创机械通气、使用体外膜肺氧合技术（ECMO）、血液透析治疗、人工肝治疗、内镜治疗等，医务部门及时安排相关专科、专技团队补充到一线。若遇到患者需要其他专科会诊处理时，相关学科必须派驻1名专科经验丰富且有诊疗决策能力的高级职称医生；若遇到患者需要进行有创操作或者手术治疗时，相关学科必须派驻一支梯队完整的手术队伍，与重症团队紧密配合。

（二）规范改造院区以符合隔离收治要求

为应对疫情，结合国家“平战结合”要求，医疗救治单位需迅速启动新病房和重症监护室的规范化改造，使之符合传染病的隔离收治要求，并完成区域划分及内部改建。同时，根据疫情发展趋势进行随时改建，做好全面开放准备，满足各定点医院甚至全省及全国危重症病例集中收治的需求。

（三）强化个人防护和医疗救治物资保障

根据院区集中收治、多院区协同的特点，建立医疗物资多渠道调配机制，完善应急调配流程，使物资调配过程高效顺畅。

1. 做好个人防护必要物资储备和供应

每日盘点和补充包括防护服、医用外科口罩、N95口罩、护目镜等在内的个人防护物资并做好用量测算。由于早期个人防护物资紧缺，最好的防护物资首先保证一线医务人员所需。对涉及暴露风险高的手术操作，包括气管插管、内镜操作、介入及外科手术等，要保证所有医务人员佩戴正压面罩。

2. 建立医疗物资多渠道调配机制

随着短期内重型、危重型患者迅速集中收治，部分防护用品出现贮备不足、库存紧缺的问题。医院成立工作专班，有效构建医疗物资多渠道调配机制。一是通过紧急采购或厂家调配，加强物资储备；二是通过上级卫生行政部门全省紧急调配，包括ECMO、正压面罩等紧急采购难度较大的仪器设备；三是接受社会公开捐赠，通过慈善机构、大型企业、海外华侨等的慈善捐赠，确保一线救治物资充足。

三、制订系统完备的医疗应急预案，确保临床救治的及时性

（一）实施动态可视化管理，监测病情实时预警

在对病情进展和临床转归尚缺乏观察经验时，建立基于病情分型和进展的可视化管理十分重要。对患者分型及每日转归实行“红、黄、绿”三色动态可视化管理，其中，普通型为绿卡，重型为黄卡，危重型为红卡；进展为“红色”，稳定为“黄色”，好转为“绿色”。通过可视化分类快速识别处于疾病不同分期的患者，如“黄＋红”患者，处于重症进展期，为预防病情进一步恶化转为危重型，隔离病房经管团队与重症团队共同评估决策转入ICU病区时机；“红＋红”患者，即危重型进展期患者，要重点预警，重症团队需要特别关注讨论，一旦有病情变化需实时报告，并要求组织紧急多学科诊疗。

（二）制订各项手术及操作预案，提前做好应急演练

针对重症、危重症患者救治的复杂性和并发症的不可预见性，医院组织重点科室制订了气管插管、气管切开、内镜操作、介入手术、手术室手术等应急流程及预案，关键环节包括操作流程、院内感染防控、转运路线、患者护理等方面。其中，特别考虑到危重患者的特殊性，如可能涉及携带ECMO转运，重症团队均在携带ECMO的情况下进行反复演练，测算转运时间，做好实地考察，确保紧急情况下危重症救治的高效有序开展。

四、组建精干高效的多学科专家团队，确保临床救治的系统性

我院在建立隔离病房内模块化救治团队的同时，组建了隔离区外的多学科高级专家团队，形成强有力的技术和知识支撑，做到对每一位患者精准施策，实施个性化救治。

（一）落实MDT讨论制度

建立固定时间及地点的隔离病房内外的视频连线MDT大讨论机制，通过建立《危重患者每日病情报表》，除日常诊疗方案及患者基本指标汇报外，药学团队监测每位患者的用药情况，是否有药物不良反应、配伍禁忌等；医学影像团队实时分析患者影像学变化；检验团队每日提供病毒核酸检测情况；心理团队每日评估患者心理情况。通过所有团队的数据分享，由隔离病房内、外专家团队共同制订患者治疗方案。同时，积极防治基础疾病与并发症，减少救治中出现其他疾病所带来的风险，对重点指标变化时刻保持警惕，随时充实专科、专技团队，做到诊疗方案调整实时化，疗效评价连贯化，真正实行救治“一人一策”。具体诊疗流程见图4－18－1。

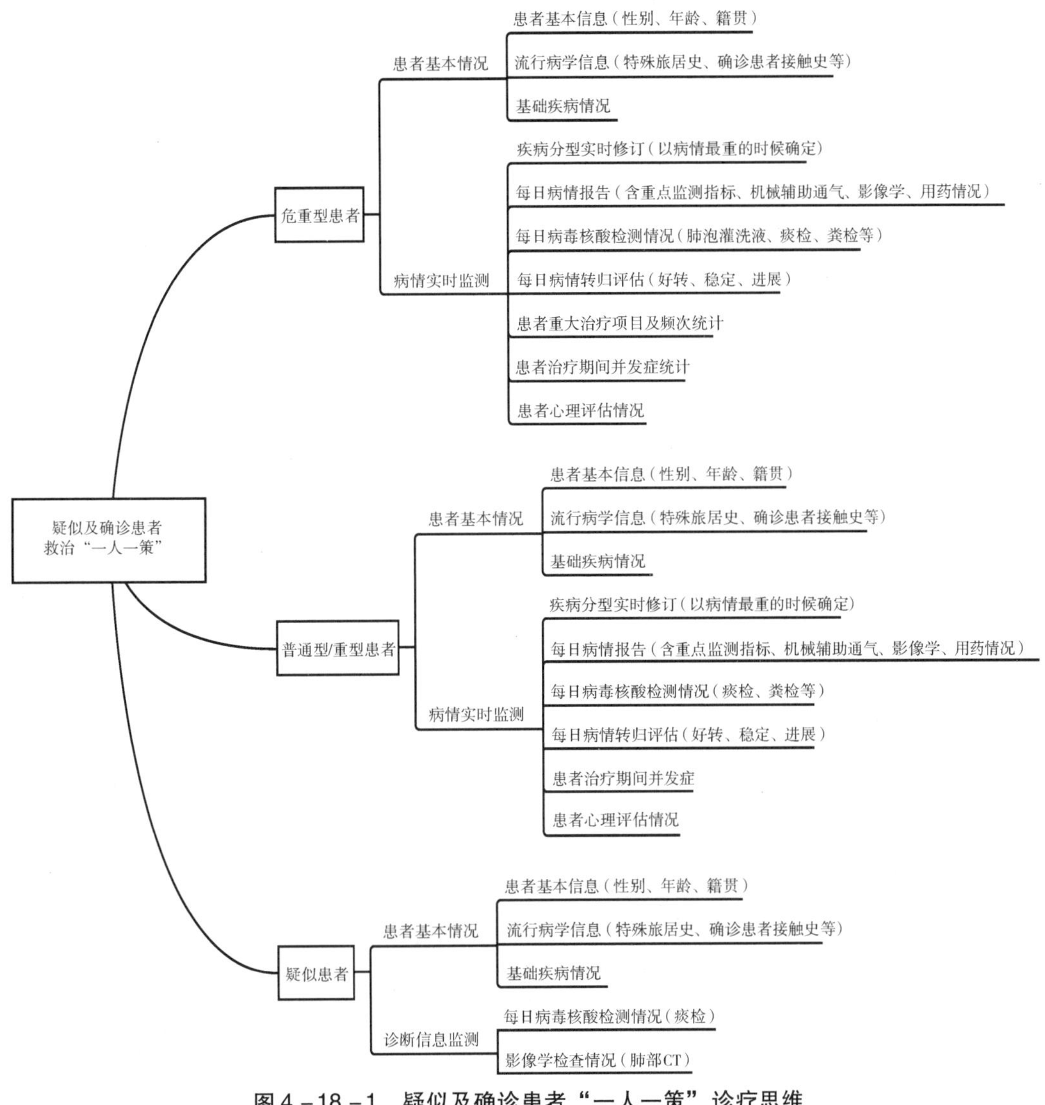

图4－18－1　疑似及确诊患者“一人一策”诊疗思维

（二）加强医疗团队协作

多学科联合作战是危重症患者救治的关键。例如，有一例危重型合并结肠肿瘤伴消化道出血的感染患者，其诊疗过程决策见图4－18－2。该患者在新冠肺炎救治过程中，发生消化道出血。经过影像学检查，诊断为结肠肿瘤。MDT专家团队迅速讨论，制订了3套诊疗方案，包括内镜团队止血、介入团队止血及外科手术团队止血。若第一套方案失败或出现二次出血，立即启用下一套诊疗方案，直到止血成功为止。根据预案，各相关部门迅速启动相关流程，完成人员调配、设备耗材准备、院内感染强化培训等准备工作。最终，该患者当日行1次内镜止血、1次数字减影血管造影术（digital subtraction angiography，DSA）下栓塞止血成功，于次日观察仍有渗血，又紧急行结肠癌根治术，直到病情稳定。另外，有一例肝癌肝移植术后患者，肺部感染严重并发肝、肾功能衰竭，先行肾脏替代治疗及人工肝脏替代治疗，多日观察并无好转。肝胆胰外科专家团队再次评估可能为胆道支架长期放置梗阻引发炎症，行内镜下取出胆道支架＋鼻胆管引流术，后患者病情稳定。

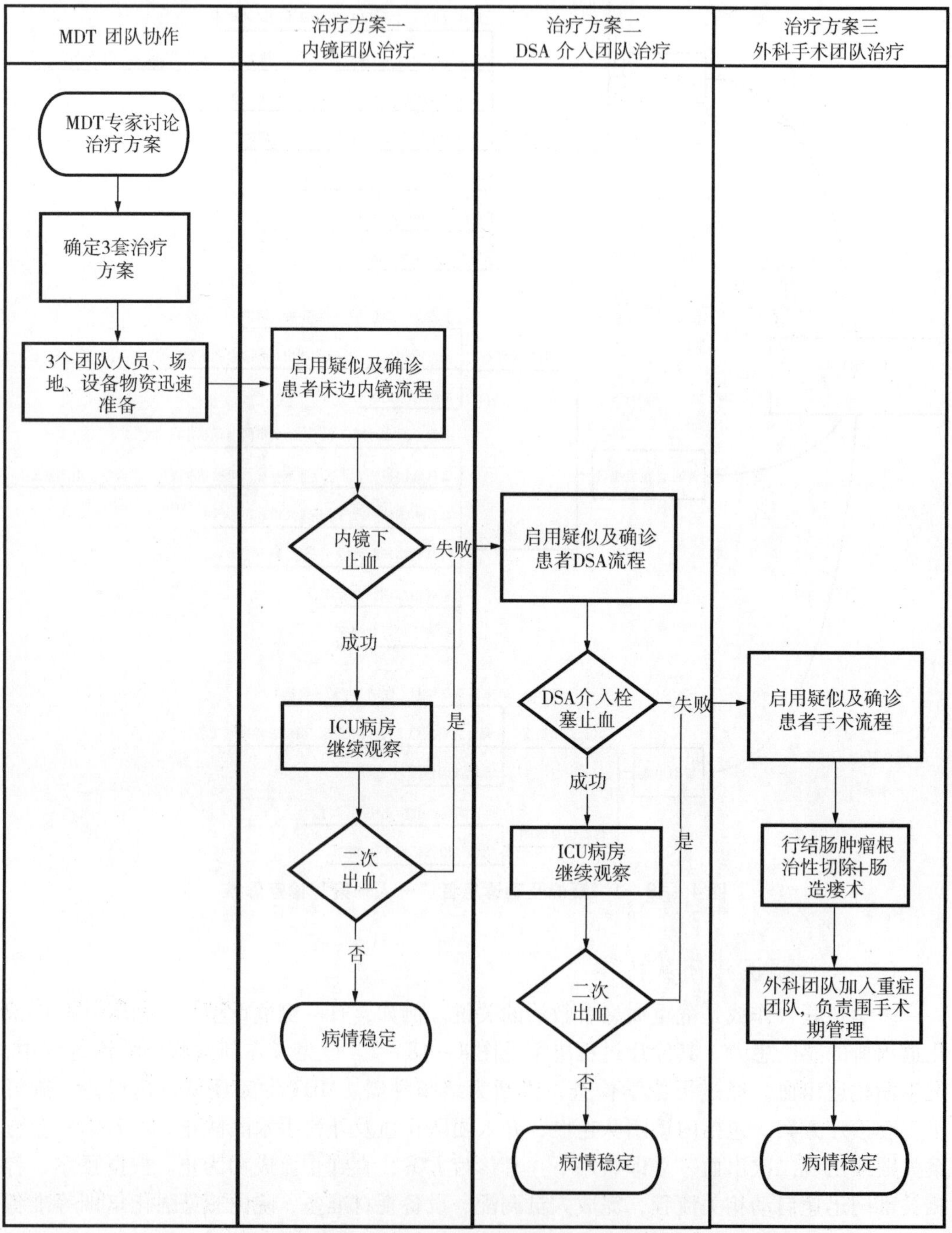

MDT 团队协作	治疗方案一 内镜团队治疗	治疗方案二 DSA 介入团队治疗	治疗方案三 外科手术团队治疗
MDT专家讨论治疗方案 → 确定3套治疗方案 → 3个团队人员、场地、设备物资迅速准备	启用疑似及确诊患者床边内镜流程 → 内镜下止血（失败 → 方案二；成功 → ICU病房继续观察 → 二次出血（是 → 方案二；否 → 病情稳定））	启用疑似及确诊患者DSA流程 → DSA介入栓塞止血（失败 → 方案三；成功 → ICU病房继续观察 → 二次出血（是 → 方案三；否 → 病情稳定））	启用疑似及确诊患者手术流程 → 行结肠肿瘤根治性切除+肠造瘘术 → 外科团队加入重症团队，负责围手术期管理 → 病情稳定

图 4－18－2　危重型患者合并结肠肿瘤伴消化道出血诊疗过程决策

(三) 重视总结临床经验

对一个新发的传染性疾病，在临床诊疗过程中需要及时总结经验，指导开展同质化救治工作。隔离病房一线的团队与多学科团队，在救治的关键问题上总结提炼出了“经验版”，在国家诊疗规范的基础上，不断充实完善。例如，在抗病毒治疗基本原则、激素治疗基本原则、气管插管与ECMO应用时机选择、并发症应对、早期内镜介入、早期营养支持、恢复期血浆应用、中西医并重等方面，形成了“浙江诊疗经验”。另外，作为全省专家资源丰富的医院，其救治专家团队通过实时的远程会诊和必要的现场会诊，指导全省各定点医院开展同质化救治，同时鼓励与全国专家同行加强协作沟通，信息与经验共享，并适时开展全球经验交流。

五、讨论与建议

大型综合医院是突发公共卫生事件的前沿阵地。作为省级的突发公共卫生事件的救治医院，需通过实施一系列医疗管理策略，实施多学科专业协同，有效强化了临床一线的医疗救治能力。现提出以下几点思考及建议。

(一) 加强感染病学科能力建设

近年来，新发突发的传染病严重危害着人民的健康和生命。国家十分重视感染病学科的建设，对二级以上综合性医院设立感染病科有明确要求。但总体而言，综合医院对感染科的建设普遍重视不够，学科间也缺乏有效的专业协同。感染病学科强大的专科能力和技术储备是有效应对新发突发严重传染病的坚强保证。因此，高水平的综合医院必须切实加强感染病学科的建设，使之成为应对重大传染病救治的核心基地。

(二) 高度重视多学科的有效协同

在既往和本次应对重大新发突发传染病中，各医疗救治单位一直十分重视学科间知识、技术和能力的协同。感染病科、呼吸科和重症医学科是传染病危重症救治的基本学科组成，但由于危重症患者多为高龄、有严重基础性疾病且在治疗中出现诸多复杂的临床状况的患者，因此，只有通过集中专家、学科联动，取长补短，迅速判断，解决治疗盲点，才能有效应对疾病救治过程中出现的各种病情变化，切实提高危重症患者的治愈率。

(三) 强化复杂情况下的预案管理

综合性医院的优势在于专科门类较为齐全。但是，如果各专科的技术流程只有常态化的设计，有时难以应对复杂情况下的救治需求。医院必须不断更新和完善相应预案，特别是在极端、复杂状况下的流程设计及应急管理。要做到细而全，并逐项通过演练验证效果，确保在救治中的有效落实。

(四) 积极总结临床救治经验

在危重症救治中需要大样本病例临床观察与数据分析。集中患者、集中救治有利于缩短未知疾病认知，但需要团队不断总结，调整优化救治策略，才能做到在最短时间内总结出行之有效的救治方案。因此，救治过程中的经验分析和总结是快速把握未知疾病规律的关键，并能更好地掌握救治原则，实施个体精准治疗。

（五）提高重大公共卫生事件国家应急医疗战略储备基地能力

目前，医疗机构对突发公共卫生应急处理不断规范化、科学化，但单个医疗机构的救治能力仍有限，突发公共卫生事件的防控和救治工作需要多部门协作。建议建立区域传染病应急医学中心，集临床救治、科学研究、应急医疗指挥、专业智库服务与传染病疫情防控培训于一体，既承担区域公共卫生临床中心功能，也承担国家传染病医学中心与临床研究中心功能，在疫情暴发时迅速响应，承担重大公共卫生事件国家应急医疗战略储备基地功能。

参考文献

[1]《突发公共卫生事件应急条例》. 2003 年 5 月 7 日国务院第 7 次常务会议通过，2003 年 5 月 9 日国务院令第 376 号公布.

[2] LI Q，GUAN X，WU P，et al. Early transmission dynamics in Wuhan，China，of novel corona virus-infected pneumonia [J]. N Engl J Med，2020（29）. DOI：10. 1056/NEJMoa，2001，3，16. [Epub ahead of print].

[3] HUANG C，WANG Y，LI X，et al. Clinical features of patients infected with 2019 novel corona virus in Wuhan，China [J]. Lancet，2020，395（10223）：497 – 506.

[4] 王超男，廖凯举，李冰，等. 中国卫生应急管理体系建设调查分析 [J]. 中国公共卫生，2018，34（2）：260 – 264.

（浙江大学医学院附属第一医院　魏国庆）

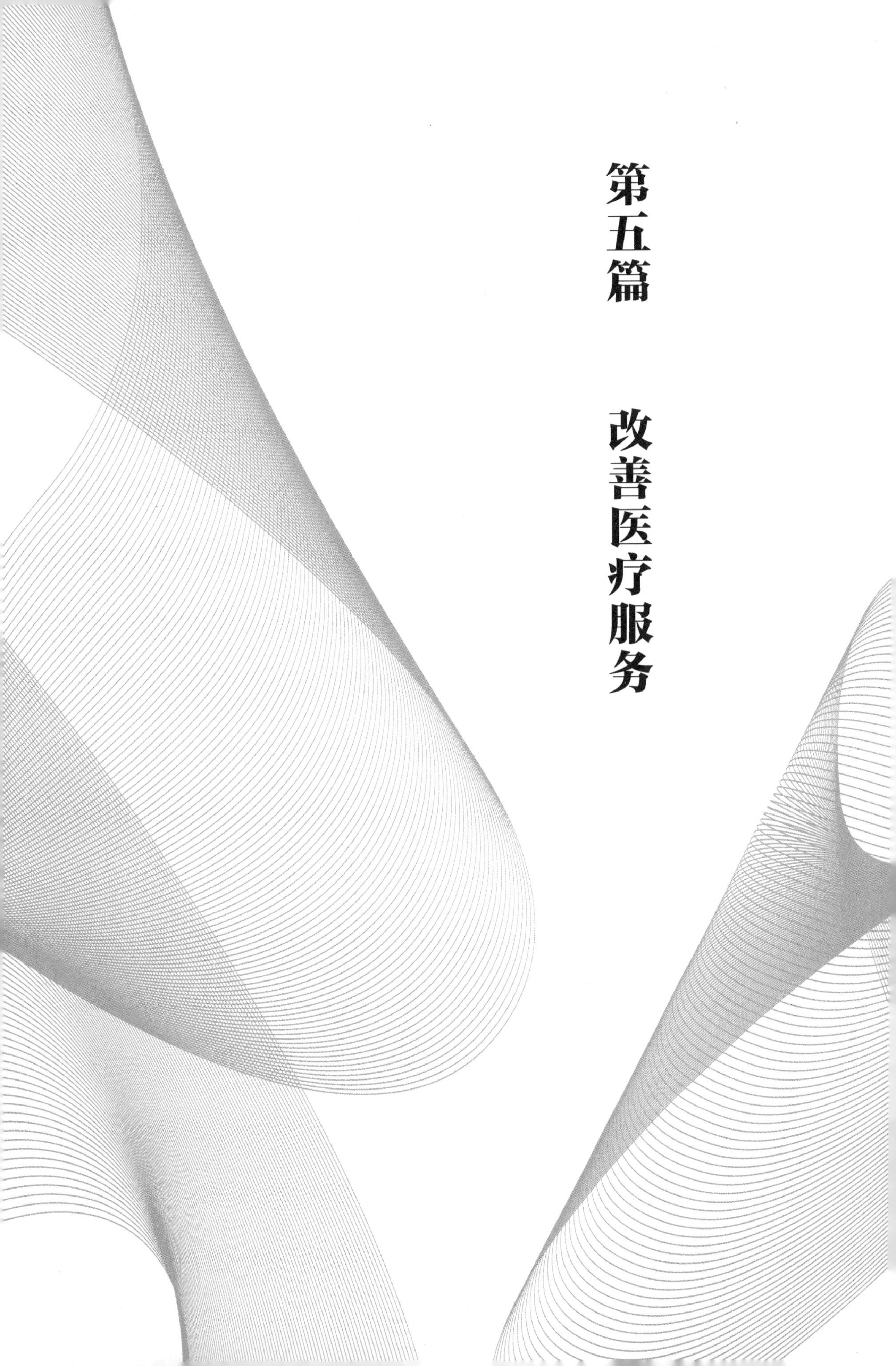

第五篇　改善医疗服务

1 入院“一站式服务”模式的探索与实践

一、现状与背景

为进一步改善医疗服务行动，形成就诊更便利、诊疗更安全、体验更舒适的医疗服务，广州医科大学附属第二医院建立入院准备中心，探索新的入院管理模式，实施“一站式入院服务”，方便患者。传统入院管理模式下，床位资源存在多源管理，有科室主任管、医疗组长管、护士长管等，患者入院床位确认无统一指引，患者需要根据各病区的床位管理情况，自行确认床位，入院流程烦琐。床位资源信息不透明，跨科收治难实施，全院空床有效利用率低。候床患者非集中管理，病情评估信息不共享，易造成床位不能及时优先给“急、危、重”患者，有医疗安全隐患，易引起医患纠纷。而传统的入院检查是患者办理好入院手续，到病区报到，管床医生评估病情后开具医嘱，病区护士按医嘱执行。患者需要在病区与医技科室之间往返跑动，检验检查时间延后。同时入院检查非集中预约，检查时间非集中安排，各检查项目互斥时不能及时提示，造成检查时间安排欠合理，导致住院时间延长，患者就医体验欠佳。

入院“一站式服务”模式下，在入院准备中心，就能实现住院登记、预约、床位协调安排、入院办理、住院检验检查、入院宣教等“一站式”入院服务。中心有主要三大职能：一是门急诊入院集中预约，危急症患者优先收治，其他患者按病情分类有序安排；二是床位统筹协调，开发专用住院预约系统，统筹安排全院床位，打破病区界限，按病种相近、楼层相邻原则，实现跨科收治；三是与检查预约中心合作，利用患者办理入院到入住病房之间的等待时间，合理安排患者完成检验检查，缩短非医疗等待时间。

与传统入院模式对比，入院“一站式服务”模式以改善就医体验为导向，结合医院实际运行模式，增加入院患者管理的透明度，全院床位做到信息化统筹管理。优化服务流程，深化让患者“最多跑一次”的医疗卫生服务理念，体现“一站式”服务以及全院“一张床”管理。入院检验检查流程提前，缩短了患者平均住院日，降低了患者的住院费用，提高了患者的满意度，同时为医院创造床位资源价值最大化，改善就医体验。

二、方法与流程

1. 完善组织架构

成立领导小组、各部门工作小组，各部门工作专人落实。在院办、护理部、信息科、医务科、总务科、财务科、质控科、医保办等多部门协作下于 2018 年 11 月成立入院准备中心。中心隶属于护理部管理，护理部负责中心护理人员调配及对中心工作进行业务指导与监管。医务科实施对各临床科室医疗组、医技科室的动态管理，协助入院准备中心与临床科室、医技科室之间的有效沟通，对入院准备中心涉及的医疗服务工作进行业务指导。

2. 优化入院流程

对原住院流程进行梳理，进行入院流程再造，实现一站式办理。新流程简化为三部分，即医生开单—入院准备中心一站式办理—入住病房。医生开具入院申请单时确认患者基本信息、病情分类、收治选择，入院准备中心根据入院申请单信息有序安排患者入院，本病区无床时根据收治选择进行跨科收治。

3. 整合资源

（1）对门诊进行场地改建，设入院准备中心、健康宣教室、住院心电图室，为一站式入院办理提供了地理条件。

（2）对全院床位信息进行梳理，包括普通床、抢救床、隔离床、防护床、监护床、层流床等各病区各床数量。确认各床位地理位置，原则上按第一个入病房患者的性别定为此病房为男病房或女病房。

（3）确认服务范围，除中心ICU和高级医疗服务中心外，所有科室及病区的床位由入院准备中心统一管理，中心负责床位调配及住院患者床位安置。

（4）患者预约入院，做到入院分层级管理，医生开具住院申请单时，要选择入院病区、收治医疗组、收治区域、是否在中心检查，以及需在中心完成的检验、检查医嘱。需要准确选择病情分类，中心按病情先重后轻、先急后缓的原则安排床位，确保危急症患者优先收治，其他患者根据病情、床位情况、预约时间等进行有序安排。

（5）专科医生仅有开具本专科住院申请单的权限，急诊医生具有开具全院所有专科住院申请单的权限。

（6）跨科收治时医生跟着患者走。各诊疗组床位相对固定，中心优先安排患者入住该诊疗组的床位，若该诊疗组无空床，在病区范围内收治，如果病区床位已满，同意跨楼层收治的患者按照学科相近、病区位置相邻的原则进行跨楼层收治。

（7）推行计划出院模式，提前一天通知患者入院，方便患者合理安排到院时间。同时改善了病区医疗秩序，提升护理品质。

4. 信息平台建设

（1）床位预约系统。将入院申请信息、床位信息、病区资源、收治条件、检验检查医嘱等通过系统传送数据，实现信息多跑路，患者少跑路。同时，对入院各项数据进行统计，包括床位使用率、跨科收治率、计划出院率、计划出院撤销率等。收集相关数据，对床位业务情况、床位运营情况、医疗安全情况进行质量监控。

（2）检查预约系统。入院检查集中预约，集中安排，减少患者来回跑动。通过估算检查项目时间，号源按检查项目时间的比例去设置，减少患者的等待时间。能根据预约情况，及时进行人力和设备的调整，最大限度地提高检查资源的利用率。

（3）系统实现互联互通。做到门诊HIS、床位预约系统、检查预约系统、PACS、LIS、电子病历系统、住院HIS等信息互联互通，保证了患者、临床、医技信息的互通与共享。

5. 人员培训

中心工作人员培训：进行同质化培训，包括流程、制度、指引、预约规则、服务规范等。

全院培训：对全院医生、护士进行培训，包括流程、制度、指引等。

三、实施成效

入院准备中心自2018年11月运行至2019年12月，累计办理住院7.2万余人次，预约住院2.1万人次，跨科收治4 626人次，床位使用率同比增加6.44%，月出院人次同比增加9.23%，降低术前平均住院日0.17天，降低出院平均住院日0.23天。对入院各项基础数据进行统计与分析，为医院对入院服务的监管、学科发展方向、目标收治对象、床位调整提供了数据支撑和决策依据，整体监管更科学有效。

入院中心工作模式可复制性强。医院搭建交流平台，同行间相互交流，促进工作，一年来接待了30多家医院200余人次的参观学习，提升了医院的社会形象，得到了同行的认可，也促进医院服务工作持续质量改进。

我院积极参与医疗服务改善案例分享，开放进取，交流学习，获得2019年进一步改善医疗服务行动计划全国医院擂台赛（中南赛区）最具价值案例和最具人气案例。

四、持续改进

通过整合场地、信息、人力、医疗等资源、优化流程，为患者提供“一站式入院服务”，减少患者来回奔波。推行计划出院模式，部分床位提前一天通知患者入院，次日到院即办入院，改善患者就医体验。床位统筹协调，实现跨科收治，有效提高床位资源利用率，减少患者入院等待时间。工作人员根据人流量弹性排班，减少患者在办理过程中的等待时间。中心有专人引导、专区等候、专区宣教，患者就诊有序。入院检查在中心完成，利用患者办理入院到入住病房之间的等待时间，合理安排检查，缩短非医疗等待时间，从而缩短平均住院日、降低医疗费用，提高患者满意度，改善就医体验。精准地对入院数据进行统计与分析，为医院整体运作管理、床位资源的监管、服务范畴调整，提供了科学依据和决策指向。

对入院满意度、入院服务等进行调查，针对满意度调查结果及工作中患者反馈的意见和建议，对于存在的问题进行分析，并制订整改措施，定期进行管理制度、流程、工作指引的修改，不断提高一站式入院服务质量。

拓展入院中心服务范畴，配合医院各项日间手术的开展，中心负责日间手术患者的预约、办理、检查及与各临床科室的有效沟通，确保日间手术合理安排。中心设置专线电话供患者查询床位，下一步将开放患者移动端自助登记预约信息、床位查询等服务，此项工作正在调研中，尽量减少患者往返医院的次数与时间，切实改善患者就医体验。

参考文献

[1] 杨丽. 上海市级医院住院一站式服务发展现状评估［J］. 中国医院，2019，23（1）：1-3.

[2] 严谨. 大型三甲综合性医院床位预约管理系统的应用实践［J］. 中国数字医学，2017，12（10）：

29 - 34.

[3] 李鹏. 入院准备中心模式的研究及实践 [J]. 中国数字医学, 2016, 11 (3): 93 - 85.

[4] 柏凤琴. 床位调配应急预案的应用效果研究 [J]. 医院管理论坛, 2015, 32 (6): 24.

[5] 李香玉, 李春瑛. 构建全院"一张床"创新管理模式 [J]. 中国护理管理, 2018, 18 (S1): 55 - 57.

(广州医科大学附属第二医院　王虹　于红静)

2 构建新型“虚拟挂号”，改善急诊就医流程

一、寻找问题求突破

复旦大学附属中山医院急诊科目前日均就诊人数达到800余人次，节假日甚至高达1 200多人次。面临庞大的就诊看病人群，排队就诊的等候令患者及家属苦不堪言。如何优化就医流程，缩短患者候诊时间，解决排队难题，更好地造福广大患者？急诊科从患者就诊的各环节开始重新梳理流程，对在日常工作及急诊科节假日期间、不同班次、不同时间段就诊的患者开展深入调研，进一步了解患者的就诊体验和切实感受，追踪每个环节所耗费的时间，从而寻求可改进的空间。大量数据分析结果显示，患者与家属花费大量时间在预检、挂号、候诊的等待上，原本不适的身体，还要经受冗长的排队过程，不仅存在安全隐患，更让本已焦虑急躁的心情愈加糟糕，令医患矛盾激增。

二、“虚拟挂号”来创新

2017年1月18日，我院急诊科利用信息化的手段，联合网络中心、财务科等部门，探索“虚拟挂号”的新就诊模式，以期改善患者就诊难题。“虚拟挂号”是通过采取“先预检就诊，后挂号缴费”的方式，使护士预检分诊系统与财务挂号系统自动无缝衔接：患者先通过预检护士分诊，生成电子分诊标签，叫号系统立即将患者排入叫号候诊，患者在就诊完毕后再去缴费。如此将挂号、缴费的二次排队时间合二为一，缓解排队压力，缩短患者等候时间。

急诊新型就诊模式开展初期，前来急诊科看病的患者们对预检后立即就能被医生接诊的速度感到难以置信，大家不断地询问：“不用挂号吗？”“不用排队吗？”“医生真的可以直接给我们看病吗？”事实上，当患者预检分诊刚刚结束，叫号系统就传出“××号，××请到内科第×号诊室就诊”叫号声，许多患者都惊叹在我院急诊看病如此快速，从患者和家属的反馈中可见我们的创新举措取得了初步成效。

三、众人称道皆满意

张阿婆的丈夫是位“老慢支”患者，不定期到我院急诊看病。2017年1月29日大年初二的上午，张阿婆老夫妻俩互相搀扶着到我院急诊来复诊。他们熟练地完成预检分诊后，静静地坐在一旁等待叫号。就在这时，一位风风火火的年轻姑娘在预检台嚷嚷开了：“你们急诊看个病还要等啊，这叫什么急诊？我就配个感冒药，让医生开个处方就可以了。”预检护士忙解释劝慰，可姑娘却仍然不依不饶，一来二去的对话都听在张阿婆的耳朵里，她走到年轻姑娘身边说：“小姑娘，一看就知道你平时不来医院看病的。现在是春节，医院的门诊不开，所以大家都到急诊来看病。你就在旁边的椅子上坐一坐

就等不及了，知道去年这里什么样子吗？你连椅子都挤不到！去年春节，这预检台、收费处的队伍都要排到大门外了，人山人海，我老太婆站得脚都酸死了。”姑娘用怀疑的眼神扫视了一下周围，空空的场地，根本无法联想到人山人海的景象。张阿婆好像看透了她的心思，继续说道：“不要不相信，我老伴是这里的老患者，中山医院现在是先看病，后挂号，这样我们少排一次队，很快就能看病了！队都不用排，你还急什么呀？”姑娘半信半疑，张阿婆则拉着她一起在旁边坐下。“姑娘，你坐一会，看那个大屏幕上的号，很快就到你啦！”话音未落，叫号系统已经叫到张阿婆老伴的名字。张阿婆搀着老伴路过预检台时，预检护士起身与张阿婆打招呼，表示感谢。张阿婆反而摇摇手说：“没事、没事，你们中山医院用心为我们病人着想，少排队，看病快，我少站十来分钟，心里也不着急，这么好的医院，我们当然要为你们说话咯！”

医患和谐是每个人都乐于看见的场景，而为百姓造福，为社会作贡献更是我们工作的动力！

四、新型变革有促进

新型“虚拟挂号”模式的推进，需要磨合，也会产生问题。而我们每天都将“虚拟挂号”就诊过程中，出现的问题进行实时反馈、记录，及时与网络中心工作人员沟通，共同探讨改进方案。每天一点改进，每周一个飞跃，“虚拟挂号”就诊模式日益完善，逐步展现优势。在2017年春节长假期间，急诊“虚拟挂号”经受住考验，门诊停诊7天，无论轻、重患者均到急诊看病，就诊人数从除夕开始日渐攀升，每天都在刷新纪录，最高就诊人数达到每日1 500人次。急诊护理组增加预检人力，开启双预检窗口；门诊导医人员前来支援，不断地向患者宣传新的就诊流程“先看病，后挂号”不管是老病号还是新患者，在面对这个实实在在的便民举措时，既惊讶不已又连声赞叹，纷纷夸奖我院的急诊便利、便捷、便当、便民。(图5-2-1)

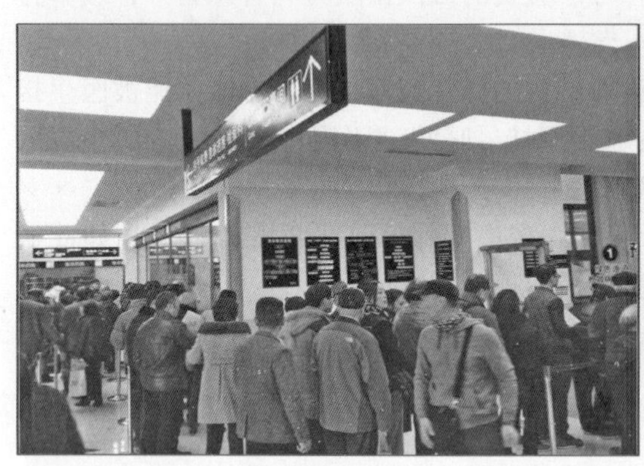

改善前

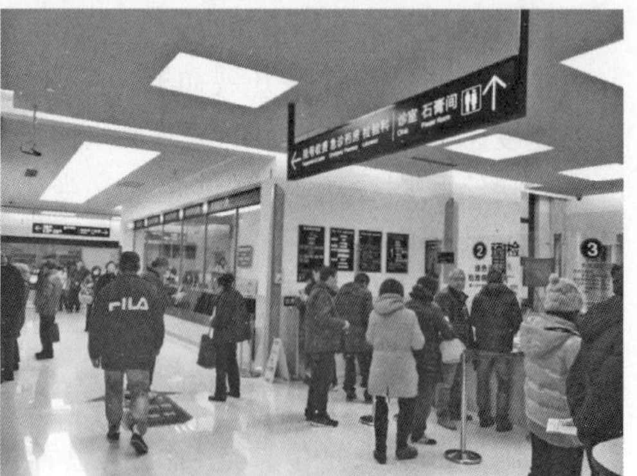

改善后

图5-2-1　急诊“虚拟挂号”成效

在新型“虚拟挂号”推出使用半年，我们再次进行调研。“三长一短”的现象得到了明显改善，日常时间段，患者预检至候诊的时间由平均6.2分钟缩短到1.5分钟；节假日、高峰期间则由平均耗时13.6分钟缩短到3.2分钟；急诊患者预检候诊的满意率由原来的90.7%提升到98.1%；护士、医生等工作人员的满意度也提升了16.3%。

我院在提升急诊医疗服务质量的同时，构建新型“虚拟挂号”模式，优化急诊就医流程，降低安全隐患，方便患者就诊，提高患者满意度，真正做到了“以患者为中心”。

（复旦大学附属中山医院 冯丽 杨漂羽 张玉侠 杨春 童朝阳 蔡吉 周婉婷）

3 从“双中心”到“六个一”：一站式理念助推流程再造

一、背景与现状

出入院管理是医院业务流程中的一个重要组成部分，以床位资源为基础的出入院流程优化在提高整体诊疗水平、改善服务流程、优化就医环境、满足患者需求、提高整体绩效等方面有着重要的意义。传统的入院管理模式下，门诊诊疗与住院治疗既相互联系又相互独立，床位以科室或医疗组为单位进行管理，床位资源管理分散，科室之间存在诸多信息盲区，限制了床位资源的有效利用；入院办理环节烦琐，医院通常未提供中间服务环节，患者需要依靠自身的主动性来实现这一过程。患者无序流动，重复排队；病情评估干预滞后，慢诊非手术患者，可能会因为等待床位延迟病情评估，择期手术患者，则会因此延长术前待床日，增加无效费用。另外，传统床位管理模式下“伪加急”监管不力，易导致实际“急、危、重”的患者无法及时收治入院，易造成医疗安全隐患，引发纠纷。

而传统的医技检查管理模式下，检查患者需要到各个检查部门预约检查，检查部门分布在不同楼层，往返跑动，体验差。诊间医生工作量大，对于检查前后注意事项的宣教不充分，患者认知有差别，有一部分患者因未做好检查前准备而不能按时完成检查。需做多项检查的患者，不仅需要跑多个检查部门，而且预约在不同的日期，增加了来回奔波的次数，多项检查单独排程容易发生冲突，如先做了动态心电图，当天无法完成磁共振检查等。

推进创新医疗服务，优化服务流程是缓解患者看病难、住院难问题，落实“进一步改善服务行动计划”的一项重要举措，也是公立医院改革的一项重要内容。

通过深入分析传统入院服务模式存在的问题，强化资源与功能整合，实现职能部门功能集中，从物理层面解决流程动线问题，2012 年，浙江省人民医院打造了浙江省内功能最全、环境最好、综合服务能力最强的“入院准备中心”，实现“住院预约、床位集中管理、办理住院手续、完成住院患者院前检查、入院前宣教、麻醉前会诊”等多项功能一体化。相比以前各科室床位资源不共享、无法互补的情况，此举开启了院内床位的统一合理配置。以此为基础，2013 年，浙江省人民医院又在国内率先成立检查预约中心，接受门诊、住院检查的统一预约，并一站式完成所有预约项目和检查前宣教服务。“双中心”整合了全院床位和医技检查资源，铸就了浙江省人民医院特色的“一站式”管理新模式和服务品牌，成为浙江省医疗卫生服务领域深化“最多跑一次”改革的亮点工程。

二、方法与流程

2012 年 8 月和 2013 年 8 月，医院相继成立入院服务中心和检查预约中心。两个中心均隶属于医务科、护理部双管，医务科对临床科室、医技科室的实时动态管理，协助两个中心与临床及医技科室进行有效沟通；护理部调配护理管理岗位人员，同时对两中心涉及的护理服务工作进行业务指导。

（一）入院准备中心

入院准备中心位于门诊三楼，中心有 15 名工作人员，总占地面积 420 m^2，设接待窗口 4 个、抽血窗口 2 个、缴费窗口 2 个、入院宣教室 1 个，供住院预约、住院办理、床位协调、院前检查及患者等候用。服务对象为所有门诊、急诊需住院患者，基层医院转诊需要住院患者。工作时间为周一至周日的 7:45—17:15，节假日放假安排与门诊同步。

（1）优化住院服务流程。由入院准备中心统一安排住院床位，简化中间环节，从 6 个减少到了 3 个（医生开单—中心办理—病房入住）。地理位置设于门诊大楼，方便患者第一时间完成住院预约和办理，同时也临近医技检查部门，方便患者完成院前检查；出院办理设在住院大楼，实现出入院手续分开办理，缩短了排队等候时间。

（2）统筹协调床位资源。变更管理机制，实现资源决策模式科学化。采取住院预约制，建立优先级分层入院管理模式，首先保证急危重症患者优先收治，其次为手术预约和各临床科室目标病种患者优先收治，再次为普通预约患者。设置收治节点，节点前保证每个临床科室专科专收，节点后全院床位打通收治，跨楼层收治目标患者和急诊患者，充分利用好床位资源。同时，为了体现公立医院的公益性，经过医院相关部门测算，全院在除 ICU/EICU 外，急诊较多的临床科室共预留紧急救治床位 16 张，保证急危重症患者得到优先和及时收治。专设“急诊优先窗口”，符合使用紧急救治床位的患者，由急诊室筛选后，持加盖“特急章”住院通知单可不排队直接进行住院手续办理，为急诊患者的救治留下绿色通道，针对胸痛中心和卒中中心患者，更是可以直接在急诊一键式快速办理入院。

（3）信息助力流程优化。自行研发设计的信息系统平台，实时查询和分析全院床位资源、在院患者和预约患者信息，合理安排患者收治顺序，有效指导临床合理收治患者。医院还积极响应医改“着力点”，按照国家关于“基层首诊、双向转诊、急慢分治、上下联动”的分级诊疗政策目标，为方便下级医院转诊患者住院，不仅推出电话短信预约床位服务，2015 年 6 月起，又推出微信企业号基层医院床位预约申请，转诊等信息平台处于不断升级优化中。

（4）改善住院就医体验。在缓解住院难的同时，提供住院一站式服务，专人导引、专区等候、专人宣教、专线查询，实现住院“少跑路”“跑一次”的目标。在住院预约、办理手续、护送检查、流程宣教、出院回访等服务关键点上采取了一些切实可行的举措，受到了患者及家属的认可。例如，全面推行在入院准备中心完成院前检查，住院当日上午在中心完成相应检查，不仅缩短了患者住院时间，节约一定的住院成本，同时也改善了病区秩序，安静温馨的住院环境，提升了护理品质。另外，加大计划出院管理模式的执行，提前一天个性化通知患者来院时间，方便患者合理安排来院时间；出入院手续分开办理明显缩短了排队等候时间，有效缓解原来出入院处拥挤现象，大大缩短了每位患者排队等候时间；推出提前上班15分钟和晚下班15分钟的便民服务；提供专线查询住院预约，减少患者来院次数；等等。

（二）检查预约中心

检查预约中心专门设置在患者流量集中的直梯、扶梯的交叉口及距离各诊间平均距离最短的门诊楼三楼。独立区域、全开放式的预约站不仅容易定位，更方便患者咨询。中心配有护士长1名、全职护理助理8名（其中，6名负责门诊预约，2名分别负责住院预约和电话预约），为患者提供检查的预约时间及预约号、检查注意事项的口头及书面告知、多项检查的整合预约等服务，通过优化流程、集中预约、统筹安排、分时分段，让患者检查少跑腿。

（1）预约检查的规则流程。中心预约所有门诊及住院患者的常规检查预约涉及10个检查科室，包括胃镜、肠镜、支气管镜、CT、核磁共振、超声、PET-CT、ECT、动态心电图、动态血压等35项检查。门诊患者由医生开具检查医嘱，缴费后至中心预约相关检查，按告知的预约时间至医技科室进行检查。住院患者在医生开具检查医嘱后多一个护士确认医嘱的步骤，其他流程同门诊患者，但是整个通过信息系统实现，无须患者跑一步。各检查科室窗口负责优先安排加急的门诊、住院检查和急诊抢救室的患者，以及VIP患者。预约检查依据医生开具的申请单信息，依据患者付费信息，依据各医技科室提供的检查资源，依据患者需求，依据患者优先等级（优先等级依次为入院准备中心患者、日间医疗中心患者、住院患者、门诊患者）。

（2）一站式分时段预约。所有门诊及住院患者的院内检查项目均在中心实行一站式预约，改变了原来需在不同检查部门之间多次折返的情况。采用“电影院选座”模式，精准地实现了分时段预约，预约时段精确到半小时以内。其中，非空腹检查项目的患者一般安排在下午（13:30—18:00）进行；如有复诊患者，根据专家出诊时间，计划性预约相关检查。对于一些需要进行多项检查的患者，尽量约在同一天完成并根据检查项目内容进行合理的排序，如9点做腹部超声、10点做增强CT等。考虑到急诊患者、重症患者、特殊患者的特殊需求，医院额外预留了若干缓冲检查号，同时，也为手术患者与预约日间诊疗患者预留了相关检查名额。检查中心还通过双向选择降低失约率，预约后还可通过拨打预约单上的中心电话更改预约时间。另外，检查预约还同步完成了所有检查事项的宣教，多项措施合力可避免因检查时间、注意事项发生冲突而导致不能及时完成检查的情况，实现了检查过程“少跑路”“跑一次”的目标，也有效确保检查等待区域的环境安静、整洁，最终提高患者检验体验和满意度。

（3）信息互通和智能化。自主开发的检查预约信息系统与所有医技科室及入院准备中心信息共享，保证了临床、医技、患者的信息互通。与各医技科室信息共享，打破了因信息不连通导致患者多项检查冲突的旧有格局，医院综合患者需求及医技临床、医技检查资源供给能力，对检查队列进行了优化，信息平台也为医技科室工作安排提供了数据，以便科室根据预约量调整设备及人力资源，最大化地利用资源，避免浪费，提高效率。而中心提供的一手资料，也既有助于医技科室主任进行精细化管理，也成为院领导及相关职能部门采购设备时的决策参考。与入院准备中心紧密联系，利用患者办理入院手续到入住病床的间隙，完成各项检查，为缩短术前等待时间及住院床日奠定了基础。为了减少预约中心管理人员的工作量，以及实现检查设备与患者检查需求的智能匹配，医院在预约信息系统专门引入了“字典”模式，将每个检查队列与固定的设备进行捆绑，确保患者能在正确的设备中完成一项甚至更多检查。

三、实施成效

入院准备中心自2012年8月运行至2019年12月，累计办理预约住院61.9万余人次，完成术前检查25万余人次，有效降低住院床日3.48天，同时通过统筹床位资源，利用大数据分析，为科室发展方向和目标收治对象提供精准数据支撑和科学决策依据，整体监管更明确有效。检查预约中心通过对全院门诊、住院检查的一站式集中预约及分时段统筹安排，让患者检查“少跑路”，有效缩短各项检查的预约等待时间，实现了半小时内预约。成立至今共完成约295.3万人次的检查项目预约。

双中心示范效应显著，工作模式可复制性强。医院秉承开放进取、乐于分享的理念，搭建交流平台，7年来共接待了550批次7 200余人次的国内外业内人士的参观学习与交流，提升了医院的社会形象。省内外多家医院采取了我院入院准备中心和检查预约中心的运行管理模式，借鉴和复制了信息系统软件制作，取得了良好的成效。2015年4月，国家卫生和计划生育委员会主任李斌莅临我院考察，在参观入院准备中心时，对中心的成立目的、运行模式、工作成效、示范作用和社会影响给予了充分肯定。2017年11月，国家医改办主任、国家卫生和计划生育委员会副主任王贺胜来我院调研，在细致了解检查预约中心的有关情况后，赞叹“服务好，管理也好”。此外，医院在2015—2018年连续4年获得国家卫生健康委员会全国“改善医疗服务示范医院”及2018年度、2019年度“群众满意的医疗机构”。求新求变求精求实，双中心建设更积极响应了“最多跑一次”改革精神，2018年浙江省卫生健康领域“最多跑一次”改革十大项目中，“检查少跑腿”“住院更省心”以我院为模板在全省推广。同时，以“双中心”模式为重要内容，2018年医院“基于服务体验，铸就服务品牌”获得了国家卫生健康委医政医管局“进一步改善医疗服务行动计划全国医院擂台赛”银奖（第三名）。

四、持续改进

（一）“双中心”的持续改进

服务范畴有效外延。2018年，为进一步深化“最多跑一次”改革，医院推出了钉钉转诊平台，填写权限直接开放至分院和协作医院医生，医生只要在手机平台上填写电子住院申请单，中心安排好床位直接联系患者当天来挂号、开住院证、办理入院，大大节约患者来院预约和等待过程中产生的费用和时间，在此基础上医院还对所有转诊平台进行整合，从而真正实现下级医院疑难危重患者得到了快速便捷的住院转诊服务，达到了下级医院疑难危重患者转诊“不跑路”。与此同时，医院还与16家基层医院签订协议，患者在当地医院开具检查单，信息将由钉钉软件传至预约中心，电话确认检查时间及注意事项。患者至我院检查后可直接返回，检查报告将于2小时内传至当地医院。

业务范畴纵深发展。随着双中心工作的开展，人力、检查等资源实现合理化调配，入院准备中心和检查预约中心将把越来越多的服务纳入中心范畴。如骨密度检查、人体成分检查、神经电生理检查已在调研中，将于近期归入检查预约中心。

（二）从“双中心”到“六个一”

得益于双中心服务流程优化的丰富经验，基于一站式理念，医院着眼患者就医的全流程，以省心、舒心、贴心、放心为目标，大力推动一系列的流程再造，相继推出多个一站式服务中心。截至目前，医院已构建了门诊服务“一窗通办”、入院准备“一科搞定”、医技检查“一处预约”、远程诊疗“一路完成”、医患沟通“一站沟通”、出院办结“一步到位”的“六个一”服务架构，有效改善了患者的就医体验。（图 5－3－1）

出院办结“一步到位”

整合出院结算、病历打印盖章、出院带药和医保咨询，出院带药从“人等药”变成“药等人”

门诊服务“一窗通办”

一窗受理、一站服务、一章管理

医患沟通“一站到位”

集中医疗投诉、纠纷咨询早期介入，积极引导

入院准备“一科搞定”

住院预约、床位集中管理、办理住院手续、完成住院患者院前检查、入院前宣教、麻醉前会诊

远程诊疗“一路完成”

诊断、影像、心电超声、病理、病历

医技检查“一处预约”

对全院门诊、住院检查的一站式集中预约并以“电影院”选座的方式实行分时段统筹安排

图 5－3－1　打造“六个一”服务，改善就医体验

门诊服务“一窗通办”是指建立“门诊综合服务中心”，实现“一窗受理、一站服务、一章管理”的“三合一”服务模式，打通医务部、门急诊办公室、财务科、医保办等多个部门的对外服务流程，配备多能岗、通用型服务人员，整合各类业务用章，集成受理办结包括医疗文书审核、发票遗失补打、医保备案延伸等 20 余项医事服务，满足门诊咨询，导医导诊、预检分诊、急救支持等各类需求。同时，“天使之心”志愿者联盟全天候为患者提供热诚、专业、暖心的志愿服务。出院办结“一步到位”是通过开设“一站式出院中心”全面整合出院结算、病历打印盖章、出院带药和医保咨询，出院带药从“人等药”变成“药等人”，真正实现让患者出院“最多跑一次”的就医体验。此外，“医患沟通中心”集中受理医疗投诉、纠纷咨询，早期介入，使医患问题“一站沟通”。集远程诊断、远程影像、远程超声等六项服务于一体的“远程诊疗中心”与省内外近 20 家医院建立常态化远程会诊服务机制，并与美国科罗拉多大学医院、哈佛大学麻省总院等国际知名医疗中心建立合作，实现“国外医学中心—浙江省人民医院—县级医院”三级远程会诊与 MDT 讨论“一路完成”。

“双中心”建设，一站式服务理念的“六个一”服务架构，高度体现了浙江省人民医院“以患者为中心、以员工为核心”的“两心”文化，正是因为这一系列的流程再造，2019 年，我院在国家卫生健康委医政医管局、国家中医药管理局医改司开展的第三方满意度调查中获得“患者、医务人员双满意”总分全国第二名。

（浙江省人民医院　裘胜春　马黎）

4 三甲医院床位调配中心的运行实践及效果

一、背景与现状

随着我国经济和医疗技术的不断发展，人民健康意识不断增强，医疗资源的短缺问题日益严重，而国家限制三级医院过快扩张的政策也日益严格，因此，大型医院床位资源不能满足人民对医疗的需求，患者“住院难”矛盾凸显。如何破解瓶颈问题，需要医院管理者的大智慧。

南方医科大学珠江医院与国内大多数大型综合性医院类似，一方面，由于专业和收治病种等原因导致床位使用率差距较大；另一方面，部分专科收治矛盾突出，“浪费与不足”并存。传统的床位管理模式，即本专科患者仅能收治在本专科病区，不能进行跨科收治，在这种传统的收治模式下，并不利于床位的高效利用。另外，由于各专科医护人员的忙闲不均，也导致了部分医护工作风险升高，而另一部分医护的专业价值得不到充分体现；甚至有部分病区，虽病床利用率较高，但压床现象严重。整个医院的管理效率及发展出现了瓶颈。

二、方法与流程

我院成立床位调配中心，对全院床位实行统一调配。该做法打破传统床位管理模式的局限，进行床位调配，实行患者跨科收治，即当本专科护理病区无空床位的情况下，床位调配中心按照“疾病相近、地域相邻、急危重症优先”原则安排患者住进其他病区。床位调配使各病区的任何一张床都有机会接收任一疾病的患者，保证了更多的患者有机会得到住院治疗，高效地发挥了每一张床的作用，并促进“医生跟着患者走”治疗模式的落实。

床位调配中心运行实践如下：

1. 成立床位调配中心

床位调配中心在行政上隶属护理部，业务上由护理部和医务处共同管理，既有床位调配与协调的业务又兼有床位管理的职能。中心由 1 名主任和 7 名护士组成。主任人选由医院办公会讨论决定，从全院范围内遴选，目前由一位在本院临床一线工作了 34 年且担任护士长 22 年的主任护师担任。

2. 确定全院的床位数量及属性

准确掌握各病区拥有的床位数量及位置是床位调配的第一要务。在中心开展工作前，护理部组织对全院各病区床位数量进行彻底摸查，对不合适加床予以清理。确定床位属性后，再借助信息科建立“全院床位一览表”，将全院床位情况挂在局域网上达到全院共享。此表根据住院患者的流动情况实现实时变化，全院医护人员可随时查看病区床位数量和空床情况，共享床位信息并一同监督床位的使用情况，床位调配中心则依照该表格进行床位调配。

3. 制订和实施床位调配方案

正式开展床位调配工作前，医院制订并出台了《床位调配中心实施方案（试行）》和《床位使用与调配管理办法（试行）》两个文件，要求遵循原则为患者调配床位。在调配工作进行 1 个月后出台《科室预留床位方案（试行）》文件，根据各专科特点给予每个科室预留 1 ～2 张床位以备急诊之需。

4. 及时沟通协调并解决调床中的难题

建立“用好每张床”微信工作群，每天发送调床数量、空床数量、候床数量等报表，在群里及时沟通并解决床位调配过程中的问题。不定期召开与临床科室、医务、护理、信息等部门的协调会，便于科室之间的相互配合。开展初期，每周早交班，中心向医院领导汇报调床数量及调床困难，院领导定期进行现场办公，使调配工作更为顺利进行。

5. 组织培训护士提高跨科护理水平

床位调配患者由原病区医生负责诊治，入住病区护士进行护理。调配使各病区收治病种呈现多样化，这对护士的技能水平提出了更高的要求。护理部及时组织围手术期护理、化疗护理、管道护理等各专题培训，确保跨科患者住院的护理质量。

6. 不断学习其他医院先进经验

中心人员先后到广州兄弟医院及其他各地医院交流学习。

7. 调整调配绩效

开展床位调配后，医院对医护绩效的核算进行了调整：经济管理科对调配工作产生的收益进行详细的核算。属于医疗组的绩效归于原医疗组，属于护理组的绩效归于跨科收治护理组，提高护理人员的收入，达到多劳多得目的。

但由于床位调配打破传统的收治模式，不仅增加了护士的工作量，也增加了护理风险和心理负担。而护理工作的激励程度和满意度取决于个人的贡献、获得的报酬与拥有相似工作的他人的工作贡献、回报的比较。

在床位调配工作推进过程中，依据跨科护理工作绩效与跨科护理工作有关的行为表现及其结果，随机抽取 343 名跨科护理的护士，通过暂定版量表，进行项目分析和信效度检验，最终形成跨科护理工作绩效量表。通过 6 维度、30 个条目分析，萃取 6 个因子，累积方差解释率为 72. 986%；内容效度指数为 0. 891；Cronbach's α 系数为 0. 949，重测信度为 0. 576。验证过程证明了量表具有良好的信效度，可为评价跨科护理表现及结果的参考依据。

三、实施成效

实施床位调配后，通过调配激活了全院床位的使用，提高了医院床位的运营效率，在改善医院运营指标的同时，缩短了患者等待时间和减少往返奔波的麻烦，提高了老百姓的就医获得感，也接受了多家单位参观学习并进行了案例推广。

1. 经济效益

（1）各月床位调配人数统计。2018—2019 年，各月调配人数呈现逐年上升趋势，按照月份统计每月的调配总数（图 5 –4 –1）。

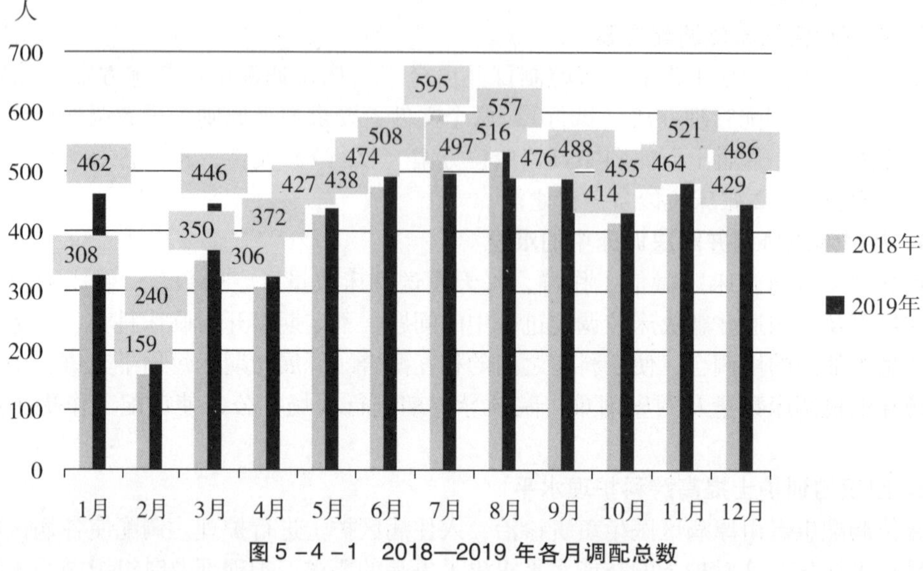

图 5 –4 –1　2018—2019 年各月调配总数

（2）床位调配促进各月收治人数的增加。2018—2019 年，各月收治人数呈现上升趋势（图 5 –4 –2）。

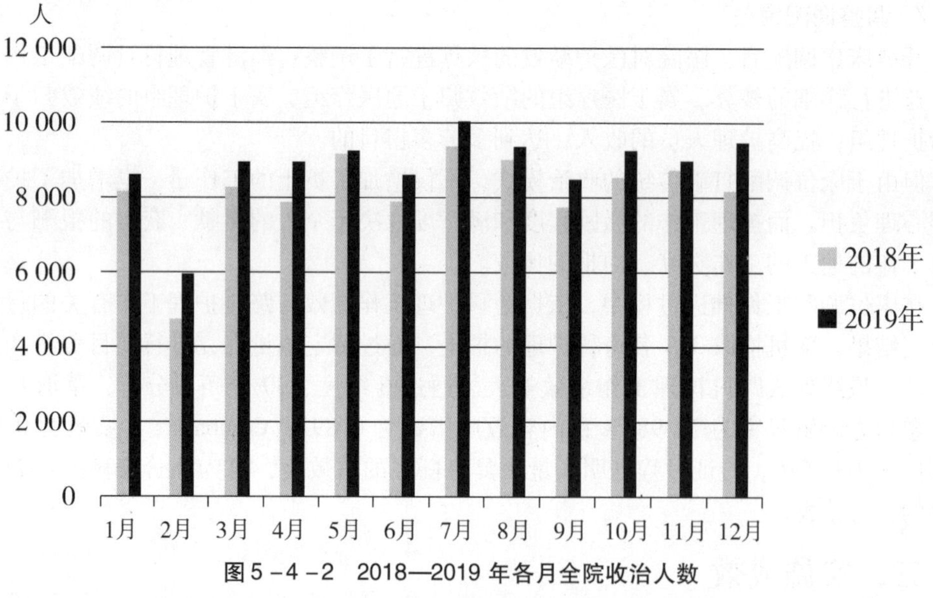

图 5 –4 –2　2018—2019 年各月全院收治人数

（3）床位调配促进床位使用效率的提高。在中心成立 6 个月时，对工作进行了总结，发现医院病床利用率较前一年同期增长 6. 09%、平均住院日缩短 0. 43 天、病床周转次数增加 2. 23 次（表 5 –4 –1）。

表 5－4－1　床位调配中心成立 6 个月相关指标比较

指标	成立前	成立后	增长值
病床利用率	90.90%	96.99%	6.09%
平均住院日/天	9.48	9.05	-0.43
病床周转次数/次	16.24	18.47	2.23

2. 医护人员对床位调配工作认可程度高

医院对开具“需调配床位”住院证的医生和护理调床患者的护士共 113 名进行调查。结果显示，医生的满意度得分高于护士；其中，对护理人员进行护理培训的需要程度、医护人员对床位调配中心工作的评分、采取护理会诊的可行程度三项最高。

3. 接待多家单位参观学习

我院前后接待 20 家省内医院前来参观学习，包括中国人民解放军南部战区总医院、广州市第一人民医院、中山大学附属第六医院、珠海市第一人民医院、佛山市妇幼保健院等，得到了同行的广泛认可和借鉴。

四、持续改进

1. 床位调配不断深化内涵

在传统医护观念中，床位是属于医生的、各专科的。开展床位调配，需要逐步改变医护观念，并取得医护的配合，才能使床位调配顺利开展。开展床位调配，需要先保证各专科收治自己的患者，再接收调配患者，做到各专科合理收治，达到公平合理并高效使用床位的目的；需要不断完善护理人员的绩效分配方案，进行更多的护理工作，得到相对应的绩效回报，并提供全方位培训供护理人员的成长与发展，促进护理人员主动配合床位调配；真正地以患者为中心、以医院工作需要为出发点，才能将床位调配开展下去。

随着空闲数量越来越少，仅按照“疾病相近、地域相邻、急危重症优先”的原则进行调配已经不满足医院需要，在不断的探索过程中，我们还对各专科的收治顺序进行了调整。工作日收手术患者，周末收放化疗患者，高效利用周末时间，并对调配原则进行持续改进：①参考疾病 CMI 值，对 CMI 值高、病情急、手术患者进行优先调配；②配合我院专科医疗联盟建设的上转下送，保证双向转诊的顺畅，优先给予上转床位。床位调配通过高效利用空闲床位，以解决部分患者“住院难”的问题，并通过床位管理手段，达到提高医院运营效率的目的。

2. 推动调配发展为床位管理

在进行床位调配过程中，为了适时改进床位调配工作，我们进行了量性调查及质性研究。得知医护人员均对床位调配中心进行的床位调配感到满意，但应该加强对护士专科护理能力的培训以确保调配患者的医疗安全，并提高医护人员的绩效，促进医护人员工作积极性。在质性研究中，通过对护士的质性研究访谈更为全面且准确得知护士看法，发现跨科收治过程中存在如下问题：①培训体系缺乏系统性，②跨科收治制度有待

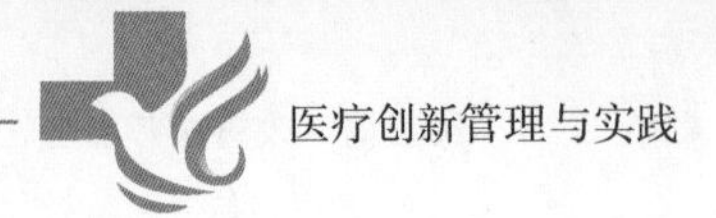

健全，③跨科医护沟通协作不顺畅，④跨科护理绩效未透明化。床位调配中心根据调查结果不断改善各项工作，如采取的床位集中管理办法就是其中一项有效的措施。

五、实施方案及管理办法

（一）床位调配中心实施方案

（1）上班时间 7:30—18:00。

（2）负责住院患者的住院登记，办理住院手续。晚夜间急诊住院手续在急诊科办理。

（3）负责全院床位的统一调配。夜间床位调配由医疗值班人员负责调配。

（4）医生开具住院证后，患者到中心办理登记手续，由中心安排床位入住。

（5）首先将患者收治在与其所患疾病相应的专科科室所在病区，如科室床位已满，则按照“专业相近、位置相邻、避免交叉感染”的原则进行跨科室床位调配住院。重症患者则在医院的重症监护病房进行调配。

（6）感染性疾病、儿科、产科等专业，因其专业的特殊性，原则上不安排跨病区收治。

（7）病情特殊患者需跨科室收治时，中心应与收治科室高级职称以上主管医师及借床科室主任协调、确认后，在保证患者安全的前提下进行床位调配。

（8）根据信息资料科发布的在院患者床位实时信息对床位进行科学、合理调配。每日重点调配急诊科抢救室的患者，使其能够及时入住病区。

（二）床位使用与调配管理办法

（1）中心每日根据信息资料科发布的在院患者床位实时信息统计表进行床位的调配工作。

（2）病情特殊患者需跨科室收治时，中心应与收治科室高级职称以上主管医师及借床科室主任协调、确认后，在保证患者安全的前提下进行床位调配。

（3）对于急危重症患者，可协调科室轻症患者行跨科室收治，将急危重症患者优先收入科室。急危重症患者可在医院各科室的重症监护病房进行床位调配。

（4）个别科室暂无病床因医疗工作需要收治患者时，中心根据床位调配原则予以借床收治。收治科室医师应将患者的诊断、病情等详细情况向中心报备，中心根据全院床位情况进行协调收治，并及时跟主管医师反馈。

（5）中心每日应重点协调急诊科抢救室的患者收治，在全院进行床位调配保证抢救室的患者及时收入院，每日下午下班前将急诊科抢救室的患者协调收治完成。

（6）中心每日形成床位调配使用报表上报，重点上报跨科室收治和借床收治情况。

（7）中心对于床位无法调配或科室不予配合等情况，应及时向护理部及分管院领导报告。

（三）科室预留床位方案

（1）普通病区 16:00—17:00 预留 2 张床位，17:00 后预留 1 张床位，如 1 周内所预留床位一直空床，则 16:00 后预留床位递减为 1 张。

（2）含监护病房的科室预留床位：含1个普通病区的科室16:00后留床3张，含2个普通病区的科室预留床位4张，含3个普通病区的科室预留床位5张，如1周内所预留床位一直空床2张以上，则相应递减1张预留床位。

（3）优先保证胸痛中心与卒中中心患者救治。

（4）急诊科及重症医学科预留床位暂不做要求，由床位调配中心根据每天全院收治情况进行安排。

（四）床位预约与预约管理办法

（1）床位预约流程：医院收到患者信息，判断患者需要住院→医生记录患者的基本信息，并通知科室办公护士→办公护士将床位预约信息录入“床位预约系统”→为患者预留床位→患者按“拟入院时间”办理入院登记，并入住病房。

（2）预约注意事项：①患者预约可通过科室电话预约或者通过医生预约等，患者预约形式不限。②为患者预约床位前提：由医生判断患者是否需要住院、拟入院日期。③患者需在拟入院日期当日办理入院登记，过期床位预约失效；若因特殊原因，患者可提前入院。④所有预约信息须经“床位预约系统”登记，预约床位以“床位预约系统”为准，其他形式均无效。

（3）床位预约进行实名登记：为患者进行床位预约时，需要登记患者基本信息。内容包括：患者姓名+患者身份证号+患者联系方式+拟入院时间+预约医生+初步诊断，预约信息由办公护士录入床位预约系统。

参考文献

[1] 裘利君，毛惠芳，陈正英．实施住院部床位统一调配的尝试［J］．中华医院管理杂志，2002（3）：23.

[2] 蔡斌，蔡秀军，黄河，等．浙江邵逸夫医院合理调配诊疗资源的创新探索［J］．中华医院管理杂志，2016，32（6）：451-452.

[3] 何晓俐，赵淑珍，李继平．大型综合医院床位集中管理的效果研究［J］．中国循证医学杂志，2013，13（11）：1303-1306.

[4] 谢金霞，杨瑞红，曾丽媚，等．基于卓越绩效管理模式下共用护理单元绩效分配方案的应用［J］．海南医学，2017，28（21）：3609-3612.

[5] MEHROLHASANI M H，KHOSRAVI S，TOHIDI M. Reallocation of Shafa Hospital beds in kerman using goal programming model［J］. Electron physician，2016，8（8）：2733-2737.

[6] BARRETT L，FORD S，WARD-SMITH P. A bed management strategy for overcrowding in the emergency department［J］. Nurs Econ，2012，30（2）：82-85，116.

（南方医科大学珠江医院　支国舟　王丽姿　彭睿　王尧　张欢）

5 线上线下综合管理，打造综合型一站式出院服务中心

一、背景与现状

目前，我国医疗机构出院带药发放基本为两种模式：一是药房调剂好药品后送到病区，由护士逐个分发给患者；二是患者出院结账后再到药房窗口取药。受限于场地范围、配备药师和信息化程度等，目前三甲医院出院带药普遍使用第一种模式。

具体实践过程中发现，该流程实际是财务结账流、药品流、用药信息流“三流时空分离”，即患者到出院结账窗口进行出院结账；出院带药从住院药房、静配中心药房、中药房送到病区再分发到患者；护士找患者分散式进行用药信息交代，这几个环节是相互独立的，协同性差，紧密度不高，导致经常出现患者出院结账、手续办好后，还需“人等药”，难以快速出院的情况，大大降低了床位的利用率。

针对此现状，2016 年 4 月，浙江省人民医院进行了相关调研，对象为医生、护士、药师及患者，样本量为 295 份，调研结果显示，医护人员对出院带药流程满意度为 33.2%，患者为 66.0%，药师为 75.6%。出院带药流程主要存在问题见图 5 –5 –1。

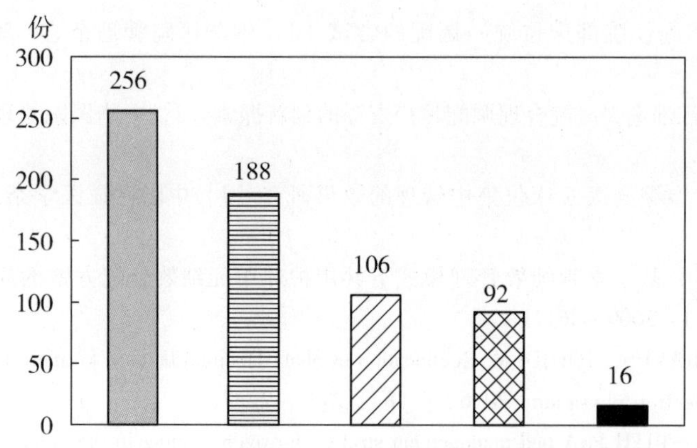

图 5 –5 –1　我院原出院带药流程主要存在的问题

二、方法与流程

2016 年 4 月，我院从场地、信息、人员三个角度入手，集合财务科、病案科、药学部三个职能部门，共同成立一站式出院中心，同时实现医保转换、出院结算、病案资料打印、出院带药发放及用药宣教多种功能。新出院带药流程中，患者到财务窗口办理好出院手续后，即可在隔壁病案窗口打印住院期间检查资料；出院带药窗口拿到带药并

接受临床药师专业和详细的用药信息交代，真正实现患者出院手续办理“最多跑一次”，具体详见图5－5－2。

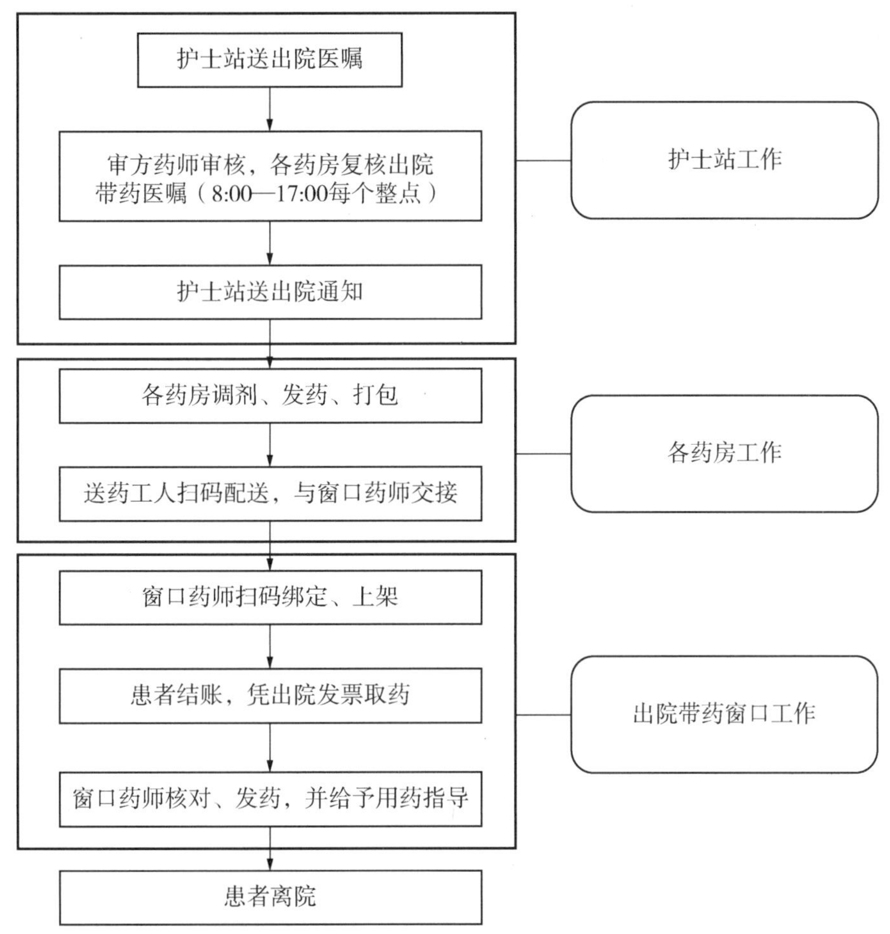

图5－5－2　流程改造后的出院带药流程

（一）一站式出院中心区域规划

在原有出院收费结账窗口旁新增1个病案窗口、2个出院带药窗口。新流程中配送工人可将药物直接送至一楼，节省上下楼层送药的时间，而且可以避免与护士交接核对的安全隐患。患者可以完成结账手续后及时打印检查资料、拿到出院药品，一体化流程大大缩短患者出院时间。一站式出院中心窗口设置详见图5－5－3。

（二）智能化的系统设计

1．多药房集约式配送模块

出院带药中片剂、注射剂医嘱统一由门诊药房统一审核、调配、运送到一站式出院带药窗口，杜绝以往病房护士等候和接待多个药房出院带药配送的情况，显著提升药品运送效率。出院带药中药医嘱则由中药房审核后，经医药公司煎煮直接邮寄至患者家里。显著缩短药品运送环节时间。

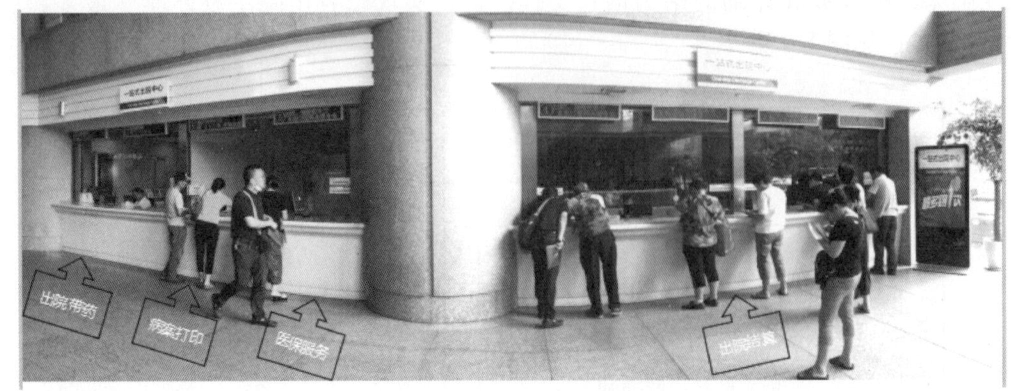

图 5－5－3　一站式出院中心

2. 出院带药温馨提示模块设计

护士通过病房护士站系统发放出院通知时，温馨提示模块会提示该患者是否有带药。患者在收费窗口出院结账时，收费处系统会再次提醒是否有带药及取药的窗口号，以避免患者漏取药物。经过双重提醒，大大降低了患者的药品漏取率。

3. 智能亮框系统

出院带药窗口药品与药篮绑定后，药篮可以随意上架，任意叠放，克服了传统货架因固定病房位置而导致货架空间不能有效利用的弊端，也克服了智能药架亮灯货位有限的弊端。出院带药窗口发药时，输入患者结账发票上的住院号，在界面的右下角会出现相应的药筐编号，药架上的药框会自动亮绿灯，平均取筐时间为每筐 10 秒，极大地节约高峰期的找药时间并提高了准确率。同时支持多筐亮灯，对新增补的出院带药会及时显示，以避免药品的漏发（图 5－5－4）。

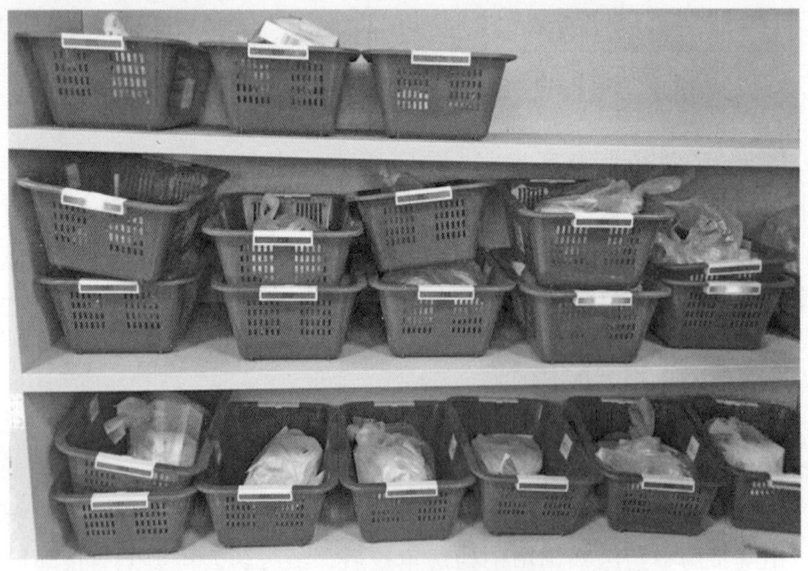

图 5－5－4　同一患者多批出院带药药篮同时亮灯

4. 漏取药品查询模块

每日 16:00，可快速筛选出已结账未取和应结账未结账的药品，便于出院带药窗口及时通知，或通过邮寄的方式保障每个患者均能拿到药品（图 5 -5 -5）。

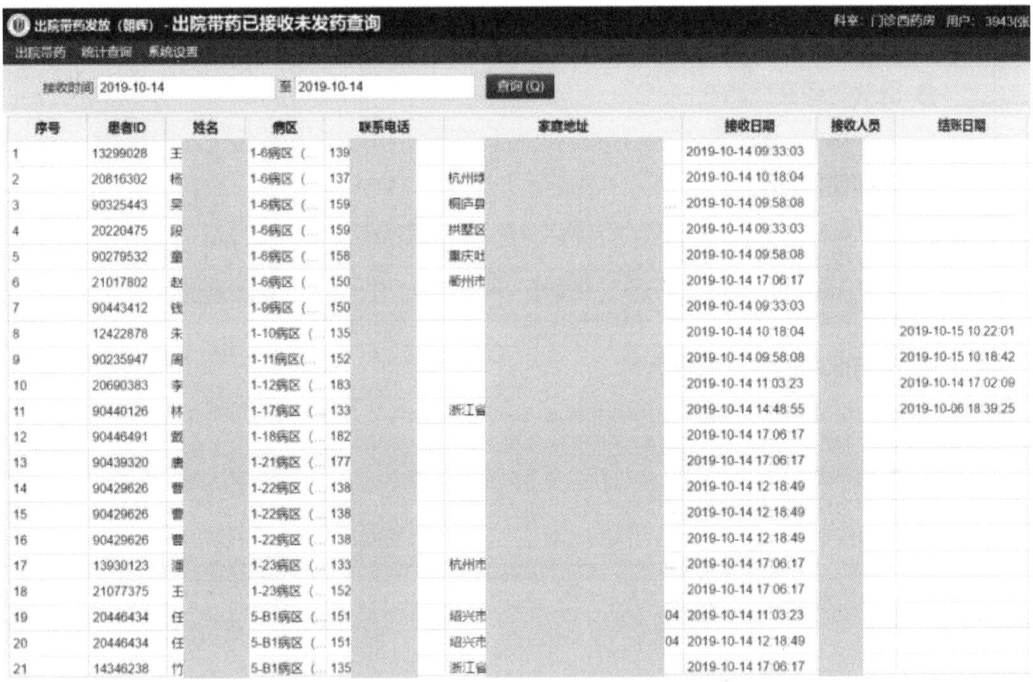

出院带药发放（朝晖）- 出院带药已接收未发药查询　　科室：门诊西药房　用户：3943(张

出院带药　统计查询　系统设置

接收时间 2019-10-14　至 2019-10-14　查询 (Q)

序号	患者ID	姓名	病区	联系电话	家庭地址	接收日期	接收人员	结账日期
1	13299028	王	1-6病区（…	139		2019-10-14 09:33:03		
2	20816302	杨	1-6病区（…	137	杭州	2019-10-14 10:18:04		
3	90325443	吴	1-6病区（…	159	桐庐县	2019-10-14 09:58:08		
4	20220475	段	1-6病区（…	159	拱墅区	2019-10-14 09:33:03		
5	90279532	童	1-6病区（…	158	重庆	2019-10-14 09:58:08		
6	21017802	赵	1-6病区（…	150	衢州市	2019-10-14 17:06:17		
7	90443412	钱	1-9病区（…	150		2019-10-14 09:33:03		
8	12422878	朱	1-10病区（…	135		2019-10-14 10:18:04		2019-10-15 10:22:01
9	90235947	阚	1-11病区(…	152		2019-10-14 09:58:08		2019-10-15 10:18:42
10	20690383	李	1-12病区（…	183		2019-10-14 11:03:23		2019-10-14 17:02:09
11	90440126	林	1-17病区（…	133	浙江省	2019-10-14 14:48:55		2019-10-06 18:39:25
12	90446491	戴	1-18病区（…	182		2019-10-14 17:06:17		
13	90439320	唐	1-21病区（…	177		2019-10-14 17:06:17		
14	90429626	曹	1-22病区（…	138		2019-10-14 12:18:49		
15	90429626	曹	1-22病区（…	138		2019-10-14 12:18:49		
16	90429626	曹	1-22病区（…	138		2019-10-14 12:18:49		
17	13930123	潘	1-23病区（…	133	杭州市	2019-10-14 17:06:17		
18	21077375	王	1-23病区（…	152		2019-10-14 17:06:17		
19	20446434	任	5-B1病区（…	151	绍兴市 04	2019-10-14 11:03:23		
20	20446434	任	5-B1病区（…	151	绍兴市 04	2019-10-14 12:18:49		
21	14346238	竹	5-B1病区（…	135	浙江省	2019-10-14 17:06:17		

图 5 -5 -5　漏取药品查询界面

（三）专业化的用药指导

1. 临床药师主导制

由患者遴选出认为沟通能力良好的具有丰富临床和患者教育经验的一线临床药师，从事出院带药窗口药品发放及指导工作。

2. 基于患者健康素养的用药指导

健康素养是指阅读、理解并运用健康信息的能力，临床药师借助信息系统构建简单易懂但涵盖重要注意事项的基于患者健康素养的用药指导单，在患者出院前对其进行用药指导，将用药指导单讲解后交给患者。另外，在儿童选药方面加强与医师之间的沟通，挑选一些合适的剂型和口味易于被儿童接受的药品，使儿童能够更好地执行出院后用药方案。对特殊药物（如免疫抑制剂、华法林等）的使用制订单独的用药指导单，包含用法用量、注意事项、保存条件、随访周期等，注重用药风险和警示不良反应。（图 5 -5 -6）

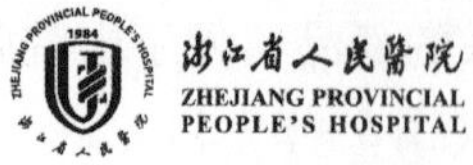

www.hospitalstar.com

妥泰（托吡酯片）用药指导单

医师为何开此药?

治疗癫痫。

如何使用此药?

- 请确实遵照医师指示服药，非经医师指示，请勿任意增减药量或停药，因突然停药会导致癫痫发作。
- 首次使用需从小剂量开始，一般推荐一周加量1次，具体用法用量请遵循医嘱。
- 请直接以开水吞服，不要磨碎或咀嚼，于饭前或饭后服用均可。

使用此药时该注意什么?

- 应按时回诊，若癫痫发作次数增加或病情恶化，请马上与您的医师联络。
- 在服用此药期间每日应喝足量开水（推荐2 500-3 000 mL），以预防肾结石发生。
- 癫痫患者应节制喝酒，因酒精会增加癫痫发生概率，也可能会诱发头晕、嗜睡等副作用产生。
- 服药期间可能会让您觉得头晕、动作失调、视力模糊、斜视（复视）、困倦，请勿开车或操作危险机械等须高度警戒性工作，如从事具潜在危险性活动应有人陪同。
- 此药可能会降低口服避孕药的药效，请与您的医师或药师讨论，是否选择其他的避孕方式。
- 服用此药期间如需服用其它药品时，请主动告诉您的医师或药师。
- 如果您准备怀孕、已怀孕或处于哺乳期，应告知并与您的医师讨论。

此药该如何保存?

- 请将本药连同药袋放置于室温、阴凉干燥处，并避光储存，请勿冷藏或冷冻。
- 请勿放在孩童可以取得的场所。

此药品可能引起的副作用及处理方式：

若症状持续数日或严重时，请停药并立即就医或与医师联络。

- 常见的副作用为：头晕、动作失调、嗜睡、疲倦、言语障碍、视觉异常、复视等。
- 若发生下列症状时，请与您的医师联络：视觉敏感性急剧降低、眼球剧痛、异常疲倦、食欲不振、心律不齐等。

忘记服药时该怎么办?

若忘记服药,则于想起时尽快服用；若已很接近下次服药时间，则不需要补服，按原时间服用即可，切勿一次服用两倍剂量。

仁爱 | 卓越 | 奉献 | 创新
Love Excellence Dedication Innovation

图5-5-6　妥泰（托吡酯片）用药指导单

3. 多元化的患者用药咨询

（1）面对面版：药师调剂时与患者进行面对面的用药指导信息传递。

（2）微信版：只要患者关注了用药指导单上的微信公众号，即可匹配患者处方信息，实时微信推送。

（3）印刷版：用药标签和用药指导单及宣传册、板报、刊物、书籍等，患者可以通过多种途径获取。

（4）电话版：用药指导单上附有咨询电话，全天候接受药物咨询。

（5）视频版：将吸入剂等特殊制剂的用药指导信息录制成视频，使用教程可以通过二维码扫码进行播放、推送等。

三、实施成效

项目运行至今，我们取得了显著的成效。共发放带药 27 万份，平均每日用药指导 260 人次，护士从事出院带药接受、核对、发放工作平均减少 1 ～2 小时/天。工人少跑动楼层数平均 150 次/天，电梯占用时间减少 2. 5 小时/天。患者出院流程等待时间平均缩短 80 分钟，大约为医院节省 5 个人力成本。

流程改造后，2016 年 12 月，我院再次进行满意度调研：新的流程体系下医护和患者满意度达到 100%，药师满意度上升至 95. 2%（图 5 –5 –7）。该项目取得的显著成果也发表在《中国现代应用药学》一级期刊杂志上。

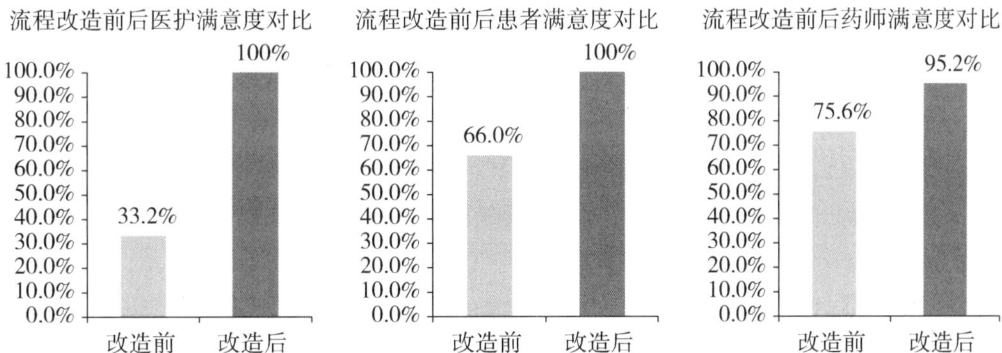

图 5 –5 –7　流程改造前后医护、患者、药师满意度对比

截至 2019 年 9 月，“一站式出院中心”共接受行业管理部门及兄弟医院参观 420 余次，应邀对外交流 80 余次。2017 年 11 月 30 日，在全国医院管理品质持续改进示范医院现场观摩会上，我院出院带药项目获得赞誉，2017 年、2018 年连续两年获得国家卫生和计划生育委员会“进一步改善医疗服务”三项大奖，并获得了“第二届全国药学服务创新大赛全国十佳项目”“第二届全国医院擂台赛华东赛区十大最佳价值案例”“浙江省品管圈大赛铜奖”。

整个出院带药流程体现了自动化、智能化、高效化的特点，有效地减少了出院流程环节，缩短患者的出院时间，减轻了医护工作人员的负担，极大改善了我院的服务质量和社会形象。推广一站式服务，实现了“零等待”“零漏取”“全交代”“全天候”，为

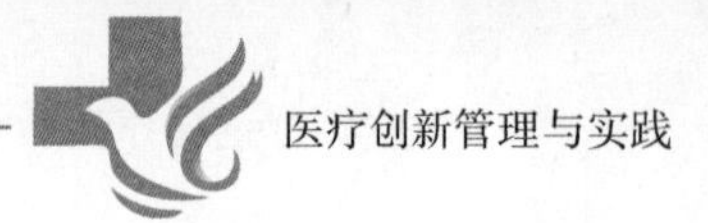

患者提供全程优质的服务，是一次成功的“大理念、小举措，大成效”的流程再造实践。

四、持续改进

2016 年，我院在“以患者为中心”的服务理念下，构建基于一站式服务模式的出院带药新流程。项目运行至今，得到业内外广泛好评，但出院患者的院后管理、慢病管理及医保报销等方面仍存在进一步改进空间，因此，在此基础上我们继续深化改革，利用互联网技术，加强线上管理，真正把“最多跑一次”落到实处。

2018 年 12 月，我院联合阿里巴巴集团在“钉钉”智能移动平台推出健康大管家，平台架构涵盖出院带药服务、医保服务、病历服务等内容。

（一）互联网 + 出院带药平台（用药安全管家）

为提高患者出院后用药的安全性和依从性，在用药安全管家中设计了用药指导单（电子版）、定时推送服药信息、推送信息分级接收、特殊药物的保质期计算、服药依从率反馈单、患友之家等操作功能。

1. 用药指导单（电子版）功能

患者在入院时在手机上便可下载“浙江省人民医院健康大管家” App，在出院中心领取出院带药后即可在出院患者服务平台进入“出院带药指导单”模块，上面会显示该患者的信息及所需服用药物的用法用量和注意事项等。另外，点击药盒外观，可以阅读该药品完整的电子版说明书，同时配备单剂量药品的外观（图 5－5－8）。该功能可极大地方便患者核对和了解药品的性状及不良反应，随时可查询，提高便捷性。

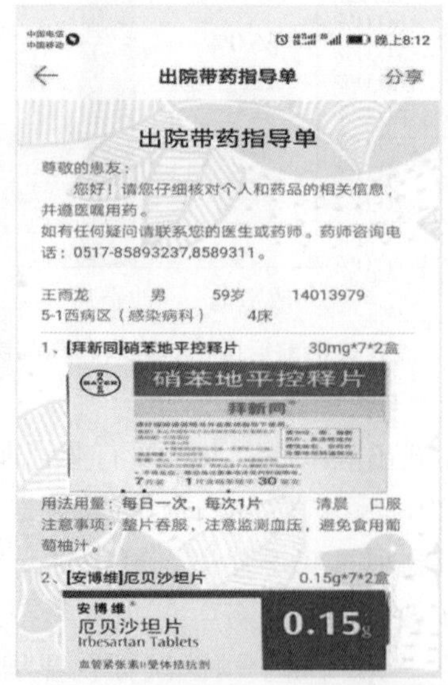

图 5－5－8　用药指导单（电子版）功能

2. 定时推送服药信息功能

所有药品在维护的时候均参照系统默认参考时间输入服用的时间点，少数与进餐时间相关的药品患者可根据自身情况稍做自定义修改。设置完成后，软件系统将会定点按时推送每天的服药任务，以提醒患者以免遗漏（图5-5-9）。

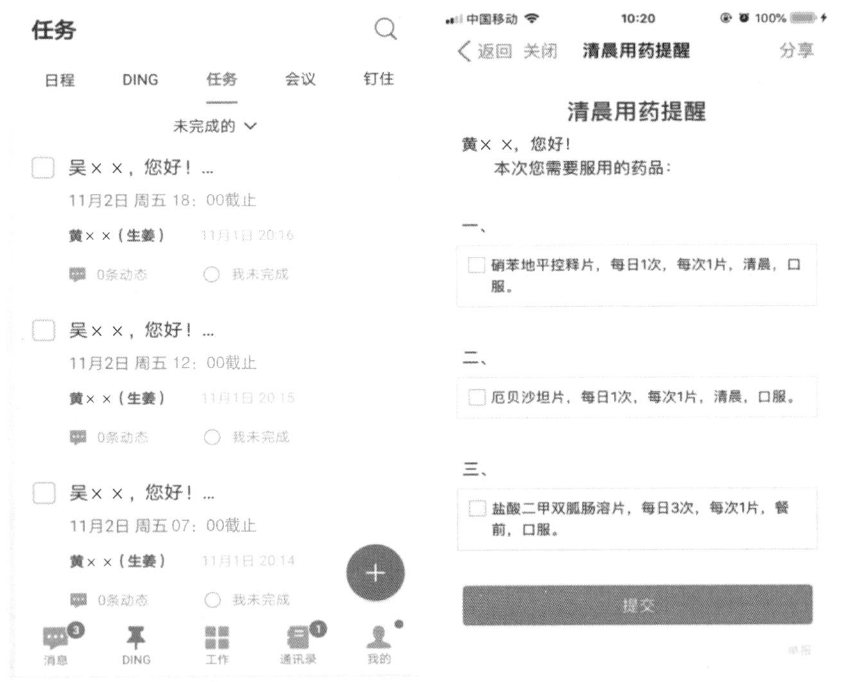

图5-5-9 定时推送服药信息功能

3. 推送信息分级接收功能

患者在推送信息界面除设置服药时间外还可设置第一联系人、第二联系人的姓名和电话。按设置的顺序，如果推送消息未确认会首先由“钉钉”消息提醒、再由钉钉电话提醒服药人。如果仍未确认，会把需确认的信息推送给第一联系人，紧接着是第二联系人。如果是重点目录药物，最后会有药师直接电话提醒干预（图5-5-10）。

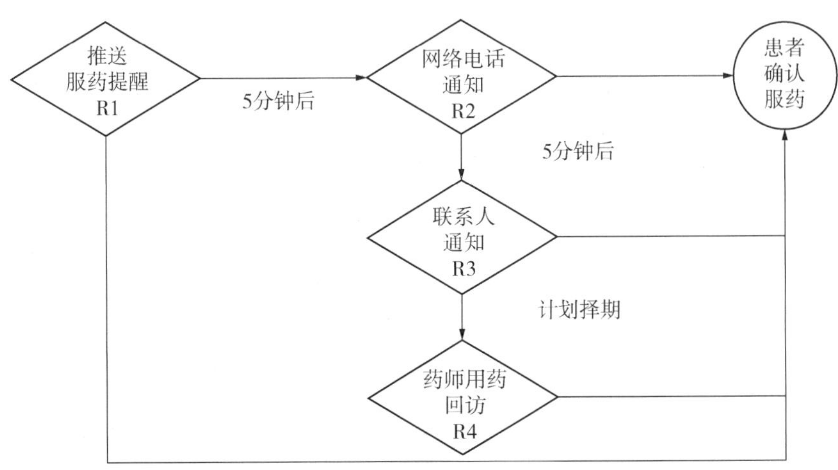

图5-5-10 推送信息分级接收功能

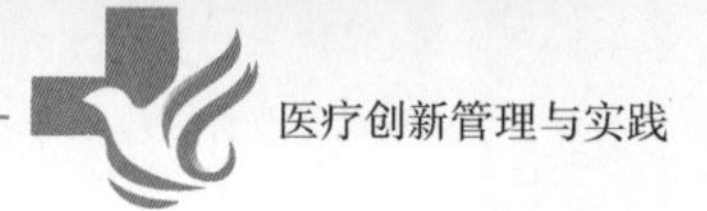

4. **特殊药物的有效期计算功能**

对于一些特殊药品，如眼药水或者是糖浆等，点击“开封时间”后即有相应的有效期提醒，以提醒患者需定时更换药品。胰岛素笔芯同样可以根据使用剂量来提醒患者是否需要补充。以保证治疗的序贯性。

5. **服药依从率反馈单功能**

按照服用疗程，最终对每位患者生成服药依从性的反馈表。同时，根据随访计划告知是否需要复诊，并且推送主管医生的门诊时间，方便患者及时就诊，了解下一步诊疗计划。

6. **患友之家功能**

目前，系统纳入了服用华法林、免疫抑制剂和长期使用激素的患者，成立了患者之家。每一个患者之家都有专职的临床药师给予专业的服务。药师不仅会定期科普药物相关知识，还会根据患者的情况给予用药方案上的建议，并把异常患者情况反馈给医生，以方便医生及时介入，最大可能保证患者用药的安全性。

（二）互联网 + 病历服务平台

2018 年 8 月，我院调研结果显示，病历打印窗口每天打印病例 150 人次/天，其中，7 天病例归档打印报销材料占 80%，而其中异地人员大约 90 人次/天。如果按照交通成本费约 200 元/（人次 · 天），时间成本 100 元/（人次 · 天）计算，共需耗费公共资源 3.3 万元/（人次 · 天）。病案室打印病历的传统服务环境下，患者满意度仅为 73.7%。现在患者可在 App 上的病历服务平台发起申请，经过身份认证后即可勾选所需资料，等审核通过后即可邮寄获得盖章后的打印资料，极大地解决了患者复印病历时费时费劲的难处，让患者少跑腿。实践证明，实施线上、线下综合管理下的病历打印服务模式后，患者满意度上升至 95.6%（图 5 –5 –11）。

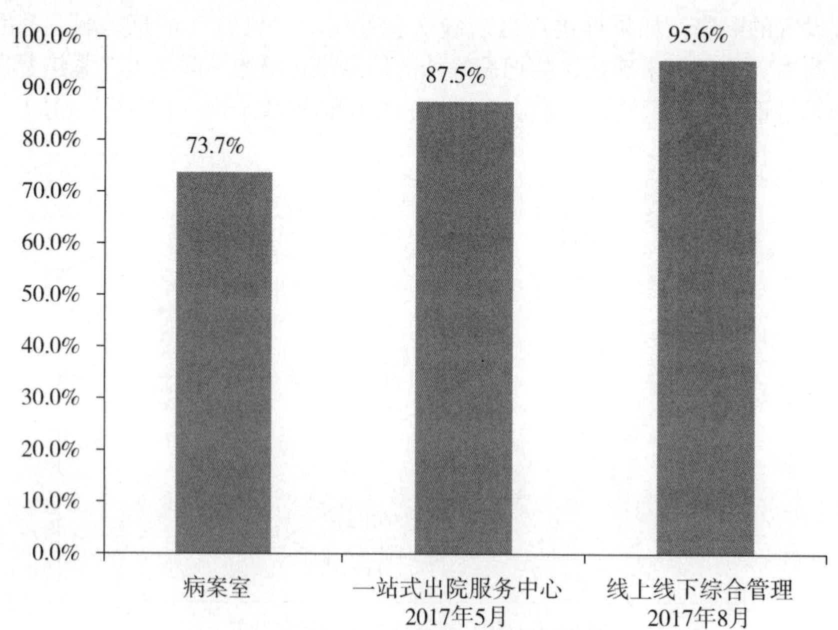

图 5 –5 –11　病历服务患者满意度

（三）互联网+医保服务平台

该平台由系统机器人（“钉小秘”）设立浙江省各地医保的知识库信息，对一些报销流程和材料问题可以即时咨询解决。同时设有各地医保联系电话，可以一键咨询。对一些院内医保审批，如外伤省医保的审批流程可以采用线上审批，花费时间5分钟，让患者省时省力。2018年8月我院调研结果显示：该项服务上线以来患者满意度提高至91.6%，财务人员满意度提高至93.5%（图5－5－12）。平均减少患者在窗口医保咨询5分钟，有效减少患者的等候时间；平均为医院节省0.5个医保人员成本。

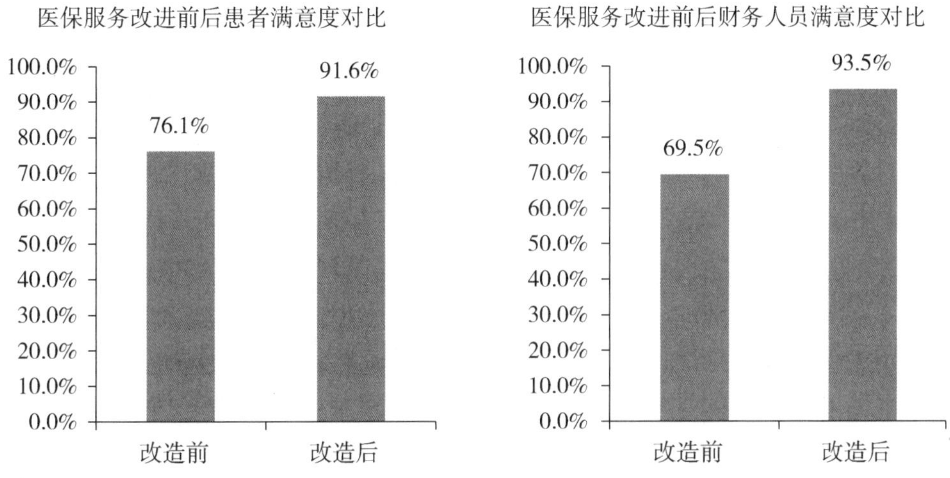

图5－5－12　医保服务改进前后患者、财务人员满意度对比

我院通过线上线下综合管理，打造综合型一站式出院服务中心，真正把“最多跑一次”真正落到实处，达到多方共赢的大实效。一站式是传统流程再造的新拓展，是今后医疗服务持续质量改进的新思路，可以应用到各方各面，是解决患者“美好就医”，提升患者获得感的有效途径。

参考文献

[1] MAO L，ZHAI S D. Study on improving comprehension of package inserts to populace by information design [J]. Pharm Care Res，2011，1（3）：232－234.

[2] FEI S S，ZHANG G B，ZHANG M H，et al. Analysis the status and significance of medication guidance based on the comprehension of patients [J]. Drug Eva，2012，9（2）：18－20.

[3] LIN S Y，GAN H Z，WU X L. Importance of pharmaceutical care for elderly discharged patients with low cultural level [J]. Chin J Mod Appl Pharm，2014，31（2）：231－233.

[4] LIN X Z，LI Y S，WU W，et al. Analysis of the effects of medication guidance on improving medication compliance in asthematoid bronchopneumonia cases [J]. Chin J Mod Appl Pharm，2016，33（12）：1584－1586.

[5] 张国兵，邵燕飞，杨秀丽，等．基于一站式服务模式的出院带药新流程的设计与实现 [J]. 中国现代应用药学杂志，2017，34（6）：899－902.

（浙江省人民医院　张国兵　邵燕飞　张雅萍）

6 全信息化入院服务新模式的设计与实现

全信息化管理是将现代信息技术与先进管理理念相融合，转变企业业务流程、传统管理方式和组织方式，重新整合企业内部资源，提高企业效率，提升服务质量，增强企业竞争力的过程。重庆新桥医院将“全信息化管理”思想运用到入院服务流程再造上，通过深入分析传统入院服务模式存在的问题，充分调研及吸收临床意见，在优化入院流程、整合各类资源、创新管理举措的基础上，借助信息化手段，探索出一种入院服务及床位管理新模式。

一、传统入院服务模式及存在问题

传统模式下的入院流程（图 5 -6 -1），入院办理环节多，患者及家属排队次数多，等候时间长，重复折返现象突出，患者体验差、满意度不高。概括起来存在以下 2 个问题。

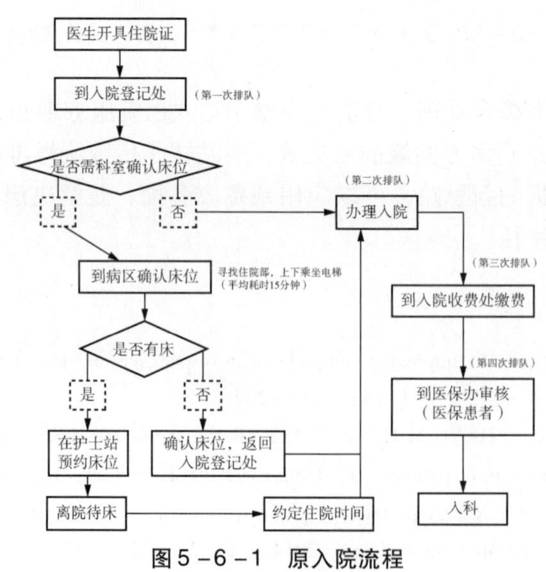

图 5 -6 -1　原入院流程

（一）入院办理与床位管理职能分离

传统入院服务模式中“入院办理窗口”只负责办理入院手续，不负责管理床位。此种模式因管理与执行职能分离，患者及家属排队后经常被告知需要到病房确认床位，故容易引起患者投诉和不满。

（二）入院办理与床位预约职能分离

对于病区无床的情况，患者不能在入院办理窗口就近预约，只能到各病区预约登记。此模式无形中增加了患者就诊流程，导致患者为预约床位来回多次折返门诊与病房，同时也加大了住院部电梯运行压力，增加了护士工作量，对正常病区秩序造成干扰。此外，由于病区护士手工登记预约床位，缺乏对预约患者的有效管理，时常因等待时间长或未及时交接班忘记安排床位。

（三）入院登记与入院收费职能分离

目前大多数医院入院登记属于医务部门管理，入院收费属于财务部门管理，因两项职能分离，故大多分开设置窗口，造成患者两次排队。

（四）难以有效实现急危重症患者优先入院

对急危重症患者大多采用住院证加盖“急诊优先”印章的方式，此模式在窗口大量排队的情况下，极易引发排队患者不满，故需要窗口人员进行大量的解释工作。

（五）全院床位缺乏科学合理的统筹方法

目前，大多数医院全院床位均分配到科室，由科室自行支配，此模式难以实现对全院空床合理、均衡和有效的利用。

二、全信息化入院服务新模式

新入院服务模式（图5－6－2）借助信息化技术，再造原有入院流程，优化服务流程，缩短了患者时间，减少了患者折返，实现了对入院环节的全程科学化、智能化管理（图5－6－3）。通过整合流程，成立入院服务中心，实现入院一站式服务；安装排队叫号系统，实现不同业务办理类别（院前检查、住院预约、入院办理）自动分配办理窗口和排队序号；自主研发入院管理系统，改造和升级配套系统，实现分级入院、集中预

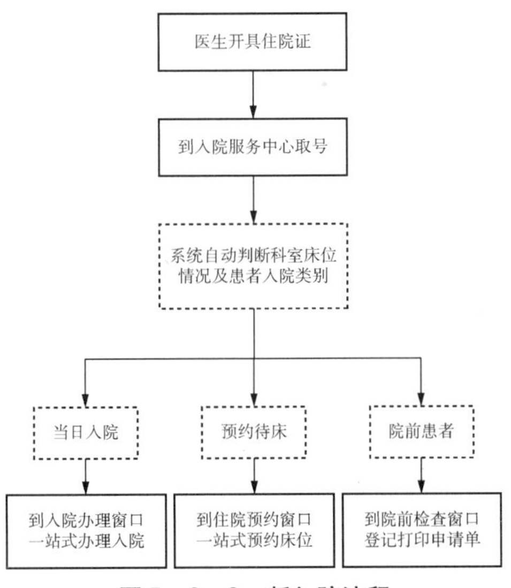

图5－6－2　新入院流程

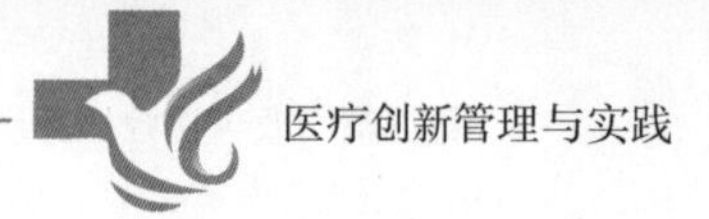

约和全院床位统筹。新模式下，患者在医生开具住院证后，前往入院服务中心的过程中，系统已经根据科室床位情况、病种、病情等综合判断并完成了对此患者业务办理类别的确认工作，患者到入院服务中心自助取号机上取出的号条上清楚显示其业务办理类别、办理窗口号、排队序号和等待人数。

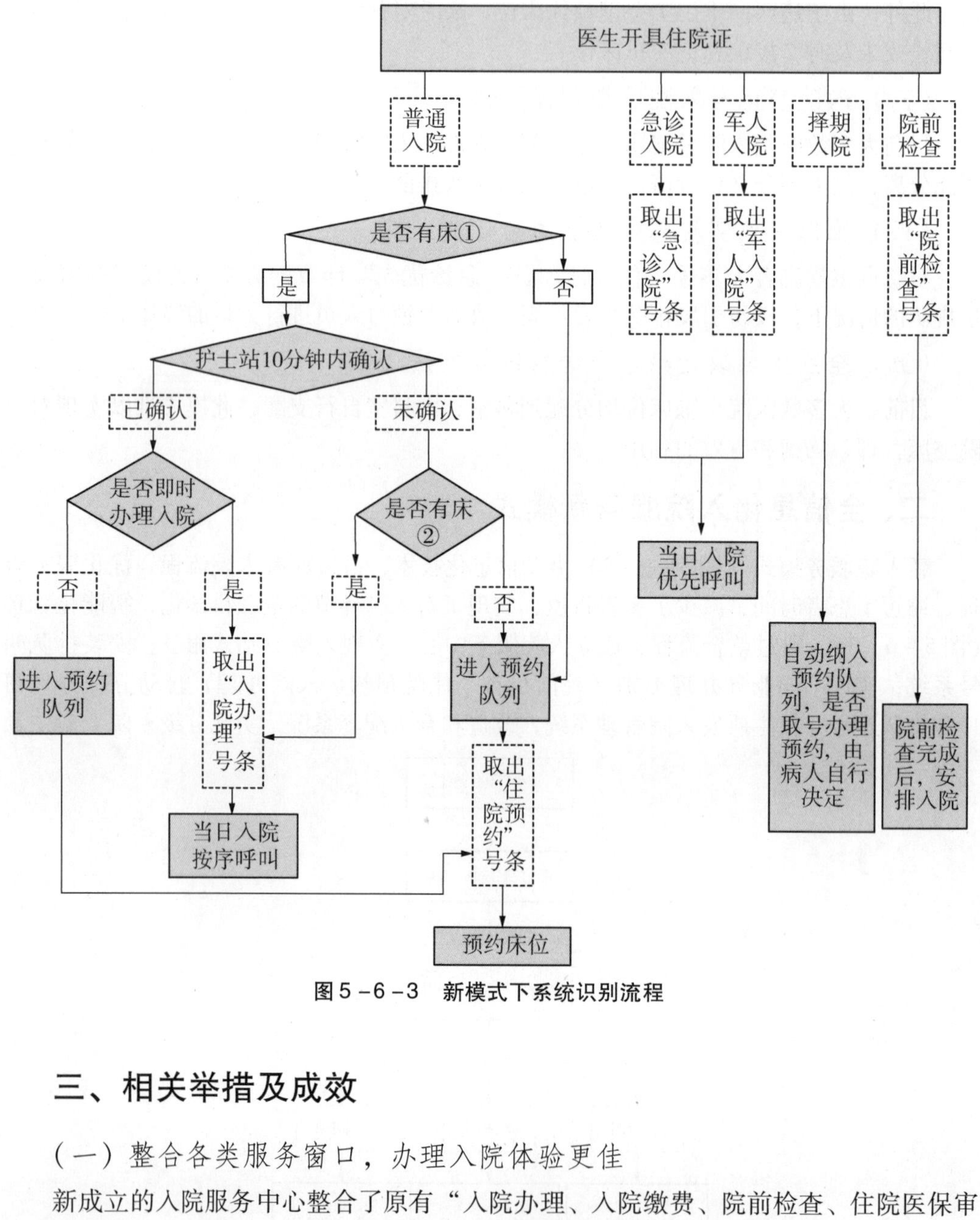

医生开具住院证
普通入院
急诊入院
军人入院
择期入院
院前检查
是否有床①
是
否
护士站10分钟内确认
已确认
未确认
是否即时办理入院
是否有床②
否
是
是
否
进入预约队列
取出“入院办理”号条
进入预约队列
当日入院按序呼叫
取出“住院预约”号条
预约床位
取出“急诊入院”号条
取出“军人入院”号条
当日入院优先呼叫
自动纳入预约队列，是否取号办理预约，由病人自行决定
取出“院前检查”号条
院前检查完成后，安排入院

图5－6－3　新模式下系统识别流程

三、相关举措及成效

（一）整合各类服务窗口，办理入院体验更佳

新成立的入院服务中心整合了原有“入院办理、入院缴费、院前检查、住院医保审核”四类窗口，在门诊一楼大厅集中开展，共设置2类、14个窗口。其中，1～7号窗口为住院预约和院前检查窗口，履行“院前检查及全院床位预约管理”2项职能；8～14号为入院办理窗口，履行“入院登记、入院缴费、医保审核及证件复印”4项职能。

中心成立后，当日入院患者无须像既往一样分别到4个窗口排队等候，只需在入院办理一个窗口即可完成所有入院手续并收治入院；院前及待床患者只需在院前检查及住院窗口完成登记，领取院前检查申请单或预约回执单后即可离院待床。新模式带给患者一种全新的便捷体验，随着实践中流程和信息系统的不断优化完善，其优越性不断显现，患者接受程度非常高。

（二）严格分级分类入院，患者收治更加合理

原入院模式未有效区分各类患者，临床通过各种手工标记、电话、签字、盖章、口头约定等途径解决及时收治问题，住院证上各类信息五花八门，随意性强。新模式对住院患者类别进行严格分类，使用“住院证建类别” + “取号机判队列”模式，实现入院办理的分级分类管理。住院证建类别：医师在开具“住院证”时，根据患者病情、身份及本科室常见收治病种，明确其住院类型及入院优先等级，入院优先等级依次为急诊/军人入院、日间入院、院前检查、普通入院、择期入院。取号机判队列：急诊、军人、日间类患者建单独队列，管理系统优先安排入院，叫号系统优先呼叫办理；“院前”类患者进入院前检查队列，取号后在院前窗口办理登记手续并安排门诊院前检查；“择期”类患者直接进入预约队列，取号后在住院预约窗口办理床位预约手续；大部分“普通”类患者，由系统自动判断临床科室床位实时情况，有床收治，无床则预约床位。通过对入院患者的分级分类管理，实现了患者的科学合理收治。

（三）推行床位集中预约，住院预约更加便捷

原入院模式下，对于病区无床的情况，患者不能在入院办理窗口就近预约，只能到各病区预约登记。新模式在中心设置了住院预约窗口，门诊待床患者统一到窗口办理床位预约手续，不再到各病区预约。预约后，患者领取“住院预约回执单”，清楚标识病区位置、联系电话、入院办理需携带证件、具体流程等，患者体验、病区管理更佳。

（四）实施床位信息化管控，资源利用更加充分

原模式下各科室床位各自管理，全院床位资源使用极不均衡。鉴于入院办理与床位管理的不可分割性，新模式下入院管理系统对全院床位资源实现了全时段信息化管控，通过借床制度合理定义规则、设计算法，在全院核定床位不超标和全院有空床的前提下，允许临床科室超本科核定床位向医院统筹借床收治患者，此管理理念的实施充分盘活了床位资源，提升了全院床位使用率，减少了床位资源的浪费。

四、体会

1. 流程再造，合作协同是基础

入院流程是医院的核心流程，涉及医院多个部门、科室和环节。在入院服务新模式流程优化的过程中，医院机关的统筹及相关部门及人员的协同合作起着关键作用。项目建设初期，我院专门成立了项目组，由医教部医疗科牵头，护理部、信息科、门诊部、财务科、设备科、临床科室等多部门、科室共同参与。项目组定期不定期召开会议对解决思路、改造方案、设计流程及实施过程中的问题进行沟通反馈，共同协商解决，确保在4个月内完成了项目建设的全部内容，并在门诊顺利上线启用。

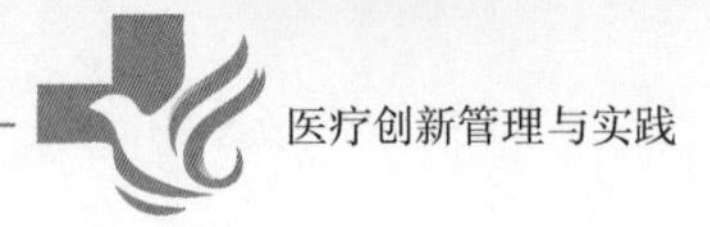

2. 管理创新，信息技术是支撑

入院服务新模式的核心是入院管理系统的研发，以及配套系统和设备的升级改造，依托信息化手段实现入院环节的全程科学化、智能化管理。这就需要自主研发新系统、改造老系统，让入院登记系统、财务收费系统、院前管理系统、门诊医生工作站、住院医生工作站、护士工作站、排队叫号系统等多个系统实现无缝对接。全院床位统筹下的借床制度要求系统自动计算科室可借床位数，以“预约人数多、核定床位少、平均住院日控制好的科室可多借床位”为原则进行借床自动分配，这都要求有信息技术作为支撑。

3. 患者满意，观念转变是关键

“一站服务、分级入院、全院统筹”等都是以患者为中心，提升患者体验和满意度、实现医院管理目标的具体举措，但临床科室、患者及其家属对医院流程改革的接受程度和配合程度都存在一定的程度的差异。例如，在新模式运行之初，由中心集中预约代替病区约床，一是患者觉得心里不踏实，在中心预约成功后又自行跑到病区确认，二是临床科室觉得剥夺了其收治决定权，对科室病种收治和管理造成影响。在实施前期，医院通过各种方式宣传，深入临床科室做好解释工作，同时借床制度的实施也极大地缓解了急危重症患者的收治困难现象。随着在新流程中体验到便捷和好处，患者及家属满意度越来越高，受益临床科室还将新模式的优越性传达给其他患者和科室。

4. 持续改进，品质提升是目标

入院服务新模式运行后，新管理理念的接受，入院服务中心与临床的磨合，信息系统的不断改进完善，流程的不断优化，将使得入院服务新模式的作用得到真正发挥，更好地服务于患者和临床，医院的服务品质也将持续提升。

参考文献

[1] 姜文俊，姚荣财. 创建全信息化平台助推工程本安建设 [J]. 神华科技，2015，13 (1)：12 - 16.
[2] 毕丹东，钟莉，宋爽，等. 病床集中预约统筹管理的效果观察 [J]. 中国医院管理，2016，36 (6)：25 - 27.
[3] 蔡战英，潘传迪，陈朝伟，等. 智慧医疗下出入院财务服务新模式实践与体会 [J]. 中国医院，2014，18 (10)：59 - 60.

（重庆新桥医院　胡琳　余江　李军　张硕果　张玲　张云福
王琦　廖通权　杨靓　周来新）

7 全院一张床管理模式，助力医疗资源合理应用

随着医疗事业的发展，人民群众对医疗保健服务的需求增高、医疗服务项目增多、亚健康人群的增加、医疗保险的普及，住院患者逐年增多。一床难求、人满为患在三甲医院已成为家常便饭，走廊加床、无限期等床司空见惯。然而，等待极有可能造成患者得不到及时有效的救治，并且强行加床也存在诸多安全隐患。为解患者燃眉之需，广州医科大学附属第六医院（清远市人民医院）本着“一切为了人民健康”的原则，积极探索“全院一张床”管理的运行模式，切实缓解了患者“入院难”的问题。

一、背景

床位供不应求与床位资源浪费的现象并存。我院年门急诊量 191.94 万人次，床位紧缺的问题越来越凸显，急诊的危急重症患者一床难求，留观区人满为患，候床患者困难重重。与此同时，由于大型综合医院的住院科室按专科划分病区，各科业务发展不均匀，各科床位使用率不平衡。另外，部分病种易受季节、气候等暴发流行，加之寒暑假期等因素影响，各科室旺季淡季错综交替，院内出现既有人无床住，同时有床无人住。2017 年，我院床位使用率 95.74%，存在可上升空间，28 个科室的床位资源未充分使用。

二、改进方法与流程

我院勇于打破科室自行控制床位的传统模式，开展全院床位统一管理，促进床位使用科学性、合理性，从而有效地提高床位资源的使用效率。

（一）构建全院床位集中统筹体系

2017 年，院部层面大力推动床位管理工作开展，建章立制，成立床位管理中心。自主创建床位预约系统，申请住院预约走向电子化信息化，患者资料与诊断等内容与门诊医生工作站、住院工作站无缝隙对接。床位预约系统功能集登记预约、取消预约、资料查询、床位查询、入院占床、跨科调配、报表统计于一体，一站式便捷操作，提高床位安排工作效率。

1. 集中预约并规范统筹床位使用

为了提质增效，减少患者跑路，患者就诊后在门诊大堂的床位管理中心前台，即可确认床位情况并完成预约床位资料核对，无须往返住院科室来回奔走，以信息流取代人群流。

床位管理中心通过系统对全院床位状况实时掌控，对空床数量、出院人数、计划明日出院、候床人数等实时动态监管。结合患者的诊断、病情、症状、生命体征、精神情

况、预约时间等多因素综合考虑候床排序，按照床位管理制度的床位使用依据安排患者入院。急危重症优先住院，手术病人预约住院，普通病人择期住院。

我们以三大措施缩短患者的候床时间，对危急重症患者，抓住黄金期，保证第一时间优先安排，把握治疗的黄金阶段，绝不延误病情。对等候床位患者，缩短等候期。推行计划预出院，根据次日出院人数，提前通知候床患者明日入院，缩短出院床位的空置时间。对住院治疗患者，加快周转期。床位管理中心对科室的平均住院天数追踪观察，及时沟通提醒，患者高效治疗尽早出院。

2. 跨科调配实现全院一张床管理

跨科调配是指属于某专科治疗的患者因本科无空床而占用他科床位，但仍由原科医生治疗，由病床所属科室护理的行为。跨科收治患者以地域相邻、专业相近为依据，达到相互利用床位资源。从安全的角度考虑，危重患者不纳入床位调配对象。调配床位前征得患者同意，取得他们的理解和配合，避免患者对医院的做法产生误解而引起不必要的医疗纠纷。此外，根据科室患者来源特点，对床位作出更合理、科学的调度。原则上不允许科室在走廊加床，加床不但影响了医院环境美观，更重要的是存在患者安全隐患。走廊的堵塞会影响各种医疗、护理工作的顺利进行，加床的地方设施不足，不利于抢救。被安置在走廊加床的患者，个人隐私得不到很好的保护，容易引起患者不满与投诉。因此，跨科收治比加床更能为患者创造优越的住院环境。2018—2019 年，我院落实跨科调配共 3 300 人次。

（二）发展区域双向转诊，床位资源区域协调

我院床位管理中心积极配合全科医学科，逐步完善双向转诊体系。候床的轻症患者建议基层分级诊疗，并为基层的危急重症患者上转提供优先安排床位的绿色通道。

2019 年 4 月，我院通过“多学科诊疗及智能远程医疗系统”将双向转诊走向智能信息化。医联体机构可通过电子系统申请转诊，预约床位，传送病情记录，检查检验结果等。患者家属接到入院通知再到达本院，直接免除患者家属在医院与医院之间来回奔波及复印资料的步骤，建立医联体信息互通平台架构。

（三）提升全科护理能力保障服务质量

“一张床”管理实施后，为了提高护士能力应对跨科病种的护理工作，护理部实行“2 + 1 + 专”的模式培养。“2 + 1”模式是指 2 年规培护士结束后参加 1 年机动护士队的全科护士培养模式，培养重点在基础知识技能基础上强调急救技能的掌握。“专”是指分层次、分重点对护士进行培养，对护理骨干，要求完成急诊或重症监护室为期 3 月的轮转，在急诊及重症监护室设立专职教育护士，制订培训计划、考核标准，重点提高护理骨干的急危重症患者救治能力；对专科护士，实施“住院总”护士培养，要求跟值主治及以上的医生 3 个月，提高专科护理水平，探索医护沟通的最佳模式。

进行绩效改革，护士月奖励绩效工资实行三级垂直分配。一级分配，是指院级分配，根据岗位定编，平均每位护士的总绩效占平均每位医生总绩效的 60%～70%，计算出全院护士的月奖励绩效工资。二级分配，指医院将全院护士的月奖励绩效工资总额交护理部进行绩效分配管理，根据护理风险值，计算科室绩效分值。月绩效奖励工资总值 = 夜班绩效总值 + 科室绩效系数总和 × 每系数分值 + 成本总值。三级分配，是指临床

科室的绩效分配方案，护士长根据运营管理科和护理部二级分配计算后的绩效奖金，按照护士工作量、满意度、护理质量、职称、工作年限、教学科研等指标进行三次分配。跨科患者的医疗费用归属，由联合运营管理科、信息科，通过成本测算等解决各项耗材的计算划拨问题，通过信息系统实现跨科借床患者经济收益核算，护理收益与医疗收益分别归属相应团队，充分体现多劳多得并带动工作积极性。

三、实施成效

实践证明，传统资源配置模式造成资源浪费、阻碍资源共享、抑制积极性和创造性。实行床位统一调配是实现“医生跟着患者走”的医疗服务模式的转变，真正做到“以患者为中心”，使医疗服务更加主动和人性化，提升了患者的就医体验。提取 2017 年与 2018 年床位使用率、平均住院日、病床周转次数、危重患者抢救成功率等数据对比，结果显示，床位使用率上升 3.23%，病床周转次数上升 2.11 次，平均住院日下降 0.15 天，年度增加收治患者 3 995 人次，2017 年空置床日数 27 705，2018 年空置床日数 6 710，有效缩减 20 995 个空置床日数。同时，抢救成功率上升至 94.62%，表明一张床管理模式运行过程中的医护综合救治能力提高。（表 5－7－1 至表 5－7－4）

表 5－7－1　实施前后床位使用率比较

时间	实际开放总床日数	实际占用总床日数	床位使用率
实施前（2017 年）	649 700	621 995	95.74%
实施后（2018 年）	649 700	642 990	98.97%

表 5－7－2　实施前后床位周转次数比较

时间	出院人数	床位总数	床位周转次数/次
实施前（2017 年）	84 350	1 780	47.39
实施后（2018 年）	88 117	1 780	49.5

表 5－7－3　实施前后平均住院日比较

时间	出院患者占用床日数	出院人数	平均住院日/天
实施前（2017 年）	627 458	84 350	7.44
实施后（2018 年）	642 440	88 117	7.29

表 5－7－4　实施前后抢救成功率比较

时间	抢救危重患者次数	抢救成功次数	抢救成功率
实施前（2017 年）	2 600	2 414	92.85%
实施后（2018 年）	3 180	3 009	94.62%

床位管理中心自2017年运行以来，切实缓解了患者入院难问题，实现“四化”运行成效：①实现个性化入院，以人为本。患者可以根据自身需求，选择入院科室、管床医生，改善住院期间的体验度。②实现精准化入院，高效就医。患者可以根据自己工作和生活安排，精准选择入院时点，有效错峰。③实现全径化入院，提质增效。打破以往科室各自为政的局面，全院一张床管理，合理调配全院床位，避免资源浪费。④实现智能化入院，打破时空。面对偏远山区交通不便的基层患者，建立智能远程医疗体系，与基层医疗机构之间通过信息化申请转诊，远程预约床位，有效解决偏远患者因来院预约而多次往返医院的不便。

四、持续改进

目前关于床位预约系统信息化的进一步努力方向，是通过功能设置统筹收治原则，结合病情严重等级、疾病诊断CMI、预约登记时间先后等，系统智能整理出预约优先序列，通过服务器将床位预约排序信息推送给患者，患者及家属可了解预约排序的动态，并通过推送平台反馈是否按时入院的意愿，以及与床位管理中心的工作人员信息互动。

通过“全院一张床”管理模式的探索与实施，使全院床位使用合理化和智能化，最终达到全院床位资源的最大化利用。既增强了医护人员的服务意识，又提高了医疗护理质量；既缩短了床位的周转利用周期，又减轻了患者的医疗开支和经济负担；从而提升患者就医满意度，取得社会和经济效益的双赢。

［附件］患者预约入院流程

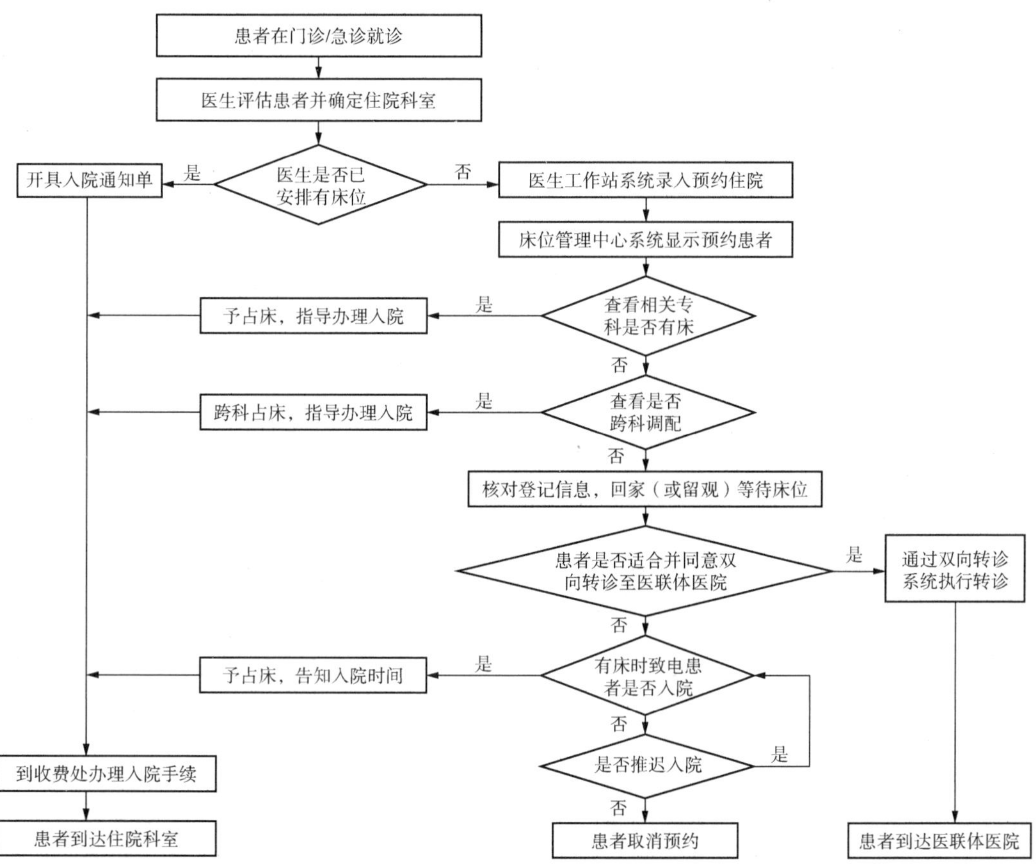

［广州医科大学附属第六医院（清远市人民医院）　刘杰雄　程忠才　简燕宁］

8 品管圈助力门诊抽血检验流程持续优化

一、背景与现状

大型综合医院的抽血检验流程，普遍存在患者数量大、高峰期患者集中等问题，加上部分医院存在多个临床实验室开展检验项目、信息化能力不足等现实问题，导致患者在这一过程中存在多点多次抽血、等待抽血时间长、等待报告时间长等情况，往往难以获得较好的内外部满意度。因此，许多医院都围绕抽血检验流程开展改善工作，增加窗口、统一抽血、高峰期补充人员、缩短报告时间、提升信息化水平等一系列的手段被用以改进抽血检验流程。但如何克服空间、人力资源的困难，如何运用管理工具提升员工的品质文化，如何以最低的成本实现改善目标，目前仍然是各家医院管理的难点。

昆明医科大学第一附属医院对原有的抽血检验流程检查后发现存在以下问题：

（1）我院地处市中心，门诊楼已使用了近 30 年，当年设计饱和量为 3 000 人的日门诊量，现在医院的年门诊量超过 320 万人次，日门诊量在 1 万人以上，加上工作人员和家属等，导致门诊楼严重超载，而医院门诊楼当前已难以再改扩建，故排队和拥堵现象司空见惯。门诊抽血中心共计 11 个窗口的日均饱和量是 800 人次，物理空间远不能满足大量门诊患者的抽血检验需求。

（2）原有的抽血操作流程缺乏信息化的支撑，核对各实验室的项目、输入条码、粘贴发票、分管、编管、解释等大量的人工、手工流程，不但浪费了大量的时间，而且对抽血护士的工作熟练程度要求极高，高峰期支援人员对工作流程不熟悉，效率难以保证，增加了大量的患者等待时间，患者因排队时间较长常进行投诉，窗口抽血人员压力极大。

（3）医院 57 个临床、医技科室中，有 17 个临床科室自建小实验室开展临床检验项目，早期临床科室自建实验室的目的是支持本专业临床、科研、教学工作的开展，但后期逐渐暴露出检验流程各自为政、检验项目重复、质量控制标准不一等弊端。门诊抽血中心员工为区分各实验室项目，增加了许多编管、核对、分拣的流程；患者开单、缴费、抽血、取报告等流程涉及多个科室时，需要往返多次、重复抽血、报告时间不一。因此，要缩短患者抽血检验的等待时间，必须实现临床实验室统一管理。然而，诸多因素阻碍着实验室统一管理，例如，目前经济效益较高的临床检验项目能给临床科室带来更多收入；科室自建实验室，在实验设备、试剂、耗材的采购上具有更大的自由度和灵活性；部分专科疾病需结合科研实验进行探索。

（4）员工每天疲于应对超载的抽血工作量和大量非医疗操作流程带来的压力，加之自主改进、提升品质服务的文化理念尚未统一，对管理工具的应用不熟悉，故缺乏自主改进的动机和能力。

二、方法与流程

我院抽血检验流程持续优化改造自 2017 年 3 月开始至 2018 年 9 月完成，主要包括四个部分：员工自主改进、临床实验室统一、信息系统智能化和设备全自动化升级、持续提升患者满意度。

（一）员工自主改进支援方法，提升抽血效率

改进之初员工都认为临床实验室统一、设备和系统的自动化是改进的关键，但实验室统一难度大、过程长，且如果医疗的流程不通过合理化和简化固定下来，系统支撑将无从下手，再者品质文化的培养需要员工在主动改进的过程中不断实践和强化。因此，我们把员工自主改进作为首要的步骤来进行。

（1）通过对 4 天的抽样数据进行统计分析，明确原来的患者抽血流程和排队等候时间（图 5－8－1），改进小组通过应用品管圈工具开展 PDCA 循环以改进流程，经过鱼骨图分析和真因查验后，明确了导致患者等待时间延迟的各主要因素的影响度（表 5－8－1）。

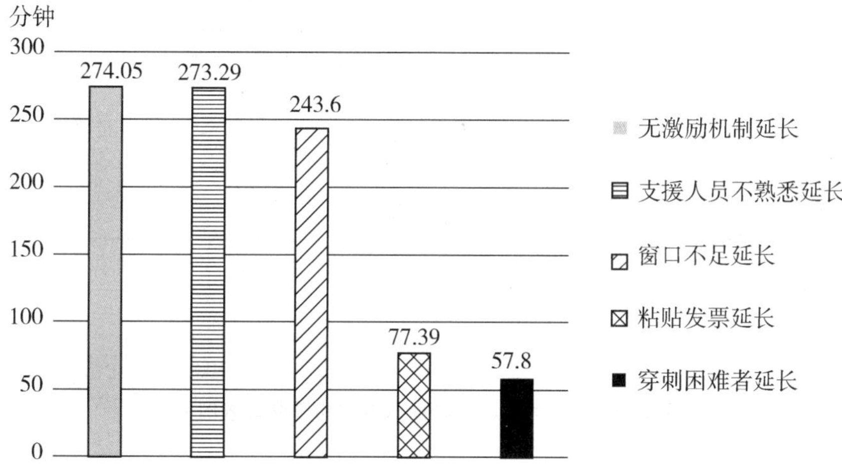

图 5－8－1　改进前患者抽血流程和排队等候时间

表 5－8－1　患者等待时间延迟的要因

要因	占用时间/分钟	百分比	累计百分比
无激励机制延长	274. 05	27. 30%	27. 30%
支援人员不熟悉延长	273. 29	27. 22%	54. 53%
窗口不足延长	243. 60	24. 27%	78. 79%
粘贴发票延长	77. 39	7. 71%	86. 50%
穿刺困难者延长	57. 80	5. 76%	92. 26%
手工编管核对延长	56. 95	5. 67%	97. 93%
告知不同抽血地点延长	14. 74	1. 47%	99. 40%
患者多个 ID 延长	6. 01	0. 60%	100. 00%

（2）改变单窗口单列排队为循环排队，减轻窗口压力；编管和抽血窗口分开、增

设机动窗口，支援人员仅加入抽血，无需掌握复杂的编管流程，支援人员调配容易，抽血效率提升，形成了优化后的抽血流程，缩短了患者排队等候时间（图5－8－2）。

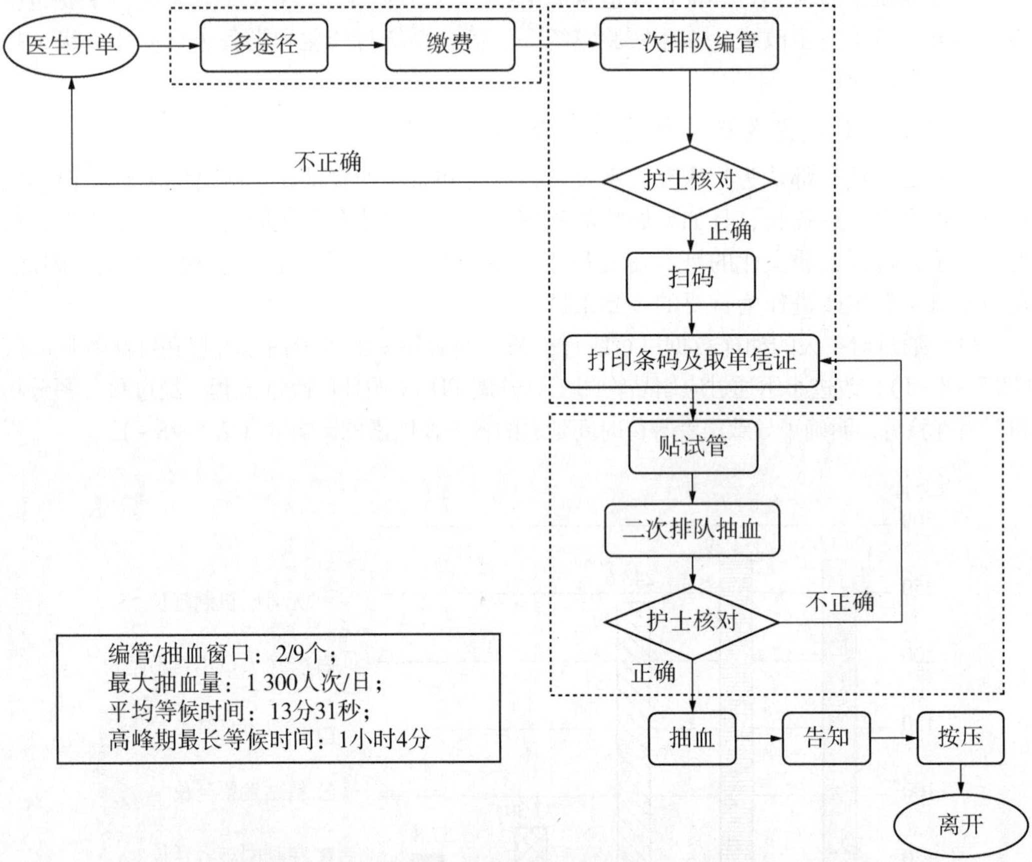

医生开单
多途径
缴费
一次排队编管
护士核对
不正确
正确
扫码
打印条码及取单凭证
贴试管
二次排队抽血
护士核对
不正确
正确
抽血
告知
按压
离开

编管/抽血窗口：2/9个；
最大抽血量：1 300人次/日；
平均等候时间：13分31秒；
高峰期最长等候时间：1小时4分

图5－8－2　优化后患者抽血流程和排队等候时间

（3）采用工作量、质量、技术和服务满意度四维绩效考核激励员工提高抽血效率。

（4）提高支援效率，首先统一流程标准，然后培训支援人员熟悉流程，最后确定启动支援的时机，即抽血室主班在患者高峰期排队多于70人（约3排）启动员工支援。上述改进在实施时因为主班忙于抽血没法观察，常常忘记申请支援，针对此结合高峰期常规出现在开诊3小时内的情况，采用随机服务系统理论的方法改进了支援模式，把申请后逐一添加支援改为逐一递减支援的模式，由门诊夜班员工在下班前作为第一批支援人员实现全窗口开放，之后递减支援人员，由此实现了系统能力不变的情况下效率最大化，避免了每时段队列等待人数超过区域饱和量的情况（表5－8－2）。

表 5 -8 -2　系统能力不变条件下调整前后等待人数对比

调整前（多于 3 排逐一增加人员的支援模式）					
时间	到达人数	离去人数	队列人数	开放窗口数	饱和人数
7:30 之前	111	0	111	0	294
7:30—8:30	172	180	103	6	
8:30—9:30	374	210	267	7	
9:30—10:30	315	240	342	8	
10:30—11:30	188	270	260	9	
调整后（随机服务系统理论推导的递减支援模式）					
时间	到达人数	离去人数	队列人数	开放窗口数	饱和人数
7:30 之前	111	0	111	0	294
7:30—8:30	172	270	13	9	
8:30—9:30	374	240	147	8	
9:30—10:30	315	210	252	7	
10:30—11:30	188	180	260	6	

（二）临床科室小实验室合并到检验科统一管理

（1）清理各实验室检验项目并审核实验人员资质，合并信息系统中临床科室开展的重复项目，并将清理后的检验项目与医疗服务收费项目对应，所有实验室检验质量控制统一按照 ISO 15189 标准执行。清理各临床科室实验室的仪器设备和试剂耗材，并登记造册，科研设备和试剂耗材交由科研部门管理。

（2）改革绩效分配方案，将各临床科室实验室开展临床检验的收入从总收入中分离出来，调整各科临床检验收入提成比例和分配比例与检验科一致。

（3）分阶段、分批次启动合并临床科室实验室至检验科的工作，临床科室实验室人员进行归类定岗，经培训取得检验上岗资质的人员调入检验科，培训后仍不能取得检验资质的交由人事部门进行岗位调整，原实验室开展项目和实验室设备、试剂、耗材交由检验科统一管理。检验科统筹安排各实验室的仪器设备的使用，按照医院的管理流程统一采购检验试剂耗材。

（三）信息系统智能化和设备全自动化升级

将所有合并小实验室的信息系统进行合并，统一预约流程；在窗口、自助机、手机 App 等实现方便患者检验项目的多种途径缴费；在抽血中心设置注册叫号体系和患者等候区域方便患者有序抽血；增加自动编管机、自动扫码设备、自动分拣机替代抽血员工人工流程；对毗邻抽血中心的门诊检验中心进行重新合理化布局，改造原检验流程，升级原检验设备，提升检验效率。经过对整个抽血检验体系的智能化改造，10 个抽血窗口实现了整个流程自动化，1 个窗口备用解决突发事件或者抽血难度大的患者，避免影响抽血效率，形成了高效的智能化抽血流程和自动化检验流程（图 5 -8 -3）。

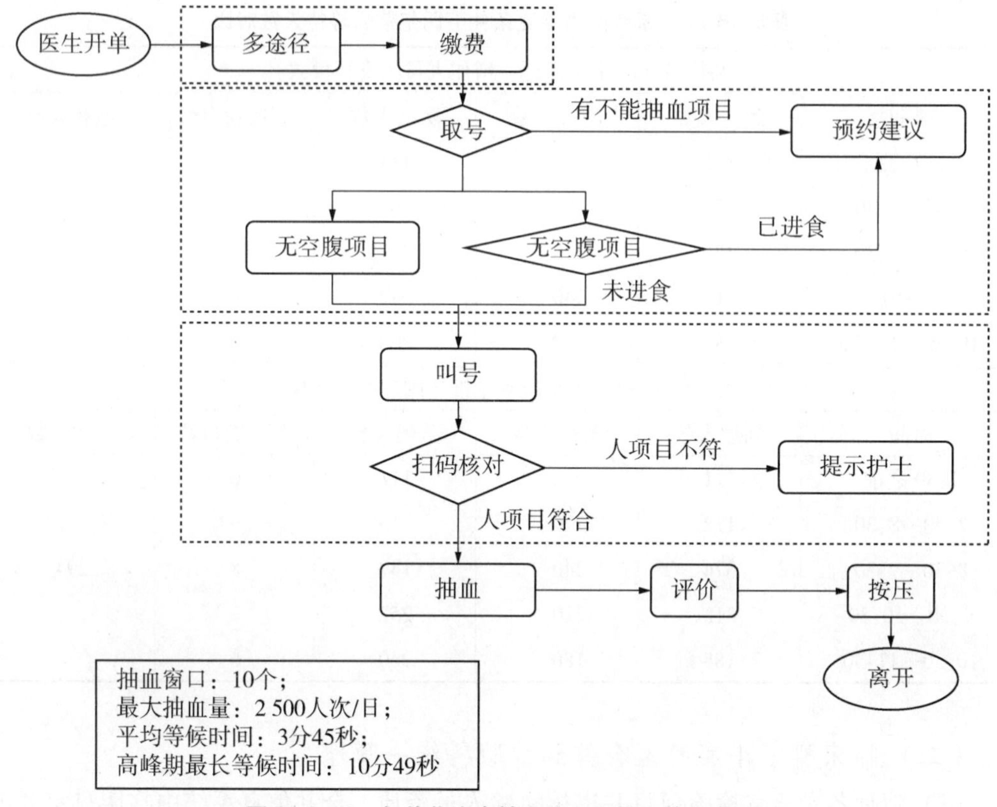

图5-8-3　智能化患者抽血流程和排队等候时间

（四）以患者满意为核心的持续改进

（1）在每个窗口设置背对背的满意度评价器，系统设置为不满意、基本满意、满意、非常满意四个维度，患者不按评价器将自动默认为满意，非常满意的比例与抽血员工的奖励挂钩，鼓励员工抽完血后与患者交流沟通，提升患者满意度评价率。

（2）开单即提示当日抽血人数，根据抽血数量建议患者调整时间分流错峰抽血，抽血高峰由原来集中分布在周一、周二，变为一周内平均分布，部分项目下午错峰抽血也降低了上午高峰期的压力。

（3）组织全院抽血竞赛，确定抽血标准与最快抽血速度基线，确定全院最快平均水平作为抽血中心的抽血速度的最低水平，未达到此标准的抽血中心员工进行岗位调整，保证抽血的最佳效率。

三、实施成效

我院围绕提升员工患者在抽血检验流程中的满意度这一目标，运用品管圈作为管理工具，从员工自主改进、临床实验室统一、信息系统智能化和设备全自动化升级、持续提升患者满意度这四个方面进行持续流程改进，获得了满意的效果和大量的经验。

（1）按“不满意”“基本满意”“满意”“非常满意”评价患者满意度。在信息系统满意度上线之前的 2018 年 3、5、7 月进行了手工抽样的前三个满意度的评价，3 月 719 人，5 月 648 人，7 月 1 320 人，随着流程的不断优化，满意从 64.53% 上升到 99.39%。9 月开始使用评价器自动评价，增加“非常满意”作为评价维度，9 月评价 27 228 人，“非常满意”达 90.84%，分析发现系统设置患者不按评价器即自动默认为“非常满意”。为了增加医患的交流，让患者感受医疗的温暖，在系统内将不按评价器仅默认为“满意”，“非常满意”需要患者主动按评价选项，“非常满意”率与护理人员奖励挂钩，10 月评价 30 807 人，“非常满意”达 42.02%，“满意”达 57.97%，员工微笑服务主动交流，患者总体满意度为 99.99%（图 5－8－4）。

（2）检验报告发放时间明显缩短，尿常规从 25.6 分钟减少为 20.7 分钟，降幅 20%；血常规从 54.7 分钟减少为 23.6 分钟，降幅 56%；生化常规从 194.4 分钟减少为 153.3 分钟，降幅 20%（图 5－8－5）。

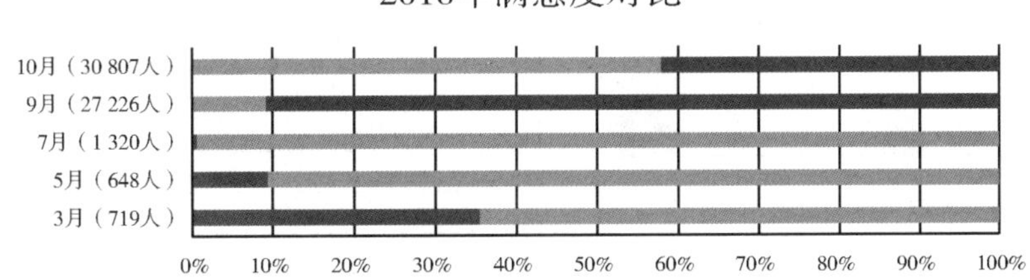

	3月（719人）	5月（648人）	7月（1 320人）	9月（27 226人）	10月（30 807人）
不满意	9.46%	2.62%	0.15%	0.00%	0.01%
基本满意	26.01%	6.79%	0.45%	0.00%	0.00%
满意	64.53%	90.59%	99.39%	9.15%	57.97%
非常满意				90.84%	42.02%

图 5－8－4　流程改造期间的患者满意度

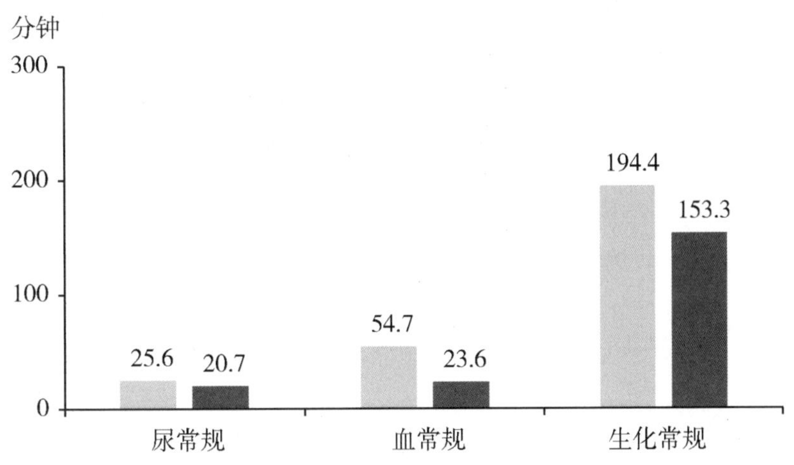

图 5－8－5　检验报告发放时间对比

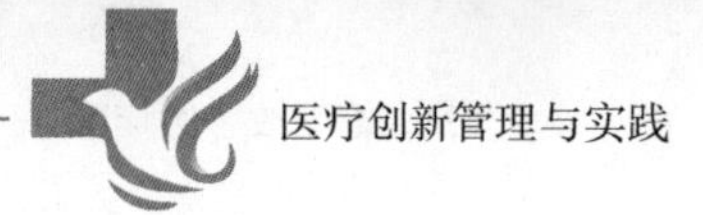

（3）2018 年较 2017 年在物理空间和人力资源不变的情况下，抽血人数增加 30.76%，抽血管数增加 31.93%；2018 年与 2017 年按月份统计数据对比，7、8 月是年度抽血高峰期，第四季度抽血人数相对稳定，数量居年度第二位（图 5－8－6）。

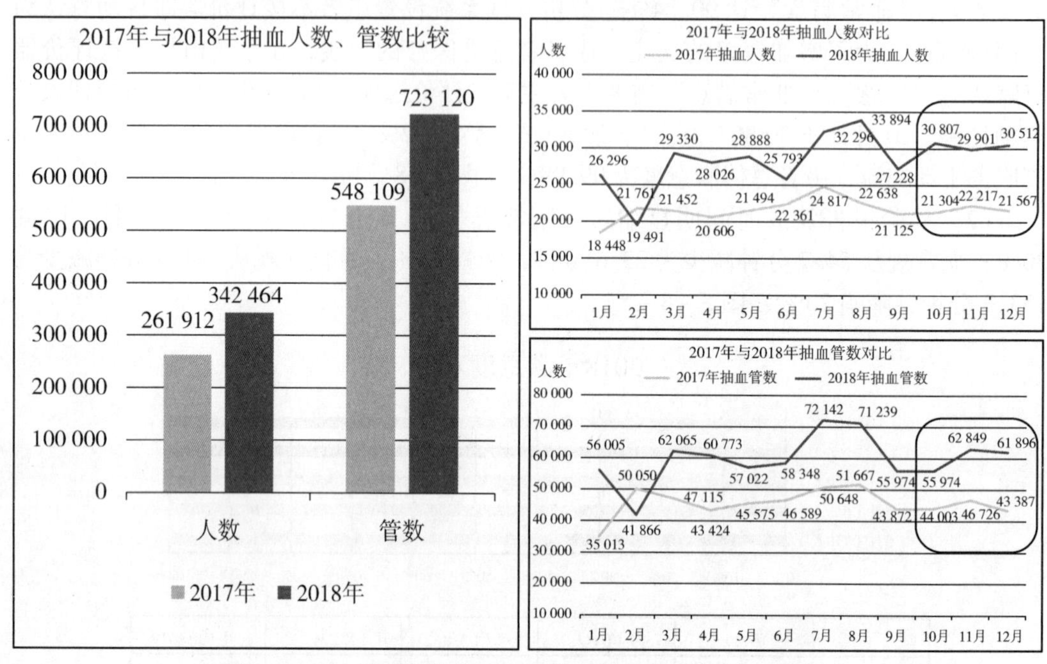

图 5－8－6　流程改造前后全年抽血量和患者等待时间对比

（4）2018 年与 2017 年按年度统计数据对比，年度患者最长等待时间从 48.61 分钟减少为 31.23 分钟，年度最短等待时间从 2.74 分钟减少为 0.98 分钟，年度平均等待时间从 26.52 分钟减少为 13.53 分钟；2018 年与 2017 年按月份统计数据对比，在年度人数高峰期的 7、8 月份，2017 年的最长和平均等待时间均在这两个月增加，但 2018 年仅在 7 月增加，在接近流程改造尾声的 8 月份反而回落，在完成改造的 2018 年第四季度，患者数量稳定增加的情况下，最长和平均等待时间逐月下降，至 2018 年 12 月患者当月最长等待时间减少为 18.23 分钟，当月平均等待时间减少为 4.9 分钟，远低于年度平均水平（图 5－8－7）。

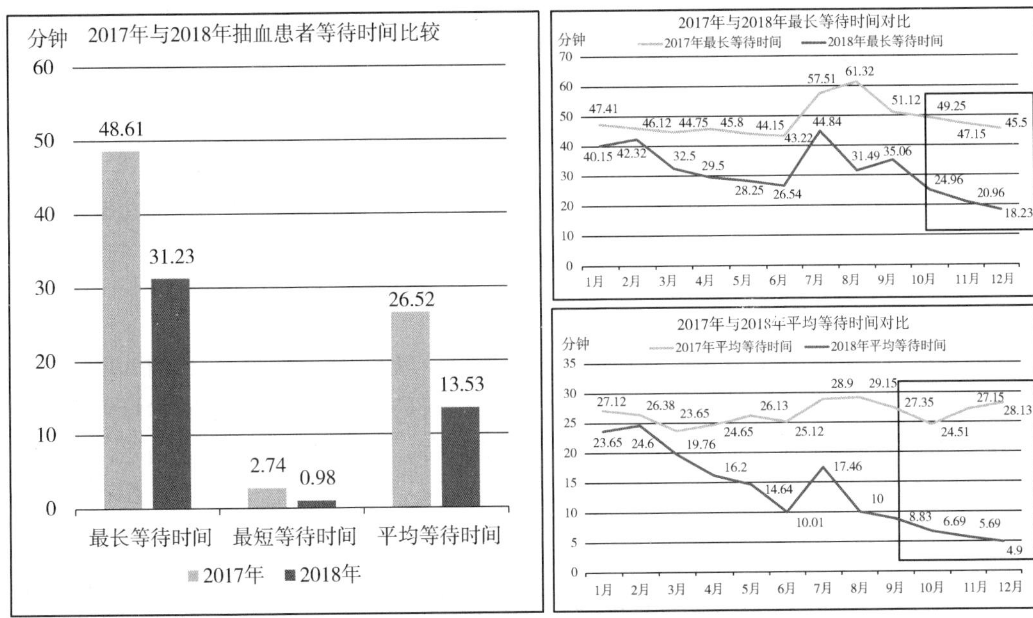

图 5－8－7　流程改造前后每月抽血量和患者等待时间对比

四、持续改进

抽血流程的改进过程需要投入大量时间、人力、精力、设备、资金、决心、勇气，仅仅期望升级一套设施、设备或信息系统就能达到效果是不客观的，只有针对流程中存在的所有问题，归纳聚类后进行多个维度的改进才能实现改进目标。改进是一个探索和需要数据支撑的过程，基于数据统计结果才能找到改进不利的根本原因。保持持续改进的动力，需要让员工树立品质改进的文化，只有员工参与并从中获益，才能够理解改善的意义并不断形成自我改进，而好的改进结果也将提升全体员工的团队精神、工作热情、责任与荣誉感、品管圈的运用能力、个人表达能力和创造性思维。当然，抽血检验流程未来如何适应分级诊疗及检验结果互认带来的院内外同质化服务需求变化，仍需要不断实践不断改进。

（昆明医科大学第一附属医院　何飞）

9 智能采血"三步曲"，质量效率双提升

一、背景与现状

随着南方医科大学南方医院专科门诊、专病门诊以及多学科综合门诊的开展，异地患者数量不断攀升，传统的门诊采血流程已经难以满足医院较大门诊量的诊疗需求。传统的采血流程存在采血准备时间长、信息化程度不高、采血物资管理难等问题，难以实现精细化管理，同时较长的等候时间也易引起患者心理焦虑，严重影响患者就医体验（图5－9－1）。

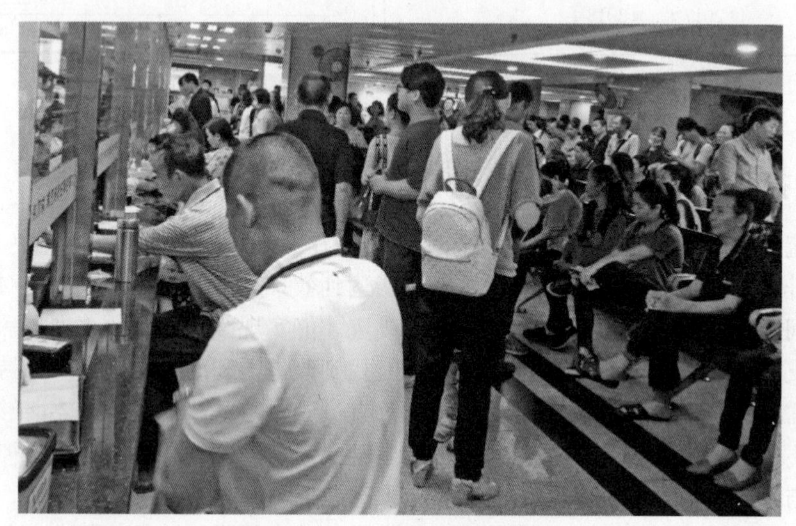

图5－9－1　改善前等待的患者

南方医科大学南方医院作为"全国百佳医院"、广东省高水平医院建设"登峰计划"首批重点建设单位，秉承着"以人为本、生命至上"的宗旨，全力打造"流程智能化、管理精细化、服务优质化"的智慧型三级甲等医院。医院结合前沿信息技术与智能化技术扩展医疗服务内容，从2019年5月开始对门诊二楼抽血室进行硬软件的整体升级改造，引入智能采血管理系统、智能分拣系统、标本轨道传输系统，通过智能采血"三步曲"，更新采血流程。

二、实施方法与成效

（一）整合互联网＋服务，便利患者采血检查

为方便患者采血，提供多种取号方式。患者不仅可以使用身份证、诊疗卡等实体凭

证，也可以通过基于 AI 人机交互的人脸识别方式、扫描微信二维码等快速领取排队号票，通过微信进行等候时间、等候人数的推送，让患者轻松掌握等候状态；检验报告也可以通过微信进行查询，省时省力、高效便捷，让患者真切感受互联网 + 服务、“智慧医院”建设的便利。(图 5 –9 –2)

抽血排队取号机
抽血结果轻松查
医保缴费不排队

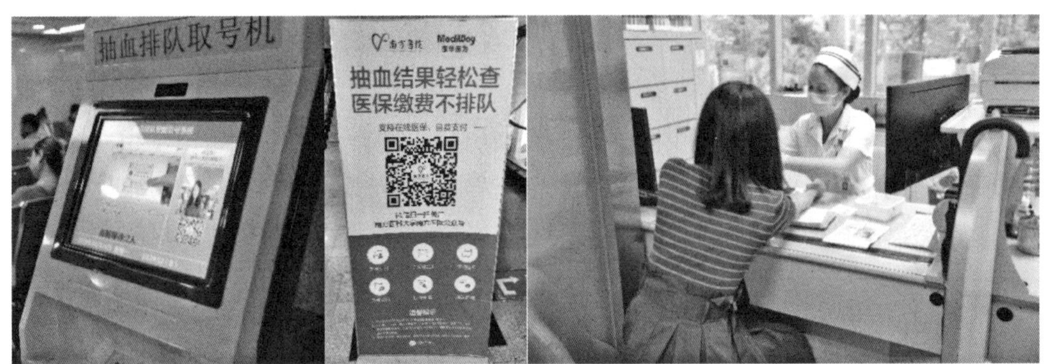

图 5 –9 –2　便捷的采血流程

(二) 智能选管贴标，提高护理质量

系统在方便患者的同时也将采血护士从以往烦琐的采血准备工作中解放出来，护士不再需要进行人工核对信息、选择采血管、打印信息单、标本分类等反复劳作，大大提高采血效率。护士有更多时间去做体现护理价值的工作，能够对患者进行更多人文关怀和健康指导，从而建立良好的医患关系、提高护理质量。(图 5 –9 –3)

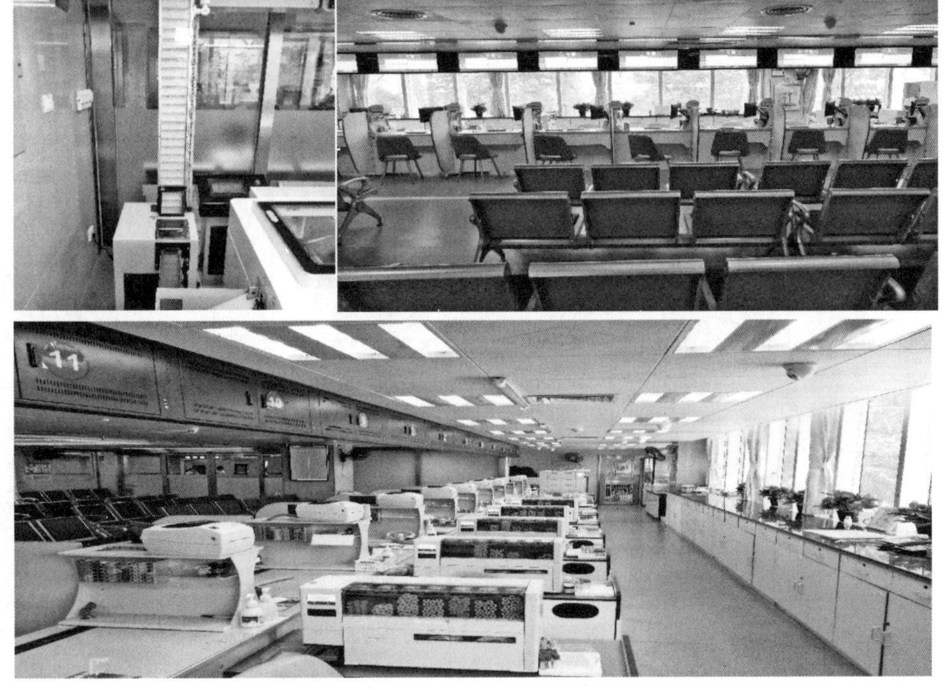

图 5 –9 –3　新上线的采血系统

（三）实现标本智能分拣与传输，做好分析前质控

护士采完血后，标本通过传输轨道收集并与采血室的分拣机对接，完成第一次分拣，将除检验科以外其他实验室的标本分拣出来；检验科的标本再通过轨道传输到检验科进行第二次分拣。实现标本传输、分拣全过程自动化、智能化操作，并将各时间节点记录下来，实时记录标本运输状态，发现问题标本可及时溯源，提高分析前标本质控水平。(图5－9－4、图5－9－5)

新智能采血系统提供了准确的信息化、数字化采血工作管理模式，完善了我院信息化管理流程，实现了全程智能化地标本采集、传输和分拣；能够对标本的采集、运输等环节进行时间记录，做到标本溯源；提供条码清晰、位置精准的标本给到检验科和各实验室，为后续上自动化检验流水线创造了良好条件，提升标本分析前质量控制水平。

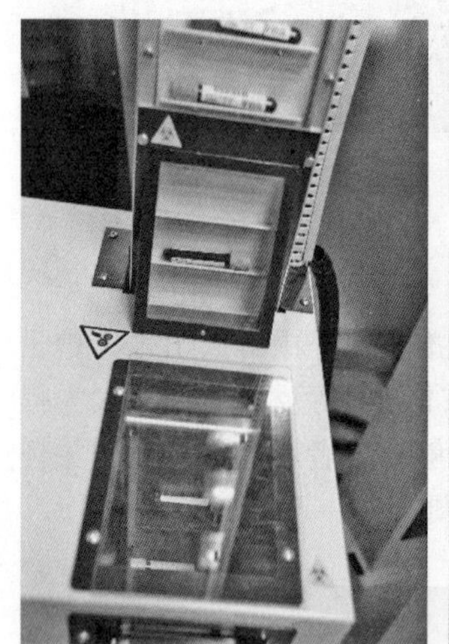
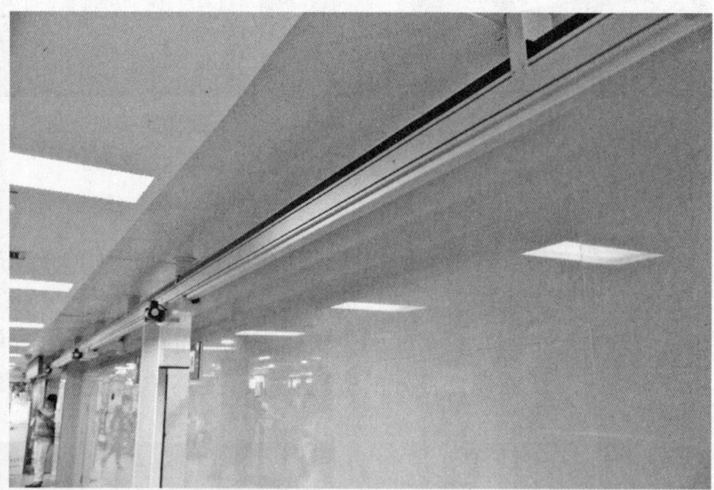

图5－9－4　智能运输通道

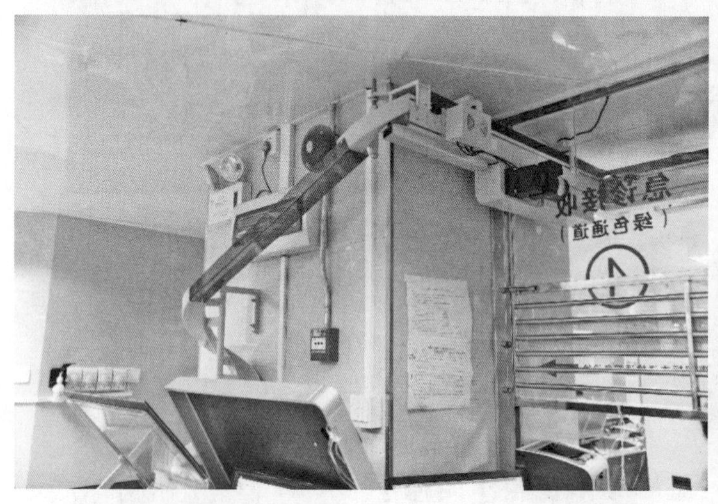
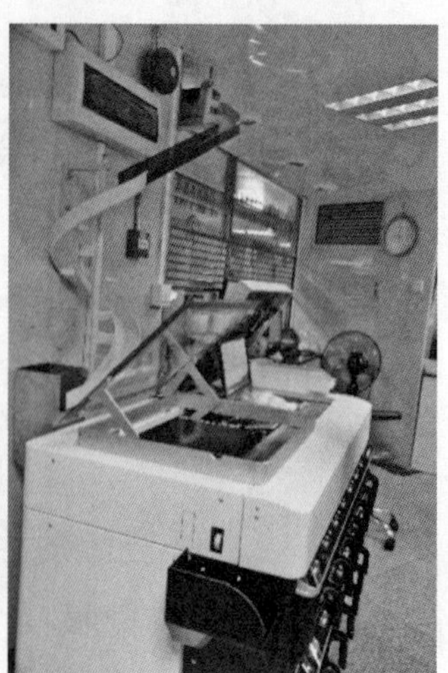

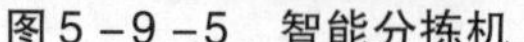
图5－9－5　智能分拣机

以往采血高峰期患者等候时间经常会超过1小时，智能采血管理系统上线后，据统计高峰期患者等候时间可以控制在20分钟左右，患者采血平均等待时间为10分钟，最快3分钟即可完成从取号到采血的整个操作。新智能采血系统既提升了采血效率，更保证了质量与安全，患者就医体验改善明显，得到了患者与工作人员的一致好评，是南方医院智慧门诊建设的一大亮点。

（南方医科大学南方医院　吴志华　刘瑾　王玉享）

10 智能采血管理系统建设

一、现状

作为医院最常用的辅助检验项目，血液标本采集成为医院门诊最繁忙的工作之一。部分大型综合三甲医院门诊日均采血量超 1 000 人次，原有的排队叫号系统没有做费用限制以及检验医嘱控制功能，导致常常出现重复取号、抢号、占号、废号等情况，使急需采血化验的患者等候时间长。同时，由于大部分抽血项目要求空腹采血，患者需忍受饥饿等候采血，容易产生焦躁情绪，甚至身体不适，加重病情。而护士在人工采血过程中需要核对信息、人工选管、贴管，导致工作效率低，容易发生差错，引起医患纠纷。人工采集血液标本过程中常出现的问题如图 5 – 10 – 1 所示。

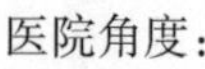

医院角度：不规范

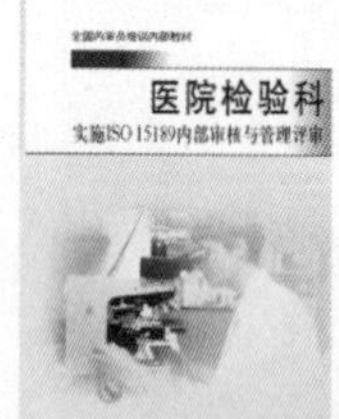

不符合ISO 15189

压力大

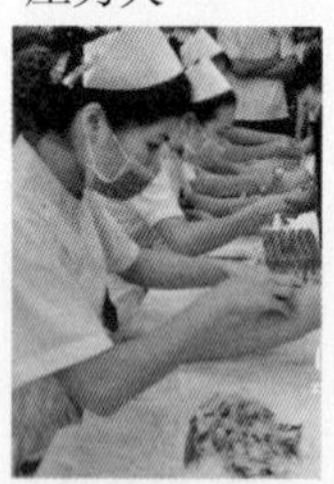

长时间快速、紧张核对采血

易出错

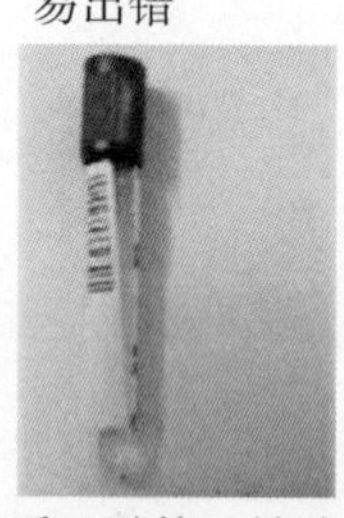

手工贴管，易贴歪、贴斜、位置不对等

易失误

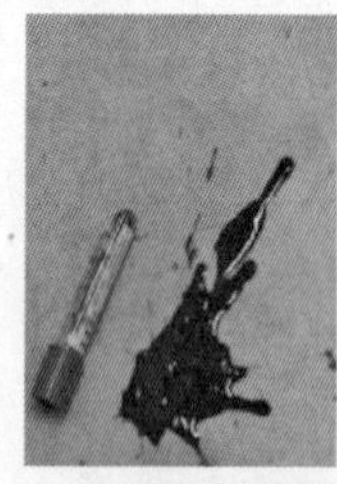

人工操作易导致标本丢失、遗漏

患者角度：体验差

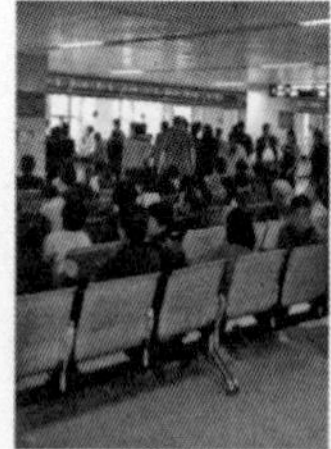

排长队，时间长

图 5 – 10 – 1　人工采血过程中普遍存在的问题

二、方法与流程

（一）传统的采血流程弊端

传统的采血流程中，各个医院的具体流程有所区别。但总体而言，一般是医生开处方后，患者排队缴费，刷卡取号，排队领取试管，护士打印、粘贴患者标签，患者手持已贴好标签的试管排队采血，护士采血结束后，护工统一收集血液标本，送往检验科签收标本并分类。

在传统的采血流程中，患者需要至少排队 3 次。一方面，排队缴费、排队领取试管、排队采血，多次重复排队，导致患者就诊体验差，而无限制取号的方式，则导致票号浪费严重等问题；另一方面，护士选管、打印标签、贴管等一系列的人工操作，容易出现错误。护工运送标本的过程中则存在耗时长、损坏、丢失等隐患。

（二）智能采血管理系统的优势

广州医科大学附属第六医院（清远市人民医院）常用的智能采血管理系统，从组成上可以分为硬件和软件两个部分，其中硬件包括自助取号设备、采血管配置贴标设备、标本运输轨道、标本智能分拣设备；软件包括检验申请系统、采血管配置设备通信系统、标本采集确认系统、标本签收系统和智能分诊系统等。各个软件分别对应采血业务流程中的某个具体环节，其基于医院 HIS 和 LIS 系统提供的检验项目和患者信息，自动选取所需试管，打印生成条码、粘贴到试管上，并将单个患者采血所需的全部试管统一收集到试管盒中，作为“桥梁”使医院信息系统成为一个功能全面的整体，同时，基于条形码技术将医院信息系统与临床实验室自动化检验设备相结合，提高实验室的自动化水平。

（三）智能采血管理系统采血流程

智能采血整体解决方案主要包括智能分诊系统、采血管自动贴标系统、标本自动收集系统、标本智能分拣系统四大模块，重塑采血流程。

1. 智能分诊系统

在医生开具检验处方，患者缴费后，由自助取号机上刷诊疗卡或身份证取号，坐等采血。患者取号后，智能分诊系统自动关联 HIS 系统，核对费用并打印号票，同时提示患者当前所在队列信息。取号后，患者只需在等候大厅内休息，等待语音系统呼叫号码到指定窗口采血即可，等候大厅设置排队叫号显示屏。当排队叫号显示屏呼叫患者时，对应的采血窗口显示屏上有提示，并预告下一位患者做好准备。患者自助取号设备及显示界面如图 5－10－2 所示。

请先缴费再取号

⑥请A353号
抽血处
⑤暂停服务
抽血处

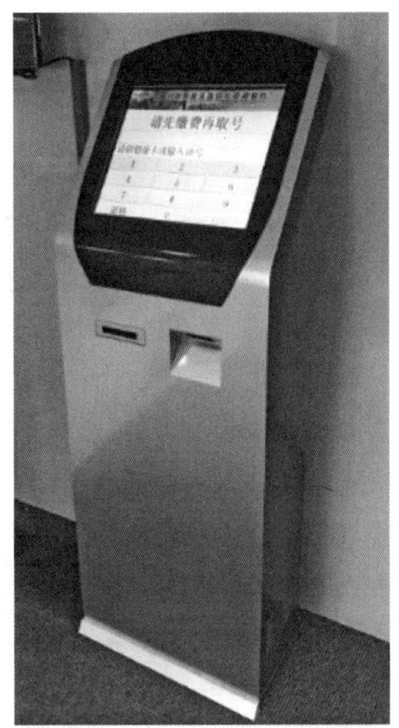

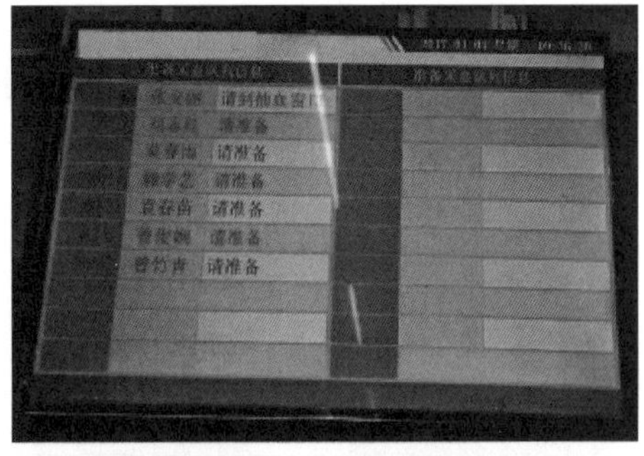

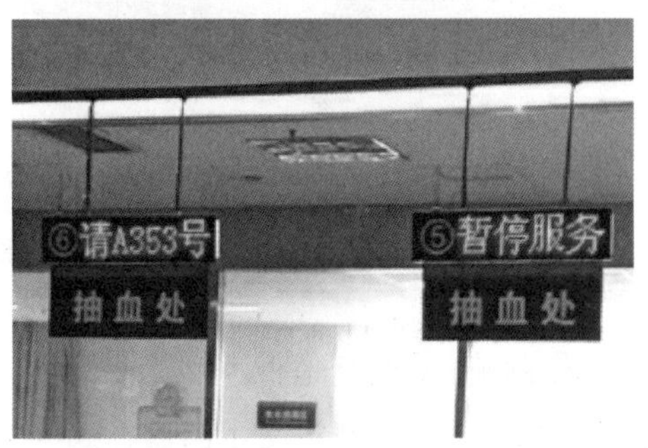

图 5－10－2　患者自助取号设备及显示界面

2. 采血管自动贴标系统

患者来到指定窗口并将号票给采血护士，护士通过扫描设备获取患者信息，核对无误后，系统根据患者检验项目信息，准备相应的试管、打印回执单，并自动贴好带有患者采集项目、患者基本信息、条形码、ID 号、日期、检验科室等基本信息的条码。采血完毕后，患者只需按回执单上的时间在检验报告自助机上刷就诊卡，即可自助打印检验结果。

3. 标本自动收集系统

护士采血后把标本放在采血桌的轨道，实时传送标本到智能分拣设备，杜绝护工运输过程中可能产生的运送耗时长等问题，同时系统可严格监控标本 TAT 时间，自动核对标本数量，避免人工运送过程中可能出现的标本遗失等问题。由于我院地理位置限制，检验科室与采血科室分别处于不同楼层，所以，标本收集采用立体输送轨道，实现跨楼层运输。

4. 标本智能分拣系统

血液标本通过标本自动收集系统，运送到标本智能分拣系统，智能分拣设备根据科室设定的分拣规则，实现血液标本自动、高效、精准分拣。另外，标本智能分拣设备支持无序放管，病区采集的血液样本直接倒进入料仓，即可实现自动分拣。

三、实施成效

目前，我院采用智能采血管理系统，实现门诊血液标本采集—流转—签收—分拣全流程自动化作业，重新定义门诊采血流程，用智能采血管理系统取代人工核对、人工选管、手工贴标的采血模式，使采血工作更精准高效、准确可靠。门诊智能采血流程图如图 5－10－3 所示。

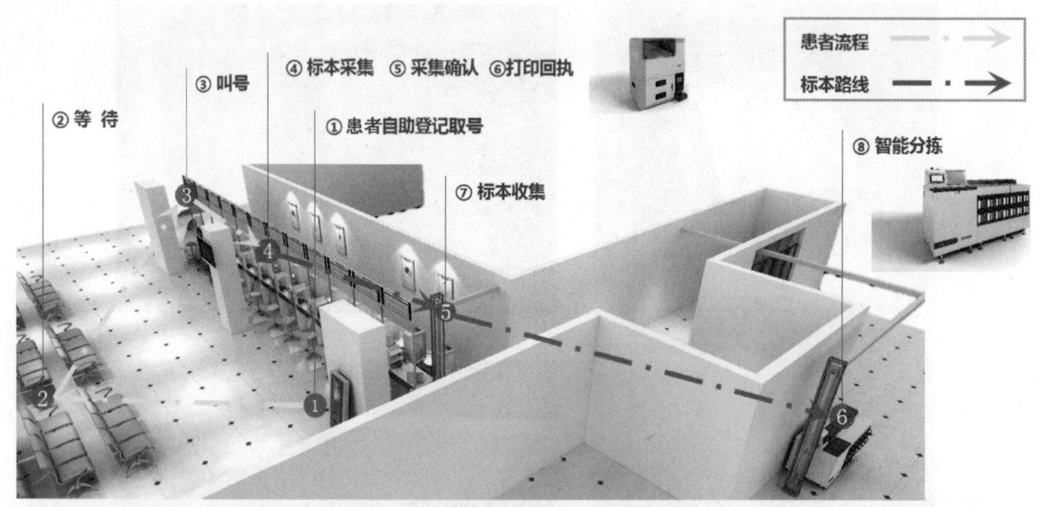

图 5－10－3 门诊智能采血流程

（一）采血流程智能信息化

智能采血管理系统重新定义了门诊、病区、体检静脉采血的流程，拥有智能信息识别、一体化作业、超强处理能力、人性化设计四大核心优势，把传统繁杂的采血流程简化成简单的三步：患者刷诊疗卡取号、护士扫码备管、采血，极大地提升了采血精准性和作业效率，有效防止因血液标本差错导致的误诊等医疗事故的发生。门诊智能采血流程如图 5－10－4 所示。

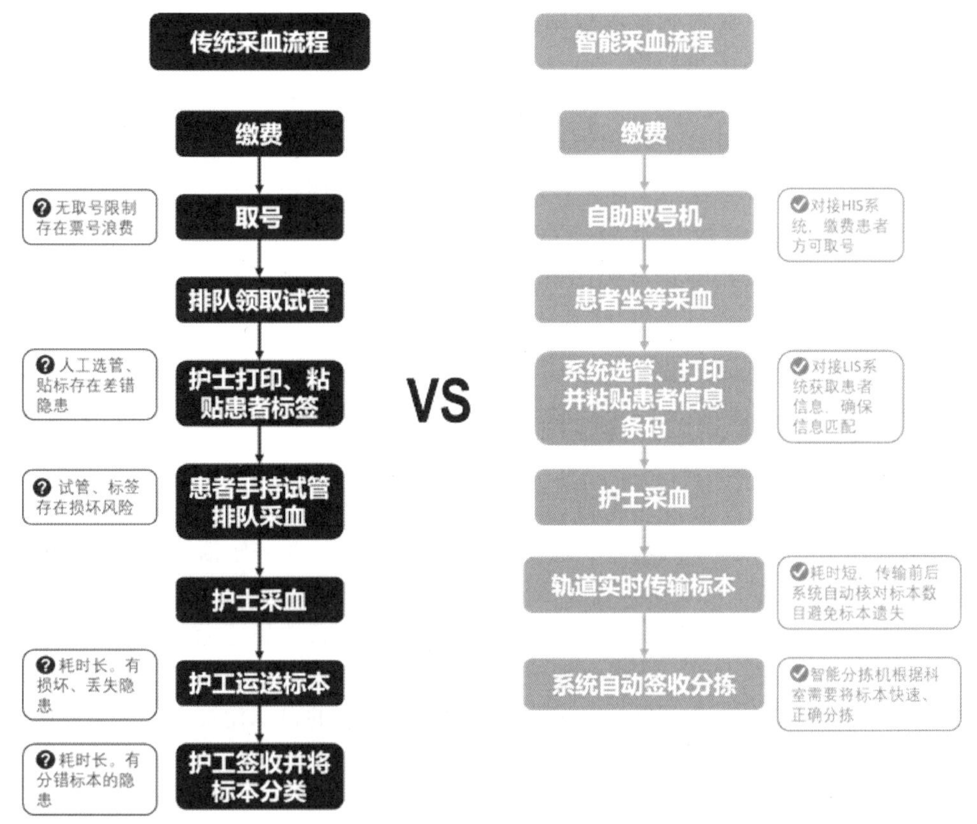

图 5－10－4　流程改造对比

（二）保证标本分析前的质量控制

规范采血流程，减少了标本从患者到检验仪器的中间环节，差错事故率降低 89% 以上，有效保证医疗安全。主要解决问题包括：避免采血管粘贴患者信息张冠李戴，防止医患纠纷；避免因人工选错试管种类而导致患者重复抽血；避免采血管条码人工粘贴不规范而导致分析仪器识别故障；系统多重核对机制有效保障采血安全可靠。

（三）检验申请流程无纸化

从检验申请、标本采集、标本管理到检验结果的传输，均可实现无纸化电子传输，不再需要手写或打印的检验申请单跟随标本，患者和采血护士不必携带或核查众多纸质单据，提高了效率并减少了人为因素引起的差错。

（四）准确指引患者获取报告

标本采集后，系统将自动打印条码回执，详细指引患者取报告时间、地点，患者可

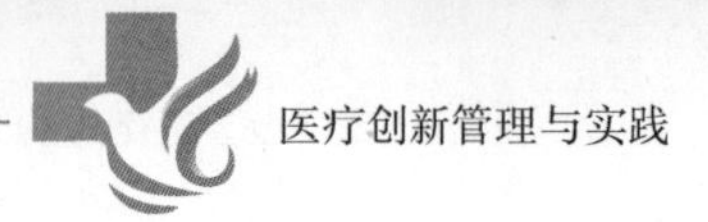

自行查询和打印检验报告，既方便患者，又体现对患者隐私的尊重。

（五）提高患者满意度，减轻采血护士工作强度

患者在井然有序的环境中采血，无须重复排队。使用智能采血管理系统前患者的采血等候时间约为45分钟，使用了智能采血管理系统后，患者采血等候时间缩短至8分钟以内，大大缩短了采血时间及取检验报告时间，有效缓解患者等候就医时的烦躁情绪，患者综合满意度已达88.3%。

采血护士从原来的人工核对患者信息和项目、手动打印条码、选择采血管、手工粘贴条码等烦琐的采血前准备工作中解脱出来，有效减轻了其工作负荷，提高了工作效率，也间接降低了医患双方的心理压力，改善了医患双方体验。

（六）提高了经济效益和社会效益

节省人工成本，减少原始流程中电脑操作、选试管、打印标签、粘贴条码的人工消耗。

排队系统自动识别缴费结果（与HIS连接），杜绝检验收费错漏。减少人工操作出错而重新打印、粘贴条码的工作量。避免错误选管、粘贴造成的试管、条码纸的浪费。避免标本前处理医疗纠纷产生的诉讼赔偿及不良影响。

（七）全面提升医院自动化管理水平

智能采血管理系统基于医院HIS系统和LIS系统建设，像一座信息桥梁，将HIS和LIS系统有机融为一体。工程师可根据医院实际情况量身订制系统流程，并无缝对接医院原有软件系统，充分满足医院软件方面的需求。系统不仅能规范标本前处理流程，实现与标本中处理的无缝对接，还能自动统计采血人员的工作量，为医院对采血中心进行绩效考核提供客观数据，全面提升医院检验科采血前处理的自动化管理水平，使医院向智能化方向发展迈出坚实的步伐。

四、持续改进

智能采血管理系统开启了医院智能化管理的进程，基于医院信息系统及移动网络的建设为患者提供更优质的护理服务。下一步我们将全面覆盖病房、健康体检中心采血处，进一步减轻护士的工作压力、提升标本的采集质量，实现患者移动端预约采血，实时排队显示等功能，进一步改善患者采血体验；实现采血管智能分拣后自动上架功能，系统与检验流水线无缝对接；实现标本智能备管、自动传输、智能分拣、自动上架的全流程智能化管理。

［广州医科大学附属第六医院（清远市人民医院）　刘杰雄　范艳萍］

11 多学科合作运用“4T”模式改善急性心肌梗死患者结局

急性心肌梗死（acute myocardial infarction，AMI）是常见的急危重症，经皮冠状动脉内介入治疗术（PCI）已成为临床上 AMI 的重要治疗方法，出院后的继续治疗、监测等疾病管理也非常重要。延续性护理通过对患者进行系统的护理干预，鼓励患者及家属积极参与，将护理服务从医院延伸到家庭，可加强对出院患者的有效监督并提供持续护理，促使其出院后的遵医行为得到提高。

对 AMI 病例及早行 PCI 是降低 AMI 患者病死率、改善预后的关键。D2B 时间即患者从进医院大门至球囊在闭塞血管中扩张需用的时间，D2B 时间越短、患者预后越好。但 PCI 仅能解除冠状动脉的机械性狭窄，不能阻止动脉粥样硬化的进程。从根本上抑制疾病的进展，还需要采用冠心病的二级预防来辅助治疗。积极预防并发症，给予院内和院外的心脏康复指导，进行电话随访、家庭访视等延续性护理均是改善 AMI 患者预后的有效措施。因此，对 AMI 患者从发病—导管室—住院—出院实行全程管理，在各阶段进行优化管理，控制影响预后的因素，能最大化改善 AMI 患者结局。

一、调查分析

广州医科大学附属第二医院对所在医院 AMI 绿色通道时间节点进行统计（表 5－11－1），对急性心肌梗死延续性护理现状进行调查（表 5－11－2）。对 2018 年 2—4 月急性心肌梗死患者护理管理过程进行查检，得出改善重点分别为：①D2B 时间大于 90 分钟；②出院后规范化随访。

表 5－11－1　急性心肌梗死绿色通道时间节点统计

急性心肌梗死绿色通道时间节点	平均时间	全国标准
首次医疗接触至首份心电图时间/分钟	6.32	10
首份心电图至心电图确认时间/分钟	4.86	10
床旁超敏肌钙蛋白抽血至出结果时间/分钟	14.96	20
导管室激活时间/分钟	16.66	30
入门到球囊扩张（D2B）时间/分钟	108.67	90
D2B 时间达标率	79%	≥75%

表 5－11－2　急性心肌梗死延续性护理现状

项目	现状
二期心脏康复	在心血管专科护理门诊开展
出院后随访	电话随访为主

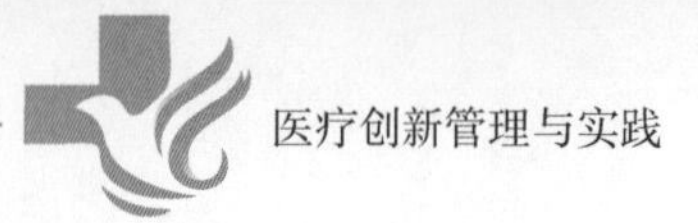

续表 5-11-2

项目	现状
PCI 俱乐部	每周三下午举行
康复路径表	由心脏康复专科护士开展心脏康复，未使用康复路径表
观察指标及评价工作	使用服药依从性、自我效能感、患者对疾病知识知晓率等指标进行评价

二、原因分析

针对急性心肌梗死患者全程管理不到位的原因分析见图 5-11-1，然后进行要因论证。确定绿通流程欠完善、患者依从性低、未建立随访监督机制为主要原因。

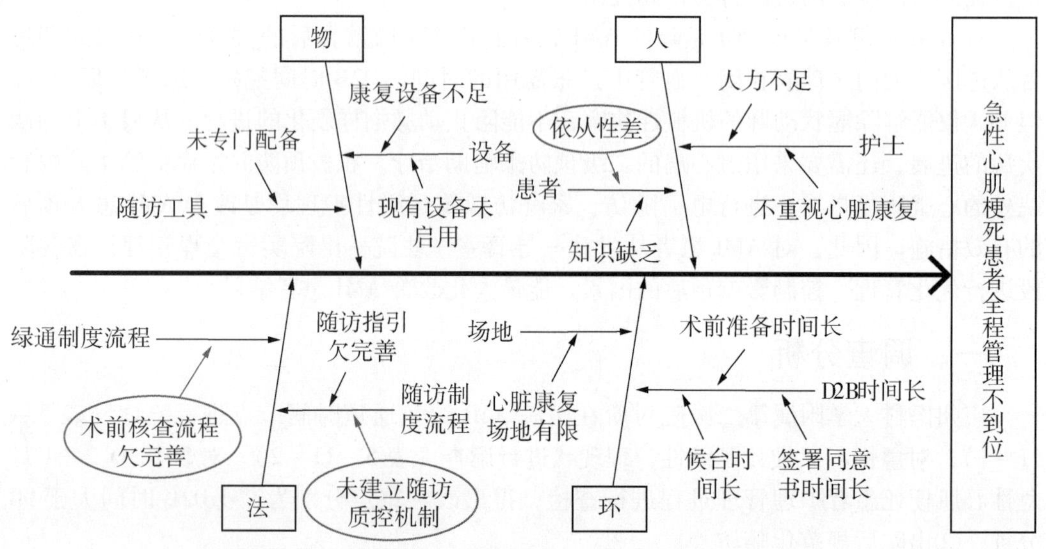

图 5-11-1　急性心肌梗死患者全程管理不到位的原因分析

三、改善的关键方法及依据

（一）成立 MDT 专案改善活动小组

小组成员由心内科医师 2 名，急诊医师 1 名，心内科导管室、心血管重症监护室（CCU）、病区等 4 位护士长，急诊科院前急救护士长 1 名、药剂师 1 名、康复师 1 名及营养科医生 1 名共 11 名成员组成 MDT 专案改善小组。

（二）创新构建“4T”模式对 AMI 患者进行全程管理

基于临床实践，创新构建“4T”模式应用于 AMI 患者全程管理中。“4T”即时间管理（time management）、治疗与护理（treatment and nursing）、健康教育（teaching）、医联体互动（transmission）。“4T”全程管理模式从发病—住院—出院的各个阶段进行衔接及管理，涉及时间节点管理、住院期间的治疗与护理、心脏康复、健康教育、慢病管理、医联体互动各方面。

（三）对 AMI 患者进行住院—居家—门诊慢病管理

患者住院期间，采取发放手册、观看视频、组织患教会等多种形式开展健康教育，通过护理路径和健康教育路径，及时反馈护理及健康教育效果，提高患者对疾病知识的知晓水平，建立慢病患者健康生活模式。建立慢病管理档案，患者出院回归家庭后，通过出院随访、互联网 + 护理服务、义诊、微信公众号推送健康知识等方式对患者进行延续性护理。通过每周三的专科护理门诊，对患者进行二期心脏康复及慢病的系统化跟踪和管理。

四、实施“4T”模式的主要方法

（一）时间管理（time management）

急性心肌梗死绿色通道的时间管理：与急诊医护团队合作，优化绕行 CCU 及急诊直达导管室流程，制订胸痛患者绿色通道时间管理表，制订绕行 CCU 患者手术查核流程，缩短 D2B 时间。病情监测的时间管理：急性心肌梗死发病 24 小时内、术后 6 小时内、每日晨起、午餐后是生命体征监测的关键时间点。饮食的时间管理：指导患者术后 3 小时内每小时饮水 500 mL，24 小时内饮水 2 000 mL，排出造影剂；控制晚饭进食时间在 17:00—17:30，避免过晚进食。康复训练的时间管理：制订急性心肌梗死心脏康复程序，术后尽早开展康复训练。

（二）治疗与护理（treatment and nursing）

启用护理路径：制订 AMI 临床护理路径、AMI 健康教育路径表、PCI 术后预防急性左心衰发作健康教育路径。开展早期心脏康复：开展 6 分钟步行试验为制订运动处方提供定量依据。同时制订 6WMT 操作流程及 6WMT 记录表。开展Ⅰ期心脏康复：MDT 专案改善小组为患者量身订制处方，包括运动处方、药物处方、戒烟处方、心理处方、营养处方。制订戒烟筛查评估表、戒烟健康教育流程及戒烟健康教育路径表。联合药学部开设冠心病药物咨询门诊，实现药护联动。使用心理评估量表评估患者的精神心理状态，联合心理科医生进行干预。联合营养师根据急性心肌梗死患者病程转归制订营养处方。大力推动医护一体化合作：制订了医护一体化查房流程与具体要求，以及医护一体化工作模式实施方案，明确规定了医护一体化医护工作职责，设计 SBAR 一体化查房卡，管床护士每日查房前填写查房卡内容（S：患者现状；B：背景；A：评估；R：建议），实现医护标准化沟通。制订了医护一体化容量管理流程。采取二级液体管理模式 Q4h 进行液体正负平衡管理，使容量管理平稳达标。

（三）健康教育（teaching）

采用医院—社区—家庭—居民—志愿者五位一体健康教育联动机制。医院制订急性心肌梗死健康教育路径表，将 teach-back 沟通模式应用于患者健康教育。拍摄宣教视频、制作二维码及通过公众号及公众媒体进行宣传教育。住院部开展Ⅰ期心脏康复；专科护理门诊开展Ⅱ期心脏康复；组织社区义诊活动及举办疾病大讲堂；定期进行家庭访视；定期开展病友会，提供咨询及交流机会；与基层医院志愿者联合组织社区义诊活动。

（四）医联体互动（transmission）

签订医联体内网络医院联合救治协议：与基层医疗机构签订急性胸痛患者联合救治协议，形成统一高效的区域协同救治网络。助力基层医疗：对基层医疗机构进行人才和技术帮扶，将优质护理资源下沉到基层。

五、改进效果

（一）构建急性心肌梗死“4T”模式全程管理流程

急性心肌梗死“4T”管理流程见图5-11-2。

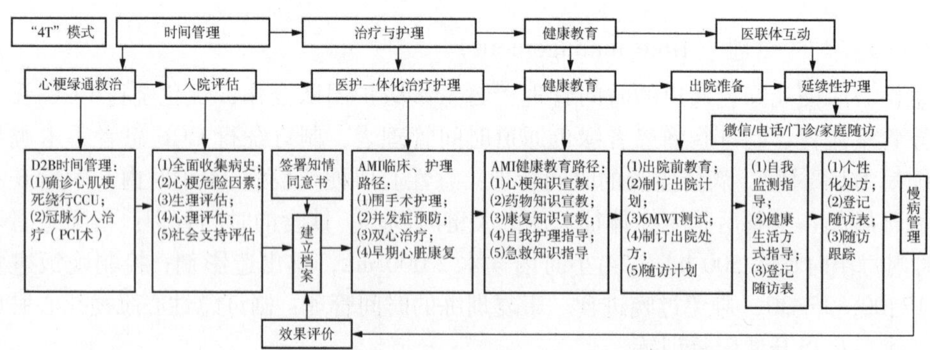

图5-11-2　急性心肌梗死“4T”管理流程

（二）患者受益

“4T”模式应用于急性心肌梗死PCI术患者全程管理过程，缩短D2B月平均时间（改善前：108.67分钟，改善后：67.22分钟）、平均住院日（改善前：8.97天，改善后：6天），降低了PCI术后并发症发生率（改善前：18.45%；改善后：10.15%），提高了D2B月达标率（改善前）、服药依从性、疾病知识知晓率及自我效能。

（三）医院效益

床位使用率从改善前90.2%提高至达96.4%。与基层医院实现双向转诊，接受转诊的基层医院就诊人次增加10%，我院就诊人次增加12.3%。顺利通过国家级胸痛中心验证，被评为广州市高水平临床重点专科，并授牌成为心血管专科护士培训基地。

（四）社会效益

举办胸痛义诊5次、疾病健康讲座4次、便民疾病咨询会议4次，提供咨询服务800人次。接受网上咨询360余人次，筛查出高危胸痛患者60人并即时提供院前救治服务。

（五）科研效益

获得广东省医学科学技术研究基金项目1项，广州护理学会科研课题1项，指导广州医科大学大学生申报科技创新项目1项，发表论文10篇。

（广州医科大学附属第二医院　顾玉琴　刘雪梅　于红静）

12 多学科合作打造手术治疗糖尿病的临床新模式

一、资料与方法

（一）一般资料

177 名需手术治疗糖尿病的患者，观察接受手术治疗后的随访率、并发症、平均住院日、平均住院费用、并发症发生率、治愈率、健康教育知晓率、患者满意度和医护满意度。

（二）方法

由医院内分泌代谢科、普通外科、重症监护病房、耳鼻咽喉科、麻醉科、营养科、肺内科、心内科、护理部组建成多学科团队。每一例患者的治疗均由多学科协作的团队来完成。建立患者从门诊到病房，再到手术、出院、术后随访的标准化流程（图 5－12－1）。

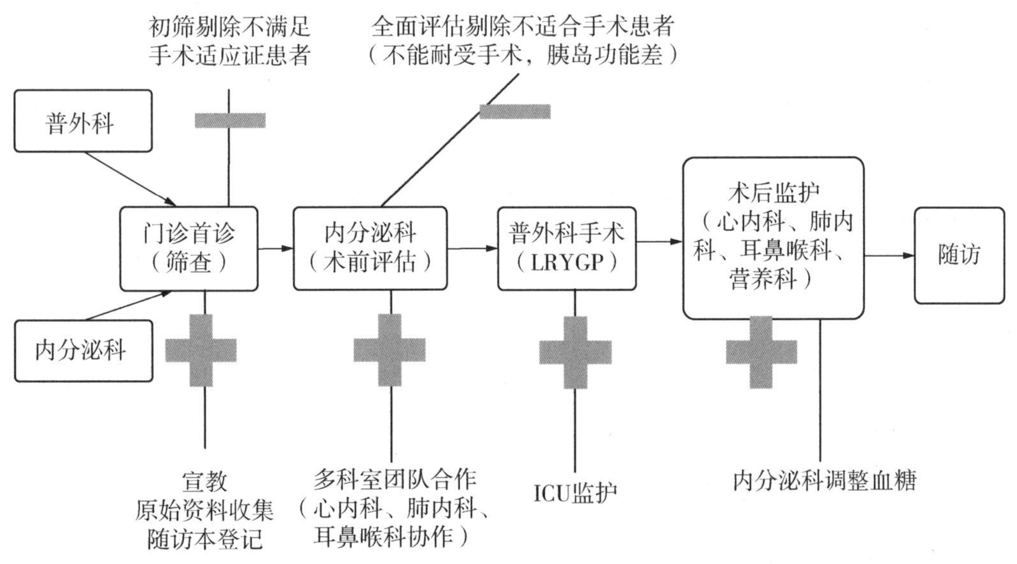

图 5－12－1 诊疗流程

手术治疗糖尿病模式中，有固定的患者入院通道，可以在最短时间内完成全部血液生化检测、胰腺功能评估、心肺功能评估、术前胃镜检查、咽喉部检查、睡眠检测、麻醉术前评估、术前风险评估及术前心理状态评估，所有的检查在患者入院 3～5 天可以完成，明显缩短术前等待时间。

普外科和内分泌科门诊首诊后筛查符合手术治疗糖尿病的患者，以内分泌科为主邀请心内科、肺内科、耳鼻喉科等多科室实施术前评估，普外科开展手术，其间麻醉科监测患者各项手术指标。术后内分泌科和普通外科责任护士每日跟随多学科医疗组进行查房，着重提出护理过程中现存及潜在的疑点难点，医师从医疗角度出发，对护理工作提出应注意的问题及建设性的意见和建议。每一例患者坚持多学科医疗组成员共同查房，向医疗组长反馈专科治疗进展，并按专科诊治计划对患者进行诊治跟踪随访。

二、实施成效

采用多学科合作治疗方式收治的177名患者，随访率达90%，治疗后全部有效，完全缓解率达到70%（表5－12－1），优于文献报道，术后并发症情况低于文献报告（表5－12－2），没有一例发生医疗纠纷。与之前没有采用多学科合作模式治疗的177例患者的平均住院日、平均住院费用、并发症发生率、治愈率、健康教育知晓率、患者满意度和医护满意度进行比较，各项指标均有改善。

表5－12－1　患者治疗效果情况

	我院			文献报道	
疗效	1年	2年	3年	1年	中期
完全缓解	82%	74%	65%	42%～64%	47%～48%
部分缓解	16%	21%	35%	—	—
明显改善	2%	5%	10%	—	—
无效	0	0	0	—	—

表5－12－2　术后并发症情况

并发症	我院	国外文献
出血	0	1%～2%
吻合口瘘	0.56%	3%～4%
吻合口梗阻	0.56%	1.6%～4.7%
肠梗阻	1.69%	5%～6%
肺部感染	0.56%	5%～7%
死亡	0	0.28%～0.25%

糖尿病患者的康复过程涉及心理、营养、康复、药剂等多个亚专科。针对以上特点，工作组整体评估患者的疾病状态，根据患者的具体情况，制订最适宜的个性化综合治疗方案，通过心理咨询师疏导、营养师指导合理膳食、康复治疗师促进患肢功能恢复、临床药学师指导合理用药等，可有效减少糖尿病患者的并发症发生率、提高治愈率、缩短住院日、降低住院费用。此结果得益于综合治疗的规范化，减少了不合理的治疗。有助于患者获得全面、有效和连贯一致的治疗，从而帮助患者参与、配合治疗，减少医疗纠纷，提高了服务质量和患者满意度。

三、开展 MDT 的原则与要求

MDT 涉及诸多科室专家的协调，要做到不流于形式，充分利用各学科优势，综合评价每一治疗方案的利弊，优化治疗方案，有机整合各治疗手段，过程还是非常困难的。为更好发挥 MDT 的作用，仅依靠临床专家的充分参与是不够的，还必须通过医院管理层顶层设计，必要时行政干预，充分发挥协调作用。

（一）开展 MDT 遵循的原则

多学科合作是现代科技发展和进步的内在需求。各种创新的医疗技术和医疗设备让医学分科越来越专业化、亚专业化，甚至有以某项技术、某项高端医疗设备或人才为重心的科室成立，如高压氧治疗中心、腹腔镜治疗中心、脑动脉瘤介入治疗中心等。学科之间的关系异常复杂，既有区别，又有相互交叉和包容。因此，学科合作可以是传统医学二、三级学科之间的合作，也可以是各个不同科室之间的合作。

规范化的治疗流程和方案是 MDT 顺利开展和深化融合的强大保障。针对患者的个体情况通过 MDT 制订个体化的治疗计划，须强调循证和可重复性，须有大数据的证据或临床研究的证据。只有在没有可循的大数据证据或临床研究证据，才以临床专家的意见为参考，规范化的治疗流程和方案不是简单的治疗方案的组合，必须是优选的治疗方案综合并且做到合理的序贯治疗，而且治疗过程中针对各种突发情况均应该制订预案。

提供全疗程一站式服务是 MDT 可持续发展的必经之路，患者的治疗应该全程跟踪，一方面方便患者，以患者为中心；另一方面可以积累临床资料分析治疗效果，为将来的治疗优化、提升治疗效果提供临床研究的证据。MDT 是一个开放的合作平台，必须紧跟科技和医学的发展，必须及时吸收临床研究的成果，及时调整合作的学科，及时完善和更新治疗方案，一切以患者为中心，以提高临床疗效为目的。

（二）开展 MDT 的要求

跨团队的 MDT 是固定的学科、相对固定的人员，围绕一个疾病的诊疗过程，从一开始就进入 MDT，是相对固定的学科讨论的模式，也是患者最需要的模式。开展 MDT 有以下几点要求：①建立固定的学科组合和专业人员队伍，以疾病治疗涉及的专科为基础，根据成员的专业方向以及医院的实际情况组建团队。②制订疾病治疗的规范流程，团队的主要任务之一是结合当前治疗的临床进展，充分参考各种治疗指南，制订临床治疗路径，每一名接受治疗的患者必须入径，每一名不按路径治疗的患者必须得到 MDT 团队的集体讨论决定，并且明确原因。③所有接受 MDT 治疗的患者，临床必须建立患者资料信息库，必须建立严格的随访制度，每个患者的治疗应该有全程的资料。④MDT 学科群中应该学科配置合理，最好应该具备当地或国内一流的学科，具备一定的学术引领性，每年必须有相当固定的患者诊治量。⑤MDT 的负责人不仅要具备丰富的专业知识，更要具备一定的领导人素质，能协调团队内部人、财、物的调配，能带领团队不断前进。⑥MDT 在形成固定的组织框架和人才梯队后，应该有明确的目标及不同时期的阶段计划和实施计划的具体工作安排。⑦为更好发挥 MDT 的作用，在临床专家充分参与的前提下，最好能得到医院管理层的支持，充分进行顶层设计，必要时引进行政介入，充分发挥协调作用，协调团队的运转并提供人、财、物的支持。

参考文献

[1] 狄建忠，李琨，任庆贵，等. 多学科团队诊疗模式在临床应用的研究进展 [J]. 中国医院，2016，20（1）：79-80.

[2] SLAVOVA-AZMANOVA N S, JOHNSON C E, PLATELL C, et al. Peer review of cancer multidisciplinary teams: is it acceptable in Australia? [J]. The medical journal of Australia, 2015, 202 (3): 144-147.

[3] MODY L, KREIN S L, SAINT S K, et al. A targeted infection prevention intervention in nursing home residents with indwelling devices: a randomized clinical trial [J]. JAMA internal medicine, 2015, 175 (5): 714-723.

[4] POWELL H A, BALDWIN D R. Multidisciplinary team management in thoracic oncology: more than just a concept? [J]. Eur Respir J, 2014, 43 (6): 1776-1786.

[5] THOMAS M, THEPOT S, GALIC N, et al. Diversifying mechanisms in the on-farm evolution of crop mixtures [J]. Mol Ecol, 2015, 24 (12): 2937-2954.

[6] NIKOLOVSKI Z, WATTERS D A, STUPART D, et al. Colorectal multidisciplinary meetings: how do they affect the timeliness of treatment? [J]. ANZ J Surg, 2015 (24). [Epub ahead of print].

[7] TAPLIN S H, WEAVER S, SALAS E, et al. Reviewing cancer care team effectiveness [J]. J Oncol Pract, 2015, 11 (3): 239-246.

[8] MODY L, KREIN S L, SAINT S K, et al. A targeted infection prevention intervention in nursing home residents with indwelling devices: a randomized clinical trial [J]. JAMA Intern Med, 2015, 175 (5): 714-723.

[9] MULLER J, VOSS A, KOCK R, et al. Cross-border comparison of the Dutch and German guidelines on multidrug-resistant Gram-negative microorganisms [J]. Antimicrob resist infect control, 2015 (27): 4-7.

（上海交通大学附属上海市第六人民医院　狄建忠　张弘玮　张频）

13 MDT在药物难治性癫痫中的临床应用

2016 年 6 月，中国人民解放军西部战区总医院建立了药物难治性癫痫多学科协作治疗（MDT）（以下简称“癫痫 MDT”），目前已完成癫痫 MDT 病例 200 余例，极大提高了我院对难治性癫痫的综合诊疗质量。

一、癫痫 MDT 的组织构架及实施

由医务部副部长主管，神经外科功能组发起 MDT 诊疗申请。专家团队包括神经外科、神经内科、医学影像科、儿科、康复科、PET-CT 中心、病理科、营养科、妇产科等临床科室人员；管理团队包括医务、护理、质量管理科等行政科室人员；秘书和记录员由神经外科癫痫方向的研究生担任。

秘书协助中心主任进行 MDT 的全程操作，包括：①会诊前准备、会诊中协调、会诊后跟踪；②统一受理各专家推荐的病人预约，收集资料，按先后顺序或病情轻重缓急安排讨论顺序；③负责通知 MDT 成员会诊时间、特殊安排、注意事项等；④负责协调专家的参会、签到工作；⑤负责 MDT 工作的考核，并将考核表上报科研管理科；⑥负责保管、存档讨论记录及相关资料；⑦统计 MDT 病例的临床资料。

相关科室护士长必要时参加，医院相关科室年轻医师、规培医师、研究生和进修医师可申请共同观摩学习。

原则上每周 1 次，特殊情况报请医务科或门诊部批准后组织执行。

二、操作程序

（一）住院癫痫患者的 MDT 工作流程

住院癫痫患者的 MDT 工作流程见图 5－13－1。

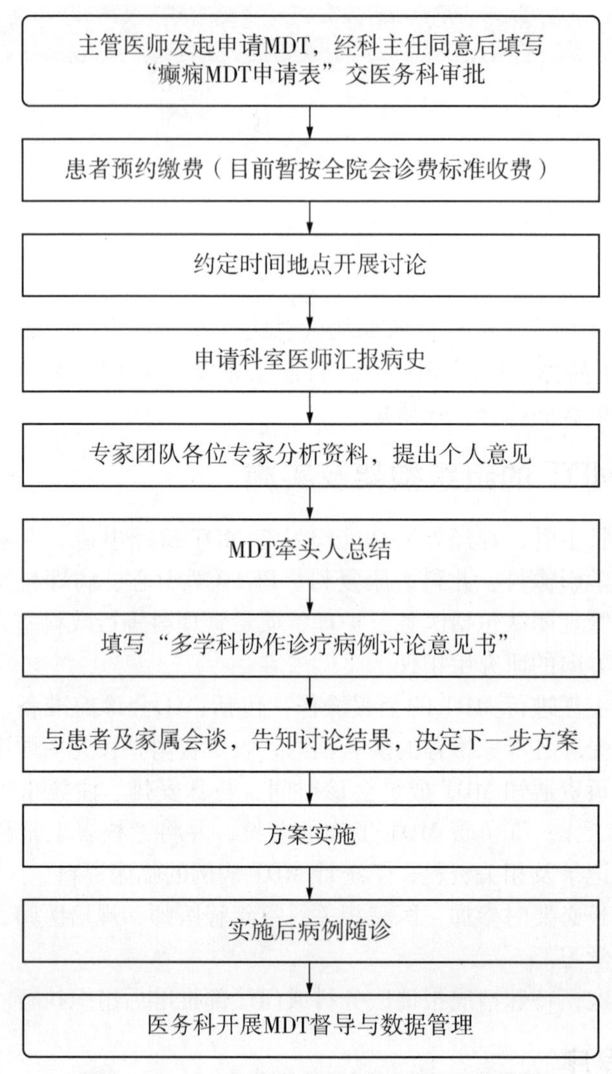

图 5－13－1　住院癫痫患者的 MDT 工作流程

（二）门诊癫痫患者的 MDT 工作流程

门诊癫痫患者的 MDT 工作流程见图 5－13－2。

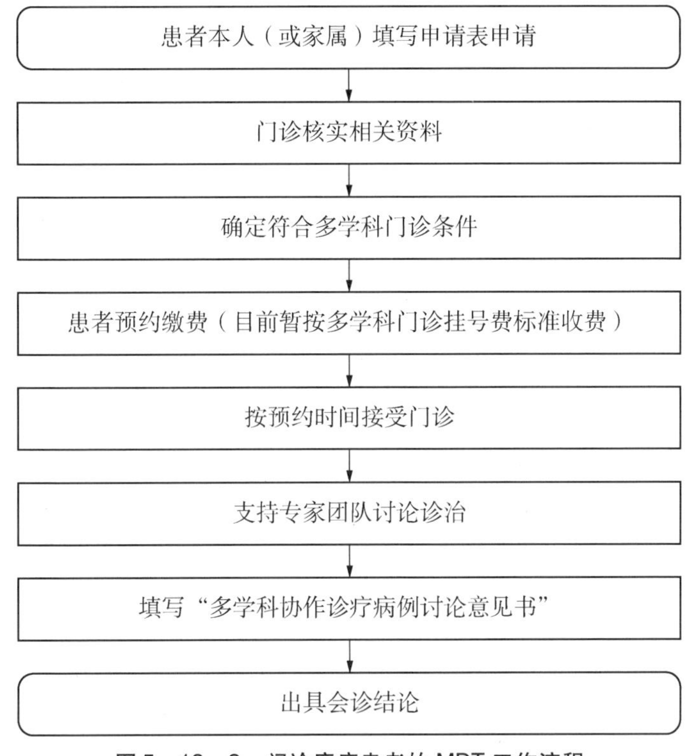

图5－13－2　门诊癫痫患者的 MDT 工作流程

（三）说明

（1）预约。患者需要提前预约，可通过门诊、网络、电话、会诊单形式预约。患者 MDT 讨论前需完成必要的实验室、影像、PET-CT、神经心理学评估等检查，讨论前应尽量将资料准备齐全。

（2）准备。MDT 秘书提前将 MDT 讨论的名单，包括姓名、初步诊断、门诊 ID 或者住院号等信息，通过微信发送到 MDT 讨论微信群，方便参与讨论的医生提前阅片，疑难病例组织影像科室和病理科室内部集体讨论，门诊患者的基本资料由门诊医师收集整理。住院患者资料由管床医师整理、提供。有特殊情况由秘书电话通知专家及牵头科室成员。

（3）病情汇报。门诊患者由接诊医师负责汇报病情，住院患者由管床医师负责汇报病情。汇报时除汇报病史、诊治经过、检验及检查结果，还要说明患者的疗效期望、经济情况、依从性，提请 MDT 诊疗的目的及主管医师对本病情分析。

（4）影像分析。由影像专家现场分析影像学资料，解答临床各科医师的疑问，提出进一步影像学检查的建议。

（5）专家讨论。在 MDT 牵头人的主持下，由专家提出自己的诊断及治疗策略，明确治疗的目标。阐述各种治疗手段对该患者的适应证、禁忌证、预期疗效、可能的并发症和风险。

（6）决定方案。以癫痫相关的指南、专家共识意见等标准，结合患者具体情况，综合各支持团队专家讨论的意见，形成最终专业性意见，包括诊治方案，明确每种诊疗手段参与时机和比重，并交相关科室具体实施。

（7）患者及家属会谈。由科主任与主管医师负责向患者和家属说明诊疗的意见，解释他们的疑问，并告知他们进一步诊疗顺序及相关专科联系人的接诊时间或者联系方式。

（8）讨论记录。记录员将讨论结论记录在册，形成“多学科协作诊疗病例讨论意见书”，打印一式两份，经所有参与讨论专家签名后，一份由牵头科室放入病历，另一份交秘书统一保管。

（9）方案实施。具体诊断和治疗措施由相应的 MDT 专科成员完成。

（10）监测评估。由医务科定期抽查，了解 MDT 执行情况，监督规范化治疗的实施。

（11）方案修订。如果具体实施治疗方案，疗效不佳、疾病进展等情况，需及时反馈，再次提请 MDT 诊疗，重新修订治疗方案。

（12）跟踪。所有 MDT 决策的治疗方案实施后，应对患者进行跟踪。定期向 MDT 成员反馈治疗疗效及预后，不断提高诊疗水平；诊断不明确、疑难病例，待诊断明确后重新提出 MDT，以帮助大家学习进步。

（13）设立 MDT 微信群。该微信群包括参与 MDT 会诊的各科医师，成员应用真名，以便识别身份，可及时传达 MDT 相关的重要通知。例如：MDT 会诊时间或地点临时改动通知，待讨论患者资料及会诊目的、知照影像及病理科医师提前阅片，以及拟提请 MDT 专家讨论的问题，可发到微信群，使会诊更具时效性，提高会诊的效率。

三、癫痫 MDT 的监管

癫痫 MDT 的监管主要包括以下方面：①MDT 会议上因为信息缺失而无法制订临床决策的患者比例；②MDT 会议上获取 MDT 诊疗建议的患者比例；③MDT 的文书监管，应记录病理、放射及临床实际情况存在显著差异的病例，并进行总结；④MDT 应至少每年回顾一次患者获得治疗方案信息的平等性问题。例如，所有患者获得积极治疗、保守治疗和其他治疗的信息应该相等；MDT 应至少每年对实施的有效性和表现进行自我评估，评估结果可供 MDT 团队本身和管理部门借鉴。

四、癫痫 MDT 的实施成效

（1）癫痫诊疗过程更加规范，治疗效果明显提高。国际抗癫痫联盟指出，目前，癫痫的规范化治疗手段主要包括药物治疗、饮食治疗、神经调控治疗及手术治疗。由于癫痫的病因复杂，涉及遗传、代谢、脑发育、感染、外伤、结构性异常及不明原因等方面，如何精准诊断不同病情患者的病因，制订规范化的治疗方案，给单一学科的诊治过程带来极大挑战和困难。然而，癫痫 MDT 将多学科专家集中起来，集思广益，针对每一名患者的病情制订个体化诊治方案，极大提高了诊断的准确率，使治疗规程更加规范。近 3 年来，通过癫痫 MDT 的实施，我院癫痫患者的癫痫发作控制率明显提高，尤其是接受癫痫外科手术治疗的患者，术后癫痫无发作率由原来的 75% 左右提高至 87%

以上，患者满意度显著提高。

（2）癫痫 MDT 团队的成员业务水平显著提升。癫痫 MDT 的实施过程，同时也是各专业、不同领域的知识和前沿进展融会贯通、不断碰撞的过程，每一位 MDT 团队成员在病例讨论的过程中把该领域的知识与其他成员分享交流，使每一位成员的专业知识和业务水平得到显著提升。

（3）降低了患者的医疗费用支出，使医院在广大癫痫患者群中获得良好口碑，学科知名度、影响力明显扩大。在癫痫 MDT 实施之前，很多癫痫患者由于病因不明确或者治疗方案不规范，常年采取各种治疗，花费巨大，但仍未能获得满意的治疗效果；有些患者甚至病急乱投医，听信一些小广告的虚假宣传，上当受骗，遭受经济损失。癫痫 MDT 实施之后，癫痫诊疗过程的规范性、个体化治疗等得到有效改善，临床效果显著提升，这在一定程度上减少了患者的医疗费用支出，也使医院在广大癫痫患者群中获得良好口碑，提高了学科的知名度和影响力。

五、癫痫 MDT 典型案例

患者男，4 岁 6 个月，藏族，因“发作性失神伴肢体抽搐 1 年余，语言功能下降 6 个月”入院，有癫痫家族史，经 5 种以上抗癫痫药物治疗无效，入院时每日发作 8 ～ 10 次以上。头颅 MRI 检查未见明显异常，癫痫基因检测发现 CACNA1D 突变，长程视频脑电图检查提示“全脑广泛性癫痫放电”。患儿病情复杂，进行性加重，具体采取哪种治疗方案存在争议。经我院癫痫 MDT 的神经外科、神经内科、儿科、影像科、病理科、PET-CT 中心等科室专家的讨论，集思广益，研究了一套针对该患儿的特异性治疗方案，并在神经外科行微创手术 – 迷走神经刺激术治疗。目前，该患儿已康复出院 3 年余，无临床发作。

（中国人民解放军西部战区总医院　树海峰　谭映军）

14 医疗集团建设

一、背景与现状

2016 年 7 月 20 日，深圳市宝安人民医院（集团）成立，由宝安人民医院与宝安区石岩人民医院组成医疗集团，为紧密型医联体，着力打造粤港澳大湾区医疗高地，力争医教研达到省内领先水平，打造国内知名医疗集团。

集团以“大综合、精专科、强社康、重健管”为总体工作思路，统一法人代表，整合内部资源，力推“病人少跑路，医生多移动”的医疗新模式。大综合，就是建设宝安区疑难危重病诊疗中心，打造高水平医教研平台；精专科，就是专科细分，多学科融合，打造优势学科群，以名医带名科，以名科促名院的方式，加快相关专科的发展，加强技术力量；强社康，就是依托集团优秀人才队伍和雄厚技术力量，做好社区卫生健康服务；重健管，就是重视健康全流程管理。由集团一院带动各院区及下设社康机构共同发展，医疗资源由各院区往社康有序下沉，做好辖区社区的健康管理工作。

二、方法与流程

（一）集团一院扶持二院建设独立呼吸内科病区

未成立集团前，宝安人民医院（集团一院）为三级甲等医院，石岩人民医院（集团二院）为二级甲等医院。一院的呼吸内科原有 40 张床位，设呼吸危重症抢救病房（RICU）、普通和肺康复病房，可开展有创 - 无创机械通气、支气管镜和超声支气管镜纵隔淋巴结及肺活检（E-BUS）、内科胸腔镜等高难度检查和治疗。二院呼吸内科尚未独立分科，与其他内科合并为综合内科病房，收治的呼吸疾病以常见病多发病为主。集团化改革后，首先确定宝安医院（一院区）与石岩医院（二院区）的功能定位，一院区以疑难危重病为主，二院区以常见病及康复为主，上下联动，针对性地建立专科医联体，以期解决两家医院存在的人员、设备、技术、管理、医疗质量等非同质化问题，最后达到优势互补共同发展目的。

1. 方法及流程

（1）派出一院区呼吸科副主任赴二院组建呼吸科病区，并直接担任二院呼吸科主任。调配数名医师，包括副主任医师、主治医师、住院医师，与二院区原有呼吸专业医师，搭建三级查房结构。为解决专科护理问题，抽调一院区呼吸科护士长带队数名专科护士到二院区轮转，从而在组织上保障专科医联体的医护共同运作，号令统一。

（2）为解决两家医院原技术水平，仪器设备等不同质化问题，一院区每周派出相应高年资主任和副主任医师定期查房，检查仪器设备互通互用，疑难和困难患者互通互转，从而保证医疗质量。

（3）解决交通问题。因两院区相隔约 20 km。为了解决医护人员的上下班问题，医院开通了两院之间定时班车，一院区到二院区的医护人员，由医院和所在科室给予每天的通勤费。

（4）考虑两家医院在成立集团之前，即已存在的整体技术、科研、职称晋升、绩效工资等实际差距，对派出轮换人员不利，集团和科室采取定期双方人员轮换制度，并在绩效工资方面由原相对高的科室给予较低的科室发放等额补贴，保证了双方人员的生活待遇不受影响。

2. 运行情况

（1）更加合理使用床位。建立专科医联体后的两院病区有 80 张床位，整体病床使用率达 100%。

（2）更容易吸引专科人才。一科两区建立之后的两年间，呼吸科医师总数由 14 人增加到 19 名，专科护理人员总数增加，科室得到发展，其中呼吸科副主任医师因工作突出，提升为院长助理。

（3）呼吸科专项技术得到全面发展。新增设备购置约 800 万元，包括扇形和径向超声支气管镜，大型肺功能体描箱检测仪，多道睡眠呼吸检测仪等；新建睡眠疾病检查室、痰液检查分析实验室、一氧化氮及变态反应检查室；可以开展纵隔淋巴结及外周肺部阴影超声支气管镜下活检，内科胸腔镜检查，快速床旁肺组织细胞鉴定等。

（4）二院区呼吸科在一院区的带动下快速发展，通过短短两年，整体水平由二级医院水准基本达到三级甲等医院呼吸科水准。2019 年年底，二院区呼吸科通过国家《呼吸与危重症医学科》评审。

（二）宝安人民医院（集团）病理中心建设

精确的病理诊断是临床医生进行针对性治疗的重要保障。但由于病理医师的培训周期长，且需以大型医院作为发展的土壤，致使全国病理医生十分紧缺。基层医院尤其难以吸引和培养优秀的病理科医生，不能满足临床科室的需要。因此，整合优势资源，提高专业竞争力，建立区域性的病理中心，是病理学科做大做强的关键。深圳市宝安人民医院（集团）将所属两家医院（一家三甲医院、一家二甲医院）病理科合并，成立病理中心，发挥了病理可远程化、数字化的优势，整合了优质病理资源。同时，以病理中心为载体，与国内知名医院、知名病理专家签约，成立会诊专家库，提高病理诊断水平，推动集团病理专业人员培养；发展分子病理，促进病理科进一步发展。

1. 方法及流程

1）数字切片具有传统切片的所有功能，并具有不受空间与时间限制的优点。用数字化切片、网络云平台为主、物流为辅，将集团两家医院病理科联系为一个紧密整体。具体如下：

（1）牵头院区将各院区病理医师集中办公，并按亚专科对专业进行细化，诊断报告统一在牵头医院完成，实现集中管理，既提高病理诊断水平，也实现有效的质量控制。非牵头院区以保证病理技师数量及提高操作技术规范为主。

（2）非牵头院区切片经物流统一送至牵头院区进行诊断，报告经网络传送回。

（3）术中冰冻切片时，非牵头院区通过数字化切片扫描仪，将数字化切片经网络传输至牵头院区，牵头院区放冰冻报告。

（4）涉及免疫组化、分子病理等项目时，以物流方式集中运至牵头院区进行操作，以保证结果可靠性。

2）利用数字平台，发挥了病理远程化优势，以整合的病理中心为载体，与国内知名医院、知名病理专家签约成为会诊专家库成员，进而使医院（集团）病理诊断水平快速达到国内先进水平，扩大医院（集团）影响力，同时对病理中心医生也起到了很好的带教作用。

3）开展分子病理，医院为病理科购置了实时定量 PCR、3500DX 测序仪等分子病理学设备，新建 200 m^2 的分子病理实验室，促进分子病理的发展。

2. 运行情况

自医院（集团）病理中心成立后，月平均病理例数 7 500 例，全年病理例数超 85 000 例，业务量增长了 30%，人员支出减少了 20%。

以医院（集团）病理中心形式签约了数十名国内知名病理科专家担任集团病理中心特聘教授，这些专家来自协和医院、南方医科大学、解放军总医院、北京宣武医院、复旦大学附属华山医院、上海交通大学附属瑞金医院、空军医科大学、中山大学等多家国内知名医院及大学；建立病理中心网络会诊平台，每月网络会诊 10 ～ 20 例，大大提高病理诊断水平。在网络会诊的基础上，积极进行特聘教授的面对面带教工作。病理中心积极利用特聘教授的专业特长，在病理中心展开学术活动和亚专业培训，目前病理中心特聘教授的亚专业学术活动和科室带教平均 6 ～ 8 次/月，促进病理中心人员亚专业分化，提高集团病理人员诊断水平。

分子病理室的建立，为肿瘤的基因检测、靶向治疗、精准医疗、个体化治疗创造了优良的条件，进一步促进了病理中心的发展。

宝安人民医院集团病理中心实现了区域内病理诊断资源共享，通过数字化、网络化，提升基层服务能力，依托病理诊断的临床科室得到蓬勃发展，使辖区内患者不必奔波于国内大型医院，在邻近的医联体医院即能获得国内高水平的病理诊断结果。

三、实施成效

（一）建立健全医院集团内部管理运行机制

通过开展集团现代医院管理制度建设工作，逐步实现集团管理工作“六统一”。

（1）法人管理统一。集团内所有医疗机构实现同一法人。

（2）行政架构统一。成立 15 个职能管理中心：办公室（党委办公室）、人力资源管理中心、财务管理中心、后勤管理中心、信息管理中心、医务管理中心、质控管理中心、院感管理中心、科教管理中心、护理管理中心、学科建设和宣教管理中心、社康管理中心、医疗设备管理中心、医疗保险管理中心、公共卫生管理中心，对集团内所有医疗机构的日常工作进行业务指导、监督。

（3）资源配置统一。病理中心、心电中心、消毒供应中心等资源配置中心由集团统筹配置，达到集团内资源共享。

（4）医疗业务标准统一。通过院区间、医院与社康机构间医务人员统一调配，利用联合业务查房等形式，逐步实现医疗同质化。

（5）财务管理统一。集团财务管理中心采用院区独立核算、集团统一管理的模式，定期举行集团运营分析会。

（6）人事薪酬制度管理统一。由集团人事、财务、审计、医务、护理等多部门工作人员共同组成绩效小组，建立以质量为核心，以公益性为导向，以岗位工作量、服务质量、行为规范、技术能力、风险程度和服务对象满意度等为主要要素的人员绩效考核机制。

（二）加快集团学科建设，推进内部医疗资源共享

1. 组建 10 个整合型临床诊疗中心

集团已成立脑科中心、消化疾病中心、泌尿系统疾病中心、胸痛中心、骨科中心、危重孕产妇救治中心、创伤中心、危重新生儿救治中心、危重儿童救治中心、卒中中心等 10 个整合型临床诊疗中心。计划逐步成立肿瘤中心、肝病中心、生物治疗中心、中西医结合康复中心等整合型临床诊疗中心。整合型临床诊疗中心实行中心主任负责制，多学科综合治疗，以患者为中心，以疾病为导向，实施医疗技术人员集团统筹调配。整合型临床诊疗中心缓解了集团辐射区域的群众看大病难问题，逐步实现了“大病不出宝安”的愿望，医疗资源得到了充分利用。

2. 成立资源配置中心

集团内对医技、辅助部门资源配置统一。病理中心、心电中心、影像中心、消毒供应中心等资源配置中心由集团统筹配置，达到集团内资源共享。集团将下属的院区病理科合并，成立集团病理中心，已于 2019 年 9 月 10 日运行。病理中心发挥了病理诊断远程化、数字化的优势，整合了优质病理资源，促进集团病理专业发展，提高了病理诊断水平，扩大集团病理科的竞争力、影响力。集团病理中心将在今后的工作中逐步扩大影响，吸引更多的医院病理科加入，使之成为区域性病理中心，为更多的患者提供高效优质的服务。在集团统筹安排下，积极进行心电诊断信息化建设，心电系统实现“医院—社康”信息互联互通，加快医院与社康机构的医疗同质化进程。目前，所有医院下设社康机构的心电图检查结果，可以全部在集团一院心电平台系统传输图像和报告。

3. 积极推动“三名工程”落地，全面提升医教研水平

“三名工程”是近年来深圳市卫生系统柔性引才的重要举措，目的是加快医疗技术水平提升，通过“传帮带”推进医疗人才队伍建设工作，完善人才梯队培养。近 5 年来，集团先后与中国医学科学院协和医院，解放军总医院，北京天坛医院，上海交通大学附属第九人民医院，四川大学华西医院，华中科技大学同济医院，中南大学湘雅医院，中山大学附属第一、第二、第三医院，广东省人民医院，南方医科大学附属南方医院、珠江医院，美国伊利诺伊州大学，澳洲昆士兰大学等国内外知名院校展开广泛合作。目前，已引进“三名工程”团队 6 个，签约特聘教授 120 位，8 个团队，其中有 20 位享受国务院津贴，基本涵盖 28 个临床专科及 5 个医技科室专业。通过专家门诊、查房带教、指导手术、疑难病例讨论、授课讲座、科研指导等形式，提高集团各专科的医疗质量、医疗水平和管理能力，重点培养一批青年骨干专业技术人员，缓解了群众看病

难、看名医更难的问题，真正实现了大病不出宝安的目标。

4. 推动医院集团医疗资源向基层倾斜

（1）结合基层医疗集团建设，从“以治病为中心”向“以健康为中心”进行转变，从“以医院为重点”向“以基层为重点”转变，促进集团优质医疗资源有序下沉到基层，形成医院社康一体化发展的格局。坚持社康“院办院管”体制，做到“医院强、社康活、上下联、信息通”，使医院社康更加紧密结合、上下融合发展，落实好“基层首诊、分级诊疗、双向转诊、急慢分治”的分级诊疗制度建设，努力全方位全周期保障人民健康。积极推进分级诊疗工作。成立全科医学中心，制订了分级诊疗工作方案，推动医院分级诊疗工作，并逐步推开全院所有科室，落实下转患者到社区康复治疗，开展社区居家护理服务。

（2）解决重医轻防问题。坚持社康“院办院管”，推动医院社康融合发展，将社康服务作为医院集团“一把手工程”，院长负责协调医院各科室与所属社康机构共同落实基本医疗、基本公卫任务，通过在社康中心成立专科医生工作室，以及成立居家护理及家庭病床服务部，创新分级诊疗，促进优质医疗资源下沉，实现社康与医院集团人财物资源配置一体化，增强社区居民的获得感、幸福感。

（3）大力创新社康健康服务“四方联动”模式。我院聚焦重点服务人群，力推“患者少跑路，专家多移动”的医疗新模式。2019 年 10 月 13 日，在海裕社区首创“四方联动”新模式，实行高血压病健康服务“居民、社区、社康、医院”四方联动，强调在日常疾病诊疗过程中要关注患者的健康管理工作。同时，在各项预防性工作尤其是基本公共卫生工作中及时发现患者，及时治疗，实现“以人为中心”的全人照顾理念。这是我医院集团在社区健康服务方面的一项创举，通过公卫工作成果驱动基层医疗活动发展，改变基本医疗和基本公卫工作脱节的状态，实现“医防融合”。

在探索慢性病医防融合服务工作的同时，以患者自愿为原则，与家庭医生签约服务相结合，探索慢性病医保费用“总额管理、结余留用、超支自付”。

（4）打造居家护理宝安模式。通过开设家庭病床，建立“社康中心—门急诊—住院部”的连续性优质护理服务体系，使双向转诊流程更加顺畅。医院门诊部和住院部诊疗后慢病患者转诊至社康人数为 3 839 人次，从社康上转到医院本部患者共 66 456 人次。

利用社区健康服务中心院办院管优势，学习新西兰的社区护理“全人护理”及“以家庭为中心”理念，通过新西兰怀卡托护理学院老师及香港社康护理专家团队，建立以居家护理师为主导，以家庭病床和居家照护为依托的无缝隙延续服务新模式。自 2018 年 6 月 12 日部门成立以来，截至 2019 年 10 月底，已服务患者数达 800 余人，完成居家护理服务人次超 3 700 人次，医务人员提供服务达 4 200 余人次，建立家庭病床达 160 余张，其中居家护理师出诊人次达 3 800 人次，全科医生出诊 200 人次，专科医生/专科护士/专家出诊 130 人次。开展社区健康教育活动 10 余次。服务患者病种达 20 余种，服务距离最远达 45 km，合并慢病病人占 88.6%，老年人占 70.1%。服务满意度达 100%，满意率达 98%，目前已收到锦旗 20 余面，收到感谢信数十封。在院内培养居家护理师 18 名，并成为广东省居家护理师师资培训基地，培养社区居家护理师 7 名。

居家护理事迹先后被作为“医院全面优质服务管理”“进一步改善医疗服务行动计划”等典型先进事迹进行宣传。完善社区延续性护理服务激励机制，探索建立长期社区护理工作机制。

（5）大力推动社康信息“三协同”试点工作。在深圳市卫生健康委员会的大力支持下，2019 年 11 月 7 日，我院社康信息“三协同”试点工作正式开始启动，大力推行“三协同”、双向转诊、全程扫码和医院社康信息系统融合发展，以便促进基层医疗信息化建设，有效缓解“看病烦”和“看病难”，让患者健康获得感和幸福感更强。

［深圳市宝安人民医院（集团）　梁锦峰　高然］

15 打造深圳市宝安区“5 分钟社会救援圈”示范社区

一、背景与现状

我国院外心搏骤停（cardiac arrest，CA）的生存率仅 1% 左右，远远低于欧美国家的 10%～12%，所有经历过心肺复苏术（cardiopulmonary resusciation，CPR）培训合格的公众不到全国人口的 1%，其根本原因是社会急救体系建设的薄弱或缺失。

2019 年 6 月，国务院印发的《关于实施健康中国行动的意见》明确提出，到 2030 年心脑血管疾病死亡率要下降到 190.7/10 万以下，引导居民学习掌握心肺复苏等自救互救知识技能是防控重大疾病的主要任务。

为响应党中央、国务院“健康中国”建设号召，贯彻落实《健康中国 2030 规划纲要》，深圳市宝安区率先成立宝安区应急医疗救援培训中心［以下简称“培训中心”，挂靠在深圳市宝安人民医院（集团）］，并于 2018 年 5 月颁布了《宝安区群众性应急救护培训工作方案》，在具体实施中，开拓创新，创建了“政府主导、部门协同、专家指引、社会参与”的全覆盖社会急救培训体系，即“宝安模式”。目前已建立了 1 330 名以医务人员为主力军的社会急救培训导师队伍，截至 2019 年 11 月 30 日，开展社会急救培训2 492期，培训社区网格管理员、楼栋长、保安员、公安、消防、学校师生、协警（义警）、司乘人员、义工队伍等各类社会公众达 15 万人。

海裕社区位于深圳市宝安中心区，面积 4.5 km^2，服务人口约 8.3 万人。现有 19 个住宅小区、4 个商业园区、12 所中小学及幼儿园、1 个综合体育中心、2 个办证大厅、3 个社康中心，有学校师生 8 000 人、注册义工 4 600 人、社区网格员 25 名。已建立全民健康委员会，并联合网格—社康—慢病、卫生监督等部门组建了“健康海裕”项目办公室，与宝安人民医院（集团）有很好的合作关系，有开展社会急救体系建设的良好基础条件。

为坚持习近平总书记关于“没有全面健康，就没有全民小康”的论述精神，宝安区应急医疗救援培训中心与宝安区新安街道海裕社区合作，借助社区组织“统筹、联动、管理、服务”的功能，调动社区全民参与急救意识、整合社区急救资源，充分做好急救“黄金 5 分钟”，建立系统化、专业化、全覆盖的“5 分钟社会救援圈”示范社区。根据现有共识，面对心跳骤停患者，抢救时间每提早 1 分钟，成功率可能提高 10%；超过 6 分钟，成功率仅为 4%。因此，我们目标是：在社区及公共场所，让突发伤患者在最初 5 分钟内，能得到接受过急救技能培训的志愿人员有效的救护和援助，为专业医务人员抵达现场前赢得宝贵时间，实现社会救援与医疗救援无缝衔接。

宝安人民医院（集团）与海裕社区合作，通过加大社区内大规模的人员急救培训、整合社会急救资源，进行社会急救网格管理，以科学技术为抓手等手段打造了“5 分钟社会救援圈”示范社区，为加快宝安区社会急救体系建设作了示范。

二、方法与流程

（一）确立以海裕社区为中心的“5分钟社会救援圈”运行机制

在海裕社区已建立的全民健康委员会的基础上，由海裕社区牵头组织“5分钟社会救援圈”示范社区项目办公室，办公室设在海裕社区，负责项目管理、协调、监督等日常工作。以社区为中心，建立各机构协调配合的运行机制，联合社区网格站开展调研工作，目标是摸底意外事件高危人群、场所等基本情况，建立社区急救台账。联动社康及义工、楼栋长、学校师生、社康医务人员实现居民共建共治共享的社会急救体系，打造一支具有一定技术水平的社会急救服务队伍，协助化解居民参与程度不高和急救人力资源配置不足的现实问题。联动其他政府机构、专业机构与物业、学校、工厂等社区内机构组织，协助相关项目更好落地。社区在“5分钟社会救援圈”示范社区项目开展过程还应该积极开展调研工作，及时发现问题，形成工作总结和工作经验，最终形成效果突出、可复制性高的创新模式。

（二）建立“四位一体”急诊医疗服务体系

海裕社区医疗保健和健康措施资源非常丰富，目前有三甲医院1家、社康中心3家、社会医疗机构4家、社会保健机构5家、综合体育中心1家、社区公园1个、健身广场2个、小区健身会所15家、体育健身路径19条。海裕社区“5分钟社会救援圈”示范社区的核心在于：意外伤害事件发生后，可以形成快速有效的“社区内现场急救—院前急救—院内急诊—院内ICU”“四位一体”急诊急救服务通道。（图5－15－1）

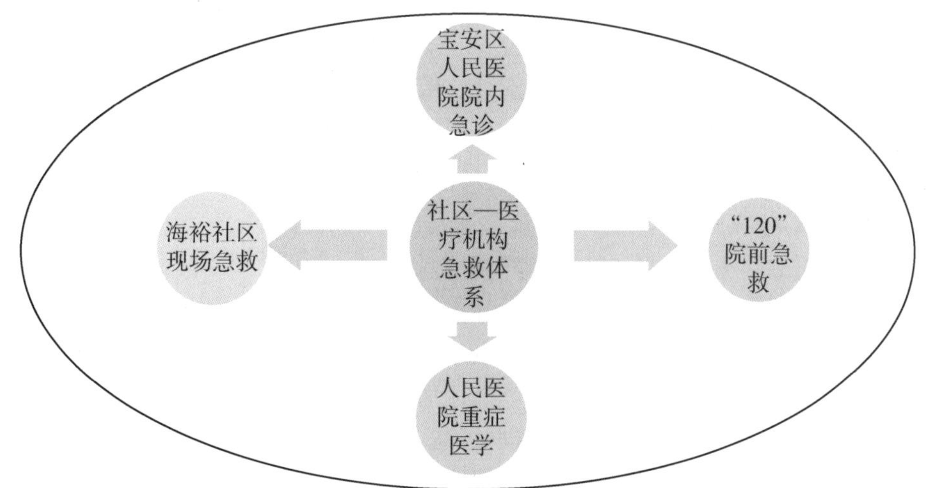

图5－15－1　“四位一体”医疗服务体系

在海裕社区内建立“海裕社区—区人民医院（集团）”现场—院前—院内快速反应绿色通道，一旦发生意外事件，保证可以第一时间进行救治。

现场急救是“四位一体”社区—医疗机构急救体系建设的基石，社区内大多突发急危重症或意外伤害事故都发生在居家环境、公众场所和工作场所内等，最先到达现场

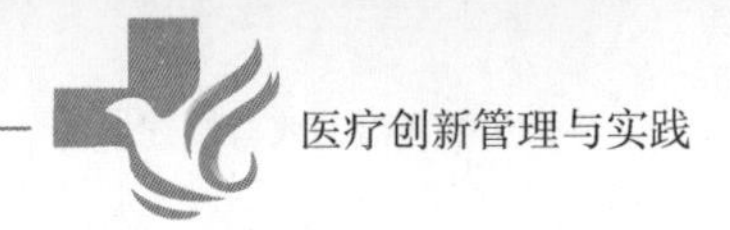

的往往是非专业的急救人员，如果现场的“第一目击者”能够立即正确的实施救护，争取到最初宝贵的抢救时间，就能极大地降低院外死亡率和伤残率。

在社区的27个网格以地理距离划分为5～10个急救网格，以中心建筑作为微型急救站驻点单位，配置自动体外除颤器（automated external defibrillator，AED）、急救药箱等硬件措施。在每个急救网格内形成一个包括网格员、楼栋长、志愿者、安保人员的急救队伍，实现紧急情况发生时，群众至少有3个紧急情况救援联系对象的社区急救应急系统。

同时，建立“海裕社区—区人民医院（集团）”现场—院前—院内快速反应绿色通道，一旦发生意外事件，保证可以第一时间进行救治。

（三）打造部门联动、急救资源整合、人人敢救会救的救援机制

在海裕社区内部进行大规模的安全急救知识与技能培训，组织社区内社康人员、义工、志愿者、楼栋长、社区工作人员、学校师生等重点人群和社区居民参与急救知识与技能培训，重点掌握“120”呼叫常识、特殊情况急救常识及心肺复苏技能，成立社区急救小队。对社区内包括新湖中学、宝安中学附属小学、海裕小学等12所学校8 000余名教师和学生每年定期开展救护知识普及，将急救知识纳入学生教材，从小培养学生自救互救意识。住宅小区保证每家每户有1名急救员，体育馆工作人员培训合格率达到95%以上。同时，借助海裕社区现有成熟的网格员系统，以及数字化平台，并根据所辖区居民数量、分布特点及地理位置等特点，将36名网格员全部培养成社会急救志愿者。进一步对接社区义工、志愿者，对海裕社区4 600名义工定期开展急救培训，建立常规的急救义工队伍。通过多种方式整合社区急救资源，多部门联动，增强社区中急救活动的参与度，并利用相关活动推动相关健康教育、培训、宣传活动的开展，形成社区内部人人敢救会救的急救健康长效机制。建立社区内“人民医院社康人员”为社会急救主力，应急、网格等部门配合，义工、保安员、楼栋长、公安消防交警为补充的全覆盖无死角的急救网格体系，最大限度地做到事故现场附近急救员能在黄金救护时间达到现场实施救护，实现社会急救的零距离服务。（图5－15－2）

（四）配置急救用品、建立急救用品长效管理机制

根据《深圳市“十三五”AED配置使用实施方案》和《宝安区公共场所急救用品配置规划》中急救用品配置原则和依据，在海裕社区居委会、住宅小区、商业园区、体育场所等重点地区布局急救用品，一旦发生意外事件，可以第一时间拿到急救用品予以使用。海裕社区有1个社区工作站，2个社区居委会，有宝安体育馆等大型运动场所，考虑到社区意外事件构成比例和AED成本较高（大多过万元）等因素，在海裕社区配置固定型（立式急救箱）和便捷型（急救背包）。

（五）使用信息化手段，实现“5分钟社会救援圈”人、财、物互联互通

在“120”救护车到达前，为保障社区内现场目击者、急救志愿人员在现场可以第一时间开展心肺复苏和取用急救用品，使用信息化手段对“患者、急救志愿者、AED急救用品”进行关联非常必要。目前，培训中心已开发“急救E宝”App，可以充分利

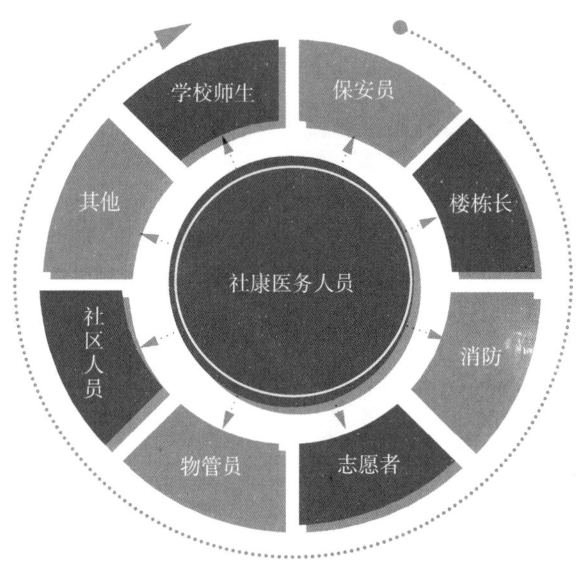

图 5-15-2　海裕社区全覆盖 5 分钟社会救援圈

建立社区内“人民医院社康人员”为社会急救主力，应急、网格等部门配合，义工、保安员、楼栋长、公安消防交警为补充的全覆盖无死角的急救网格体系。

用移动互联网实现海裕社区内部急救知识的线上传播、召集公众参与急救培训，并在患者需要急救时利用互联网迅速招募急救志愿者参与现场急救，与此同时，还可以实现快速获取 AED 设备。主要功能如下：①在线公众急救知识宣传教育网上信息平台。②实现大规模召集、组织公众急救技能培训及建立社会化急救志愿者在线队伍体系。③将现场急救目击者、急救患者、急救志愿者、公众急救包 AED，以及“120”急救要素有机串联，实现早启动、早救治、早除颤的优化急救流程。(图 5-15-3、图 5-15-4)

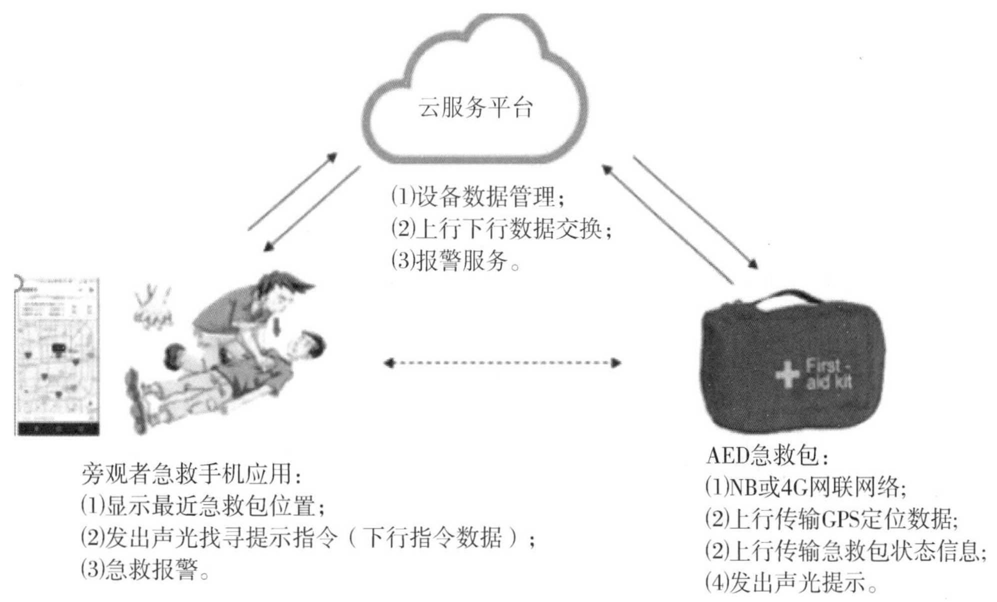

图 5-15-3　“5 分钟社会救援圈”示范社区“急救 E 宝”人员—急救用品联动

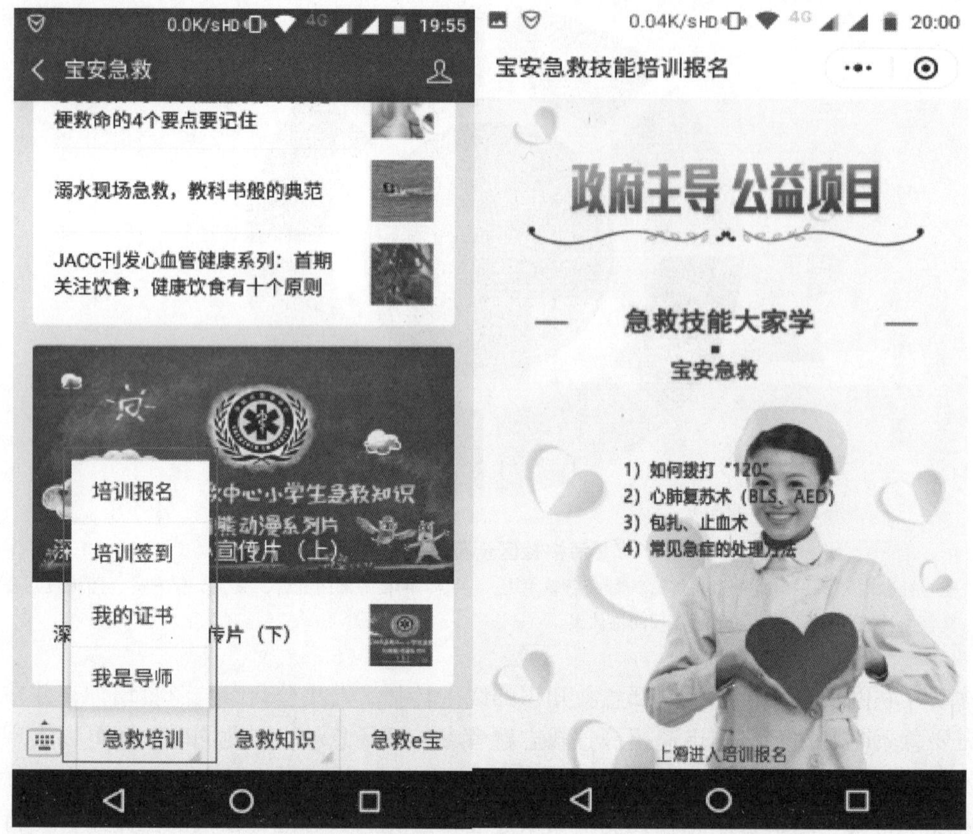

图 5-15-4 “5 分钟社会救援圈”示范社区培训、宣教管理一体化系统

注：通过培训中心已开发的 App 实现海裕社区内部急救知识的线上传播、召集培训，并在患者需要时迅速招募急救志愿者参与现场急救，与此同时，还可以实现快速获取 AED 设备。

三、实施成效

（一）整合了海裕社区内部急救资源

由宝安人民医院（集团）联合海裕社区建立了示范社区范围内完善的医疗急救体系，形成了“社会急救（家庭与社区、现场救护）、院前急救、院内急诊和危重病救治”的“四位一体”社区急救网，为打造宝安区“5 分钟社会救援圈”的建设作出了示范作用。

（二）提升了示范社区居民的整体素质

通过对社区内居民开展的大规模急救培训，培训坚持“简单易懂，规范易学，形象生动，实操为主”培训方针和培训服务制度，让居民快速地掌握了常见意外伤害的救护、心肺复苏、创伤急救、AED 使用等等急救技能操作，并将所学知识渗透到家庭成员及社会生活中，实现了示范社区内部人人学急救、急救为人人的氛围，提高了社区内居民自救互救整体水平。

（三）降低了社区内突发事件死亡率和致残率

自示范社区建立半年多，已先后有 5 例学员在不同场合对心跳呼吸骤停患者和意外伤害患者成功出手施救案例。

（四）增强了社区居民群众的安全感，改善了社区“营商”环境

通过社区内大规模的急救培训，有规划地进行急救用品配置，整合协调义工、网格员、楼栋长、消防、物管等急救资源，形成社区内部门协同、资源整合、网格管理、人人敢救、人人会救、人人能救的“5 分钟社会救援圈”示范社区。

（五）实现了社区救援圈信息化

通过在示范社区应用培训中心开发 的“急救 E 宝”App，利用移动互联网对海裕社区内部急救知识进行线上传播、召集公众参与急救培训，并在对患者需要急救时利用互联网迅速招募急救志愿者参与现场急救等不断完善与论证，目前已可以实现“患者—急救志愿者—急救用品”5 分钟时间内的快速联动及应答，为打造宝安区社会救援圈的建设提供了科学技术支持和实践经验探索。

四、持续改进

（一）实施过程中存在问题

1. 社区范围内大规模社会公众急救培训缺乏足够的经费支撑

社区 8 万人的人口规模，按住宅小区保证每家每户有 1 名救护员，体育馆工作人员培训合格率达到 95% 以上，8 000 余名教师和学生、4 600 名义工全部培训，整个海裕社区预计要培训 2 万人左右，按人均 90 元（最低标准）核算，预计需 180 万社会急救培训经费。

2. 急救用品管理缺乏相应的标准和经验

为打造完善的“5 分钟社会救援圈”示范社区提供支持，在海裕社区居委会、居民小区、学校、社康中心、体育馆、社区服务中心、办证大厅等区域布置急救用品，急救用品配置需要经费募集保障。急救用品维护、使用、日常管理等在目前还缺乏相应的标准和经验。

3. 多部门联合的协同能力仍需加强

“5 分钟社会救援圈”的打造需要人民医院（集团）（包括院本部、社康中心、培训中心）、海裕社区（义工部门、网格站、物管部门、学校、居委会）等多部门联合开展工作，在项目开展过程中需要强有力的协调机构及督导责任部门。

4. 急救培训质量仍需加强

社区内部大规模的急救培训需要有具体的规划，以保证培训的科学性和可操作性，需要针对学生、网格员、普通公众、义工等不同培训对象设计不同培训课程，包括培训内容、培训时长、考核形式的具体可执行的方案，才能保证培训质量。

（二）持续改进方案

强调社会急救培训的公益性质，牢固树立“大急救、大健康”理念，突出政府主导、社会动员、共建共享的原则，由卫生部门、应急部门或红十字会部门牵头将社会急

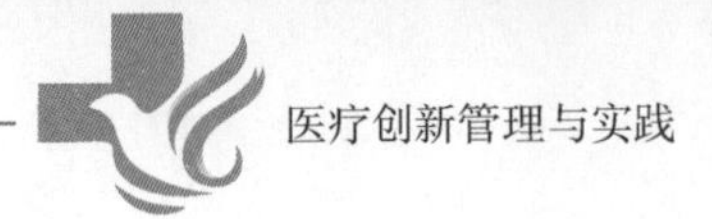

救培训工作纳入政府年度计划，解决培训经费问题。同时，动员培训导师在业余时间免费作为导师开展培训，采用多种方式结合，完成了海裕社区 2 万人的培训计划，按每 2 年一次进行复训。

通过和慈善会、工商联、市急救中心多次沟通申请，同时鼓励企业和爱心人士捐赠，由慈善会牵头在海裕社区重点区域初步布置了 80 台含 AED 急救用品。在急救用品配置和使用过程中通过与厂家、海裕社区等不断沟通、探索，建立了急救用品管理、维护、使用的长效管理机制。

培训中心组织国内外行业专家多次论证，结合前期调研情况，针对中小学生、网格员、义工和普通公众等制订了不同的培训课件和培训方案，分层次、分步骤对海裕社区 2 万人完成了社会急救培训，通过对培训前后问卷对比，培训效果得到了很大提升。

由海裕社区工作站牵头成立了“5 分钟社会救援圈”示范社区项目办公室，办公室设在海裕社区，负责项目管理、协调、监督等日常工作。确立了以社区为中心，各机构协调配合的运行机制，联动医院、社康及义工、志愿者队伍、学校师生、社康医务人员实现社区内共建共治共享的社会急救体系，保证了项目的持续开展。

深圳市宝安区在打造“5 分钟社会救援圈”示范社区的实践中不断创新、探索，取得了一定的社会成效，并总结了一套较为成熟的模式，符合《健康中国 2030 规划纲要》的政策要求，也是贯彻落实《中共中央、国务院关于支持深圳建设中国特色社会主义先行示范区的意见》中“民生幸福标杆”的先行示范。本案例深入剖析“5 分钟社会救援圈”示范社区的构建形式和机制，可以帮助我们深入理解社会急救体系建设的路径，也可以从中提炼出经验教训，为下一步体系建设提供参考，具有较高的参考和推广价值。

参考文献

[1] 张文武，徐军，余涛，等．关于我国公众急救培训体系建设的探讨［J］. 中国急救医学，2019，39（4）：309－312.

[2] 国务院．国务院关于实施健康中国行动的意见［EB/OL］. http：//www. gov. cn/zhengce/content/2019－07/15/content_ 5409492. htm.

[3] 郭占恒．没有人民健康就没有全面小康［EB/OL］. http：//cpc. people. com. cn/n1/2019/0124/c64094－30588152. html.

[4] 张文武，窦清理，梁锦峰，等．政府主导公众急救培训：深圳宝安的实践［J］. 中华急诊医学杂志，2019，28（1）：126－128.

[5] 刘勇，曾杰．我国公众应急救护普及现状与思考［J］. 中国急救复苏与灾害医学杂志，2019，14（2）：169－171.

[6] 张文武，窦清理，陶伍元，等．急诊医学，要还“救”于民［J］. 中华急诊医学杂志，2018，27（2）：128－130.

[7] 中国老年保健协会第一目击者现场救护专业委员会，现场救护第一目击者行动专家共识组．现场救护第一目击者行动专家共识［J］. 中华危重病急救医学，2019，31（5）：513－527.

［深圳市宝安人民医院（集团）　梁锦峰　武海波］

16 社区居民专项疾病诊疗全程管理创新模式

一、背景与现状

为贯彻落实《国务院关于实施健康中国行动的意见》（国发〔2019〕13 号）精神，坚持以人民为中心的发展思想，把以治疗为中心转变为以健康为中心，关注重点疾病患者群健康，为社区居民提供连续的全程诊疗及健康管理服务。通过整合资源、集中力量、创新机制、利用信息化等手段，有效解决分级诊疗体系中医院与社区衔接不畅、专科与全科合作欠缺等各种实际问题，最终将“基层首诊、双向转诊、急慢分治、上下联动”的分级诊疗原则真正落地。

深圳市宝安人民医院（集团）第一人民医院为三级甲等综合性医院，下设有 13 家社区健康服务中心（下称“社康”）。按政府工作指导要求，实行“院办院管”的管理体系。但由于历史发展原因，院本部与社康体系相对独立运行，专科医生与全科医生未形成紧密合作机制。居民对基层全科医生技术水平缺乏认可，大病小病仍往大医院挤；而专科医生缺乏深入社区的机会，对基层社区疾病谱缺乏了解，未能做到早发现早治疗。导致院本部与社康之间一直存在隔断面，分级诊疗落实不到位。因此，在上述背景下，如何建立顺畅有效的联动机制、切实执行分级诊疗值得我们积极探索。

二、方法与流程

（一）确立指导思想

根据《中共中央国务院关于支持深圳建设中国特色社会主义示范区的意见》，我院提出“四方联动”健康守护理念，将医院、社康、社区、居民四个版块进行联动，建立社区专病的垂直管理模式，通过一个专项疾病的诊疗全程管理，把专科医生、全科医生、公卫医生、护理人员组成团队，整合医疗资源，带动“全专结合”，建立全科与专科长效合作机制，深入落实常见专科病及慢性病全程诊疗服务模式，实施“早筛查、早发现、早治疗、早管理”。以专项疾病为突破口，带动专科诊疗整体前移到社区，推动院本部与社康中心医疗服务的深度融合。并结合社区行政管理资源，把健康管理和医疗便利直接带给居民，全面改善社区居民卫生健康获得感，做好群众的“健康守门人”。

（二）制订工作方案

我们在“四方联动”体系的框架下，制订一个可行性较高的落地工作方案，即“社区居民专项疾病诊疗全程管理工作方案”，简称“社区专病管理方案”。

1. 专项疾病遴选释义

专项疾病的管理不以专科为范畴，而以病种为标识，便于群众辨识，便于人员及资源整合，既包括高血压、糖尿病、癌症、慢阻肺、传染病等国家重点监控的病种，又包括各专科根据社区疾病谱特点挑选的常见病、多发病，如肺结节、胃食道反流疾病、骨质疏松、泌尿系结石、肥胖、腰腿痛、月经期疾病等群众常见健康问题。各临床专科可根据所开展病种，牵头成立相对应的专项病种管理小组，对该病种的宣教、诊疗进行家庭、社康、门诊、住院全程管理。

2. 工作重心

（1）实行专病健康管理，建立“居民、社区、社康、医院”四方联动。利用社康中心院办院管的优势，将医院集团作为一个整体，打通社康与医院、全科与专科、社康与社区、医务人员与社区居民的各种流通环节，通过多方联动、分工协作、明确职责、健全网络、共同管理的模式，整合各方资源，不断完善服务体系和运行机制。

（2）注重医防融合和防医融合并举，推进全人照顾。为解决目前实际工作中“重医轻防”“医防脱节”问题，强调在日常疾病诊疗过程中要关注病人的健康管理工作（医防融合），同时在各项预防性工作尤其是基本公共卫生工作中及时发现病人，及时干预（防医融合），实现“以人为中心”的全人照顾理念。

（3）组建社区专病管理小组，全面提高专病管理水平。由专科主任指派专科医生到固定的社康，扎根社区，建立专病“病友微信群”，带领和指导社康的全科医生对专病患者进行规范的专科诊疗，联同社康护士、公卫医生组成专病管理小组，共同对病友进行长期管理，为专病患者提供专病宣教、门诊及住院预约、社区随访等服务，实现专病患者闭环式管理，确保“追踪到底、服务到底、不漏一人”。

（4）促进社康系统及医院系统的信息化改造。患者在社康系统完成所有的挂号、开单、缴费及大型检查预约，患者按照预约日期到达医院后直接到相应的医技科室完成检查。社康可直接查询患者的检验、检查结果，避免患者多次往返社康、医院。

3. 实施流程

医院本部的专科医生由相应科室统筹安排，直接下沉社康、扎根社区，定期挂点至固定的社康出诊；专科医生与社康的全科医生、护士及公卫医生组成专病管理小组，协同管理专病患者；对专病患者实行社康—医院之间的闭环式全程管理，实现专科、全科之间精准的双向转诊，为专病患者提供连续性、无缝隙、一条龙服务。具体实施流程如下：

（1）社康的全科医生、护士直接进入社康管辖的社区，联合社区工作站、小区物业等单位，在社区进行专病宣教，并通过专科专病筛查量表，对社区居民进行专病初筛，并预约相应的专科医生在社康初诊。

（2）专科医生定期至挂点社康出诊，对预约患者提供专病诊疗服务，筛选出符合专病要求的患者，并纳入专病微信群进行统一专病管理。

（3）如专病患者需要转诊至院本部门诊或住院治疗，由此专科医生安排转诊，并全程负责该患者在院本部的门诊、住院部等诊疗过程；如患者情况紧急，专科医生不在社康出诊，则由社康的全科医生安排患者的转诊，并及时通知相应的专科医生做好该患者在院本部门诊、住院部的接诊工作。

（4）专科医生负责专病患者由院本部门诊、住院部下转至相应社康，并协同社康全科医生、社康护士协同管理。

（5）专病患者在社康—医院之间的转诊流程如图 5－16－1 所示。

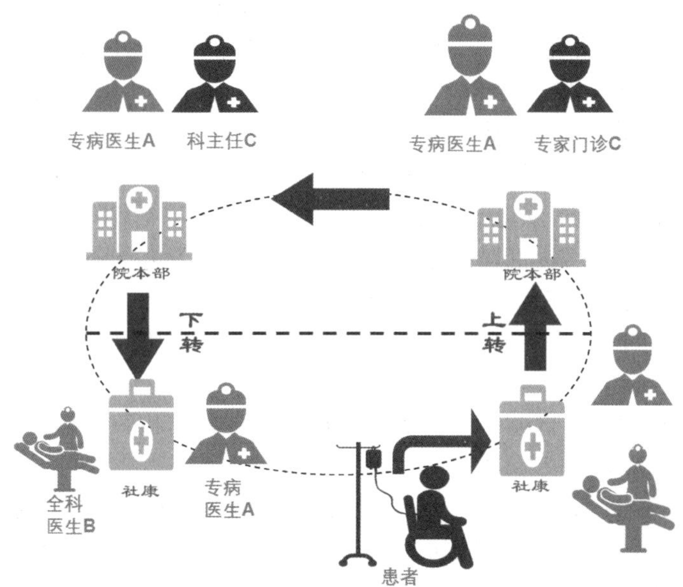

图 5－16－1　社区专病患者就诊流程

专科医生直接下沉到社康、定期挂点至固定的社康出诊，与社康的全科医生、护士及公卫医生组成专病管理小组，协同管理专病患者，实行社康—医院之间的闭环式全程管理。

（三）成立专项疾病管理委员会

1. 专项疾病管理委员会组织架构

专项疾病管理委员会组织架构如图 5－16－2 所示。

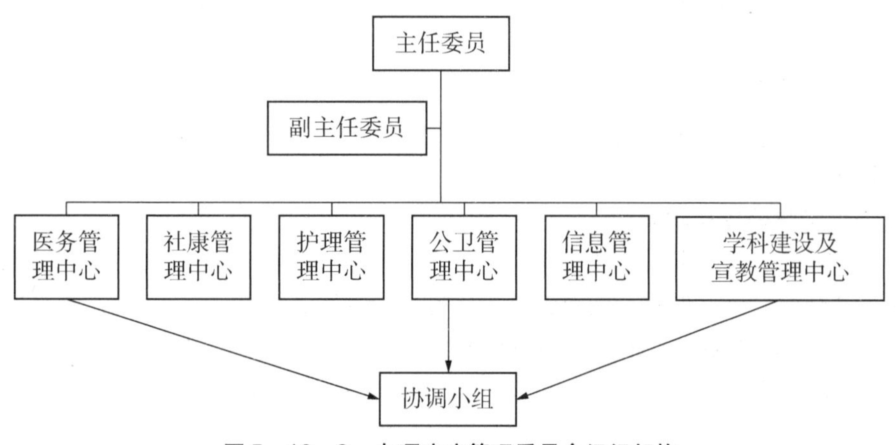

图 5－16－2　专项疾病管理委员会组织架构

（1）主任委员：由医院院长出任，对委员会工作部署作重大决策。

（2）副主任委员：由医院业务副院长出任，直接对专病工作进行指导。

(3) 委员会成员：由各行政职能部门负责人出任，各司其职，共同协作，落实专病管理工作。

(4) 协调小组：为专病管委会下设机构，由各行政职能部门人员组成，每个社康固定设置1名协调员，强化统筹、协调工作，督导各专病管理小组工作的落实，负责专病管理小组成员的考勤和绩效管理。

2. 拟定专病管委会工作职责

(1) 在“患者—社区—社康—医院”四方联动体系下，制订本机构专病管理方案，组织实施，探索并及时修正完善，获取长期成效。

(2) 医务管理中心负责推动临床科室专病管理工作方案的制订与实施，联合多部门监测、评估各专病管理工作方案落地情况；分阶段推动、实施各专病工作方案，先易后难，并提出相应的干预和改进措施，指导及完善各专病管理工作；对专科医生、全科医生等相关人员进行培训。

(3) 护理管理中心负责制订相关社区专病护理计划及执行措施，推动专病居家护理，并定时作检核及监察成效。

(4) 社康管理中心承担社康与院本部之间的协调、统筹工作，包括信息化工程、药品采购、绩效分配等。指导社康切实执行专病管理工作方案；定期收集专病工作报告，提交院本部进一步改进专病工作方案。

(5) 公卫管理中心指导社区专病的健康管理、数据的质控工作，并实行动态管理；分阶段针对社区居民进行专病评估，并总结报告保存。

(6) 宣教管理中心制订、完善社区专病的宣教工作方案，配合专病管理小组开展专病筛查、义诊及讲座。

(7) 信息管理中心负责完善网络信息化建设，打通院本部及社康各类信息系统，改进、优化院本部各项服务的预约、缴费流程。

(8) 实行定期议事制度，一般一个月不少于1次，遇重大或特殊情况随时召开会议。

(四) 设置专项疾病管理小组

专项疾病管理小组（简称“专病小组”）是专项疾病管理委员会在社康执行专病方案的基本团队。

1. 专项疾病管理小组架构

由专科医生牵头，全科医生、公卫医生、社康护士为基础，依托专科医生技术力量，通过“全专结合”形式，组成新型社区健康全程服务团队。

每个专项管理小组设置组长及副组长1名，由专科医生担任组长，负责专项疾病管理小组的日常业务（图5－16－3）。

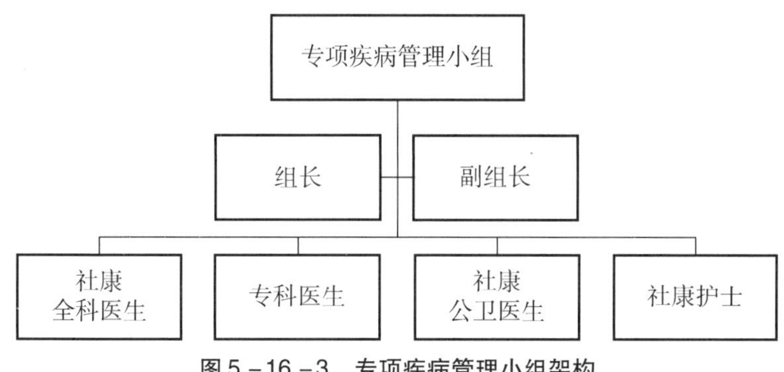

图5－16－3　专项疾病管理小组架构

2. 拟定专项疾病管理小组各成员具体职责

1）院本部专科医生岗位职责。专科医生原则上要求较高年资医师担任，由院本部专科主任负责总体管理，建立专科医生长期挂点社康制度。一个专科医生可负责1～3个社康的专病小组，为期至少1年。每个社康单一专病病种需固定安排2位对口专科医生负责，互为A、B角，如常设专科医生因临时工作变动未能出诊，则由相应的专科医生填补空缺。如单一专病涉及多个专科，可由某个专科为主导，多个专科共同管理。专科医生的岗位职责如下：

（1）每周或定期到挂点社康开展专病门诊，扎根社区，合理安排出诊时间，落地执行分级诊疗制度及实行预约制服务。

（2）在社区持续开展专项疾病宣教工作，提高居民疾病辨识知识，定期组织经验分享交流，加强与全科医生的业务联系，以实践案例教学，提高全科医生的专科诊治能力，达到“全专融合”的目的。

（3）建立专病患者筛选量表，便于全科医生、护士筛选专病患者；与专病小组成员紧密合作，建立专病病友微信群，专科医生对专病患者进行长期、全程管理，提高居民的信任度和依赖感。

（4）直接引导所管理社区的疑难复杂的专病患者到院本部门诊治疗或住院治疗，给予全程协助。

（5）引导本人管理的住院社区患者下转回社康进行康复治疗，并为患者提供专科的入户病情随访服务，协同社康公卫医师合作建立专病管理档案。

（6）专病患者在医院就诊时，患者信息通过双向转诊台自动转诊到相应的社康中心，实现患者在医院与社康中心之间、专病小组之间转诊转介，确保“追踪到底、服务到底、不漏一人”。

2）社康全科医生岗位职责。主要承担社康的基本医疗工作，负责全科诊疗，除解决现患问题外，日常诊疗中与就诊患者建立信任关系，规范诊疗，合理处治，遵循循证医学。全科医生的岗位职责如下：

（1）进驻社区，初步筛选甄别社区的专病患者，将符合筛选条件的人群转交给专科医生进一步确认是否纳入病友微信群，建立患者与专科医生的桥梁作用。

（2）参与管理远程监测的专病患者，及时跟进、处理专病患者的异常病况；如遇特殊病情，直接和同组的专科医生进行沟通、解决。

（3）专病患者转诊回社康后，全科医生按专病分组管理。在专科医生的指导下，以全科医生为主导，对专病患者进行社区管理与诊疗。

（4）关注专病的预防与宣教。

（5）其他：及时反馈、转诊、随访；与其他组员共同入户随访；社区健康宣教和健康促进工作。

3）社康护士岗位职责。协助、配合全科医师和专科医师工作，初步筛选专病人群，尤其是高年资的护理人员，直接进社区随访，保障患者的护理需求。护士的岗位职责如下：

（1）配合专科和全科医生社区门诊的治疗工作，配合相关治疗。

（2）开展专病患者的门诊药物服用及咨询指导工作。

（3）针对特殊患者，开展专病的居家护理工作。

（4）参与专病的社区健康宣教活动。

（5）配合全科医生、专科医生进行专病患者的筛选。

（6）社康中心组织专病患者在社康中心接受指导服务，电话随访，督促专病患者体检、随访。

（7）健康管理：①执行专病管理计划，监测病友微信群中患者的数据并及时报告，如每天的血糖、血压波动等，如发现数据异常，及时上报组内的全科医师跟进。②通过微信和电话方式提醒项目参与者体检及定期随访等。③采用信息化管理平台，专科与全科医生、公卫医生一起参与资料和数据的整理与分析。

4）社康公卫医生岗位职责说明。负责协助组内全科医生和专科医生对专病患者进行全程管理。公卫医生的岗位职责如下：

（1）专病的健康管理、数据的质控工作，并将质控中发现的遗漏的可纳入项目管理人群反馈给社区护士、全科医生。

（2）定期配合项目研究人员做好数据总结及分析工作。

三、实施成效

我院目前实施 10 个专项疾病，分布在 12 个社康，共建立约 50 个专病小组，病友微信群患者达到 3 000 名以上。

深圳市宝安人民医院（集团）联合社区工作站、小区物业等部门，统一规划、对社区专病宣传栏进行改造，确定宣传栏样式和内容。（图 5 – 16 – 5）

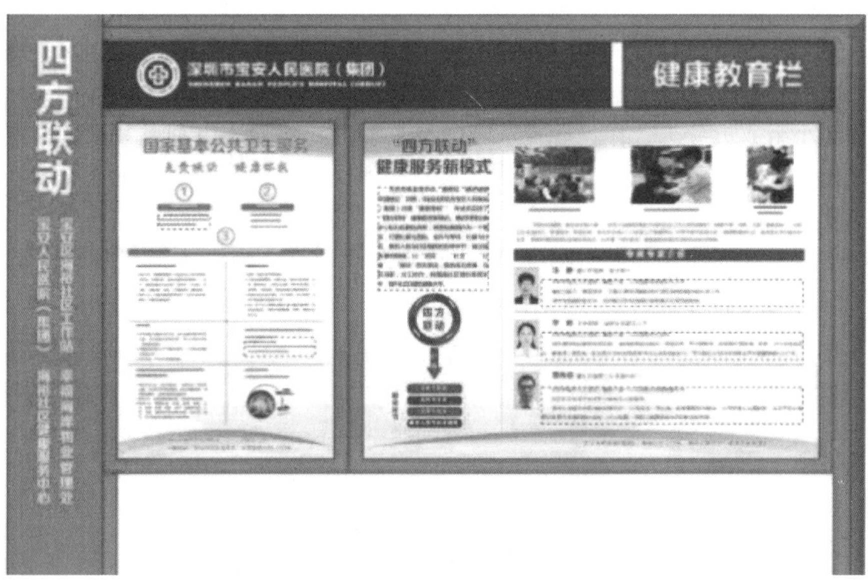

图 5－16－4　社区专病宣传栏

通过推广专项疾病管理小组工作模式，使广大社区居民在家门口就能直接与医院的专科医生沟通，通过“患者—社区—社康—医院”之间的四方联动措施，增加居民对社康的信任度，提高患者对医院专科的了解程度。（图 5－16－5）

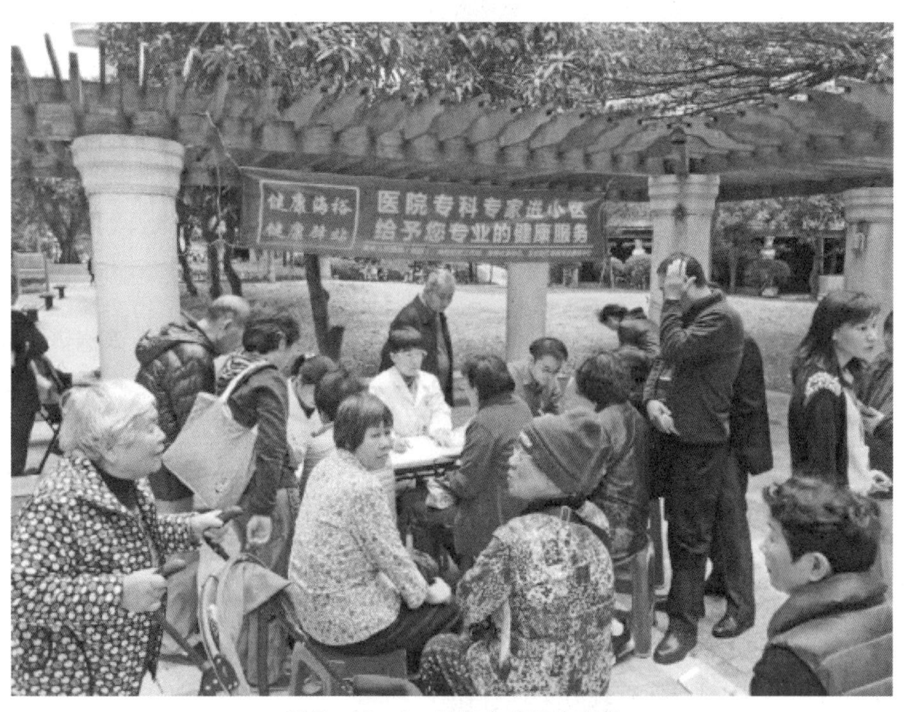

图 5－16－5　社区专病健康宣教

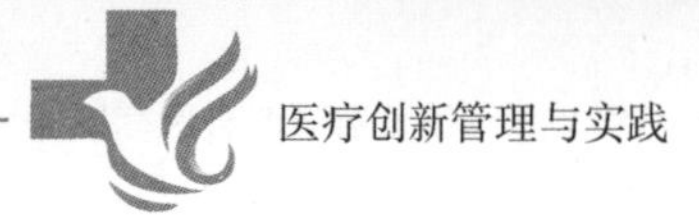

社区专病健康宣教有别于普通义诊，专病小组成员（包括专科医生、全科医生、社康护士、义工）在社区建立专病宣教平台，每周不同的专病小组开展社区专病宣教工作，引导居民到社康首诊。

各专病小组成员分工合作，职责清晰，取长补短，建立小组利益共同体。专科医生的主动性充分调动，全科医生的专科诊疗水平得到提高，公卫医生负责数据分析，护理人员参与全人照顾，促进了全专融合，医护合作，共同提升。

深圳市宝安区人民医院（集团）与社区协调沟通，在小区人流量比较大的活动中心建立了固定的专病宣教与诊疗场所。（图 5－16－6）

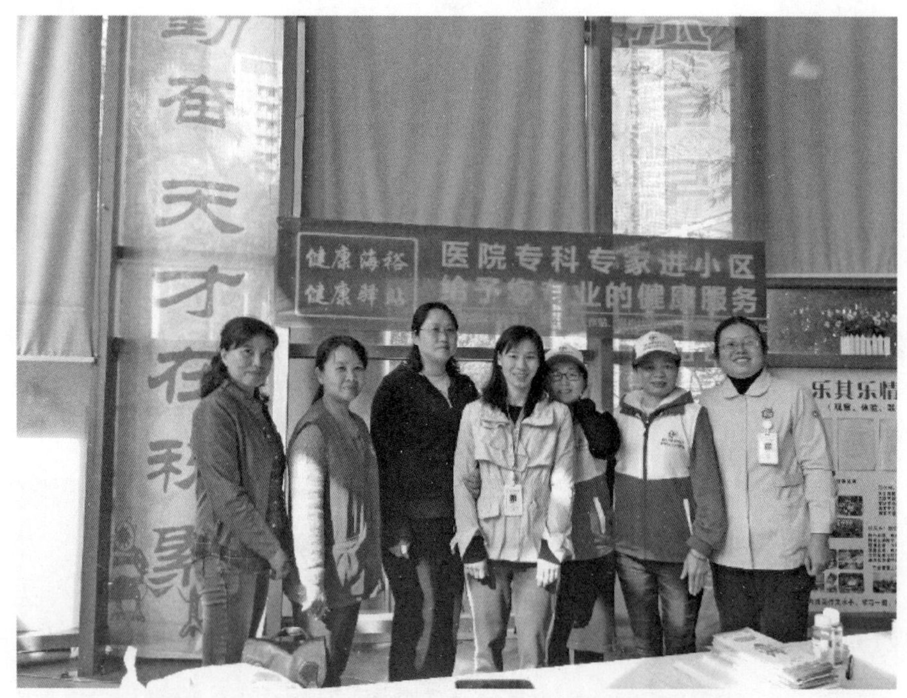

图 5－16－6　社区在活动中心设置固定的专病服务场所

通过方案实施前后的对比，许多原本对自身疾病未能正确评估的专病患者得到了早发现、早诊断，建立了与医生之间的直接沟通渠道，获得了专科医生与全科医生的共同服务。有需要的患者在社康与院部之间的上转及下转通道变得更加畅通，院本部门诊及住院部专科患者诊疗人数较前均有增加。在提高了医院运营效益的同时，广大患者的满意度得到了明显提高，切实响应了党中央提出的做好群众“健康守门人”的号召。

四、持续改进

（一）实施过程中存在问题

（1）专科、社康对专病管理方案理解存在误差。

（2）目前社康与院本部系统不相通，社康无法对院本部的检验检查进行收费、预约，门诊专科医生无法通过系统精准对接上转的专病患者。

（3）部分社康缺少专业人员，比如超声医生、检验技师等，专病辅助检查、检验受限。

（4）专病微信群的管理繁杂，涉及患者隐私、诊疗信息、微信群信息秩序维护等，存在一定医疗风险，影响专病小组的工作效率。

（5）专科医生在社康出诊时间短，未能及时处理社区专病患者的病情。

（二）持续改进方案

（1）通过专病管委会的统一部署，进一步加强专病管理小组各成员间的沟通，拟定各专病工作流程表，明确分工，各司其职，确保专病工作各环节紧密联系、畅通无阻。

（2）由信息职能部门提出相关解决方案，进行信息化改造，逐步打通社康及院本部系统。

（3）在专病方案实行过程中提出整体协调共享概念，由社管中心在各个社康之间统一协调，合理安排在社康工作的相关专业医生、技师排班，配合试点社康专病工作的开展。

（4）通过加强全科医生的专病培训，提高专病的认识，及时提供专病服务。另外，提供挂点专病医生在社康、门诊的出诊时间，实行预约就诊。

［深圳市宝安人民医院（集团）　梁锦峰　卢国煊］

17 基于城市医联体的连续性医疗服务模式探索

一、背景或现状

（一）医联体建设背景

2009年以来，切实缓解居民"看病难、看病贵"问题成为新一轮医药卫生体制改革需要破解的主要任务之一。国务院办公厅2015年印发了《关于推进分级诊疗制度建设的指导意见》及《关于城市公立医院综合改革试点的指导意见》，要求所有公立医院改革试点城市和综合医改试点省份都要开展分级诊疗试点，同时计划将不同级别、不同性质的医疗机构进行优化整合，实施集团化管理模式，形成医疗联合体即医联体，促进医疗资源合理流动，其宗旨在于通过实现"基层首诊，分级诊疗，上下联动，双向转诊"的新型就医模式。国务院办公厅2017年印发的《国务院办公厅关于推进医疗联合体建设和发展的指导意见》，要求到2020年，全面推进医联体建设，形成较为完善的医联体政策体系，建立目标明确、权责清晰、公平有效的分工协作机制，建立责权一致的引导机制，使医联体成为服务、责任、利益、管理共同体。2018年，国家卫生健康委员会的医改政策中更是重点强调推进分级诊疗制度建设，表明要解决群众"看病难"问题，规范就医秩序，必须逐步构建分工合理、协作密切、运转协调的新型城市卫生服务体系，进一步完善三级医疗保健网，落实逐级转诊制度，形成城市大中型医院与社区医院、乡镇卫生院的协作网络，进一步提升基层服务能力，使现有的有限卫生资源得到充分利用。

（二）医联体基本建设情况

随着国家和陕西省深化医药卫生体制改革工作的不断深入，西安交通大学第一附属医院作为西北地区地处西安隶属于国家卫生健康委员会管理的大型综合性三级甲等医院，近年来率先落实国家和省、市医改政策，积极落实政府"双下沉""两提升"工作要求，通过部署实施"两院三区四分院"的战略布局，成立西安交大一附院雁塔区医联体，建立陕西省呼吸专科医联体、陕西省精神医学专科联盟、陕西省心血管专科联盟、陕西省血液病专科联盟等11个专科联盟，与陕西、甘肃、河南、四川、山西、内蒙古、海南等9省147家基层医院构建协作医院体系等多种方式，致力于破解医改难题，服务区域群众健康，探索出符合区域特色、殊途归一、惠泽百姓的优质医疗资源下沉新路径。

2015年4月20日，按照陕西省政府的统一部署，我院作为牵头医院，联合雁塔区辖区内4所二级医院和12所社区卫生服务中心组建了陕西省首个城市医联体——西安交大一附院雁塔区医联体，探索建立以"医联体+全科医师+慢病管理"为基础的城市分级诊疗模式，得到了国家、省、市卫生和计划生育委员会的肯定。2018 年 4 月 20 日，雁塔区医联体顺利运行 3 年之后新一轮签约，有 7 家新成员单位加入，进一步扩大医联体辐射范围。

二、方法与流程

我院在医联体的组建过程中主要使用 PDCA 管理工具优化双向转诊，质量控制等主要流程，旨在构建并细化医联体内规范、合理的机制流程，持续优化医联体内连续性医疗服务，不断改善辖区内居民就医体验。PDCA 的含义是将质量管理分为四个阶段，即计划（plan）、执行（do）、检查（check）、处理（action）。我院通过调研了解雁塔区医联体的现状及基层需求，实施多种措施为医联体患者提供持续性的医疗服务，随后进行效果核查，对比措施实施前后相关指标的变化，总结经验，持续进行下一步医疗服务的优化。

（一）调研基层需求、建立合作架构（计划阶段）

1. 基层调研

2015 年，国务院办公厅印发《关于推进分级诊疗制度建设指导意见》，根据省政府对分级诊疗工作的全面部署，我院作为牵头医院承担了陕西省城市医院分级诊疗试点工作。医院联合雁塔区卫计局对雁塔区医疗卫生资源进行调研。调研结果显示，基层主要存在以下问题：①基层医院人员结构不够优化，医务人员缺乏，现存医务人员技术水平低下，不能满足患者需要。②医疗设备设施闲置或配备不足，诊疗活动开展有限。③信息化建设滞后，基本缺少或无远程医疗设备。④缺乏激励机制，极大地影响了基层人员的工作积极性。

2. 完善医联体制度体系

我院通过建章立制与理顺管理架构规范医联体运行，起草并印发了多项规章制度，主要包括《西安交通大学第一附属医院雁塔区医疗联合体章程》《西安交通大学第一附属医院雁塔区医疗联合体成员单位合作协议》《西安交通大学第一附属医院关于成立分级诊疗工作领导小组的通知》《西安交通大学第一附属医院雁塔区医疗联合体服务规范》《西安交通大学第一附属医院分级诊疗双向转诊暂行规定》等。

3. 建立医联体完善的管理机制及管理架构

医联体按照科学规划、独立运营、综合考评的方法进行管理运营，建立统一、节约、高效的运行机制。医联体内所属医疗机构均为独立法人单位，在医联体章程下，以技术、服务为纽带，相互协作、共同发展。实现医联体内不同等级医疗机构医疗资源的纵向整合，逐步构建分层级、分阶段、功能完善、“预防、治疗、康复”相结合的医疗服务体系。医联体成立理事会，建立理事会管理制度，为医联体最高管理机构。理事会下设医联体理事会办公室，由医联体内各医疗机构人员组成，负责处理医联体日常事务。为确保分级诊疗工作规范有序，医联体内各二、三级医院均设置了分级诊疗办公室和全科医学门诊，由专职人员具体负责，加强分级诊疗过程中的协调沟通。拟定了医联体理事会、理事会办公室、双向转诊联络人名单，明确医联体理事会、理事会办公室、分级诊疗办公室、全科医学办公室等机构职能，完善医联体内管理构架。

（二）以医联体为载体为患者提供连续医疗服务（执行阶段）

1. 建立健全双向转诊工作流程

我院制订了包括23个专科310种疾病在内的《西安交通大学第一附属医院分级诊疗指南》，医联体内各级医疗机构遵照分级诊疗指南进行分工协作。社区卫生服务中心主要诊治常见病、多发病；二、三级综合医院主要处理疑难复杂病和急危重症患者。同时，二三级医院着重促进恢复期患者下转，健全保障转诊后患者延续性诊疗的相关制度。同时，医联体内建立了双向转诊点对点对接机制，制订并下发《医联体工作手册》，建立规范化双向转诊渠道，设立统一的转诊预约平台，逐步形成优势互补、合理就诊的新格局。

此外，我院全科医学门诊承担转诊患者来院首诊、预约诊疗、诊间预约、转诊患者住院预约等工作，对于医联体内预约转诊患者实行优先就诊、优先检查、优先住院，有效搭建了基层社区卫生服务中心与大型三甲医院之间的桥梁。同时，我院每年对全院各科室的双向转诊协调员进行转诊制度流程、岗位职责、信息系统操作等培训，加强院级层面与科室层面的联动，共同促进双向转诊工作。并在HIS系统医生工作站中嵌入《双向转诊单》模块，在电子病历系统嵌入《下转患者知情同意书》，使我院建立有序的转诊网络。

2. 补足基层人才缺口，加强优质医疗资源下沉

我院联合医联体内二级医院成立社区巡诊团，组织专家团队长期在社区进行坐诊巡诊，在医联体社区成立全省首家“知名专家社区工作室”，发挥社区预约、集中处理的方式，解决社区居民大医院“一号难求”的问题，并组织专家团队深入医联体成员单位进行科室查房与业务指导。医联体成立至今，二级、三级医院共派出195位专家在社区坐诊6 294次，接诊患者36 936人次，医联体社区卫生服务中心共接诊患者1 467 887人次。2019年1—11月，我院下派专家坐诊519次，接诊患者3 154人次。

3. 搭建医联体培训平台，加强基层人才培养

医联体三级医院免费接收基层医务人员来院进修，截至2019年年底，共有50余名基层医务人员到医联体二、三级医院进修学习。每年由雁塔区卫健局举办、我院承办雁塔区医联体院长管理培训班、基层医疗医技护理质量管理培训班、急救能力培训班、儿科诊疗能力提升班、外科诊疗能力提升培训班等，使得基层基本医疗和公共卫生服务能力得到进一步提高。医联体成立至2019年底，组织各类培训100余次，培训人次过万。

4. 建立三级服务团队机制，变管治病为管健康

组建了41个以二级、三级医院专科医生，社区全科医生，慢性病管理人员等组成的三级服务团队。2019年，依托西北地区慢病防控科技综合示范研究项目，整合区域全科医师资源，以慢性病管理为切入点，通过家庭医生签约服务团队、慢病服务团队下社区等各种途径，筛查和管理高血压和2型糖尿病患者，同时调整完善基层医疗机构慢性病用药配备，加强基层医疗机构和上级医院的用药衔接，满足慢性病患者用药需要，推动慢病患者下沉社区。为引导居民科学合理就医，医院成立健康宣教专家团，每月组织专家赴社区开展1～2次健康宣教活动，共开展社区健康宣教60余次，受益群众共10 000余人次。截至2019年年底，全区高血压建档人数61 850，高血压健康管理率

31.52%，规范管理率68.16%；2型糖尿病建档人数22 213人，2型糖尿病健康管理率29.41%，规范管理率69.81%。

5. 完善慢病管理信息化路径

为了让“信息多跑路、群众少跑腿”，我院雁塔区医联体建立区域卫生信息平台，构建以信息化为支撑的资源共享机制。国家层面给雁塔区医联体信息化建设专项拨款50万元，医联体区域卫生信息化平台已实现与区级区域卫生信息平台互联互通，以线上线下相结合的方式，为患者提供双向转诊、慢病管理等服务内容。同时，也完成了医联体区域卫生信息平台与陕西省基层医疗机构信息系统的对接工作，可抽取和推送患者档案、随访、就诊、体检等信息，进一步加强了医联体内各成员单位之间诊疗信息互联互通。雁塔区区财政专门列支45万元，推进我院雁塔区医联体“慢病管理分级诊疗系统”升级完成，2019年6月初开始在全区各医联体单位布置上线、操作培训，该分级诊疗慢病系统上线，得到省、市卫生健康委员会信息部门的高度重视。

三、实施成效

（一）医联体工作成效

我院医联体建设工作扎实推进，通过对医联体成立之初及运行3年后的情况进行调研对比后发现：2018年医联体内基层社区卫生服务中心诊疗人次由2014年医联体未成立之时的20.7万提升为47.1万；2018年医联体三级医院双向转诊量为2015年的15.3倍；2018年家庭医生签约人数为2015年的8.3倍。2018年对比2015年接收医联体社区及二级医院进修人次提升了80%，患者对医联体社区卫生服务中心医疗技术水平满意度提升了26.2%。在此基础上，2019年1—11月，我院从其他医疗机构转入3 179人，同比增长163%；医嘱转社区卫生服务/医嘱转院435人，同比增长303%。

（二）获得奖项及社会影响力

医联体工作也得到了各级领导及媒体的高度关注。2016年9月27日、10月20日，时任国家卫生和计划生育委员会主任李斌、副主任王培安分别率督查组莅临我院及医联体社区调研综合医改工作。世界卫生组织专家先后2次调研我院雁塔区医联体分级诊疗体系建设试点项目。2016年1月26日，中央电视台新闻联播节目报道陕西省分级诊疗模式，对我院社区坐诊专家王粉荣教授进行了采访报道。2017年12月22日，中央电视台新闻频道报道我院雁塔区医联体家庭医生签约工作。2018年1月，国家卫生和计划生育委员会公布11省医联体建设成绩单，西安交大一附院雁塔区医联体成为陕西医改典型。2018年10月，我院医联体建设案例在2018年全国医院擂台赛上荣获“全国十佳案例”，同时荣获人民网2018年度“全国改善医疗服务最具示范案例”。

四、持续改进

（一）加强基层服务能力建设，做好分级诊疗制度的“守门人”

进一步加强医联体基层医务人员培训，继续通过区域医联体平台提升基层医疗机构服务能力；依托家庭医生签约服务，形成全科医生与居民稳定的签约服务关系，通过三方付费、购买服务，逐步形成与签约服务绩效相挂钩的家庭医生收入分配机制，使家庭医生有动力提供更多有价值的服务，多劳多得，优绩优酬。

（二）强化宣传引导，促使转诊工作扎实推进

医联体内医院在做好疾病诊疗工作的基础上，指导基层医疗卫生机构落实公共卫生职能，共同做好疾病预防、健康管理和健康教育等工作。进一步畅通诊断明确、病情稳定患者和术后康复期患者的向下转诊通道，为患者提供疾病诊疗—康复—长期护理连续性服务。同时，在居民中广泛宣传疾病防治和健康知识，帮助患者树立科学就医理念，建立基层首诊的自觉性；加强对基层医疗卫生机构服务能力提升和分级诊疗政策的宣传，提高群众对基层医疗卫生机构和分级诊疗政策的认知度和认可度。

（三）依托优质医疗资源，带动区域医疗服务能力整体提升

充分调研基层医院的医疗服务情况，针对基层医院的病种结构和疑难病种比例及基层医院的实际需求选派专家团队坐诊。加强社区卫生服务中心优势专科骨干人才培养，学术交流，依托信息化手段提升社区卫生服务中心诊疗水平。由我院专家团队制订统一的医疗质量管理制度和标准，推动医联体内各医疗机构实行统一的管理制度、诊疗规范和服务模式，建立医联体质量控制体系，提升区域内医疗质量同质化水平。

（四）进一步完善信息化平台建设

加强对基层医务人员的指导和培训，引导医务人员更好地使用信息化平台开展诊疗工作。将更多的慢性病患者纳入信息化平台管理，为慢病患者提供连续性医疗服务。此外，进一步完善信息化路径，建立行之有效的指导和协作机制，深化我院与基层医院科室之间的深度对接，发挥区域引领作用，提升学科整体服务能力。

参考文献

[1] 邵宏涛，郑昌清，谷伟，等．落实分级诊疗双向转诊制度的有益探索：社区医院设立专科病房模式［J］. 中国医院，2017，21（8）：76－78.

[2] 何思长，赵大仁，等．我国分级诊疗的实施现状与思考［J］. 现代医院管理，2015，13（2）：20－22.

（西安交通大学第一附属医院　刘庆　王丽云　李红霞）

18 发挥三甲综合医院优势，做实紧密型医联体建设

一、背景与现状

“南方小镇，中山小榄。”这个素以菊花飘香闻名于珠三角的经济重镇，近年来因“小榄模式”紧密型医联体而备受关注。时任广东省委书记的胡春华莅临此地调研考察后，省委省政府启动了以“强基层”为核心，提升基层医疗卫生服务能力的“三年大会战”，“小榄模式”是其中一个参考样板。中央电视台、广东电视台、新华网、《南方日报》等知名媒体相继来到小榄做专题采访报道，《广东改革工作简报》中更是将“小榄模式”作为专题进行了介绍。本文重点解读中山市小榄人民医院建设“一体化”管理的“紧密型医联体”的一些主要做法和经验。

“小病在社区、大病在医院、康复回社区”的“小榄模式”启动于2006年。当时，在市镇两级政府提出的“希望人人享有优质基本医疗，把优质基本医疗作为公共产品提供给人民”的理念下，中山市小榄人民医院便在着力探索构建“紧密型医联体”，切实解决群众“看病难、看病贵”难题的道路上脚踏实地奋斗着，也是这一过程中，形成了“榄医经验”。

二、方法与流程

（一）发展特色专科，构建区域急危重症诊疗中心

十几年来，我院做强做精重点特色专科，不断培育新学科新技术。2011年，成为全国首家镇级三甲医院，将“三甲”的标准和要求落实到医院常态化的工作中，临床全面实现二级分科，部分专科实现三级分科的基础上，以MDT多学科协作中心、ICU重症治疗中心、介入治疗中心、内窥镜日间手术中心为平台，搭建起全院资源共享的平台，鼓励创新，鼓励技术分享，支持学科亚专业细分，支持临床不断攻克疑难病种的诊治，形成自身的核心竞争力。

我院逐渐打造出了3个省重点专科、4个市重点专科、6个市特色专科，妇幼中心更是成为“龙头”品牌。根据市委市政府西北组团中心医院的定位，重点打造了国家级胸痛中心、国家级卒中中心、危急重症救治中心、孕产妇和新生儿危急重症救治中心、产前诊断中心等十大中心品牌。新兴学科减重代谢外科、疼痛科、现代康复专科等不断发展，吸引来自全国各地的众多患者前来就医，跻身全省前三名。在2018年举行的中国医院品牌专科评选中，共有8个专科分别斩获冠亚季军等多项殊荣，获得全国评选专家和各路同行的一致认可，同时也吸引了本地区及周边地区更多患者。

（二）与省部级医院共建专科联盟

“医联体”中“上下联动”是关键。因此，我院近年来不断发挥三甲综合医院优势，高度重视与“医联体”上游的联系与合作。其中，与南方医科大学珠江医院建立了儿科、新生儿科、康复科、神经外科、普外科、呼吸内科等专科联盟；与广东省人民医院签署了广东省人民医院区域合作医院协议，利用“互联网+”技术，建立全新的“省医—榄医”医疗协作互联网协作平台，也在科研教学、诊疗技术、学科建设、管理科学、全科医生培训、双向转诊、远程会诊等多个领域与广东省人民医院开启项目合作和医疗资源平台对接；与广州中医药大学第一附属医院签订合作协议，两家单位联合打造广东省首个“中西医联盟合作单位”，促进中西医学融合与发展，促进疾病的预防和疾病的快速康复。

（三）强化“一体化”管理方式，创新推进“三个抓好”

1. 抓好社区卫生服务机构的硬件基础和系统设施建设

我院加强辖下所有卫生服务站基本设施设备的配置，包括心电图、B超、检验检查等设备，患者在社区就享用到三甲医院的设施设备，保证了医疗质量，也节省了在大医院排队等候的时间。社区卫生服务中心开展老人体检、妇检、肿瘤筛查等大型公共卫生项目时，医院在人员、设备等方面给予全力支持和密切配合。对于CT、MR等大型设备，若社区患者有需要进行检查，由社区开单收费，让患者带相关单据去医院进行相应检查。对于社区转诊上医院的患者，医院有绿色优先通道，减少上转患者等候时间。检验类、内镜类等社区缺少的检查、检验等，均通过这样的方式实现资源共享。

2. 抓好“医联体”系统的同质化管理

“办好一家医院，办成一所学校”是我院的办院理念。我院对社区卫生人员的培养按本部人员相同的标准和要求执行，把社区工作人员培养好、用好。所有的社区人员和本部员工一样接受“三基三严”、急救技能、合理用药及病历的书写等医院各类培训和考核，全员参与、系统培训、强化基础、注重实效、人人过关。

同时，落实优质资源下沉，分批次派医生、护士及医技人员到社区服务。以制度的形式，明确下乡工作与医务人员职称、绩效相挂钩，同时保证医务人员在下乡期间岗位、薪酬等不变，从而充分调动积极性，稳定队伍。我院尤其重视全科医生的培养，积极吸收全科医生学员，积极推动落实全科医生转岗培训，增加实践学习，每个学员必须进行为期2个月的社区卫生服务站实践。同时，承担起周边多个镇区如东凤镇、东升镇、古镇镇、南头镇等全科医生培养任务，成为全科医生的培养“基地”。我院辖下的联丰社区服务中心也大力培养全科医生，在社区人手普遍紧张的情况下，2017—2019年完成培训全科医生29人，54名医生中全科医生达43人。

另外，我院非常注重加强社区卫生服务站的规范化和精细化管理，实行统一管理运作，重点突出实施“管理规范、工作流程、质量标准、服务内容、形象设计、绩效考核”6个标准化。我院有机地把社区站作为一个科室，完全按照医院的各项管理要求进行管理，从管理制度、工作流程、员工培训考核、后勤保障、医疗质量与安全、医疗服务到绩效考核，实行同质化管理，使社区中心和服务站向制度化、规范化方向发展。（图5－18－1）

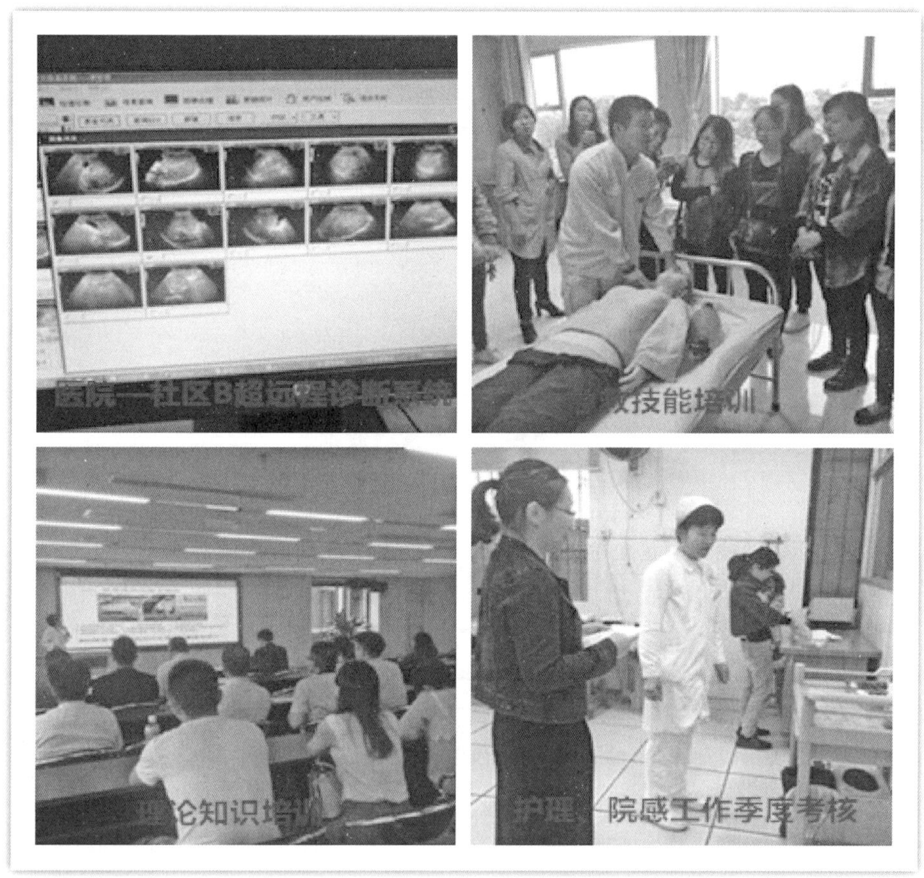

图 5－18－1　医院—社区服务站“同质化”管理

3. 抓好“双向转诊”机制，让每个上转或下转的患者都得到全程优质的服务

在“双向转诊”建设上，联丰中心与医院本部组建了双向转诊微信群，搭建了专科医生和全科医生联系平台，设立了科室及社区卫生服务站双向转诊联络员，临床各科室专家对中心医生集中进行专科业务、危重症识别的培训，疑难病例社区医生可与专科医生直接请教对接；患者持联丰中心医生开具的转诊单，可在医院享受绿色通道的优先服务，基本实现了“点对点”的服务。

三、实施成效

（一）让患者在家门口就能享受到优质的三甲级别医疗服务

紧密型医联体实施4年多来，取得的成效非常显著，促进了优质医疗资源下沉，初步建立了双向转诊模式，社区首诊也得到逐渐推广，提升了区域医疗卫生整体水平，一定程度上缓解了“看病难、看病贵”问题，得到了上级领导和地区居民的充分肯定。（图5－18－2）

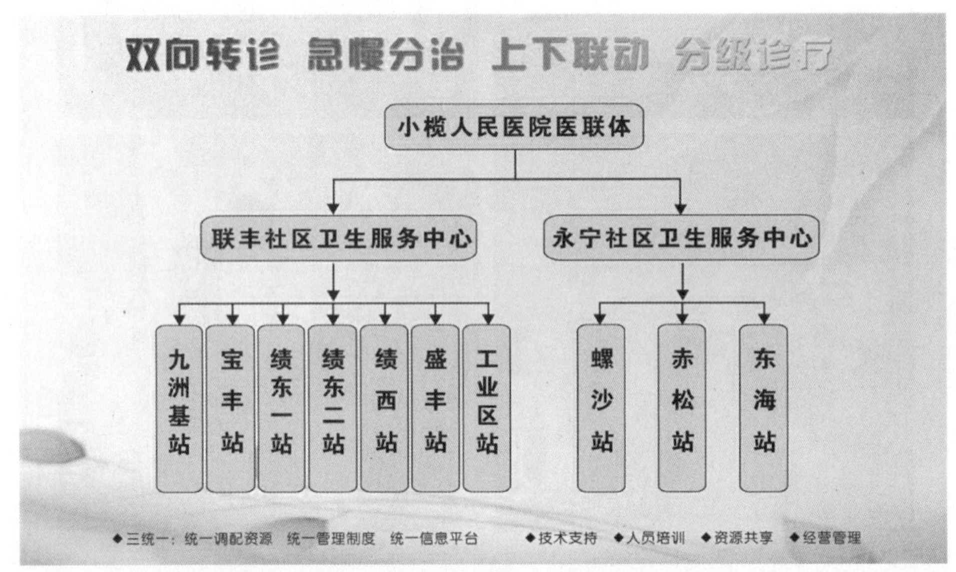

图5－18－2 中山市小榄人民医院医联体架构

2016—2019年数据显示，我院辖区社区卫生服务站门诊量持续增长，真正实现了“小病在社区，大病到医院，康复回社区”的就医格局。以我院2019年1—11月统计数据为例，联丰中心社区月均门诊总量8.2万人次，上转病人612人次，转诊率为0.75%。从上述数据可以看出，联丰中心社区医疗服务能力较强，转诊率不高，紧密型医联体建设的成效非常显著。以前，血常规、尿常规等简单检查，小榄居民都要往大医院跑一趟，如今在家门口就可以完成，患者在家门口即可享受到与三甲医院同样的诊疗服务，这都得益于“紧密型医联体”的建立。

2016年，我院院长何淑明曾受广东省卫生和计划生育委员会及省医院协会委托，牵头组织全省10多名专家起草全省分级诊疗制度、流程及出院标准、病种目录等，广东省卫生和计划生育委员会采用并向全省下发了分级诊疗制度和流程。“小病在社区”，患者不仅得到放心、便捷的医疗服务，我院还严格控制社区门诊的费用，目前社区站就诊人次平均费用约38元，比在公立医院就诊一次至少省150元以上，加上门诊医保报销比例的正向引导，社区居民越来越乐意、放心到最近的社区站看“小病”。

（二）基本实现“大病不出镇”

在紧密型医联体建设中，我院作为大型三甲综合医院、区域医疗中心，熟悉医疗业务，熟悉医政和医疗管理，真正有能力对社区给予技术、人才和资源、管理上的支持，真正帮助了社区的规范发展，确保基层医疗服务能力的不断提升。此外，我院本部普通门诊、简易门诊患者明显减少，促使我院对原有服务模式进行调整，把主要精力聚焦在专科建设发展和复杂疑难病例的诊治上，放在医院管理和高品质医疗服务的提升上。2019 年，全院完成门急诊人次 292 万，出院人次近 7 万，手术人次 4 万多，其中三、四级复杂高难手术占比和 C、D 型复杂疑难危重患者收治率位居全市前列。我院的县域就诊率达 99.7%，已经实现“县域就诊率大于 90%”的医改目标。

四、持续改进

在“紧密型医联体”建设过程中，我院不断发现问题、探索问题、解决问题。例如：人才队伍建设机制如何进一步完善，如何推行首诊在社区的配套政策的完善，分级诊疗的标准如何统一，紧密型医联体内的上游三甲医院与协作的医联体下辖机构在管理中的衔接和同质化，如何在人群体量不同和经济水平参差不齐的不同辖区体现平衡与随之而来的医联体内各个站区的绩效考核及利益如何分配，如何提高家庭医生的签约率，家庭医生的作用该如何进一步发挥等问题。这些都需要在实践中不断完善。

下一步，我院要探索医联体内部构建分工协作的机制，真正做到上下联动，利益共享，尝试开展诊疗、康复—长期护理的连续服务模式，探索整合型医疗卫生服务体系，努力完善和打造“小榄模式”的升级版，助力中山医改和医疗卫生事业的发展。

［附件1］社区双向转诊流程

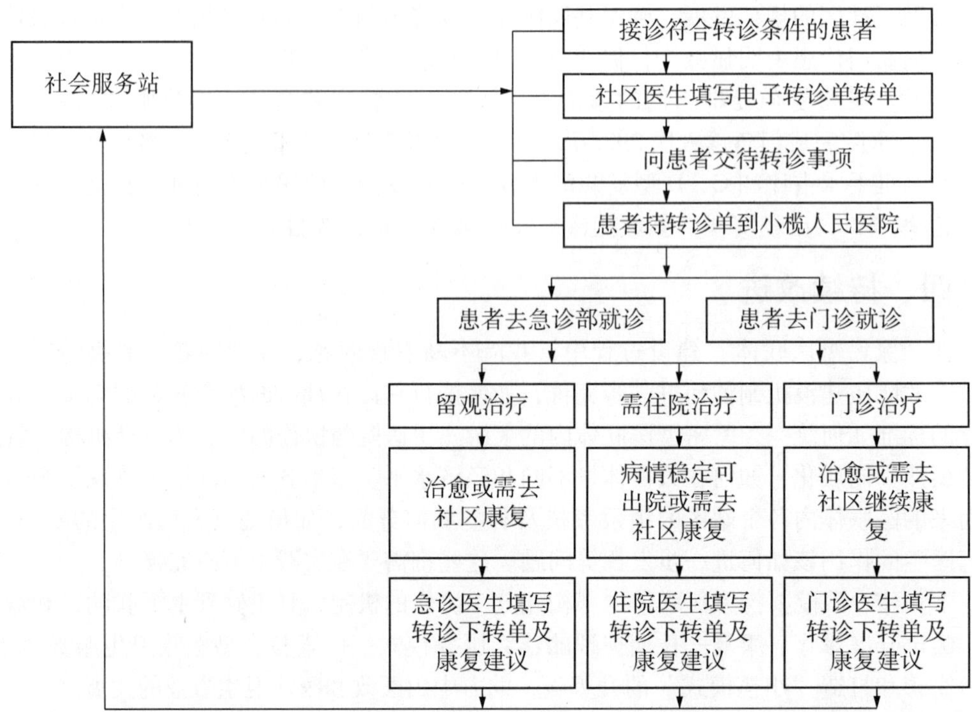

［附件2］中山市小榄人民医院双向转诊实施方案

根据《中山市医疗联合体试点工作方案》和《中山市小榄镇紧密型医疗联合体章程》的相关要求，为进一步加强医联体双向转诊、绿色通道工作，建立有效、严密、畅通的双向转诊通道，实行无缝式持续治疗，逐步形成“基层首诊、分级医疗、双向转诊、上下联动”的就医局面，结合我院实际，制订此方案。

一、成立医联体双向转诊管理小组

组　长：分管副院长

副组长：医务科主任、门诊部主任、联丰社区服务中心主任、信息科主任

成　员：相关职能部门工作人员

职　责：制订医联体双向转诊制度及实施方案，监督、协调制度的落实，定期总结及修正双向转诊工作。

二、双向转诊实施方案

（一）医院

1）门诊部负责院本部双向转诊工作，承接社区上转患者，建立绿色通道，设立固定服务电话，确保上转患者得到优先诊疗服务。

（1）正常上班时段，社区转诊患者到医院门诊一楼大堂导诊服务台，向导诊说明转诊身份，由导诊将患者引导至相应的专科医生诊室，并给予优先诊疗。

（2）非正常上班时段，社区转诊患者到急诊护士站，向护士说明转诊身份，由护士将患者引导至相应的专科医生诊室，并给予优先诊疗。

（3）挂号处、收费处、检验科、放射科、超声科等部门应给予社区转诊患者优先服务。

2）患者病情稳定逐步恢复需进一步康复治疗的，需转社区治疗，主诊医生征得患者同意，填写《小榄人民医院双向转诊单（下转）》，并指导患者至所属社区卫生站进行康复治疗。同时联系相关社区转诊负责人，将患者诊断治疗、预后评估、辅助检查及后续治疗、康复指导方案提供给社区卫生服务站，必要时开展跟踪服务。

3）各临床科室应按一定比例预留床位，优先安排上转患者住院。

4）医务科负责全面协调解决方案实施过程中遇到的问题，发现不足及时改进，完善转诊工作；安排专家定期到社区卫生服务机构坐诊，开展义诊活动、健康讲座、保健咨询、疑难病例会诊、医务人员培训等工作；组织社区医务人员定期回院本部参加业务培训。

5）建立医院—社区双向转诊通讯录及微信群，有利于转诊信息的传达与沟通。

（二）社区卫生服务中心/站

（1）设立固定服务电话，安排专（兼）职人员负责双向转诊工作。

（2）接诊患者后，因病情需要转至医院诊疗的患者，征得患者同意后，在门诊医生工作站填写转诊信息，并告知患者转诊相关事项，及时转诊至院本部。

（3）社区医生如遇到需要急诊抢救的危重患者，应就地抢救治疗；如遇危重、疑

难无法处理的患者，社区医生需即时联系医院派救护车接回。

(4) 社区医生要熟悉上级医院的基本情况、特色专科、专家特长和常用检查项目等医疗服务信息。

(5) 患者上转后需进行追踪随访，了解掌握诊断治疗情况，属于辖区健康管理对象的需及时录入个人健康档案。

(6) 对下转的患者应按照医院的意见进行管理，保持医疗服务及健康管理的连续性，每月8号前汇总下转患者资料报医务科。

(三) 信息科

信息科负责完善系统转诊程序的制作、维护及转诊数据提取。

(四) 信息收集、上报

(1) 信息科负责收集医院本部转诊数据，每月8日前报医务科。

(2) 各社区服务站负责收集本站转诊数据，填写《小榄镇医疗机构双向转诊信息汇总表（社区版)》，每月5日前报至社区科，社区科收集整理后报医务科。

(3) 医务科将转诊数据汇总后上报至镇卫健局。

（中山市小榄人民医院　何淑明　徐源文　刘良亿）

19 医疗帮扶基层医疗机构感染防控成功经验分享

一、背景与现状

我国地域辽阔，地理环境、地方政府发展能力、经济体制等多种因素导致区域发展不均衡，主要表现为西部边疆在各方面落后于东南部地区，在医疗卫生方面表现尤为突出。1979 年，中央将对口支援确定为国家政策，并于 1997 年开始支援新疆。2005 年，中央决定全方位支援新疆。为了进一步促进新疆特别是南疆地区医疗卫生事业的发展，改进医疗援疆人才选派方式，2016 年，《中共中央国务院关于深化投融资体制改革的意见》正式提出了医疗人才“组团式”援疆，并于 2016 年 4 月首批“组团式”医疗队伍集中进疆，对新疆医疗卫生事业进行全方位支援。在 2017 年 10 月 18 日召开的党的十九大会议中，提出了要实施“健康中国”战略，完善国民健康政策，加强基础医疗卫生服务体系。为了能使“组团式”医疗援疆达到良好、持久的效果，认真贯彻十九大精神，落实党中央、国务院解决“两不愁，三保障”突出问题决策部署和第七次全国对口支援新疆工作会议精神，坚决打赢健康扶贫攻坚战，按照国务院扶贫办、国家卫生健康委员会、国家中医药管理局、中央军委后勤保障部工作部署要求，根据自治区卫健委《关于进一步强化三级医院对口支援贫困县县级医院工作的通知》精神，新疆医科大学第一附属医院自 2018 年起对新疆阿合奇县人民医院进行对口帮扶工作，通过选派医院感染管理人员帮扶受援医院的感染防控工作。

二、方法与流程

（一）人才培养方法

1. 固定院感专职人员

阿合奇县人民医院原无医院感染专职人员，只有 1 名护士长兼任感染办主任，所以根据《医院感染管理办法》要求，200 ～250 张床位必须有 1 名院感专职人员，通过全院公开竞聘选拔，固定 1 名院感专职人员，保障院感专职人员队伍的稳定性和长期性。

2. 梳理更新制度流程

根据国家卫生健康委员会及相关部门最新下发的感染管理标准文件要求，我院成立以主管业务副院长为主任的感染管理委员会，制订全院感染管理执行标准，下达感染管理要求及商讨院感重大事宜。感染管理委员会对已上墙及制成册的制度对照最新标准规范要求进行逐一更新，并对不符合实际情况的制度进行废除，对原有的制度进行更新修订，将最新最全的院感制度装订成册，并在每月进行的院感培训中增加修订制度的培训，将制度的贯彻落实进行宣讲。

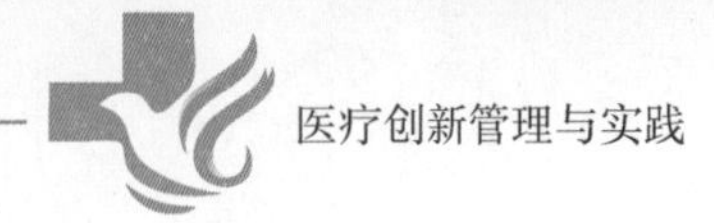

3. 选派感染防控人员进修学习

根据院感专业性需求，我院选派院感专职人员及院感重点部门（如手术室、重症医学科、血液净化中心，新生儿科等）的感控兼职医生和护士前往我院进行为期3个月的短期强化培训，制订进修培训计划，并指定专人对进修人员的日常生活进行统一管理，并定期向受援医院反馈，保证进修人员的成果巩固。

4. “传帮带”模式进行带教

我院感染防控专职人员在短期进修结束后，通过开展感染防控质控工作，与带教老师一起进行统一标准的检查，带教老师亲自传授感染防控管理经验，帮助院感专职人员学习最新的法律法规，以及部门规章制度要求，带领院感专职人员一道开展临床院感质控、医院感染病例的判断、多重耐药菌的防控措施的落实情况、手卫生明察与暗访、职业暴露处理流程的规范化处理、重点项目（三大管）目标性监测工作、重点科室目标性监测工作、医疗废物标准化管理、消毒隔离措施落实情况等督导检查工作。

（二）组织流程图

组织流程如图5-19-1所示。

三、实施成效

（一）主要指标的变化

1. 全院临床感染率

2017年，我院感染率为1.47%，帮扶后，2018年感染率为0.98%，下降了0.49%。其原因为：主管医师经过正规的院感病例上报的培训，掌握了医院感染病例的判定标准，发生错报及漏报比例下降明显，对于真实反映县医院整体感染防控水平具有重要的参考意义。

2. 手术部位感染率

2017年，我院手术部位感染率为0.33%，通过开展1年的帮扶效果，2018年手术部位感染率为0.14%，下降了0.19%。其原因为：我院整体开展手术量较少，通过对手术室专科护士及感染监测员进行为期3个月的进修培养，树立了基本的手术操作感控意识，并能将上级医院好的感染防控的经验和做法带到基层医院，在感染管理科专职人员的监督指导和感染知识的培训后，进一步降低了手术部位感染发生率。

3. 手卫生依从率

2017年，我院手卫生依从率为45%，通过1年的帮扶工作，2018年手卫生依从率为60%，提升了15%。其原因为：在没有进行正规的手卫生培训前，部分科室人员甚至不知道手卫生的定义，或者对于什么时候应该进行手卫生操作，手卫生操作的具体步骤等，知晓率极低；所以，感染管理科通过各种培训渠道，并借助于全国手卫生宣传日等特殊活动开展现场手卫生知识竞赛等形式，将手卫生的知识融会贯通于各种场所，让临床科室从主任至普通的保洁员都能树立正确的手卫生意识，开展正确的手卫生操作，为患者及家属提供安全的就医环境。

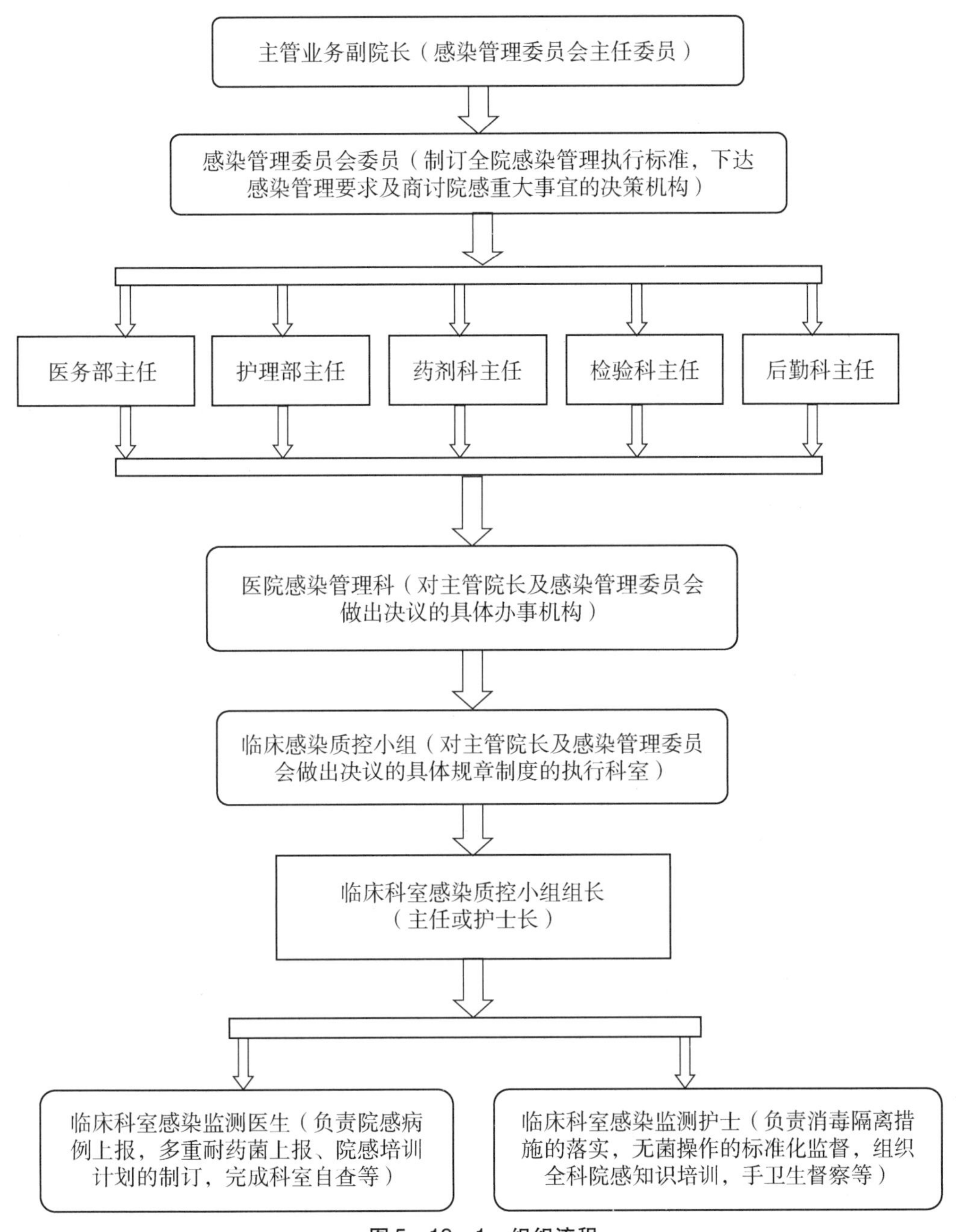

图 5－19－1　组织流程

（二）设施设备流程的改造

1. 改造病房流程布局

通过现场调研及与上级医院相关的沟通协调后，对于产房、手术室、ICU 等 5 个重点科室，进行了布局流程的 10 处改造，通过改造后，进行了人流、物流、清洁、污染区域的划分，让医护人员与患者及污染废物的交叉感染概率降低到最小，为医务人员的

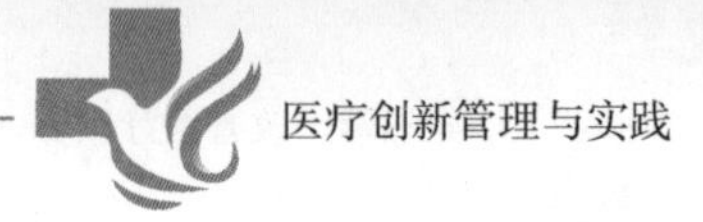

感染防控提供有效的物理屏障。

2. 增加手卫生设施

对于院感重点科室，如ICU、手术室等，根据最新的手卫生规范要求，对于原位置及数量的要求都不能符合规范要求的，通过与后勤科室、水电管理科室的负责人员进行共同协商，在原有基础上，制订了符合原科室的手卫生设施设备改造符合最新感控要求，为提高医务人员手卫生依从性提供物质保障。

3. 为医务人员增加防护用品及免疫注射

对于高危部门如结核病房、艾滋病传染病病房的医护人员，根据住院患者的数量，病房的安置情况，增加了医用防护口罩、一次性防护服、一次性防护目镜以满足高危部门医务人员职业防护的用品需求，并根据前期监测，对长期工作在高危风险部门没有乙肝抗体的工作人员，进行免费的乙肝疫苗注射，保障医护人员的健康，避免职业暴露风险发生。

四、持续改进

对部分指标进行优化，对于手卫生依从性等指标进行优化，虽然，部分指标已在2018年整体帮扶下有所改善，但是根据文献报道，与全国同级别的县级医疗机构的数据指标仍有差距，为了能建立符合阿合奇县人民医院与新疆整体数据指标要求，符合当地及国家卫生健康委员会的指标上报要求，还需对指标数据进行细致化、标准化、规范化、统一化的统计和培训，让数据能真正体现县医院感控水平的提升。

对于新建的医疗建设项目，感染管理科应从头开始，对于新建项目前的图纸即进行审核，只有通过院感审核后，才能进行下一步的施工工程。

对于全院培训的力度还需加强，对于部分领导，如科室主任、院领导等人群的考核力度不足，造成院感知识的知晓率偏低，对于感染防控的理念传播造成困难，应提起医院领导的重视，定期召开如科室主任例会等形式的专题培训会，并制订考核指标，使得科室主任的感控知识理念有所加强，对于科室的感染管理工作开展提供有力支撑。

加大重点部门设施设备投入，着力提升工作效能。例如：消毒供应室，作为全院器械物品的集中清洗、消毒、灭菌的场所，但是配置的工作人员基本为各科室淘汰的、年龄偏大的或没有专业技能的临时工等，不能完全掌握消毒、灭菌知识和设备的使用维护等，造成工作效率不高；而且随着手术室的手术量增长，消毒灭菌设备还保持原状，没有及时满足手术科室的器械运转，对于开展手术造成了严重的阻碍。

（新疆医科大学第一附属医院、新疆阿合奇县人民医院　王鹏）

20 医联体建设的实践探索

一、背景与现状

习近平总书记在2016年全国卫生与健康大会上强调：要着力推进基本医疗卫生制度建设，努力在分级诊疗制度、现代医院管理制度、全民医保制度、药品供应保障制度、综合监管制度5项基本医疗卫生制度建设上取得突破。马晓伟主任说："分级诊疗制度实现之日，就是我国医疗体制改革成功之时。"分级诊疗制度的实现能够促进医疗资源的合理利用，提高医疗服务的可及性，是解决我国医疗资源不足和分布不合理的有效手段。李克强总理强调：把保基本、强基层、建机制作为新医改的重点。提高基层医疗机构的服务能力和服务水平是保障分级诊疗制度实现的基础。2019年3月8日，孙春兰副总理参加全国两会江苏代表团审议时，强调要推进医改政策落地见效，多措并举推进分级诊疗，加强医联体、医共体建设，围绕重点学科加强区域医疗中心建设，强化对公立医院的管理和绩效考核，着力解决群众看病难看病贵问题。医联体建设通过对口帮扶能够切实提高基层医疗机构的医疗水平和服务能力，同时通过医联体内部畅通的双向转诊通道促进分级诊疗制度的实施，是实现新医改目标的有效抓手。

二、方法与流程

在新医改背景下，苏北人民医院积极推进医联体建设与创新，探索搭建以问题为导向的多层次、全方位的区域医联体网格化模式，并强化医联体工作的绩效考核以保障相关工作的有效落实，切实提高了基层医疗卫生服务能力和服务水平，推动了分级诊疗制度的有效实施。

（一）全方位、多层次的区域医联体网格

自2011年，我院开始探索创建松散型医疗联合体、医疗集团、委托管理、特许经营、联营共建、专科联盟等多种医联体模式，布局并逐步搭建起全方位多层次的区域医联体网格。

1. 松散型医疗联合体

2011年4月，成立苏北人民医院医联体，覆盖扬州及周边县市基层医院、社区卫生服务中心以及对口支援单位等158家医疗机构；对成员单位采取参与门诊、手术、查房、疑难病例讨论，指导危重症患者抢救及疑难病例会诊；定期举办各种学术讲座；帮助开展新技术新项目；优先安排预约门诊及患者就诊；建立远程医疗会诊系统；免费接受业务骨干来院进修学习；提供人才培养或专项技术培训；协作、合作申报并开展科研课题；共同承办、参与各类学术会议10大举措来帮助成员单位提高医疗服务能力和医

院综合水平。

2. 医疗集团模式

我院医疗集团共包括2家县市级医院、10家区域医疗中心、11家市区医疗机构和2家社会办医，是在政府主导下组建的。2015年1月，陈竺副委员长视察我院时提出：希望我院落实习总书记重要指示精神，在推进分级诊疗、落实医联体工作中更进一步。2015年，扬州市政府印发《关于支持建立苏北人民医院医疗集团（医联体）并推进分级诊疗工作的意见（试行）》，明确支持我院组建医疗集团。我院在实地调研，全面了解成员单位运行状态、科室设置、人员、设备和信息情况的基础上，采取了10大举措全力帮扶成员单位，实现优质资源下沉。主要做法如下：

（1）确立帮扶模式。我院根据成员单位需要分批派出医疗专家，不间断轮换到成员单位进行管理干部担任组长短期驻点（1个月）、中青年医疗技术骨干长期驻点（3个月至1年）、护理和院感骨干短期驻点（1个月）、高级医疗和护理专家定期指导四种形式的对口帮扶。

（2）提升医疗集团成员单位的管理水平。对县级医院给予医疗质量指导，进行等级医院预评审；对基层成员单位，输入先进的医院管理理念，实地进行培训，提升基层医院管理能力；接收成员单位管理人员进修培训。

（3）加强医疗技术帮扶。协助开展专科门诊，提供临床专科“一对一”对口技术扶持。在方巷中心卫生院帮助建立了胃镜室，并由胃肠中心消化内科主任带领中心10位医护人员赴方巷中心卫生院，对当地胃镜室和消化内科进行现场调研和指导，极大地惠及当地老百姓。

（4）加强护理帮扶。帮助建立护理制度和流程，指导加强病区管理，进行护理查房示教和护理知识、技能培训等，提高了成员单位的护理服务水平。

（5）加强基层医务人员的培养。编写系列基层医务人员培训教材；开展适合基层的业务知识讲座；进行技能操作培训，举办技能操作竞赛；接受至我院免费进修培训。

（6）积极开展慢病管理工作。主动组织和参加当地医院的健康团队，参与家庭医生签约服务。

（7）推进双向转诊。对上转门诊患者，通过专用电话预约，我院一站服务中心引导患者挂号就诊；对上转的急危重症患者，开通转诊的绿色通道，简化流程，做好患者抢救和住院；集团成员单位作为康复期患者下转的定点医院；派驻人员做好宣传及转诊患者的衔接工作，为下转当地医院的患者提供后续治疗。

（8）建立联合病房与名医工作室。与基层成员单位加强合作，建立骨科、胃肠外科等联合病房，实施医疗、护理、管理一体化精准帮扶；以联合病房为着力点，加强医联体牵头医院与基层成员单位合作，推进医联体向“专科共建型”“紧密型”的转变；支持我院专家在基层成员单位建立名医工作室。

（9）积极推进紧密型医联体建设。通过紧密型医联体建设，全面托管成员单位，强化在学科建设、患者收治等方面的分工协作，提升基层医疗技术、服务能力、质量内涵。

（10）助力集团成员单位创建二级医院。围绕医院管理、医院服务、质量技术、护理院感、教学管理等主题，组建二级医院创建帮扶指导专家团队，指导集团成员单位创建二级医院。

3. 委托管理模式

我院对江都洪泉医院（现为我院东区分院）和扬州市传染病医院进行了委托管理（现为我院新区分院）。①输入现代医院管理理念，建立和完善医院规章制度，合理规划医疗服务流程，提升医院管理水平。②改革运行机制，通过转变医院运营理念，建立多劳多得、优绩优酬的医院分配制度，强化科室二次分配制度，实施后勤人员社会化管理等调动积极性。③通过管理专家帮助提升医院精细化管理水平，医疗、护理专家帮助提升医疗服务能力，开设专家门诊、会诊、专家联合查房、手术，提供综合性医疗技术及仪器设备共享等来提升托管医院医疗服务能力。

4. 特许经营模式

我院与扬州曜阳国际老年公寓合作，开展体格检查、疾病治疗、保健医疗、康复护理、紧急救护、健康管理等服务，畅通绿色通道，共享大型检查。2014 年 6 月，正式成为苏北人民医院康复基地，全方位展开康复治疗。扬州曜阳国际老年公寓是中国红十字总会事业发展中心打造的一个敬老、助老的新型公益项目，是一所集养老、康复、疗养于一体的养老机构。另外，我院还在天乐湖医养综合体内建设苏北医院天乐湖护理院——集体检、医疗、康复、护理、急救为一体的综合医疗中心，探索医养融合发展新途径。天乐湖医养综合体是集度假、养生、养老、医疗、护理、康复为一体的大型综合养老社区。

5. 联营共建模式

我院与多家医疗机构合作，探索联营共建的新模式。①我院与扬州玛丽妇科医院协议合作，积极探索与社会力量合作办医。②与泰安社区卫生服务中心合作：2014 年 5 月 18 日，广陵区泰安社区卫生服务中心—苏北人民医院生态科技新城医疗卫生服务中心正式成立，每周二、四、六苏北医院妇产科、康复科、心内科、消化内科、呼吸内科、神经内科、内分泌科专家到中心坐诊并进行教学查房。③与槐泗镇医疗卫生服务中心合作：2015 年 12 月，我院与槐泗镇医疗卫生服务中心合作成立苏北人民医院槐泗镇医疗卫生服务中心，通过输出品牌，选派专家长期定期坐诊，开通绿色通道，提升重点专业医疗服务能力，开展培训进修，提供发展咨询等方式进行深入合作。

6. 专科联盟模式

我院通过创建多种形式的专科联盟，加强对外交流合作。①与中南大学湘雅二院、复旦大学附属中山医院、上海交通大学医学院附属仁济医院等国内知名医院合作。②建立阮长耿院士血液病学工作站、夏照帆院士扬州工作站、孙颖浩院士扬州工作站等院士工作站。③成立“大国工匠名医工作室”：2017 年 3 月，我院与复旦大学附属中山医院合作，成立“周平红大国工匠消化内镜名医工作室”。④成为中日医院专科联盟呼吸专科和疼痛专科医联体成员单位及护理联盟成员单位。⑤与基层医院建立专科联盟：我院分别在建湖县人民医院设立“苏北人民医院泌尿外科—建湖工作站”，在宝应县人民医院设立“苏北人民医院宝应县人民医院神经外科专科联合体—宝应工作站”，与高邮中西医结合医院建立骨科专科联盟，与仪征市人民医院建立烧伤整形专科联盟。⑥组建骨

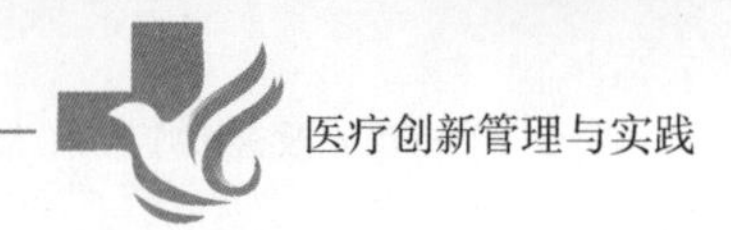

科、脑卒中、呼吸等多个专科联盟，加强各成员单位间信息交流，通过资源共享、优势互补，提高本地区基层相应专科医教研能力。

（二）提高基层医疗卫生机构服务能力

提高基层医疗卫生机构服务能力是我院医联体建设的初衷和工作重点，为此，在实际工作中，我院以等级医院创建为抓手，从加强医院管理，提高医疗服务能力和提升科研水平等方面提高基层成员单位的综合水平。一方面，通过委托管理、助力成员单位等级医院创建等方式提升医院现代化管理水平；另一方面，通过派驻临床专家驻点、开设联合门诊、定期开展学术讲座、帮助开展新技术新项目、组建专科联盟、建立互联网诊疗平台、接受进修培训、加强护理帮扶等方式帮助成员单位提升医疗技术水平。此外，还通过协作、合作申报并开展科研课题等方式提高成员单位的科研能力。

（三）强化绩效考核

科学有效的绩效考核是保障医联体各项工作切实落地并取得预期效果的关键，为此，我院联合扬州市财政局和卫生健康委员会制订了全面的绩效考核方案和科学的绩效考核标准并有效落实，保障了医联体工作的扎实推进。

制订考核办法，明确考核标准。在扬州市卫生健康委员会、扬州市财政局联合印发了《苏北人民医院医疗集团绩效考核办法》的基础上，我院又制订了《苏北人民医院医疗集团工作考核标准（苏北人民医院）》《苏北人民医院医疗集团工作考核标准（农村区域医疗卫生中心）》《苏北人民医院医疗集团工作考核标准（医疗集团派出/派驻人员）》和《苏北人民医院派驻医疗集团成员单位工作人员考核方案》，明确医联体工作的考核标准。

根据相关考核方案和标准，医院内部按月对派驻人员进行考核，由市财政局和市卫健委组成的考核小组，从苏北医院、基层医院、医疗集团派驻人员三个层面对医疗集团工作进行考核，考核结果与医院年度考核目标、等级医院评审、财政拨款、个人绩效奖金、职称晋升、评先评优等挂钩。

（四）加强信息化建设

我院采取四大举措积极推进医联体的信息化建设。①医联体云平台建设：建立远程医疗服务平台，包含影像云平台和心电云平台；及时对基层医院上传的影像、心电等检查报告进行解读，指导成员单位及时采取救治措施，提升救治成功率。②远程影像诊断中心：以苏北人民医院为核心，依托扬州市远程会诊平台，建立远程影像诊断中心。③进行医联体急救信息化建设：推广“扁鹊飞救系统”的运用，实现了院前急救、患者转运、院内抢救信息实时共享。④医联体全面启动 IBM Watson 辅助诊疗服务。

三、实施成效

（一）中心院区效率效益良性运转

2018 年，中心院区日间手术病种 47 个，手术方式 36 种，共开展日间手术 2 618 例，较 2017 年的 718 例同比增长 264.60%；日间手术开展率 5.29%，较 2017 年的 1.55% 同比增长 3.74%。

2019 年，中心院区日间手术病种 126 个，手术方式 103 种，日间手术开展 10 335 例，较 2018 年增长 294.77%，日间手术开展率 22.47%，对照《江苏省三级综合医院评审标准实施细则（2017 年版）》由 2017 年未达到“C 档次（日间手术开展率≥2%）”上升为 2019 年的“A 档次（日间手术开展率>10%）”。

2019 年，出院患者三、四级手术率 79.1%；出院患者手术人次同比增加 15.1%；平均住院日为 7.15 天，同比缩短 0.57 天；术前平均住院日 1.91 天，同比缩短 0.4 天。

（二）托管医院快速发展

推进托管医院管理制度化，通过输入医院管理理念，促进院长办公会常态化、后勤工作社会化精细化，推进绩效方案改革，强化会议纪律等系列举措，医院内部管理得到规范改善。托管医疗服务能力提升，通过加强手术和技术指导，强化质量安全意识，建设了一批特色专科，诊治病种和范围相应扩大。托管医院运行效率效益指标大幅提升，2 家托管医院收入和工作量上升明显，2019 年，送桥分院总收入 50 423 623 元，较去年同期上升 13.14%，李典分院总收入 21 156 760 元，较去年同期上升 30.54%，门诊人次上升 10.90%，出院患者人数上升 11.65%，手术量上升 22.64%。

（三）集团各单位服务能力提升

集团各成员单位管理能力得到加强，常见病、多发病的诊治水平得到提高，诊治手段逐渐增加，收治病种、手术范围不断扩大，护理质量和服务能力明显改善，患者满意度提升。10 家农村区域医疗中心 2019 年门诊人次、住院人次、手术例数、业务收入与 2018 年同比平均增幅分别为 8.11%、28.84%、24.27%、28.10%。

（四）双向转诊得到畅通

设立集团专用预约电话，预留专家门诊号源，对急危重症患者，开通转诊绿色通道，对下转当地医院的患者提供后续治疗服务。2019 年，下转基层医院患者 1 000 多人次，较 2018 年明显增长，开展各类远程医疗服务 10 000 多人次。派驻人员在双方医院进行沟通协调，转诊工作得到有效的衔接，使患者方便快捷地就诊和接受住院治疗；充分利用了各级医院的医疗资源，使分级诊疗工作有序地开展。

（五）获得荣誉

通过建立以苏北人民医院为核心的医疗联合体分工协作机制，促进优质医疗资源纵向流动，实现资源共享和医疗服务均等化，加快本区域“基层首诊、双向转诊、急慢分治、上下联动”分级诊疗制度的落实，提升基层医疗机构诊治水平。我院先后被评为“全国改革创新医院”“2018—2020 年全国进一步改善医疗服务行动计划全国先进单位”“全国公立医院绩效改革试点单位”，并获得“2019 年江苏省三级公立医院绩效考核医院第一名”。

（苏北人民医院　王永祥）

21 "专家教授故乡行"，铺就分级诊疗联心路

一、背景与现状

河南省作为全国户籍人口第一大省和农业大省，经济水平和个人支付能力较沿海地区偏低，整体医疗保障能力与群众需求还存在一定差距。伴随中原经济区建设的加快，城乡居民对多元化、多层次医疗卫生服务的需求不断增长，医疗卫生服务供给能力和需求增长之间的矛盾，特别是优质资源短缺、结构布局不合理的矛盾将更加突出。

近年来，河南省医疗卫生体制改革取得重大突破，但卫生资源的缺乏和配置的不合理导致地区卫生事业发展不平衡，一些贫困地区的医疗水平与省级优质医疗资源还存在较大差距。这在一定程度上阻碍了河南省卫生事业的发展和人民健康水平的提高，对打赢脱贫攻坚战产生不利影响。郑州大学第一附属医院开展的"专家教授故乡行"活动，着眼于解决居民卫生服务利用与卫生资源配置的公平性问题，以"健康中原""分级诊疗"为着力点，让群众在"家门口"看得上病、看得起病，在健康中原建设中主动作为，在分级诊疗事业中率先行动。

2017 年 10 月，我院在新一届院领导班子带领下，以县域籍贯为基点，创新性开展"专家教授故乡行"活动。"不忘医者初心、牢记健康使命"活动以家乡情感做纽带，为家乡籍游子们打造回馈家乡、报答乡亲的实践平台，系统整合对口支援、专科/专病联盟、远程服务等多种医联体模式，变"联通"为"联心"，实现我院和基层医疗卫生机构的医联医通，逐步打造"疑难复杂病种患者住院检查在基层医院、诊断治疗手术在上级医院，序贯治疗和康复再转回基层医院"的一体化新模式。

二、方法与流程

（一）大型巡回诊疗活动拉开序幕

活动以县域籍贯为基点、以故乡行活动为桥梁、以家乡情感为纽带，通过名誉挂职、学科对接、巡回诊疗等形式建立我院和基层医疗卫生机构的新型稳定合作关系。活动启动后，将故乡行医院纳入"郑州大学第一附属医院协作医院"的医联体建设中，深化落实学科培育、人才培养、医联互通、科研助力、远程协同等多项措施，实现优质医疗资源的下沉。

（二）家乡籍专家提供序贯化服务

我院现有医疗卫生技术人员 1 万余人，80% 来自河南省的各个县域。"专家教授故乡行"活动为我院和"故乡"搭建起沟通桥梁，为"老乡们"提供回馈家乡、报答乡亲的平台。专家们借助故乡行活动经常回家看看，把外面先进的医疗理念、诊疗技术带

回故乡，尽己所能为家乡医疗卫生事业增砖添瓦，以实际行动给父老乡亲们做好保健服务。

（三）名誉挂职夯实帮扶机制

从故乡籍专家中筛选一人作为活动的“牵头人”，对故乡籍专家按专业受聘为故乡行医院的名誉科室主任，“一对一”建立紧密对接关系。通过名誉挂职，一是赋予牵头人一定的组织协调能力，根据故乡行医院需求积极组织本院专家定期开展巡回诊疗活动；二是名誉主任授予，建立科室对接，畅通沟通机制，实现患者从入院初诊、确诊、治疗的序贯指导机制，让患者及时得到规范的诊疗。

（四）医联医通促进协同发展

（1）在人才培养上，采取“等额对调式”政策，实行骨干医师“一对一”带教和培训。

（2）开放短期培训大门，对故乡行医院敞开 2 周至 3 个月的短期培训渠道，并给予免收进修费、适度提供生活补助等优惠政策。

（3）在医疗技术上，依托设在我院的国家远程医疗中心，实现和故乡行医院远程医疗互联，开展远程疑难危重病例会诊、病理诊断及会诊、远程手术指导、远程医学影像会诊、远程心电会诊等业务。

（4）在科研课题设计、课题申报、学术论文发表等方面对故乡行医院进行培训，与对方联合开展论文撰写、科研项目研发、常见病和流行病学调查研究等。

（5）在物资扶持上，通过捐献的方式为故乡行医院提供必要的医疗物资和装备。尤其对于对口支援贫困县医院，每年投入资金 50 万元作为医院专科设备购置、人才培养专项经费，助力贫困县医院学科建设和诊疗服务能力提升。

（6）逐步完善与故乡行医院的双向转诊机制。医院配备 16 辆重症转运专用车辆，设置专职转运医师和转运护士，对于切实需要转到本院的重症患者，免费提供转运服务，结合紧急救援直升机进行立体转运，24 小时待命为全省故乡行医院的重症患者服务。

（五）系列活动树长效机制

“专家教授故乡行”作为我院落实分级诊疗政策的品牌项目，着力建立长效机制，切实促进基层特别是贫困地区医疗水平的提升。在集中组织故乡籍专家、教授启动活动后，我院迅速和当地医院建立对接机制，定期组织巡回诊疗活动，以门诊坐诊、病房查房、病例会诊、手术演示、专业讲座等形式，给家乡父老服务，解决实际医疗困难。每季度组织相关管理、临床、医技、护理等医务人员赴故乡行医院开展大型巡回诊疗暨现场调研活动，帮助建立科室管理、质量控制及诊疗规范体系，实现管理与医疗的协同发展。

三、实施成效

（一）启动仪式实现全省全覆盖

自 2017 年 10 月，利用周末时间每周启动 1 ～ 2 个县域。截至 2019 年年底，已经成功启动111次活动，实现全省县域的全覆盖，累计派出专家3 078人次，免费服务父老乡亲86 000余人次，开展学术交流238次、手术示教267台，查房、会诊患者14 000余名，行驶里程数达到48 180 km，取得了良好的效果，受到当地政府、医院和群众热烈欢迎。

（二）双向转诊取得阶段成效

经过“专家教授故乡行”活动的铺垫，我院与全省所有县域实现互通互联，医疗卫生机构分工协作机制基本形成，优质医疗资源有序有效下沉，医疗资源利用效率和整体效益进一步提高，基层医疗卫生机构诊疗量占总诊疗量比例明显提升，就医秩序更加合理规范。2019年度，我院出院患者627 755人次，下转患者85 855人次，下转率13.68%。

（三）畅通急危重症患者的抢救治疗

2019年，我院新增4名专职转运医护人员，共出诊4 262趟（是2018年的1.69倍），转运总里程达1 297 466 km，免费为省内外3 663多名患者提供重症转院服务，极大地保障了患者生命安全。

（四）远程医疗持续扩大优质医疗辐射面

我院在原有远程医疗教学协作关系基础上，继续扩大辐射面。目前河南省所有地市、县域全部实现和我院的远程互联互通。通过远程互联系统，我院2019年全年对基层开展远程综合会诊达2万余例，远程病理、心电等专科诊断达14万例，远程医学继续教育培训290余次，培训人次35余万人次，有效提升了全省医疗机构诊断、治疗水平，较大程度节约了群众医疗费用、基层培训费用，减少了当地患者的外出就诊率。

（五）专科对接帮助提升基层学科建设

我院与部分贫困县县医院结合，每次选择2～3个学科给予重点帮扶。经过帮扶，武陟县人民医院的普通外科、神经内科、儿科，睢县人民医院的普通外科，沈丘县人民医院的心胸外科、呼吸内科、神经内科，光山县人民医院的儿科、神经内科、泌尿外科，卢氏县人民医院的产科，及淅川县第二人民医院的神经内科等先后获批河南省县级临床重点专科建设项目。

四、持续改进

2020年度，“专家教授故乡行”活动实行两手抓，一抓县域后续活动，以名誉院长为抓手，深入推进多种形式的帮扶方式扎根落地；二抓地市调研交流，以地市中心医院为主场，以主题调研学科对接、学术研讨、经验分享等为主要形式，加强与河南省18地市的对接工作。

（一）以县域为基点，实化对口帮扶机制

2019年，实现全省县域故乡行启动活动的全覆盖；2020年起，由活动启动转向深化落实。一是以东西南北区域方向整体布局，探索新型帮扶合作机制；二是实行个性化帮扶，在深入调研基础上，结合基层医院需求，实行不同阶段、不同主题的针对性、个性化帮扶方式；三是加强对名誉院长的考核工作，督促其定期组织巡回诊疗活动，以门诊坐诊、病房查房、病例会诊、手术演示、专业讲座等形式，给家乡父老服务，解决实际医疗困难；四是医院层面深入落实季度调研工作，每季度组织相关管理、临床、医技、护理等医务人员赴故乡行医院开展大型巡回诊疗暨现场调研活动，帮助建立科室管理、质量控制及诊疗规范体系，实现管理与医疗的协同发展。

（二）以地市为基点，推进省市协同发展

在全省县域医疗机构故乡行活动基础上，对河南省 18 个地市的主要三级医疗机构进行“省市协同发展，助力健康中原”主题调研活动。在原有的门诊坐诊、病房查房、病例会诊、手术演示等活动形式基础上，重点强化主题调研、学科对接、学术研讨、经验分享等对接形式，以省市协同发展为主题，探讨如何实现三级医疗机构之间的区域信息共享和患者的序贯治疗。

（郑州大学第一附属医院　王守俊）

22 基于紧密型医联体模式下的分级诊疗

一、背景与现状

近年来，随着我国医疗环境的变化，传统的分级诊疗的机制出现诸多不适宜的地方，亟须创新模式，突破瓶颈，实现惠民的医疗服务。为推进健康中国建设，中共中央、国务院，2016 年 10 月 25 日印发了《健康中国 2030 规划纲要》，虽然分级诊疗只是医疗服务体系的一个子系统，但也是推进新医改重要一环。2017 年 4 月 23 日，国务院办公厅发布了《关于推进医疗联合体建设和发展的指导意见》，指出截至 2020 年年底，增加医联体试点，各地区因环境和政策不同，医联体建设的模式分为分散型医联体、紧密型医联体以及介于两者之间的混合型医联体。学者王以坤等论证指出，紧密型医联体模式更有利于分级诊疗。本文根据实践案例加以分析，并在传统的模式下加以创新推进紧密型医联体建设，从而促进区域分级诊疗。

根据国家卫生健康委员会于 2018 年 7 月出台的《互联网诊疗管理办法（试行）》，"互联网 + 医疗" 目前在城市大中型医疗机构基本普及，如电子病历、预约挂号、微信支付等，但互联网医院却是"互联网 + 医疗"的升级版。作为智慧医疗平台应提供双向转诊、电子处方、智慧药房、检验检查信息共享等服务，进一步推进分级诊疗，优化医疗资源分配。目前，医联体执行过程中仍旧存在不少问题：①就医模式顽疾未除，"生病即去大医院，看病即找大专家"的就医观念仍根深蒂固。②基层医疗机构与大中型医疗机构的医疗资源差距仍悬殊，体现在人员、技术、设备、管理水平的差距大。③医联体内医院存在竞争与利益分歧，未真正实现管理融合，推进分级诊疗存在难度。

南方医科大学附属南方医院太和分院医联体主要通过太和分院作为纽带，向上连接南方医科大学南方医院，向下联系太和镇卫生院及太和镇片区 21 所卫生站，形成金字塔管理模式，实现上下联动，促进分级诊疗。"白云骨科联盟"由南方医院太和分院牵头联合广州市白云区其他 6 家区属医院组成，形成区域内骨科双向转诊，技术交流学习新模式。

二、方法与流程

（一）实现上下级医院人、财、物统一管理

南方医院太和分院通过接受南方医科大学南方医院托管帮扶的方式，形成紧密型合作模式，实现上下级医院人、财、物统一管理。南方医院作为金字塔管理层次的最高

级，通过派驻专家到太和分院进行专科共建、临床带教、教学查房、科研和项目协作等帮扶，提升太和分院整体医疗技术水平。具体做法是：聘请南方医院专家教授作为学科发展顾问，出诊、指导或参与手术，派驻专业医疗管理团队对太和分院进行管理，实现技术和管理全方位同质化。太和分院作为沟通上下级医疗机构的纽带，一方面，依托南方医院的技术优势，大力开展新技术新项目，引进学科发展人才，提升自身医疗技术水平，接收由一级基层医院上转的危急重症患者，保证患者医疗质量；另一方面，建立双向转诊标准化流程，建立绿色通道，设立双向转诊班车，把疑难危重患者上转至南方医院，把术后、慢性病患者回转至太和分院进行进一步康复治疗。同时，成立专项管理办公室对双向转诊患者进行全程追踪回访，确保双向转诊流程畅通。

（二）建设互联网医院

2018 年 5 月，成立南方医院太和互联网医院，由上级医院专家牵头组建互联网医生团队，实现区域内专家资源共享，为周边群众提供三甲医院水平的优质医疗服务。通过开通手机客户端线上服务，为患者提供线上复诊、远程会诊、转诊、电子处方、药品快递配送到家等便捷的互联网医疗服务。未来设想在互联网医院医联体内全面普及电子健康档案，实现区域内信息共享；加强智慧药房建设，实现处方系统与区域药房系统无缝对接；推进检验检查资料线上共享，实现信息同步，结果互认；远程医学联动，医学专家通过互联网医院提供线上教育、科普、咨询和会诊等服务，促进优质医疗资源下沉，推进互联网医院医联体建设从而促进区域分级诊疗。

（三）建设专科联盟

2018 年 10 月，南方医院太和分院牵头组建“白云区骨科专科联盟”，亦称为“骨科医联体”，以医疗技术帮扶与专科建设为主要目的，成员覆盖广州市白云区一级、二级、三级医院，由南方医院骨科团队作为技术指导，委派专家教授常驻太和分院进行学科建设，从出诊、查房、手术、科研等方面抓手，从而实现太和分院与南方医院骨科管理同质化。区域内积极组织开展骨科学术交流与学科共建，形成太和分院骨专科优势，同时建立专科医联体内部运行机制，逐步实现白云区域内骨科患者双向转诊。

三、实施成效

（一）促进上下联动，逐步形成分级诊疗体系

通过践行双向转诊机制，2019 年度实现双向转诊 768 人次，同比增长 200% 左右。上转 289 名患者，主要以急性心肌梗死、脑梗死、特重型颅脑外伤、高危孕产妇等急危重症为主；下转 479 名患者，主要以儿科流感、骨科术后康复、肛肠及乳腺良性肿瘤为主，和南方医院形成互补，将难度较小的手术留在基层医院完成，疑难危重的患者上转至南方医院救治，构建了分级诊疗体系，推动形成“小病在社区、大病到医院、康复回社区”的就医格局。

（二）医疗技术水平得到显著提升，各项医疗业务快速发展

自南方医院太和分院医联体成立以来，南方医院专家通过多点执业，常驻太和分院提供技术指导，初步实现了神经内科、骨科、妇产科、麻醉科、普外科的垂直管理。以专家“帮带教”形式举办学术讲座 45 次，疑难会诊 230 人次，诊疗患者达 899 人次，参与或指导手术 910 台次，派送医护到南方医院本部免费进修培训 35 人次，南方医院专家直接指导太和年轻骨干医生 120 人次。有效地提升了太和分院的医疗技术水平。

2019 年，太和分院设立重症监护病区，收治危重病患 165 例，抢救成功率 94.11%。2019 年，各项医疗数据持续上升：门急诊量 42.6 万人次，同比增长约 7%；住院量 12 394 人次，同比增长约 35%；手术量同比增长约 59%，三、四级手术率达 47.58%，疑难复杂手术开展数量逐渐增长，填补了多项新技术空白。全年总收入同比增长 50.49%，医疗综合能力快速提高。（表 5－22－1）

表 5－22－1　2018—2019 年紧密型医联体内专家诊疗活动数据

（南方医科大学南方医院与南方医院太和分院）

项目	2018 年	2019 年
专家出诊、会诊/人次	425	899
诊疗患者量/人次	2 793	8 758
专家教学查房/次	242	459
专家参与或指导手术/台次	172	910
专家主讲学术讲座/次	24	45
医护派去上级医院进修学习/人次	22	35

注：2018 年 5 月开始，设立太和分院名医诊区，南方医院派驻专家到太和分院出诊。

（三）实现信息互联互通，促进医疗资源共享共建

2019 年，太和分院通过新信息系统改造升级，实现与南方医院本部信息互联互通，以“互联网＋医疗”信息技术助力高水平医院建设，构建覆盖诊前、诊中、诊后线上线下一体化医疗服务模式，即成立南方医院太和互联网医院（智慧医联体）。2019 年，互联网医疗团队实现线上咨询 892 人次，线上问诊 14 435 人次，线上药品处方 28 张，老百姓在手机端便可实现三甲医院专家问诊，提高就医可及性，降低寻医时间成本。

四、持续改进

基于建立紧密型医联体模式，通过上级医院专家派驻、技术转移，借助上级医院的技术优势及在区域内的引领作用，实现医联体内医疗机构同质化管理目标。加强医联体内人、财、物的统筹管理，基层医院加大人才引进，硬件设备升级，信息系统互通，提升整体医疗水平，以助推分级诊疗机制的运行。2020 年是全面推进医联体建设试点工

作的关键时期，推动分级诊疗模式更加多样化、成熟化，是今后值得探索的方向。

参考文献

[1] 王以坤，李少冬，任泽强，等. 分级诊疗制度在紧密型医疗联合体中实施情况分析 [J]. 中国医院管理，2018，38（8）：8－10.

[2] 衡敬之，徐正东. “互联网＋”时代背景下分级诊疗模式的新发展 [J]. 现代医院管理，2019，17（3）：5－8，12.

[3] 钱珍光，王艳翚，朱艳娇. 医联体制度下患者就医模式转变的困境与应对策略 [J]. 中国医院，2019，23（2）：20－22.

[4] 张怡，杨洋，李笠，等. 专科型医联体管理模式的构建 [J]. 中国卫生质量管理，2016，23（5）：95－98.

（南方医科大学南方医院太和分院　章弦）

23 紧密型医联体建设："暨大—龙门"模式

一、背景与现状

暨南大学附属第一医院集医、教、研、学于一体，学科门类齐全，专科特色明显，形成了神经内科、骨科、普外科和医学影像科四大"旗舰学科"。其中，脑血管病急救及规范化防治、骨关节微创修复、腹腔镜减重、分子影像在脑重大疾病和肿瘤的应用等技术位于全国领先水平，在国内享有很高的学术地位和影响力。

广东省惠州市龙门县人口少，经济欠发达，龙门县人民医院是基层医院"缺医少药"的典型代表，该院缺医疗用房、缺有资质的临床医生、缺先进的医疗设备、基本的临床用药少，医疗水平不高，2017 年县域住院率在全省 57 个县级医院中排倒数第二。

基于《国务院办公厅关于推进医疗联合体建设和发展的指导意见》（国办发〔2017〕32 号），广东省人民政府办公厅发布了《广东省推进医疗联合体建设和发展的实施方案》（粤府办〔2017〕49 号），确定了城市医疗集团、县域医疗共同体、跨区域专科联盟和远程医疗协作网四种医联体建设模式，并开创性地提出具有广东特色的紧密型医联体建设模式，以共建托管为合作办医契机，鼓励三级公立医院向县级医院派驻管理团队和专家团队，重点帮扶提升县级医院医疗服务能力和水平。

为进一步提升龙门县域医疗卫生服务能力，充分利用暨南大学及其附属第一医院强大的医疗资源，快速提升龙门县人民医院的医疗服务能力和服务水平，确保龙门县人民医院可持续高速发展，暨南大学附属第一医院与龙门县人民医院形成紧密型医联体，实现由暨南大学附属第一医院对龙门县人民医院进行全面托管，并进一步探索龙门县医疗联合体的发展模式。

二、方法与流程

（一）SWOT 需求分析

1. 优势（S）：暨南大学附属第一医院

（1）综合实力优势。暨南大学附属第一医院是一所集医疗、教学、科研、预防、保健、康复于一体的综合性医院，具有 18 个省部级重点学科和专科，是临床医学一级学科博士点，临床医学及护理学一级学科硕士点，临床医学科研博士后流动站，集医、教、研、学于一体，学科门类齐全，专科特色明显。

（2）专科建设优势。神经内科、骨科、普外科和医学影像科四大“旗舰学科”，其中脑血管病急救及规范化防治、骨关节微创修复、腹腔镜减重、分子影像在脑重大疾病和肿瘤的应用等技术位于全国领先水平。

（3）人才科研优势。具有优秀的人才队伍及丰硕的教学科研成果，2019 年获各类纵向基金 167 项，全院各级人才获得多项国家级、省级奖项。

2. 劣势（W）：龙门县人民医院

（1）综合实力劣势。龙门县位于广东省惠州市辖县，全县总面积 2 267 km^2，2016 年龙门县国内生产总值完成 180.46 亿元，户籍人口约 36 万，下辖 8 个镇、1 个街道办事处、1 个民族乡、1 个林场、1 个管委会。由于地域原因，导致龙门县人民医院的住院率增长和县域住院率增长均不明显，2017 年县域住院率仅 59.4%。永汉镇和麻榨镇作为龙门县两个人口大镇，与龙门县人民医院相比较，其位置距离增城区人民医院更近，就医更方便。龙门县人民医院始建于 1952 年，是一家二级甲等综合医院、爱婴医院，医院建筑面积约 2 万 m^2，实际开放病床 446 张。医保定额偏低，很多医疗业务不允许开展。当地经济水平低于其他县市，项目缺乏政府资金支持。

（2）专科建设劣势。医院医疗设备等硬件差（仅 1 台四排 CT），医疗人才等软件不足。科室设置不齐全，无肿瘤科，五官科无病房，妇科等学科实力比较单薄，近 1 000多例白内障患者被吸引至惠州爱尔眼科医院等私立眼科医院。

（3）人才科研劣势。2004 年托管于龙门县中医医院，目前两院在职人员 605 人，离退休人员 170 人。

暨南大学附属第一医院—龙门县人民医院 SWOT 矩阵分析如表 5－23－1 所示。

表 5－23－1　暨南大学附属第一医院—龙门县人民医院 SWOT 矩阵

	S（优势） （1）综合实力：暨南大学附属第一医院集医、教、研、学于一体，学科门类齐全，专科特色明显。 （2）专科建设：神经内科、骨科、普外科和医学影像科四大“旗舰学科”，多项技术位于全国领先水平。 （3）人才科研：具有优秀的人才队伍及丰硕的教学科研成果	W（劣势） （1）综合实力：龙门县人口少，经济欠发达，龙门县人民医院由于地域原因，住院率增长和县域住院率增长均不明显，2017 年县域住院率仅 59.4%。 （2）专科建设：科室设置不齐全，医疗设备等硬件条件差，医疗技术水平有待提升。 （3）人才科研：医院在职医务人员不足，科研能力弱

续表 5-23-1

O（机会） 国家《国务院办公厅关于推进医疗联合体建设和发展的指导意见》及省政府《广东省推进医疗联合体建设和发展的实施方案》等相关政策支持	SO 战略 采用“组团式”双方合作模式，形成“紧密型医联体建设：暨大—龙门模式”。以龙门县人民医院“卒中中心”的建设为中心，同时开展多学科建设，先共建后托管。 (1) 选派专家医疗队驻点开展工作。 (2) 重点帮扶紧缺专科建设。 (3) 组织培训、授课及柔性帮扶。 (4) 建立远程医疗，提供远程会诊、教育、培训等服务	WO 战略 借助暨南大学第一附属医院相关帮扶策略，提升医院医疗卫生服务能力，提高县域住院率，增加医院医疗收入。 (1) 配合专家医疗团队开展工作。医疗组组长担任医院副院长，各专家任科室主任或学科带头人，确保各项改革落实到位。 (2) 以点带面，完善科室设置，由卒中中心建设向重点学科建设延伸。 (3) 参与医疗技术相关培训，提高医疗技术人员水平
T（风险） 紧密型帮扶模式可能导致龙门县人民医院对暨南大学附属第一医院形成技术性、管理性依赖，失去医院自主管理发展能力	ST 战略 采取先“共建”后“托管”的合作模式。 (1) 共建阶段：加强龙门县人民医院内涵建设，全面提升龙门县人民医院的技术和服务水平。 (2) 托管阶段：坚持“管办分离”原则，坚持龙门县人民医院公立属性及产权不变更，由暨南大学附属第一医院全面负责管理和经营	WT 战略 共建阶段已参照三甲医院管理模式开展工作，医院整体技术能力提升，患者满意度高

（二）设定目标

通过共建及托管，达到“五个融合”，即管理融合、品牌融合、人才融合、技术融合、学科融合，使医院发展成为具有区域优势的现代化三级医院水平的综合性医院。带动和整合龙门县医疗资源的发展，通过落实分级诊疗、双向转诊、学科规划、平台建设、资源共享、信息互通等措施，推动落实县域内医疗联合体建设，五年内形成能与龙门县经济发展相适应的医疗联合体水平，为龙门县经济社会发展和人民健康提供强有力的保障。

1. 共建阶段（SO 战略 + WO 战略）

（1）暨南大学附属第一医院根据惠州市龙门县人民医院功能定位和建设发展实际，结合暨南大学附属第一医院临床学科特色优势，每年确定重点帮扶 2 个及以上紧缺专科或工作项目。进行“手把手 ”支援帮扶，持续提升受扶地区县域内住院率，2019 年，县域内住院率提升 5% 以上。帮扶龙门县人民医院 3 ～ 5 个科室创建为当地特色专科，成为具有较高医疗服务能力和良好群众口碑的二甲医院。

（2）暨南大学附属第一医院每年选派1批专家医疗队到惠州市龙门县人民医院驻点开展帮扶工作，每批5人左右，每次工作时间不少于1年。派驻期间开展临床服务、教学查房、手术示教、病例讨论、带教指导，帮助龙门县人民医院医务人员开展适宜医疗技术，针对专科疾病开展规范化综合诊疗，提高龙门县人民医院医务人员综合能力和技术水平，为当地群众提供优质医疗服务。

（3）暨南大学附属第一医院除选派常驻帮扶工作团队，要定期选派专家到受帮扶医院开展技术柔性支持，每年组织不少于4个批次、总人数不少于20人次的医疗队到受扶地区开展培训 、授课 、巡诊、义诊等柔性帮扶工作。

2. 托管阶段（ST战略+WT战略）

坚持“管办分离”原则，坚持龙门县人民医院公立属性及产权不变更，由暨南大学附属第一医院全面负责管理和经营。龙门县人民医院拟开放床位750张，其中，龙门县人民医院500张，龙门县中医医院病床250张，可根据业务开展情况做调整。龙门县人民医院搬迁至新院区后，力争两年内完成二甲医院复审。

（三）确定方案

我们从政策研读、网络查新借鉴、“卒中中心”建设经验等方面出发，从医院学科建设帮扶、临床医疗专家帮扶、技术柔性支持、医疗资源下沉等方面充分发表意见，以龙门县人民医院“卒中中心”的建设为中心，同时进行多学科建设，实现对紧密型医联体模式的设计与应用（图5－23－1）。

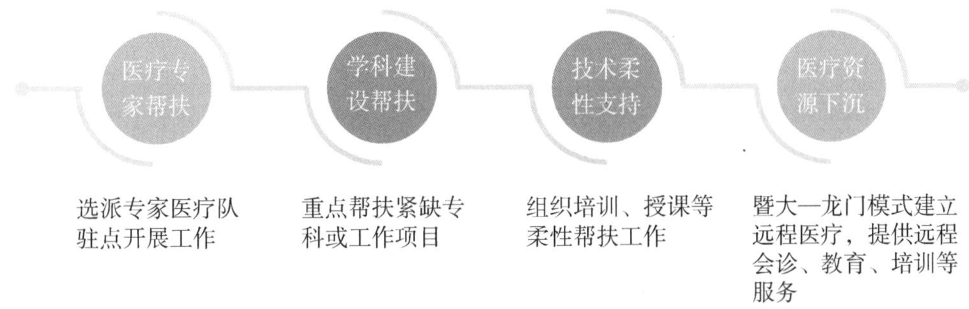

图5－23－1　紧密型医联体模式的设计与应用

（四）制订对策

依据《龙门县人民政府与暨南大学附属第一医院全面共建托管龙门县人民医院合作协议》精神，暨南大学附属第一医院定期向龙门县人民医院派驻医疗专家组，部分专家常驻，部分专家轮转。做好青年医生培养，为龙门县人民医院青年医生提供三甲医院规培机会，在科室建设中借鉴三甲医院管理模式，实现优势学科共建。

（五）对策实施

1. 派驻医疗团队

根据龙门县人民医院的实际发展需要，暨南大学附属第一医院至今已派出医疗专家团队40余人次常驻龙门，每人次至少在龙门县工作6个月，团队成员分别担任副院长、院长助理、专科主任等职务，涵盖内科、外科、妇产科、麻醉科及医技科室等多学科，要求每个援助专家在相关科室做深入的调研，掌握第一手材料，全面了解医院和科室的现状和存在的问题，制订工作目标、工作计划，并提交到龙门县医院管理层，提出持续的改进建议。专家团队定期（至少每月1次）召开队务会，例会要求每位专家认真做工作汇报，在挂职结束时每位专家提交一份挂职总结。

2. 培养骨干医生

借助暨南大学院校优势，每年向龙门县人民医院输送医疗卫生相关专业的优秀毕业生，以壮大龙门县医疗的新生力量。神经外科积极培养年轻医生，打造骨干团队，设立住院总和科秘书。每天坚持重症监护室查房，一周一次大查房。每周一次科室业务学习。推广微创手术，开展了龙门首例后颅窝手术、惠州市第二例应用3D打印技术材料的颅骨修补术、微创脑干出血和幕上血肿的穿刺引流术、龙门首例脑功能区肿瘤手术、首例动脉瘤夹闭手术，脑血管畸形出血直接切除手术。2019年6月，参加全国高血压脑出血病例大赛，在数百家医院中脱颖而出，获优秀奖。积极参与医院的管理，撰写多份有关医院发展、医联体建设和提高县域住院率的调研报告。

3. 共建优势学科

呼吸内科参与新院内一区建设，制订呼吸内科短期及长期发展规划。短期通过每周教学查房，每周一课教学，每周疑难病例讨论或查房，死亡病例讨论，开展无创呼吸机使用及肺功能检查培训，规范当地医生的诊疗行为，有效提升呼吸科常见病、多发病和部分危重病例的诊疗水平。参与胸痛中心的长期发展建设，走进基层，到龙潭、平陵、永汉镇医院巡诊、查房、授课，提高当地医生对呼吸系统常见病的诊治能力。

放射科主导核磁共振室的建立，开展CT及MRI检查新项目，检查量较2018年同期分别增长15%和40%。每天在放射科主持阅片并对疑难病例进行分析、讨论，指导放射科医生综合分析问题及如何书写报告，固定每周二与神经内科医生共同阅片及病例讨论，每月开展2次影像诊断授课，对全院各专科医生进行不定期的MRI专题培训，使各临床科室医务人员对MRI检查有了进一步了解。

麻醉科开展新技术2项，即可视化及光帮插管技术和无创动脉穿刺技术；建立了术前疑难病例点评制度，术后心血管事件讨论制度；完善了术前访视重点突出和重点患者术后及时查房制度；出色地完成了90岁以上超高龄患者和极复杂危重患者的手术麻醉任务，极大地保障了手术患者的安全。

三、实施成效

（一）完成设定目标

（1）至2019年9月，龙门县人民医院县域住院率由2017年的59.4%提升至66%，同期增长了6.6%，增幅在全省14支“组团式”帮扶医疗队中排名第二，目前全省排名约在51位（2017年排位56）。

（2）帮扶龙门县人民医院成功创建国家级、省级胸痛中心。

（3）创建惠州市临床重点专科6个。开展新技术新项目40余项。在县级医院首开药师门诊。

（二）其他成果

“暨南—龙门”模式获得了患者满意度提升、服务能力提升、县域住院率提升三个重大提升，尤其是县域住院率，增幅居惠州市第一位。同时，也获得了组织管理显著改善、人才下沉流动和人才结构明显改善、双向转诊机制持续改善三个重大改善。

（1）龙门县人民医院各项业务指标均有显著增长，与2017年相比，2018年、2019年门、急诊和住院诊疗人次均有两位数的百分比增长。手术例数上升增加，2018年、2019年CMI值分别为0.88和0.91，其中三级、四级手术、微创手术以及C、D型病例比例大幅增长（图5－23－2至图5－23－7）。

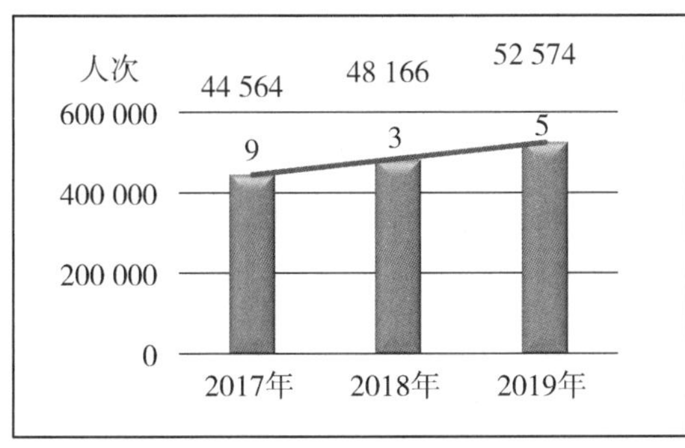

图5－23－2　门、急诊诊疗人次

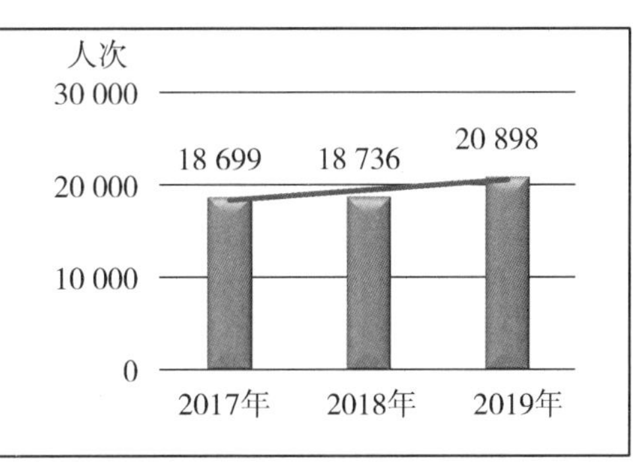

图5－23－3　住院诊疗人次

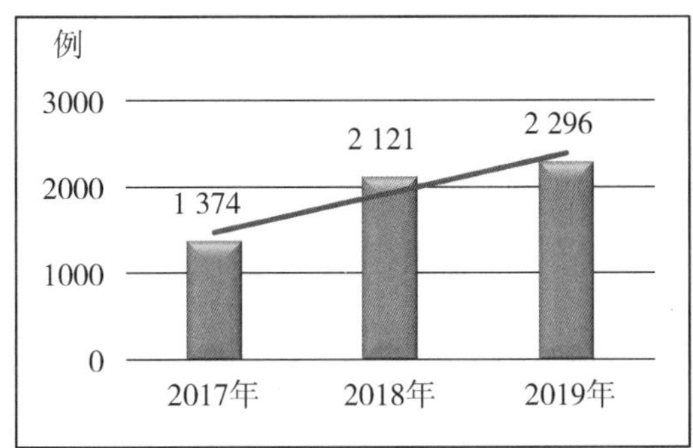

图5－23－4　三级手术例数

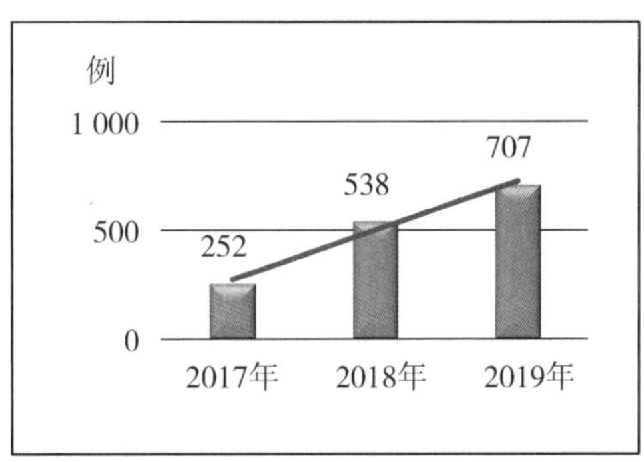

图5－23－5　四级手术例数

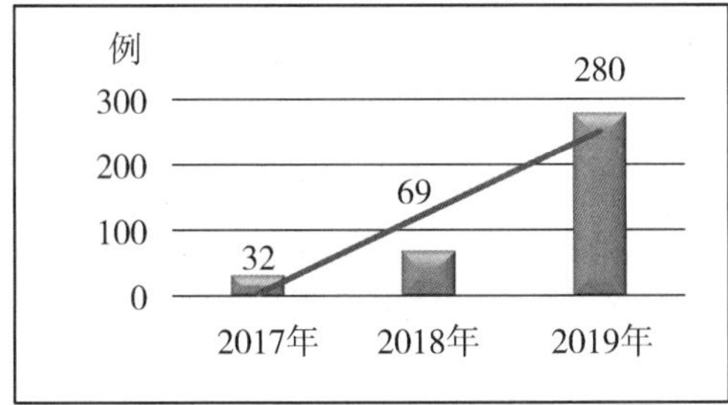

图5－23－6　C型病例例数

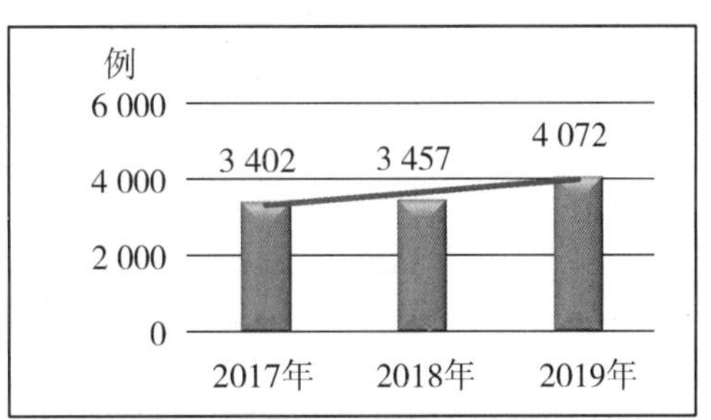

图5－23－7　D型病例例数

（2）在执行国家医保政策严格控费的情况下，医疗收入持续增长，2017 年 1.87 亿元，2018 年 2.24 亿元，2019 年 2.62 亿元，与 2017 年相比，2019 年医疗收入增长 40.1%（图 5 -23 -8）。

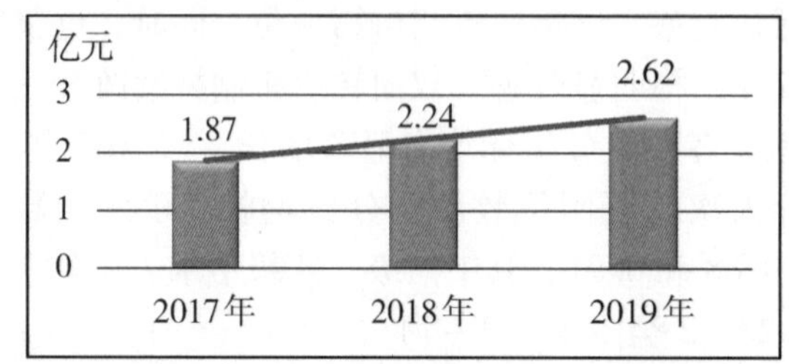

图 5 -23 -8　龙门县人民医院 2017—2019 年医疗收入

（3）在职人员人均待遇持续增长，2017 年 8.92 万元/年，2018 年 10.23 万元/年，2019 年 11.28 万元/年。与 2017 年相比，2019 年在职人员人均待遇增长 26.5%（图5 -23 -9）。

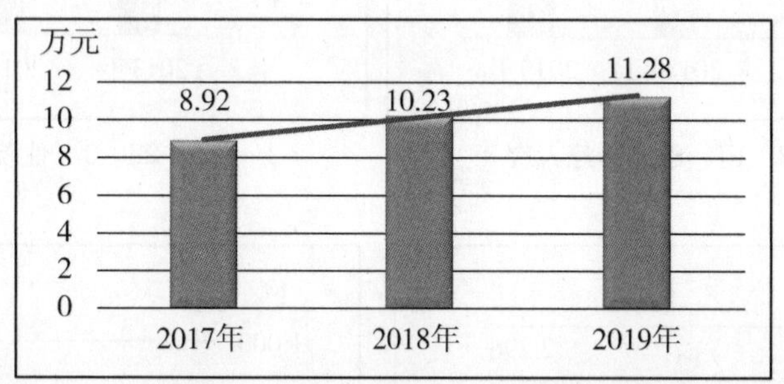

图 5 -23 -9　龙门县人民医院 2017—2019 年在职人员人均待遇

（4）龙门县人民医院医保转院人数逐年下降，2017 年 3 488 人、2018 年 2 653 人、2019 年 2 281 人。与 2017 年相比，2019 年医保转院人数下降 34.6%（图 5 -23 -10）。

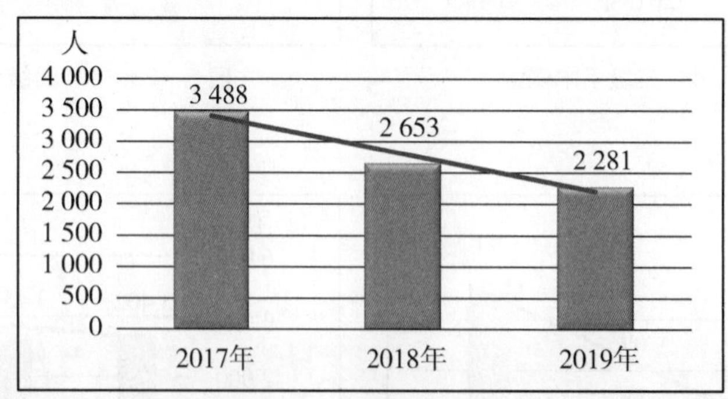

图 5 -23 -10　龙门县人民医院 2017—2019 年医保转院人数

（5）医联体建设获得国家卫健委和《健康报》举办的 2019 年度改善医疗服务典型

案例奖。在《健康报》2020 年 2 月 10 日刊登《对口帮扶促进优质医疗资源下沉——改善医疗服务纪实》一文。

（6）为龙门县人民医院引进首台移动式母婴室，助力龙门文明县城建设。在闲暇之余，支援专家团队成员完全融入龙门当地，经常参与足球、羽毛球等各项文体活动，全方位的交融，增进了两地青年的友谊交流与了解。部分香港籍队员，主动邀请在其海外的亲朋好友到龙门，参观供水香港的新丰江水库，正所谓饮水思源，无形中的爱国主义教育也是医联体建设的成效之一。

四、经验总结及今后设想

（一）经验总结

“暨南—龙门”模式实现了我院床位虚拟扩展延伸，管理模式灵活、多元化发展的格局，有利于提高龙门县人民医院的整体实力。进一步缓解群众看病难、看病贵的问题，为当地患者提供高效便捷的医疗服务。同时也标志着我院全力落实国家医改政策，医疗资源下沉，实施立足广州东部、东拓南扩战略的全速启航。

（二）今后设想

紧密型医联体建设要充分利用支援医院的人才优势和技术优势，可采取联合招聘、联合培养、按需供给、用人付费等多种方式。在今后的工作中，将派驻团队交替增加，全力协助龙门县人民医院开展工作，对其医疗行为管理、医疗质量管理、行政组织管理、科教研等多方面提出指导意见。同时，进入托管阶段后，将坚持“管办分离”原则，坚持龙门县人民医院公立属性及产权不变更，由暨南大学附属第一医院全面负责管理和经营，更进一步地围绕学科建设、人才培养、新技术开展等核心能力进行建设，提升龙门县人民医院的整体能力和水平。在获得政府的支持及双方医院领导的重视的基础上，合理分配医院—团队—个人利益，管理机制要到位（如绩效、职称、奖励、干部提拔等），利用创新的合作管理模式，最终达到“协作共赢、共同发展”的目标。

（暨南大学附属第一医院　许典双）

24 "互联网＋中医"模式建设

一、背景与现状

党中央、国务院高度重视"互联网＋医疗健康"工作。习近平总书记指出，要推进"互联网＋教育""互联网＋医疗"等，让百姓少跑腿、数据多跑路，不断提升公共服务均等化、普惠化、便捷化水平。李克强总理强调，要加快医联体建设，发展"互联网＋医疗"，让群众在家门口能享受优质医疗服务。《"健康中国2030"规划纲要》《国务院关于积极推进"互联网＋"行动的指导意见》都做出了相关部署。

为贯彻落实党中央、国务院精神，广州中医药大学附属第一医院充分发挥中医特色优势，坚持以医疗技术为支撑、以信息平台为纽带，为基层医疗赋能。我院在实体医院基础上，运用互联网技术建立互联网医院，成为广东省首批互联网医院，是广州地区唯一一家中医院。通过互联网医院的线上院区（预约挂号、线上处方、药物配送）、远程会诊（双向转诊）、医教培训（线上线下双结合培训）等模式，促进医院中医专家与基层诊所医生的互联互通，提升基层医务人员的诊疗水平和能力，努力践行分级诊疗要求，缓解百姓"看病远、看病难、看病贵"的问题，真正实现"大病不出县，小病不出村"的目标。

二、方法与流程

互联网医院项目实施以来，医院已经与基层诊所建立了紧密的联系与合作，目前主要合作开展远程会诊服务。远程会诊以多学科联合会诊的方式，组织医院风湿病科、呼吸科、脑病科、耳鼻喉科、妇科等多名中医专家，在线为患者诊病开方。（图5－24－1、图5－24－2）

（一）申请会诊

由基层诊所提出会诊申请，诊所医生按要求登陆远程会诊系统填写"远程会诊预约申请单"，并提供详细的会诊资料（包括患者的病史摘要、影像、化验报告等各种检查资料），发起会诊申请。同时纸质版资料经诊所签名盖章后，一并送到医院医务处。

（二）接收会诊

医务处在收到基层诊所的申请后，在线审核会诊资料，确定会诊科室。及时将会诊通知送达临床科室，科室随即安排医师出席会诊，并根据医师时间安排，通过医务处与基层诊所沟通，确定远程会诊最终时间。

（三）会诊过程

双方在会诊前10分钟到达会诊现场，会诊前15分钟，双方调试线路、图像等设

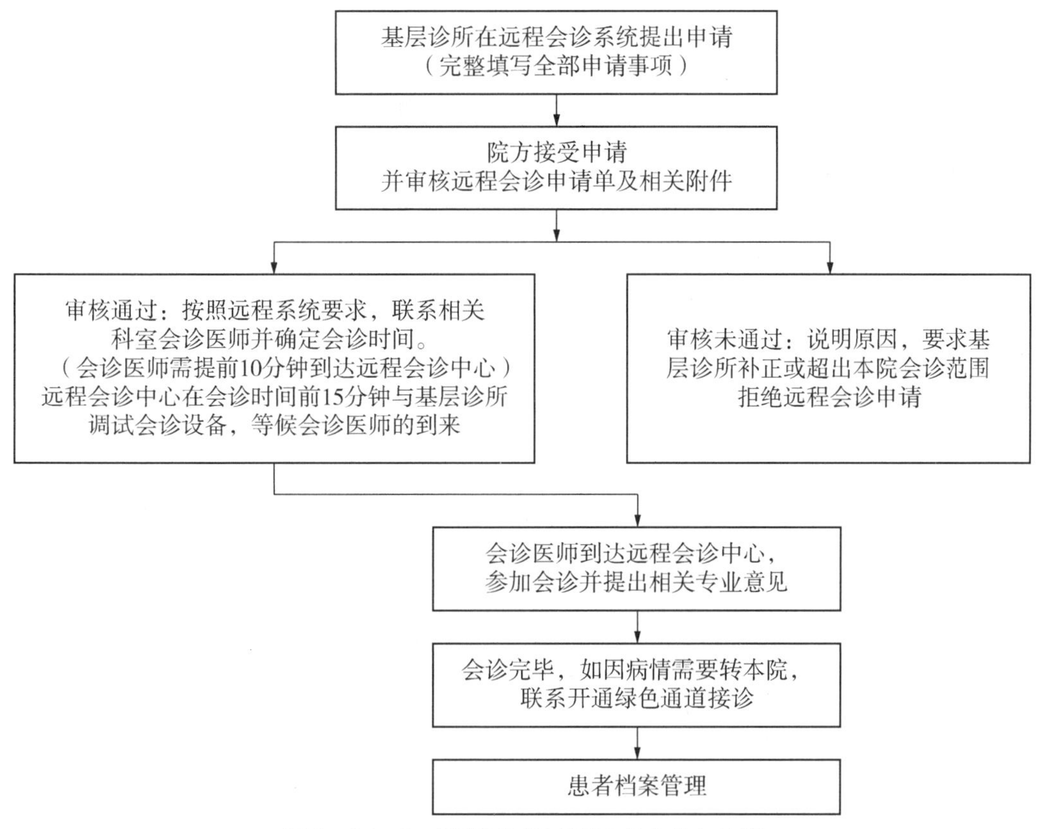

图 5－24－1　互联网医院项目实施方法与流程

备，确保信号畅通。会诊医师在线接收会诊邀请，会诊开始。基层医生先简要汇报病史、诊断结果及最新治疗情况等信息，随后双方经过沟通交流，确认诊断、治疗方案等。会诊结束后，专家书面给出会诊意见，由远程医疗会诊中心上传到远程会诊系统并传送给基层诊所，远程会诊工作完成。

（四）会诊后工作

药物配送：会诊医师通过提出相应的诊疗意见，指导基层医生开具处方，对于处方药物基层诊所无法配备的，医院可以通过互联网医院平台实现在线审方、药物在线下单和后续的物流配送服务。

转诊绿色通道开放：病情有需求需要转到本院的患者，开放绿色转诊通道，优先安排入院，患者无须排长队，方便就医。

病案管理：基层诊所与医院按照病历书写及保管有关规定共同完成病历资料，原件由双方分别归档保存。远程医疗服务相关文书通过传真、扫描文件及电子签名的电子文件等方式发送。医务人员为患者提供咨询服务后，均记录咨询信息并归档保存。

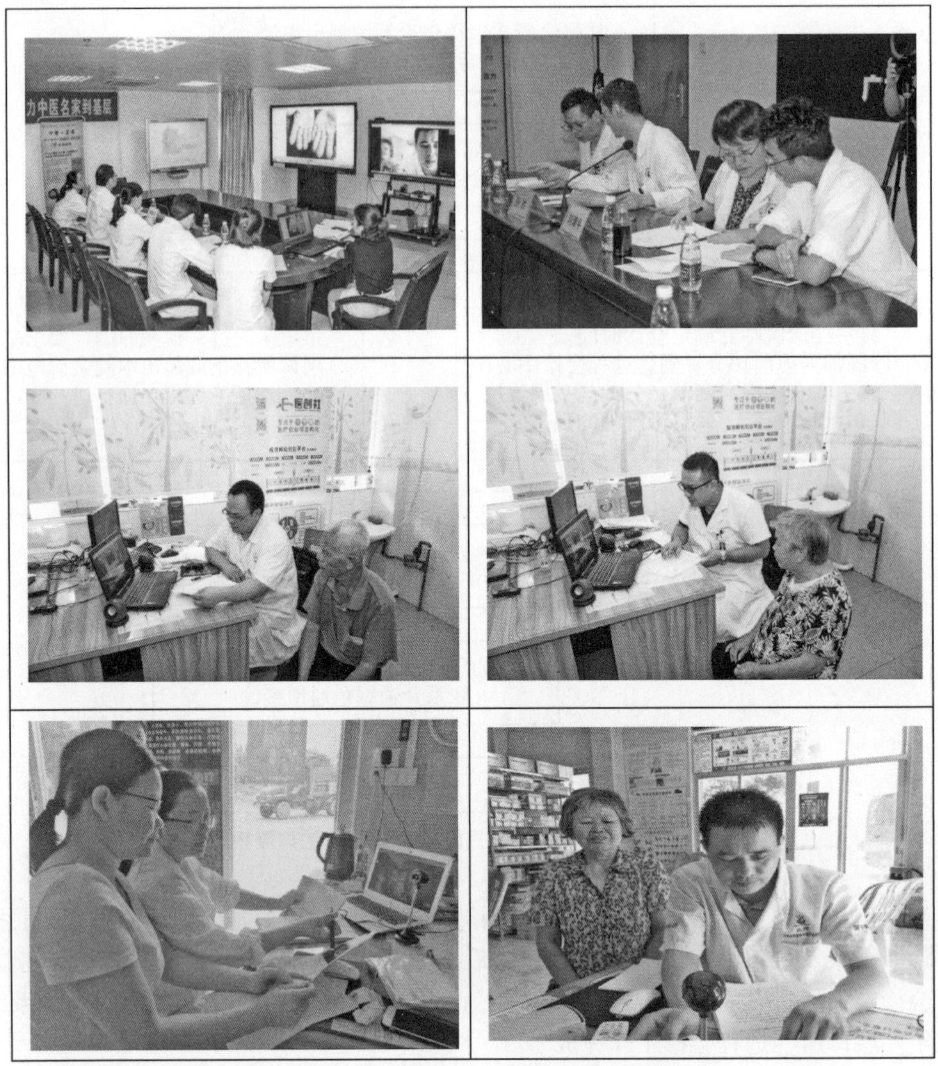

图 5－24－2　与基层诊所开展远程中医会诊

三、实施成效

（一）节约患者成本

患者不用再舟车劳顿，远程求医，省去了患者从外地到广州就诊的交通成本和时间成本。

（二）践行分级诊疗的政策

患者留在当地，契合分级诊疗“大病不出县”的方向，由当地医生来帮助患者与权威专家沟通，也能避免患者就医无门的情况。跨时空均衡配置医疗资源，将优质医疗资源和优秀医生智力资源送到老百姓家门口。远程会诊主要是对基层一些疑难杂症或者是重症患者进行问诊，通过上级医院医生丰富的临床经验和医学专业素养，能够为患者疾病的诊断和治疗提供更加有效的治疗意见。

（三）提高基层医疗服务水平

对基层医院的医生来说，通过远程门诊，能够获得医院专家的实时带教指导机会。过去，基层医生一般通过进修及专家讲座提升自身能力。然而，基层医生去大医院进修缺少渠道，而且动手机会也很少。而医生参加讲座，更多是一种理论上的学习，临床上实际的收获还需医生在临床中去实践摸索积累。在远程会诊中，专家每一次看诊的过程，都有四方视频录像作为依据，从双方音视频，到电子病历资料的保存，这是一种宝贵的病例教学资料，极其利于科学研究。

（四）优质中医医疗服务下基层

中医药的源头活水在基层，工作重点在基层，但短板和弱项也在基层。基层普通百姓所获得的中医治疗，大部分是由乡村的赤脚医生或者没有经过专业学习和培训的大夫提供。中医优质资源稀缺，像周岱翰这样的国医大师更是被视为中医珍宝，传统实体医院的医疗服务受限于一定的半径，很难让更多人享受到中医尤其是国医大师的服务。

远程会诊模式的建立，架起了群众与国医大师、名医生、名药方零距离接触的"桥梁"，扩大了中医医疗服务半径，让百姓足不出户，即可看岭南名医，在一定程度上缓解了医疗资源不均衡的问题，可以不断满足人民群众的个性化健康需求，有力促进国家卫生健康事业发展。

（五）优质中医药资源下基层

我院独立研发的制剂有 200 多款、膏方 70 多副，均是根据医院"国医大师"邓铁涛教授学术思想——"三因制宜"拟定，组方严谨，选材道地，由医院制剂中心熬制，药效保证。由于拥有与其他医院不同的三大特色，一直以来深受街坊的热捧。通过远程会诊，借助处方流转和药物配送功能，结合医联体的媒介作用，向基层医疗机构输送独家制剂和膏方，让基层百姓用够药，用好药。

四、持续改进

（一）基层医疗机构基础设施薄弱，需加大建设投入力度

大部分社区或者基层医疗机构普遍存在网络配置低下，信息设备基础设施相对简陋等现象，缺乏畅通的投入和建设机制。

（二）远程会诊管理需规范化，长期有效的运行机制有待形成

远程会诊得以持续发展，有赖于规范的运行管理模式的建立。国家卫生健康委员会于 2018 年已发布了《远程医疗服务管理规范（试行）》，对远程医疗服务流程及有关要求做了详细说明。对于远程会诊项目，医院应设立专门的管理机构，制订完善的远程会诊管理制度和院级考核激励机制。可以把远程会诊指标纳入医院绩效体系，每月公布线上远程会诊排名，将远程会诊的接诊量与知名专家评选等相挂钩。

远程会诊供需多方的利益机制不健全，导致各方的积极性不高，应该适当鼓励社会力量参与远程医疗建设，构建多渠道远程医疗资源动员机制，充分调动和利用社会资本、行业资源参与建设，实现远程医疗可持续发展。

（三）医疗核心业务难以触达，可适当拓展其他远程服务

远程会诊目前业务主要体现在上级医院对基层医院的指导和诊断工作中，而患者的身体检查和辅助检查基本在基层诊所中实现，上级医院很难触达业务核心。

未来可适当开展更多的远程服务功能，如远程教育、远程数字资源共享、视频会议、双向转诊、远程预约等远程医学功能，有效提高基层医院的医疗服务质量，提高疑难重症救治水平，缓解群众看病难题。

（四）互联网医疗人才梯度建设仍需加强

三甲医院专科医生工作繁忙，时间碎片化，网络医生为新兴行业，接受度差，待遇低，职业规划前景还不明，从业人员少。

远程会诊看诊时间相对于日常门诊所用时间更长，对于医生关于疾病的诊断和治疗熟悉程度要求更高，医生给基层医生和患者提供的建议要求更加细致和全面，这对医生的专业素养提出了更高的要求。

基层医疗机构医生服务能力薄弱，医疗技术不足，制约着远程会诊的可持续发展。后期需提供更多的线上和线下服务，提升基层医疗服务水平。线上可以开展远程教育、在线课堂等形式；线下可以通过医疗直通车（培训班）、专家义诊下基层等形式，共同助力基层医疗服务能力提升。

（五）大众对互联网医疗的认可度需不断提升

患者对互联网医疗的信任程度不高，大部分患者还是认为，互联网医疗不是现实面对面接触的医疗，效果不明显，就医习惯短时间内难以改变。

（六）政策的配套支持力度备受期待

互联网医疗行为涉及收费服务项目范围太窄，在线复诊收费标准过于单一，互联网线上定价机制无法兼顾供需双方的相关利益。

医保在线支付与报销的政策缺失，使得互联网医疗无法进入核心发展区域。

对于上述问题的政策配套支持备受期待。

（广州中医药大学第一附属医院　关彤　贺嘉嘉）

25 构建多部门协作的患者满意度管理体系

一、项目背景

患者满意度关乎人民群众的切身利益，是医疗服务质量重要的评价指标，让患者满意是医改的终极目标。患者满意度是国家三级公立医院绩效考核指标，也是深圳市公立医院考核的重要指标。

在深圳市医疗行业服务公众满意度调查中，2018 年第四季度至 2019 年第二季度，中山大学附属第八医院患者满意度排名持续下降，2019 年第二季度患者满意度 85.51%，排到第 58 名，倒数第四。与此同时，患者投诉例数持续升高（图 5-25-1）。

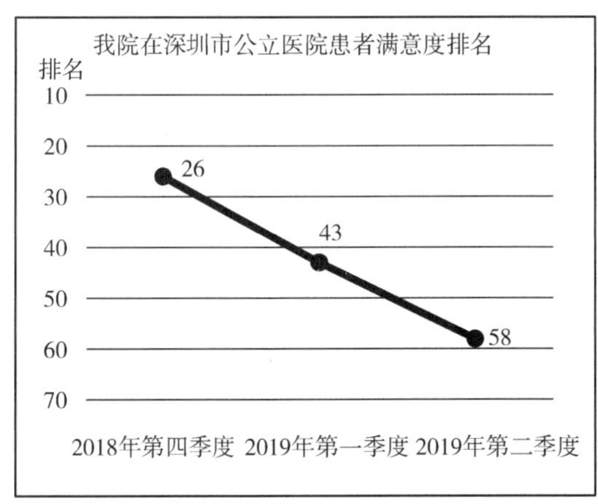

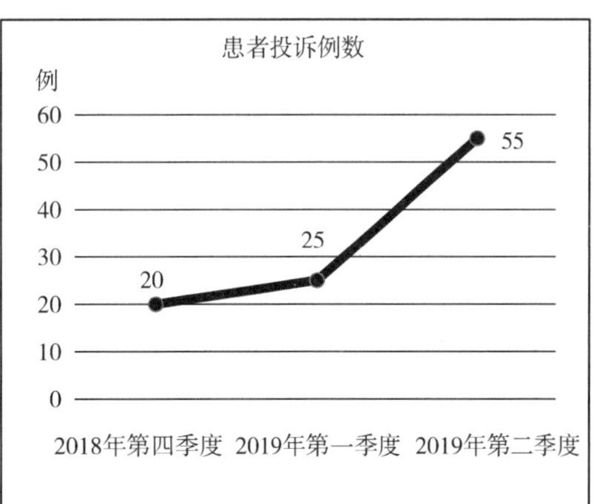

图 5-25-1　医院满意度排名和患者投诉情况

二、成立满意度改进小组

患者满意度工作是医院一把手工作。医院高度重视，书记院长亲自挂帅，下设满意度督查小组，整合医院各个部门协同工作（图 5-25-2）。

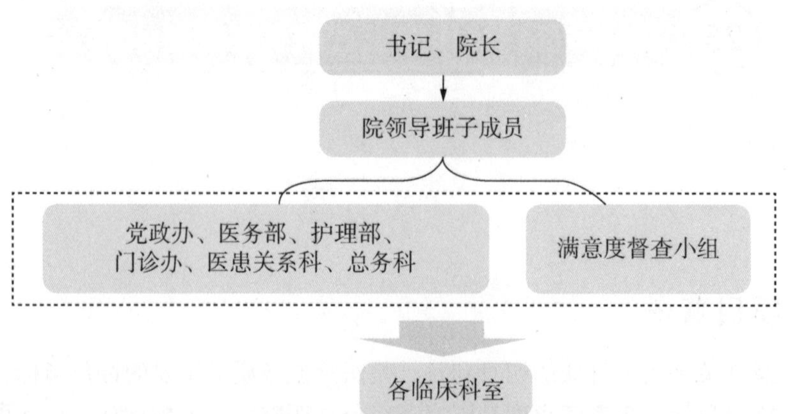

图5-25-2　满意度督察小组

三、原因分析

召开患者满意度分析会议，运用鱼骨图，从人、物、法、环进行原因分析（图5-25-3）。

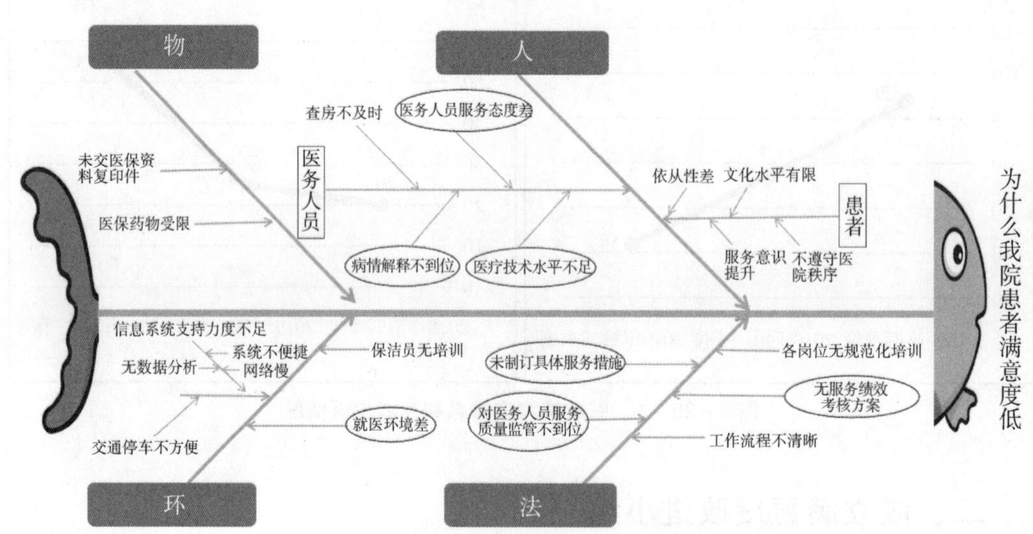

图5-25-3　患者满意度下降原因分析

归纳主要原因为：①人为因素。医务人员服务态度差，医疗技术水平不足，病情解释不到位。②环境因素，就医环境差。③管理因素。无服务绩效考核方案，未制订具体服务措施，缺乏服务质量监管。

四、改进措施

（一）建章立制，明确分工，落实责任，奖优罚劣

1. 制订满意度工作提升方案

制订提升患者满意度工作方案和开展“群众利益至上，患者是我亲人”9 项措施。

（1）打造医院家园文化。为患者提供舒适的就医体验，为员工提供舒心的事业发展平台。将医院满意度提升工作与精品医院建设结合起来，按照“环境精美、技术精湛、服务精心、管理精细”的建设思路，建成定位清晰、特色突出、口碑优良的精品医院。

（2）临床医生改进措施。提高服务意识和医患沟通技巧，切实履行“热心接、细心问、耐心讲、精心做、主动帮、亲切送”。

临床医师要做到“一中心、两询问、三查房”。“一中心”是以患者为中心；“两询问”是每次询问患者病情、询问患者需求；三查房即经管医生上午、下午各查房 1 次、值班医生晚上查房 1 次，做到一天查房 3 次，及时解决临床中出现的问题。

医生要开出“双处方”，供患者选择，努力提高基础医疗质量，保证医疗安全。坚持合理检查、合理用药、合理收费、因病施救。提升医疗服务的安全性和有效性。

（3）护士改进措施。尊重患者，微笑服务，及时响应，严格执行“五声”服务，即患者入院时有问候声、健康教育有解释声、患者不适有安慰声、操作不成功有致歉声、患者出院有祝福声。

加强专业知识学习，技术过硬，新老搭配上班，如遇操作不成功及时报告护士长并做好解释工作。

每周、每个病区、每个科室定期召开患者及家属代表座谈会（工休会），由各科护士长主持。

（4）医技科室改进措施。热情服务，主动服务，耐心解释，优化流程，提高效率，缩短患者等待时间，加强科室间沟通，减少患者跑腿，做好患者排队安抚工作，减少插队等现象的发生。

（5）窗口服务改进措施。微笑服务，细心解释，加强效率，排队时间应控制在 10 分钟以内，排队人员超过 8 人时应适当增加挂号窗口或引导至自助机自助挂号，减少患者等待时间。

（6）物业保洁人员改进措施。保洁人员要做到病房、诊室、走廊等每天清理、清扫、清洗；门窗内外无积尘，走廊灯清洁干净无灰尘；地面清洁无烟蒂、无痰迹；四壁和消防栓等设施内外干净无尘。诊室内桌椅摆放整齐，表面干净整洁，垃圾分类存放，标识鲜明，方便收集。厕所清洁无异味。做好蚊虫消杀工作。

（7）保安人员改进措施。保安要做到勤巡逻、勤张嘴、勤跑腿、勤帮忙，切实发挥保安的作用。

（8）志愿服务人员改进措施。态度亲切、回答明确、熟悉医院分布、准确及时热情回答患者问题。

（9）行政管理人员改进措施。行政管理人员要树立“以患者为中心、以临床为核

心”的理念，提高效率意识和服务意识，发挥协调、服务临床科室的作用，做到行政后勤“有人管”。每周要临床医技科室巡查调研，及时解决问题并做好工作记录。

2. 明确部门分工

医院职能部门分工见图 5－25－4。

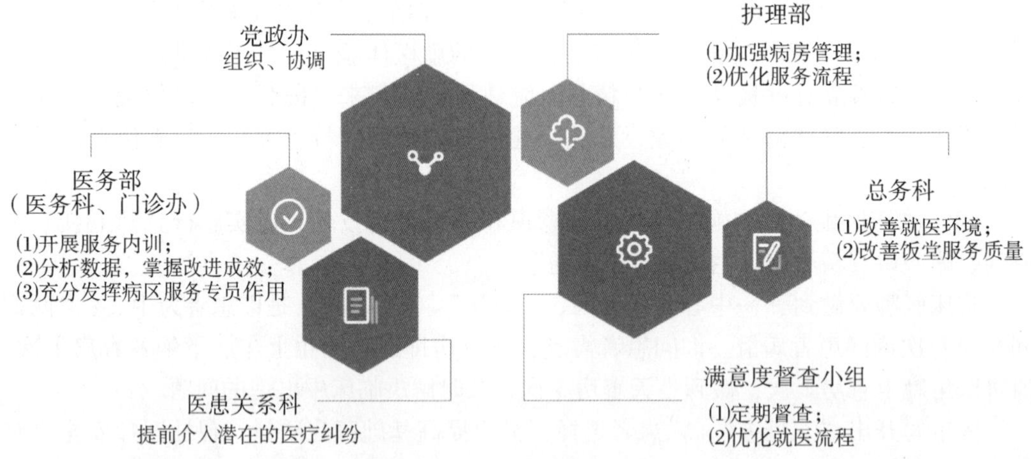

图 5－25－4　职能部门分工

3. 建立奖罚措施，奖优罚劣

对每月全院患者满意度排名前二的临床科室、进步名次第一的科室，予以奖励。每月选出门诊、病房、医技、行政职能科室中满意度最差的科室，第一个月在中层干部例会上由科主任上台分析原因并提出整改方案；第二个月主要领导约谈，无特殊原因；第三个月组织处理。每月在全院中层干部会议上对排名进行点评，排名靠后的科室要上台做原因分析并在今后改进工作。

（二）建立院领导挂点、职能科室对口联系机制

党委书记、院长亲自挂点全院满意度较低科室，存在问题逐个击破；职能科室对口联系科室，开展满意度调查整改。院领导与相关职能科室主任到临床实地走访、调研，发现影响满意度的流程环节，并提出解决意见，推进满意度工作有序落实（图 5－25－5）。

建立重点科室对口联系机制

序号	主管领导	定点科室
1	沈慧勇	体检中心
2	张远权	神经内科
3	吴景立	放射科、胃肠外科
4	王彤	急诊科、重症医学科
5	黄辉	心血管科、心胸外科
6	林汉利	检验科、神经外科
7	赵丽娥	超声医学科
8	杨铁城	呼吸内科、内分泌科
9	付雪梅	儿科、妇产科
10	李建林	门诊部、特需病房

建立部分职能部门联系科室机制

序号	职能科室	定点科室	序号	职能科室	定点科室
1	综合科	骨科	14	教学与继续教育科	血透室
2	干部保健办公室	特需病房	15	医院感染管理科	康复医学科、感染科
3	审计科	眼科	16	护理部	心电图室、脑电图室
4	绩效管理办公室	疼痛科	17	基建科	口腔科
5	人事科	消化内科	18	财务部	门诊
6	组织科	血液科	19	物资供应科	中医科
7	宣传科	肿瘤科	20	预防保健科	肾内科
8	纪委办公室监察科	甲乳外科	21	医联体与对口支援办公室	皮肤科
9	工会	泌尿外科	22	科研科	病理科
10	总务科	急诊科	23	门诊办公室	碎石室、消化内镜中心
11	医疗保险办公室	耳鼻喉科	24	医院质量管理科	肌电图室、心理科
12	设备科	麻醉科	25	医患关系科	呼吸内镜中心
13	研究生科	肝胆外科	26	医务科	风湿免疫科、整形美容科

图 5－25－5　重点科室联系机制

（三）注重服务细节，增加便民措施，设立书记、院长信箱

书记、院长信箱及便民措施展示见图 5－25－6。

书记、院长信箱
中山大學附屬第八医院
患者服务中心便民措施
Patient Service Center Service Items
轮椅、车床
Wheelchair、lathe
雨　伞
Umbrella
放大镜
Magnifier
针线包
Sewing Kit
水、水杯
Water、Water cup
充电宝
Portable battery
丰　巢
HIVE BOX
母婴哺乳室
Nursing Room
失物招领
公共电话
Public telephone
微信预约挂号
邮寄化验结果
Send out laboratory results
代填病历

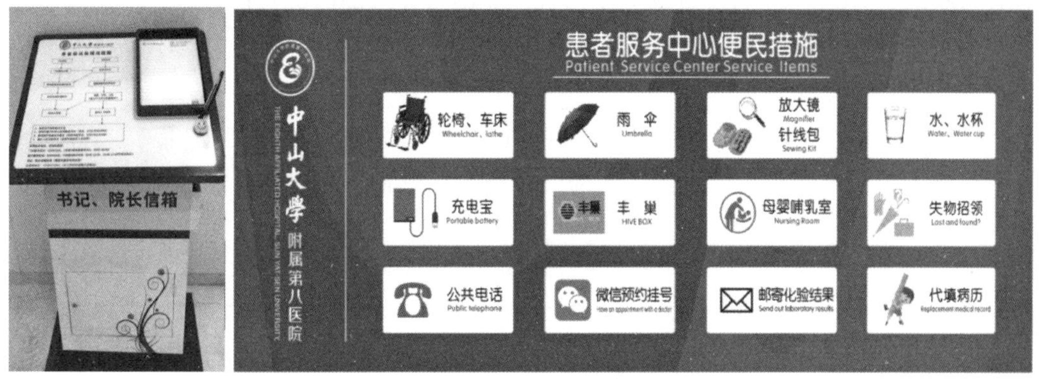

图 5－25－6　书记、院长信箱及便民措施展示

（四）提倡服务的“同文化”“同理心”，打造有温度的医院

1. 医患沟通会

由医务科、门诊办、医患关系科、护理部、总务科和来自全院各个病区的 35 名患者及家属共同参与的医患沟通会，共收集患者意见及建议 28 条。患者及家属畅所欲言，他们结合各自在诊疗过程中的亲身经历和感受，纷纷发言，直抒胸臆，对我院良好的就医环境、医德、服务态度给予了一致肯定，同时对进一步加强病房管理、环境卫生、后勤服务等方面提出了中肯的意见和建议。

2. 开展“三个一”服务内训

（1）小组培训，统一观念。打破以往全院集中培训模式，改为小组培训。针对患者最关心的问题，组织相关科室进行圆桌培训，分享经验，总结教训。树立医院满意度与全院每个人、每件事、都有关系的“统一观念”。

（2）换位思考，统一思想。组织相关科室模拟患者就诊，亲身体验就诊过程中的服务短板，感受患者真实需求，变需求为标准，营造“人人关心满意度，持续改进满意度”的文化氛围。

（3）科室服务，统一规范。落实首问负责制，规范医务人员的服务用语与禁语，加强窗口部门“规范＋1”的优质服务培训。同年 3～4 季度开展“三个一”服务内训 21 场。

（五）总务科倾力相助，卫生改善，显见成效

第二季度万人机构（第三方）满意度调查中显示，“卫生环境”成为我院各项服务指标中的“重灾区”。于是我们将 8 月定为环境卫生整改月，每周 2 次联合总务科对医院卫生死角进行全面督查，联合护理部对全院保洁员进行培训、明确保洁员岗位职责、落实奖惩制度、对卫生不达标的保洁员坚决说“不”。在卫生整改月期间共更换保洁员 8 名，环境卫生整改率达 78.79%。

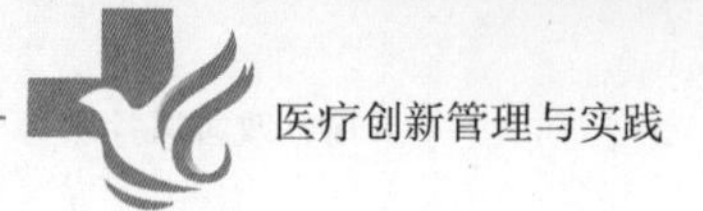

（六）多部门联动，饭堂就餐质量改善，立竿见影

新大楼搬迁后，满意度督查小组在第三季度对所有住院患者进行了就餐满意度调查，共收集了65条。主管院领导高度重视，立即召开多部门进行协调，针对患者提出的意见及建议进行整改，就餐质量整改率达92.31%。改善后1周的人数由原1 400人上升至2 360人。

（七）建立满意度工作前移机制，提前介入患者不满意

（1）由满意度督查小组牵头，多部门合作，在患者出院前尽可能地消除不满意因素，提早介入、提前干预。

（2）增加门诊随访。患者出院后的二级随访由原来的7～15天执行，提前到7天内完成。

（3）加强患者出院前的问题追踪。

（4）病区发现纠纷，医患关系科提前介入。

（八）抓"重点"、树"标杆"，鞭策后进

榜样的力量是无穷的。满意度排名第一的科主任在中层干部会上进行经验分享，鞭策后进，满意度排名靠后的科主任在中层干部会上进行原因分析。

（九）常分析、勤沟通、促整改

医务部牵头，组织多部门协调会，召开满意度改进分析的专题会议，探讨提高满意度的措施和方法，并对前三季度收集到的212条意见及建议进行整改，对存在的问题做减法，87.26%的问题得到整改。

充分发挥病区服务专员优势，为病区提供包干式服务，实现患者与"病区服务专员"的垂直联系，患者的需求可以落实到具体人员，由"病区服务专员"牵头协调各部门，以最快速度解决问题，避免患者四处咨询，有效提高解决问题的质量和效率。

五、工作成效

2019年第四季度，我院患者满意度达90.16%，在全市61家公立医院中满意度排名22，满意度大幅上升，医院投诉案例持续下降。（图5－25－7至图5－25－9）

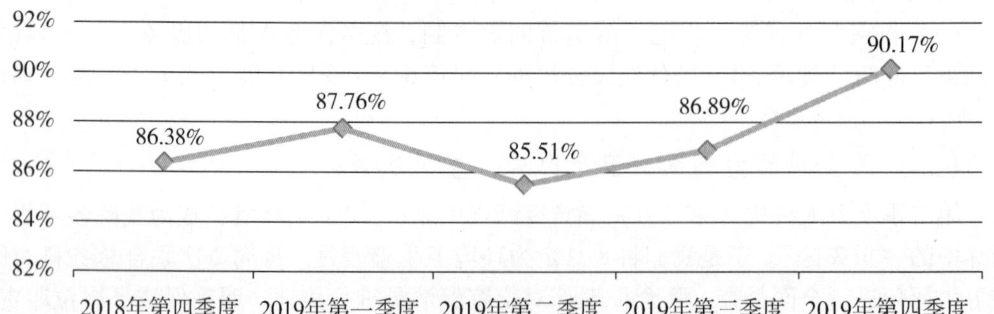

图5－25－7　2018年第四季度及2019年患者满意度

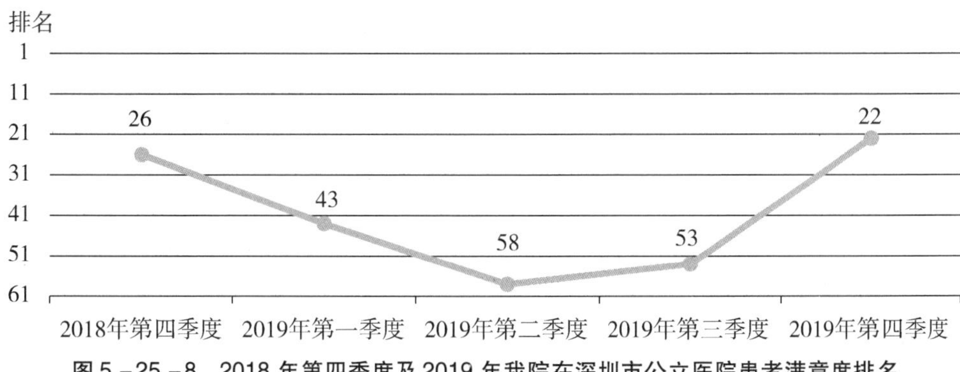

图 5－25－8　2018 年第四季度及 2019 年我院在深圳市公立医院患者满意度排名

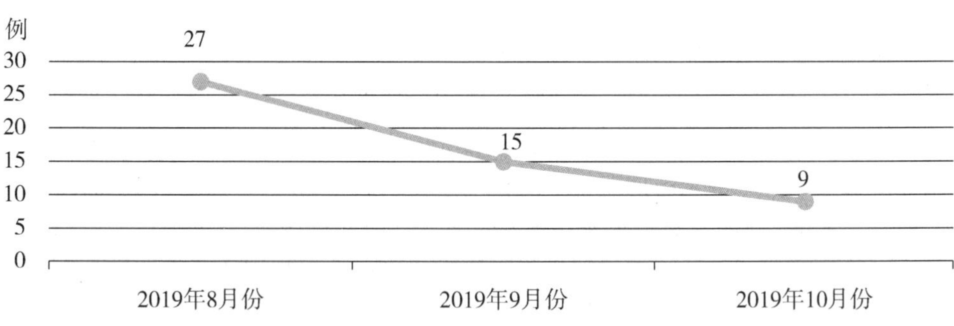

图 5－25－9　2019 年 8—10 月投诉量

六、经验总结

（1）患者满意度是一项一把手工程。

（2）患者满意度提升是多部门协作的结果。

（3）患者满意度提升是一项长期的工作。

（中山大学附属第八医院　李建林　王湘郴　韦江勇）

26 “身心社灵”四位一体癌痛管理体系的构建与成效

一、背景与现状

国际疼痛研究学会（International Association for the Study of Pain，IASP）于2016年提出了新的疼痛定义：疼痛是一种与实际或潜在组织损伤相关，包括了感觉、情感、认知和社会成分的痛苦体验。《美国国家综合癌症网络成年人癌性疼痛指南》指出：癌性疼痛不仅是患者最害怕的症状之一，而且严重影响患者的日常活动、志趣、与亲友间的交流互动及整体生活质量。同时，中共中央、国务院、国家卫生健康委员会高度重视癌痛，多次印发《癌症疼痛诊疗规范》，控制疼痛，提高癌痛患者的生活质量，刻不容缓。全方位疼痛管理最早是由西西里·桑德斯女士提出，提示对癌性疼痛的管理应实行“身心社灵”四位一体的完整护理管理模式。

身：国际疼痛研究学会将疼痛定义为与实际或潜在的组织损伤或类似损伤相关联的不愉快的感觉和情绪体验。疼痛是人类的第五大生命体征，是肿瘤患者常见的症状之一，约25%新诊断的恶性肿瘤患者、33%正在接受治疗的肿瘤患者及75%晚期肿瘤患者合并疼痛。尽管癌痛治疗正日益受到重视，但仍有50%～80%的肿瘤患者的癌痛未得到完全缓解。癌痛的管理已成为国内外医学界广泛关注的问题。

心：当疼痛得不到有效缓解，患者可能发生焦虑、抑郁、失眠、食欲减退等症状，或加重已有症状，严重影响患者的生理功能、日常生活、人际交往能力与生活质量，因此，控制癌痛已成为癌症患者首要解决的问题。同时，饱受癌痛困扰的患者心理痛苦的发生率为64.2%，其照顾者亦存在焦虑、失助感。

社：癌痛影响患者社会交往，导致患者生活兴趣缺失，因癌痛导致尊严丧失的发生率为94%。患者的家庭也长期处于负重状态，承受着巨大的经济压力、负担。

灵：癌痛严重者甚至会产生自虐、自杀倾向与行为，肿瘤患者自杀发生率为普通人群的4～5倍，因癌痛导致的自杀占所有自杀行为的14.3%。

因此，华中科技大学同济医学院附属协和医院于2012年起针对癌痛患者采用“身心社灵”四位一体的护理管理模式，取得了良好的成效。

二、方法与流程

建立癌痛规范化管理体系：我院组建由肿瘤中心主任、护理部主任任组长，临床各科室主任及总护士长为组员的院内癌痛规范化领导管理小组，主要负责从行政管理层面确保癌痛规范化管理工作顺利执行。领导小组下设各规范化管理病房，由各科室医生、护士长及癌痛小组成员组成，为患者提供“身心社灵”四位一体的全方位照护。

（一）身——减轻癌痛症状

规范癌痛规范化治疗体系，通过病因治疗、药物治疗、非药物治疗和神经阻滞治疗等对患者进行综合诊治，主要手段有手术治疗、化学治疗、放射治疗、阿片类药物治疗、冷热敷疗法、介入治疗等。优化癌痛管理流程，以患者主诉为依据，进行“常规、全面、动态、量化”的评估（图5－26－1），遵循“四阶梯”原则使用镇痛药物，必要时进行阿片类药物滴定。

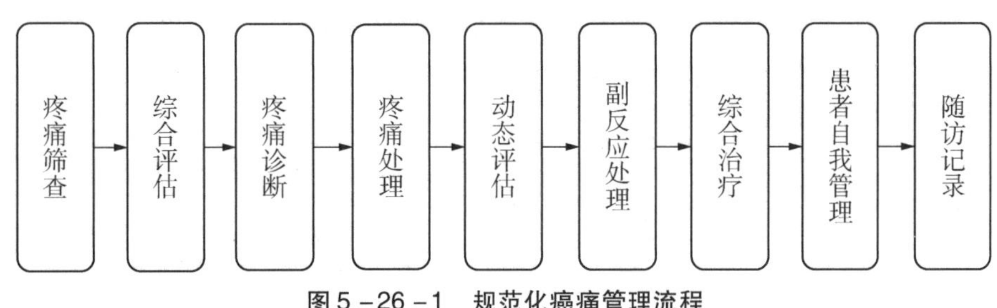

图5－26－1　规范化癌痛管理流程

联合多学科团队包括医生、护士、药剂师、疼痛医生、营养师、心理咨询师对癌痛患者进行全人、全队、全程、全方位管理。同时，建立癌痛药物治疗管理＋移动系统，通过手机App动态关注患者癌痛控制情况，包括患者信息、疼痛评估、服药记录、不良反应记录、出院教育、出院随访等。

每日、每周、每月、每季度开展多种形式的健康教育，让患者及家属掌握癌痛相关知识，消除药物成瘾的顾虑，指导患者正确记录自我评估日记卡（图5－26－2），教会患者自我管理。患者出院后，我们采用电话、药物治疗管理系统实现线上线下的癌痛随访，让患者在家也能得到专业的指导，为癌痛患者提供“终身制”服务。

（二）心——舒缓心理压力

从患者入院开始，使用心理痛苦温度计量表、广泛性焦虑量表和患者健康抑郁量表，对每位患者动态地进行全面的心理评估，及时察觉癌痛患者的心理问题及自杀意念。制订住院患者自杀预防与干预计划，对既往案例开展讨论，制订相应的应急预案及管理制度。

1. 住院患者自杀倾向应急管理流程

（1）立即通知护士长及管床医生，移除危险物品（水果刀、绳索、特殊药品等）。

（2）限制窗户的推开宽度，让患者床位远离窗户，确保患者住院环境安全。

（3）病房心理咨询师/心理小组成员给予患者及时恰当的心理支持与心理护理。

（4）科室晨会通报，全科医护人员知晓，重点交接班，24小时密切观察患者，稳定患者情绪，注意保护患者隐私。

（5）第一时间与家属联系，告知详情，取得配合。

（6）向护理部、医务办公室、保卫处报告，备案并翔实记录，预防医疗纠纷。

疼痛自我评估日记卡

床号： 住院号： 姓名： 性别： 年龄：

一、请勾选使用的镇痛药物

1.泰勒宁□ 2.静青□ 3.西乐葆□ 4.乐瑞卡□ 5.多瑞吉□

6.盐酸吗啡片□ 7.奥施康定□ 8.美施康定□ 9.其他□

二、日记

1.每一天的第一行分别在对应的时间点记录疼痛的分数

2.第二行在对应时间点记录所服用药物的序号

3.药物副作用在相应栏勾选

时间 日期	2	4	6	8	10	12	14	16	18	20	22	24	药物不良反应					
													便秘	排尿困难	恶心呕吐	头昏乏力	失眠	其他

0 1 2 3 4 5 6 7 8 9 10

无痛	轻度疼痛：能忍受，能正常生活睡眠	中度疼痛：适当影响睡眠，需止痛药	重度疼痛：影响睡眠，需用麻醉止痛药	剧烈疼痛：影响睡眠较重，伴有其他症状	无法忍受：严重影响睡眠，伴有其他症状或被动体位

长海痛尺

图 5－26－2 疼痛自我评估日记卡

2. 住院患者自杀未遂应急管理流程

（1）立即通知医生及患者家属，检查患者生命体征等状况，就地抢救患者。

（2）通知护士长、科主任与医院总值人员，封锁现场并维持秩序、保护现场。

（3）评估患者情况，在其接受的情况下，在合适的地点，通过心理访谈了解患者自杀的真实原因，做好患者的心理危机干预与治疗。

（4）与家属进行有效沟通，确保患者周围环境安全，防止自杀未遂患者再次自杀，必要时转介到精神心理卫生中心进一步治疗。

（5）出院时告知患者及家属当地的心理咨询机构或心理援助热线。

3. 住院患者自杀死亡应急管理流程

（1）安抚患者家属，做好善后工作，通知总值班室及相关职能部门，经认证机关同意后行尸体料理并护送至太平间，详细记录当时相关情况。

（2）必要时可运用心理解剖法了解第一信息人（配偶、父母、子女、兄弟姐妹）或第二信息人（亲戚、朋友、参与急救的医务人员、自杀的发现者或目击者及其他一切相关人员），深入探析患者自杀的动机与原因。

（3）对自杀患者的家属、陪伴者进行心理疏导，最大限度减轻伤害。

针对心理评估结果采取不同的干预措施：我院现设有心理咨询门诊和心理援助热线，心理咨询门诊时间为每周一至周五 15：30—17：30，心理援助热线时间为每天 18：30—20：30（节假日除外）。每周组织 1 次团体心理辅导。在病区设立心理港湾，为患者提供音乐疗法、芳香疗法、绘画疗法等心理支持治疗。

（三）社——完善社会支持

提高患者的社会适应能力，建立积极的人际关系和社会支持网络。患者家属、社会工作者、义工等诸多人士形成了庞大的支持系统。开展安宁缓和疗护，缓和疗护护士对癌痛患者家庭支持系统全面评估，建立档案，通过照顾者培训，召开家庭会议，让患者及家属共同参与癌痛管理。此外，我院医疗服务团队积极努力为贫困的恶性肿瘤患者及家属寻求社会资源，协助及满足患者在生命最后阶段的需求。社会志愿者为患者提供多种关怀性服务：每日，陪伴聊天、唱歌、跳舞、下棋、看书；每周，提供免费爱心理发、家庭影院；每月，组织爱心联谊会、座谈会；每季，安排传统节日活动。

（四）灵——缓解灵性痛苦

灵性照顾并非按照一种固定的方式来提供，它要求照顾者具有一种立即反应能力。灵性照顾的主要内容和方法如下：①生命回顾，采用尊严量表（表 5－26－1）评估，并系统地协助患者以一种全新的观点去回顾其生命中的伤痛或快乐的过程，体会价值与爱，以及对所受苦难的另一种诠释，来体验生命的意义。②转换生命价值观，使用正念冥想方法，协助患者对生命价值进行理性思考，重新探索自己面对世界的态度，形成新的生命价值观，探寻生命、死亡与濒死的意义，让自己的生命重新燃起希望，充满生机。③处理事物，完成心愿。护士使用安心卡技术了解患者心愿，协助其妥善处理各种日常事务，达成患者的心愿。④陪伴与分担，共同面对。对患者的灵性照顾过程中“在”比“做”重要，即全神贯注的“陪”与“听”，但不一定提供任何答案。照顾者全程陪同患者走过悲伤的所有阶段，共同面对事实，让患者知道有人愿意与他为伴，为他分担。⑤重新构建人际关系。协助患者与亲人、朋友乃至整个社会化解过往的恩怨和愤怒，表达爱及接受被爱，建立和谐的关系，勇敢说出“谢谢你”“对不起”“我爱你”。护士与患者一起探讨人生的意义、生命回顾、死亡恐惧，为晚期癌痛患者提供灵性关怀。

表 5－26－1　患者尊严量表（部分）

请评估以下各项在过去几天为您的生活带来多大程度的困扰，请在您认为符合情况的相应的数字上打“√”。1. 您的姓名：　　　　2. 住院号：　　　　3. 您的性别：□男　□女
4. 您的年龄段： □18 岁以下　□18～25 岁　□26～30 岁　□31～40 岁　□41～50 岁　□51～60 岁
5. 不能自己打理日常生活（例如：自己洗澡、穿衣服等） □无　□轻度　□中度　□重度　□非常严重
6. 不能自己满足生理需要（例如：吃饭、上厕所需要别人帮助等） □无　□轻度　□中度　□重度　□非常严重
7. 感到身体不适（例如：疼痛、气短、恶心、呕吐等） □无　□轻度　□中度　□重度　□非常严重
8. 感到别人对自己的看法有很大改变 □无　□轻度　□中度　□重度　□非常严重
9. 感到情绪低落 □无　□轻度　□中度　□重度　□非常严重
10. 感到焦躁不安 □无　□轻度　□中度　□重度　□非常严重
11. 因不了解自己的病情和治疗而感到痛苦不安 □无　□轻度　□中度　□重度　□非常严重
12. 对自己的将来感到担忧 □无　□轻度　□中度　□重度　□非常严重
13. 思维紊乱，无法保持头脑清晰 □无　□轻度　□中度　□重度　□非常严重
14. 不能继续自己的日常生活习惯 □无　□轻度　□中度　□重度　□非常严重
15. 觉得自己已经不是从前的自己，好像变了另一个人 □无　□轻度　□中度　□重度　□非常严重
16. 觉得自己毫无价值、一无是处 □无　□轻度　□中度　□重度　□非常严重
17. 觉得自己无力担任一些重要角色（例如：丈夫/妻子、父母等） □无　□轻度　□中度　□重度　□非常严重

续表 5-26-1

18. 觉得生活失去了意义和目标 □无　□轻度　□中度　□重度　□非常严重
19. 觉得自己的一生毫无意义和贡献 □无　□轻度　□中度　□重度　□非常严重
20. 觉得自己有未完成的事情或未了的心愿（例如：一些没有说的话、没有完成的事情） □无　□轻度　□中度　□重度　□非常严重
21. 担心自己精神空虚 □无　□轻度　□中度　□重度　□非常严重

三、实施成效

1）自 2012 年实施以来，患者癌痛治疗结局明显改善，实现了“三升四降”。

（1）身：对比 2017 年与 2018 年数据分析得出，癌痛患者服药依从性从 3.8 分上升至 7.2 分（Morisky 量表）；癌痛患者癌痛缓解率从 76% 上升至 93%；癌痛患者癌痛评分 72 小时从 4.5 分降至 3 分、一天从 3.5 分降至 2 分（NRS 评分）；癌痛患者的不良反应发生率下降（头晕：从 17% 降至 9%；恶心：从 34% 降至 18%；便秘：从 33% 降至 17%；嗜睡：从 30% 降至 26%；尿潴留：从 36% 降至 8%）。

（2）心：对比 2017 年与 2018 年数据分析得出，癌痛患者心理护理满意度从 88.21% 提高至 97.25%；患者焦虑抑郁从 42 分降低至 28 分（Zung 氏焦虑自评量表）；2012 年至今累计心理辅导患者 1 800 余人次。我院现有 400 余名护士获得心理咨询师执业证书，为患者提供心理关怀服务 2 600 余次。

（3）社：安宁缓和疗护护士定期召开家庭会议，从 2017 年至今累计评估 350 人次。我院社会志愿者团队共服务患者 80 000 余人次。自 2018 年，共筹得社会善款 479 万余元，缓解了贫困患者沉重的经济负担。

（4）灵：癌痛患者自杀未遂及死亡发生率明显下降，从 2013 年 22 例下降至 2018 年 4 例；患者自己所确认的“意义”得以彰显或实现，达到生死两相安。

2）提升学术影响力。护理部获得国家自然科学基金面上项目 1 项“安全文化视角下住院患者自杀风险评估指标体系及危机管理模型构建”，省自然基金项目 5 项，校级自主创新基金 3 项，院内课题基金 15 项。主编著作 8 部，发表癌痛相关 SCI 论文 20 篇，核心期刊论文 180 余篇。获批疼痛相关专利 10 余项，尤其是疼痛评估转盘应用非常广泛。

3）扩大社会影响力。创建疼痛学院，接待全国 200 余名医护药专家参观癌痛规范化治疗示范病房（GPM），帮扶湖北省荆门等 20 余家基层医院创建癌痛规范化示范病房。

4）特色与亮点：

（1）患者层面：患者癌痛治疗依从性提高，癌痛得到明显缓解；患者心理获得安抚；自杀意念消除；患者社会支持增强；生命被尊重接纳，生活质量明显提高。

（2）医务人员层面：医生对癌痛的重视度提高，镇痛治疗更加规范；护士对癌痛患者的服务意识转变，注重患者全方位照护；药师工作转型，由供应型转变为技术服务型。

（3）医院层面：联合 MDT 多学科团队对癌痛患者全面管理；采用信息化技术对癌痛患者进行全程管理；疼痛学院、GPM 示范基地辐射中南地区。

（华中科技大学同济医学院附属协和医院　胡德英　王宏飞　孙丽　代艺　夏忞婧）

27 构建区域性全面质量管理内训体系

一、背景

全面质量管理（total quality managment，TQM）是指一个组织以质量为中心，以全员参与为基础，目的在于通过顾客满意度和本组织所有成员及社会受益而达到长期成功的管理途径。其特点具有全面性、全员性、预防性、服务性及科学性，其缺点是宣传、培训、管理成本较高。本文介绍以广州医科大学附属第六医院（清远市人民医院）为龙头医院整合资源，构建清远市清城区区域性全面质量培训体系，完善全面质量管理内训体系，促进教学相长，共同提升医务人员管理水平，从而提升医疗机构的品牌，提高医疗质量，改善人民群众的就医体验。

二、方法与流程

我院自 2009 年起引进全面质量管理，从 PDCA 开始，逐步导入 6S、品管圈（QCC）、灾害脆弱分析（HVA）、失效模式及效应分析（FMEA）、根本原因分析（RCA）等多元化工具，医院每年开展上百个质量改善主题，并多次获得国家级、省级的持续改进项目奖项，是国家卫生健康委员会改善医疗服务行动示范单位，也是中国医院质量管理卓越奖获得单位。医院近二年在院内成功开展内训项目，培养出一批内训师，逐步在院内建立完善的全面质量管理内训体系。本文研究以清远市人民医院为培训中心，培训清远市清城区卫生健康局及属下十所医疗机构，以期达到管理同质化。具体做法如下。

（一）领导重视，建立长期合作关系

《健康中国 2030 规划纲要》明确新时期卫生与健康工作方针为“以基层为重点，以改革创新为动力”。清城区卫生健康委员会以新时期党的卫生与健康工作方针为导向，以进一步深化区域医药卫生体制改革为契机，与我院签订为期三年的“全面质量管理提升”培训服务合同，委托我院为清城区 9 家公立医疗机构开办“医院质量管理持续改进培训班”“中高层管理干部研修班”“卓越内训师训练营”等系列培训班。促进清城区建立医疗机构全面质量管理体系，全面提高清城区公立医疗机构现代化管理能力和服务质量，进一步促进区域医疗卫生事业的蓬勃发展。

（二）提升龙头医院核心内训师能力

为建立一支熟悉医院文化、“立足于医院，服务于临床”的专业内训师资团队，实现持续改进培训工作从“输血”到“造血”的转变，增强培训效果，降低培训成本，我院自 2018 年起采用“引进来，走出去”相结合的培训模式，基于 ADDIE 模型［分析

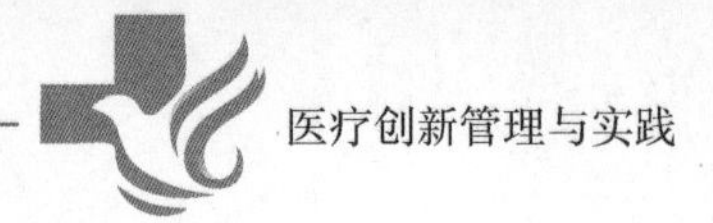

(analysis)、设计（design)、开发（develop)、实施（implement)、评价（evaluate)］开展了第一期医院内训师培训及全面质量管理工具运用进阶培训，逐步构建医疗服务持续改进内训体系，旨在全面提升我院内训师资团队综合素质及实际授课辅导能力。此外，结合培训到课率及作业完成情况对受训人员开展结业考核，考核内容包括内训基础理论知识考核、授课及面试三个部分，并对最终通过考核的学员颁发证书。

（三）充分发挥核心内训师作用，全面提升基层管理能力

我院已成功构建内训师资团队，为医院标准化服务体系建设的持续发展提升内力，同时以胸痛联盟建设为切入点搭建清远地区医院质量管理沟通交流平台，为9家基层医疗机构培育了近30人的内训师团队。

（四）充分发挥专科传帮带作用

充分发挥五大危急重症（胸痛、脑卒中、危急重症孕产妇、危急重症新生儿、急性中毒）专科“领头雁”的作用，以清远市人民医院为“传帮带”师资，提升清城区9家公立医疗机构全面质量管理能力。①传知识，授技能。2019年对清城区9家公立医疗机构开展了“胸痛诊断及处置”的巡回讲座2次，就胸痛患者诊断及急应处置能力等相关知识对清城区各医疗机构医务人员进行培训，以提高基层医务人员对五大危急重症疾病的诊断和应急处置能力。②帮机构，做病筛。2019年，与清城区洲心社区卫生服务中心联合组织开展脑卒中免费筛查活动，向居民提供脑卒中风险评估、健康教育、疾病及其并发症筛查等服务；向基层医务人员传授随访管理、分级诊疗、综合干预等知识，提升基层脑卒中筛查及追踪管理的能力。③师带徒，助义诊。以推动五大危急重症中心建设为契机，定期与辖区基层医疗机构开展普及五大危急重症知识的医疗义诊；在开展医疗义诊中，以“过程教学”的模式，向基层医务人员传授临床诊治知识和技能，提升基层医务人员五大危急重症疾病诊治能力。

（五）发挥造血功能，重点培养基层核心内训师

以我院内训师资团队为核心，为清城区医疗卫生系统开办全面质量管理“卓越内训师训练营”，传授现代培训核心技术；为清城区医疗系统培育一批涵盖“医、护、药事、医技、综合管理”等岗位的内训师，促进医院管理各环节规范化、精细化、科学化，推动建立现代医院管理制度和运行新机制，进一步促进清城区9家公立医疗机构健康发展。目前正为清城区培育20多名内训师资，其中包括清城区卫生健康委员会人员2名及9家公立医疗机构20名。

（六）学以致用，开展品管圈活动

利用品管圈工具对基层医疗机构全面质量管理进行持续改进，推进“清远市人民医院—清城区9家公立医院”之间的五大危急重症专科联盟构建，打造区域协同救治模式，提高患者救治成功率。2019年，指导清城区9家公立医疗机构开展胸痛主题相关品管圈系列培训，为基层医务人员进行“扁鹊飞救”远程急救系统应用培训，共同探讨“扁鹊飞救”系统在胸痛患者急救中的应用效果。

（七）以评促建，提升基层医疗机构服务能力

为切实提升基层医疗机构的全面质量管理能力，清城区卫生健康委员会将品管圈大

赛标化为区卫生系统的年度常规工作，同时把内训体系、QCC 开展质量纳入对基层医疗卫生机构年终绩效考核体系中，以达到以评促建的效果。

三、实施成效

（一）各级各类培训人员数量不断增长

经过 2018 年 10 月至 2019 年 10 月对医院内训师团队为期 1 年的系统训练，内训师资团队掌握了最常用的课程开发 ADDIE 模型的基础知识，并在内训授课技巧上得到了较大提高。2019 年 9 月开展的第一批内训师培训结业考核中最终确定 18 人次通过考核，授予初级内训师培训结业证书。

（二）各层面课程设置及讲授不断增加

根据胸痛中心联盟培训计划，我院胸痛中心团队多次到全市 17 家基层医院进行胸痛中心相关知识培训，对其进行胸痛中心建设辅导及工作答疑。对清城区 12 家基层医院进行一对一帮扶，从胸痛疾病相关知识到医疗质量管理，定期对清城区网络医院集中培训，共开展大班授课达到 16 次，培训人数达 2 000 余人次。开展基层医院内训师培训 5 场次，培训人数达 100 余人次。

（三）各项服务流程不断优化

2019 年，我院以构建区域内胸痛联盟为契机，指导清城区 9 家公立医疗机构的胸痛 QCC 内训师，开展以胸痛为主题的品管圈活动，推动基层医院对接诊急性胸痛患者等工作进行流程再造，进而形成标化工作制度，以提升基层医院的管理能力。例如，清城区龙塘镇卫生院在清远市人民医院内训师资的指导下，开展了“如何缩短急性心肌梗死患者院内停留时间”的持续改进主题，急性胸痛患者 10 分钟内完成首份心电图达标率由改善前的 42. 7% 提高至 86%；急性心肌梗死患者院内停留时间由改善前的平均 62. 4 分钟降低至 29 分钟；通过品管圈活动，把胸痛患者就诊流程等工作进行了标化，大大提升了龙塘镇卫生院对胸痛患者的医疗质量管理能力。

（四）转变观念，使用管理工具开展工作

2019 年，在清远市人民医院的指导下，以开展胸痛相关主题的品管圈活动为契机，9 家公立医疗机构逐步打造以现代精细化质量管理工具为依托的医院持续改进管理文化。各医疗机构运用所学知识开展了“降低护理人员给药错误发生率”“提高雾化吸入治疗规范率”“提高医护人员洗手的依从性”“提高高血压、糖尿病患者随访依从性”等持续改进主题，通过理流程、找问题、建机制的运作模式，大大提高了清城区基层医疗卫生机构全面质量管理能力和服务能力。

四、持续改进

为进一步提升区域医疗内训团队的实力，促进区域医疗内训标准化体系的建立，力求成为公立医院内训体系标杆，提升医疗软实力。鉴于目前我院内训团队对于 ADDIE 模型的应用经验尚不够丰富，课程设计能力以及独立开发课程内容的能力尚需通过加强实践来提升。医院内部与内训相关的管理组织架构及相关运作制度尚未完善，下一步将

继续完善我院内训管理组织架构及相关运作制度。继续基于 ADDIE 模型采用“引进来，走出去”相结合的培训模式，加强对我院内训团队的综合能力及课程开发、授课技能训练。让医院内训师的培养从挑选、训练、考核到讲课资格认证可以形成标准化的路径，培养出规范统一的医院专业内训师资团队。

针对目前基层医院内训团队基础相对薄弱的问题，进一步细化培训需求评估，制订更具针对性的培训课程体系。继续采用“理论 + 实践”相结合的培训模式，进一步加强受训内训师培训需求分析、课程设计、课程内容开发、授课、培训效果评估的实战辅导，结合各基层医院年度计划及重点工作，学以致用开展内训工作，从而全面提升基层医院内训师的实战能力。

此外，为进一步提高内训管理效率，下一步将加强区域内训的信息化管理平台建设，导入线上教学管理系统，规范员工培训信息的管理，必要时进行线上培训及考核，使培训学习、考核实现不受时间、空间的限制，大大提高内训管理效率。

［广州医科大学附属第六医院（清远市人民医院）　刘杰雄　程忠才　袁运鸿　潘椿萌］

后　　记

我国的公立医院，尤其是大型综合性公立医院，正处在一个意义深远的大转型十字路口。转型是否成功，关系到医院在后续发展与竞争中是日趋卓越还是逐步沉沦。

自2009年新一轮医改启动，卫生行政主管部门对公立医院的决策体制、运行体系和安全与质量保障方面提出了一系列新的要求。2017年，国务院提出要进一步深化公立医院改革，要求公立医院实现“三个转变”“三个提高”，走高质量发展道路，最终实现医院治理体系和管理能力现代化。对医院自身而言，医改的关键在于强化和提升内部管理，需要尽快从粗放走向精细。这就要求公立医院在管理上积极变革，以主动求变去适应越来越高的政策要求、越来越快的外部环境变化。但冰冻三尺非一日之寒，大型公立医院普遍存在管理模式僵化、过时理念根深蒂固、市场应对能力不足、政策研究不充分等问题，正所谓“船大难掉头”。在这种情况下，如何让医院运行的成效或绩效符合医改的要求、满足社会的需要、适应医院良性发展的规律，是当下医院管理的目标和责任，而医疗管理更是首当其冲。

本书主编李林教授等编者是一群富有革新精神和社会情怀的医院管理者。他们既有大医院摸爬滚打的丰富经验，又有行业发展变革的敏锐感知，率先在各自医院进行各种不同类型的管理创新。本书汇集、遴选并最终呈现的案例，涉及质量、安全、效率、应急、服务等医疗管理的诸多方面，既有理念的创新，又有实践的探索，具有高度的可操作性、可复制性和可借鉴性。它山之石可以攻玉，星星之火可以燎原，热切期待本书的案例能给医院管理尤其是医务管理的同道带来思想碰撞的火花，激发触类旁通的灵感，为推动医院管理变革的思路和方法提供一些参考和借鉴。若能如此，则不枉这群在繁忙至无以复加的疫情防控期间依然孜孜不倦于此书编写的全体编者的辛勤付出。

为了在新时代新变局下打造更加卓越的医院，让我们共同尝试医疗创新管理并付诸行动吧！

编　者

2020年11月22日